JN268699

精神医学文献事典

Encyclopedia of Psychiatric Literature

【編集委員】
松下正明・中谷陽二・加藤敏
大野裕・神庭重信

弘文堂

序

　精神医学は，学問としての確立は19世紀の半ば以降とされるが，もし，精神病院の改革によって近代精神医学の父と称されるようになったピネルまで遡るとすれば，すでに200年以上の歴史をもつことになる。爾来，欧米を問わず本邦も含めたアジア，中近東に及ぶ精神医学界は錚々たる人材を輩出して，独自の発展を遂げてきた。長い歴史をもつ精神医学は，他の医学領域や医学以外の自然科学はもちろんのこと，社会学や文化人類学などの人文諸科学とともに，「人間の科学」の中でも枢要な位置を占め，ガルの骨相学，モレルの変質論，フロイトの無意識，ユングの集合無意識にみるように，広く哲学，思想界にも少なからざる影響を与えてきた。

　いまや精神医学は，一方では分子生物学，分子遺伝学などの生命医科学の最先端の技法を取り込んだ精神の病気の解明と治療，他方では閉じこもりや非行，犯罪にみるような医学の枠組みに収まりきれない現代人の〈心の揺らぎ〉への対応など，社会の諸方面から多様な要請を受けつつある。これからはさらに，個人の心の領域にとどまらず，社会や時代と人間の心のつながりの陰と陽をあぶり出す術として，精神医学はますますその役割が重要となるに違いない。

　本書は，精神医学および関連諸分野に関わる基本的な重要文献を選び，斯界の専門家に執筆をお願いし，それぞれの精神医学の歴史における意義や影響を解説したものである。

　単に解説のみにとどまらない。歴史的な興味からだけではなく，また精神医学における古典の紹介だけでなく，現代に生き，種々の分野で精神医学と関わっている執筆者たちが，その古典をどのように受けとめ，それを自らの活動にどのように生かそうかとしているかの表現でもある。古典と現代との対話を通してこそ，これからの精神医学の発展が期待されるからである。

　精神医学の基本的文献は無数にある。また，何をもって重要とするのか立場によっても異なるであろう。種々の見方，考え方を考慮しながら，雑誌掲載の論文は歴史に残るオリジナルのものに限り，主として著書を取り上げることに意をそそいだ。これらの著書の多くは精神医学の歴史の中では名著として，あるいは精神医学にた

ずさわる者にとって必読のものとされている．また，読者のさらなる興味，関心の広がりも考え，詳細データを付記するとともに，手に入れ難いオリジナルとともに，邦訳のある著書を選ぶことにも留意した．しかし，明らかに取り上げる必要がある著書を時間的な制約等の理由でやむをえず落としたものがある．読者のご寛容を請う次第である．

　なお，編集の最中であった昨年の夏，日本精神神経学会は，偏見や差別の排除を目的に精神分裂病を統合失調症に改称することを決定した．われわれもその改称に異論はないが，歴史的な文献ということもあり，解説文では従来どおりの用語を用いざるをえなかったことをおことわりしなければならない．

　本事典が，精神医学や関連諸領域でさらに経験や研究を深めたい方々，これから精神医学を学ぼうとする方々，そして人間の〈心〉という広大無辺の世界に関心をお持ちのすべての方々にとっての座右の書であってほしいと願っている．

　　2003年2月

　　　　　　　　　　　　　　　　　　　　　　　　　　　編集委員
　　　　　　　　　　　　　　　　　　　　　　　　　　　松下正明
　　　　　　　　　　　　　　　　　　　　　　　　　　　中谷陽二
　　　　　　　　　　　　　　　　　　　　　　　　　　　加藤　敏
　　　　　　　　　　　　　　　　　　　　　　　　　　　大野　裕
　　　　　　　　　　　　　　　　　　　　　　　　　　　神庭重信

執筆者一覧

青木治亮	宇佐美　敏	小此木啓吾	神庭靖子	酒井　誠	清野昌一
秋元波留夫	碓氷　章	尾崎紀夫	神庭重信	坂野雄二	仙波純一
浅井直樹	内富庸介	小澤　勲	岸本英爾	坂部　恵	曽根啓一
浅井昌弘	内沼幸雄	小田　晋	北　明子	佐々木雄司	空井健三
阿部隆明	内山　真	織田尚生	北西憲二	サトウタツヤ	大宮司　信
阿部　裕	宇都宮輝夫	小俣和一郎	北村俊則	佐藤　悠	高橋　徹
天野直二	内海　健	恩田浩一	北山　修	佐藤良明	高橋英夫
安藤寿康	臺　弘	貝谷久宣	木村　定	塩江邦彦	高橋祥友
飯田　眞	梅末正裕	影山任佐	木村　駿	実川敏夫	高畑直彦
池田和彦	江口重幸	笠原　嘉	木村　敏	柴田　出	滝沢武久
池田研二	榎本　稔	鹿島晴雄	木村洋二	島薗　進	竹内龍雄
池田紘一	江畑敬介	柏木哲夫	切池信夫	島田　巌	武田雅俊
池田由子	大河原昌夫	柏瀬宏隆	久場政博	清水康夫	竹友安彦
池淵恵美	大久保善朗	加藤邦夫	久保千春	下坂幸三	武野俊弥
石川義博	大河内正康	加藤　敏	久保田正春	下地明友	武正建一
石束嘉和	太田昌孝	加藤　信	久米　博	霜山徳爾	田島節夫
板橋　充	大塚公一郎	加藤信朗	栗原雅直	庄野昌博	田代信維
市川　潤	大野忠雄	加藤直克	黒田重利	新宮一成	立石　潤
市川忠彦	大野　裕	加藤伸勝	小出浩之	新谷昌宏	田中康裕
市田　勝	大橋英寿	加藤秀俊	古賀靖彦	新福尚隆	田中勵作
伊藤　洸	大橋正和	加藤　寛	小木貞孝	末松弘行	谷川多佳子
伊東昇太	大東祥孝	加藤　誠	國分康孝	杉下守弘	玉置寿男
伊藤正男	大森哲郎	加藤正明	小阪憲司	杉山暢宏	田村京子
稲永和豊	大矢　大	加藤元一郎	小島卓也	杉山　久	田村貴志
乾　吉佑	岡崎祐士	兼子　直	後藤彰夫	杉山仁視	田村　俶
稲生　永	小笠原暹	兼本浩祐	後藤　昇	鈴木晃仁	津田　均
井上和臣	岡島美朗	狩野力八郎	小林聡幸	鈴木映二	田　亮介
岩井一正	岡田靖雄	柄澤昭秀	小林　真	鈴木國文	土居健郎
岩崎徹也	岡部聰夫	河合隼雄	小峯和茂	鈴木浩二	十川幸司
岩田　誠	岡部雄三	河内十郎	小見山実	鈴木純一	徳田良仁
岩本隆茂	岡本　進	川村　浩	近藤喬一	鈴木二郎	朝長梨枝子
上野豪志	岡本太郎	河村　満	近藤俊文	鈴木淑美	中井久夫
植村秀三	小川俊樹	川室　優	斎藤　学	鈴木秀治	中河原通夫
上山安敏	小川豊昭	河本英夫	酒井明夫	鈴木道彦	中島一憲

中嶋照夫	西山　詮	日高敏隆	古川哲雄	宮岡　等	山田和夫
長瀬　修	野口昌也	人見一彦	古川冬彦	三好曉光	山田邦男
中田雅子	野田　偉	平澤伸一	保坂　亨	村上雅昭	山田晴子
中田　修	野村美紀子	平田武靖	保崎秀夫	村田忠良	山鳥　重
永田俊彦	橋本　淳	平野雅己	星野美賀子	村本詔司	山本巖夫
中谷陽二	長谷川寿一	平山正実	本多　裕	村山正治	吉井光信
中根　晃	長谷川　宏	昼田源四郎	本間　昭	室伏君士	吉田禎吾
中野有美	波多野和夫	広沢正孝	前田耕作	目羅公和	吉永真理
長野　敬	鳩谷　龍	広瀬徹也	前田重治	本橋伸高	吉野啓子
永野　満	花田雅憲	廣中直行	松井紀和	森　茂起	吉松和哉
仲村永徳	花村誠一	深津千賀子	松浦雅人	森島章仁	米田　博
中村重信	馬場謙一	福島　章	松下正明	森山成棭	鷲田清一
中村伸一	馬場禮子	福田哲雄	松浪克文	八木剛平	和田一丸
中村雄二郎	浜田寿美男	福本　修	松本雅彦	安田一郎	渡邊衡一郎
中安信夫	濱田秀伯	藤川徳美	松本善男	安永　浩	渡辺　茂
成田善弘	濱田庸子	藤田恒夫	丸田俊彦	山上　皓	渡辺哲夫
南光進一郎	林　勝造	藤縄　昭	萬年　甫	山口直彦	渡邉良弘
難波宏樹	林　峻一郎	藤村尚宏	水島広子	山口成良	
西川　徹	林　道義	藤本隆志	水谷俊雄	山口泰司	
西園昌久	原田憲一	藤森英之	水野信義	山崎晃資	
仁科弥生	針間克己	藤山直樹	水野美紀	山下　格	
西村良二	樋口　進	船渡川佐知子	満岡義敬	山田和男	

精神医学文献事典

本事典の配列について
　当該文献の編著者名（外国人はカタカナ読み。共編著の場合は第一編著者名）の五十音順に並べ、同一人物内では刊行年順に並べてある。

秋元波留夫(あきもと はるお)
『失行症』　［1935年］

　この本を書く端緒となったのは昭和4年［1929］，歌志内炭坑爆発による急性一酸化炭素中毒の後遺症のために北海道大学医学部精神科に入院した2人の炭坑夫である。たまたま，この患者を受け持つことになった私は，はじめのうち，見当もつかなかった2人の患者の症状が学生時代に三宅鑛一教授の臨床講義で聞いた，一酸化炭素中毒の後遺症として起こることのあるアプラキシーではないかと気が付いた。当時はまだ失行という言葉はなく，ドイツ語のApraxie，その訳語として肢節運用不能症，失用症，行為不能症，あるいは行為倒錯症など色々な言葉が精神病学，神経病学の教科書で用いられていた。当時，失語という言葉は使われており，原著論文は，2，3発表されていたが，アプラキシーについては，教科書の簡単な記載，あるいは神経学雑誌に載った臨床講義の他には参考になるような研究論文は1つも無かった。それで，私の患者の病状を理解するために，外国の文献を勉強することにした。最初に手にしたのが，フーゴー・リープマンの論文「失行の病像。一側失行の一症例の観察から」Das Krankheitsbild der Apraxie auf Grund eines Falles von einseitiger Apraxie［1900］である。この論文から，彼がベルリン市立ダルドルフ（Dalldorf）精神病院の精神科医であり，脳動脈硬化性痴呆と診断された一患者の綿密な観察と鋭い考察から，それまで失語，あるいは失認の付帯症状と見做されていた日常行為の障害を失語，失認と同格の独立の症状に格上げしてアプラキシーと呼び，その研究の道を開いたことを知り，感動を覚えたことを記憶している。この論文は彼の失行学説の原点ともいうべきもので，その後，20年，パーキンソン病でたおれるまでに書かれたこの問題に関する彼の論著から私は多くの啓発を受けた。

　当初，私は私の患者のアプラキシーをリープマンの理論で理解しようとしたが，観察を続けるうちに，アプラキシーを失認と峻別する彼の理論に疑問を感じるようになった。2人の患者に共通するアプラキシーの特徴は，ごく簡単な図形を構成したり，絵を描いたり，文字を書くことが，自発的にはもちろん手本を与えて模倣させても著しく困難で，様々な形態錯誤を呈することであった。この形態錯誤の特徴から，患者が事物の形を作る，描くといった建造作業に失敗するのは空間形態の視覚的イメージを構成する機能が損なわれているためではないかと考え，この機能の障害をかりに「視空間認識障害」と呼び，私の考察を「視空間認識障害と特に関連せる失行症について」［1932］と題する論文にまとめて発表した。今日広く使われている失行という言葉を最初に使ったのはこの論文だと思う。私がこの論文で最も強く主張したかったのは，第1に，失認と失行との峻別（リープマン）が妥当しない行為障害が存在すること，第2には，この失認と失行の中間帯ともいうべき行為障害は視覚的認識に特に依存する組み立て，建造，描画のような空間形態を形づくる作業であるということであった。患者は事物の名称や用途を知っているし，模写したものが手本と違うことをわきまえており，手本の通りにできないことを悔しがるから，この作業の失敗は具体物失認，視覚失認の結果ではない。失認の結果ではないことを表明するために「視空間認識障害に特に関連する失行」という表現を使ったが，私の提唱とほぼ時を同じくして，オランダのグリューンバウム［1930］は失行は本来的に失認を含んでいるとする，リープマン批判の見地に立って，「失行失認 (apractagnosia)」を提唱した。私の「視空間認識障害と特に関連する失行」が，失認と失行の中間帯を意味するのに対して，グリューンバウムの「失行失認」は失行全体を意味するという違いがある。私自身は『失行症』で「失行失認」をグリューンバウムの意味においてではなく，「視空間認識障害と特に関連する失行」，すなわち，失認と失行の中間帯の意味において用いることを提唱した。現在一般に，失行失認は私が提唱した「失認と失行の中間帯」の意味において用いられている。この本の初版は昭和10年［1935］7月，金原商店（現在の金原出版株式会社）から出版されたが，絶版となり，昭和51年［1976］，東京大学出版会から改訂版が出版された。この本の現代的意義については改訂版に上田敏のすぐれた解題がある。

●秋元波留夫

[詳細データ]　秋元波留夫『失行症』金原商店, 1935; 改訂版, 東京大学出版会, 1976.

秋元波留夫(あきもとはるお)／編著
『作業療法の源流』　　　　［1975年］

　この本は1975年，編著者が国立武蔵療養所（現在の国立精神・神経センター）の所長を勤めていたときに出版されたが，そのもととなったのはこの本の「あとがき」に記されているように，1965年ごろ東大精神医学教室で教室員の有志と輪読した，シドニー・リヒトの『作業療法原典』(Occupational Therapy Source Book.)［1948］の訳稿である。ちょうどわが国の作業療法に画期的な変革が起きつつあった時代で，リハビリテーションの専門職を養成する教育機関として国立リハビリテーション学院が東京都清瀬に設立されたのが1960年，リハビリテーション専門職の資格制度を定めた「理学療法士・作業療法士法」が制定されたのが1965年，作業療法医療報酬の点数化が認められたのが1975年である。制度上の改革は進んだが，しかし，日本精神神経学会が第72回総会［1975年5月］で「作業療法点数化に反対する決議」を採択するなど，作業療法の現場では作業療法のあり方をめぐる混乱が絶えなかった。このような混乱を打開するためにリヒトの原典はきっと役だつにちがいないとの思いがこの本をまとめた動機である。リヒトの本に載っているフィリップ・ピネル，サミュエル・テュークなど欧米の先覚者のほか，わが国の先達として呉秀三，加藤普佐次郎，菅修の論文を掲載し，編著者の解説を付した。ここに編まれた論述は，いずれも単なる作業療法の記述だけではなく，その背後にある基本理念に焦点がおかれ，原点にかえって作業療法とは何かを問い直す拠り所として最適である。この本の新しい発展として，『新作業療法の源流』*が秋元波留夫と冨岡詔子（信州大学医療短期大学教授）の共著で出版されている。

●秋元波留夫

　　［詳細データ］秋元波留夫編著『作業療法の源流』金剛出版，1975．
　　＊秋元波留夫・冨岡詔子『新作業療法の源流』三輪書店，1991．

アショフ　Juergen Aschoff　ほか
「ヒト概日リズムの脱同調」　　［1967年］

　生物が約24時間の周期で積極的に内部環境を変化させる生体リズム機構については古くから観察されていた。多くは植物や下等動物に関する観察であったが，19世紀中頃には，ヒトの深部体温が外部環境と関わりなく日中に高く夜間に低いという約24時間のリズム（概日リズム：サーカディアンリズム）を示すことが報告されている。20世紀において，環境変化に対応して生体がその内部環境をいかに保っているのかという，ホメオスタシス（恒常性維持）機構の解明が生理学の中心課題であったが，これと並行して生物の持つ概日リズムに関する研究も多く行われてきた。この中で，ヒト概日リズムの解明に最も寄与したのは，著者のアショフらが中心となってドイツのマックスプランク行動生理学研究所で行われた隔離実験室における知見である。1960年代前半に，彼らは，被験者を時間の手がかりのない地下の隔離実験室で長期的に生活させ，自然な昼夜の環境変化や時計のない条件においても，ヒトが約24時間のリズム（概日リズム）で睡眠と覚醒を繰り返すことを確かめ，その周期が24時間より約1時間ほど長いことを見いだした。さらに，同様の実験条件下で深部体温や尿中カリウム排泄量なども概日リズムを示すことを発見した。これらの所見から，ヒトにおいてもおよそ24時間の自律的リズムを発振する時計機構，すなわち体内時計を持つことが明らかになった。その後，血中コルチゾル，血中メラトニンなどのホルモン分泌が概日リズムを示すこと，これらの概日リズムが昼夜の明暗周期に同期すること，ヒトにおいてもその他の哺乳類と同様に概日リズムを発振する体内時計が視床下部の視交叉上核にあることなどが明らかにされ，近年の体内時計の分子メカニズムについての研究にいたっている。

　1967年の本論文において，アショフらは，その後のヒト概日リズム研究にとって重要なテーマとなる観察を発表した。彼らは，50例

の健康対象者を約4週間にわたり隔離実験室で生活させ,睡眠・覚醒リズムと深部体温リズムを測定した。この結果,5例においては,実験中に深部体温リズムがそれまで観察されたように約25時間周期の概日リズムを示すが,睡眠・覚醒リズムがその倍の約50時間の周期を示すことが観察された。さらに9例において,深部体温リズムと睡眠・覚醒リズムがまったく異なった周期で出現することが観察された。すなわち,実験中を通じて深部体温リズムは24時間から25時間周期のリズムを示す一方で,睡眠・覚醒リズムはそれより長い30時間以上の周期を示した。2つの異なった周期は,たとえば深部体温リズムの周期が24.8時間で,睡眠・覚醒リズムが33.2時間というように整数倍の関係になかった。

本研究で得られた結果は,体温リズムと睡眠・覚醒リズムは,異なった発振機構により制御されていることを示すものである。さらにこうした現象に基づいてモデル化すると,ヒトの体内時計は複数の発振機構により構成されていることを示すものである。日常生活においては複数の発振機構が時間の手がかりとなる環境変化によって同調しているが,本実験のように隔離実験室で時間の手がかりのまったくない状態で生活すると発振機構間の結合(カップリング)がゆるみ,脱同調を示すと解釈することができるものである。これが内的脱同調といわれる現象であり,現在に至ってもその他の哺乳類では見いだされないヒトに特有な現象である。

近年,哺乳類における体内時計の中枢である視交叉上核を破壊したラットにおいてメタアンフェタミンを投与するとヒトにおける内的脱同調と似た30時間以上の睡眠・覚醒リズムが観察されることが本間らにより報告され,ヒトに特有な内的脱同調を解明する手がかりとなることが期待されている。　●内山 真

詳細データ　J.Aschoff, U. Gerecke, R. Wever, Desynchronization of human circadian rhythms. Jpn. J. Psyol. 17: 450-457, 1967.

アスペルガー　Hans Asperger
「小児期における自閉的精神病質」
[1944年]

1944年,ウィーン大学小児科学教授のアスペルガーが,カナーの症例(「情緒的接触の自閉的障害」を示す11例,[1943])ときわめて類似した6~14歳の4例を独自に報告し,「自閉的精神病質」と名付けた。この4症例の乳幼児期の発達的概要を列挙する。

(1)フリッツ・V:初診時6歳3カ月。14カ月で歩き出したが,長い間下手で不確実であった。言葉を早くおぼえ,10カ月目に片言を話し,間もなく「おとなのように」話すようになった。幼い頃から子ども達の中に入ることはできなかった。

(2)ハロ・L:初診時8歳6カ月。鉗子分娩。精神的,身体的発育に特別なことはなかった。幼い頃から自分勝手で,自立性が早くからあらわれていた。

(3)エルンスト・K:初診時7歳6カ月。発語はやや遅く(1歳半),長い間言葉を正しくいえなかったが(吃音),「おとなのように」よく話す。幼児期から育て難く,優しい母親にも厳格な父親にも従わなかった。

(4)ヘルムス・L:初診時11歳。重い仮死状態で生まれ,蘇生に長時間かかった。生後間もなくひきつけがあり,翌日2回あったが,その後はない。発育は遅れ,2歳の末に歩き,話し出したが,その後は急速に言葉が発達し,幼児なのに「偉い人みたい」に話したという。

アスペルガーは,自閉概念を用いたが,分裂病患者が外的・社会的世界との接触を徐々に失っていくのに対して,彼の症例は,最初から周りと自分自身との間に隔絶があるという点で,両者の違いを強調した。そして,最も重要な特徴として社会性の確立の困難性を強調したが,これに関連する多様な行動特徴や臨床特徴を以下のように記載した。

(1)眼差しが物や人に向かわず,注意の喚起と生き生きとした接触を示すことがない。(2)不自然な調子で,滑稽で嘲笑を誘うような言葉がある。(3)独特の思考と体験様式があり,おとなから学ぶことができず,自己流で,関

心は狭い視野または小さな断片に限られている。(4)非常に不器用で，日常生活の基本的習慣が憶えられず，硬く滑らかでない運動で，身体図式を持ち合わせていないようにみえ，自分勝手な行動のために集団適応が困難である。(5)欲動と感情の起伏に異常な推移があり，人格に調和的に織り込まれておらず，過敏と鈍感が表裏になっている。

そして，これらの諸特徴が2歳頃から明らかとなり，一生を通して認められ，知的・性格的性能は発展し，発育の途上で個々の特色が出没し，問題は姿を変えるが本質的なものは不変であり，精神分裂病で見られる活発な内的異常体験と進行性の人格解体のないことを強調した。このために，分裂気質（クレッチマー），不統一人格（イェンシュ），内向的思考型（ユング）などとの関連性を認め，同時に社会適応の特異な障害をブロイラーの自閉概念を借りて説明し，自閉的精神病質と呼称することを提案した。さらに，自閉的精神病質は，明らかに遺伝的，生来的なものであり，乳幼児期の終わり頃にすでに特異性が認められることから，環境-体験反応ではなく，素質的性格障害と考えた。

精神発達の途上にある子どもに精神病質概念を用い，自閉概念を名称に付加したことに批判があり，1960年代の後半からは自閉的精神病質に関する議論は途絶えていた。ところが1980年代に入って，ローナ・ウィングが，精神病質を社会的病理行動として捉え直し，アスペルガー症候群として再登場させた。発達障害児・者の内的世界を検討する重要な概念として，脚光を浴びてきている。●山崎晃資

[詳細データ] H. Asperger, Die "Autistischen Psychopathen" im Kindesalter. Archiv der Psychiatrie und Nervenkrankheiten 117: 76-136, 1944.

アスペルグ Marie Åsberg ほか
「セロトニンうつ病—感情障害の生化学的亜型—」 [1976年]

抗うつ薬がセロトニン再取り込み阻害作用を有することをひとつの根拠として，うつ病におけるセロトニン代謝障害の可能性が1960年代に指摘された。以来，うつ病患者の死後脳や脳脊髄液を利用した臨床的検証が始まったが，機能低下と不変との両結果に分かれ，見解は一定しなかった。

このような時代背景において，1976年に発表された本論文は研究史上ひとつの転換点をなした。著者らは，うつ病患者の脳脊髄液中のセロトニン代謝産物 5-hydroxyindole-acetic acid (5-HIAA) 濃度が2相性に分布し，正規分布に重なる群のほかに，正規分布下限領域に 5-HIAA 低値群が集積することを指摘した。低値群は全体の29％であり，低値群に限れば 5-HIAA 濃度は重症度と逆相関していた。この所見から，うつ病の一部にセロトニン代謝回転に障害を有するサブグループが存在することを指摘した。

同時に，5-HIAA 低値群では自殺企図が有意に多く，しかも過激な手段を用いることを示し，セロトニン機能低下と自殺との関連という当時としては予想外の関連を発見した。その詳細は別論文*に発表されている。

セロトニン機能をうつ病全体にいきなり結びつけず，特定の行動特性や臨床症状と結びつけるという研究動向が生まれたのは，この論文を嚆矢とする。また，セロトニン機能低下と自殺や衝動性との関連は，数多くの肯定的研究が続いた。●大森哲郎

[詳細データ] M. Åsberg, Peter Thorén, Lil Träskman, Leif Bertilsson, Viviann Ringberger, "Serotonin depression": A biochemical subgroup within the affective disorders? Science 191: 478-480, 1976.

* M. Åsberg et al, 5-HIAA in the cerebrospinal fluid: A biochemical suicide predictor? Arch. Gen. Psychiatry 33: 1193-1197, 1976.

足立　博（あだち／ひろし）
『「におい」の心理学』　　　［1995年］

　著者は自己臭症研究の先駆けとなる「"私は嫌な臭いを発散させている"という患者について」を1960年に順天堂医学雑誌に発表した。以来、患者の心理を全体として了解しようと努める人間学派の立場から、著者が「におい」を悩む患者の治療に携わり、文献を渉猟し、思索を重ねた成果をまとめたのが本書である。
　第1部「においのよろこび」：においは生存に関わる重大事である。嗅覚を破壊されると正常に行動できないサケの母川回帰、マウスの育児行動などを例示する。二足直立歩行により視覚優位となり嗅覚が衰えた変化は人間には損失であった。嗅覚の快感が神経症の発症に演じる役割を考慮すべきであるとしたフロイトの言葉が著者の研究の過程を方向づけた。始源において、においは視覚的とも嗅覚的とも分けられない領域にあり、距離をおき対象化された世界ではなく、それ以前のカオス的な世界の出来事だった。においは主客未分・宥和的な事態を表現する言葉として用いられる。
　第2部「失われていくにおい」：高度経済成長に伴う清潔志向が、環境からの急激な匂いの消失をもたらし、これと共軛的に自己臭症が急増した。さまざまな自己臭症例を提示し、社会における匂いの喪失と無関係ではないと考えるに至った事情を示す。「におい」は人と人との関係性の濃淡や個性を発揮できる、できないなど多義的な隠喩として用いられる。
　第3部「においと心の病」：精神分裂病はより人間的な匂いを感じさせる。それはより根源的故郷の近くにあり大地のような匂いである。
　第4部「においへの回帰」：著者が8年間住んだ沖縄の豊かな「におい」について語る。
　視聴覚の世界でつくられたカテゴリーを端的に蟬脱しようとしたにおいの記述は文章に詩的な雰囲気をもたらしている。　●上野豪志

　[詳細データ] 足立博『「におい」の心理学』弘文堂、1995．

アッカークネヒト
Erwin H. Ackerknecht
『精神医学小史』　　　［1957年］

　精神医学史関連の著書は多いが、なかでも今なお最良とされているものが、今世紀を代表する医学史家、精神医学史家である元チューリッヒ大学教授アッカークネヒトによる本書である。欧米を中心とした精神医学史で、「文化人類学的コメント」、「ギリシア・ローマ精神医学」、「ルネサンス精神医学」、「17世紀の精神医学」、「18世紀の精神医学」、「ピネル、エスキロールとフランス学派」、「変質問題」、「19世紀前半のドイツ精神医学」、「脳精神医学と臨床学派」、「神経学から精神分析へ」、「新しい身体的・経験的治療法」という章だてにみるように、精神医学の歴史を年代的に追った記述をとっているが、随所にアッカークネヒトならではの独創的な考え方がみられ、単なる教科書的な記述に終わっていない。
　彼の主著が、18世紀後半から19世紀前半のフランス医学における臨床学派形成を論じた『パリ病院』であるように、フランス語圏内の、ピネルやエスキロール、さらには変質論のモレルについての記述に詳しい。また、イスラーム世界における精神病院の成立にも言及するなど、医療としての精神医学の歴史にも目配りがなされている。パリ学派とか臨床学派といった命名に加えてグリージンガーの「精神病は脳病」という思想のもとクレペリンに至るまで発展してきたドイツ精神医学を「脳精神医学（Gehirnpsychiatrie）」と命名したのも本書のアッカークネヒトであった。さらにはメスマー、ベルネーム、シャルコー、ジャネ、フロイトなどやはりフランスやドイツに花咲いた神経学から精神分析への道程のエッセンスの描写にも本書の特色がみられている。第1版が1957年に、第2版が1968年に刊行されているが、その間、ミシェル・フーコーの『狂気の歴史』が参考文献に追加されるなど、内容的にもいくつかの改訂がなされている。　●松下正明

　[詳細データ] E. H. Ackerknecht, Kurze Geschichte der Psychiatrie. Ferdinand Enke, Stuttgart, 1957（宇野昌人・石川清訳『精神医学小史』医学書院、1962）.

アードラー Alfred Adler
『人間知』
(邦記名『現代人のこころ―個人心理学入門―』：『人間知の心理学』)　　　[1927年]

アードラーは，フロイトから深層心理学を学んだ後，対人関係の病理を中心とする独自の精神分析理論を展開した精神療法家である。アードラーの創設した個人心理学(Individualpsychologie)はアードラー心理学とも呼ばれている。

本書は，ウィーンで行ったアードラーの講演の速記録を整理して，1冊の本としたものではあるが，個人心理学の枠組みを明らかにした作品であり，個人心理学を理解し，習得する上で，役立つ1冊となっている。まず，個人心理学の発展の歴史を辿ってみよう。

アードラーは，1902年からフロイトの精神分析グループに入り，1907年に『器官劣等性の研究』*を出版している。この本は，フロイトの影響を受けて書いた本ではあるが，フロイトの提唱した性欲説とは異なる精神分析理論を展開しており，この本が，個人心理学の出発点となっている。劣等器官とは各人のもつ特に弱い身体器官のことで，起源は胎生期にある。劣等器官は，遺伝性疾患，胎児性障害，病気，怪我などによる形態的異常から，運動器官，循環器，消化器，ホルモン，神経系などの機能的異常までが含まれる。怪我や病気のように，一見後天的なものと思われるようなものでも，綿密に調べていくと，胎生期の劣等器官に起因していることが明らかとなる。多くの場合，劣等器官は，外界からつねに脅かされ，病気や死亡の原因となり，自然に淘汰されていく。しかし，劣等器官は，すべてが破壊され，消滅していくわけではなく，これを代償していく力も宿している。これが，代償とか補償といわれるもので，劣等器官そのものが変化し，強くなっていくことがある。劣等器官が，機能的，形態的に優れた器官に変わっていくことを，過補償という。この場合，新しく出来上がった器官は，外界への適応能力が他の人のもつ正常な器官よりも優れている。アードラーは，耳や目に劣等器官をもつ有名な音楽家や画家を例にあげて過補償を説明し，これが，人類の進化と密接に関係していると述べている。この論文で，アードラーは性器にも同時劣等性の存在を認め，劣等器官と性器の劣等性との関係に言及している。フロイトが賞賛したのはこの考え方であった。アードラーは，フロイトから1910年に国際精神分析学会の会長に推薦され，精神分析学中央雑誌の編集者も務めている。

しかし，アードラーは精神分析グループに参加した当時からフロイトの性欲説を受け入れることはなく，1911年，一緒に退会した仲間と個人心理学会(Gesellschaft für Individualpsychologie)を設立し，1914年に『個人心理学雑誌』(Zeitschrift für Individualpsychologie)を創刊した。1927年に個人心理学の骨格をなす『人間知』を出版して個人心理学を確立している。

『人間知』で，アードラーは，器官劣等性に代わって劣等感を，治療目標として共同体感情を主題として取り上げている。劣等感とは，自分が不十分であると感じる体験で，すべての人間が生まれた時からもっている。劣等感を代償するため，子どもは両親から保護されたいと切望する。劣等感を与える自己評価尺度は，劣等器官から始まって，地位，所得や財産，家庭水準など多岐にわたる。劣等感は他人の過大評価と自分の過小評価である。劣等感を代償する力として，アードラーは初期には，攻撃欲求(Aggressionstrieb)を重視したが，次第に，より社会的な共同体感情(Gemeinschaftsgefühl)へと関心が移っていった。共同体感情は，生来性のものではないが，すべての人間が潜在能力をもつ社会性で，訓練によって共同体感情が育成される。各人が，どの程度まで社会に関心をむけて行動しているかが共同体感情の指標となる。共同体感情は，自己同一性と共感性であり，他人の目で見，他人の耳で聞き，他人の心で感じる能力で，他人への関心ではなくて，他人の興味への関心である。また，共同体感情の育成によって自己実現が可能となる。自分が全体の一部であるという洞察と体験はその人

に全体への関心を育て，自らが全体の一部を引き受けることによってポジティブな社会性が生まれる。個人心理学では，人間を，周囲の人を必要とする存在であると同時に，自分も必要とされる存在であると定義する。

『人間知』は総論と性格論の2部から成っている。第1部の総論の内容を，現在の個人心理学の立場から要約すると以下のようになる。すべての人が生まれた時から劣等感をもっている。各人は，成長の過程で，劣等感を代償しようと努力するが，その際に，その人のライフスタイルが作られる。ライフスタイルは，家庭の雰囲気，家族布置，器官劣等性によって影響を受けながら作られていく。ライフスタイルの原型は10歳頃までには完成される。子どもは，母親から共同体感情を育まれる。共同体感情の芽生えなく成長すると，共同体感情を伴わない代償への努力が行われ，本来あるべきではないライフスタイルが形成される。社会に出た時に，良くないライフスタイルを身につけた人は対人関係，仕事，愛という人生の3つの課題を遂行できないため，人生を過ごす上で困難を感じて，神経症や精神病が発病する。精神分析医は早期回想と夢分析などの方法によって，その人の持つライフスタイルを診断し，共同体感情を育てながら，自分のライフスタイルを修正できるように患者に勇気づけをする。

第2部の性格論では，性格特徴を共同体感情の観点から明らかにしている。対人関係，仕事，愛という人生の3つの課題に取り組み，遂行していく際に，自分を取り巻く周囲の人たちや環境にどう対処していくのかは各人で異なる。この各人のもつ行動様式が性格特徴で，これをアードラーはライフスタイルと呼んでいる。この性格特徴は，生まれつきのものではなく，後天的なものである。乳幼児期や学童期という人生の始まりの時期に原型が出来上がる。性格特徴は，各人の人生の課題に対する態度，考え方，行動によって表現され，それが，共同体感情からどれだけ離れているか，どこまで近づいているかがつねに問題となる。困難な課題に直面しても，楽天的な人は勇気をもって解決していこうとするが，悲観的に物事を捉える人は，不安感に満ちているので，勇気を失いやすい。これは，幼い頃に劣等感を強くもってしまったためである。性格特徴を，別の見方から，攻撃的な性格と非攻撃的な性格特徴に分けることもできる。前者には，虚栄心などの性格が，後者には，不安，臆病などの性格が現れる。アードラーは特に虚栄心を重視している。虚栄心の強い人は，名誉を求めて活動するので，その時は世の中に貢献しているかのように見えることもあるが，実は他人の価値を批判し，周囲の人に攻撃を加えている。他人と仲良く手を携えて，お互いを尊重しながら，共に働いていくという理想的な社会では，虚栄心は共同体感情と相反するものと位置づけられる。さらに，アードラーは，この本で，対人関係を良くする情動と対人関係を悪くする情動についても，性格特徴を共同体感情の観点から説明している。

本書の出版によって，ヨーロッパのみならず，アメリカにおいてもアードラーの個人心理学が理解されるようになった。アードラーは，1934年，アメリカに移住し，個人心理学に関する著作と講演に多忙な生活を送っていたが，1937年，英国への講演旅行中に心臓発作で倒れ，生涯を閉じた。個人心理学は，後継者により，現在では，精神分析的技法にとどまらず，認知療法的，行動療法的技法へも発展している。

アードラーの死後，活躍した人のなかには，個人心理学をさらに発展させたドライカース，アードラーから直接指導を受け，自分の理論や技法を作り上げたフランクル，アードラーの精神分析理論の影響を受けた文化派のフロムやホーナイ，論理療法のエリスがいる。

●中河原通夫

[詳細データ] A. Adler, Menschenkenntnis. Hirzel, Leipzig, 1927（山下肇訳『現代人のこころ―個人心理学入門―』潮出版, 1971；高尾利数訳『人間知の心理学』春秋社, 1987）.
* Adler, Studie über Minderwertigkeit von Organen. Urban & Schwarzenberg, Wien, 1907（第2版の翻訳：安田一郎訳『器官劣等性の研究』金剛出版, 1984）.

アナンド Bal K. Anand, ブロベック John R. Brobeck
「ラットと猫の視床下部による摂食量の制御」 [1951年]

視床下部に食欲を調節する中枢のあることは，1940年にラットの視床下部腹内側核 (ventromedial hypothalamic nucleus, VMH) 破壊実験により，多食による肥満を生じることが報告されて以来知られていた。そして1951年に，アナンドとブロベックが，この実験を追試しているなかで視床下部外側野 (lateral hypothalamic area, LH) を破壊すると無食無飲となり，この部位が摂食中枢 (feeding center) であることを提唱したのが本論文である。彼らは視床下部腹内側核の破壊実験を試みている時，たまたまラットが完全に食べなくなることに注目してその部位の同定を試みた。ラットの視床下部内側野を含む広い部分，視床下部外側野，その隣接部位などに電極を入れ，電流を通じて両側性に破壊すると，視床下部外側野を両側性に破壊した場合にラットが完全に食べなくなることを観察した。さらに猫を用い，視床下部内側野を両側性に破壊すると多食による肥満を生じるが，視床下部外側野を両側性に破壊すると餌や水を全くとらなくなり，強制的にチューブで胃中に食物を入れてやらないと死亡することを実験的に確かめ，視床下部外側野を摂食中枢と名づけ，視床下部腹内側核は摂食中枢の抑制に関与していることを示唆した。そしてこの部位が満腹中枢と呼ばれるようになった。その後食欲中枢仮説を中心に脂肪定常説，糖定常説，温度定常説，リン酸化定常説などが提案されている。そして視床下部腹内側核グルコース受容ニューロンおよび外側野グルコース感受性ニューロンの発見や，モノアミン経路の選択的破壊により視床下部破壊と同様の効果が得られることからモノアミン仮説が唱えられた。1980年代頃より摂食行動に関係する種々のペプチドやサイトカインが次々と発見され，これらとモノアミンが脳内でどのように摂食行動を調節しているか，その複雑なネットワークが解明されつつある。

●切池信夫

[詳細データ] B. K. Anand, J. R. Brobeck, Hypothalamic control of food intake in rats and cats. Yale J. Biol. Med. 24: 123-140, 1951.

アメリカ精神医学会 『DSM-Ⅳ-TR』 [2000年]

本書は，1994年にアメリカ精神医学会が発表したDSM-Ⅳ*の診断基準の一部と解説部分を修正したものである。DSM-Ⅳでは，精神疾患の診断分類と診断基準が示され，同時に特徴的な病状，特有の文化・年齢・性別に関する特徴，有病率，経過，家族発現様式，鑑別診断などが詳しく解説されているが，その後新たに発表された研究所見をもとに解説部分が修正され2000年にDSM-Ⅵ-TRとして出版された。DSM-Ⅳに関しては，本書以外にも，診断分類と診断基準だけを掲載したmini Dと呼ばれる "Quick reference to the Diagnostic Criteria from DSM-Ⅳ [『DSM-Ⅳ 精神疾患の分類と診断の手引き』医学書院]"，"DSM-Ⅳ Case Book [『DSM-Ⅳ ケースブック』医学書院]"，"DSM-Ⅳ Guide book"，"DSM-Ⅳ Handbook of Differential Diagnosis"，"Study Guide to DSM-Ⅳ"，"The Clinical Interview Using DSM-Ⅳ" などの関連書籍や面接ビデオなどが発売されている。

また，DSM-Ⅳの分類は多くの教科書に取り上げられており，精神医学領域はもちろん，関連諸領域でも非常に大きい影響を及ぼしている。精神科の診断は社会文化的な背景や理論によっても違っていて共通の言葉で語るのは困難であると考えられていたが，研究上も臨床的にもお互いに共有できる診断概念や基準が不可欠であることは明らかであり，DSMはそうした目的で作られたものである。

歴史的には，精神医学的障害が公的な分類に含まれたのは1948年に発表された世界保健機関のICD-6 (国際疾病分類第6版)**が最初である。しかし，ICDは国際的に使用されることを目的としていることもあって，米国で研究や臨床に使うには不充分であるとの考えから，アメリカ精神医学会はICD-6をもとに米国に合った形の診断分類を検討し，1952年にDSMの第1版 (DSM-Ⅰ) を発表した。この頃は，米国では心因が重視されており，

多くの診断が「反応」つまり reaction type として分類されている。その後，1968年，ICD-8 に合わせて改訂されたのが DSM-Ⅱ である。DSM-Ⅱ では特定の理論的枠組みに偏らないような配慮がなされ reaction という用語は使われなくなったが，それほど大きくは変更されていない。そこに新しい形の分類大系を導入したのが，1980年に発表された DSM-Ⅲ である。これは，精神医学的障害の定義や症状を辞書風に羅列したものであったそれまでの診断分類大系とまったく違って，明確な診断基準，多軸システム，病因論に関して中立を貫こうとする記述的な方法など，重要な方法論的改革が導入されたため，国際的な注目を集め広く受け入れられることになった。こうした作業は，明確な診断基準を構成し妥当性を与えることや，半構造化面接の作成について当時行われていた広範な経験を積み重ねる作業により促進された。DSM-Ⅲ はさらに1987年に改正された。この改訂版である DSM-Ⅲ-R は当初，簡単な字句の改正程度に留める予定だったが，さまざまな改訂が必要と考えられるようになりかなり大幅に変更されることになった。そして，1994年に DSM-Ⅳ が発表され，1995年には日本語訳が発表された。しかし，DSM-Ⅲ-R が改訂された際に，あまりに短期間のうちに大幅な改訂が行われると，研究の一貫性が保てなくなるという批判を生んだことから，DSM-Ⅳ では，不必要な変化はできるだけ避けるという方針で，まず出版された文献の広範で系統的な検討をし，加えてこれまでに収集されたデータを再分析し，さらに問題点を絞った広範な実地施行を国立精神保健研究所や国立薬物乱用研究所などで行うことによって改訂作業が行われた。

すでに指摘したように，DSM-Ⅲ，DSM-Ⅲ-R，DSM-Ⅳ にはそれまでにない特徴がある。それは，まず第1に，表面に顕在化した病状に焦点を当てている点である。精神医学的障害の分類は，表に現れた病状に基づいて分類しようという記述的な立場と，病状の基底にある病因に基づいて分類しようとする病因論的な立場とがある。精神医学でも，進行麻痺の原因が梅毒スピロヘータによるということが明らかになった時には病因による分類への期待が高まったが，その後病因論はそれ以上の発展が無く，DSM-Ⅲ 以降は症状に焦点を当てた記述的な診断分類が採用されている。それは，「通常，幼児期，小児期，または青年期に初めて診断される障害」「一般身体疾患による精神疾患」「物質誘発性障害」「精神病性障害」「気分障害」「不安障害」「身体表現性障害」「虚偽性障害」「性障害および性同一性障害」「摂食障害」「睡眠障害」「他のどこにも分類されない衝動制御の障害」「適応障害」「臨床的関与の対象となることのある他の障害」などである。このように理論的に中立の立場をとって症状記述に徹した結果，さまざまな立場の専門家が共通の土俵で議論することが可能になった。精神医学的障害の重複診断が行われるようになり，大うつ病性障害とパニック障害など2つ以上の障害を同時に診断する併存 (comorbidity) という概念が一般化してきた。病因論を排した結果，「病気 (illness, disease)」という用語の代わりに「障害 (disorder)」という用語が導入されたが，これは，精神医学的障害の治療に当たっては医師だけでなくコメディカルの専門家との協力が必要であるという意味も込められている。病因論的な意味を持つ「神経症 (neurosis)」という用語も使われなくなった。

第2の特徴は，操作的な診断基準の採用である。つまり，観察可能な記述的病状を軸に具体的な基準が採用され，その基準のうちのいくつか，あるいはすべてを満たした時に診断名がつけられることになった。その結果，専門家による診断のばらつきが少なくなり，診断の信頼性が高まり，臨床でも研究でも比較的均一な集団を選び出せるようになったし，臨床場面でも病状を把握しやすくなった。

第3の特徴は，多軸診断の導入である。これは，5つの異なった視点から総合的に診断を行おうというもので，第1軸では精神分裂病や気分障害，不安障害などのいわゆる精神

疾患および臨床関与の対象となることのある他の状態を評価する。そして，第2軸で人格障害と精神遅滞，第3軸で一般身体疾患を記録する。第4軸では，第1軸や第2軸の障害の診断，治療，予後に影響する心理社会的および環境的問題，つまり人生の不幸な出来事や環境的な困難，対人関係上のストレスなどの社会心理的ストレッサーの強さの程度を判断する。第5軸は患者の機能の全体的評定であり，過去1年間の最高の適応状態を尺度（GAF）を用いて0点から100点で評価する。

この他に，本書には，鑑別診断のための判定系統樹（付録A），今後の研究のための基準と軸（付録B），専門用語の解説（付録C），DSM-Ⅳでの変更点の対照表（付録D），ICD-10コード番号をつけたDSM-Ⅳ分類（付録H），DSM-Ⅳ作成に当たっての協力者のリスト（付録J），文化に結びついた症候群の文化的定式化と用語集の概説（付録I）など，有用な情報が付録として掲載されている。「今後の研究のための基準と軸」（付録B）には，「脳震盪後障害」「軽度の神経認知障害」「カフェイン離脱」「精神分裂病の次元記述代案」「精神分裂病の精神病後うつ病性障害」「単純型荒廃性障害（単純型分裂病）」「月経前不快気分障害」「気分変調型基準Bの代案」「小うつ病性障害」「反復性短期抑うつ障害」「混合性不安－抑うつ障害」「代理人による虚偽性障害」「解離性トランス障害」「むちゃ喰い障害」「抑うつ性人格障害」「受動攻撃性人格障害（拒絶性人格障害）」「投薬誘発性運動障害」といったカテゴリーや，「防衛機制尺度」「人間関係機能全体的評価（GARF）尺度」「社会的・職業的機能評価尺度（SO-FAS）」といった軸など，公的な分類に含めるには根拠が不足しているが，今後検討が必要なものが取り上げられている。　●大野 裕

[詳細データ] American Psychiatric Association, Diagnostic and Statistical Mannual of Mental Disorders (4th edition textrevised), 2000.
＊ APA, Diagnostic and Statistical Mannual of Mental Disorders (4th edition revised), 1994.
＊＊ WHO, International Classification of Diseases.

アリエティ　Silvano Arieti
『精神分裂病の心理』　[1955/74年]

アリエティはピサ医科大学卒業後1939年に渡米し，ウィリアム・アランソ・ホワイト精神医学校でホーナイら新フロイト派の教育を受けた後，ニューヨーク精神医学研究所で12年間組織病理学的研究に従事し，その後ピルグリム精神病院で精神分裂病の研究に専念した。1955年に本書を著し，1959年にはアメリカ精神医学ハンドブックの編集者として，精神分裂病の項目を担当し，その第24章「精神分裂病」ですでに分裂病の病前性格としてのストーミー・パーソナリティと，分裂病の思考様式としてのフォン・ドマールスの論理について述べている。

以下に本書を大要する。

(1)精神分裂病の概念の変遷について述べ，サリヴァンの胎児期，児童期の環境的因子と両親の特殊性の重視を高く評価している。次いで精神分裂病に至る心理力動と幼児防衛論が述べられているが，特に注目されるのは精神分裂病の病前性格としてのストーミー・パーソナリティの問題を取り上げたことにある。分裂病の病前性格としてのストーミー・パーソナリティに注目し，それがスキゾイド・パーソナリティと異なることを強調している。すなわちスキゾイド・パーソナリティが，親との関係を避けるために孤独になるのに比べて，ストーミー・パーソナリティは孤立に解決を見出さず，親の是認と愛情を求めてあらゆる防衛と反応を試みるが，安定したセルフ・イメージを作ることができず，しかもすべてが白か黒かにはっきりしておらねばならない。つまり，承認は完全な献身と愛情を意味し，非承認は拒否と憎悪を意味するという性格なのである。スキゾイドもストーミー・パーソナリティもともに自尊心と自己同一性が損なわれているが，自己同一性はストーミー・パーソナリティのほうがより損なわれている。前者は「悪い子ども」というセルフ・イメージを受け入れているが，後者はそういう在り方に妥協できず，他者に近づこうとしてその度に傷つけられている。しかしストーミー・パーソナリティのなかには精神病発現にいたる症状の転換が起こらないものがある。

これら「偽神経症状」患者の中には，心気症的合理化によって，生活を駄目にしてしまうものもある。

(2)アリエティはこれらの精神分裂病の心理力動に加え，心理構造の特徴として古論理的思考であるフォン・ドマールスの論理を挙げている。その例として，「合衆国の大統領はアメリカ人である。ジョン・ドゥはアメリカに生まれた。故にジョン・ドゥはアメリカ大統領である」とする精神分裂病の思考はアリストテレス的論理を捨てて，フォン・ドマールスの論理に従うものとした。その他，「処女マリアと私」や「私とスイス」の同一視を挙げ，それと未開思考や幼児の思考や夢の構造との近似性について述べ，分裂病の思考はフォン・ドマールスの論理によって，アリストテレスの論理である同一の法則，矛盾の法則，排中の法則を無効にしているとし，分裂病的思考と古論理的思考においては，内包力の減少と外延および言語化の誇張が認められるとしている。また，精神分裂病の心理力動として，児童期に象徴化と社会化の過程に困難を持ち，発病前に古論理的思考に退行するとともに古象徴を使うようになり，共通のシンボルを捨てて脱社会化する。つまり共通のシンボルを失い，衒奇症，顰眉症，常同運動といった社会が理解しない行動となる。その縦断的考察や精神身体医学的側面について述べたあと，(3)精神分裂病の治療の問題が述べられている。とくに心理療法について詳しく述べられており，「治療者は患者の全生活に関与する必要があり，個人面談だけでは治療は成立しない」とし，ローゼンやセシュエーのように生活を分与しなければならないとしており，1日患者と過ごせる助手が必要だとして，その例をあげている。これは生活支援の考えに近い。しかしこの後にショック療法や精神外科などを挙げているのは，45年前の著作の故であり，1979年に出版されたUnderstanding and Helping the Schizophrenic（次項）ではこれらの身体的治療は除かれている。　　　　　　　　　　　●加藤正明

[詳細データ] S. Arieti, Interpretation of Schizophrenia. Robert Brunner, New York, 1955; 2nd ed. (completely rev. and expanded) Basic Books, 1974 (加藤正明・河村高信・小坂英世訳『精神分裂病の心理』牧書店，1958）．

アリエティ　Silvano Arieti
『分裂病入門―病める人々への理解―』
[1979年]

近年その治療が進歩して，進行性の経過をたどったすえに欠陥状態にまで至るような症例はかなり減ったとはいっても，精神分裂病が精神医学にとって今日でも大きな問題でありつづける事実に変わりはない。分裂病に関する専門的な論考や著書はそれこそ山ほどあるが，家族や一般の人びと向けの，それも簡にして要を得た著作はそれほど多くない。一方，病者の身近にいる家族や友人がこの病気に関する知識を深めたいと願うのは当然であるし，また治療上不可欠なことでもある。

本書は主著 Interpretation of Schizophrenia（前項）によって分裂病の研究者として高名な著者の，一般向けの入門書である。ここで扱われる事項を項目別に紹介する。総論的な事がらへの言及のあと，発症時の状況や初期症状，分裂病の特質の説明，分裂病者の心理機制，病因論，入院を含めた主な治療方法，社会復帰の過程における家族の治療的役割について，治療の結果や予後の状態に関してその臨床像，管理やケアの観点から解説を加えたあと，予防や分裂病心性の創造的側面などについて，それぞれ別に章を設けて論じられる。

原書が公刊されてから20年以上経過した現在，分裂病についての多くの研究からとりわけ生物学的発症脆弱性の視点が重要視されるようになってきている。しかしその一方で，分裂病の心性の精神力動的解明と信頼に満ちた治療関係の確立こそがかわることのない分裂病治療の根本であるとする著者の立場は，多年この病者の精神療法に従事してきた体験に由来する強い説得力を感じさせる。こうした著者本来の面目が随所に打ち出されている点が，類書に見られない特徴であろう。
　　　　　　　　　　　　　●近藤喬一

[詳細データ] S. Arieti, Understanding and Helping the Schizophrenic: A guide for family and friends. Basic Books, New York, 1979（近藤喬一訳『分裂病入門―病める人々への理解―』星和書店，1980）．

アリストテレス Aristoteles
『魂について』　　　　［前4世紀半ば］

　原題はギリシア語で「ペリ・プシューケース（ΠΕΡΙ ΨΥΧΗΣ）」（プシューケーについて）である。プシューケーはラテン語でアニマ（anima）と訳され，英語ではsoul，ドイツ語ではSeele，フランス語ではâmeと訳される。邦訳では「霊魂」「魂」「心」などと訳されるが，定訳がない。本項目では「魂（たましい）」と訳し，原題を『魂について』とする。

　本書はアリストテレスの自然学研究，生物学研究を総括し，晩年に書かれた最も円熟した著作の1つである。魂は生き物を生かしている元である。本書はこの生物体の形相原理をなす魂について体系的論述をあたえ，自然界の位階秩序をその形相をなす魂という観点から説明している。

　(1)心身関係　生物体を構成する「魂」と「身体（=物体）」の2つは互いに「形相」と「質料」の関係で相関して，1つの自然的実体である生物体を構成する。形相には質料を形成する能動原理という優勢な位置が帰せられているが，「魂」と「身体」をそれぞれ独立の実体とする二元論は棄てられている。「怒り」のような心の働きが身体における「血流」の動きと無関係ではないという観察がその基礎にある。

　(2)「魂」の定義　「魂とは，可能態において生命を持っている自然的物体の第1次の完成態である」という定義が心身関係のアリストテレス的把握をもっともよく表している。たとえば「斧」において，斧が柄と刃金からなるのは生物体における「身体」の構造に当たり，「斬る」という働きは「魂」にあたるという図解はこの間の事情をよく説明している。つまり，「魂」とは生物体の「身体」がもつ機能のことであり，生物体を成す自然的物体をこのような機能を発揮しうる構造に形作っているものが「魂」である。

　生物体を構成する形相原理と質料原理としての魂と身体の関係に関するアリストテレスのこのような学説はその広汎な生物学研究の成果により十分に実証的に保証されていた。生物学書（『動物誌』(Peri ta Zoia Historiai[ギ], De Historia Animalium[ラ])，『動物部分論』(Peri Zoion Morion[ギ], De Partibus Animalium[ラ])，『動物発生論』(Peri Zoion Geneseos[ギ], De Generatione Animalium[ラ]) など）はこれを証する。魂の部分，または，要素に関する本書の学説はこの成果に基づいて構築されている。

　(3)魂の部分，または，要素　魂には，植物的な魂，感覚的な魂，理性的な魂という3つの部分，または要素が区別される。

　①植物的な魂：植物的な魂は栄養と生殖（自己保存と種族保存のため）の機能を司る。生物体はその種族に応じてそれぞれ固有の栄養・生殖の器官を備える。

　②感覚的な魂：感覚的な魂は外物のあり方を把捉する感覚の機能を司る。感覚は快と苦を把握し，これにより生物体の保全のために必要な追及と忌避の情報を与える。感覚を持つものは運動により，保全のために，より効率のよい追及と忌避の行動をなす。生物体はその種族に応じてそれぞれ固有の感覚器官を備える。触覚，味覚，嗅覚，聴覚，視覚の五種の感覚があり，それぞれの感覚器官をもち，固有の感覚対象（触覚は熱冷・乾湿など，味覚は味，嗅覚は匂い，聴覚は音，視覚は色）に関わる。

　感覚が成立するためには(a)感覚対象，(b)感覚器官，(c)中間のもの（媒体）の3つが必要であるとされる。視覚の場合であれば，「見えるもの（色）」，「見るもの（目）」，「透明なもの（空気や水が光に照らされて明るくなっている状態）」の3つ，聴覚の場合には「聞こえるもの（音）」，「聞くもの（耳）」，「空気」の3つである。感覚とはこれらの条件のもとに感覚対象の形相が質料を伴わないで感覚器官に受容されることである。

　③共通の感覚：ほかに運動と静止，数，形，大きさなども感覚の対象であるが，これらは個別の感覚器官に共通の対象として，「共通のもの」と呼ばれ，「共通の感覚（koine aisthesis[ギ], sensus communis[ラ]）」の

働きがこれらに関わる。しかし，個別の感覚がどのように共働して共通の感覚を作り出すかの説明は十分に与えられていないので，解釈者の間で意見が分かれている。

運動するものはその種族に応じた固有の運動器官を備える。また，植物的魂と感覚的魂はいずれも，生物体を取り巻く環境事物と生物体との関わりの中で，その場その場における外物の変化に応じた適応と行動を生物体に取らせ，これにより生物体の保全に役立つ機能を果たす。

(4)**理性的な魂**：これに対して，理性的な魂はその場その場における外物の変化に必ずしも関わらず，存在事物の普遍かつ不変の構造を把握し，理解する。このことに応じて，理性的な魂は個別の感覚器官に対応するような固有の器官を持たない。脳髄は理性の器官とは見なされていない。むしろ，さまざまな感覚を統括するような全身に行きわたる，いわば中枢神経系が理性的活動の基礎に措定されているとみるべきである（ただし，中枢神経系についての解剖学的所見はまだ与えられていないので，理性は器官をもたないだけと言われる）。しかし，理性の固有の対象は感覚の固有な対象ではないと見なされている。感覚が〝いま〟〝ここ〟における個別の対象の存立との直接的関係を前提して，固有の感覚対象の受容に関わるのに対して，理性は〝いま〟〝ここ〟に依存しない普遍的な対象に関わる。それゆえ，理性の活動の発動は外物に依存せず，われわれ自身によるといわれる。

(4)**受動理性と能動理性**　しかし，人間の理性においては，理性の活動は感覚を通じて受容されたものの「(心内)映像 (phantasia[ギ], phantasia, phantasma, imaginatio[ラ], imagination[英])」を伴うことなしには働かない。そのような仕方で働く理性を「受動理性 (pathetikos nous[ギ], intellectus passibilis[ラ])」と言う。受動理性が理性の活動を実現し，感覚を通じて受容された個別の(心内)映像を通じて現実に理性的対象である普遍的対象を把握するには，これを現実態にもたらす現実態にある理性の働きかけを必要とするとアリストテレスは考える。受動理性に働きかけ，これを現実態にする理性の働きを「能動理性 (poietikos nous[ギ], intellectus agens[ラ])」と言う。それは暗闇では見えない視覚対象を「見えるもの」とする「光」の働きのようなものだと説明される。「能動理性」の働きを人間の個人の魂に内在する理性の働きと見なすべきか，それとも，人間の存在を越えて，宇宙に遍在する一種の神的な理性の働きであると見なすべきかをめぐり，古来意見が分かれた。能動理性だけは身体から独立であると見なされており，受動理性は身体と共に滅びるが，能動理性は不滅である。

(5)**理性の現実性**　完全な理性の純粋現実態は神の理性の現実性であり，神学の対象をなす。

人間の理性の現実性が何であり，それがどのように実現されるのかは人間に関わる哲学にとっての最高の問題であり，そこに実践哲学の問題が始まる。　　　　　　●加藤信朗

[詳細データ] Aristoteles, Peri Psyches (De Anima). "On the Soul" in The Complete Works of Aristotle: The revised Oxford Translation edited by Jonathan Barnes, Vol. 1, Princeton, 1984. 山本光雄訳『霊魂論』アリストテレス全集6，岩波書店，1968. 桑子敏雄訳『心とは何か』講談社学術文庫，1999. 中畑正志訳『魂について』京都大学出版会，2001.

アルコホリックス・アノニマス
Alcoholics Anonymous
『アルコール中毒からの回復』[1939年]

本書は1939年に，本書（原著）と同名のグループ（AAと呼ばれることが多い）の共同創設者であるビル・ウィルソンによって書かれた。彼は，ニューヨークで株の仲買を職業としていたが，禁酒法，大恐慌といった時代にアルコール依存症のために失職，精神病院への入院を経験していた。1935年にやっとのことで断酒し，就職活動のために出かけたオハイオ州アクロン市で猛烈な飲酒欲求に襲われた。地元の牧師に「同じ境遇の人と話したい」と助けを求め，アルコール依存症で苦しんでいたボブ・S.という外科医を紹介される。運命的な出会いをした2人は，互いの経験を分かち合うことが断酒して人間的な回復に至る方法であることを確信した。この経験を当時2人が関わっていたキリスト教の一派であるオックスフォード・グループの教えにヒントを得て，12のステップとしてまとめ，書き上げられたのが本書である。

書籍としてのアルコホリックス・アノニマスの意義は，アルコール依存症を医学界が病気と認識して扱っていない時代に，この書にかかれている言葉を借りれば，「巧妙で不可解な」この病気の正体と回復への指針をあますところなく描いた点にある。さらに，12のステップはその後，単にアルコールにとどまらず，薬物依存，ギャンブル，摂食障害など様々な障害の回復の道しるべになった。また，AAが当事者運動でもある自助グループのあり方に与えた影響も計りしれない。日本語訳は1979年に初めて出版されており，2000年改訳版が現在出版されている。2001年には英語版の第4版が出版されており，現在邦語訳作業が行われている。本書は，後半部分にAAメンバーの手記が掲載されている。版が進むごとに新たな手記が追加され，本も厚くなってきている。

●樋口　進

[詳細データ] Alcoholics Anonymous World Services Inc., Alcoholics Anonymous. 3rd ed., 1970（AA日本出版局編訳『アルコール中毒からの回復』1979; 改訳版, 2000）.

アルツハイマー　Alois Alzheimer
「大脳皮質の特異な疾患について」
[1907年]

代表的な老年期痴呆性疾患であるアルツハイマー病は，加齢とともに激増し，現在なお病因不明で有効な治療法もない。記憶障害を主とした痴呆は進行し，末期には高度となり，全介助を必要とすることもあって，医学的にはもちろんのこと，社会的にも大きな問題をひきおこしている。本論文は，後世報告者にちなんでアルツハイマー病と名づけられるようになった疾患の最初の報告論文である。歴史的な意義に加えて，現在でも，アルツハイマー病に関する論文では必ずと言っていいほど引用される論文である。

症例は55歳で死亡したアウグステ・Dという婦人で，51歳頃より夫に対して嫉妬ぶかくなり，とともに記憶障害が出現，見当識も失われてきた。入院後，状況の認識ができなくなり，記銘力障害が著明で，言語了解も悪く，錯語，失書，失行，失認，保続がみられた。さらに，幻覚，妄想など精神病様状態も現れた。痴呆状態は進行し，最後は高度の痴呆で寝たきりとなった。剖検した結果，脳は全体に萎縮，顕微鏡で見ると，多くの神経細胞は消失し，残存した神経細胞内に嗜銀性に染まる渦巻き状の線維の束（のちにアルツハイマー神経原線維変化とよばれた）が認められた（この論文で初めて報告された所見）。また，全大脳皮質に，ある物質（のちにアミロイド蛋白であることが判明）の沈着したものと思われる病巣（老人斑）が多数散在していた。

初老期に発症した痴呆性疾患で，神経病理学的に大脳皮質に神経原線維変化と老人斑が多発していた所見はそれまでに類をみず，大脳皮質の特異な病変を伴う疾患として報告されたのである。なお，この報告は，正確に言えばその前年 [1906年] の11月，テュービンゲンで行われた第37回南西ドイツ精神医学会で発表された報告の抄録で，臨床と病理の所見および考察の文章のみで，顕微鏡所見は提示されなかった。しかし，のちにアルツハイマーの弟子であるペルシーニによって，脳病

理所見が詳細に記述，報告された．

以後同様の症例が相次いで報告され，1910年，アルツハイマーの師匠であるエミール・クレペリンによって［クレペリン『教科書』第8版］，従来の老年痴呆とは異なる特異な初老期痴呆症として，アルツハイマー病と命名された．

その後，アルツハイマー病と老年痴呆との類似，相違が大きな問題となったが，1960年代になって，両者はほぼ同一の疾患であること，発病年齢や臨床症状，脳病理所見の差異は現象像の違いにすぎないと見做されるようになった．しかし現在，両者を同一とする考えには異論もあり，両者を区別したうえで，あわせて，アルツハイマー型痴呆と称されている．

現在，アルツハイマー型痴呆の研究は進み，遺伝子の異常を含めて，アミロイド蛋白の生成と蓄積やリン酸化タウ蛋白を中心とした神経原線維変化など，分子レベルでその病態が解明されてきているが，病因に関しては今もって不明である．現在のところ，脳の老化現象，とくに早期老化による現象と深い関係にある疾患と考えられている．

なお，最近になって，本報告で記載された症例アウグステ・Dの病歴や脳標本が再発見され，本人の顔写真，アルツハイマー自身が書いた病歴などが公表された［1997-98年］．

アルツハイマーは，ヴュルツブルク大学医学部を卒業した精神科医．長く，フランクフルト・アム・マインの州立精神病院に勤務し，臨床にたずさわるとともに，神経病理学的研究に励み，進行麻痺，脳血管性痴呆などに関して，大きな業績を挙げた．のちに，クレペリンに招聘され，ハイデルベルク大学，ミュンヘン大学で講師を務めたのち，1912年，ブレスラウ大学の精神医学正教授に任じられた．しかし，敗血症のため，1915年51歳の若さで早逝した．

●松下正明

[詳細データ] A. Alzheimer, Über eine eigenartige Erkrankung der Hirnrinde. Allg. Z. Psychiat. 64: 146-148, 1907.

アルトー Antonin Artaud
『ヴァン・ゴッホ』　　　　［1947年］

これは，ゴッホについて客観的に論じた書ではない．アルトーはゴッホにおのれの同胞を見出す．「思考の腐蝕」という分裂病性の事態から，アルトーは言語や思考の奥に眠る荒々しい力に触れていった．ゴッホにとっても，現実の底にある本来の事物の相貌，奇怪なうねりを出現させることこそが重要であった．アルトーはそこに，錯乱の中での自我を求め続ける決意を読み取る．見えるものをいかに正確に写すかという視覚の体制にとらわれず，燃える糸杉や向日葵，麦畑が，ふるえる色彩の奔流と騒ぎたつ筆致によって描かれたゴッホの絵は，「裸形の純粋な自然」を描こうとしたものだとアルトーはいう．それは，事物が生成される以前のるつぼの過熱状態と潜勢力を表している．野生の言語や身体の無限性にみずからの生全体をさらしたいというアルトーの欲求は，ゴッホの絵と等質な表現へと激しさを増し，やがて本書にも舌語 (glossolalie) と呼ばれる言語新作が炸裂する．

さらに忘れてならない一面は，「社会が自殺させた者」という副題に象徴される．社会や精神医療に向けられた激烈な抗議は，アルトー自身の体験に基づく実感でもあっただろう．ゴッホを語ることはすなわちアルトーの自己表白にほかならない．9年間に亘る精神病院生活を解かれた晩年のアルトーが，ゴッホ展に触発されて書き上げた本書は，その意味で痛々しいほどに至福の書でもある．

また訳書に併載されている「神経の秤」*は，分裂病性の思考の不能性について，あたう限り執拗に追いつめた稀有な記録である．

●森島章仁

[詳細データ] A. Artaud, Van Gogh: le suicidé de la société. K éditeur, Paris, 1947. Œuvres Complètes XIII, Gallimard, Paris, 1974（粟津則雄訳『ヴァン・ゴッホ』新潮社, 1971. 筑摩叢書, 1986. ちくま学芸文庫, 1997）.
* Artaud, Le Pèse-Nerfs. Collection Pour vos beaux yeux, 1925. Collection Critique, Les Cahiers du Sud, Marseille, 1927. Œuvres Complètes Nouvelle édition revue et augmentée I*, Gallimard, Paris, 1976.

アレキサンダー　Franz Alexander
『心身医学』　　　　　　　　　　[1950年]

　心身医学は「精神分析の申し子」といわれる。というのは，1930～50年代のアメリカにおいて，心身医学が体系化された頃は，ちょうどアメリカに渡った精神分析がその全盛時代であり，精神分析学者が心身医学の発展を推進したからである。その頃は，また，セリエのストレス学説[1936]など，心身医学の基礎となる生理学的な研究も進んでいた。そして，精神分析の理論を臨床実験的な立場から立証しようとする研究が続出した。例えば，マースキーらの消化性潰瘍に関する予測的な研究や，ドンジールらの甲状腺機能亢進症に関する精神生理学的な研究などである。

　このような時[1950]に，アレキサンダー[1891-1964]が，精神分析医でありながら，自律神経・内分泌系と情動との精神生理学的研究に造詣が深いところから，当時の知見を集大成し，それに彼独自の卓見を加えて著したのが本書である。

　アレキサンダーは，ハンガリーに生まれ，内科学も修め，ベルリンで精神分析を学び，1930年にアメリカに移住し，1932年にシカゴ精神分析研究所を設立して活躍した。

　本書の著者序には，「2つのことを意図する。それは，まず，医学における心身医学的なアプローチがよりどころとする基礎的な概念を記すこと，そして身体機能とその障害に，心理的な要因がどう影響するかに関して現在得られている知見を示すことである」としている。しかし，本書は，先に出版された『精神分析の医学的価値』の続編であるとか，「情動の心理的側面は，最新の力動心理学的手法を用い，身体反応と関連づけながら研究されなければならない。このような方法論的原則にのっとって行われた研究のみが，本書で扱われる」と精神分析的（力動心理学的）な立場を明確にしている。

　2つの意図の1つは第1部の総論で論じられている。その冒頭に「患者とは，心配，恐怖，希望，絶望などに満ちた人間であり，単に病んだ肝臓や胃というような臓器の運搬人ではなく，分かちがたい統一体としての存在である」と「全人的」な立場を述べている。

　そして，「ある種の病原菌がある臓器に特異的な親和性があるように，ある種の情動的葛藤も特異性を持っており，したがって，特定の内臓を侵す傾向がある。例えば，抑圧された怒りは，心血管系と特別な関係を持ち，依存的な救いを求める傾向は，栄養摂取の機能と特異的な関係を持つ」としている。これについて，第2部では，さまざまな疾患にみられる情動性要因として論じている。ことに，有名な7 holy diseases（7つの代表的な心身症，シカゴ7ともいう），すなわち，消化性潰瘍，潰瘍性大腸炎，気管支喘息，本態性高血圧，神経性皮膚炎，甲状腺中毒症（機能亢進症），慢性関節リュウマチを中心に，自律神経反応を「植物神経反応」という概念にまとめた。そして，ある情動的要因と特定の生理的過程に一定の特異的な関係があるという仮説を出した。

　今日，人格特性（潰瘍性人格など）と心身症との間に関係があるという考え方は，あまり重視されなくなっている。しかし，彼が唱えた情動性要因の各心身症における特異性については，その後もポロックらによって継承され，器官選択などを考える上での1つの立場となっている。

　本書は半世紀も前に出版されたのに，その心身医学の全人的医学としての概念などは，今日と同一であり，心身医学の将来についても，あの時代に年月を超えて，よくもあれほど達観できたものと，改めて驚かされる。

●末松弘行

[詳細データ] F. Alexander, Psychosomatic Medicine: Its principles and applications. W. W. Norton & Co., New York, 1950; rev. ed., 1987（末松弘行監訳／赤林朗・木村和正・熊野宏昭訳『心身医学の誕生』中央洋書出版部，1989．『心身医学』学樹書院，1997）．

■飯田　眞（いいだ／しん）,
中井久夫（なかい／ひさお）
『天才の精神病理』　　　　　［1972年］

　本書は, 分裂病圏から古典力学の創始者ニュートン, 科学者出身の論理哲学者ヴィトゲンシュタイン, 躁うつ病圏から進化論の提唱者ダーウィン, 量子力学の建設者の1人ボーア, 神経症圏から精神分析の創始者フロイト, サイバネティックスの創始者ウィーナーの, それぞれ2人の天才的科学者をとりあげ, 病圏別にこれらの科学者の創造性を精神病理学的に考察している.
　分裂病圏の科学者の創造性を喚起するのは危機的状況であることが多い. その危機は現実との距離を脅かす外的危機や青年期における生理-心理的成熟過程から生ずる内的危機であることもある. 彼らは危機を局地化する能力に乏しく, 容易に彼ら自身の世界全体の危機となる. 彼らはこの深刻な危機の中で, 現実における問題解決を断念し,「世界の断念」（ヴィトゲンシュタイン）をバネにして世界の全面的超脱を目指し, 自己の知的な資産を総動員し, 一種の知的な世界等価物の構築を試みようとする. 科学者の場合には宇宙全体を包括する自己完結的, 整合的な抽象的・観念的体系の樹立に向かう. それらの新しい世界像は多くは科学者の出発点において直観的無媒介的に発見されるが, その実証にはその後の彼らの全生涯をかけても, なお足りないことが多い.
　躁うつ病圏の科学者は分裂病圏の科学者に比べてはるかに時代, 伝統, 状況の影響を受けている. ダーウィンやボーアにとっては知的伝統のある家系に生まれ育ったことが科学者になる上で大きな意味をもち, 彼らの精神的遺産の継承と発展に努力する. その創造の動機も自立を契機とすることが多い. 彼の自立は分裂病圏の人のような超脱的全面的な自立ではなく, 自立は社会的, 段階的自立であり, 父親を内的に摂取しながらの自立であり, 父親への意識されない甘えを含む幻想的自立である. そのための彼らの創造性を結実させる上で重要なのは父親的な庇護的空間であり, これを失うと危機に陥る. これに加えて彼らの創造性の展開に好ましいのは, 科学の発展段階が事実から仮説へ, 仮説から実証へ, 実証から新しい仮説へという現実との緊密で, 動的, 対話的, 弁証法的な相互関係が保証されているような状況である. このように躁うつ病圏の科学者における創造性の解放は深く状況に依存しており, それ自身発病抑止状況であると言ってもよかろう.
　神経症圏の科学者は現実の中で葛藤に耐え, 決断し, 選択しながら生きていくことが可能な人間であり, このような自由性と現実性は分裂病圏や躁うつ病圏の科学者には見出されない. 分裂病圏の人は現実の葛藤から全面的に撤退し, 外的世界からの距離に依存して危うい平衡を維持している. 躁うつ病圏の人は自己と一体化しうる庇護的空間に依存して葛藤から自己を守っている. また自立という面から見れば, 分裂病圏の人が幻想の中への自立, 躁うつ病圏の人が幻想を含む自立であるのに対し, 神経症圏の人は真に現実的な自立を企てる. それは生涯にわたる困難な道程であることが多い.
　フロイトとウィーナーは幼時からつよい神経症的葛藤の中に生き, その抑圧のために科学者への道を選ぶが, 生涯1つの神経症類型に分類できないさまざまな神経症症状につきまとわれている. この複合神経症ともいうべき豊かな神経症は内面の豊饒性, 柔軟性の反映とみなすこともできる. 2人とも抑圧不能な葛藤状況に出会うと個々の神経症症状を呈するばかりでなく, 一時的に全面的な精神的退行をおこし, 夢幻的なもうろう状態に陥るのが特徴である.
　科学のあゆみを病跡学から眺めると, 分裂病圏の科学者によって学問体系が創始され, 躁うつ病圏の科学者はそれを現実化し, 発展させる. 神経症圏の科学者は異なった学問領域を架橋し, 相互の連関をさぐるという印象がある. 科学の発展段階とさまざまな気質との出会いが, 人を科学へと導き, 科学の歴史的発展を担う大きな要因となっていると結んでいる.　　　　　　　　　　●飯田　眞

詳細データ　飯田眞・中井久夫『天才の精神病理』自然選書, 中央公論社, 1972; 岩波現代文庫, 2001.

飯田　眞(いいだ／しん)
『精神医学論文集―臨床遺伝学から精神病の状況論へ―』　　[1978年]

　本書は臨床遺伝学，精神病理学，精神医学的人間論から構成されている。

　(1)臨床遺伝学研究：「双生児法の理論と実際」，「神経症双生児研究」，「神経症の遺伝的要因」とからなる。「神経症双生児」の研究では遺伝因と環境因の視点から新しい神経症分類が提示されている（図表1）。

　(2)精神病理学研究：状況因研究を触発する動因の1つとなったナチの被迫害者の精神鑑定の結果を紹介した後，戦後西ドイツで隆盛になった精神病（うつ病，分裂病）の状況論の発展が詳細に論じられている。

　「転居」では著者らの転居うつ病の20症例について発症の時期を，a.転居前，b.転居中，c.転居後に分けて，人間学的意味を分析し，a.では，想像上の住居空間喪失，b.では突然の現実の住居空間喪失，c.では住居空間創造後の荷おろし状況と解釈される。男性例では，住居空間の創造という重荷を課せられた持続的状況で，建築計画決定，建築完了，入居後の整理終了時が，それぞれ，うつ病誘発の危機的状況となることが明らかにされている。

　「分裂病双生児の不完全一致例」は，著者が双子の一方を治療し，その相手の経過を観察してきた症例であり，症状と経過は図表2の通りである。

　(3)精神医学的人間論：本章には病跡学，日本人論，精神医学者の人と業績などが収められている。

　病跡学の総論では，ヤスパース，ランゲ－アイヒバウム，クレッチマーなどの古典的業績をはじめ，当時のトピックスであったジャン・ドレーの学説を紹介し，日本における病跡学の沿革をたどったものである。各論では，永井荷風と折口信夫を取り上げ，著者の病跡学のスタイルを提示したものであり，これは後の天才的科学者の研究『天才の精神病理』（前項）へと発展することになる。

　精神医学者の人と業績では，ドイツを代表する精神医学者（ガウプ，クレッチマー，シュナイダー，バイヤーら）を取り上げているが，E.クレッチマーでは，彼の学問的業績が彼自身の複雑な人格特徴から導かれたものであることを明らかにしている。

　書評と解説の項では，W.シュルテ『精神療法研究』，E.ブロイラー『早発性痴呆または精神分裂病群』，C.ミュラー『臨床老年医学』，K.コンラート『精神分裂病』などが紹介され，E.クレッチマーの「外傷性脳衰弱における心因性妄想形成」の論文は彼が多次元診断学の古典的図式を初めて提示した歴史的意義を有するものであることが指摘されている。

●飯田　眞

[詳細データ]　飯田眞『精神医学論文集―臨床遺伝学から精神病の状況論へ―』金剛出版，1978．

図表1　神経症の病因論的分類

1) 病的遺伝子 ── 強迫神経症
2) ポリジーン系 ── 人格の生物学的基底の偏り＋発達初期からの環境因 ── 神経性不眠症
3) 発達初期からの環境因 ── 神経症的人格＋心因 ── 不安神経症
4) 特定の人格＋些細な心因の連鎖 ── 転換ヒステリー
5) 心因（生活史上の重大な一回的体験）── 心気症
6) 特殊な社会環境　双生児共同体 ── 精神衰弱症
　　　　　　　　　憑　依　信　仰 ── 解離反応

図表2　症状と経過

A	B
汎神経症（15歳）	
強迫症状，対人恐怖症状，関係妄想様観念 心気症状，抑うつ症状，自殺観念，離人症状	
一過性の分裂病様症状 関係・注察・被害妄想，途絶，影響体験 考察察知，思想伝播様体験	
分裂病症状の顕在化（24歳） 被害・関係妄想 思考障害，感情障害 対人接触障害，自閉 治療には拒否的，両価的	安定した治療関係（30歳頃） 薬物・精神療法を受ける 汎神経症は次第に軽快
治療関係が成立（37歳） 薬物・精神療法により症状改善 軽度の意欲低下，易疲労性を残すのみ	ときどき相談にくる

池田由子(いけだ/よしこ)
『児童虐待―ゆがんだ親子関係―』
[1987年]

児童虐待は古代から現在に至るまで，あらゆる社会に存在した。純粋な医学的疾患単位でなく，家族，文化，法律，経済，倫理，宗教，呪術，土俗的信仰など様々の領域を反映する広範囲，かつ微妙な問題である。21世紀の現在，児童（小児，子ども）は大体18歳以下とされているが，「児童」という概念はルネッサンス以前にはなく，長い間児童は親の所属物として売買されたり，天災や凶作の時は間引きや堕胎され抹殺された。児童虐待防止が提唱されたのは1874年，ニューヨークのメリイ・エレン（Mary Ellen）という少女の虐待事件による。この報道は海外にも伝わり各地に児童虐待防止協会が出来た。わが国でも明治42年［1909］犯罪者の更生保護に当たっていた原胤昭(はらたね/あきら)が児童虐待防止をとなえ，昭和9年［1933］の児童虐待防止法の制定につながった。当時は経済恐慌後の不況で親子心中，貰い子殺しなどが相次いだからである。第2次世界大戦終結後ニューヨークに国際連合が成立，世界人権宣言が行われ，占領下のわが国でも広く一般児童の福祉育成を目指す児童福祉法が公布された。虐待の科学的検証は米国コロラドの小児科医ケンプの功績による。彼の提唱した「殴打された子の症候群（battered child syndrome）」の語は医学界に定着した［1961］。さらに1989年国連で採択された「児童の人権条約」により児童の人権を守る動きがひろがった。わが国でも1996年「日本子どもの虐待防止研究会」が設立され，2000年5月に児童虐待防止法が国会を通過，11月に施行された。その結果，虐待受付数は飛躍的に増加し，2000年度には1万8804件に達した。虐待の分類としては家族内のもの：(1)身体的虐待，(2)保護の怠慢ないし拒否（ネグレクト），(3)心理的虐待，(4)性的虐待と，家族外のもの：(5)児童のポルノグラフィと売春，(6)労働の搾取に分けられるが，それぞれの定義は，国や地域の法律により異なり必ずしも明確ではない。最近ではカルト集団による宗教がらみの虐待もふえてきており，さらに法律の見直しも必要とされる。

●池田由子

[詳細データ] 池田由子『児童虐待―ゆがんだ親子関係―』中公新書，中央公論社，1987．

池見酉次郎(いけみ/ゆうじろう)
『心療内科』
[1963年]

池見酉次郎は第2次世界大戦後，日本に心身医学を導入した。1961年に精神身体医学研究施設が九州大学に設立されるや，初代教授となった。2年後の1963年に臨床講座となり，診療科名は心療内科となった。その時に一般向けにわかりやすくかかれたのが本書である。

この本は世間に大きなインパクトを与え，全国から多くの患者が心療内科を訪れ，また心療内科を勉強するために九州大学に医師や心理士などが集まってきた。

本書は版を重ね現在までに78版となっている。

本書は心身医学とは，心とからだ，心と病の実験，心身医学が扱う病気，ノイローゼ，心身症発生のからくり，治療，心身医学の周辺は，という項目をあげ，数多くの症例を具体的に紹介しながらのべている。

心と病の実験では食品アレルギー，ハゼやウルシかぶれの実験，胃腸の動きのレントゲン写真などは実際の実験データが示されている。心身症発症のからくりについては，暗示，緊張，転換反応，心気症などの心理的側面からのべている。また症例として，書痙，斜頸，失声症，ぜんそく，胆道ジスキネジー，バセドウ病，筋痛症，空気嚥下症，過換気症候群の具体的症例をあげてかかれており興味深い。心身相関のメカニズムについては現在脳科学，神経内分泌免疫学の進歩により詳細に明らかにされてきている。

治療については，まず心理療法の基礎となる精神分析的解釈について述べられている。次に森田療法，催眠法，自律訓練法，精神治療薬などが書かれている。精神治療薬は近年新しい抗うつ薬，抗不安薬，睡眠薬が登場し，格段に進歩しているが，心理療法は依然として重要である。

最後に心身医学の周辺として信仰による奇跡と治癒，産業衛生や教育と心身医学との関連について書かれている。本書は心療内科を知る原典であり，本書によって心療内科が日本で一般化されるきっかけになった。

●久保千春

[詳細データ] 池見酉次郎『心療内科』中公新書，1963．

石川義博(いしかわ／よしひろ)
『非行の病理と治療』　　　［1985年］

　本書は，非行の原因と治療に関する研究論文集である。前半の非行の原因研究では，非行少年と非行のない少年とを対比しつつ，環境的側面，身体的（体型等）側面，精神的側面，成熟の問題，それらの相互関連等について統計学的検討が加えられ，非行少年群の特徴が多数見出された。さらに，非行化の過程や心理機制にも焦点が当てられた。

　しかし，こうした統計学的な非行原因や非行の心理機制の研究の結果は，実際に非行少年を治療しようとすると，直接には役立たないことが判明した。憎悪や敵意をむき出しにして反抗してくる少年に対しては，それに見合ったきめの細かい面接法や治療法が必要であった。それを開発するには，非行少年と面接して工夫をこらし，「なにゆえに，この少年が，この環境のもとに，この時点で，この非行に及んだか」を理解する必要があった。

　本書の後半では，実際に治療的に関わった事例に基づいて，非行の治療論が展開されていく。すなわち，非行少年の更生や治療を目的として少年と生きた関係を創りつつ，治療仮説をつくり，少年のニーズに応えるよう努め，少年の反応を見て仮説を改めては検証していく。このように治療者が少年と一緒に治療過程を歩み，非行からの治療を深めると同時に，なぜ少年が非行を犯さざるをえなかったか，何が原因であったかを，洞察していく方法でもある。つまり，治療という目的に向かっての共同作業を通じてこそ，実態に近い非行化過程を当の少年本人と共に理解し究明できると考えられたのである。

　非行対策の究極の目標である非行少年の更生や社会復帰を達成するためには，主として非行の原因を追究する犯罪生物学的研究のみでは不十分であり，治療学を創設する必要性が痛感された。本書にはそれへ向けて試みられた諸論文が掲載されている。

●石川義博

　詳細データ　石川義博『非行の病理と治療』金剛出版，1985.

石田　昇(いしだ／のぼる)
『新撰精神病学』　　　［1906年］

　この本の初版は1906年［明治39］の出版で，東京大学医科大学精神病学教室（当時，東京小石川の東京府立巣鴨病院におかれていた）に入局して3年目，石田が29歳の時である。その師呉秀三校閲となっており，この本が当時の類書と異なるのは，おそらく呉の教示によるものと思われるが，ハイデルベルクで頭角をあらわし始めたエミール・クレペリンの精神医学体系（石田はこの本の文献の筆頭にKraepelin, Psychiatrie 7. Auflage, 1903-04をあげている）に準拠していることである。そればかりでなく，巣鴨病院での臨床例の豊富な引用は，簡明な記述とあいまって好評の的となり，翌1907年［明治40］，新設の長崎医学専門学校（現在の長崎大学医学部）に教授として赴任するまでに3版を重ねた。石田が弱冠30歳で教授に抜擢されたのは，彼の力作『新撰精神病学』が高く評価されたからである。長崎赴任後は長崎の教室の経験，内外の新知見を取り入れて改版を重ね，1915年［大正4］には増訂第6版，1917年［大正6］には増訂第7版，1919年［大正8］には増訂第8版がいずれも東京南江堂から発行されている。この改版を重ねた『新撰精神病学』には石田の精神医学者としての時代を先取りした先駆的な識見が主張されている。病棟開放の実施，作業療法の必要性，催眠療法，精神分析の記述，メンタルヘルス（精神保健）の鼓吹などがそれである。第6版ではオイゲン・ブロイラーのSchizophrenieの学説が紹介され，Schizophrenieに「分裂病」という訳語を用いている。今日一般につかわれている分裂病という用語の創始者が石田であることはまったく知られていない。

　石田の後半生はアメリカ留学中の不慮の殺人事件による収監，それにつづいて精神障害の悪化による故国送還，松沢病院の一慢性患者としてその生涯をおえる悲運に襲われるが，この『新撰精神病学』は精神医学者石田昇の名を精神医学史に刻する不朽の傑作である。

●秋元波留夫

　詳細データ　石田昇『新撰精神病学』南江堂，1906.

井上圓了(いのうえ えんりょう)
『妖怪学講義』　　　［1893-94年］

井上によれば，妖怪とは「普通の知識にて知るべからず，尋常の道理にて究むべからずもの」をいい，妖怪学とは「妖怪の原理を論究してその現象を説明する学」であるという。

一般に妖怪といえば，幽霊，狐狸，鬼神，天狗，河童，あるいは人魂，狐火などを想像するが，彼はもっと広義に，迷信，俗説，迷語，妄説なども含める。さらに，妖怪は，物理的妖怪である物怪と心理的妖怪である心怪の2つに分けられる。たとえば，物怪は天変地異，妖鳥，怪獣，鬼火，不知火などであり，心怪は夢，幻覚，妄想，狐憑き，コックリ，催眠術，マジナイなどであるとする。しかし，物怪や心怪は仮の妖怪（仮怪）であって，真正の妖怪（理怪）は，「従来の千種万般の妖怪，一時に霧消雲散し去りて，さらに一大妖怪の霊然としてその幽光を発揚する」ものであり，「これを称して神妙，霊妙，微妙，高妙，玄妙」の状態である。そして，自らの妖怪研究の目的は，「仮怪を払い去りて真怪を開き示す」ことにあると主張する。

つまり，井上は，一般社会の「愚民」たちが抱いている妖怪，迷信，妄説などが現在の科学からみて如何に馬鹿げたことであるかを開示し，文明社会にみる理想の世界を求めて，無智蒙昧の人民を啓蒙することを妖怪学の目的としたのである。小松和彦によれば井上は，科学合理主義に従って，妖怪現象とみなされる現象を撲滅する仕事に情熱を傾け，『妖怪学講義』は妖怪撲滅運動の理論書・実践書として書かれたという［小松：柏書房版『妖怪学全集』での解説］。

では，何故，彼の妖怪学が精神医学と関係するのか。

妖怪学講義は，総論に引き続いて，理学部門，医学部門，純正哲学部門，心理学部門，宗教学部門，教育学部門，雑部門と章別されているが，その医学部門の疾病編で，疫，痘，瘧に加えて狂気が，療法編では仙術，錬金術，マジナイ療法に加えて信仰療法（心理療法）が取り上げられ，現在で言う精神医学が詳細に論じられることになる。

まず，「精神病総論」の項で，「古来は精神病をもって神仏の霊力，あるいは祟，もしくは狐狸の魔力に原因するものとなりしが，今日に至りては医学の進歩により，学理上よりその原因を説明することを得。今，その学説上の説明を略陳せんに，精神病には種々ありて，……精神病の名に厳密なる定義を下す必要あり」とし，ホッフバウエル，バックニル，ギスレーン，テューク，ギルマン，ハモンドらの説を紹介する。また，「精神病の分類」の項では，クラフト-エービングの分類を原語とともに挙げるが，ここでは江口襄の『精神病学』［1887］の分類によるとした。てんかんや出産による精神病，アルコール精神病，ペラグラ，舞踏病，麻痺狂，耆老病などに触れた後，精神病は，知力狂，意志狂，感情狂に分けられ，知力狂には躁性狂，鬱性狂，妄想狂，理性狂，感情狂には我情狂，情緒狂，嫉妬狂，道徳狂などが含まれるとして，それぞれについて症例をまじえながら詳しい説明を加えている。そして，妖怪と迷信の歴史的，民俗的な意義を明らかにするのではなく，むしろそれらの現象を自然科学の立場から説明することに情熱をそそぐ井上は，その脈絡のなかでいえば，精神異常現象もまた科学的合理主義によって解明しうるものであることを主張する。

当時の日本の精神医学界では，井上が参考にした江口襄の著書（ドイツの精神医学者シューレの教科書の抄訳）のほかに，『精神病約説』（モーズリーの著書の翻訳）［明治9］があり，日本人による精神医学教科書としては，『妖怪学講義』の1年後に出版されることになる呉秀三の『精神病学集要』があるくらいであった。そのような状況を考えると，井上の『妖怪学講義』は通俗書の形態をとりながらも，ある種の精神医学教科書的な色彩をもつことになった。しかし，より重要なことは，精神病の理解は心理学であるが，その治療は宗教学の分野で，信仰療法，あるいは心理療法が根幹であることを強く主張したこ

とであろう。医学部門全体での論調でも心理学的療法が重要であることは再三くりかえされるが、とくに精神病においては、「精神病は精神の一隅に思想の固着せしものなれば、これに変動を与えて、よく中心の位置を転ぜしむる機会を与えば、必ず自然にその元位に復すべければなり」として、井上独自の心理療法論を展開している。現在の観点から言えば、幼稚な精神療法論かもしれないが、その役割は宗教家にあるとして、その実践のやり方を詳述するところに、彼の『妖怪学講義』の真骨頂があるといえる。1886年（明19）東京帝国大学に日本で最初の精神病学講座ができ、医学のなかで精神科がすでにして独立し、井上が本書を著したときには心理療法はすでに医学のなかに位置づけられていたにもかかわらず、井上はそれを宗教家の手にあるとしたのである。なお、井上の心理療法説は後に森田正馬の神経質論に色濃く反映されることになる。

井上圓了は、1858（安政5）年、越後に生まれ、郡内の石黒忠悳漢学塾に学んだ後、新潟学校、東本願寺教師教校を経て、1885（明18）東京大学文学部哲学科卒業。大学時代より妖怪学に興味を抱き、不思議研究会を創設。1887年（明20）1月、出版社「哲学書院」を設立し、処女作『妖怪玄談』を出版した。同9月に現在の東洋大学の前身である哲学館を創立。1893（明26）年「哲学館第七学年度講義録」として妖怪学講義を連載しはじめた。それが本書である。以後、妖怪学関係の著書を多数刊行している。専門の哲学関係の論著の他、仏教界の近代化に努め、哲学者、宗教学者として西田幾多郎など後世に大きな影響を及ぼした。　　　　　　　　　●松下正明

　詳細データ　上述のように、1893・94年にかけて『哲学館講義録』が毎月2冊、計24冊順次刊行され、1896年『妖怪学講義』全8巻全6冊の合本として哲学館より再版された。彼の著書は、『井上圓了選集』（東洋大学版）としてまとめられているが、本書に関しては、柏書房より『妖怪学全集』全6巻（柏書房、東京、1999-2001）の第1・3巻に収められている。

井上和臣（いのうえ／かずおみ）
『認知療法への招待』　　　　　　　　[1992/97年]

　およそ40年前アメリカの精神科医アーロン・ベックによってうつ病に対する短期精神療法として開発された認知療法（cognitive therapy）は、21世紀を迎えようやくわが国の臨床でも活用されようとしている。認知行動療法（cognitive-behavioral therapy）という呼称が示すごとく、認知療法は行動療法との類縁性から論議されることが多く、事実、国際学会ばかりか欧州の学会でも「行動療法から認知行動療法へ」という図式が一般化している。しかし、「認知が感情や行動に影響する」としたベックのコペルニクス的とも言える発想が、精神分析的治療の枠組みから結実した歴史を忘れてはなるまい。認知療法は精神分析療法と行動療法を補完するとともに統合する可能性を秘めた治療である。

　認知療法は1989年を境として精力的にわが国へ紹介されるようになった。ベックの著作をはじめ、いくつかの書籍が翻訳出版され、総説論文で認知療法が取り上げられるようになった。本書は、そのような導入の初期に、精神科医などの専門職を対象とし著されたものである。

　本書ではうつ病、パニック（恐慌性）障害、摂食障害に対する臨床適用が概説されている。これらはいずれも昨今の診療ガイドラインにおいて認知療法が第一選択あるいは代替・相補治療として推奨されている精神障害である。また、ベックによる認知療法の実際が、うつ病の「症例アイリーン」と題して紹介されている。患者と治療者の肉声を読み進めていくと、あたかも眼前で展開されているかのように、認知療法を視覚的に理解できることだろう。資料編には、日常活動表と思考記録表という、認知療法で頻繁に用いられる記録用紙が掲載されている。さらに、わが国で著された文献が一覧できる。

　本書は、翻訳による認知療法の移入と、わが国の臨床家による自験例の報告とを結ぶ架橋の役割を担ったものと言えよう。　●井上和臣

　詳細データ　井上和臣『認知療法への招待』金芳堂、1992；改訂2版、1997.

イノウエ Shin-Ichi T. Inoue, カワムラ Hiroshi Kawamura
「生体内で分離された視交叉上核における概日リズムの維持」　　[1979年]

　1972年にラットの視交叉上核を破壊することにより概日リズムが失われることが報告されて以来，視交叉上核が概日リズムの主たる機能を果たしているとされている。しかし，未だ明確な確証を得るには至っていない。そこで彼らはハラス・ナイフ（Halasz Knife）を用い生体内で視交叉上核を分離しその機能を解明した。実験動物にラットを用い，生後より12時間交代の明暗条件を維持した。実験動物に対して，まず視交叉上核を含む視床下部を周辺から切り離して神経の連絡のない「島」状に分離する処置を行った。ついで尾状核と分離した視床下部にそれぞれ電極を留置，対照として非処置のラットにも同じ部位に電極を留置し，その電気活動を計測比較した。その結果，切り離しを行っても視交叉上核では電気活動のサーカディアンリズムが維持されるが，それ以外の部位ではサーカディアンリズムが消失することが示された。これらの結果から視交叉上核が自律した概日リズムを持つ振動体であることが強く示唆された。
　その後の研究報告から視交叉上核を破壊しサーカディアンリズムが消失したラットに別のラットの視交叉上核を移植すると再びサーカディアンリズムが回復することが報告された。現在，哺乳類においては視交叉上核がサーカディアンリズムの強力な振動体であるということは自明の理とされており，この研究論文は高く評価されている。

●青木治亮

詳細データ　S. T. Inoue, H. Kawamura, Persistence of circadian rhythmicity in a mammalian hypothalamic "island" containing the suprachiasmatic nucleus. Proc. Natl. Acad. Sci. USA 76 (11): 5962-5966, 1979.

今村新吉（いまむら／しんきち）
『今村新吉精神医学論文集』　　[1975年]

　京都帝国大学医科大学精神病学教室初代教授であった今村新吉［1874-1946］の没後，1948年に長男今村新太郎編で『精神病理学論稿』［弘文堂］が出版された。編纂後記は村上仁が記しており，今村の業績の中から精神病理学関係のものを編したとある。本書は戦後という時代の制約もあり，紙は悪く，発行部数も少なく，間もなく絶版になっていた。1975年，精神医学神経学古典刊行会（創造印刷内）から，復刻されたのが本書である。内容は8つの論文・講演からなりたっている。
(1)喜劇と妄想［一，二：『哲学研究』3巻，539頁，1918．三：『哲学研究』5巻，351頁，1920．四：『哲学研究』6巻，121頁，1921．五：『哲学研究』7巻，777頁，1922．］
(2)精神分離症の心理学的説明原理としての社会的本能欠陥［『神経誌』28巻，63頁，1928］
(3)「ヒステリー」に就て［『北野病院業績』第1巻1冊，1929］
(4)現時仏軍中に生じたる特殊病に就て［『北野病院業績』第1巻1冊附録］
(5)戦争による脳患者の無定位性症候［『大阪高等医学専門学校雑誌』第6巻第2号，1939］
(6)ピエール・ジャネ氏の最近の精神病理学研究［『北野病院業績』第3巻，1941］
(7)戦役が早発性痴呆症の発生に及ぼす影響に就て［鑑定書］
(8)南洋に於ける麻痺性痴呆に就て［『日本黴毒』14巻2号，1937］

　本書の解題には，村上仁の要を得た説明があり，ここでは紙数の関係もあり，今村の業績の中でも特筆すべきと思われる，「喜劇と妄想」について述べる。本論文は，『哲学研究』に発表された論文とは別に，フランス学界の視察から帰朝し，同じ題目で講演された［1917］。その要旨は『京都医学雑誌』第15巻1号［1918］に発表され，『精神病理学論稿』に採録されたが，本書にはその後『哲学研究』誌に詳述された論文が採択してある。今村によれば，喜劇では人物が軽率であるとか，

また一定の感情が特別に発達しているとかで笑わすのであるが、妄想ではそうでなく、たとえ一定の感情が普通人より発達しているとしても、その人物が非疎通性であることに特徴があり、本能を自己保存、種族保存の2種に分かち、前者をさらに直接自己保存と間接自己保存とに分かつとすれば、妄想患者は種保存と直接自己保存の本能はあるものの、群衆的な間接的なものに欠け、人間社会一般に共通する標準を意味するものの欠乏から妄想が成立するという（講演ではこの種の病的現象を現すのに「分裂社会性（スキゾイゾチア）」という名を与えたいと述べているが、本論文にはない）。しかしこの「分裂社会性」なる術語は、今村の考えをよく現した重要な言葉である。本論ではさらに当時以前のドイツのパラノイア論を詳しく紹介している。

次に、(6)「ピエール・ジャネ氏の最近の精神病理学的研究に就いて」であるが、今村はピエール・ジャネの業績をきわめて高く評価していた。本論はジャネの晩年の力作「被害妄想における感情」[1932]の内容を、昭和16年に京都日仏学館および東京日仏会館の講演で紹介したものである。本論において今村は、精神分裂病における作為体験や幻聴などの症状を、自我がその機能の一部を他者の機能として客観化する現象であるとし、その原因を感情調節の障害によると論じたもので、当時はフランス本国でもあまり評価されていなかったこの論文に注目したのは、今村が分裂病症状と社会性、対人関係の障害との関係について、前々から考えていたことを示すものである。この考えは弟子の村上仁に強い影響を与え、さらに孫弟子の笠原嘉、藤縄昭にも引き継がれた。

(2)「精神分離症の心理学的説明原理としての社会的本能欠陥」[1927]はシャルル・ブロンデルの病的意識を紹介したものである。ブロンデルの説が、分裂病の本質を社会性の喪失にあるとする点で今村の意見に合致し、またジャネの理論によって、さらにその考えを補強しようとしたように思われる。

●藤縄　昭

詳細データ　今村新吉『今村新吉精神医学論文集』精神医学・神経学古典刊行会、1975.

井村恒郎（いむらつねろう）
『精神医学研究』　　　　　　　　[1967年]

井村恒郎[1906-81]は京大哲学科において西田幾多郎に学んだ後、東大医学部に入り、卒後三宅鑛一の主催する精神神経科教室に入った異色の学者である。国立精神衛生研究所心理学部長などを経て、日本大学医学部精神科教授を勤めた。

本書は著者自身の手によって選ばれた論文集で、発表年代は1937年（アントン徴候の1例）から1965年（分裂病家族）に及ぶ。

戦前の初期の仕事は大脳病理学（現在の神経心理学）関係のものが多く、戦後の中期のものは神経症論が多く、後期の日大時代は精神分裂病関係のものが多い。いずれも、緻密な思考に裏打ちされた独創的なものである。

中でも井村恒郎の名を不朽のものにしたのは語義失語という新しい症候概念の提唱であろう。今日、語義失語はごく普通の症候名となっている。

第2巻に収められた、「失語—日本語における特性—」[1943]、「失語症」[1954]、「失語の意味型—語義失語について—」[1965]の3論文がこの語義失語を扱っている。

「語義失語は古典的な分類にしたがえば超皮質性感覚失語に属するが、日本語における特性のため、独特の病像を示す」。「すなわち、聴取した語句についての意味の充足が遅延したり、欠如したり、あるいは方向を誤る。その際聴取した語句を反響的にまたは意図的に復唱して理解の補助とする。文については、文全体の意味の支柱となる若干の主要語の理解に蹉跌するために全文の意味を解さない」。「表現においては語健忘と語性錯語と一種の失文法を呈する。語健忘は談話における語の選択・喚起の障害としてすでに明らかに認められるが、事物の名前の呼称に際してさらに顕著である。一般に多弁であり、語音の表出運動は円滑であり、語音の音調・律動は体裁を整えている」。「模倣言語は意味理解が不十分な点では反響語というが、意味を理解せんとする心構えは十分に認められる」。最大の特徴は文字にみられ、「書き取りと音読に特色のある障害を示す。超皮質失語の古典

的規定にある理解を伴わぬ書き取りと理解を伴わぬ音読の現象であるが，わが国の文字に関しては独特な形の失書および失読として現れる」と，その特徴の中核的部分が取り上げられる。書き取りは仮名に軽く，漢字に強い。「漢字の書き取りの困難は主として語義理解の困難に基づく現象である」。「強いて漢字を書き取らせると，漢字をその音に依って意味を無視しつつあたかも表音文字のごとくに用うる。いわゆる仮借に類する用い方である」。「音読は仮名綴りを容易に音読するがその意味を解しない。漢字については定型例では漢字の理解が困難である。文に関しては全体意味を解せずに読み下す」。「音読そのものも決して正確でなく本来の意味に相応せぬ音読を自動的に行う。仮名の誤読は逐字読みによる誤読で，漢字に関しては特異な形式の誤読を示す」。すなわち，音訓の混同，語義の混同，字形の混同などがみられる（「失語―日本語における特性―」）。

語義失語の病巣については資料が乏しいので判定がむずかしいと断った上で，第2第3側頭脳回とそれに接する頭頂脳にわたるひろい範囲の病巣を推定している（「失語症」）。さらに注目すべきは1965年に準備され，未発表に終わり，本書に収録されている野上芳美と浅川和夫との共著論文「失語の意味型」の中に，語義失語の中には「Wernicke失語を初期症状としないで，最初から語義失語の病像を呈している場合がある。著者はそれを定型例とみなしている」という記述があり，「側頭脳の第2第3回から頭頂脳にかけての進行性で瀰漫性の病巣が推定されるが，病巣に関しては推測の域を出ない」としている。語義失語定型例は著者推定のように，その後，側頭葉型ピック病の初期における特徴的な病像であることが繰り返し確認され，臨床の常識となっている。

著者が正しく指摘しているように，わが国における漢字は表意文字というより，表語文字であり，表意的にも表音的にも使われるのが特徴である。この独特な文字使用法の障害が症状に表れたのが語義失語である（「失語の意味型」）。

●山鳥 重

[詳細データ] 井村恒郎『精神医学研究』Ⅰ＝精神病理学，Ⅱ＝脳病理・神経症論，みすず書房，1967.

岩崎徹也（いわさきてつや）ほか／編
『治療構造論』
［1990年］

治療構造という概念は，精神分析や精神療法，さらにひろくは精神科臨床一般にとって基本的な意味をもつものである。この概念をわが国で研究，教育，実践して来た小此木啓吾は，「治療構造という概念は，精神療法を成り立たせている基本的な構成要素や条件を分析し，より開かれた言葉で説明するために提示されたコンセプトである」と述べている。本書は，その小此木啓吾の還暦を祝う行事の一環として弟子達によって企画，編集，執筆されたものである。精神療法というと，ともすると人間的交流のみが強調されたり，個人技としての側面や主観的なとらえ方がなされがちである。それに対して治療構造論は，精神療法を現実的，客観的な諸要因の上に成立し，かつそこに生起する諸現象を共通の合理的，科学的な論理性をもって把握することができるという認識を与えるものである。またそれによって治療構造論は，精神分析や精神療法が開かれたものとしてわが国の精神医学，医療の中に位置づけられるのに大きな役割を果たしてきた。本書は，まず小此木啓吾自身による治療構造論序説にはじまり，以後小此木学派のバックボーンである治療構造論を弟子達がどのように実践し，発展させ，また応用しているかについて，それぞれの立場から書きおろした論文集である。内容は，外来から入院まで，自由連想，遊戯療法，診断面接，心理テストから集団精神療法や家族療法まで，精神療法教育からケースワークや家庭裁判所調停まで，内科臨床，コンサルテーション精神医学から職場カウンセリングまで等々，精神科臨床にかかわる広く多様なテーマについて，それぞれの領域の専門家が，その実践にもとづいた治療構造論を展開している。

●岩崎徹也

[詳細データ] 岩崎徹也ほか編『治療構造論』岩崎学術出版社，1990.

岩本隆茂(いわもと/たかしげ)，
大野　裕(おおの/ゆたか)，
坂野雄二(ばんの/ゆうじ)／編著
『認知行動療法の理論と実際』［1997年］

「行動療法（behavior therapy: BT）」の定義の1つは，〈人間や動物を被験体として行われた実験から導かれた行動主義的学習理論に基づいて，不適切な行動を適切な行動に変容することを目的とする心理療法〉である。しかしそのためのさまざまな技法が開発され，BTそれ自体の発達と発展も顕著になってくると，BTの定義や理解はしだいに拡張・拡散され，それだけに曖昧にもなってきた。このような原因の1つには，認知心理学の台頭にあわせた新しい心理療法の出現も挙げられよう。これらのものとして，ベックの「認知療法」，エリスの「論理療法」（「合理-情動療法」とも訳されている）などが著名であるが，町沢静夫*はこれらは（共通する）さまざまな特徴から"すべて「認知行動療法（cognitive behavior therapy: CBT）」とよばれるのが妥当であろう"としている。CBTが誕生してからすでに30年近くが経過しているが，CBTの治療効果はこれまでの伝統的なBTのそれと比較して，なんら遜色のないことが理解されるようになってきた。そしてこれまでBTを実践してきた臨床家たちのみならず，これまではBTとは無縁であった治療家からも大きな評価がなされるようになり，しだいにCBTが定着してきた。

本書には，このような輻輳した背景下に展開されている現時点のわが国におけるCBTについて，第Ⅰ部《基礎編》として「学習理論とCBT」，「BTとCBT」，「認知療法」，「論理療法」，「さまざまなCBT」などの6論文が，第Ⅱ部《実際編》では臨床の現場に密着した19論文が掲載されている。この第Ⅱ部では，これまではいずれも難治とされてきた遷延性うつ病，精神分裂病，慢性疼痛，パニック障害，妄想，摂食障害，アルコール乱用，PTSDなどについての適用例が詳細に説明されている。また，ターミナル患者に対するCBT的アプローチ，学生相談場面におけるCBTなど，きわめて貴重な症例も扱われている。●岩本隆茂

詳細データ　岩本隆茂・大野裕・坂野雄二編著『認知行動療法の理論と実際』培風館，1997.
＊　町沢静夫「認知療法・認知行動療法」氏原寛ほか編『心理臨床大事典』培風館，1992.

ヴァイツゼッカー
Viktor von Weizsäcker
『病因論研究』　　　　　　　　　［1935年］

ヴァイツゼッカーはハイデルベルク大学神経内科学教授になってから，急激に精神分析に接近し，自らウィーンにフロイトを訪ねて意見を交換している。その大きな結実として，1933年に「身体事象と神経症」という長大な論文を『国際精神分析雑誌』に発表し，さらにそれを展開して，その2年後に公表されたのが，本書『病因論研究』である。

1章では「人生のドラマ」としての扁桃炎が論じられる。その形式面は「ある状況で緊張が高まり，事態が急展開して転機的な中断が生じ，病気という根本的変換が起こって決着がつく」というものであり，内容面は性愛である。性愛は精神分析のいうような心因ではなく，扁桃炎は挫折した性愛が場所を変えて発現したものだ，と彼はいう。

2章で扱われるのは尿崩症である。生きるというのは主体的／主観的に環境と出会うということだが，病気ではその出会い方が変化する。ここでもやはり挫折した性愛と生殖活動が口腔領域へ場所を変えて発現している。

3章の主題は発作性頻脈で，「不安から発作が起こる，だから発作に対して不安を持つ」という悪循環が症状発生の鍵になっている。

4章はヒステリー性の運動麻痺で，心と身体が相互に代理しながら環境に機能的／関数的に適応している主体／主観のドラマである。

5章のヒステリー性眼筋麻痺も，職業選択という主体的／主観的決断の葛藤が，視空間を奪い合ったものとして解釈される。

このようにして病気を人生のドラマの転回点として見るというのが，ヴァイツゼッカーの医学的人間学の最大の特徴である。

●木村　敏

詳細データ　V. v. Weizsäcker, Studien zur Pathogenese. Thieme, Leipzig, 1935; Gesammelte Schriften 6, Suhrkamp, Frankfurt, 1986（木村敏・大原貢訳『病因論研究―心身相関の医学―』講談社学術文庫，1994）.

ヴァイツゼッカー
Viktor von Weizsäcker

『ゲシュタルトクライス』　[1940年]

著者のヴィクトーア・フォン・ヴァイツゼッカー[1886-1957]は，ドイツの神経生理学者・神経内科学者・心身医学者である。臨床医としては，医学に主観／主体を導入するというモットーのもとに「医学的人間学(medizinische Anthropologie)」を提唱し，またフロイトの精神分析に共鳴して，心身の全体を統合した「自我」と「エス」の関係を追求するなど，数々の革新的な思想を表明し，ドイツとフランスの現象学的・人間学的精神病理学にも大きな影響を与えた。

本書は著者が神経内科学と心身医学の臨床活動の傍ら終生続けていた知覚と運動の生理学的実験をふまえて，彼のいう「主体／主観(Subjekt)」と「主体性／主観性(Subjektivität)」の意義を明らかにしようとした，彼の理論面での主著である。

この本の最初の頁は，「生命あるものを研究するには，生命と関わりあわねばならぬ」という文章で始まっている。そしてそのすぐ後に「生命それ自身は決して死なない。死ぬのはただ，個々の生きものだけである」という，よく知られた文章が出てくる。ヴァイツゼッカーにとって医学とは，個人の有限な生命と「決して死なない生命それ自身」との関係の探求を含まねばならないものだった。

対象的／客観的に認識不可能なこの「生命それ自身」との関係のことを，彼は「根拠関係(Grundverhältnis)」と呼ぶ。そして彼にとってこの根拠関係とは「主体性／主観性」の別名に他ならなかった。この根拠関係に担われて，個々の有機体はそのつどの環境世界とのあいだに，絶えず生成と消滅を繰り返す「相即(Kohärenz)」関係を保持しながら，それぞれの有限な生命を生きている。この相即の一時的な断絶は「転機／危機(Krise)」と呼ばれ，有機体の主体／主観はこの転機／危機をそのつど克服することによってそのつど新たに生成する。ヴァイツゼッカーにとって主体／主観とは，有機体である人間の内部にもともと備わったものではなく，つねに危機的転機を乗り越えて確保し続けなくてはならない「世界との対峙の原理」である。

世界との相即は，知覚と運動の両面を通じて営まれる。従来の生理学は知覚と運動を別々の機能として研究してきたが，有機体の世界との相関では，両者はつねに一体となって働く。飛んでいる蝶との相即を知覚的に保とうとすれば，全身の筋肉系を動員して運動面での相即を破壊せねばならない。文章の意味を理解しようとすれば，個々の活字との知覚的相即を犠牲にせねばならない。しかし文章を校正するときには，個々の活字との相即を保って文意は犠牲にせねばならない。環境のある側面との相即の破壊が，他の側面との相即の維持の条件となる。こうして知覚と運動はつねに「相互隠蔽関係」にある。

1組の男女がダンスをしながら床に円形を描くという課題が与えられる。2人は互いの知覚と運動によって相手との相即を保ちながら，2人の接触点が円という形を作り上げる。有機体の行動におけるゲシュタルト(Gestalt, 形態)は，知覚と運動，受動と能動の相互隠蔽的なクライス(Kreis, 円環)の構造を通じてのみ形成可能である。

このようにして，ヴァイツゼッカーのいう「ゲシュタルト」の概念は，有機体の行動面に重点を置き，これを生命活動として考察している点で，ゲシュタルト心理学のゲシュタルト概念とは全く異なったものである。

本書でとくに重要な個所は，I章の「緒論」とV章の「ゲシュタルトクライス」である。　●木村　敏

[詳細データ] V. v. Weizsäcker, Der Gestaltkreis: Theorie der Einheit von Wahrnehmen und Bewegen. Thieme, Leipzig, 1940; Gesammelte Schriften 4. Suhrkamp, Frankfurt, 1997 (木村敏・濱中淑彦訳『ゲシュタルトクライス』みすず書房, 1975).

ヴァイツゼッカー
Viktor von Weizsäcker
『生命と主体―ゲシュタルトと時間／アノニュマ―』　　　［1942/46年］

本書は，ヴァイツゼッカーの哲学的著作2編を訳者が1冊にまとめたものである。

『ゲシュタルトと時間』では，ヴァイツゼッカーがその主著『ゲシュタルトクライス』で展開した哲学的思索を，改めて時間問題と関連させて論じている。彼がゲシュタルトと呼ぶのは，ゲシュタルト心理学が扱うような対象的な形態のことではない。それは生きた有機体であるわれわれが，世界に向かって遂行する行動の構造，世界がわれわれに現れ出る知覚の構造であり，要するにそれ自身無形態な純粋の生成である生命が，物質界と触れあって一瞬のぞかせる姿である。そしてこのゲシュタルトの生成と消滅に伴って，われわれにとっての時間が生成し消滅する。

『アノニュマ』（本訳書初版1刷では「アノニューマ」と表記しているが，2刷から訂正された）には，40編の短いアフォリズム風の文章が緩い関連を持ちながら並べられている。それぞれの文章をどう読むかはすべて読者に委ねられ，説明はほとんど書かれていないので，これを合理的に理解することはきわめて難しい。しかし読者はそこから自由に連想をふくらませて，各自の思索の世界を構築することができる。本書に頻回に出てくる概念は「モナド」であって，それは多様な主体性／主観性を持つ「個物」としての生きもののことである。ヴァイツゼッカーはこの本を『モナド論』と名づけたかったのだが，それではライプニッツの陰に隠れてしまうから，「無名の書」という意味で「アノニュマ」を選んだのだと書いている。　　　●木村 敏

［詳細データ］ V. v. Weizsäcker, (1)Gestalt und Zeit. Niemeyer, Halle, 1942; Gesammelte Schriften 4, Suhrkamp, Frankfurt, 1997. (2)Anonyma. Francke, Bern, 1946; Gesammelte Schriften 7, Suhrkamp, Frankfurt, 1987（木村敏訳『生命と主体―ゲシュタルトと時間／アノニュマ―』人文書院，1995）.

ヴァイツゼッカー
Viktor von Weizsäcker
『病いと人―医学的人間学入門―』　　　［1951年］

本書は前編と後編の2部に分かれている。前編は1949/50年に著者がハイデルベルク大学で学生に対して行った臨床講義をまとめたもので，著者の3冊目の臨床講義録である。

ヴァイツゼッカーはその生涯の大半を神経内科医として過ごしたが，第2次大戦後にハイデルベルク大学で彼のために設立された「臨床医学総論研究所」では，一般内科病棟の患者も診療することができた。この講義録では，供覧されたほとんどの患者が神経系以外の病気を患っている。

その結果本書には，心身医学者としての著者の姿勢が明確に現れている。著者は若い頃フロイトに傾倒し，精神分析を内科学に導入するために努力したが，フロイトが心理面の心因的障害だけに限っていた「神経症」の概念を身体面にも拡大し，患者の「心」ではなく「主観／主体」に病気の座を求めるという点で精神分析と一線を画していた。この臨床講義にはその姿勢がよく現れている。

後編の「医学的人間学入門」は，ヴァイツゼッカーとしては珍しく教科書的な理論記述の形をとっている。彼が心身医学の大きな問題としているのは，病気が身体の「どこ」に，人生の有為転変の中で「いつ」現れるのか，その実体は「なに」で，それは「なぜ」出現するのかだった。病気の局在・発病・診断・意味への問いだといってよい。

これらの問いを扱った後，著者はさらに「パトス的なもの」「ゲシュタルトクライスとエス形成」「死の連帯性と生の相互性」といった標題で，彼独自の臨床哲学的な思索を展開している。　　　●木村 敏

［詳細データ］ V. v. Weizsäcker, Der kranke Mensch: Eine Einführung in die Medizinische Anthropologie. Koehler, Stuttgart, 1951; Gesammelte Schriften 9, Suhrkamp, Frankfurt, 1988（木村敏訳『病いと人―医学的人間学入門―』新曜社，2000）.

ウィーガン Arthur Ladbroke Wigan
『二つの心』　　　　　　　　［1844年］

　脳を1つのものとしてみるのではなく，左右の半球をみて，2つの脳があり，それぞれの脳が別の機能を持っていると人々が認識し始めたのは何時のころからであろうか。身体が対側の半球に支配されているというヒポクラテスによる臨床記述まで遡るとしても，これを広い意味での精神機能局在論として捉えるならば，ガルとシュプルツハイム，ブローカやリープマンらの業績によって左右半球の機能の差が明らかにされた頃からのことであろう。しかし，それはあくまでも1つの脳のなかでの左右という局在の差でしかなかった。一方もっと極端に，脳の2つの半球はそれぞれ独立した2つの器官であり，両者とも思考の器官であるものの，そこでは別々の思考機能が営まれ，健康な状態ではその機能が同期化しているが，それぞれの機能の統一がとれなくなると心の病気になると主張したのは，おそらく，1844年に刊行されたウィーガンの本書に始まると言われている。しかも，彼の主張は，単に学説として述べたのではなく，妄想や幻覚患者の臨床経験，そして何よりも，二重人格的で，精神病的であった本人みずからの経験に基づいていた。彼自身が経験した既視体験（déjà vu）も2つの脳の機能の差によって説明された。

　正確には，『新しい狂気論―脳の構造，機能，疾患によって，また精神異常現象によって証明され，倫理的責任にとって本質的であることが示された脳の二重性―』と訳される本書は刊行時からそれほど注目されることなく20世紀後半まで無視されてきたが，近時，スペリーの分離脳の先駆的な考えであるとして再評価され，1985年復刻本が出版されてやっと日の目をみるようになった。　●松下正明

　[詳細データ]　A. L. Wigan, A New View of Insanity: Duality of the brain, proved by the structure, functions, and diseases of the brain and by the phenomena of mental derangement, and shown to be essential to moral responsibility, Longman et al., London, 1844.

ヴィーク Hans Heinrich Wieck
「身体的に基礎づけられる精神病の症候因の分析」　　［1962年］

　ヴィークは1956年の論文＊で通過症候群 Durchgangs-Syndrom という概念を提唱した。それは意識混濁のない，かつ可逆的な外因精神病像である。この新しい概念は，シュナイダーによる「身体的に基礎づけられる精神病」の，意識障害を中心症状とする急性型と痴呆を中心症状とする慢性型への2大別を補完するものとなった。

　本論文はそのシュナイダーの75歳記念に捧げられた。通過症候群の観察を基にしたヴィークの心身問題についての考察である。すなわち臨床的な現象像とその基にある疾患過程の関係を論じる。彼はシュナイダーの経験的二元論に立つ。その上で彼は症候因，すなわち身体的な疾患プロセスから現象像の発現の仕方を問題にする。

　現象像として自らの通過症候群を対象とした。以前の論文で報告した，自殺目的でバルビタール剤を大量服用した人の通過症候群の経過を，臨床症状の程度を心理テストで測定し，同時に症候因連鎖のひとつの成分としてバルビタールの血中濃度を取り上げた。その間に平行関係があることを証明した。

　彼は症候因プロセスが単に身体的のみでなく，精神的側面にも関係していること，したがって症候因的状態形式（Zustandform）として取り上げることができるとする。通過症候群は現象像ではなく，正にこの状態形式なのである。通過症候群の時の，例えば自発性欠如型や健忘型，幻覚型などが，それぞれ別の状態形式をもっているかどうかは答えられないという。

　ヴィークの症候因性プロセスは，ボンヘッファーの病因的中間成分 ätiologische Zwischenglieder と同様なものとみなせる。
　●原田憲一

　[詳細データ]　H. H. Wieck, Zur Analyse der Syndromgenese bei körperlich begründbaren Psychosen. In: Psychopathologie heute. Prof. Kurt Schneider zum 75. Geburtstag gewidmet. hrsg. von Heinrich Kranz, Georg Thieme Verlag, Stuttgart, 1962.
　＊ Wieck, Zur Klinik der sogenannten symptomatischen Psychosen. Dtsch. med. Wschr. 81, 1345-1349, 1956.

ヴィクター　Maurice Victor,
アダムス　Raymond D. Adams,
コリンズ　George H. Collins
『ウェルニッケ＝コルサコフ症候群—245患者，82剖検検索例の臨床・病理学的研究—』　［1971年］

1881年ウェルニッケが3剖検例の急性出血性脳症（今のウェルニッケ脳症）を，さらに1887年から1892年にかけてコルサコフが特有な健忘症状を示す38臨床例の多発神経炎性精神病（今のコルサコフ病）を報告した。それらは，当初は別々の疾患と考えられたが，後に同一疾患の急性期と慢性期の病態を示すものであることが明らかにされ，アルコール症，妊娠悪阻，急性感染症などの栄養不良で発症するが，ビタミンB_1（チアミン）欠乏が原因であることも明らかにされ，それが本書でウェルニッケ＝コルサコフ症候群（W-K症候群）と名づけられた。本書は，神経学専門のヴィクター，神経病理学専門のアダムス，コリンズの3教授の共著によることからわかるように，多数の臨床例と剖検例に基づいたW-K症候群に関する初めての単行本である。本書ではW-K症候群の歴史が記載された後，詳細な臨床像，経過，精神症状，病理像，臨床と病理の関係，他の関連疾患との関係，チアミン欠乏の動物実験や生化学所見などが記載されている。特に，臨床像と病理像に重点が置かれ，詳しい記載がなされるとともに，豊富な文献が引用されており，本書はW-K症候群に関する知見を知るには必須の書である。なお，我が国でも1984年に小阪憲司・池田研二著『ウェルニッケ・コルサコフ脳症』*が発刊されているが，そのなかでも本書が引用されている。

●小阪憲司

> ［詳細データ］ M. Victor, R. D. Adams, G. H. Collins, The Wernicke-Korsakoff syndrome: A clinical and pathological study of 245 patients, 82 with postmortem examinations. FA Davis Co., Philadelphia, 1971.
>
> ＊　小阪憲司・池田研二『ウェルニッケ・コルサコフ脳症』星和書店，1984.

ウィトゲンシュタイン　Ludwig Wittgenstein
『論理哲学論考』　［1921年］

フレーゲやラッセルが構築した数学的論理学に必要な変更を加えつつ，真偽確定可能で有意味な言語表現の妥当する範囲を，当の言語体系の内側から画定しようとした原文165ページほどの著作で，著者生前に公刊された唯一の哲学書。これがウィーン学団や分析哲学の運動その他に多大の影響を与えるにいたったのは，オグデンによる英訳を併載したラテン語表題本が1922年に刊行されて以後のことである。1961年にペアズとマクギネスによる新英訳を併載した独英対照本も刊行され，現在邦訳も3種ある。

全体で510節余りの短文群から成っており，下記7つの基本命題をそれぞれに敷延する形で，各節に小数点つき数字番号が付されている。基本命題1.世界は生起した事の総体である。2.生起した事，すなわち事実とは，事態の成立のことである。3.事実の論理的像が思想である。4.思想とは有意味な命題のことである。5.命題とは要素命題の真理関数のことである。6.真理関数の一般形式は $[\bar{p}, \bar{\xi}, N(\bar{\xi})]$ である。7.語りえざるものごとについて，ひとは沈黙しなくてはならない。

有意味な言語の内部では，世界を諸事実の集合体とみる事的世界観，哲学を言語批判とみる哲学観，数学における操作主義的有限の立場などが主張され，言語の写像説，真理関数論，真理表，論理演算子の一元化などが独創的に提示される。この言語は後に第1階述語論理として普遍文法視されるが，しかし，そうした有意味な言語表現の境界画定によって「言いえざる」ものごとの領域もまた暗黙裡に「示される」ことになる。こうした主張のうち，「言いうることは明晰に言いうる。語りえざることについては沈黙しなくてはならない」（序文）という方法論的態度が，統一科学の構築と形而上学の消去を標榜したウィーン学団に受け入れられ，本書は現代科学哲学の古典となった。しかし，ウィトゲンシュタイン自身がこの著作で重視したのは，む

しろ言いえざる物事の存在である。これをかれは「倫理的（＝美的）なもの」と呼ぶが，それは意志，倫理，世界の意味，人生の意味，幸福，神といったものごとを述語論理によって有意味に語ることができないからである。

とりわけひとの心の働きを自然科学的な因果過程として記述し，説明することにウィトゲンシュタインは終生反対した。精神医学についても，3人の兄が自殺し，身辺のワイニンガーやトラークルも自殺した事件の経験を経て，かれ自身ほとんど常時自殺衝動に駆られる傾性をもち，心理実験の被験者になったり，ワイニンガーの影響を受けてフロイトを研究したりしてはいるけれども，その疑似科学的な精神分析の手法を科学と見立てる立場に与したことはない。「可能な科学的問いがすべて答えられたとしても，自分たちの人生の問題にはなお抵触してこない」からであるが，しかし，そのために「人生の諸問題の解決を，ひとはそれらの問題の消滅に感取する」（6．521）という観察は，患者の有する問題の解消こそ，病いの治癒になるという精神医学の治療理念にも合致する。

中期から後期にいたるウィトゲンシュタインは『論理哲学論考』における写像説や論理形式や対象に関する当初の考えを放棄し，人間のさまざまな言語活動をゲームに見立てて，その具体的な検討を累積していく。たとえば哲学を病いと見たかれは「本当の発見とは，哲学に平安を与え，それ自体が問題となるような問題によっては，哲学がもはや駆り立てられないようにしてくれるような発見である」『哲学探究』Ⅰ-133］と言うが，この見解もまた，引用文中の「哲学」を「患者」と読み替えれば，精神医療の方法を代弁していることになるであろう。　　　　　　●藤本隆志

[詳細データ] L. Wittgenstein, "Logisch-philosophische Abhandlung," in: Annalen der Naturphilosophie (hrsg. von Wilhelm Ostwald), Verlag Unesma, Leipzig, 1921（独英対訳版 Tractatus Logico-Philosophicus. Routledge & Kegan Paul, Ltd., London, 1922）（藤本隆志・坂井秀壽訳『論理哲學論考』法政大学出版局，1968．奥雅博訳『論理哲学論考』ウィトゲンシュタイン全集1，大修館書店，1975）．

ウィニコット Donald Woods Winnicott
『遊ぶことと現実』　　　［1971年］

イギリスの小児科医であり精神分析家であるウィニコットの3つの学術論文集の中の1冊。著者が死の直前まで推敲を重ねていたことに現れているように，彼の理論を理解する上での重要な「移行対象と移行現象」「遊ぶこと」他の論文が収められている。ウィニコットはフロイトやクラインが内界を重視したのに対し，子どもと母親（あるいは母親代理）の関係，特に子どもをだき抱える環境（holding environment）としての母親の機能に注目した。生まれたばかりの赤ん坊は自分が母親という環境に依存していることさえも知らない絶対依存の状態にあり，母親もまた赤ん坊のニーズに応ずるように没頭（preoccupation）する。この母子一体化した段階では赤ん坊は母親の乳房も自分の一部であるという錯覚（illusion）をもつが，次第に母親も赤ん坊のニーズに応えられなくなり，赤ん坊の側も万能感から脱錯覚（disillusion）を起こす。ウィニコットはこの段階で子どもが執着するモノを最初の「自分でない」所有物として，移行対象（transitional object）と名付けた。このような子どもと母親の間，内的体験と外的対象の間，空想と現実の間の体験が重なり合う世界を中間領域（intermediate area），あるいは可能性空間（potential space）とも呼んだ。彼は子どもが遊ぶこと（playing）の領域も内界と外界の中間領域に位置し，そこでの体験は正当性を問われず，また，主観的なものと客観的に知覚されるものとの相互作用が成長を促進する創造的な営みであることを強調した。精神療法は患者と治療者の遊びの領域を重ね合わせる中間領域での営みであり，もし患者が遊べないならば遊べる状態にすることが治療者の仕事であるという彼の治療論につながる。本書には対象関係論，スキゾイド論，治療論の3つの流れがあり，ウィニコット論の基本を理解する上で欠かせない文献である。　●深津千賀子

[詳細データ] D. W. Winnicott, Playing and Reality. Tavistock Publication, London, 1971（橋本雅雄訳『遊ぶことと現実』岩崎学術出版社，1979）．

ウィニコット Donald Woods Winnicott
『抱えることと解釈―精神分析治療の記録―』 [1986年]

　本書は，ウィニコットが行った精神分析治療が対話形式でまとめられた記録であり，詩的で多義的な表現に満ちた論文［論文としての発表は1972年］の著者が分析家として臨床場面でもその言語感覚を生かしてやりとりを行うところが読める。患者はシゾイドの30代前半の男性で，19歳のころに2年間，一度目のウィニコットの分析を受けているが，本書には二度目の分析の22ヵ月にわたる全経過のうち最後の6ヵ月分が記されている。一度目の分析で分裂病様の状態から回復した患者は，その後医学の道へと進んだ。結婚し，勤務医としての職を得た後に，再び精神的破綻をきたして精神科入院したときに，ウィニコットによる二度目の分析治療が開始された。分析は彼の入院中より始められ，当初は週に5回，退院後仕事に復帰してからは週に3回となって続けられた。また，治療前半の，傍観者的に語り続ける彼のシゾイド状態が取り扱われた経過は，同著者の論文「引きこもりと退行」［1954］で報告されている。本書はその後，彼が抑うつポジションの入り口に達したところから，本当の自己と偽りの自己に関する分析を深めていく様子を示すものとなっている。随所で，独創的と言われる「遊ぶこと」をはじめとするウィニコット的な考え方，技法を読み取れるが，具体的に与えられる解釈はフロイト的，クライン的なものであると言える。しかしそれ以上に，彼自身が「細やかな」と述べたそのやり方に示される「抱えること」とその「失敗」の実践例，それも「転移の劇化」の例を見ることができるのである。とくに，ただ知的に空想するだけであった患者が，寝椅子の上の眠りを抱えられて，治療者を使用して「いること」を成し遂げていくところから治療者として学ぶところが多い。　　　　　　　　　　　●北山　修

　　●詳細データ　D. W. Winnicott, Holding and Interpretation: Fragment of an analysis. Hogarth Press, London, 1986（北山修監訳『抱えることと解釈―精神分析治療の記録―』岩崎学術出版社, 1989）.

ウィルソン Edward O. Wilson
『社会生物学』 [1975年]

　ウィルソンは，1964年以降，ハーヴァード大学ピーボディ博物館を拠点にアリ類の分類，生物地理，生態，行動の専門家として多くの成果を上げていた。やがて彼の関心は生物の社会進化全般に及び，社会性昆虫に関する大テキスト The Insect Societies [1971] *の中で，昆虫の社会進化にとどまらず，ヒトを含むすべての動物の社会進化の統一理論を構築する決意を述べ，それを社会生物学と呼ぶことを提唱した。その4年後，公約通りに出版されたのが，大著『社会生物学』である。本書において，ウィルソンはまず動物の社会行動を説明する進化生物学と集団遺伝学の諸理論を提示し，ついでそれらを原初的な社会性を営む動物から，社会性昆虫，魚類，両生爬虫類，鳥類，ヒトを含む哺乳類などの分類群ごとの社会現象の説明に当てはめてみせ，社会生物学理論の正当性を示した。

　本書は，一般読者には必ずしも理解しやすくはないが，欧米では出版後の数年で約10万部を越えるベストセラーとなり，専門誌のみならず一般のマスメディアもこぞって書評にとりあげた。その論点は，言うまでもなく，人間の社会的現象がどこまで生物学的に語れるのかという点であった。ウィルソン自身は，人間を一介の生物であるととらえる以上，社会科学や人文科学は，やがて生物学の一分野に取り込まれるだろうと大胆に予測した。対して，伝統的な人文・社会科学者からは強烈な反論が相次ぎ，その多くは，ウィルソンの主張は悪しき優生主義と同じく短絡的な生物決定論であるというものであった。1970年代後半のアメリカを賑わした人間性をめぐる進化生物学的理解と伝統的な社会学的理解の論戦は，「社会生物学論争」と呼ばれている。

　精神医学に関連して，『社会生物学』およびピュリツァー賞受賞作『人間の本性について』**でウィルソンが取り上げたトピックスの中には，儀礼，宗教心，道徳心，美術や音楽，同性愛，部族間戦争等々といった問題が

含まれている。例えば，同性愛者についての生物学的説明として，彼は同性愛者が優れたヘルパーとして血縁個体の繁殖を手助けしている可能性を論じた。この仮説を支持する決定的な証拠はいまだに得られていないものの，その後四半世紀の間に，とくに男性同性愛者の生物学的基盤に関する遺伝学的，神経学的研究は数多くなされており，近年では男性同性愛を引きおこす遺伝子が，血縁の女性で発現すると繁殖力が高まる可能性が示唆されている。

ウィルソンが蒔いた人間社会生物学の種は，1980年代に大きく芽を伸ばし，1990年代に入ると進化心理学という新しい名のもとに開花した。地球上の人類は，その社会や文化は大きく異なるが，進化的に見ればわずか数万年前に一気に世界に広がった同胞にすぎない。一方，ヒトの脳は，過去数百万年間をかけて古環境に適応する心的器官としてゆっくりと形作られた。このような長いスパンで心の由来を考えると，心の働きに関する様々なバイアスが説明できる。例えば，捕食動物に対して瞬時に恐怖を感じるのは進化的適応だが，放射性物質には同様の恐怖を感じない。古環境で適応的だった塩分や糖分に対する味覚選好性は，それらがあり余る現代環境では病気の原因になっている。このように心の進化的由来を考察することは，今後の精神医学の発展のために必須の作業となるだろう。

●長谷川寿一

[詳細データ] E. O. Wilson, Sociobiology: The new synthesis. Harvard University Press, Cambridge, 1975 (伊藤嘉昭監訳『社会生物学』思索社，5分冊，1983-85; 合本版，新思索社，1999).
＊ Wilson, The Insect Societies. Harvard University Press, Cambridge, Mass., 1971.
＊＊ Wilson, On Human Nature. Harvard University Press, Cambridge, Mass., 1978 (岸由二訳『人間の本性について』思索社，1980).

ウィルマンス Karl Wilmanns
「精神分裂病の前駆期における殺人について」　［1940年］

著者によると，精神分裂病の前駆期は，しばしばすでに思春期前に，ほとんどつねに20歳前に起こる，深刻な人格変化に示されるという。この変化は感情生活，思考，活動性の進行性変化であるが，とくに感情の鈍麻，感情の冷淡化に重点が置かれている。このような前駆期に，謎のような不可解な殺人が行われることが稀ではない。その殺人は，内的不穏・緊張状態から殺人への強迫衝動（Zwangsantrieb zum Mord），略して殺人衝動（Mordantrieb）が生じ，その衝動から不可抗的に犯されるものである。たとえば，23歳の男子学生エンゲルブレヒトは1920年3月の白昼，バーデンバーデンの雑踏する街中で，未知の19歳の学生を射殺したが，犯行は殺人への強迫衝動によるものであった。この種の犯行では，患者は殺人の動機を自分でも了解できず，いろいろ了解可能な動機を考え出したり，犯行への意志は自分から出たものでなく，外的な力，神，悪魔，内的な声にそそのかされてやったなどと言い，犯行後解放感をもつことが多く，また犯行後自殺したり，すぐに警察などに自首することが多く，さらに犯行に対して平然として，悔悟することはない。なお，このような殺人は，明白な精神分裂病状態でも起こることがある。次に著者は精神分裂病の政治的殺人の事例を取り上げている。そのなかには，アメリカのガーフィールド大統領の暗殺犯ギトーや，オーストリアのエリザベート女王の暗殺犯ルッケニも含まれている。また著者は，精神分裂病者が殺人後演技を演じて無実を装う事例を紹介したり，犯行後自首することが多い事実をさらに詳論している。あるいは，監獄医が精神分裂病を拘禁精神病と誤診する傾向があるとしている。

●中田 修

[詳細データ] K. Wilmanns, Über Morde im Prodromalstadium der Schizophrenie. Z. Neur. 1940: 583-662, 1940.

ウィング John K. Wing, ブラウン George W. Brown
『施設症と精神分裂病』　　［1970年］

　E. クレペリンの早発痴呆の概念においては, それは経過に消長はあっても結局は人格荒廃に至るとしている。彼によれば, この人格荒廃は個体の内発的要因によってもたらされるものである。ウィングらは, この人格荒廃に至る過程が精神病院の施設環境によって影響を受けることを明らかにした。彼らは, イギリスの3つの精神病院において, 看護者の患者への態度, 患者の病棟内外での仕事や役割, 外界との接触の程度, 病棟規則の閉鎖性の程度などの環境要因が精神分裂病者が呈する引きこもり, 情動の平板化, 言語の貧困化などの陰性症状と相関することを示した。それによると, 低刺激環境と陰性症状は相関していた。また低刺激環境が改善されると, 陰性症状も改善した。すなわち, 長期入院している精神分裂病者の示す病態の全てではないにしても, かなりの部分は環境の産物であることを実証した。

　この結果は, 2つの意義をもっている。1つは, クレペリンの早発痴呆の疾患概念への問題提起である。その後次々と発表された長期経過研究は, やはり究極的には人格荒廃に至るとする疾患概念に否定的であった。また精神分裂病の経過についての比較文化的研究は, その経過が文化状況によって異なることを明らかにした。それらは, 1977年にJ. ズビンらによる脆弱性-ストレス・モデルへと結実した。もう1つは精神分裂病者の社会復帰と地域リハビリテーションとに対する理論的根拠を提示したことである。　　●江畑敬介

　[詳細データ] J. K. Wing, G. W. Brown, Institutionalism and Schizophrenia: A comparative study of three mental hospitals 1960-1968. Cambridge University Press, Cambridge, 1970.

ヴェーア Gerhard Wehr
『ユング伝』　　［1985年］

　どの心理学についても言えることだが, 特に分析心理学は, その創始者であるユングの人生と不可分の関係にある。彼の心理学のもっとも実り豊かな学び方は, それが彼の人生を通じてどのように形成されてきたかを知ることである。ユングの人生を知るうえで何よりも勧められるのは, 彼の自伝 (アニエラ・ヤッフェ編『ユング自伝』[河合隼雄ほか訳, みすず書房, 1971, 1972]) だが, 色々な問題を含んでいる。第1に, 現行の邦訳は, 英語訳からの重訳であり, 英語版の問題がそのまま日本語版に持ち越されていること, 第2に, 自伝では語られていない重要な事実 (たとえば, 患者で愛人であったシュピールラインとトーニ・ヴォルフ, ナチズム, エラノス会議などのこと) がその後次々と明らかにされてきていること, 第3に, キリスト教をはじめとするさまざまな思想に対する彼の心理学的解釈を思想史的に位置づけて評価する研究がさかんになってきていることである。これらの問題点をすべてカバーしている点で, 本書はユングの伝記としてもっとも信頼のおけるものと言えよう。著者は, 専門の心理学者でも精神科医でもないが, ドイツ神秘主義の解説者, ヤーコプ・ベーメ, ルドルフ・シュタイナー, マルティン・ブーバーらの伝記作家としてドイツ語圏で定評があるフリーのライターである。ユングの伝記を何回にもわたって出版している。ユング自身が彼の時代の宗教や学問の動向にかなり通じていてそれに敏感に反応していたように, ユング心理学を学ぶ者も, 現在のユング研究およびユング心理学のポスト・ユンギアン的展開の動向にある程度通じている必要がある。それによってこの心理学を金科玉条にする危険から免れることができよう。　　●村本詔司

　[詳細データ] G. Wehr, Carl Gustav Jung: Leben, Werk, Wirkung. Kösel, München, 1985 (村本詔司訳『ユング伝』創元社, 1994).

■ウェスト E. D. West,
ダリー P. J. Dally
「抑うつ症候群に対するイプロニアジドの効果」　　　　　　　[1959年]

　気分の反応性（楽しい出来事に対しては気分が明るくなる），過食や体重増加，過眠，鉛様の麻痺などを特徴とする，いわゆる"非定型うつ病"という概念は，三環系抗うつ薬（TCA）とモノアミン酸化酵素阻害薬（MAO-I）の治療反応の相違から発展した。本論文は，MAO-Iのイプロニアジドに対して良好な反応を示した症例群には，非定型うつ病の患者が多く含まれているということを報告したものである。

　彼らは，前年に自らが報告した予備試験の結果と500例にも及ぶイプロニアジドの使用経験をもとに，イプロニアジドが，非定型のうつ病や2次的な抑うつを伴う不安ヒステリーの患者に，特に有効であるという仮説をたてた。そこで，二重盲験試験を行おうと計画したが，イプロニアジドの副作用（顔面の紅潮など）によって精神科医が実薬と偽薬を見分けてしまうおそれがあると考えて断念した。代案として，うつ病患者に対してイプロニアジドをオープン試験のデザインで投与し，治療反応群と非反応群との間で，治療前の患者の病像における相違を比較するという方法をとった。対象は，101例のうつ病患者で，イプロニアジドは150mg／日から開始し，その後は改善度にあわせて，25〜150mg／日にて維持療法を行った。その結果，治療反応群が58例，非反応群が43例であったが，治療反応群では非反応群と比較して，自責感をもつ者，午前中に悪化する者，早朝覚醒する者が有意に少なく，午後に悪化する者，恐怖，転換ヒステリー症状，振戦を伴う者，電気けいれん療法によって悪化した者が有意に多いという結果であった。

　以上の結果より，イプロニアジドは，いわゆる"内因性うつ病"よりも"非定型"うつ病により効果的であるとしている。また，2次的な抑うつを伴う不安ヒステリー患者や，電気けいれん療法に反応しないうつ病患者に対しても，イプロニアジドが有効であるとしている。さらに，反復性うつ病に対する予防効果を期待できることも指摘している。しかし，イプロニアジドによるうつ病治療には，多くの副作用を伴うということも指摘している。

　イミプラミンの抗うつ作用が発見されたのが，本論文の2年前［1957］であったことより，本論文ではイプロニアジドとTCAとの効果比較は行っていない。イプロニアジドとイミプラミンとの比較試験は，1961年のダリーとロードの報告まで待たなければならない。ダリーとロードは，111例のうつ病患者（うち非定型うつ病が79例）に対して，イプロニアジド（150mg／日），イミプラミン（225mg／日），その他3種類のMAO-Iを4週間ずつ順番に投与し，それぞれの薬剤の効果を比較した。その結果，MAO-Iの中ではイプロニアジドの治療成績がもっともよく，イプロニアジドとイミプラミンの効果は同等であったが，内因性うつ病患者に対しては，イミプラミンの方がより有効であった。

　歴史的には，イプロニアジドをはじめとしたMAO-Iには多くの副作用がみられたため，抗うつ薬として定着することはなかった。その後，より副作用の少ないフェネルジンやサフラジンが開発されたが，食物摂取制限などの制約が多かったことより，わが国では用いられなくなった。しかし，近年になって，より副作用が少ないMAO$_A$阻害薬（"RIMA"とよばれる）のモクロベマイドが開発された。わが国でもモクロベマイドの治験が行われており，これからのMAO-Iとして期待されている。

　なお，MAO-Iは，うつ病（とくに非定型うつ病）の治療のほかにも，外傷後ストレス障害（PTSD），社会恐怖，パニック障害，疼痛性障害，摂食障害，急速交代型双極性障害などの治療薬としても，有効であるという可能性が示唆されている。
●山田和男

［詳細データ］ E. D. West, P. J. Dally, Effects of iproniazid in depressive syndromes. B. M. J. i: 1491-1494, 1959.

上山安敏（うえやま／やすとし）
『フロイトとユング—精神分析運動とヨーロッパ知識社会—』　　[1989年]

本書は，世紀末のウィーンで精神分析を生み出したフロイトと，チューリッヒで心霊現象の研究から出発したユングが，深層心理学を展開する中で，人類の太古の遺産を現代人も持ち続けるという考え方を共通にし，心の考古学を共有していた2人がどうして訣別するに至ったかを考え，その背景には世紀末から30年代にかけてヨーロッパ思想に大きなうねりがあり，当時の知識社会の中で分極していった巨大な思想潮流があるのではないかと見ている。

本書では2人の離反の端緒となったフロイトの『トーテムとタブー』とユングの『変容の象徴』の2著の執筆動機，確執の原因，提起された問題性を探ることによって，当時の人類学，民族学，宗教学，古典文献学，神話学，自然科学の諸分野に起こった地殻変動を浮彫りにし，それらがどのように精神分析運動の内部に亀裂を引き起こしたかを考察している。

前半はフロイトに関するものであり，ウィーンの医学部に支配的であった精密科学による解剖学的生理学から心の解釈学への突破，ギリシア詩学から生まれたカタルシス理論，メスマーの磁気術や催眠術と「無意識」発見の連関性，ダーウィンの進化論とそれを胎生学的に発展させたヘッケルの系統発生説とラマルク主義の受容，人類の先史時代の太古の遺産と個人のエディプス・コンプレクスとの接合，イギリスのフレーザー，R.スミスの人類学との親和性をとりあげ，フロイトの精神分析の全体像に迫っている。

後半では，心霊現象，スピリチュアリズム，忘我宗教と取り組み，未開人の神観念，アメリカ・インディアン，アフリカ人の心的原像を探索したユングが，いかにフロイトの性の系統発生を心(ゼーレ)の系統発生に切り換え，人間の魂(ゼーレ)の中に神話類型を見出したかを考察している。

●上山安敏

[詳細データ] 上山安敏『フロイトとユング—精神分析運動とヨーロッパ知識社会—』岩波書店，1989．

ウェルニッケ　Carl Wernicke
『脳疾患教科書』　　[1881，83年]

3巻からなる器質性脳疾患の教科書である。「医師，学生のための」と銘されているが，同時代の多くの文献を引用しながら著者の意見を大胆に示した独創的な本であり，脳局在論の代表的古典的著作である。

第1巻と第2巻は1881年に，第3巻は1883年に刊行された。当時ウェルニッケはベルリン大学の私講師，33-35歳であった。

第1巻第1部は解剖学的-生理学的序論である。脳の解剖学の記述があり，投射システムに関するマイネルトの仮説が述べられる。フリッチュとヒッツィヒの刺激実験やマイネルトの破壊実験を引用しつつ，またブローカの運動失語と自分の感覚失語，伝導失語について論じられる。脳局在論の導入部分といえよう。第2部は，脳疾患の症候論であり，意識と知能，主観症状（頭痛，めまいなど）を一通り論じたあと，片麻痺や脳神経麻痺など神経学的症状が記述される。

第2巻は30数頁にわたる長い序文ではじまる。そこではマイネルトの，大脳皮質を運動表象と感覚-記憶像の2大領域に分けた考え方および大脳機能の反射弓学説，ムンクの側頭葉切除実験，ゴルツの半球切除実験の詳しい説明がなされる。ノートナーゲルの脳出血，脳軟化の臨床観察を引用しながら，機能局在の考え方を繰り返す。

第2巻は，第3部「巣性脳疾患」として脳出血，脳軟化を収め，第3巻は第3部の続きの脳腫瘍，脳膿瘍，硬化性過程と，第4部「脳の全般疾患」として髄膜炎，進行麻痺が各論的に取り上げられている。それらの病因，病理所見，症状，経過，治療，予後が，それぞれについて記述される。とくに巣性疾患においては巣症状，すなわち神経心理学的症状が症例も示されながら詳しく論述されている。後にウェルニッケ脳症と称されるようになる急性上部出血性灰白質脳炎の記述は本書第2巻が原典とされる。彼はこのアルコール性疾患を脳軟化のなかで特別に一節を設けて記載

した。

　ウェルニッケは本書に先立って『失語症候群』[1874]を書き,本書のあと『精神医学概論』[1896]を著した。古典的ではあるが今日でもその意味を失っていないリヒトハイム＝ウェルニッケの失語症図式は,本書のあと1884-86年のことである。

　ウェルニッケは本書で彼の大脳病理学（神経心理学）的精神医学の基礎づくりを果たしたといってよい。彼の精神－感覚路（大脳前半部）,精神－運動路（大脳後半部）,精神－内部路（連合系）の概念,そして反射弓による精神現象の理解,さらにその反射弓の断裂が精神症状となるという分断仮説 Sejunktions-hypothese の根拠は,すべて本書のなかにある。このやや図式的過ぎるウェルニッケの精神病論にはもちろん批判も多かったが,その流れはクライストに連なり,さらに近年の臺（うてな）やゲシュヴィントの離断症候群学説 (disconnection syndrom theory) につながるものである。

　本書が対象としたものは脳の器質的疾患に限定されており,精神疾患は対象に入っていない（精神病が正面からとりあげられ論じられるのは下記の『精神医学要綱』においてである）。そして機能局在を追求して,大脳のみならず小脳,間脳,脳幹をも広く視野に入れられている。ウェルニッケは臨床観察を重視し,巣症状（神経学的および神経心理学的症状）を取り出すために,横断的に症状を把握することに力を傾注した。その集大成が本書である。

　ウェルニッケは本書のあと,1885年,古巣のブレスラウ大学の教授となり,20年間にわたり多くの俊秀（ガウプ,ボンヘッファー,リープマンら）を育てた。そして『精神医学要綱』(Grundriss der Psychiatrie) [1896]を書き,クレペリン精神医学と対蹠的な位置を占める"神経学的・神経心理学的"精神医学を築いた。

●原田憲一

　　詳細データ　C. Wernicke, Lehrbuch der Gehirnkrankheiten für Aerzte und Studierende. Bd. I, II. Verlag von Theodor Fischer, Kassel, 1881; Bd. III. Verlag von Theodor Fischer's medizinischen Buchhandlung, Berlin, 1883.

ウォルピ　Joseph Wolpe
『逆制止による心理療法』　［1958年］

　ウォルピは南アフリカ連邦のヨハネスブルグに生まれ,同市のウィットウォーターズランド大学で医学を学び,開業医や陸軍軍医として生活していた。彼はソ連邦では精神分析がまったく受け入れられないことに共感し,パヴロフからハルへの流れに関心をもった。軍務を終えると開業医に戻って生活を支えながら母校でも講師を務め,ネコを被験体として実験神経症の形成とその臨床的治療法の開発に打ち込んだ。1956年から2年間スタンフォード大学の行動科学高次研究センターからフェローシップを得て渡米したが,この時に本書を出版し行動療法を確固たるものとした。

　「逆制止 (reciprocal inhibition)」では,不安やリラックスは,古典条件づけ (classical conditioning) によって生起する条件反応であることを前提としている。ある人がある特定の状況下でつよい不安を訴えるのは,これまでの生活史のなかで,その特定の状況（条件刺激）が条件反応としての不安をもたらすという"誤った"条件づけがなされているからである。不安とリラックスは相反する心的状態なので,この二者が同時に同一の人間内に存在することはありえない。いまある状況（条件刺激）下で不安がもたらされているならば,この不安をもたらしているその状況を,やはり条件づけを用いながらリラックスという条件反応をもたらすように条件づけをし直せばよいことになる。つまり不安と対極にあるリラックスを,不安よりも強力な条件反応として生起させることによって,不安を制止しようとする治療技法である。この場合,その特定の状況が提示されても不安が現れなくなる中間過程に焦点をあてると「拮抗条件づけ (counter conditioning)」とよばれる。

　本書には逆制止についての理論や具体的な治療例ばかりでなく,実験神経症や系統的脱感作 (systematic desensitization) にも詳細な言及があり,現時点でも必読の書である。

●岩本隆茂

　　詳細データ　J. Wolpe, Psychotherapy by reciprocal inhibition. Stanford University Press, California, 1958（金久卓也監訳『逆制止による心理療法』誠信書房, 1977）.

ウォルピ Joseph Wolpe
『行動療法の実際』　　　［1969/82年］

　行動理論を理論的原理とする治療法は行動療法と総称されている。現在でこそ，認知行動療法と呼ばれることが多くなったが，行動療法は半世紀にわたって大きな発展を遂げ，精神療法の大きな流派となるとともに，EBMを支える精神療法としてその有効性が実証的に示されてきている。

　イギリスのアイゼンクとともに行動療法の創始者と称されるのが，実験臨床心理学，実験精神医学の礎を築いた南アフリカ出身で，後にアメリカで活躍したウォルピである。第2次世界大戦時に「戦争神経症」の治療に活躍し，その後，神経症の治療にパヴロフの条件反射に関する研究を応用し，ネコを被験体として実験神経症の消去に関する研究を行い，副交感神経機能の賦活をもたらす不安拮抗反応の元で神経症症状は消去できることを示し「逆制止」の原理を基本とする系統的脱感作法を開発した。系統的脱感作法はその後，不安障害の治療や不安を主症状とするさまざまな神経性習癖の修正，消去に有効であることが示され，行動療法の中心的技法と位置づけられるようになった。

　また，ウォルピは，Journal of Behavior Therapy and Experimental Psychiatry を創刊し，長年にわたりその編集長を務めながら，行動療法と実験精神医学の発展に貢献した。

　本書は，ウォルピが著した多くの著書の中でも代表的なものであり，行動療法の基本的テキストと呼べるものである。初版以来改訂を加え，改訂の度に行動療法の発展に対応して新しい内容が加えられている。行動療法専門家のみならず，精神科医療に携わる者，精神医学の専門家に必読の図書である。

●坂野雄二

［詳細データ］J. Wolpe, Practices of Behavior Therapy. Pergamon, New York, 1969; 3rd Ed., 1982（内山喜久雄監訳『行動療法の実際』黎明書房，1971；第3版『神経症の行動療法』黎明書房，1988）．

ウォルフソン Louis Wolfson
『分裂病者と言語』　　　［1970年］

　ルイ・ウォルフソンは，1931年生まれの一分裂病患者である。彼の両親は，彼が4，5歳の頃に離婚，やがて母親は別の男性と再婚し，ウォルフソンは本書出版当時，母や義父と一緒にニューヨークに住んでいた。母親は，義眼であることにコンプレクスを持つ，世俗的で無神経な人物である。また自分の子どもに対しては，一緒にいて息がつまるほど支配的で，侵入的な母親でもある。ウォルフソンは母親によって何度も精神病院に強制的に入院させられている。その彼が自分を「分裂病的言語の研究者」，「精神的に病んだ学究」，「錯乱的な言語用法の生徒」などと三人称で呼び，自分の生活や行動を客観的に，彼にとっては外国語であるフランス語で緻密に記述したのが本書である。その記述に妄想による曇りはなく，文章は明晰で率直である。

　ウォルフソンは，毎日机に向かってフランス語，ドイツ語，ロシア語，ヘブライ語を初めとした多くの外国語を勉強している。それは彼の母国語（母の言語）である英語の浸襲から身を守るためである。彼は英語という耐え難い異物の侵入を避けるために，両耳に指を突っ込むか，ラジオを持ち歩きイヤホンで外国語の放送を聞いている。さらには英語の文を，彼が知っている諸言語を用い，意味や音の類似から別の彼独自の言語の文に置き換えてしまう。このような英語との格闘と新たな言語の構築が本書の中心を占めている。また一方で彼は母から与えられた食べ物にも苦しめられる。彼は食べるという行為を英語を聞くのと同じように拒否する。しかし同時に食べ物に対する妄想と衝動的な過食に苦しめられることになる。彼はいつかはこのような生を愛することができるようになるだろうと希望を抱いている。この書は，症例記述でもなければいわゆる文学でもない。これは我々の思考を根本的に揺るがす現代の「シュレーバー回想録」である。

●十川幸司

［詳細データ］L. Wolfson, Le Schizo et les langues. Éditions Gallimard, Paris, 1970.

内沼幸雄(うちぬま ゆきお)
『対人恐怖の人間学―恥・罪・善悪の彼岸―』
[1977年]

日本では諸外国とくらべ対人恐怖に関しては，森田正馬以来，優れた研究が集積されている。本書はその研究伝統を踏まえたうえで，哲学者ハイデガーの影響を色濃く受けた精神医学の当時の人間学的動向をも視座に入れて対人恐怖を包括的に捉え直そうと試みたものである。その結果，対人恐怖には臨床精神医学的にも，また人間学的にもきわめて興味深い現象がみられることが明らかとなった。

臨床精神医学的には対人恐怖の中核群といってよい赤面恐怖グループ，表情恐怖グループ，視線恐怖グループ，(クレッチマーの敏感関係妄想に酷似した)，対人恐怖性パラノイアは相互に関連し合っており，それぞれが赤面恐怖→表情恐怖→視線恐怖→対人恐怖性パラノイアという一連の症状変遷のなかに位置づけうることが明らかにされた。この症状変遷を駆動する心理力動にはさまざまな要因が働くが，強力性と無力性という相反する性格動向から成る敏感性格，対人関係におけるささやかなずれへの違和感，日本の社会的文化的背景が基本的な病像構成因となっている。この3要因はクレッチマーが敏感関係妄想というパラノイア論で指摘した性格，体験，環境のトリアスに通底しており，しかも敏感関係妄想と違って対人恐怖は神経症レベルからパラノイアレベルにわたって幅広く日常臨床でよくみられる病態で疾患単位として確立されている。その変遷の前段階に人見知り段階を措定しうることを考えると，正常心理と連続しているといって過言でなく，その点から深い人間学的意味が浮き彫りにされてくるのである。

その人間学的意味は多岐にわたるが，その1つは，人見知り段階をも含めた症状変遷が倫理的視点からみて羞恥→恥辱→罪→善悪の彼岸という倫理的推移に還元しうることである。ここで注意を喚起しておくが，変遷とか推移とかいっても前の段階が消滅するわけではなく，人間とは，これらの特性から成る重層的存在だということである。もう1つ対人恐怖の臨床から浮き彫りにされてくる主要な人間学的意味として挙げておく意義があるのは，対人恐怖の精神病理を捉えるためには個と集団のかなめの役をする，和辻哲郎のいう相互否定的な間柄性という弁証法的概念が不可欠だという点である。個よりも間柄に視点を移しつつある近年の精神分析学の動向は，対人恐怖の臨床経験から首肯されるところである。

このような観点を機軸にすえて本書はさまざまな問題に論及した。そのうちのいくつかに触れておく。第1に，視線恐怖的世界を描き出したといって過言でないサルトルの『存在と無』の哲学が無益な受難に終わる所以を明らかにした。第2に，そうはいってもサルトルは反面教師的な卓抜な人間洞察を示しており，サルトルの言葉を借りて，分裂病の世界では「地獄とは，他人だ」となるのに対して躁うつ病では「地獄とは，自分だ」という世界が現出するのだという見解を対人恐怖にみられる対人関係と対比して示しておいた。病因論はともかく現象学的に2大精神病はそう捉えていいように思われるのである。第3に，2大精神病のかなめの位置に置かれているパラノイアの概念形成の歴史とその意義を解き明かすとともに，パラノイア的心性の著しい三島由紀夫やニーチェの病跡学的研究を示しておいた。このうちニーチェの病跡研究はニーチェの本質を捉ええたとして著者の最も誇りとするところであるが，残念ながら一般のニーチェ研究者の理解はいまだ得られていない。

本書で検討が不十分だった部分に関しては，『羞恥の構造』*，『正気の発見』**，『対人恐怖』***でいっそう深められた考察がなされている。 ●内沼幸雄

[詳細データ] 内沼幸雄『対人恐怖の人間学―恥・罪・善悪の彼岸―』弘文堂，1977．
* 同『羞恥の構造』紀伊國屋書店，1983．；『対人恐怖の心理―羞恥と日本人―』講談社学術文庫，1997．
** 同『正気の発見』岩波書店，1989．
*** 同『対人恐怖』講談社新書，1990．

内村祐之(うちむら ゆうし), 秋元波留夫(あきもと はるお), 石橋俊実(いしばし としみ)
「あいぬノいむニ就イテ」 [1938年]

　欧米諸国は18-19世紀にかけて植民地獲得に狂奔するが，かかる植民地に欧米文化圏にみられない土着の精神病態の存在することを認めた。中でも代表的なラターについてはすでに1850年に報告をみている。植民地における民生の安定のためにはかかる病態の実情を把握する必要があり，E.クレペリンは精神医学の権威として1905年に東南アジアの視察をドイツ政府から命じられ，現地における内因性精神病の状態とともに改めてラターの存在についても報告した。

　「あいぬノいむ二就イテ」の業績もまた日本学術振興会内につくられた北海道先住民であるアイヌの医学的生物学的研究に関する委員会の中で，当時北海道帝国大学医学部精神病学教授であった内村祐之が分担した調査報告の1つであり国策に基づくものといえる。明治時代からイムそのものの存在はいろいろな立場で記述されており，精神医学者によってもすでに榊保三郎によって報告され世界に先駆けてラターとの比較も行われていたが，本論文でより綿密詳細にかつ多面的に検討された。論文はアイヌの歴史，文化，風俗を説明し，北海道，樺太から収集した111例のイム事例をそれぞれ記載するとともに，状態像を総括して躁暴状態，反響症状および命令自動，反対動作，理性抑止退行にまとめた。病態としては蛇を主な誘発刺激とする驚愕反応でヒステリーの原型と位置付け，さらにその成因についてはアイヌ民族の推感性の強さをあげている。かかる視点がE.クレッチマーによりそのヒステリー論を補完するものとして評価されたのである。

　膨大な事例と詳細な記述，アイヌの歴史，文化状況などをすべて網羅して考察した70ページに及ぶこの論文は，豊富な内容と格調の高さにおいてイムに関する研究の集大成であり，類例のない貴重な古典的文献である。

●髙畑直彦

[詳細データ] 内村祐之・秋元波留夫・石橋俊実「あいぬノいむ二就イテ（あいぬノ精神病学的研究　第1報）」『精神経誌』42: 1-69, 1938.

内村祐之(うちむら ゆうし)
『わが歩みし精神医学の道』 [1968年]

　本書は著者が東京大学を1958年定年退職したあと，1966年から書きはじめ1968年まで20回にわたって雑誌『精神医学』に連載したものを，同年に1本にまとめたものである。すでに1947年『精神医学者の滴想』という学問的エッセイ集でも内村は自伝的回想を記しているが，本書が精神医学者内村祐之のまとまった自叙伝である。

　著者は内村鑑三の子として生まれ，一高時代野球の名投手としてその名を知られ，精神医学に進んでから第1次大戦後の1920年代にドイツに留学し，その後，北海道大学，東京大学の教授として昭和期わが国の精神医学の中心的存在であった。その個人史が滋味あふれる言葉で縷々述べられる。

　個人史といったが，著者が直接会い言葉を交わした同時代人，欧米とくにドイツ語圏の精神医学者たち——ブロイラー，クレペリン，ブムケ，クレッチマー，ワグナー・ヤウレッグ，エコノモをはじめ，今日なお精神神経学教科書に名をとどめる碩学たちについての著者の回想を読むと，20世紀前半の精神医学へ親しみが湧き，理解がいっそう深まる。碩学たちの物腰，姿態，表情，人柄までが，その業績，学問的思想などと織りなされて描写される。

　わが国の精神神経医学界の動きや軋轢も，また松沢病院や北海道時代に経験した当時のわが国の精神医療の問題点なども，貴重な精神医学史的証言であろう。

　父鑑三の病跡学を書かねばという著者の思い，鑑三の激しい性格を包容し豊かな家庭をつくった母しづ子への敬愛など，さらに著者が「最初にみた精神病者は私の父方の祖母である」，「祖母は誰に対しても被害妄想をもった」という記述など，本書のもつもうひとつの重い意義である。父鑑三の偉大さと，この記述をしたのが最高の精神医学者であるが故に，重要である。

●原田憲一

[詳細データ] 内村祐之『わが歩みし精神医学の道』みすず書房, 1968.

内村祐之（うちむら ゆうし）
『精神医学の基本問題―精神病と神経症の構造論の展望―』　　[1972年]

　本書は精神病論，神経症論を中心とした世界的にみても類稀な精神病理学的，精神医学史的著作である。著者がその晩年，蘊蓄を傾けて書き上げた。

　著者がこれを書いた時期，反精神医学の波が世界を蔽っていた。精神医学のアイデンティティが揺らぎ，若い精神科医は自信を失っていた。内村はそのことに胸を痛め，偉大な先人たちの業績を振り返ることによって，精神医学の危機を救い精神医学の意義を取り戻そうとしたのである。

　本書の元は著者が1970年前後，神経研究所晴和病院において行った連続講演にある。そしてそれは雑誌『精神医学』に1970-72年に18回にわたって連載された。

　副題にある通り本書は精神病と神経症の構造論を主題としている。19世紀以後今日まで現代精神医学において，精神病論，神経症論はつねにそして最も重要な基本的問題であり続けた。ここで構造というのは著者が書くように，病像構成論，原因論，症状発生論，症状解釈，分類などを含む精神病理学領域を意味する。著者は総括において，本書の構造論の問題意識を次の3点にまとめている。(1)精神症状はいかに発生するか，(2)精神障害の疾患単位説は是認できるか，各々に別の身体過程が考えられるか，(3)内因性精神病をすべて心因論，状況論で把握できるか。

　18章から成る本書の内容を上手に概観するには，本書の場合各章の表題を列挙するに如くはない。著者の表題のつけ方が絶妙だからである。

　第1章・精神医学の2つの系譜―グリージンガーとシャルコー―，2章・2人の隠れた先駆者―カールバウムとジャクソン―，3章・ウェルニッケとクレペリンの精神医学とその反響，4章・神経症学の展開―ババンスキーとジャネとフロイト―，5章・フロイトの神経症構造論，6章・クレペリンの精神病像構造論，7章・ビルンバウムの「構造分析」，8章・クレッチュマーの「多次元診断」とクライストの神経学的構造論，9章・オイゲン・ブロイラーとアドルフ・マイヤーの対照，10章・ヤスパースの「病像合成論」，11章・クルト・シュナイダーの精神病理学的概念規定，12章・アンリ・エイの器質力動学説，13章・ヒステリー理論の推移―特にクレッチュマーのヒステリー論―，14章・パブロフの実験的神経症とクルト・シュナイダーの神経症論，15章・神経症諸論―森田とアドラーと新フロイト派―，16章 H. S. サリバンと E. ミンコフスキーの精神分裂病論，17章・精神病の人間学的把握の試み (I) ―ビンスワンガーの現存在分析―，18章・同 (II) ―ツットの了解人間学―。そして最後に「全篇の総括」がおかれる。

　以上の各章の表題を読めばわかるように本書は現代精神医学の始祖として19世紀中葉のグリージンガーとシャルコーから書きおこされ，以後20世紀中葉までの間に精神医学に大きな足跡をのこしたヨーロッパ，米国，日本の巨人たちを順次とりあげる。そして同時代の相反する，あるいは相補的な学説が対比的に組み合せて構成されている。その工夫された構成はユニークであり，かつ読者の理解を大いに助ける。

　総括で著者が明確に記すように「1900年以降の精神医学の進展にとって最高の課題と影響とを与えたのはやはりクレペリンとフロイトの二人である」。精神病論と神経症論はこの2人を2つの台風の目として渦巻いた。著者はその渦を丁寧に平易な文章で追い，解きほぐす。内村は序で「私自身の考え方……を最小限に止めた」と書くが，随所に著者の見解がにじみでている。それも本書の価値をいっそう高めている。たとえば著者がジャクソンに与えている高い評価，その発生的，発達論的視点からのクレペリン，フロイトの照射，人間学的精神病理学にも示す強い関心など。

　本書の巻末に附録として，1971年読書始の儀において昭和天皇に御進講された「異常な精神現象の進化論的解釈」の全文が載せられている。

●原田憲一

[詳細データ] 内村祐之『精神医学の基本問題―精神病と神経症の構造論の展望―』医学書院, 1972.

内村祐之（うちむらゆうし），
吉益脩夫（よしますしゅうふ）／監修
『日本の精神鑑定』　　　　[1972年]

　本書は精神鑑定書集であり，内村祐之，吉益脩夫両氏のものを中心に合計16例の鑑定書が収録されている。各事例はいずれも非常に貴重で，学問的にもきわめて価値が高い。なかでも重要なのは，帝銀事件の鑑定書である。被告人には狂犬病予防接種後の脱髄性脳炎のために欺瞞虚言癖と空想虚言癖を示す性格変化が生じた。大量殺人はこの性格変化に起因するが，性格変化の程度は「自己を統御する能力の著しく減退した状態と言えるほど高度のものではなかった」とされた。この責任能力についての鑑定人の見解については，その後異論が出された。それはともかく，この鑑定を契機として狂犬病予防接種後の脳障害に関する研究が飛躍的に推進された。精神分裂病の犯罪例としては金閣放火事件，ライシャワー大使刺傷事件のような著名事件も収録されているが，同病の前駆期・病初期に見られる「謎のような犯罪」の事例として若妻刺殺事件が掲載されている。それは，17歳の男が他人の新妻を滅多突きにして殺害した事件である。彼はおそらく徐々に発病した精神分裂病に罹患しており，犯行の動機は不明で，本人の陳述から「何か大きな力によって操られて行動した」ように思われる。ねぼけの犯罪が疑われた俳優仁左衛門殺し事件では，22歳の男が俳優片岡仁左衛門の家に寄宿していたが，与えられた食事の乏しさから，仁左衛門夫婦に強い憤懣をつのらせ，犯行の前日にも同夫婦の仕打ちに激昂し，その夜は興奮したまま就寝し，明け方目が覚めて用便に立ったとき，廊下に立てかけてあった手斧につまづき，とっさにそれを持って同夫婦をふくめて合計5人を殺害した。彼は犯行についての著しい健忘を示し，鑑定時にしばしば夜間にねぼけ（夢遊症）状態になった。それゆえ，犯行時ねぼけの状態にあった可能性があるとされた。しかし，犯行は動機的にほぼ了解可能であり，用便に立つときかなり覚醒していた可能性があり，犯行時に意識障害があったことは否定できないけれども，状況誤認を示すねぼけ犯罪の定型例とは趣を異にすると思われる。聾唖者の大量殺人事件は，聾唖者の犯罪例の報告がきわめて稀有であることからも貴重である。被告人は生来性の聾唖者で，口話法による充分な教育を受けなかったための抽象能力の未発達と，同時に生来性の情性欠如を中心とする高度の性格異常を背景として，4回にわたる合計死亡者9人，重軽傷者6人という大量殺人を犯した。この事例は聾唖者の教育について大きな示唆を与える。躁うつ病の犯罪例としては「間接自殺」としての強盗未遂事件がある。それは，東大教養学部学生だった被疑者がうつ病から自殺を意図したが，実行できず，その代わりに長く刑務所に拘禁されたいという，広義の間接自殺の目的で自動車強盗を企てた，珍しい事例である。性欲異常を示す事例としては，世俗的にも広く知られている阿部定事件，小平事件が収録されている。前者では性的過敏症（淫乱症）が，後者では嗜虐性が問題である。杉並の「通り魔」事件は実に忌まわしい事件であり，高校生の男子生徒が，頻回にわたって14歳以下の男の子を通り魔のように襲い，彼らに暴行，傷害を加え，とくに陰部に傷をつけ，陰茎を切断したこともある。犯人は自分の犯行がジャーナリズムで騒がれるのを喜び，警察，被害者宅，報道機関などに投書を繰り返した。彼には同性愛的嗜虐症を伴う情性欠如性，自己顕示性精神病質があった。大川周明の精神鑑定は，今日非常にまれになった進行麻痺の事例であり，その意味で貴重である。大川は極東軍事裁判の被告人で，法廷で東條英機元首相の頭をたたくという奇妙な行動を示した。鑑定の結果，進行麻痺（誇大型）の存在が証明され，答弁能力を欠くとされた。このほか，大本教事件（精神分裂病の疑い），電気局長刺殺事件（精神分裂病），メッカ殺人事件（精神病質），愛妻焼殺事件（病的酩酊），横須賀線爆破事件（分裂気質）が収録されている。　●中田 修

[詳細データ] 内村祐之・吉益脩夫監修『日本の精神鑑定』みすず書房，1972.

■ 臺　弘（うてな／ひろし）
『精神医学の思想―医療の方法を求めて―』　　　　　　　　　　[1972/99年]

　精神医学に思想が付く題名の本は珍しい。医学や医療は思想的な背景をもつものであること，その方法論が大切であることを説いているのである。初版は「筑摩総合大学」という絶版となった叢書の1つで，その医学関係には川喜田愛郎『病気とは何か』，時実利彦『脳の生理学』などの古典的意義をもつ本が含まれていた。初版当時は大学紛争や学会紛争の最中で，精神医学は反精神医学運動で揺さぶられていた。このような時にこそ，健全な常識に基づいて患者に即した現場の実学が望まれる。そこで本書は一般読者のための解説書でも学生向けの教科書でもなく，精神障害とその理解の仕方，治療の方針について基本的な方法論に力点を置くものとなった。解説は26人の自験症例に沿って主として医学部学生への臨床講義から取り上げられている。

　第2版は出版社を変えて27年後に改訂された。この4半世紀間にわが国の精神科医療の変化は著しく，神経諸科学の発展も目覚しい。旧態依然とした入院治療が残っている反面に，地域社会で精神障害者を支える保健・福祉の活動が中心となってきた。著者自身の臨床経験もこの間に大きく広がり豊かになった。考え方の本筋は変わらないながらも，加筆訂正した部分が少なくなかった。思うに学問は果てしない道程である。

　この本の構成は4部に分かれる。第1部では精神異常についての常識から出発して，精神医学的な意味で異常や病気をどのように考えるかを述べ，さらに障害の概念の現在的な意味について論じて，精神医学と精神保健が果たそうとしている役割と領域を概観する。第2部は，精神障害の発現の諸要因を追いながら，現れる精神障害の主な諸形態を述べ，その構成と分類と診断についての著者の考えをまとめる。発現の場としての家族の問題は教科書ではあまり取り上げられていないが，現場では重要な観点である。この部は本書の中では一番各論的な部分で，同時に総合的な診断と治療は多元的視点からなされる必要があることが強調される。第3部は，精神医学の方法論とその特有な研究領域を述べる。記述と言葉の問題，認知・行動学的な接近は，医学の他の分野では触れることの少ない課題であって，精神医学はこれらの領域で独自の開拓を迫られる。一般の精神医学関係の書物で大きく扱われている精神病理学的な問題は，この本では記述に関連して述べられている。一方，従来の精神医学では薬物以外には関心の乏しい生物科学的な側面を強調する意味で，精神生理に関する研究，実験的精神病，生体の周期現象，記憶と学習の4つの課題を特に注目に値するものとしてあげた。この部は脳と心の問題を診療の実践に即して考え，問いかけの工夫をしているもので，本書の特色である。第4部は，治療論の概論である。多元的な内容をもつ精神障害に対しては，多角的な治療の働きかけを必要とするとともに，それらを個人の患者にたいして総合的に集中することが要請される。またそれが効果的になされるためには，社会生活の場において，医療と福祉の体系が作られることが必要である。このことはどれほど強調しても過ぎることはない。そこで精神保健の展望がなされた。近頃関心の高い発達期や老年期の精神保健，逸脱行動や人格障害などの諸問題は，本書では特に取り上げられていない。それは時代の要請に答えるためにも，精神医学の思想の基盤を固めることがまず必要だからである。

　この本は著者個人の臨床経験と実験，および知人・友人からの知見に基づく見解を述べているもので，外国文献からの引用や参照は必要な範囲にとどめてある。医学は人類的・国際的なものであるけれども，人々の生活は国土と言語と文化に深く結びついている。特に精神障害はこの国の生活の中で生まれるものであるからには，精神医学は輸入品であってはならないだろう。　●臺　弘

[詳細データ] 臺弘『精神医学の思想―医療の方法を求めて―』筑摩書房，1972；改訂2版，創造出版，1999．

臺　弘（うてな／ひろし）,
土居健郎（どい／たけお）／編
『精神医学と疾病概念』　　　　　　［1975年］

　精神医学における疾病概念は現在もなお論議の多い課題である。世界的に見れば，本書の刊行された1975年には，WHOが1965年以来の国際疾病分類ICD-8を修正してICD-9の採用を始め，少し遅れて1980年にはアメリカ精神医学会（APA）の革新的なDSM-Ⅲが刊行されている。このような診断・統計の実際的な合意を目的とした操作的診断とは異なり，その根本である疾病概念自体を討議するために，本書は作られた。参加者は精神医学の各般の研究や医療に携わっている10人と内科の1先輩を加えた11人で，2日間に亙る10論文と討論の全部が含まれていて，臨場感のある内容になっている。この討議がなされた背景には，当時の精神医学と医療の混乱があり，伝統的な医学モデルによる概念は社会モデルに挑戦されており，精神疾患を人が罹患し治療される疾患とする見解は，1人の人間の特有な生き方として認めようとする見解と対立していた。しかしこと臨床に関する限り，精神医学も身体医学もその立場には変わりがないはずである。とは言え，研究面での生物学的視点と心理・社会学的見方の分離は，治療面での薬物療法と精神療法の対立や生活療法の理解の仕方と並んで，今日も切実な課題となっている。今では日常化しているICD，DSMによる操作的診断体系の以前に，本書に見られるような疾病概念の深い検討がわが国でなされていたことは貴重である。内容は生活概念と生物概念，類型と疾患，社会学的・心因論的な疾病概念，治療や精神衛生の実践からの見解，人格と人生としてのパラノイア概念，疾患分類の細分化，ICDの成立などに亙り，どれもが参照に値する論文となっている。参加者は今では第一線を退かれた方々だが，その内容はなお新しい。脳と心の科学時代を迎えて，客観的・実証的な診断基準や疾病概念の再編成が待たれる。●臺　弘

　［詳細データ］臺弘・土居健郎編『精神医学と疾病概念』東京大学出版会，1975．

臺　弘（うてな／ひろし）／編
『分裂病の生活臨床』　　　　　　　［1978年］

臺　弘・湯浅修一（ゆあさ／しゅういち）／編
『続・分裂病の生活臨床』　　　　　［1987年］

　この2冊は『生活臨床』同人の「生活臨床」に関連する主要な論文を収録し，編者2人の解説と同人有志による座談会記録に，関係全論文の目録を加えて，生活臨床の理解に資すると共に将来の発展に役立てるために編集されたものである。前編は昭和37-53年［1962-78］の26論文，続編は昭和50-60年［1975-85］に亙る31論文を含んでいる。生活臨床とは，昭和33年に群馬大学精神科で始められた「分裂病再発予防5カ年計画」，後に改称された「予後改善計画」が母体となり，そこで生まれた治療指針に名付けられた名称である。当初，医師と看護婦の協力による病室の開放看護から着手されたこの計画は，江熊要一の主導に沿って，入院から外来へ，退院患者の継続治療や生活相談，さらに回復者の社会復帰へと拡大した。生活臨床は分裂病者の生活に重点を置く特徴をもち，生活療法，精神療法，身体（薬物）療法を総合的に運用し，入院・外来・地域治療を必要に応じて行った点で，現在，精神科医療の主流となった生物・心理・社会学的接近の考え方を先取りしていた。思想的には診療現場の実学の系譜をもち，理論よりも範例に基づいて，生活行動の判別や対応の仕方を平易な言葉で説いた。昭和40年の精神衛生法改正に当たって，地域保健婦の活動の拠り所となったことも歴史的な意味をもつ。生活臨床は，分裂性行動の一般的な特性や弱点，個人特異的な反応様式，再発予防・危機処理，安定性，環境ストレスの荷重や布置などを明らかにして，その後の精神保健やリハビリテーション活動に寄与することができた。生活臨床同人は3世代の医師からなり，再発予防コーホートの25年に亙る長期転帰追跡を行ったが，その論文も続編に含まれている。●臺　弘

　［詳細データ］臺弘編『分裂病の生活臨床』創造出版，1978．臺弘・湯浅修一編『続・分裂病の生活臨床』創造出版，1987．

臺 弘（うてな／ひろし）
『分裂病の治療覚書』　　　　［1991年］

　本書は著者が1979-90年の間に発表した分裂病を中心とする論文を収録したもので，4章・18篇からなる。覚書という題名からはエッセー集のように見えるが，それは終りの4章だけであって，1章は履歴と機能分離の考え方，2章は外来治療，3章は生活療法と障害についての理論的，臨床的な論文を集めたものである。それぞれは著者の大学退任後の臨床活動に関連していて，経験と研究の総括ともみなされる。それらは著者の後半生の仕事を代表する論文を収めており，時代の風潮に対して自分は違うと主張しているのが特徴であろう。著者は討論を好む。1A「履歴現象と機能的切断症状群―精神分裂病の生物学的理解―」は，大学・学会紛争の余波で生物学的研究が貶められ研究活動が沈滞した時期に，一応の区切りをつけるものとなった。2A「精神科外来診療の可能性と限界」は東大退職の際の最終講義に予定されていた論文だが，それは病棟占拠派の反精神医学亜流の人々によって妨害され実現しなかった。3A「生活療法の復権」は，わが国で1950-60年代に活性化され1970-80年代に批判されて沈滞した生活療法を，その本来の意味で復活させたいという意図のもとに書かれた総説で，障害概念の導入を支持し，リハビリテーションの将来の在り方を示唆している。この論文の発表には2年の遅れを余儀なくされたという事情も当時の特異な状況を物語っている。4章「治療覚書」の諸篇は，上記の論争的な事態が収まった後の診療やリハビリテーション活動の挿話的な出来事を扱っていて，前掲1～3部と関わりのある現場風景を述べている。これは著者自らの人生を回顧する機会となり，1993年の自伝『誰が風を見たか』や1999年の『精神医学の思想』の改版に連なるものとなった。

●臺　弘

［詳細データ］臺弘『分裂病の治療覚書』創造出版，1991．

臺　弘（うてな／ひろし）
『誰が風を見たか―ある精神科医の生涯―』　　　　［1993年］

　本書の第1部は題名と同じ自伝であり，第2部は「激動の社会の中で分裂病者にまなぶ」という分裂病研究史である。初めに書かれたのは研究史で，それが著者の研究の発展を物語っていながら，人生行路を導く主題の探求でもあるかのようになったので，生活史を付け足すことになった。題名は童謡の1つであり，患者のコーラスで唱ったことがある。著者は大正生まれの1910年代で，人生を過ごした20世紀は2つの世界戦争と平和，不況と繁栄，抑圧と解放，沈滞と老年化を経過する激動の社会であった。日本の国では天災にもこと欠かない。著者たちは祖父母から明治の話を聞くことができたと共に，日本社会の資本主義化と西欧文明の世界化を身近な体験としてもつことができた。この巡り合わせは大切にする必要があるだろう。著者にとって「赤い青年時代」は自己意識と社会観の形成に大きな意味をもっていた。職業として精神科医を選んだ動機の1つもそこにあった。戦争日記や戦後の松沢病院生活が示すように，自分の生きる意味がその中で作られていった。患者の生き方を支えることが治療となり，病気を治すことが研究の目標となった。神経化学や行動研究から始まる探索物語は，挫折や曲折を繰り返しながら，脳の働き障害，生活のしづらさの主題にこだわり続けた。動物の精神病モデルはその中での課題だった。これにからんで人体実験の告発を受けたこともあった。本人自身の反証は無視されるので，1友人からの実証的な反証がこの本に提出されている。群馬大学での生活臨床の経験は，その後の臨床活動を導く糸となった。東大紛争の際に渦中の人となったのは，身から出た錆である。大学退官後の診療所勤務医生活は本来の自分を取り戻す機会となり，精神療法やリハビリテーション活動を学ぶことができた。

●臺　弘

［詳細データ］臺弘『誰が風を見たか―ある精神科医の生涯―』星和書店，1993．

ヴュルシュ Jakob Wyrsch
「単純型分裂病の精神病理について」
[1940年]

単純型分裂病概念は，ブロイラーが第4の下位分類として位置付けたことにより確立された。その後妄想論が活発に展開されたのとは対照的に，単純型分裂病は精神医学の舞台からいったん姿を消すのであるが，ヴュルシュの本論文で人間学的な視点から新たに光が当てられることにより再び注目を集め，さらにビンスワンガー，ブランケンブルクの著作へと受け継がれることになる。

本論文においてヴュルシュは13例の自験例を分析し，従来の記述から1歩進めて次のような4標識を取り出した。

(1) その経過に周期性を欠くこと。
(2) 病像の構成に産出性，創造性の要素を欠くこと。
(3) 自己能動性が欠如しているという体験に欠け，自分がその人格内部において変わってしまったことに気づかないこと。
(4) 自分の病状に対して，抑圧したり，代償したり，生活史の中に組み込んだりすることが行われず，二次症状に欠けること。

また，この論文では，彼自身が「自己内省型」と呼ぶ2例の特殊例（St. アンネマリー，K. アンナ）が報告されている。彼女らは従来報告された単純型分裂病者が「病覚の完全な欠如」を呈するのとはまったく対照的に，自己に対する内省の構えを強固に維持し続けるという際だった特徴を示す。例えばアンネマリーは，自然の生きる発展にもはや確実さを見いだせず，他人と距離をとって生き，ただ内省の態度を取るという姿勢を堅く持ち続けた。ヴュルシュはこうした症例において「支え（Halt）の喪失」，「人格の空虚化」という内面的特徴を取り出し，それを単純型分裂病の本質的な病理であるとした。●内海 健

[詳細データ] J. Wyrsch, Über die Psychopathologie einfacher Schizophrenien. Monatsschr. Psychiatr. 102: 75-106, 1940.

ヴント Wilhelm Max Wundt
『生理学的心理学綱要』
[1873-74年]

心理学がその体系を整え，学問として独立する契機を作ったのはウィルヘルム・ヴントであり，初期に書かれた『生理学的心理学綱要』は中心著作の1つである。この書はハイデルブルグ大学での同名の講義をもとに初版が出版され［1873-74］，その後6版を数えた［1908-11］。初版は5部構成，4版以降は6部構成となり，ページ数は3倍弱ほど増加した。初版の構成は「神経系の生理学的特性」「感覚について」「表象について」「意識と表象の相互作用について」「運動について」の5部，6版では「精神生活の身体的基盤」「精神生活の要素について」「感覚表象の形成について」「情緒と意志行為について」「精神的過程の推移と結合について」「心理学の原理について」，の6部構成となった。この書においてヴントは，生理学と心理学との間を結ぼうとしていた。彼の研究対象は意識であり，意識の変化を観察するために刺激を体系的に変化させる必要を感じ，実験的手法を取り入れたのである。すなわち，彼は内観心理学に実験生理学の手法を取り入れることを意図し，そのことが結果的に心理学における実験の意味を明確にし，実験心理学という名称を不動のものにしたのである。『生理学的心理学綱要』は版を重ねるにつれ，生理学的知識に一定の敬意を払いつつも実験に基づく新しい研究結果に基づく知識が加えられていく。ヴント自身も徐々に生理学的心理学に代えて実験心理学という名称を好むようになっていくことから，実験手続きによる意識の研究こそが心理学であるという姿勢を固めていったと理解できる。ヴントはその心理学説において統覚という意識を統合する意志のような力を重視していたが，それが明確な形となったのは5版以降であり，同時に感情の三方向説も体系化された。なお，彼とその心理学は医学や教育学など周辺領域への影響も大きく，たとえばクレペリンはヴントと個人的な親交が厚く，反応時間の研究を精神医学領域に取り入れるなど影響を受けたことが知られている。
●サトウタツヤ

[詳細データ] M. W. Wundt, Grundzüge der physiologischen Psychologie. W. Engelmann, Leipzig, 1873-74.

エー　Henri Ey
『精神医学研究』　　[1950, 52, 54年]

　フランスだけでなくドイツの精神医学の文献に十分な目配りをしつつ，器質力動論の見地から独自の考察を打ち出しているエーによる代表的な臨床精神医学研究の著作である。第1巻では精神医学の方法論的検討がなされ，精神障害は機械的症状の寄せ集めでも，単なる心理・社会的原因による行動の変様でもないと，機械論と心因論の双方が退けられ，精神障害は器質的過程に条件づけられつつ，夢に比較される，いつも人間的な意味を備えた心的活動の解体の1つの形であるとする器質力動論の立場が表明される。第2巻では，記憶障害，緊張病，衝動性，露出症，倒錯，病的自殺，病的不安，否定妄想（コタール症候群），心気症，病的嫉妬，誇大妄想など多数の症状について周到な文献的展望，および独自の考え方が示される。例えば否定妄想に関しては，うつ病の病相期に生じる類型に加え，うつ病のパラフレニーとして体系性妄想の形をとって出現する類型，さらに，分裂病性の類型などが区別される。第3巻では，精神障害を人格の病理と意識の病理と大別する視点が打ち出される。人格の病理は神経症，（分裂病，パラノイアなどを含む）慢性精神病，痴呆など持続的ないし非可逆的な人格の変化をきたす障害をいい，他方，意識の病理は急性の一過性の経過をとり，人格の変化をきたさない障害をいう。エーはこの巻で意識の病理，すなわち急性精神病を主題的に論じる。急性精神病は意識の解体によって生じる障害と考えられ，解体の程度の順に(1)躁うつ性，ないしメランコリー性発作，(2)急性錯乱（bouffées délirantes），(3)意識混濁および錯乱夢幻妄狂（délire confuso-onirique）の病態が大きく区別される。このように意識解体として急性精神病を位置づける見地は，精神障害の根本現象を夢に求めるモロー・ド・トゥールの考想を継承・発展させたものといえる。　　　　　　　　　　　　●加藤　敏

　詳細データ　H. Ey, Études psychiatriques. T I, II, III. Desclée de Brower, Paris, 1950, 1952, 1954.

エー　Henri Ey
『意識』　　[1963年]

　精神医学にジャクソンの考え方を適用することを試みた[1936]アンリ・エーは，その後『精神医学研究』(Études psychiatriques)（前項）3巻を書きつぎながら，彼の「器質・力動論」ないし「ネオ・ジャクソニズム」を展開していったのであるが，『エチュード（精神医学研究）』を3巻まで書き進んだところで，彼は自らの研究を仕上げるにあたって「意識に関する根本問題についての全面的な反省の必要を感じ」，その反省のために本書を執筆したことを，『意識』の初版[1963]において述べている。精神疾患を意識野の病理と人格の病理とにわけて記載を試み，意識野の構造解体として躁うつ状態，急性幻覚妄想状態（急性錯乱 bouffées délirantes），錯乱夢幻状態，てんかん発作を記載してきたエーが，人格の病理に踏み込むところで「全面的な反省」をせざるをえなくなったのは，意識の解体と人格の解体との関係を根本的に考え直さねばならなくなったからであり，とくに人格の解体と絡んで「無意識」についてどう考えるか，さらに意識と無意識の関係をどうとらえるか，に直面したからに他ならない。

　本書の第2版は，第1部：意識存在，第2部：意識野あるいは体験の現実性，第3部：自我あるいは自己の意識存在，第4部：無意識，第5部：意識的になること，から構成されているが，第5部の「意識的になること(devenir conscient)」は，第2版になって大幅に加筆された部分である。第2部では意識野の解体の諸相が現象学的に記載され，第3部では自己の意識存在（人格）の諸相が，人格異常的自我，神経症的自我，狂気せる自我，痴呆的自我として臨床的かつ現象学的に描かれている。

　本書における「意識」は，もはや「意識野」と同義ではない。「意識しているということは，自己の経験の特殊性を生きながら，この経験を自己の知識の普遍性に移すこと」

であり，それが「意識存在」であって，「世界の主体であり，またこの主体を他者に結びつけることで世界を作り出すところの談話の主体でもある」とされる。意識存在には，体験を現実のものとする意識と，人格系に自己を発展させる意識という基本的に2つの水準がある。前者が「体験の意識 (conscience du vécu)」であり，後者が「自己の意識 (conscience de Soi)」である。前者が横断面的で「共時的」な意識野の構成であるのに対し，後者は縦断面的で「通時的」な歴史性を担った人格，自我の構成である。こうして「意識野と人格」とは「意識存在」のもとに統合的にとらえられることになる。

ともあれ，本書におけるエーの意識野の構造解体についての現象学的記載（錯乱・夢幻状態，もうろう夢幻状態，幻覚妄想状態，離人状態，躁うつ状態）は秀逸であり，特筆に値する。本書はまた，無意識と意識についても立ち入った考察を行っている。無意識は意識野の構造解体においては実在性を欠いた心像のかたちをとって現れるが，自我の解体ないし疎外（狂気）においては他者の言語というかたちをとって現れる，という。そしてフロイトの学説については，無意識を抑圧されたものとしてとらえるところは高く評価するものの，後期フロイトにおける汎無意識論的な立場には強い批判を示し，無意識は意識存在の一様態であり，決してその逆ではない，と主張する。最後の章でエーは，「意識的になることとは無意識を沈黙させることである」とし，結局のところ「精神医学とは自由の病理学」であり，「人間に狂気する可能性があるとすればそれは彼の存在の組織化そのものがこの狂気を包含すると同時にそれを支配しているから」であるとし，強く「意識の復権」を説くことになるのである。●大東祥孝

詳細データ H. Ey, La conscience. PUF, Paris, 1963; 1968（大橋博司訳『意識』I・II，みすず書房，1969, 1971）.

エー　Henri Ey
『幻覚』　　　　　　　　[1973年]

エーは，本書を記述するに当たって，4つの指導的観念を掲げている。すなわち，(1)幻覚は病理学的現象である，(2)幻覚現象を神経・感覚的興奮の結果とする要素主義的で機械論的な理論には幻覚現象を還元できない，(3)幻覚は「反心因的」である，(4)幻覚を理解し，説明するには構造が階層化された心的身体というモデルが必要である，というものである。

原著は2巻に分かれ，それぞれが4部構成である。大雑把な言い方をすると，1巻は幻覚という現象についての記載，そして2巻は幻覚生成のメカニズムについての考察に充てられている。

原著第1部は，幻覚と知覚の関係。「対象の無い知覚」といった幻覚の定義では不十分と「知覚されるべき対象の無い知覚」と定義し直して，幻覚があくまで病的なものであり，正常な範囲に含まれる想像や錯覚と一線を画すべきものであることを強調している。

そして第3部で幻覚に精神活動（心的身体）の解体が部分的に止まって批判を残す「理性と両立する」器質性もしくは薬剤性の幻覚症性エイドリーと，全体的な解体による精神病性の「真の」幻覚と2つのカテゴリーの記述が行われる。精神病性幻覚は，エスキロール風に妄想性幻覚とも記載されているが，それは幻覚が妄想の一表現であり，訂正不能だからである。そしてこの幻覚性妄想はさらに2種に分けられている。フランス語の「デリール」は，他の言語と異なり，「せん妄」と「妄想」の両義を持つことを念頭においての区別である。すなわちせん妄状態（「状態としてのデリール」）の一形態としての知性・感情性の幻覚，そして，妄想観念（「観念としてのデリール」）の一形態としての観念言語性幻覚である。

なお本書のプレリュードとも位置づけられるエーの Délirs et Hallucinations（『妄想と幻覚』[1934]）に添えられたセグラによる前

書きに, 「幻覚はその言語的性格ゆえに妄想なのである」という趣旨の一節がある。これによって「観念言語的幻覚」の呼称に, また「妄想性幻覚」という区分に十分な説明が与えられていると思われる。つまり, 感覚は言語によって思考になるのである。

エーが Hallucinations (幻覚群) と, 複数形を用いたのは, このように幻覚にいくつかの形式があることを示すためである。

5巻に分けられた邦訳のⅠ巻は第1部と第3部に充てられ, 感覚ごとの幻覚についての第2部, 器質性障害の幻覚についての第4部が省かれている。

第5部 (邦訳Ⅱ巻) は精神病性幻覚の, あるいは妄想性幻覚の主に出現する急性や慢性の精神病についての記述である。そこにはまた, エーが慢性精神病の一種と考える神経症の幻覚的構造の記述も見られる。その幻覚は多く幻想様であるが, ヒステリーでのように妄想性幻覚にまでなる場合もある。

そして邦訳Ⅲ巻 (第6部) さらにⅣ, Ⅴ巻 (第7部) が, 器質力動論の展開に充てられている。

まず, 器質論の機械的な考え方, また, 感覚神経系の単純な興奮を原因と考えることを反駁し, そして力動論はたしかに幻覚の感情的意味を考えるには役立ったが, 欲望の投影に説明を求めても説明しきれていないとやはり反論して, 器質力動論を展開する。ジャクソンの発想に根ざし, 新たに精神活動とそれを支える身体 (精神) の一体となった心的身体の概念を用いて, 上位構造の全体的崩壊 (陰性症状) つまり精神の解体と, その反応としての幻覚 (陽性症状) についての理論を展開する。心的身体は層状の構造を持ち, それは系統発生の進化の過程の名残が個体発生に層状に表現されたものである。

ちなみに最後の第8部は幻覚の治療についての記述であり, 今となっては古く, 邦訳では省かれている。　　　　　　●古川冬彦

　詳細データ　H. Ey, Les Hallucinations. Masson, Paris, 1973 (宮本忠雄・小見山実監訳『幻覚』全5巻, 金剛出版, 1995-).

エー　Henri Ey
『ジャクソンと精神医学』　　［1975年］

エーは, ネオ・ジャクソニズムないし器質・力動論を確立した精神医学者であるが, ジャクソニズムの精神医学への最初の適用は, 「神経-精神医学の力動的考想へのジャクソン諸原理の適用試論」［1936］において行われた。精神医学を基礎づける心身論として機械論や心因論は, いずれもデカルト的二元論を克服することができないとみなし, 第3の方向としてエーは, その基本的考想を英国の神経学者ジャクソン［1835-1911］の階層構造論的解体理論に求めた。これは, 神経学における個体発生が系統発生を再現しているという意味において進化論的であるが, ここでもジャクソンと同様, ダーウィンよりもスペンサーの進化哲学に強く依拠している。本書の第2部には, ジャクソンの「精神病の諸要因」(解体深度の差異や解体の速度によって精神病の病像が決定されてゆく) の仏訳とともに, それにきわめて詳細な注釈を施したうえで, ジャクソンの考想を精神医学に適用することを試みた「適用試論」［1936］が収められている。

「諸要因」のあと, 『精神医学研究』(Études psychiatriques) や『意識』(La conscience)［1963］を経て, 『幻覚』［1973］では心的身体 (corps psychique) の概念が登場するのであるが, 本書の第3部では, 心的身体とは, 「開かれた系 (システム) であり, その世界を自己に固有の組織に合体しつづける運動によって生気づけられている」もので, 「その自己構成によって自己に固有の有限性に向かうところの本質的に時間の, 生成の存在」であると述べられている。そして, 神経学的解体は心的身体の局所性解体であるのに対し, 精神病理学的現象は心的身体の均一性解体の結果であると改めて主張されるのである。　　　　　　　　　　●大東祥孝

　詳細データ　H. Ey, Des Idées de Jackson à un modèle organo-dynamique en psychiatrie. Edouard, Privat, Toullouse, 1975 (大橋博司・三好暁光・濱中淑彦・大東祥孝訳『ジャクソンと精神医学』みすず書房, 1979).

エイドリアン Edgar D. Adrian
『知覚の物質的基盤』　　[1947年]

　ケンブリッジの神経生理学者エイドリアンは，すべての神経情報が信号化されたインパルス発射として伝えられることを明らかにした。この功績に対して，シナプス概念の確立に貢献したオックスフォードのC. S. シェリントンとともに，ノーベル生理学・医学賞（1932）が授与されている。『知覚の物質的基盤』は1947年にオックスフォードにおいて行われたエイドリアンの講演をほぼ忠実に再現した記録である。

　本書では以下の6章，(1)脳と心，(2)感覚器，(3)運動と感覚の脳領域，(4)視覚と聴覚，(5)脳の電気活動，そして(6)認識と精神現象，を通して，感覚器から脳へと神経情報がどのように送られ，脳でどのように処理されて認識に至るのか，その物質的基盤に関する当時の最新の知見がレビューされ，将来明らかにしなければならない研究課題が語られている。

　第1章「脳と心」で，彼は次のようなことを述べている。神経生理学者の究極のテーマは，脳の活動が心の活動とどのように結びついているかを明らかにすることである。神経のインパルス信号は比較的単純な電気生理学的メカニズムにより作られる。ところがその単純なシグナルが脳へ到達すると，複雑な相互作用により処理され，知覚情報は認識へと変換される。脳はそのための十分な容量を備えている。その実態を明らかにするためには，生物物理学，生物化学の問題として，脳活動の全貌を明らかにする必要がある。

　続く数章で語られる知覚の研究では，彼が「神経情報はインパルスの信号として伝えられる」との結論に達した生理学的実験がきめ細かく紹介されている。当時の脳研究の水準では一次感覚領野へアプローチするのが精一杯だったのだろう。連合野あるいはその上位中枢についての言及はない。しかし本書は，神経科学の黎明期の様相を後世に正確に伝える記録であり，知覚や認識の生理学的研究がめざすべき方向を正しく捉えていたエイドリアンの鋭い洞察と哲学的断想が詰った知の結晶でもある。
　　　　　　　　　　　　　●神庭重信

　　詳細データ　E. D. Adrian, The Physical Background of Perception. Oxford Press, Oxford, 1947.

エカン Henri Hécaen,
ランテリ-ロラ Georges Lantéri-Laura
『大脳局在論の成立と展開』　[1977年]

　大脳病理学ないし神経心理学の領域においては，大脳における心理機能の「局在」をめぐる議論が何度となく繰り返されてきた。とりわけ19世紀以降は，「反局在論」ないし「全体論」と「局在論」との攻防があった。本書は，古代のスミスのパピルスから説き起こし，中世，近世の大脳局在論を展望しつつ，我々の時代に直接つながる局在論の出発点にガルを想定し，ガルからブローカを経て近代大脳局在論が創設され，局在論の「黄金時代」を経て，あらたな反局在論者の復活と攻勢の時期を越え，1940年ころに至って「臨床解剖学的経験主義」ともいうべき大脳局在論が成立するまでの過程を記述している。内容はかなり詳細にわたるが，決して史実の羅列に終わっているわけではなく，むしろ局在論の思想史的意味にまで立ち入って考察している。例えば，とりわけ19世紀においては，全体論者の方は政治的には保守派であって，逆に局在論者は改革派に属していた，といった興味深い指摘を行っている。ともあれ，「勝利は結局，局在論者の手に」落ちた。ヘッド，ゴールドシュタイン，マリーら，全体論者は，いずれもその主張とは裏腹に，それぞれ明らかに大脳局在論を支持していると考えられる臨床解剖学的業績を残している。しかしながら，局在論が勝利したとは言え，それは単純な局在論ではもはやありえない。全体論者によって啓発された代償現象や再構築といった，脳局所にはただちに結びつきにくい力動的性格を有する局在論こそが，現在問われているのである。具体的には，「焦点部位」(foyer)と「領野」(champ)といった概念の重要性が指摘されている。前者は狭義の局在部位に相当するが，後者は，前者の周辺にあって，その損傷によって軽度の機能欠損をもたらすような領域であり，両者の存在が一定の機能局在を支えていると考えるのである。
　　　　　　　　　　　　　●大東祥孝

　　詳細データ　H. Hécaen, G. Lantéri-Laura, Evolution et connaissance et des doctorines sur les localizations cérébrales. Desclée De Brouver, Paris, 1977（濱中淑彦・大東祥孝訳『大脳局在論の成立と展開』医学書院，1983）．

江口　襄（えぐち／じょう）
『精神病学』　　　　　　　　　　　　［1886年］

　江戸から明治へと時代が変わり，西欧の精神医学が日本に導入されるにあたって，翻訳された教科書が果たした役割は大きい。本書は1876年刊行の神戸文哉の『精神病約説』に続いて，陸軍軍医の江口によって執筆された。これは，主として H. シューレの Klinische Psychiatrie ［1878］を抄訳し，R. von クラフト-エービングの Lehrbuch der gerichtlichen Psychopathologie ［1875］を引用増補したものとされるが，必ずしも原典とは一致せず，彼独自の視点から，精神疾患が「欠損ノ症，変質ノ症，抑鬱ノ症，興奮ノ症，懦弱ノ症」の5種に分けられ，21の病名が挙げられている。とはいえ，「変質ノ症」が独立した項目として設けられている点は，変質論の信奉者であったシューレの影響の大きさを窺わせる。ちなみに，神戸の本ほど普及はせず，今日では入手不可能である。　　　　●阿部隆明

[詳細データ] 江口襄『精神病学』1886.

エクボーム　K. A. Ekbom
「初老期皮膚寄生虫妄想」　　　　［1938年］

　6ヵ月間に7症例を収集，観察した標記の患者が文献例［1896-1936］を加え検討された。皮膚をめぐり内臓器官に起因するともいう，かゆく，ひりひりして嚙まれるとの訴えは，皮膚科の文献で「寄生虫恐怖症」ないし「疥癬恐怖症」といわれてきた。著者は毒虫，害虫の存在を自覚する妄想と仮定する。

　全例が女性であり，年齢は更年期以降（52～73歳）に分布し，障害部位は頭髪から会陰部まで全身に及ぶ。猫だに，毛じらみ，うじ，細菌などで害虫が特定される。症例アダ（54歳）は搔痒感を抑え，虫を死滅させるため皮膚をマッチの火で焼き（写真2葉）異臭をあげ，魚のように虫は泳ぐと視覚体験を加え，医師を転々と替えていた。

　収集例では，体験は夜間はげしく，毒虫の残骸（毛髪など）を持参し，出血を無視しナイフでの詮索も行われていた。虫は一緒に引っ越してこなかったとの体験の頓挫例もある。「虫はいない，と先生はいうのですね。だったらかゆい理由はほかにあるはずです」との患者の反論に医師は当惑の様子である。著者はここで「問題は幻覚なのか，それとも知覚の誤解なのか」検討に入る。臨床経験から「初老期は妄想出現に積極的条件を備えているのではないか」と述べ「高齢の精神病者の多くは，おしなべて同型，不全の妄想を現す」と妄想形成親和性の精神病と診断した。

　治療についてはレントゲン照射に触れ，「寒すぎて，部屋に虫はいなくなった」との訴えが引用され，方針は立てられない。なお「感応精神病」としての当該患者に附言している。英米圏では「エクボーム症候群」の名称で報告されている。この論文はベルスとコンラートの「慢性触覚性幻覚症」＊［1954］で注目され，論争がフレックとの間で交された［1955, 57］。　　　　●伊東昇太

[詳細データ] K. A. Ekbom, Der präsenile Dermatozoenwahn. Acta Psychiat. Neurol. Scand. 13: 227-259, 1938.
＊ N. Bers, K. Conrad, Die chronische taktile Halluzinose. Fortschrit. Neurol. 22: 254-270, 1954.

エコノモ　Constantin von Economo
『嗜眠性脳炎，後遺症と治療』　[1929年]

　1916年，エコノモ男爵は第1次世界大戦への従軍を終えて，ウィーン大学の精神科に戻り，師のワグナー・ヤウレッグ教授のもとで診療を開始したが，その冬，発熱，傾眠・昏睡，眼球運動障害，ミオクローヌス，多動など多彩な精神症状を呈する症例が続いて入院してき，それらに共通した症状として傾眠・昏迷があることに気付いた。また剖検で，中脳被蓋部に強い全脳脳炎があることが明らかとなった。エコノモは，1917年4月の学会で7例の報告を行い，嗜眠性脳炎と命名した。さらに症例を増やし，同年に『嗜眠性脳炎』と題した著書を出版した。詳細な症例記載とともに，この疾患の症候学，病因論，病理解剖所見，患者脳のサルへの移植によって同じ状態を再現した実験病理学などについて詳述され，その後世界の各国から同様の症例報告が相次いで，またの名をエコノモ脳炎と称されるようになった。さらに，エコノモは，この疾患が軽快した後，パーキンソン症候群や人格変化などの重篤な精神神経症状を残すことなどを明らかにし，1929年，自らの多数の研究報告をまとめて本書『嗜眠性脳炎，後遺症と治療』を刊行した。

　嗜眠性脳炎，あるいはエコノモ脳炎の後遺症は，脳器質疾患のなかで，ピック病とともに，人格変化を含んだ多彩な精神症状を呈することで知られ，数多くの精神科医の研究テーマとなり，それを通して人間の精神構造が解明されるきっかけとなってきた。この脳炎はおそらくはウイルスによると考えられているが，1930年ごろには世界の中から姿を消し，現在に至るまで疾患の再現はみられていない。したがって，現在ではその後遺症を呈する患者を診ることもほとんどなくなった。

　エコノモ男爵は，もう1つの業績として，1925年に，『大脳皮質における神経細胞構築』の研究書を出版した。大脳皮質の組織解剖学研究上歴史に残る名著で，1927年にはその簡略本が出され，世界の各国に翻訳された。

●松下正明

　詳細データ　C. von Economo, Die Encephalitis lethargica, ihre Nachkrankheiten und ihre Behandlung. Urban & Schwarzenberg, Berlin, 1929.

エジェランド　Janice A. Egeland　ほか
「双極性感情障害は11番染色体にあるDNAマーカーと連鎖していた」
[1987年]

　気分障害（感情障害，躁うつ病）のなかでも経過中に躁病相をもつ双極性障害では，家族内集積傾向や双生児研究，養子研究から遺伝要因の関与が強く認められていた。しかしその病態生理を説明する分子的実体は明確ではないため感受性遺伝子を同定するためには家系を用いた系統的連鎖解析が必要であった。本論文は分子遺伝学的手法を用いた気分障害の連鎖研究の嚆矢となったものである。まず研究対象がキリスト教アマン派（Old Order Amish）という社会的にも遺伝的にも隔離された特異な集団の家系であったこと，そして発表された2年後には同じ研究グループより結果を否定する論文がだされたことから様々な憶測をよび，関心を集めたことでも有名である。

　著者のジャニス・エジェランドらは，この論文が世に出る25年以上も前から南西ペンシルベニアに居住するプロテスタントの宗派であるアマン派について，彼らの居住範囲や親子関係を明らかにする地道な調査をおこなっていた。この努力は1976年より始まった気分障害の疫学的家系研究（the Amish study）の有力な基礎データとなった。アマン派教徒は農業を主体とした自足的生活で絶対平和主義をつらぬく閉鎖的共同体をつくり，贅沢品の私有を制限し，家庭電化製品は使用せず，同じ服装や髪型で，移動も馬か馬車に乗るという，およそ近代社会からほど遠い生活を送っていた。研究の対象になったアマン派の集団は1万2000名におよび，18世紀初頭にヨーロッパからやってきた30名の移民を共通の祖先とし，他の宗派との婚姻を禁じてきたために遺伝的にも隔絶した人々でもあった。また，アマン派はアルコールや薬物を宗教的に禁止してきたために，より正確な気分障害の診断が可能となった。本研究では32の双極性障害の多発家系のうち3家系を含んだpedigree110と命名された大家系から19名の気分

障害患者（双極Ⅰ型障害11名，双極Ⅱ型障害1名，分裂感情障害1名，非定型精神病1名，単極型大うつ病5名）および精神疾患をもたない62名について連鎖研究が行われた。11番染色体短腕遠位部にあるインスリン遺伝子（INS）と発癌遺伝子である Harvey-ras-1（HRAS1）を DNA マーカーとして制限酵素断片長多型により多点連鎖分析をおこなったところ，この2つの遺伝子（INS：ロッド値4.038，HRAS1：最大ロッド値4.904）を含む30センチモルガン（cM）の領域にわたってロッド値3.0以上が得られた。この連鎖領域に気分障害の病態生理に関係すると考えられたチロシン水酸化酵素遺伝子が存在したこともあって，この結果は世界的に注目されることとなった。しかしながら1989年にはエジェランドを含む研究グループが，同じ家系について診断の見直しと家系を拡大した追跡研究をおこなった結果，11番染色体短腕遠位部と双極性障害の連鎖を自ら否定することになったのである。その後もアマン派の家系の研究は米国 NIMH を中心に継続され，マイクロサテライトなどの多型性の豊富な DNA マーカーを5-10 cM 間隔ですべてのゲノム領域におき，解析の方法そのものも新しいノンパラメトリック法である罹患同胞対法を用いて詳細に検討された。その結果では11番を含め従来候補領域とされてきた12，18，21，X染色体での連鎖は認められなかったが，新たに6，13，15番染色体上のマーカーでの連鎖を見いだした。この結果の不一致は遺伝的に均質な集団においても双極性障害の病因遺伝子は複数存在するという遺伝的異種性によるものかも知れない。気分障害は単遺伝子疾患ではなく遺伝と環境が複雑に関与する複雑遺伝形質疾患であることから，現在に至っても結果の一致した染色体領域は数少なく，病因遺伝子の同定は困難を極めている。　●塩江邦彦

詳細データ　J. A. Egeland, Daniela S. Gerhard, David L. Pauls, James N. Sussex, Keneth K. Kidd, Cleona R. Allen, Abram M. Hostetter, David E. Housman, Bipolar affective disorders linked to DNA markers on chromosome 11. Nature 325: 783-787, 1987.

エシャー　Richard Asher
「ミュンヒハウゼン症候群」　［1951年］

身体疾患を偽装して病院を転々とし，虚偽の内容が含まれた劇的な生活史を語り，しばしばトラブルを起こす一群の患者を，有名な男爵にちなんでミュンヒハウゼン症候群と命名した最初の論文である。著者によると，患者たちはもっともらしく劇的なストーリーをもった急性疾患で入院してくるが，ストーリーは大部分虚偽であり，多くの病院が巻きこまれる。彼らはすぐに医師や看護婦と諍いを起こし，制止を聞かずに退院してしまう。腹部に複数の手術痕を持つ者も多く，しばしば前の病院で患者に出会ったことのある医師や患者の告発によってその素性が知られるという。著者は，よく見られるものとして3つの類型を挙げている。(1)急性腹症型。もっとも多い型で，しばしば手術を受けるため，現実に腸管閉塞や癒着を起こすようになる。(2)出血型。肺や胃，その他からの失血を繰り返す。(3)神経型。突発的な頭痛，意識消失や独特の発作を起こす。この症候群のもっとも顕著な特徴はそれが何の意味も持たないことにあり，詐病のように明らかな利益を得ているわけではない。患者たちの動機としては，関心や注意の中心にいたいという欲望，医師や病院へのうらみ，薬物の要求，警察の追及から逃れること，無料の宿舎を求めることが考えられるという。さらに3例の急性腹症型ミュンヒハウゼン症候群の症例記述がなされており，いくつもの病院でトラブルを起こしつづけるさまが具体的に描かれている。

本論文以後，同様の症例が数多く報告され，精神疾患を装う精神科的ミュンヒハウゼン症候群や，乳幼児の身体疾患を捏造する代理ミュンヒハウゼン症候群などさまざまな異型があるとされている。DSM-Ⅳ や ICD-10 には，動機のない症状の自己産出という点に重点が置かれて虚偽性障害として取り入れられているが，生活史も含めた虚偽を語りつづけるというエシャーが論じた特徴が薄められていることは否定できない。　●岡島美朗

詳細データ　R. Asher, Münchhausen's Syndrome. Lancet I: 339-341, 1951.

エスキロール
Jean Etienne Dominique Esquirol
『精神病論』　　　　　　　　　　[1838年]

　本書はエスキロール[1772-1840]の主著である。彼の40年に及ぶ従来の著作，論文を晩年に加筆，訂正したものに，新たに書き下ろした論文を加えたもので，3部構成全2巻1500ページ余りから構成されている。既発表の論文の多くは1812年から22年までに出された『医科学事典』全60巻に精神医学を分担し，執筆されたもので，本書においても発表年度が各表題の下に記載してある。彼の精神医学の主要業績は本著によって全貌が明らかにされている。ただし既発表の諸論文に統一を保つためか，本書出版当時の著者の立場が反映され，一部改変され，原著論文とは異なる箇所がある。また論文の寄せ集めのため，章構成，疾病分類など，不統一で，矛盾した記載が少なくない。

　ここでは現在の観点から見て，エスキロールの功績と見なされている事柄でも重要な点に絞りたい。モノマニー学説を中心とした疾病論，幻覚と錯覚，痴呆と白痴の区別などの症状論，精神医療制度改革に分け，以下述べることにする。

　その前に，彼の疾病論，精神医学学説の基本骨格と特徴を明らかにしておきたい。エスキロールは，とりわけその初期においては師のピネル同様に病因論を重視せず，症状論，症候群的疾病分類を基本としている。環境，熱情，体質などの原因が種々の病種を引きこすと考えていた。師のピネル同様に形而上学的ドグマを排し，観察と記述と分類を重視した臨床的方法を重んじていた。しかし彼らにも旧来の枠組みは色濃く反映し，彼らの精神医学の基本骨格を形成していた。まず第1に機能心理学の採用である。弟子のファルレによって批判されたように，身体学派に属さず，心理学派に属し，正常心理学，当時支配的であった機能心理学に基づき，症状論，症状構成を論じ，ピネルとジョルジュは知性と情意の二分法を，エスキロールは知，情，意の三分法を基本的に採用していた。さらに古来より伝統的分類であった全体性精神病，部分性精神病の枠組みを疾病分類の基本にし，前者をマニーの，後者をメランコリーやモノマニーの分類の基本とした。

エスキロールの疾病分類　　エスキロールの疾病分類はモノマニーを新たに導入することでピネルの分類の矛盾を解消したことに意義があり，この完成には弟子ジョルジュの功績が関与した。ピネル『精神病に関する医学＝哲学論』（第2版）[1809]はマニー，メランコリー，痴呆，白痴の4種に精神病を分類し，マニーは全体性デリール（妄狂：悟性の混乱）をメランコリーは部分性デリールを特徴とするとした。ピネルの分類の矛盾はマニーとメランコリーとに認められる。両者は当時現在の概念とは大きく異なっていた。メランコリーは部分性デリールとされたが，これは「独占的デリール(d. exclusif)」と定義され，知性の混乱の対象が限定されているものであった。一方マニーもこれに応じ，この対象が全体的なもの(polymanie)として定義されている。ピネルの分類の第1の矛盾は全体的デリールとして定義されているマニーに「デリールを欠くマニー」を導入し，知性ではなく，情意の障害のみのマニーを認め，結果的に妄狂の対象の全体性と精神機能の全体性とをマニーで混在させてしまっている。第2に全体性デリールのマニーにデリールのないマニーを導入するという矛盾である。ピネルはこの矛盾をマニーの興奮性を重視することで解消し，デリールを欠くマニーも興奮があるので，マニーに入れているが，しかしメランコリーでは独占的デリールが分類基準として重視され，ここには悲哀と興奮，陰陽二種の気分，感情を伴うものが含められ，今度はメランコリーとマニーの間の分類基準（一方は感情・気分と他方はデリール）に矛盾が生じることとなった（第3の矛盾）。結局これらの矛盾は「デリールを欠くマニー」の導入に起因する。エスキロールは初期には「デリールを欠くマニー」の実在を否定し，デリール全体性，部分性の基準（ただしここではデリールの対象の多寡による区分で，精神機能ではないことに注意）によってのみマニーとメランコリーを区分した（メランコリーに対しエスキロールは初期にはモノマニーの名称を採用した。さらに中期において陰陽の感情・気分に従いこのモノマニーをリペマニーと狭義のモノマニーに分けている。モノマニーは広狭両義の概念がある。一般には広義のものが採用されている）。これによってピネルの分類矛盾は解消した。ところが弟子のジョルジュは1920年の『精神病論』において師

とは異なり，精神病脳病説を明確に打ち出し，師によって否定されていた「デリールを欠くマニー」の実在を認め，これをマニーではなく，「デリールを欠くモノマニー」とした。さらに彼は1825,26年の司法精神医学の著書において，この立場をより明確にし，知性と情意の原発性の単独障害を主張し，2種のモノマニーを認め，独占的デリールではなく，精神機能の部分的障害としての部分性精神病としてのモノマニーという師とはまったく異なったモノマニー概念を主張した（これら2種のモノマニーに「理性的」，「本能的」と命名したのが1833年のマルクである）。エスキロールはジョルジュの病因論，モノマニーの精神機能の部分障害という新しい概念のこれらの主張を「事実の前に屈服しなければならなかった」と受け入れた。彼は結局本書において知，情，意の三分法を採用し，知性，情動性モノマニーに分け，精神病脳病説に与し，障害の座を脳に認め，「発熱のない知性，情動，意志の部分的障害を特徴とする慢性脳障害である」と定義し，腹部障害説を明確に破棄した。しかし病因論は多因子説を保持している。一方マニーは精神機能の全体的障害としての全体性精神病として再定義された。こうしてピネルの疾病論の矛盾は新しい形ですべて解消された。また独占的デリールは知性モノマニーにのみ該当されるものとされた。定義や症例記載から知性モノマニーの中核には今日でいう慢性妄想病，パラノイアが，情動性，本能性モノマニーには人格障害，衝動性障害が含まれているが，疾病論的には精神病，人格障害，発達障害などが混在している。モノマニーはこの後疾病分類を支配した。しかし症状や殺人，放火などの行為ごとに命名，分類され細分化の道を辿り，ファルレなど全体論的臨床的方法，精神医学固有の精神病理学を採用する立場などから否定され，19世紀中期頃以降漸次表舞台から姿を消し，ピネル以降の症候論的分類はここに終息した。モノマニー論は機能心理学と全体性，部分性精神病というパラダイムの中で誕生し，このパラダイムが転換されると同時に消滅する運命にあった。モノマニーの功績の1つはジョルジュ，マルクなどによってモノマニー患者の司法鑑定を通じ，責任能力論の論争が起こり，司法精神医学が誕生し，精神医学の専門化を促進し，医学界での位置の確保に貢献したこ

とである。

症状論　彼は本書にも収録されている「幻覚論」などで，彼以前にはデリールと同意義で使われ，概念の曖昧な幻覚（Hallucination）に現在とほぼ同じ意味での概念規定を次のように行い，錯覚と区別した。「この感覚を刺激するに足るいかなる外界対象も感官に達しないのに，現実に知覚される感覚が生じたと内的に確信する人は幻覚状態にある」。彼の幻覚には妄想的確信の過程が含まれているが，これは後年のバルなどの有名な幻覚の定義「対象のない知覚」に比べ，精神病性幻覚を的確に捉えており，ファルレから現代のエーに至る幻覚機械論的説明を批判する立場の源流となっており，エーも高い評価を下している。

ピネルにあっては白痴と痴呆の概念は曖昧であったが，エスキロールはピネルの白痴（idiotisme）を idioitie と名称を変更し，白痴を先天性の知能障害，後者を後天性の知能障害と規定し，「白痴は昔からの貧乏人，痴呆は金持ちが零落した者」との比喩的表現を行い，今日のこれらの概念にまで至る規定を確立した。

精神医療改革　1807年にエスキロールは国内の患者収容施設の悲惨な状況をつぶさに実地調査し，1921年にはベルギーのゲールを弟子とともに調査した。本書にはこれら医療改革の調査と改革案，報告書が論文として収められている。ピネル以降も遅々として改善されない患者の悲惨な状況を改革し，社会の荒波からの避難港としての保護院構想を実現する，このための隔離の必要性が論じられ，心的療法を基本とする人道的，専門的治療が不可欠との考えがこうして固まり，「精神病院は治癒のための手段である」との彼の信念が生まれた。彼はラ・サルペトリエール次いでシャラントン王立病院，さらには彼個人が設立した私立保養院において最高責任者としてこのための理想実現に邁進した。医学アカデミー会員，セーヌ県公衆衛生審議委員として，精神医療改革に取り組み，強制入院の法的制限，保護院構想を盛り込んだ1838年のフランス精神衛生法の実現を果たした。　●影山任佐

詳細データ　J. E. D. Esquirol, Des maladies mentales considérées sous les rapports médical, hygiénique et médico-légal (Vol. I, II). Baillère, Paris, 1838.

エックス John Carew Eccles
『脳と実在』　　　　　　　　　　［1970年］

　本書は，世界的な脳の基礎研究者である著者が，「脳とはなにか」，「心とはなにか」という根源的な問題について考察した結果である。著者は，脊髄内の神経細胞相互間のシナプス（接合部）に興奮性のほかに抑制性シナプス後電位があることを発見し，その功績で1963年にノーベル賞を受賞している。また，その師 C. S. シェリントンに実験研究だけでなく，心や霊魂，人間に関する思索の影響もうけており，また物理学者シュレーディンガーの影響もある。

　本書は，始めに知覚，学習，記憶の神経機構，大脳についての専門知識をわかりやすく説明している。ただ本書は1960年代後半の知識に基づいており，その後の脳科学のめざましい発展を考慮する必要がある。続いて大脳と意識経験の成立の関係を論じ，意識経験は，大脳の複雑な神経活動の動的時空間パターンによってはじめて存在するようになるとする。一方地球上に生命が発生して以来，長い進化の過程を経て，精密な構造の大脳をもった人類が出現し，ついにその大脳における第2の超越，創発的生成によって人類の自我ないし自我意識が成立したとする。この自我の独自性の表現である自由意志が脳の神経活動に微妙な効果を及ぼし，人間の創造性や自由の源となる。さらに個別の自我意識や創造性によって生み出された成果は，言語というこれまた人間独自の象徴的手段を中心とした様々な方法で客観的知識世界を構成する。この客観的知識の第三世界概念は哲学者 K. R. ポッパーの影響が大きい。

　本書に続いて多くの著作で思索を深めており，『脳と宇宙への冒険』『脳の進化』として邦訳されている。

●鈴木二郎

　[詳細データ] J. C. Eccles, Facing Reality: philosophical adventures by a brain scientist. Heidelberg Science Library, Springer-Verlag, Berlin/Heidelberg/New York, Vol. 13, 1970（鈴木二郎・宇野昌人訳『脳と実在―脳研究者の哲学的冒険―』紀伊国屋書店，1981）．

エックス John Carew Eccles，
ギブソン William C. Gibson
『シェリントンの生涯と思想』［1979年］

　近代神経生理学の創始者といわれる英国人生理学者シェリントン［1857-1952］の生涯，神経科学への貢献，社会的活動，交友関係，思想および人間性について，2人の弟子がオクスフォードの研究室で目の当りにしたエピソードや思い出，多数の手紙類，その他の資料を基にしてまとめたものである。ケンブリッジの学生時代からリヴァプール大学教授，オクスフォード大学教授，英国学士院院長を経て，ノーベル賞を受賞し，さらにオクスフォードを引退した後までが年代を追って詳しく記録されている。本書が特に焦点を当てたのは，神経系の機能に関する学説への貢献と，脳と精神に関する哲学である。神経系の学説への大きな貢献として挙げられているのは，ニューロン説に基づいてシナプス伝達における興奮と抑制の概念を確立し，短時間持続する中枢興奮状態と中枢抑制状態の相互作用で神経系の活動を説明したことである。後に，これら2つの状態はニューロンの膜の脱分極と過分極として存在することが，エックスらによって実証された。シェリントンは，1935年に研究生活を引退してから脳と精神の問題に本格的に取り組み，1937年と1938年にエディンバラ大学で行ったギフォード記念講演（自然神学を化学等と同様に考えることを目的に設立された）を基にして書いた『人間，その本性について』*で独自の哲学を展開した。本書では，この本からの広範な引用文を用い，生物学的進化を容認し精神の卓越性を強調したシェリントンの二元論の哲学を詳細に解説している。この二元論の哲学はエックスに引き継がれた。付録の資料からは人間性豊かなシェリントンの素顔がうかがえる。

●大野忠雄

　[詳細データ] J. C. Eccles, W. C. Gibson, Sherrington: His life and thought. Springer-Verlag, Berlin/Heidelberg, 1979（大野忠雄訳『シェリントンの生涯と思想』産業図書，1987）．
　* C. S. Sherrington, Man on His Nature. Cambridge University Press, London, 1940; 2nd ed., 1951.

エックルス John Carew Eccles
『自己は脳をどのようにコントロールするか？』　　　[1994年]

　脳と心の関係について，現在自然科学者の大勢を占めるのは機能論で，複雑な構造をした脳の機能が心として現れると考える。しかし，どのようにして現れるかということになると誰も分からない。それは自然科学の解明がまだ十分に進んでいないからだという言い訳をエックルスは約束唯物論と非難し，脳のある状態がある心的過程そのものであるという，現在自然科学者に最も信じられている同一論を根拠がないと排除する。そのような第1章の序論に始まり，第2章では，脳と心は独立した実在であり，それが相互作用をするという，彼の先鋭な二元論が展開される。第3章では，彼の説の対照として1967年以降他の著者により出版された脳と心の関係についての14の主要な著書が解説される。

　では心は，それとは独立の存在である脳とどのようにして相互作用をするのであろうかという問い掛けが本書の本題であり，第4～10章に論じられている。脳の中で多数の神経細胞がシナプスと呼ばれる接点でつながって複雑な回路網を作っているが，エックルスはこのシナプスに興奮と抑制の2種類があることを発見し，1993年ノーベル医学生理学賞を受賞した神経科学者である。それで，エックルスの思考はシナプス中心に展開されるが，これは現代の神経科学の一般的な傾向でもある。しかし，まだ本当にシナプスで起こることが定かでない過程を，脳と心の相互作用の仕組みとして大胆に提案するため，多くの神経科学者から反対を受けている。この点筆者も不確かであり，ここに紹介する彼の考えはまだ実証段階以前の大胆な仮説として受け取ってほしい。

　脳の中では，1つのシナプスは大きさが1000分の1ミリ程度の大きさしかないことが多く，ここに信号が来ると，微量の伝達物質と呼ばれる化学物質が分泌されて接合相手の細胞に変化を伝える。伝達物質は何千分子が一包みになって分泌される。信号が来るとその包みが放出されるのだが，何も出ないとき，1つ出るとき，2つ出るときというように，その数は確率的に揺らぐ。この包みは電子顕微鏡で見られるシナプス小胞に対応し，小胞が膜と癒合して開口し，中身の伝達物質を放出する。それで，開口分泌とも呼ぶ。第4章で，エックルスはシナプスの大きさの次元では，量子力学の法則が当てはまり，開口分泌の起こる確率が量子力学の確率場の法則に従うという仮説を一部の量子物理学者と協力して提案する。エネルギーも物質もない確率場が心的意図を媒介すると想定する。第5章では，このような心的意図の働きかけは補足運動野のような，大脳皮質の連絡脳と彼が呼ぶ領域で多くのシナプスに起こり，増幅されるとする。自発的に運動を意図するとき補足運動野が活動することは知られている。第6章では，大脳皮質の神経細胞が伸ばす突起が束をなしている構造をとらえて，デンドロンと名付けた。1つのデンドロンの上には10万個ものシナプスがあるが，それがサイコンと呼ぶ心的作用の単位に対する感度の高い受け皿になると考える。第7章では，意識が脳の進化に伴って出現したとする考えについて，進化により大脳皮質が発達して，デンドロンの数が増えたため，サイコンに感度よく応ずることができるようになりそれでサイコンが存在するようになり，意識が出現したと説明する。第8章では，進化に伴って大脳皮質にさまざまなレベルの複雑性が出現し，脳を意識感情の世界に開放したと考える。第9章では心的意図によりデンドロン全体での開口分泌の確率を瞬間的に高めるとの仮説を量子物理学者と協力して説明する。第10章では，思考，注意，自由意志に考察を広げる。

　これら本書に述べられている仮説にはまだ明確な根拠はなく，一種の空想であるといわれてもしかたがないのだが，困難な脳と心の問題に迫る道筋を突き詰めようとした貴重な試行であるといえる。　　　　　●伊藤正男

[詳細データ] J. C. Eccles, How the Self Controls Its Brain? Springer-Verlag, Berlin/Heidelberg, 1994（大野忠雄・斉藤基一郎訳『自己は脳をどのようにコントロールするか？』シュプリンガー・フェアラーク東京, 1998）．

エランベルジュ　Henri F. Ellenberger
『無意識の発見』　　　　［1970年］

　膨大な調査資料に基づいて書かれた力動精神医学史の決定版。力動精神医学を，原始的治療に源を発する切れ目ない連続体と理解し，今日の力動精神医学の位置づけを行う。20世紀の力動精神医学史を同時代人として生きた著者にしかなしえない仕事である。著者名は，著者自身の選択により，邦訳でエレンベルガーと表記されたが，ここでは『エランベルジュ著作集』（次項）に倣ってフランス語読みに統一する。

　第5章までに，ジャネ以前の力動精神医学の成立過程が跡付けられる。原始精神医療を再評価し，「単なる医師ではない高い地位」「人格による影響力」「心身治療」「徹底的な養成過程」「学派の存在」といった点で，現代の力動精神療法は原始的治療に親近性があると言う。魔術から力動精神医学への転回点を，18世紀後半のメスマーの磁気術に見て，ピュイゼギュール侯，ドイツのケルナーらによるメスメリズムの継承，心霊術の流行，催眠術師の出現，医学内部での催眠術およびヒステリーの研究をたどり，リエボー，ベルネームによるナンシー学派とシャルコーを中心としたサルペトリエール学派のヒステリー論争に至る。「催眠術」「夢遊病，嗜死，カタレプシー，多重人格などへの注目」「二重性，あるいは下位人格群などの人間心性モデル」「心的エネルギー」などで特徴付けられる第1次力動精神医学は，1880年以降，正式医学として認知され，力動的（dynamic）という言葉が用いられるようになった。精神療法という言葉もこの時期に誕生した。

　第6章から第9章は，ジャネ，フロイト，アードラー，ユングの評伝と業績紹介である。いずれの章も，時代の証言者としての著者の深い共感と歴史家としての客観性によって成ったもので，独立した評伝，概説書としても価値がある。

　ジャネの章は，力動精神医学を最初に体系化した人物とジャネを位置づけ，ジャネ再評価の先駆けとなった。フロイトの「抑圧」と違い，ジャネは，「心理自動症」における「解離」現象に注目し，「意識野の狭窄」「意識下固定観念」「現実機能」や，「心理力」と「心的緊張」，といった概念を駆使して「心理分析」を行う。ユングに与えた影響の大きさも指摘される。フロイトの章では，フロイト個人の「天才性」より，フロイト以前の医学，思想との連続性が強調される。『快楽原則の彼岸』の反復強迫や死の本能の概念も，過去の概念と比較対照されて歴史の中に位置づけられる。『科学的心理学草稿』への注目，アンナ・O（ベルタ・パッペンハイム）の治療歴と生涯の詳しい検討など，重要な視点の先駆けとなった。また，フロイト中年期の危機を，ユングのそれと並んで，「創造の病い」の概念で理解した。

　アードラーの再評価も本書の特徴のひとつである。フロイト，ユングのロマン主義的性格に対し，具体的・実践的な人間知に関心を向けたアードラーの思想は，ジャネとともに啓蒙主義の流れを汲むものと理解される。アードラーの影響は，個人的心理学の範囲を超えて広がり，治療的教育の実践から集団療法と社会精神医学を生み，ネオ・フロイディアンの理論に多大な影響を与えた。ユングの章では，多くの一次資料に基づいて，ユングの人間像が客観的に描かれる。ユング派の内外でユング像に隔たりが見られがちなだけに，貴重なユング評伝である。分析心理学理論，精神療法，宗教論と広範な業績を均衡のとれた概説にまとめながら，未公開資料の存在を指摘して，新たなユング像の可能性を示唆している。

　第10章では，シャルコーからジャネ，フロイト，アードラー，ユングまでの流れが，新力動精神医学の発展のうねりとしてとらえられ，19世紀から20世紀への思想，文化，社会，政治の流れの中に組み込まれる。　●森　茂起

［詳細データ］H. F. Ellenberger, The Discovery of the Unconscious. Basic Books Inc., New York, 1970（エレンベルガー／木村敏・中井久夫監訳『無意識の発見』上・下，弘文堂，1980）．

■エランベルジュ　Henri F. Ellenberger／著
中井久夫(なかいひさお)／編訳
『エランベルジュ著作集』［1999-2000年］

　フランス語，英語のエランベルジュ著作集を母体にしながら，訳者が独自に収集した論文を加えて3巻にまとめたもの。独立した絵本として出版されている童話「いろいろずきん」［第2巻］も収録。訳者の手による「エランベルジュ小伝」［第1巻］，「精神医学・心理学・人類学訳語考」［第3巻］も貴重。

　著者の業績の多くは，西欧力動精神医学史に関わっている。ロールシャッハ，フロイト，ユング，ジャネ，シャルコーなどの個人に焦点を当てた論文から，「スイス心理学の展望」「西欧精神療法史」をはじめとする端的に歴史を扱ったものまで，エランベルジュの関心はつねに力動精神医学の発展過程にある。アフリカ南部に生まれた彼は，中等教育からフランスで過ごし，精神医学を学んだパリで10年を過ごしたのち，西フランスで開業。第2次大戦中に祖父の祖国スイスにうつる。11年の精神病院勤務を経て，アメリカに渡り，最後の定住の地カナダで大学職を得た。このような個人史のなかで，エランベルジュは，ユングと直接接し，フロイト，ユング，ロールシャッハの周辺の人々と親しく交わった。力動精神医学が誕生して間もない時期に精神医学を学び，多国語を解する医師としてフランス，スイスで過ごした彼は，自らの体験に基づいて力動精神医学史を語ることのできる唯一の学者となった。アメリカ移住後に自らの位置と役割を認識したエランベルジュが，一次資料の探索やインタビューをヨーロッパで積み重ねた結果が，本書の諸論文，そして『無意識の発見』である。

　第1巻は，ロールシャッハ，フロイト，ユングの評伝を中心とする。ロールシャッハの章は，不遇な天才への共感に裏付けられた最も詳しい評伝である。アンナ・Oなど精神分析誕生の契機となった女性患者や，ヘレーネ・プライスヴェルクというユングの心霊現象研究の被験者に光を当てた研究も収録される。著者には，弱者への共感の目，そして西欧医学を支配する西欧−男性−理性中心の視点への批判的意識が一貫している。

　第2巻には，精神医療を著者独自の観点から切り取った論文が集められている。「動物園と精神病院」という2つの拘禁施設を比較した論文はその典型である。「ジャネの心理療法」は，『無意識の発見』に先立つジャネ論だが，治療の実際に焦点を当てた独自の価値がある。「『創造の病い』という概念」では，後に『無意識の発見』においてフロイト，ユングについて詳細に検討される鍵概念が提出される。「精神療法におけるカイロスの意味」は，定式化の困難な治療のタイミングの問題を論じたもの，「災害精神医学」は，教科書の1章であるが，エランベルジュがこの分野の先駆的存在であることを示している。

　第3巻には，「歴史以前から現代までの精神医学史」その他，精神医学史を正面から論じた諸論文が並ぶ。エランベルジュの観点は宗教，哲学も含む人類史のなかに精神医学を位置づけることにある。「実存主義と精神医学」では，ハイデガーは当然として，むしろ実存主義への道を開いたキェルケゴールの紹介，なかでも「実存的罪責感」への言及に，著者の関心がうかがえる。「精神疾患の文化的側面」や「トランス文化精神医学」は，文化，民族といった地理的差異に照らして精神医学を考えるエトノス精神医学の論考である。「スイス心理学の展望」も，エランベルジュが深く知るスイスという土地を1つのケース・スタディに取り上げたその一例である。「犯罪学の過去と現在」「犯罪者と被害者との心理学的関連」が扱う犯罪学は，著者の1つの専門領域であるが，後者ではきわめて広範な「被害」の形が検討されており，近年急速に発展した「被害者学」という分野の先駆的存在である。

●森　茂起

［詳細データ］中井久夫編訳『エランベルジュ著作集1　無意識のパイオニアと患者たち』『エランベルジュ著作集2　精神医療とその周辺』『エランベルジュ著作集3　精神医学／犯罪学／被害者学—西欧と非西欧—』みすず書房，1999-2000.

エリアーデ Mircea Eliade
『シャーマニズム―古代的エクスタシー技術―』 [1951年]

20世紀最大の宗教学者ともいわれるエリアーデは1986年に79歳で没するまで，文学から学問的研究に至る多彩なジャンルで創作活動を行った。その作品群には新しいヒューマニズムへの希望や辺境から普遍へという主題が貫かれ，インド留学体験や多民族国家ルーマニアで過ごした前半生の影響がうかがえる。

本書はシャマニズム（シャーマニズム）を宗教学全般のパースペクティブの中に位置づけつつ，その宗教現象全体を鳥瞰した最初のものであり，比較宗教学的視座にたって膨大な文献資料を分析したものである。その主要な論点は以下のようにまとめられる。

シャマニズムの定義 シャマンは呪術師，呪医であり，それ以上に霊魂の導き手，祈禱師，神秘家，詩人である。厳密な意味でのシャマニズムとはシベリアと中央アジアの宗教現象であり，古代的エクスタシー技術と定義される。多くの地域においてシャマン的宗教現象が観察されるが，それはシャマニズムが種々の宗教組織にうまく順応する特質を有していたためである。エクスタシーにつねに伴うとされるトランスとは，シャマンの霊魂の肉体からの一時的離脱と解釈される。エクスタシーの間にシャマンの魂は天界に上昇し，地下界に下降し，もしくは空間遠くに旅立つ。一部には「憑霊」体験がエクスタシー体験に先立つとする見解もある。しかし，著者は「憑霊」とはシャマンの魂（もしくは「守護魂」）が上方の世界もしくは地下界を旅している間に「もろもろの精霊」がシャマンの肉体にとりついた現象とし，シャマンは精霊を支配し，精霊の道具とならずに交通しうる点から，エクスタシー体験こそがシャマニズムにおける「第1次現象」とみなしている。

シャマニズムの起源 シャマンの語源については一般にパーリ語の *samaṇa* が中国語の *sha-men*（沙門）を経て，トゥングース語の *šaman* となり，そこから由来するとされる。語源におけるインドやモンゴルの影響についても指摘されており，南方起源の諸要素，とくに仏教（ラマ教）の影響が示唆され，比較的新しく広がった現象とする考え方もある。南方の影響はシャマニズムにおける呪術的（治療）技術，衣装や太鼓にみられるが，鳥，守護霊，エクスタシーといった塑形的表象を持つ最古の形態は先史時代までさかのぼる。エクスタシーに関しては天上の至上神信仰と天地間の具体的な交通に関する信仰を中心とする古代的宗教理論の残存とされる。

シャマンの能力の授与 シャマンの能力の授与は(1)天職の相続（職能の世襲的伝達），(2)召命（神のお召し），(3)自成（個々人の自由意志や部族の意志によってシャマンになる）によって行われるが，(3)は(1)や(2)に比べ威力がないとされ，「エクスタシー体験」が不可欠の条件とされる場合もある。さらにエクスタシーの教育（夢，トランスなど）と伝承的教育（技術，精霊名と機能，部族神話と系譜，秘密の言葉など）の2種の教育を受け，入巫儀礼（イニシエーション）を経て共同社会によって正式に承認される。

シャマニズムと精神病理学 シャマンは諸々の精神症状を呈するものの，「たんなる病人ではない」「全快した病人であり，自ら治癒するに成功した病人である」とされる。「虚弱，神経障害，自然的召命，世襲相続は多くの『選び』『選出』の外的なしるし」であり，その聖性のゆえに周囲の世界から分離され，俗社会とは別の立場に立つとされる。

本書はシャマニズムという，超歴史的・汎人類的宗教現象の心性世界へ切り込み，包括的見解を提示したものである。壮大な比較宗教史を構想していたエリアーデの具体的試みのひとつと位置づけられている。　●吉永真理

[詳細データ] M. Eliade, Le Chamanisme et les techniques archaïques de l'extase. Libraire Payot, Paris, 1951 (Shamanism, Archaic Techniques of Ecstacy, translated from the French by Willard R. Trask, Bollingen Series LXXVI, Published by Bollingen Foundation, New York, 1964). Le Chamanisme et les techniques archaïques de l'extase, 2e éd. revue et angmenté Payot, Paris, 1968 (堀一郎訳『シャーマニズム―古代的エクスタシー技術―』冬樹社，1974).

エリオット　T. R. Elliott
「アドレナリンの作用について」
[1904年]

　生理学者 C. S. シェリントンによるシナプスの概念の提唱［1897］に続き，20世紀初頭，アドレナリンやアセチルコリンは自律神経系の化学伝達物質であると考えられ始めた。本論文は，アドレナリンの生理活性に関する歴史的研究の報告である。

　エリオットは，副腎摘出手術を繰り返し行い，動物は副腎摘出後死の前段階に至ると，交感神経によって神経支配を受けている組織の活動が阻害されることを，克明に記録した。すなわち，筋緊張は失われ交感神経の電気刺激にも反応しなくなり，血圧は徐々に低下し，心拍は著明に減弱する。死に至る最終段階に入ると，外部感覚神経とそれによる骨格筋の支配は保たれていても，交感神経の持つ本来の特性（ニコチン注射による血圧上昇作用，瞳孔散大作用など）は失われてしまう。

　彼は，この副腎と交感神経系の密接な機能的関係は，副腎髄質と交感神経節が同一の発生過程から生じるという形態学的な事実からも理解しやすい，とした上で，交感神経はアドレナリンの作用がなければ，末梢組織を興奮させられない可能性を示唆した。ニコチンと異なり，アドレナリンは直接注入したのでは交感神経節を興奮させないことから，その生理活性は末梢に限られるとも述べている。

　自らの研究から主張できる範囲を慎重に反省した後に，彼は「アドレナリンは交感神経刺激が末梢に到達した際に，状況に応じて遊離される化学的刺激物（chemical stimulant）である可能性がある」と述べて論文を結んでいる。

　1950年代以降の電気生理学の発展を経た現在，シナプスでの化学的情報伝達機構，さらには中枢神経系におけるカテコールアミン情報伝達機構の理解が深まり，多くの精神疾患にそれらの障害が想定されるに至っている。1世紀近く前に，アドレナリンを自律神経系の化学的情報伝達物質として定位したエリオットの研究は，先駆的な業績として今も高く評価されている。

●杉山暢宏

[詳細データ] T. R. Elliott, On the action of adrenalin. Proceedings of the Physiological Society, May 21, 1904.

エリクソン　Erik Homburger Erikson
『幼児期と社会』
[1950年]

　本書は，1950年，それまでの論文をまとめたエリクソン最初の著作である。ウィーンでの絵画の教師時代に，アンナ・フロイトから児童精神分析を学び，1933年米国へ移住。臨床家として異文化と接触し，健常児の遊びやスー族の幼児教育なども研究し，人間誰でも辿る幼児期を新しい視点から論じている。

　本書の主題は，フロイトの人格の心理性的発達段階説を踏まえ，人格の発達が社会の中でどのように進み，損なわれるかを分析の俎上にのせ，自我の機能を中心に，社会，文化や歴史の影響を重視し，その発達を漸成的発達として体系づける試みであり，彼の人格の心理社会的発達理論の原点となった。自我については，身体の器官様式，たとえば「口唇部の吸う」様式が育児など文化ごとに異なる他者との相互交渉の過程で「得る」という，その社会特有の行動様式に機能的に変化し，その過程で自我が発達すると想定している。

　理論の特色は，「同一性」という彼独特の概念を用い，自己を連続性のある存在として捉える自己意識の中核の形成過程を体系づけた点にある。以後，同一性形成の問題は著者の生涯にわたる研究主題として展開されていく。しかしこの時点での同一性の定義はあまり明確ではない。個人は出生以来，周囲の重要な人々や社会における様々な役割との「同一化」を重ね，それら一連の同一化が自我によって統合されて同一性が形成されるという。しかし変化する社会の価値観と幼児教育が培った子どもの価値観との間に不連続が生じた時，自我による新しい同一化の統合は危機に直面すると考える。本書では，遊びの中での幼児の自我の成長，自我の破滅の病理，スー族の無感動や否定主義，青年の同一性や道徳性の感覚の麻痺という戦闘危機の症例などを紹介しつつ，人格の発達が身体的要因とともに社会，文化，時代などの影響を受けながら進む様相が描かれている。同一性の形成には，しなやかな自我の統合能力と親や社会の支援

との相互補完作用が必要であることが強調されている。ヒトラーやゴーリキーの少年期の伝記的研究や，同一性拡散に悩むアメリカの若者たちの考察を通して，20世紀の工業化に始まる技術革新や社会情勢の変動が急激な価値観の変化を生み，伝統的文化の中で受け継がれてきた同一性が脅かされる状況を浮き彫りにする。現代人が抱く同一性喪失の不安と新しい同一性創造の難しさを半世紀も前に予見した著者の深い洞察が光る。

先の相互補完性にみられるように，「相互性」の概念が彼の理論の中心にある。非力な赤ん坊は母親の世話を通して「信頼」を学び，親もその子どもの信頼に応えて「生殖性」という課題を果たし成熟するという。親子関係を互いに育て合う対等な関係として捉え直す必要性を説く。また依存を余儀なくされる幼児童期に弱者として経験した子どもの怒りや恐怖が，大人の不合理な不安の根底にあると分析する。本書は人生最初の不平等な関係は子どもと大人との関係であるとし，子どもの依存を安易に利用する大人の意識と行動に警鐘を鳴らした書でもある。

人格理論への主な貢献は，(1)全生涯を8区分し，各段階に自我が果たす発達課題を設定し，それに関わる社会の役割の明確化と個人の正常な発達のより普遍的規準を創出。(2)老年期までを研究対象とし，精神分析をより包括的な心理学理論へと拡大。(3)特に乳児期の発達課題として信頼と不信の基本的感覚獲得を挙げ，同一性の形成はこの最初期の母親との出会いに始まるとし，母子の日常的触れ合いの意味を明確化。(4)青年期の課題として同一性の確立を挙げ，青年の危機の心理に光を当てたこと等。子どもの教育をめぐる今日的課題の解決に迫られている我々に，個人と社会の関係を問い直し，問題に取り組む勇気と知恵を与えてくれる，まさに古典と呼ばれるに相応しい書である。　　　　　●仁科弥生

[詳細データ] E. H. Erikson, Childhood and Society. W. W. Norton, New York, 1950; Rev., 1963 (草野栄三良訳『幼年期と社会』上・下，日本教文社，1954, 56. 仁科弥生訳『幼児期と社会』1・2，みすず書房，1977, 80).

エリクソン　Erik Homburger Erikson
『自我同一性』　　　　　　　　[1959年]

本書は，『自我同一性』というタイトルで邦訳されているが，原著は，

(1)「自我発達と歴史変動　臨床的覚え書き」"Ego Development and Historical Change: Clinical Notes," The Psychoanalytic Study of the Child 2: 359-396, 1946.

(2)「健康なパーソナリティの成長と危機」"Growth and Crises of the Healthy Personality," 1950.

(3)「自我同一性の問題」"The Problem of Ego Identity," The Journal of the American Psychoanalytic Association 4: 56-121, 1956.

の3論文からなるE. H. エリクソンのIdentity and Life Cycleと題する論文集である。

第1部「自我発達と歴史変動　臨床的考察」は，エリクソンを一躍有名にした，『幼児期と社会』（前項）に先立って発表され，どのようにして臨床家エリクソンが個人精神分析の中に歴史変動と発達危機の概念を見出し，集団同一性と自我同一性のかかわりを記載したかを，生き生きと提示している。そして，臨床家エリクソンの最もオリジナルな臨床経験が豊かに語られている。それは，第1章「集団同一性と自我同一性」，第2章「自我病理学と歴史変動」，第3章「自我の強さと社会病理学」から成るが，エリクソンの論文の中で最も臨床的にわかりやすく，近づきやすい論文である。

第2部「健康なパーソナリティの成長と危機」は，やはり『幼年期と社会』に先立って発表されたが，あの書で有名になったエリクソンのライフサイクル論そして8つの年代論を簡潔に提示した論文であって，第1章で「健康と成長について」論じ，第2章「基本的信頼　対　基本的不信」，第3章「自律性　対　恥と疑惑」，第4章「積極性　対　罪悪感」，第5章「生産性　対　劣等感」，第6章「同一性　対　同一性拡散」から，さらに，第7章「成

人期の三つの段階」の章で，「親密さと隔たり 対 自己吸収」「生殖性 対 停滞」「完全性 対 絶望と嫌悪」を論じ，健康な人間のライフサイクルにおける8つの年代を明らかにしている。

第3部「自我同一性の問題」では，まず，第1章「伝記的研究　ジョージ・バーナード・ショウ（20歳）の自ら選んだモラトリアムを回顧するG・B・S（70歳）」，第2章「発生的なとらえ方　同一化と同一性」で，青年期における心理社会的モラトリアムの意義を明らかにし，第3章「病理誌的研究　同一性拡散症候群（identity diffusion syndrome）の臨床像」で，エリクソンの名を，精神医学において，特に青年期精神医学と境界例研究において不朽のものにした，(1)自意識の過剰：「自分とは何か意識」の過剰，(2)選択の回避と麻痺：どんな決定的職業選択も，社会的心理的自己選択をも回避することによってしか自己を保ちえないような選択回避の状況，(3)対人的距離の失調：対人的な距離のとり方が失調し，親しめば相手にのみこまれ，自立しようとすれば孤立，ひきこもりに陥ってしまうヤマアラシジレンマ状態，(4)時間的展望の拡散：切迫感や充実した時間意識の喪失，生活全体の緩慢化，無気力，空虚感，(5)勤勉さの拡散：職業的アイデンティティの獲得の回避，注意集中の困難，読書過剰のような一面的活動への自己破壊的没入，(6)否定的アイデンティティの選択，などからなる同一性拡散症候群と否定的同一性（negative identity）の認識と理論が提示された。それまで，精神病理現象の治療と理解を主にしていた精神分析・精神医学に，人間の正常なライフサイクルと発達の課題を明らかにし，この観点から把握された社会心理的症候群を初めて提示した点に画期的な意義がある。

なお，第4部「精神分析的自我心理学の歴史的展望（デヴィッド・ラパポート）」は，精神分析内部におけるエリクソンの理論家としての地位を，自我心理学の発展者として確立したD.ラパポートによるすばらしい展望である。
●小此木啓吾

[詳細データ] E. H. Erikson, Identity and the Life Cycle: selected papers in psychological issues. Int. Univ. Press, New York, 1959（小此木啓吾訳編『自我同一性』誠信書房，1973）．

エリクソン　Erik Homburger Erikson
『ガンディーの真理―戦闘的非暴力の起原―』　　[1969年]

多面的なアプローチのできる複雑な本であるが，2つの重要な点をあげる。(1)エリクソンが辿った現実の足跡。著者は1964年にインドのアーメダバードを再度訪れ，1918年の織物工場のストライキの時，労働者側の指導者となったガンディーが，紛争解決の手段として選んだ断食は彼の後年の政治的手段となる非暴力の原型だと推察をつけ，研究する。ガンディーの個人史と植民地インドの歴史とが交錯する点を解きほぐしながら（心理・歴史的方法），ガンディーの非暴力の根源を宗教の面からも迫る。著者が受けた審美的な印象から出発し，倫理的な問題へと至るこの過程はストーリーとしても面白い。(2)エリクソンの思想の展開。彼の人格形成論の主な柱は，アイデンティティとエピジェニシスであり，前者は個と社会との連携（空間的拡がり）における，後者は，時との関係における成長を指す。アイデンティティの概念の方が重要視されている。個が属する共同体を最大限に拡げると全世界となり，理想的アイデンティティとは全世界に通ずるユニヴァーサル・アイデンティティだといわれ，ガンディーはこれを体現していた。なお，ライフ・サイクルもまた重要な柱である。

(1)(2)を通じて次のことが言える。著者がなぜ，非暴力の根源をつきつめようとしたかは，1つには核兵器の出現により絶滅の危機に瀕する人類と地球を憂慮したこと，さらにフロイトによる精神分析は，内面における非暴力を必要とすることに気付いたことによる。平和を尊ぶエリクソンは「疑似種族化」（相手を自分以下の存在とみること）の愚かさを説き，かつ，非暴力の根源は相手の中の真理を理解し，報復心を断つことだと提示する。
●星野美賀子

[詳細データ] E. H. Erikson, Gandhi's Truth: On the origins of militant nonviolence. W. W. Norton, New York, 1969（星野美賀子訳『ガンディーの真理―戦闘的非暴力の起原―』1・2，みすず書房，1973, 74; 復刊, 1992）．

■エリクソン　Erik Homburger Erikson,
　エリクソン　Joan M. Erikson,
　キヴニック　Helen Q. Kivnick
『老年期』　　　　　　　　　　　　［1986年］

　現代において長寿を期待できるのは，ごく少数の長老と呼ばれるような人というよりはむしろ多数の普通の老年者である。E. エリクソンが40代で構築した「ライフサイクル－漸成論」の最後の第8段階が老年期であるが，それを基盤に，老年者となったエリクソン夫妻と彼らより50歳若いキヴニックが75歳から90歳台の老年者を面接し，老年期の特徴を展開する。J. エリクソンは臨床医で芸術家。キヴニックは心理学者。面接に応じた29人は，その半世紀前にカリフォルニア大学バークレー校で，当時マクファーレンを中心にエリクソンも加わって行われた「ガイダンス・スタディ」に参加した子どもたちの親で，彼らの50年にわたるデータの蓄積がこのような「普通」の人々の縦断的研究を可能にした。
　老年期における2方向の相対する心理社会的緊張は「統合」と「絶望」で，そのダイナミックな融和から生まれるのが「英知」であり，それまでに融和できなかった緊張を老年期にあらためて統合するには各段階を遡らなければならない。つまり本書のライフサイクルでは，老年期から始めて第1の幼年期まで遡り，過去を明瞭な全体へと統合する。
　老年者は目前に迫る死と向き合いつつ，実存的アイデンティティの成熟と取り組む。そのためには老年期と生き生きとかかわりあうことで心理社会的環境で遭遇したものが意識にしっかりと取り込まれ，有無を言わせぬ確かさで根を下ろす必要がある。
　後半ではハーヴァード大学の「人間のライフサイクル」の講座で使われた映画，ベルイマン監督の『野いちご』を用い，洞察力の鋭い天才によって「発明」されたボールイ博士のライフサイクルを1日とみなして，それを映像を通して遡る。
　　　　　　　　　　　　　　　●朝長梨枝子

　　詳細データ　E. H. Erikson, J. M. Erikson, H. Q. Kivnick, Vital Involvement in Old Age. W. W. Norton, New York, 1986（朝長正徳・朝長梨枝子訳『老年期―生き生きしたかかわりあい―』みすず書房，1990; 新装版, 1997）．

■エンゲル　George L. Engel
『心身の力動的発達』　　　　　　　［1962年］

　著者は，本来は内科医で，やがて精神科医，精神分析医になり，主として心身医学的な臨床における精神医学にかかわったロチェスター医科歯科大精神科教授である。そして，精神障害も心身症も，本書で述べられる発達的な見地から理解されねばならない。つまり，精神医学は発達的精神医学（developmental psychiatry）でなければならないという。その方法論の特質は，精神分析の基本的な方法である精神療法的観察に加えて，より実証的な観察によって，精神分析的な発達理論を検証してゆこうとする姿勢にある。たとえば，有名な胃瘻を持った幼児モニカに関する彼自身の観察がある。しかも彼は，この種の実証的観察を，映画に撮って学生の講義に供覧するといった試みを活発に行っている。そしてこのような方法論は，スピッツらによって乳児の精神分析的発達心理学の領域に導入されたものであるが，特に本書の第4章から第7章にかけてその早期乳幼児期の叙述には，これらの方法論から得た観察データが見事に集大成されている。その基本的な立脚点は，S. フロイトの流れを現代的な形に発展させたハルトマン，ラパポート，エリクソンらの精神分析的自我心理学にあり，生物学的存在としての人間がどのようにして対象関係（object relation）の中で生物学－心理的－社会的存在へと発達してゆくかをこの見地から明らかにしようとしている。このような本書の特徴は，第1章から第9章ぐらいまでを非常に濃密で，しかも魅力的なものにしている。さらに，第9章以後の各章の中にも，「信号探査感情（signal-scanning affect）」と「欲動解放感情（drive-discharging affect）」の定義や，各感情の精神分析的な分析などには，幾つかの独創的な見解をうかがうことができる。
　最後に特筆せねばならないのは，対象喪失（object loss）と悲哀（mourning）の研究である。精神医学的なうつ病（depressive illness）のみならず，広く，各科，特に内科の

患者たちについて，対象喪失と悲哀の心理過程を探究し，むしろうつ病を，人間の多種多様な喪失悲哀反応の系列の1つとして位置づけようとする。第7章「依存段階と早期の対象関係：不安と抑うつ－ひきこもり」では，不安（anxiety）と生体の活動（activity），抑うつ－ひきこもりは生体の保存（conservation）を代表する生物学的に素質づけられた基本的反応型であるという。つまり，不安と抑うつを生物学的に素質づけられた基本的な情動反応型（primary affect）と見なし，この見地から，悲哀－うつを解明していくのである。エンゲル教授は，この種の悲哀－うつ反応は，自己の無力依存状態（helplessness）を，依存対象および自己自身が認知する信号機能を持つものであり，本来は，合目的的，適応的な生体の反応であるという。しかも，それは不安における figh-flight 葛藤を放棄してひきこもり，生体の力の回復や不利な状況の改善を持つという機能を持っているという。さらに，対象喪失に対する悲哀反応の過程について，その第1段階は，失った対象を探し求めたり，取り戻そうとしたり，喪失を否認したりして，実質的には未だ対象を，心の中では断念しきれないで対象に執着している段階であり，これを失いかけている段階（giving up）と呼ぶ。これに対して，失ってしまった段階（given up）は，すでに対象の喪失を受け入れ，対象への愛着を断念した段階であって，これが，ボウルビーのいう悲哀過程の中の depressive phase である。ところが，むしろ病的なうつは，この第1の段階で起こってくるという。つまり，それは正常な悲哀－うつ反応の頓挫型，ないしは防衛の所産であり，その結果，本来合目的性を持った抑うつ－ひきこもり反応が達成されなくなってしまう。その結果，うつ病者は，いつになっても対象の断念，新しい対象の発見に向かうことができなくなってしまうというのである。

●小此木啓吾

詳細データ　G. L. Engel, Psychological Development in Health and Disease. W. B. Saunders, Philadelphia, 1962（慶大医学部精神分析研究グループ訳『心身の力動的発達』岩崎学術出版社，1975）．

エンディコット　Jean Endicott，スピッツァー　Robert L. Spitzer
「感情病および精神分裂病用面接基準〔SADS〕」
[1978年]

精神疾患の診断の確度を上げるには，操作的診断基準は必須である。しかし，操作的診断基準の正確さはそれが依拠する情報の確度が高くなければならない。後者を担保するのが構造化面接であり，その嚆矢となったものが本書であつかった「感情病および精神分裂病用面接基準」(Schedule for Affective Disorders and Schizophrenia〔SADS〕) である。1980年以前に開発された評価尺度の多くは，精神症状や機能の評価を目的としたものであって，精神疾患には不適切であった。SADSは1970年代後半に米国精神保健研究所（National Institute of Mental Health〔NIMH〕）が主催したうつ病の心理生物学に関する多施設共同研究 Collaborative Program on the Psychobiology of Depression で用いるために著者らが開発した。SADS で収集した情報を基礎に，研究用診断基準（Research Diagnostic Criteria〔RDC〕）に挙げられてある全診断カテゴリーの有無を判断できるよう構成されている。

SADS は(1)標準版（regular version），(2)生涯版（lifetime version〔SADS-L〕），(3)追跡版（change version〔SADS-C〕）の3種類が存在する。標準版 SADS では第1部と第2部に分かれ，第1部では現在の挿話ならびに過去1週間（現在症）の精神症状と機能状態の詳細な評価を行い，第2部では過去の挿話の評価を行う。

SADS 標準版の信頼性については，150名の患者を対象にして同時面接法による検討と，60名の患者を対象にして再試験法による検定を実施した。多くの SADS 項目で高い信頼度が示された。SADS から導かれた RDC 診断も同様に高い信頼度が得られた。SADS-RDC の組み合わせはコンピュータ入力も不要で，臨床上の利便性が認められた。

●北村俊則

詳細データ　J. Endicott, R. L. Spitzer, A diagnostic interview: the schedule for affective disorders and schizophrenia. Arch. Gen. Psychiat. 35: 837-844, 1978（保崎秀夫監訳『感情病および精神分裂病用面接基準〔SADS〕』星和書店，1983）．

エントラルゴ　Pedro Lain Entralgo
『医者と患者』　　　　　　　　[1966年]

　医者-患者関係は永遠のテーマである。本書ではヨーロッパにおける医者-患者関係を精神医学的，歴史・時代的，社会文化的に幅広く，医史学を通じて叙述している。「医者は自己の経済的または職業的関心は別として，病人に技術的援助を与え治療したいという感情に動かされる。病人の側としては，主として治してほしいという理由から医者に相談する。両者の動機が明らかに異なるにもかかわらず，ギリシア人は賢明にも同じ名を与えた。つまり両者を包括して『医の愛（メディカル・フィリア）』と呼んだ。古代ギリシアから現代に至るまで「この『医の愛』がすべての治療法の中で最も大切」であり，基調の理念として伝統の中に流れているとエントラルゴは強調している。ギリシア時代の医者にとって患者との関係は「医の愛」と「治療技術愛」との適正な結合の上に成り立っていた。患者は医術に対する，したがって医者に対する信頼感をもち，自分の世話をしてくれる特定の医者を信頼する。これには感謝の念を伴うことが多い。なお，ギリシア時代には富裕な自由民，貧乏な自由民と奴隷の治療という差別があった。

　中世に入ってヨーロッパではキリスト教が普及し「医の愛」に大きな変化が起こった。医療は修道院が病人を受け入れることによって聖職者-医師の手に移った。中世の修道院で行われた医術はキリスト教徒の職務としての治療であった。聖職者-医師はキリスト自身に仕えるように純粋にキリスト教的愛（アガペー）の精神で病人を治療した。治療はまず愛の行為であり，神の御加護により健康が回復するまで患者は献身的な治療を受けた。治療には自然的限界は存在せず，最悪の場合でも精神療法的な慰めという形での治療が行われた。キリスト教徒たちはギリシア時代の「医の愛」をのり越えたのであった。中世にも貧困階級，ブルジョワ階級と王侯貴族の3段階の医療があった。

　近代の医療は非宗教化され，医療実践の形は医の愛と，医学的同志愛に基づく場合とがあった。近代の医者は技術進歩の無限性への信頼のもと病気，治療法に自信をもってのぞみ，患者を援助し，正確な診断で科学的な治療をした。また公共機関で働く医者が増え，金銭と名声を望んだ。そして貧乏人は病院で悲惨な治療を受け，中産階級はかかりつけ医，上流階級は専門医の治療を受けた。この差別に対する「主体の反乱」が起き，同等の医療を受ける権利を要求した。臨床面では神経症患者が増加し，シャルコーとフロイトの活躍が生き生きと書かれている。さらに医者-患者関係の基礎と構造について詳細に分析し叙述されている。

　19世紀末以来の神経症等，心の病気の増加は社会と医療に対して不快を表明したのである。精神分析の誕生は単に科学的，技術的業績のみでなく，広い意味で歴史的，社会的性格をもつ事件でもあった。そして20世紀は医療実践に精神療法が導入され，医療の人格化がはかられた。さらに医療の社会化が進展し，種々の医療器械の導入，さまざまな医療技術者やコメディカルスタッフの参加により技術化，専門化が進み，健康保険制度の導入と行政化がはかられた。今日の社会化した医療における医者-患者関係は診療時間が短く，医者の報酬が少なく，診断と治療が限定され，医者と患者の社会教育が不十分で満足できないが，その基礎に医の愛が必要不可欠である。

　エントラルゴはマドリード大学医学部卒後，ウィーン留学，帰国後県立精神病院に精神分析医として勤務，1942年マドリード大学の医学史正教授となり，43歳の若さで同大学長に任命された。その後，王立言語アカデミー会長，王立医学アカデミー会員，各国の名誉教授と大学者の道を歩んだ。医学史の世界的権威であり，人間学，スペイン論，文学評論，大学論，人物論，旅行記，演劇論もあり，その幅広く深い学識と人間性がうかがわれる。

●榎本　稔

[詳細データ] P. L. Entralgo, L'attente et l'espérance: histoire et théorie de l'espérance humaine. Desclee de Brouwer, Paris, 1966（榎本稔訳『医者と患者』平凡社，1973）．

太田幸雄(おおた／ゆきお)
『頭部外傷の精神医学』　　　［1971年］

　著者は1959年にファウストの『脳外傷後遺症』を元村宏とともに翻訳しており，また精神神経科領域にあって，非常に多数の頭部外傷後遺症例を観察し，その知見をまとめて精力的に発表していた。本書は，彼の十数年におよぶ頭部外傷についての臨床経験をまとめたものである。著者がまえがきで述べているように，1人の医師が頭部外傷全般についてまとまったものを書くことは不可能であり，精神医学，神経病学，脳外科学の方面の知識を集大成しなければならない。このことは，専門分化が進んだ最近においては，さらに説得性を増している事実である。しかしながら，当時，精神医学の領域において「精神科医によって書かれた頭部外傷についての書は皆無であった」ので，本書が執筆されたことには大きな現実的意義があった。

　筆者は，頭部外傷研究に際する精神医学的研究方法から説き起こし，統計的研究，頭部外傷における精神病様状態，外傷後の性格変化について，さらに外傷後の神経症について，詳しい論述を行っている。なかでも，外傷後の性格変化と外傷後の神経症に関する章は，内容的に充実している。多数例の臨床的・心理学的データの統計的解析から提起された性格変化についての類型化の試み（発動性減退－感情鈍麻型，多幸型，刺激性不快気分型，情性喪失型）は，最近でも十分通じるところを有しており，引用されることも多い。病気の自覚の欠如を重要視していることも見逃せない。外傷後神経症については，いわゆる心因性にみえる場合でも器質因の関与を忘れるべきではないことを強調しているところに，筆者の基本的立場をみてとることができる。

●大東祥孝

　詳細データ　太田幸雄『頭部外傷の精神医学』医学書院，1971．

大成　潔(おおなり／きよし)，シュパッツ　Hugo Spatz
「ピックの限局性大脳皮質萎縮説への解剖学的寄与」　　　［1926年］

　1892年のピックによるオリジナル以来数多く報告されてきた限局性脳萎縮例を病理組織学的に再検討し，特異的な臨床像と経過・予後，あるいは共通した脳病理所見からクレペリンのいう疾患単位に相当し，ピック病と称することを提唱し，さらに脳萎縮部位が脳の発生学的に新しい領域に限局していることを論じた報告である。爾来今日に至るまで初老期痴呆症としてのピック病の疾患概念は確然として続いている（もっとも最近，前頭型痴呆，前頭側頭型痴呆，ピック小体病などピック病との関連が深い疾患単位が提唱され，ピック病概念自体が揺らぎつつあるが）。

　ピック病の病理組織学的研究は前頭葉萎縮型を対象としたガンスの詳細な研究が先行するが，大成らは側頭葉型症例の詳しい病理組織学的検索を行った。対象とした症例はすでにクレペリンによって記載され，シュテルツが臨床的に詳述したアンナ・ブラット例で，それに加えて，アルツハイマーの症例（ミューリッヒ），シュテルツの症例（ルーゲ），シュピールマイアーの症例（ノイベッカー），ショルツの症例（ハルダー）の標本も検索し，その共通した側頭葉病変部位は海馬回，紡錘回，第2，第3側頭回にあることを指摘した。組織学的には老年変化や出血，軟化巣はみられず，皮質上層部の高度の神経細胞の萎縮，消失とグリアの著明な増殖が特徴であるとし，これらの病理所見は狭義の神経細胞の萎縮過程に相当し，いわゆる老化現象とは異なるものであった。特徴的な病変部位については，ガンスは，ブロードマンの領域と密接な関連があるとしたが，側頭葉型の病変分布はブロードマンの領域よりは個体発生や系統発生的にみて新しい領域に一致していた。

　大成＝シュパッツの論文は，ピック病という病名を提唱した論文というだけでなく，脳病変部位を脳の発生と関連づけて論じたことで，後代に大きな影響を及ぼした。●松下正明

　詳細データ　K. Onari, H. Spatz, Anatomische Beiträge zur Lehre von der Pickschen umschriebenen Grosshirnrinden-Atrophie ("Picksche Krankheit"). Z. ges. Neurol. Psychiat. 101: 470-511, 1926.

大野　裕 ほか
『身体表現性障害』　　　［1999年］

　本書は，世界保健機関（WHO）と世界精神医学会（WPA）との共催で"Rethinking somatoform disorder"と題して1998年に行われたKeio University International Symposia for Life Sciences and Medicineの成果をまとめたものである。身体表現性障害とは，種々の身体愁訴を訴えるが検査をしてもそれを裏付ける身体所見が得られない精神医学的障害であり，従来の広義の心身症を含む概念といえる。

　本障害が注目されるようになった背景には，プライマリケアや臨床各科を訪れる患者の3割近くを本障害が占めており，その解明が臨床的にも医療経済的にも重要であるからである。そうした理由からWHOは国際共同研究を行い，その成果をまとめる目的で本書のもとになったシンポジウムが開催された。

　本書は3部構成になっており，パート1では，身体表現性障害の概念について，当時のWPA会長のN.サルトリウス，アメリカ精神医学会の診断分類であるDSM-IVの作成責任者であるA.フランシスなど，世界をリードする研究者や臨床家が，身体表現性障害が注目されるようになった背景や国際的な診断分類上の位置づけについて論じている。続くパート2では，異なった文化に見られる身体表現性障害の特徴について，当時のWHOのmedical officerのA.ヤンチャをはじめとして，WHO国際共同研究に参加した研究者がその成果を論文にしている。それを読むと，地域によって訴えられる症状や治療的アプローチに大きな違いがあることが分かる。さらに，本章には，アジア各国の精神医学会の会長が各地域の特徴を議論した小論文も掲載されており，国際的にみても興味深い内容になっている。

　最後のパート3は，SSRIなどの薬物療法や認知行動療法などの精神療法などを中心に身体表現性障害のマネジメントと医療経済的側面に関する論文が掲載されている。

●大野　裕

詳細データ　Y. Ohno, et al., Somatoform Disorders: a worldwide perspective. Springer-Verlag, Tokyo, 1999.

大橋博司
『失語・失行・失認』　　　［1960年］

　高次脳機能障害学あるいは臨床神経心理学という領域は最近では本邦でも確実に市民権を得つつあり，学際的学問領域として著しい進展をみせているが，この書が発刊された当時，欧米とりわけ独仏語圏では，すでに失語・失行・失認をはじめとする臨床脳病理学に関する多くの知見が発表されていた。しかし本邦ではまだあまり関心をもたれていないのが実状であった。1861年にはブローカによる失語の，1890年にはリッサウアによる視覚失認の，そして1900年にはリープマンによる失行の記載が行われ，失語・失行・失認の古典論とよばれるものは20世紀初頭にはおおむね出来上がっていた。その後局在論と全体論の相克の時期を経て，「神経心理学」という学問領域が成立してゆくことになるのであるが，その時期とほぼ並行して本書が本邦で刊行されたのである。確かに秋元波留夫による『失行症』［1935］がすでに出ていたし，井村恒郎による語義失語［1943］などの国際的な貢献がなされてはいたが，失語・失行・失認の全般に及ぶ本格的なモノグラフは，本邦ではこの書が最初であり，その総合的かつ詳細な記載のゆえに，その後この書はこの領域の研究者の「古典」となった。

　著者が最初に「私は一つの学説，学派の信奉者ではないから，勢い異なった立場が紹介される結果にもなった。しかしこれらの諸学説をうけ入れる態度は決して折衷的でなくて，批判的，総合的であるように心掛けた」と記しているように，本書はこの領域のきわめて広範囲にわたる諸説を，臨床症候学，解剖学，精神病理学の諸側面にわたって，詳細に解説している。本書で呈示されている80例に及ぶ豊富な症例もきわめて貴重であり，そのなかには本邦最初の着衣失行，相貌失認の記載も含まれている。

　本書のなかでもとりわけ秀逸であると思われるのは，例えば失語などについての精神病理学的側面に関する記載であろう。古典論の

考え方を詳しく紹介したうえで，それに対する反論がどのようになされたか，どのような立場があったのか，を記した部分である。言語心臓中枢説への反論，ジャクソニズムとその発展，幾何学的感覚と構成的思考，範疇的ないし抽象的態度，知性論と反知性論，一般障害と局所障害，機能変遷，などについての記述は，坂田徳男門下の逸材としてカントやベルクソンの哲学に精通していた著者の面目が躍如としている。

本書は，1965年に増補改訂版が出され，『臨床脳病理学』としてあらたに出版されたが，その英文題名は Clinical Neuropsychology であり，名実ともに本邦における「臨床神経心理学」の最初の本格的モノグラフとなった。ちょうど，本書が刊行される時期を境に「臨床脳病理学」は「神経心理学」へと変貌を遂げてゆくのであるが，このことは，1965年の『臨床脳病理学』の英文題名が "Clinical Neuropsychology" と記されていることに象徴的に示されている。増補版には，失語・失行・失認に加え，局在論的立場から巣症状としての幻覚，記憶・知性障害，発動性障害，感情・性格変化についても書き加えられ，アジュリアゲラとエカンによる "Le Cortex Cérébral" とともに，当時としては世界的にみてもきわめて高い水準の総説として版を重ね，いったん絶版となった後も，復刻版［1998］が出版され，今日もなお不朽の古典として読みつがれている。

関連する書として『失語症』*がある。主として失語症を中心に書かれたもので，臨床脳病理学そのものは改訂されなかったものの，この『失語症』において，その後の展開を詳しく紹介している。　　　　　　●大東祥孝

［詳細データ］大橋博司『失語・失行・失認』医学書院，1960；増補改訂版，『臨床脳病理学』医学書院，1965；復刻版，創造出版，1998．
＊　同『失語症』中外医学社，1967, 1977, 1980, 1987．

岡田靖雄(おかだ／やすお)／編
『精神医療—精神病はなおせる—』
［1964年］

1956年に医師となった編者は，薬物療法の導入とともに精神病院が急速に変化していく様を体験し，分裂病も不治でないことを目にし，同時に，病院内治療の限界も感じた。武谷三男，川上武もくわわった何回かの研究会をへてまとめられたのがこの本である。

本の構成は，序論（岡田），歴史と現状（江熊要一，大谷藤郎，岡田，佐藤壹三，吉岡眞二），精神障害（岡田），病気および治癒の概念（岡田），治療体系－院内（吉岡）・アフタケア（江熊），地域社会とのつながり（佐藤）となっている。最後の座談会には，武谷，川上のほか臺弘，江副勉，加藤正明も参加している（大谷は当時厚生省精神衛生課にいて，本文著者としては名をださなかった）。

本書は科学論・技術論双書の1冊としてだされている。精神科医療のあたらしい展望（社会的な面もふくめて）をしめすとともに，技術論および医史の面から検討している点が，本書の特色といえよう。"精神医療"の語は本書ではじめて使用された（"ここで精神医療というのは，狭義の精神科治療にとどまらず，人間としての精神障害者を社会に復帰させ，より有意義にいきさせるためのすべての制度・努力をもふくむものである"）。じつはこの語は，"本の題は4文字がよい" との，武谷とともに双書の編者だった星野芳郎の提案による。いま障害論がさかんだが，その論議は本書におけるような，病気，治癒などの概念の再検討から出発するべきだろう。

いずれにせよ，たいへん清新なものとして本書は関係者に歓迎された。"あれを読んで精神科をえらんだんですよ" という何人もにあって，おもはゆかったとともに，"精神医療" の語が法文にも定着してしまったことには，編者として違和感をおぼえる面がある。

●岡田靖雄

［詳細データ］岡田靖雄編『精神医療—精神病はなおせる—』（科学論・技術論双書）勁草書房，1964．

岡田靖雄(おかだ／やすお)
『私説松沢病院史　1879-1980』
[1981年]

東京都立松沢病院の最前身・東京府癲狂院は、東京府養育院の癲狂院をかりうけて養育院内癲狂人治療の責任を東京府病院がおう、という形で1879年7月25日に発足した。本書は、そのときから約100年の歴史をのべる、本文655ページの大冊。

東京都公文書館所蔵の関係文書、ほぼ40年分の病院年報、呉秀三ほかの論文、養育院史、齋藤玉男ほか諸先輩やふるい看護人からの聞き取り、新聞切り抜き、文芸作品が資料としてつかわれている。

東京府癲狂院ははじめ永田町府有地に設立が企画されたもので、それが上野公園内、現東京大学農学部所在地、現東京都立小石川高等学校所在地、現在地とうつっていく経過は、多くの示唆にとむ。当初の、東京府病院、東京脚気病院、東京府養育院との関係は、医療史の多くの問題にかかわる。相馬事件、将軍こと芦原金次郎、医員齋藤茂吉によりうたわれた巣鴨病院、戦前の精神病院ストライキなど、多くの話題にもとんでいる。1918年までは編年代の叙述と、いくつかの問題点を中心にした記述とがくみあわされている。全体に、こまかい数字の資料がおおくもられていて、基礎資料としての価値もたかい。

著者は、精神医学専門家榊俶が局長（実質院長）となってからより、内科医中井常次郎が院長であった時代のほうがよかった、などとして、大学との関係について問題を提起している。呉が院長として経営にあたる努力はなみ大抵のものではなかった（医者があつまらぬ、看護人の薄給などなど）。1918年の患者死亡率25.1％という数字にはおどろく。戦争中の精神病院の状況がありありとえがきだされている。著者はまた、1962年にはじまった改築により病院が巨大化の道をとったことには批判的である。

●岡田靖雄

> [詳細データ]　岡田靖雄『私説松沢病院史　1879-1980』岩崎学術出版社, 1981.

岡田靖雄(おかだ／やすお)
『呉秀三―その生涯と業績―』
[1982年]

松沢病院内で発足した精神医療史研究会は呉の著作を徹底的にあつめて、それを『呉秀三先生―その業績―』[呉秀三先生業績顕彰会, 1974]にまとめた。それをふまえ、またご親族や広島県に取材して、呉の没後50年にあわせて刊行されたのが本書である。

呉は洋学者箕作阮甫の外孫で、数多くの学者からなる箕作一族は蛮社の獄後のきびしい状況をいきぬき、また新時代になるとその学識を珍重されるあまり酷使される者もいた。こういった一族一人一人の伝記も、呉の精神的背景としてつづられている。巻頭の箕作一族の写真から、当時の著名学者をひろうのも興味ふかいことだろう。

学生時代で注目するべき点は、歴史学への志望を断念したこと、森林太郎、富士川游との交友であろう。留学中については、保存されていた文信控えによって、かなりこまかくその動きがとらえられている。また留学中についたおもな学者の筆蹟が、外遊記念記帳集により写真掲載されている。

帰朝後の活動は、東京府巣鴨病院‐松沢病院の経営、精神病学教室確立を目ざしての努力、精神病者監護法廃止のための闘い、精神病者慈善救治会の運営などを中心にのべられている。定年後の呉の力は医学史におおきくそそがれた。だが、本書執筆の段階で精神病者慈善救治会についての調べが不充分で、呉が定年後も病者の院外治療やリハビリテーションに努力したことは、著者の論文「精神病者慈善救治会のこと―呉秀三先生伝記補遺（その一）―」『日本医史学雑誌』1986]によりおぎなわれている。

なお本書と並行して、単行本になっていない呉の主要著作をあつめた『呉秀三著作集』2巻（第1巻「医史学篇」, 第2巻「精神病学篇」）が、著者の編集によって、1982年におなじ思文閣出版から刊行されている。

●岡田靖雄

> [詳細データ]　岡田靖雄『呉秀三―その生涯と業績―』思文閣出版, 1982.

荻野恒一（おぎの／こういち）
『現象学的精神病理学』　　　　［1973年］

　本書のかかれた1970年前後は，学問におけるこれまでの方法や体制が厳しく問われ，精神医学関連の学会においても若い世代から異議申し立てが先鋭化した時代であった。
　これらのアンチテーゼに対して，自然科学主義思想を超克すべく精神病理学および精神療法を実践してきた荻野が，真摯に答えたのが本書であり，その方法としてフッサールの現象学を基礎においたのである。なぜなら現象学的方法は，既存の知識や概念を括弧にいれて「事象そのものへ」，人間存在についていえば「根本構造そのものへ」あるいは臨床精神医学でいえば「病者の示す症状およびおかれた状況そのものへ」虚心に目を向け，その意味志向性を捉えようとするからである。
　現象学には様々な学派があるが，フッサール現象学を荻野が評価するのは，精神療法に寄与できる哲学思潮とみたからである。その点について，フッサールに触発された哲学者たちおよび精神医学へ応用したビンスワンガーやボスらを詳しく論考し，さらに，身体，心像，対他性，苦悩や不安などを考察した。
　しかも苦悩や不安は従来の精神医学でいえば了解不能の精神病者につよくあらわれ，病者の示す症状を発病時ならびに現在の状況あるいは生活史と相照らして分析することにより，精神療法の可能性を16症例で実証している。この現象学的分析は，個人的家庭的葛藤のみならず，必然的に病者をとりまく社会や文化あるいは刻々変貌する時代状況にまで還元され，超文化精神医学へと展開した。
　当時の精神医学および精神医療荒廃に対する危機意識と連帯するなかで，荻野はつねに「わたしは病者にとって，病者の側にいるだろうか」という問いを自らに課していた。本書は著者の現象学的情熱によってかかれた，精神病理学におけるヒューマニズムの書といえるものである。
　　　　　　　　　　　　　　●久場政博

［詳細データ］荻野恒一『現象学的精神病理学』医学書院，1973．

荻野恒一（おぎの／こういち）
『精神病理学研究』　　　　［1974，77年］

　この2冊は，荻野の1948年から1975年までに発表した論文や総説，あるいは啓発雑誌に載せた論著である。初期の論文は，精神病症状を呈する様々な症例，たとえば「心因性反応と急性分裂病の関連性」「夢幻様体験形式に関する精神病理学的考察」「敏感関係妄想の成立機転」「嫉妬妄想の構造と成立機制」などを丹念に分析している。
　このなかで正統精神病理学から人間学的精神病理学への橋渡しになったのが，1962年の「幻覚の人間学的研究」である。これは，非定型精神病と精神分裂病の幻覚を比較し，前者をビジョン（夢幻）の世界で自分に異質な対自的構造，後者を幻声の世界で他者の存在に圧倒される対他性ととらえ，人間精神の根本特徴の一側面をうきぼりにしている。
　総説として，「妄想論」や「精神医学の方法論」あるいは「フランスの精神医学」を著しているが，記述精神病理学におわることなく精神分析や有機力動学派および精神療法的視点にも論及している。
　本書はこれ以外にも，「実存分析と現存在分析」，「ことばとからだの現象学」「日本語の現象学」，「夏目漱石と芥川龍之介」の病跡学から，学生や一般向けの「苦しみと罪」「現実からの逃避」「性と精神医学」，さらに比較文化精神医学にめざめる契機となった「東ニューギニアにおける民族精神医学的調査」および「比較文化精神医学の展望」まで，多岐にわたって集録されている。
　ひとの苦しみや痛みに敏感であった荻野の精神病理学は，たとえどのような状況に陥った病者であっても治療の可能性をさぐり，精神療法的まじわりを通して光をみいだそうと模索することであった。そして，病者のおかれた地域や文化および時間を共有するため，その土地に率先しておもむく，歩く精神病理学者でもあった。
　　　　　　　　　　　　　　●久場政博

［詳細データ］荻野恒一『精神病理学研究』1・2，誠信書房，1974，77．

荻野恒一（おぎの／こういち）
『文化精神医学入門』
[1976年]

　現象学的精神病理学者としての著者が狂気と文化の関係を論じたものである。著者は，ニューギニアでの調査から精神分裂病はそこでは新しい精神病であり，石器時代に生きていた人々が西欧文化の影響を受けた時にのみ見られたことを観察している。また愛知県知多半島の先にある日間賀島と篠島での調査では，精神分裂病の病型が2島の間で相違し，本土との交流の深い文化的に開かれた篠島では妄想型が多く，文化的に閉ざされた日間賀島では破瓜型が多いことを観察した。このような観察から，精神病者をたんに脳病を患う者という捉え方ではなく，疎外状況で苦悩する人間として見ていく必要があると主張している。それは，主としてE.クレペリンによって体系づけられた正統精神医学への疑問である。そのことから著者は，精神医学の方法論として心身二元論的還元主義すなわち自然科学主義からの脱却の必要性を主張している。

　さらに精神分裂病が現代文化と親和性を有するという立場から，現代文化を批判している。現代文化においては個人の社会的地位の絶えざる動揺があり，またチャンスや能力による可能性への希望がある反面に存する他人との絶えざる競争関係がある。つまり現代人は，見えない競争関係の中で孤独であり，この競争の意識と孤独感との相克が精神分裂病の発現に関与しているとしている。このことから著者は，現代人は心の故郷を喪失していると主張している。

　本書の最後に，著者は正統精神医学を批判しながらも，クレペリン自身が比較精神医学の創始者であることを認め，彼の1904年の論文「比較精神医学」を紹介している。

●江畑敬介

[詳細データ] 荻野恒一『文化精神医学入門』星和書店，1976.

奥田三郎（おくだ／さぶろう）
「精神分裂病の欠陥像に就いて」
[1942年]

　この論文は東京府立松沢病院に在院し，発病後少なくとも10年以上の分裂病者456例の欠陥像に検討を加えている。無動，無言，拒絶など外界との遮断・隔絶のある緊張型欠陥群，思考統一としての自我の志向性が被害か誇大かに変質・固定する妄想型欠陥群，感情表出が単純化し思考の貧困化や脱線のある破瓜型欠陥群，これら3型の欠陥方向が混在・融合する混合型欠陥群の4群に類型化し，各群をさらに細かな小型に区分している。

　K.レオンハルトは分裂病を遺伝変質性の系統疾患と内分泌代謝異常とに分類し，欠陥像の相違として，前者は進行性で遺伝負因が少なく欠陥像が明確に限局され，多くの分裂病にみられることから定型とみなし，後者は遺伝負因が多く病像の境界不鮮明で周期的進行を示す非定型とした*。著者は彼と同じ方法で自験例を定型と非定型とに分類し負因率を調べ，負因ありが定型で44.4％，非定型で38.2％となり，定型の負因がむしろ高率で，彼の軽快度数は非定型に高率であるが，奥田の結果は両型の間に著しい相違がなく，レオンハルトの欠陥群分類に否定的である。

　著者によると分裂病の欠陥は，現実の外界と疎隔し自己にのみ向かう傾向と，人格の進化的統一関係を毀損傷害する傾向とを生じ，これらが人格の退行性変質をもたらし，精神活動の「固定凝化」と「貧性単純化」がおこる。前者はすでに進行期の常同症に認められ，欠陥像では幻覚や妄想の固定，衒奇症，言語，書字，絵画などにみられる歪曲，後者は人格の統一と形態に弛緩や混乱，精神機能の貧困化とその発動の減弱・狭小化，感情の振幅の減少，妄想や幻覚内容の貧弱空疎化，行動や表現の限局・単純化を生ずる。

　奥田は変質学説やジャクソン学説の階層構造をふまえ，神経生物学の視点から欠陥像の多様性を説明する一方，1940年代前半に欠陥分裂病者の治療が，「社会的治療」を中心に，自我の再構築や病者の再社会化にあるとしたのは画期的である。

●藤森英之

[詳細データ] 奥田三郎「精神分裂病の欠陥像に就いて」『精神経誌』46:657-735, 1942.
* Karl Leonhard, Die defektschizophrenen Krankheitsbilder. Thieme, Leipzig, 1936.

オグデン Thomas H. Ogden
『こころのマトリックス』　［1986年］

　オグデンは1946年生まれの現存のアメリカの精神分析家，精神科医である。この書物は彼の2冊目の著書であり，1980年代のアメリカの精神分析シーンにおいてベストセラーになった。

　アメリカの精神分析はもともと自我心理学を中心に発展してきたが，より病態の重い患者を相手にするようになってクライン以来の英国対象関係論の考え方が必然的に導入されることになった。カーンバーグの境界例論はその好例であるが，彼の理論が自我心理学の枠組みにクライン派のアイデアを接木したものであったのに対し，オグデンはこの著書できわめてオリジナルなやり方で英国対象関係論，とりわけクライン，ウィニコット，ビオンと対話した。おそらくアメリカでなされた最初のオリジナルな対象関係論的思考のひとつであり，その後の彼の著書で主題となる精神分析的にみた主体論という大きな問題の準備となっている。

　まず彼はクライン派の仕事を再読し，クラインの幻想理論の現代性を再評価し，クライン派の主要概念である妄想-分裂ポジションと抑うつポジションを，体験の主体性という観点から再解釈した。さらに彼はウィニコットの仕事のもつ逆説包含性を弁証法的対話（dialectic）という概念に読み替え，ウィニコット理論の主体性問題への寄与を論じた。つまり，主体性と弁証法的対話を鍵概念として，クライン派わけてもビオンとウィニコットとの共鳴を描き出したのであるが，彼はそれを通して最初は対人的でしだいにパーソナルなものに進展するこころの環境，こころの空間，心的マトリックスのもつ意義を明確にすることに努めたのである。

　本書がアメリカの多くの若い分析家に影響を与えたことは事実であり，間主体的な精神分析の概念化というアメリカのその後の方向をリードする一方の旗頭としてのオグデンが，明瞭に姿を現したのである。

●藤山直樹

　［詳細データ］T. H. Ogden, The Matrix of the Mind: Object relation and the psychoanalytic dialogue. Aronson, Northvale, 1986（狩野力八郎監訳／藤山直樹訳『こころのマトリックス―対象関係論との対話―』岩崎学術出版社，1996）．

小此木啓吾（おこのぎ／けいご）
『フロイト―その自我の軌跡―』　［1973年］

　フロイト研究は，フロイトの著作，その臨床の検討，さらにその伝記的な研究による主体的な歩みの理解を通しての研究へと進んだが，本書もこの動向に即した日本における代表的な著作である。特にフロイトにおける精神分析の起源とその展開，その主体の背景を伝記的手法を用いてたどってゆく。

　精神分析は，フロイトの自己分析，そしてその患者たちとの交流を介して発展したが，フロイト自身は自分の私的な秘密を隠したいというある種の人みしり（見知られる不安）のために，自分の自我の軌跡を精神分析理論の陰に隠してしまった。しかし，本当の精神分析の理解は，この隠されたフロイトの自我の歩みを共にしない限り生き生きとした体験として理解できない。この趣旨から，本書は，あえてフロイトの人みしりの陰に潜むその自我の軌跡をたどる。それだけに，具体的なフロイト自身の伝記的な経験やエピソード，そして，フロイトが出会った，ヒステリーから強迫神経症（ラットマン），境界例（ウルフマン），分裂病（シュレーバー）に至る個々の患者たちとの出会いを通して，フロイトがどのような体験を理論の中に表現したかが具体的に語られている。

　また本書は，フロイト自身の主体的な自我の歩みに，著者自身の精神分析家としてのわが国における臨床とその理解，さらに，ウィーンでの個人体験などを重ね合わせてユニークなフロイト論を展開している。とくに精神療法家としてのフロイトと患者の出会いのみならず，ユダヤ人としてのアイデンティティとその葛藤，戦争と集団幻想，ヤマアラシ・ジレンマ，中年の心の危機，若きフロイトのコカイン・スキャンダルによる医療過誤と精神療法家としての戒め，タブーが権威を持っていたフロイト時代と父性的な権威を失った現代との比較など，種々の多角的視点が，フロイトのその自我の歩みに織り込まれている。

●小此木啓吾

　［詳細データ］小此木啓吾『フロイト―その自我の軌跡―』NHK出版，1973．

小此木啓吾(おこのぎ/けいご)
『モラトリアム人間の時代』　［1978年］

　モラトリアムとは，債務者が債権者から与えられる支払猶予期間のことを言う。このモラトリアム概念を青年心理学の領域に導入したのは E. H. エリクソンである。青年は大人社会から，知的・性的にすでに一人前になっているにもかかわらず，社会からあえて一人前扱いされない猶予期間としての心理社会的モラトリアム（psychosocial moratorium）を提供される。このモラトリアムの期間に知識・技術の継承，自分の社会的な自己のあり方の吟味，種々の思想・人間像への同一化の試行錯誤を繰り返すことで，アイデンティティを持った大人になる準備を整える。この意味で心理社会的モラトリアムは，現代社会が確立した大変有意義な仕組みである。

　この古典的なモラトリアムに置かれる若者には，次のような共通の心性があることを小此木は明らかにした。(1)半人前意識と自立への渇望，(2)真剣かつ深刻な自己探究，(3)社会に対する局外者意識あるいは批判者意識と歴史的・時間的な展望への渇望，(4)一人前でないための禁欲主義とそれに伴うフラストレーションなど。

　ところが，この心理社会的モラトリアム期間が大幅に延長される時代が来た。いつまでも若者意識のままでいて，一向に大人になろうという要求も自覚も持たない人々が増加し広がった。その理由として，小此木は，これまでの古典的なモラトリアム心理と質的に変化した現代のモラトリアム人間の心性を分析し明らかにした。

　その違いは，(1)これまでの半人前意識に比べて，若者の側がむしろ心理的に優位に立ち，新しい価値観やファッションに敏感に反応し，これを身につける時代が来た。(2)若者が消費社会の主役になり，また，性をはじめとするあらゆる欲望の満足が可能な身の上になり，むしろモラトリアム状態に置かれる人々のほうが心理的に優位に立つ。(3)古典的モラトリアムの人間は，徒弟制度に象徴されるような修行感覚を強いられ，身分も低く目下の身分に置かれていたが，現代では，若者はむしろモラトリアムを楽しみ，気楽にそこで暮らすことができるようになった。(4)既成社会の価値観や生き方を継承し同一化するより，むしろ既成社会から距離をとり，評論家的である。(5)社会に対して当事者意識を持たず，むしろ局外者になってその社会への帰属意識を持とうとしない。(6)大人社会に依存しているにもかかわらず，その依存を否認し，実際には自立していないにもかかわらず全能感を抱いて，あたかも自立しているかのような錯覚を抱く。(7)何でも満たされ，しかも従来のような次の段階への意欲，大きな志を持たないために，何事にも情熱を燃やすことがなく，シラケて無気力な暮らしをする，お客様的な心性の持ち主になる。

　以上の心性の持ち主を小此木は「モラトリアム人間」と呼んだが，このモラトリアム人間論は青年期精神医学に大きなインパクトを与えた。それは，すでにエリクソンが明らかにしたアイデンティティ拡散症候群と表裏をなす心性であり，今日における社会的ひきこもりの精神病理を理解する上でも有意義な概念になった。

　しかし，小此木はただ単なる青年論とその病理を語ることで終わることなく，このモラトリアム人間心理が，実は若者のみならず，現代の日本社会の各世代の人々に共通の心性になっている事実を指摘し，モラトリアム人間心理が，現代日本社会における一つの社会的性格になったという。それは，先進産業社会-消費資本主義，社会福祉優位の価値観などの所産であるとともに，戦後50年の日本に特有な，国家としての歴史的アイデンティティを見失ったモラトリアム国家としてのあり方に深く根ざしているという。　●小此木啓吾

[詳細データ] 小此木啓吾『モラトリアム人間の時代』『中央公論』昭和52年10月号, 1977; 中公叢書, 1978; 中公文庫, 1981.

小此木啓吾(おこのぎ/けいご)
『対象喪失―悲しむということ―』
[1979年]

　愛情依存の対象を失う「対象喪失」は，近親者の死をはじめ最もストレス値の高いライフイベントであり，それに伴う対象喪失反応について，特に配偶者の死と親の喪失をめぐって，1960年代から70年代にかけて欧米では活発な精神医学的研究が行われた。本書の著者小此木は1965年に，ジョー山本，岩崎徹也らと共に，突然夫を失った未亡人の対象喪失反応について国際的な比較研究を行い，有意義な結果を得たが，この研究論文は，対象喪失反応の異文化差の研究の最初のものとなった。

　この種の対象喪失を外的対象喪失と呼ぶが，同時に，対象喪失はきわめて主観的，心的な体験である。理想化していた対象に幻滅するときにも内的な対象喪失体験が起こる。また，対象喪失に伴う悲しみ，喪の心的な過程の解明がフロイトの精神分析の起源であった。失った対象への絶ちがたい思慕の情に心を奪われ，やがて恨み，憎しみ，償いの心が錯綜する悲哀・喪の過程で，これらの課題を一つひとつ体験し解決していく心の営みを，フロイトは「喪の仕事（mourning work）」と呼んだ。この喪の仕事を達成する過程で種々の心身の病いや心の狂いが生じる。この視点が精神分析的な精神病理学の基本的な観点となった。

　本書は，フロイトにおける精神分析の発祥そのものが，実は父ヤコブの死に対するフロイトの喪の仕事にあった事実を明らかにすると共に，フロイトの理論の展開そのものが，彼の自己分析における「喪の仕事」の反映であるというオリジナルな論旨を展開しているが，さらに，現代における死の臨床，そして，精神神経免疫学などの課題について，すでに1979年わが国で最も早く問題提起した著作となった。

●小此木啓吾

[詳細データ] 小此木啓吾『対象喪失―悲しむということ―』中央公論社，1979．

小此木啓吾(おこのぎ/けいご)
『精神分析の成立ちと発展』　[1985年]

　本書の主体をなす「精神分析学の展望―主として自我心理学の発達をめぐって―」[1961]は，著者が当時31歳の頃の最もオリジナルな論文であり，「指導者の古澤平作との間で体験した精神分析のリアリティを，自分自身の言葉によって表現することによって，精神分析家としての自己の主体性を確立することを意図して」執筆された。

　第1部は，精神分析をどう理解するかの基本哲学，精神療法家フロイトと，自然科学的心理学者フロイトの内的な矛盾の批判。第2部の，フロイト的治療態度の明確化は，わが国の精神分析にとってきわめて重大な業績となった。さらに第2部から第3部は，フロイトの精神分析が米国に渡って自我心理学として発展した，その根源をフロイトの晩年に遡って明らかにし，防衛的な自我から自立した自立的な自我が，精神療法における治療契約や作業同盟の主体となるという観点から，自我心理学と精神療法の関係を明らかにし，さらにハルトマンらの生物心理学的な自我心理学の，エリクソンの歴史的・社会的な世界における自我アイデンティティ論への展開を展望し，第4部は，シルダーらの医学心理学，米国におけるメニンガーらの力動精神医学，アレキサンダーらの心身医学などへの精神分析の展開を明らかにしている。

　さらに，本書には，1900年初期からのフェダーンの分裂病の理解とその精神療法，その治療理論の基礎となったフェダーン独自の自我心理学，フェダーンの治療助手であった天才的な女性治療者G.シュヴィングをわが国で最初に紹介・概説した「パウル・フェダーン博士紹介―その自我心理学と精神病の精神療法について―」が収録されているが，この論文はわが国における精神分析的な精神分裂病の心理療法と治療論の源泉をなすものである。さらに本書には，著者の多年にわたる「精神分析概念・用語―その範囲および起源・定義について―」の研究が収録されている。

●小此木啓吾

[詳細データ] 小此木啓吾『精神分析の成立ちと発展』弘文堂，1985．

小此木啓吾（おこのぎ／けいご）
『現代精神分析の基礎理論』　　［1985年］

　本書は，主体をなす「精神分析理論」［1982］を中心に編集された著者の1970年代から1980年代にかけての代表的な論集である。当時，欧米との国際交流も活発化し，精神分析の新しい動向を伝える著訳書も次々に刊行されたが，このそれぞれの流れを全体的展望の中に適切に位置づけ，現代精神理論全体を展望する準拠枠の提供を意図した著作である。

　A「フロイトの精神分析学理論」では，その成り立ちに遡り，力動経済論，生成分析論，発生発達論，力動構造論，不安防衛論，自己愛論という各モデルに即してフロイト理論を系統的に明らかにし，B「フロイトからフロイト以後へ」では，フロイトから現代の精神分析への橋渡しの役割を果たしたアブラハム，フェレンツィ，ランク，ライヒ，アンナ・フロイトらの流れを，C「フロイト以後の精神分析理論」では，フロイト以後の代表的な流れとして，米国における自我心理学，英国におけるクライン派および対象関係論を概説している。

　以上の概説は，いまなお現代の精神分析の代表的なテキストであるが，米国における自己心理学（コフート），間主観的アプローチ（ストロロウ），関係理論（ミッチェル）などの新しい流れや，英国におけるローゼンフェルド，ビオン，スタイナー，メルツァーなど現代クライニアンの流れの概説の追加が待たれる。

　さらに，本書に所収の「精神分析の起源―フロイトにおける悲哀の仕事―」「フロイトの夢判断とその理論の現代的可能性―メタサイコロジー・対象関係論，両者の源泉として―」「対象喪失と『悲哀の仕事』の観点から見た躁とうつ」という3つは，それぞれ小此木の精神分析理論の核心をなす論文である。

●小此木啓吾

［詳細データ］小此木啓吾『現代精神分析の基礎理論』弘文堂，1985；『現代の精神分析』講談社学術文庫，2002．

小澤　勲（おざわ／いさお）
『痴呆老人からみた世界』　　［1998年］

　「痴呆老人からみた世界はどのようなものなのだろうか。彼らは何を見，何を思い，どう感じているのだろうか。そして，彼らはどのような不自由を生きているのだろうか」という文章で始まる本書は，痴呆ケアの基礎学構築を目指した精神病理の書である。

　痴呆ケアで難渋するのは中核症状というよりむしろ周辺症状だが，従来，周辺症状は中核症状から2次的に生じると述べられるにとどまり，その生成過程が詳細に論じられることはなかった。そこで，本書では痴呆にみられる幻覚妄想状態のなかでもっとも頻度の高いもの盗られ妄想を主な対象として，その成り立ちが論述される。

　もの盗られ妄想の背景には，老いの過程とライフ・イベントに基づく喪失感，そして身近な介護者への両価性から生じる攻撃性がある。また，このような心理構造を生みやすい典型的な病前性格がある。かくして，喪失感と攻撃性の狭間で窮地に陥った老人が新たな生き方を模索した結果，妄想が創出される。「不可能な現実への強制が可能な非現実によって置換される」［クーレンカンプ］のである。

　次いで，なぜ彼らは妄想という構造を獲得しうるのかという課題を論じるために神経心理と精神病理の架橋が試みられ，痴呆の構造論が展開される。痴呆とは，単に要素的な道具機能障害の加算ではない。より上層の，知能する主体とでもいうべきものの解体過程こそが痴呆の痴呆たる所以である。この事態が妄想産出を可能とする。

　この他，痴呆にみられる嫉妬妄想，徘徊の背景として訴えられることのある「……に帰る」あるいは「……に行く」などの精神病理が論述される。また，アルツハイマー型痴呆と脳血管性痴呆の精神病理的異なり，痴呆の精神病理の意味と限界についても述べられている。

●小澤　勲

［詳細データ］小澤勲『痴呆老人からみた世界』岩崎学術出版社，1998．

小田　晋(おだ/すすむ)
『日本の狂気誌』
[1980年]

　日本人にとって狂気とは何か，古来狂気はどのようにあらわれ，どのように受け止められてきたかという問いに答えるのが本書の意図である。近代精神医学および精神医学史はその性質からして，狂気の病態およびその治療を目的とする。しかし狂気あるいは精神障害は一面当該の社会・文化の中で析出する事象でもある。本書は，『日本霊異記』『今昔物語』『発心集』『古今妖魅考』『源氏物語』『病の草紙』『百箇條調書』『近世畸人伝』など歴史史料，文学や説話，裁判例，民俗学的資料，および律令，『癲癇狂経験篇』などの医学書等から見出される狂気を剔出して，古代－中古・中世－近世－近代の各時代の狂気の現象や狂気観を各時代の文化的認識体系の中で共時的に解明し，さらにそれを通時的に積み重ねて，日本の狂気の特性を探ろうとした，いわば陰刻の日本文化史を意図したものである。その意味でこの本は狂気誌(aliénographie)と名づけられている。その結果，日本史の各時代における用語・概念・現象・処遇の変遷を通じて，日本文化において狂気は，(1)タブレ－タワムレの系列から知りうるような，共同体的な時空間的制約に対する逸脱として，(2)"狂"についての古い定義が示すような日常的経験則からの逸脱として，(3)〈苦し〉〈狂し〉が同根であり，〈苦し〉は痛みの耐えがたさに心身の安定を失うことが原因とされることに示されるような，心身相関の制約下にある心的現象として，捉えられてきた。さらに(4)狂気の帰結としての社会的行動についてのモラトリアム，あるいは判断中止の伝統も一貫してある，といわねばならない。
　日本文化史の中には，狂気誌的に見れば，日本文化の古層に発する二極構造，すなわち①ケ（日常）－労働－素面（しらふ）－現実－本地農耕民－正気－（俗）の第1系列と，②ハレ（祭）－芸能－陶酔－超越－山民・漂泊民－狂気（聖）の第2系列が存在し，両者は表裏の相補関係をなす。狂気はこの第2系列の中に位置付けられ，第1系列の陰画，あるいは反世界としての役割を保ちつづけた。それはユダヤ・キリスト教圏におけるような神－悪魔といった価値系列をもった階層構造でないことも注目される。
●小田　晋

[詳細データ] 小田晋『日本の狂気誌』思索社，1980; 講談社学術文庫，1998.

オットー　Rudolf Otto
『聖なるもの―神観念における非合理的要素，およびその合理的要素との関係―』
[1917年]

　目的　本書の内容と目的は，書名と副題に明瞭に示されている。オットーによれば，聖なるものには合理的要素と非合理的要素の両方が含まれている。前者は定義可能で，明晰判明な概念によって思惟しうるものであって，これは聖の必須要素ではあるが，聖の内実を汲み尽くしてはいない。むしろ聖を聖たらしめる本来的要素は，言語で言い表しえない非合理性にこそある。本書の狙いは，聖から合理的要素を差し引いた聖の非合理的要素を明らかにすること，そしてそれと合理的要素との関係を明らかにすること，具体的には非合理的要素の発展と並行してどのように合理化と道徳化とが進められて行ったのかを宗教史の中で確認することである。
　方法　まずオットーは，道徳的な最高善を意味しがちな「聖なる」という言葉に代えて，そこから道徳的合理的要素を差し引いたものを表示するために，ヌミノーゼなる新語を作り，その内容を明らかにしようとする。しかしヌミノーゼは，定義からして合理的・概念的には接近も理解もできない。そこで彼は，ヌミノーゼの客体が感情のうちに引き起こす心理的反応を，類似した感情，関係のある感情，正反対の感情などと比較対照し，それによって本来のヌミノーゼ感情を象徴的に示唆する。読者はそれを手がかりに，感情移入・共感・追感などにより，著者の指し示すものをみずから理解することが可能になるのである。
　内容　ヌミノーゼに対する感情反応としてオットーがまず挙げるのが，「被造者感情」である。これは，絶対的に優越する対象の前で自らが無に沈み去る感じである。ここからさらにオットーは，ヌミノーゼの2つの主要な要素を挙げる。第1は，「戦慄すべき秘義」と名づけられ，これを構成するいくつかの要素が指摘される。まず「戦慄すべき」という要素としては，それは薄気味の悪さ，身の毛

もよだつ恐れ，畏怖である。オットーはこの要素をあらゆる宗教の根本要素であり，全宗教史の原点だと考える。またこの要素は，絶対接近不能の感じを伴う優越・尊厳であり，さらには力・威力という要素でもある。最後にそこには，秘義という要素がある。それは理解可能な自然的領域を越えたもの，したがって理解を絶した絶対他者を前にしての驚きである。以上のような第1の要素が反発的であるのに対して，ヌミノーゼの第2の要素は人を引きつけ，その心を捉える。それは「魅するもの」と呼ばれ，人をえもいわれぬ法悦や狂喜に導く要素である。この非合理的要素の合理化されたものが，宗教的浄福を構成する愛・憐れみ・善意などといった，救済宗教の諸特徴である。

このようにヌミノーゼを構成する諸要素を抽出したのち，オットーはさらに，それが宗教史の中でどのように表れてきたかを，旧新約聖書やルターの宗教に即しながら記述している。

評価 本書は，フランスの社会学者デュルケームの主著『宗教生活の原初形態』の5年後に出版された。デュルケームと同様に，宗教を聖によって定義し，聖を宗教研究の対象として定めたという点で，本書がのちの宗教学に与えた影響は大きい。しかしオットーが自らとデュルケームとの間に明確な一線を画そうとしていたことは，疑いえない。デュルケームに直接言及することはなかったが，宗教を社会的実在からの生成物と見る還元主義的なデュルケームの見方に対抗して，オットーは宗教を，人間的なものを越えた実在に対する人間の反応と位置づけ，それによって宗教の独自性を主張しようとしたのである。また本書は，現在，宗教現象学と呼ばれる一分野の先鞭を付けた業績としても評価されている。

●宇都宮輝夫

[詳細データ] R. Otto, Das Heilige: Über das Irrationale in der Idee des Göttlichen und sein Verhältnis zum Rationalen. Trewendt und Granier, Breslau, 1917 (山谷省吾訳『聖なるもの』岩波書店, 1968).

小俣和一郎(おまた／わいちろう)
『ナチスもう一つの大罪―「安楽死」とドイツ精神医学―』 [1995年]

ナチズム期のドイツで，おもに精神障害者を対象とする大量虐殺が行われていた事実は，戦後も長期にわたって隠蔽されてきた。ドイツでは1980年代以降，この歴史に対する本格的な検証が行われはじめ，今日では多数の著作・論文が発表されている。精神障害者の抹殺は，ヒトラー直属の総統官房や内務省保健局が中心となって計画され実行に移されたが，重要な点は，この計画に当初から大学精神科教授や著名な病院精神科医らが関与していたことである。抹殺は「価値なき生命(Lebensunwertes Leben)」に対する「安楽死」という名目のもとで秘密裡に行われ，各地の精神病院から主に「治癒不能・労働不能」の入院患者を一定の調査票にしたがって選別し，秘密の移送組織(Gekrat)を通じてドイツ国内の計6カ所の精神病院に付設されたガス室へと送ることによってなされた。その犠牲者数は正確に7万273名にのぼる。このほかにも，計画的な食糧制限やモルヒネなどの薬物を使用した「安楽死」も実行されていた。本書は，こうした「安楽死」作戦(暗号名T4-Aktion)の詳細を，その歴史的起源にまでさかのぼって述べたものである。また，戦後のドイツで，このような「安楽死」に加担した医師らがどのようにして裁かれたのか，あるいは裁かれることなく再び戦後社会の中で地位を確立していったのかについても記述している。さらに，同じファシズム国家であった同時期の日本で，精神障害者がどのように扱われていたのか，ナチ・ドイツと同じ「安楽死」計画はなかったのか，などにも言及している。ナチ「安楽死」の問題は，単に過去の歴史的事実にのみ属することではなく，現代の臨床においても無視することのできない問題を投げかけている。それは尊厳死や脳死・臓器移植に伴う自己決定権の問題という，きわめて根本的な問いとも重なっている。

●小俣和一郎

[詳細データ] 小俣和一郎『ナチスもう一つの大罪―「安楽死」とドイツ精神医学―』人文書院, 1995.

オルズ James Olds,
ミルナー Peter Milner
「ラット脳の中隔野等への電気刺激による正の強化」
[1954年]

　本論文は，ラットが自ら好んでペダルを押し，自己の脳を電気刺激することを初めて報告したものである。不快情動の中枢神経機構の研究は古くから行われていたが，快情動（快感）については，脳内に快情動を生む特異的な部位が示唆されながらも，1954年以前はこの神経機構の実体は不明であった。オルズとミルナーは本論文で，学習心理学で用いられるスキナー箱（Skinner's box）で，オスのラット15匹に脳への電気刺激を強化子とするオペラント条件づけの実験を行った。通常，スキナー箱のレバーを押すと報酬としてエサが与えられるが，この実験ではレバーを押すとあらかじめ埋め込んだ電極に電気刺激が加えられるようにした。実験はそれぞれ3日間行い，レバー押しで一定電流が電極に通電する時間帯としない時間帯を設け，それぞれの時間帯でのレバー押しの回数の増減を観察した。結果，電極通電中では回数が増加してラットの自己刺激が観察された。この反応には埋められた電極の脳内での位置が最も重要だった。このような部位は脳の深部に広く分布し，なかでも中隔野（septal area）への刺激が自己刺激反応を強く起こすことが明らかとなった。また自己刺激を行ったラットは正の強化（報酬）を得たと考えられた。

　その後の同様の実験で，多くの動物に自己電気刺激を行う現象が見いだされた。このような中枢神経機構は概念的に報酬系と呼ばれ，現在ではこの系に視床下部を貫いて中脳被蓋の腹外側部と嗅球，辺縁系，大脳皮質などの前脳部を結ぶ内側前脳束に一致する領域が含まれることが示唆されている。さらに神経伝達物質関連として，特にドーパミン作動性神経系が主な役割を果たしていると考えられているが，確定的証拠は現在までない。以上のように，本論文は報酬と関わる中枢神経機構の研究の先駆けとなったものである。

●岡本太郎

[詳細データ] J. Olds, P. Milner, Positive reinforcement produced by electrical stimulation of septal area and other region of rat brain. Int. J. Comp. Phisiol. 47: 419-427, 1954.

オルポート Gordon Willard Allport
『人格心理学』
[1961年]
（原題『パーソナリティの型と成長』）

　パーソナリティに関する心理学の文献を列挙せよといわれれば枚挙にいとまがないが，「パーソナリティ（人格）心理学」を表題に名乗り，真正面から人格への科学的接近を試みた書となるとアイゼンク，キャッテル，マズローなどに限られ，意外なほど少ない。しかも彼らもごく限られた視点や方法からしか人格にアプローチしていない。これは「パーソナリティ」なる概念が，人間を記述し説明するにはあまりも包括的すぎ，科学的探求の対象としては意味過剰で曖昧すぎる概念だからだろう。その意味でこの分野の古典とされるオルポートの本書は，心理学史の中でこの曖昧な対象を科学的かつ包括的に捉えようと試み，成功を収めた稀にみる名著であるといえる。1961年に著された本書は，1937年『パーソナリティ―心理学的解釈―』*をよりわかりやすく改訂したものとされる。

　「パーソナリティとは，個人のなかにあって，その人の特徴的な行動と考えとを決定するところの，精神身体的体系の動的組織である」[本書第2章]。この有名な，一見当たり前にも見えるパーソナリティの定義は，さまざまな点でパーソナリティに対するオルポート独自の視点を表現しようとした苦心の結晶であるといえる。ここでまず強調されるのは，人間1人1人に独自な「個人的傾性」[第15章]である。これは集団の中で他者と相対的に比較可能な，「共通特性」（たとえば優越性－服従性，内向性－外向性，知能など）によって語りきれるものでもなければ，いくつかの「類型」（内向（型）のように経験的に得られるものや「理論（型）」「経済」「審美」のように理念的に得られるもののような）に押し込められるものでもない[第14章]，その人の独自性である。またパーソナリティを，学習理論が扱うような特定の状況下での刺激に対する反応の連合要素の単なる集合としてではなく，それらの多様な要素が相互に作用しあって活動し，また活動していないときも

潜在する組織過程と考える［たとえば第2，5，13章］という意味で，かれは状況論者ではなく「本質論者」であることを表明している。

本書は彼独自のパーソナリティ観を，歴史的［第3章］，発達的［第6章］，文化的［第8章］，動機論的［第9章］などさまざまな角度から展開する。そこで考察の対象となるのは，ガレヌスの体液論に始まり，フロイト，ユング，ジェームズ，マスロー，エリクソンなど心理学の主だった理論家（スキナーは少ない）の学説であり，尺度法や投影法などさまざまな評価方法［第17, 18章］である。それらの的確な要約は，本書それ自体が一般心理学の優れたテキストともなりうるほどである。自ら「折衷主義者」と自認するように，このような主要な心理学の成果をバランスよく取り入れる点が，彼のパーソナリティ論を包括的たらしめていると同時に，強烈な指導的理論を欠くある種の物足りなさを与える原因ともなっている。本書はまたパーソナリティを評価する際の「表出行動」（たとえば「話す内容」に対する「話し方」のように，意識の向きやすい「対処行動」に対しての「やり方」の側面をさす）の重要性を強調する［第19章］。

オルポートはパーソナリティのよく組織化された側面，健全な側面を主として論じているため，組織化されない側面，とくに病理的側面に対する言及がほとんどなされていない。また時代の影響もあるが乳児期の洞察があまりに貧弱であるとの欠点もある。しかしその博識と，彼を知るあらゆる人が評するその円満なパーソナリティが行間に満ちているこの書は，いまなお健全な人間理解のためのスタンダードを提供するものといえよう。

●安藤寿康

［詳細データ］G. W. Allport, Pattern and Growth of Personality. Holt, New York, 1961（今田恵監訳『人格心理学』上・下，誠信書房，1968）．

ガウプ　Robert Gaupp
「精神医学的認識の限界」　［1903年］

本論文はガウプ［1870-1953］が1902年，南西ドイツ精神医学会で行った講演の内容である。

ガウプによると精神医学がグリージンガー以来，医学（内科学）の1部門であることが認知されたが，精神医学の対象の大部分は自然科学者の取り扱わない別の研究領域，つまり精神病理現象であり，その研究が精神科医に課せられた責務である。

また「神経系の構造の形態とその複雑な生理的機能の進歩は，神経系と精神的な生命現象との関連を認識する上で役立たなかったばかりか，混乱を招いた場合が多い」（ヴント）。これは疑いもなく，精神医学にも当てはまる。それゆえ精神病者における精神的な因果関係に相応する脳内の物質的事象が解明されるまで，その関連の心理的探求を差し控えるべきではない。

この領域（精神病理現象）に接近可能な方法は心理学的考察であり，内的体験，自己観察，他者観察の科学的価値を主張している。内的経験はいっさいの心理学的基礎であり，他者観察，特に精神的発達段階にある人たちを観察し，それとの比較において自己を観察することは，限界はあるにせよ，幾多の複雑な精神現象の諸関連を解明する最良の方法である。

ガウプは本論文で精神医学の対象が精神病理現象であり，その接近方法は心理学的方法である，と述べ，精神医学の対象と方法を明確にし，精神医学のアイデンティティを確立した。

今日の生物学的研究の隆盛と精神科臨床との解離現象をみると，ガウプ論文の提起した問題の重要性が再認される。

●飯田 眞

［詳細データ］R. Gaupp, Über die Grenzen psychiatrischer Erkenntnis. Zentralblatt f. Nervenheilkunde. u. Psychiatr. 14: 1-14, 1903（曽根啓一・飯田眞訳「精神医学的認識の限界」『精神医学』24: 523-533, 1982）．

ガウプ Robert Gaupp
「教頭ワーグナーの症例」 [1920年]

ロベルト・ガウプが報告した，教頭ワーグナーの症例は，現代におけるパラノイア論の出発点となるべき重要な意味をもっている。ガウプは，ワーグナー症例を分析して，これを典型的なパラノイアであると診断する。すなわち，ワーグナーを異常な性格障害的素因が発展したとみなすものの，妄想発展に際しては，体験契機が重要な意味をもっているとする。よく知られている E. クレッチマーの「敏感関係妄想」という概念は，ガウプの提出したパラノイアの考え方にきわめて近い。

ガウプは，ワーグナー症例の発症メカニズムを，繊細，内気，控え目といった敏感（無力）性格と闘争的色彩をもつ発揚（強力）性格との接続的緊張が相互に葛藤し合っており，それに発症を促すような体験と環境要因とが加わって妄想が構築されていったと解釈している。

ガウプは，ワーグナー症例を分析し，思考，意志および行動については明晰な秩序が完全に保たれているが，クレペリンがパラノイアについて定義したような「持続的な揺るぎない妄想体系」は形成されておらず，いくぶん訂正されることもあったと報告し，このようなタイプのパラノイアを「頓挫性パラノイア (abortive paranoia)」と定義している。すなわちガウプはこの頓挫性パラノイアは，硬直化ないし固定化した体系的妄想構築を終生もちつづけるのではなく，波状的な経過をとり，部分的に病識があり，治癒も可能であるとしている。じじつ，妄想によって大量殺人事件を起こしたワーグナーが最晩年において，同国の看護者の尊敬を集め，しかも自分の年金の一部を不幸な生活に落ちこんでいる兄弟に送るといった思いやりの心を忘れなかったと記している。現在，日本において触法性精神障害の処遇をめぐり，論議が盛んである。ワーグナーの症例は，この論議に多くの示唆を与えてくれる。　　　　　　　　　●平山正実

> 詳細データ　R. Gaupp, Der Fall Wagner: Eine Katamnese, zugleich ein Beitrag zur Lehre von der Paranoia. Z. Neurol. 60: 312, 1920（宮本忠雄・平山正実訳「教頭ワーグナーの症例」『精神医学』23: 611-624, 725-740, 1981）.

影山任佐（かげやま／じんすけ）
『フランス慢性妄想病論の成立と展開—ピネルからセリューまで—』 [1987年]

本書は著者が青年時代パリ大学留学中にまとめ，L'évolution psychiatrique に発表した「モノマニー論」を基盤にその後発表したフランス精神医学関係の一連の論文，古典紹介をまとめ，新たに書き下ろしたこの分野の論考を所収したものである。副題にあるようにピネルからマニャンを経て，セリューまで，おおよそ18世紀末から，20世紀初頭にかけてのフランス精神医学の精髄というべき慢性妄想病を中心に，モノマニー学説，変質論の成立過程を文献を中心に克明に追究した。

本書の特徴は，第1に諸外国でも研究の乏しかったモノマニー学説の成立過程を明らかにした点にある。冒頭に掲げた論文はこの分野の諸外国の著書などに現在においても引用されている。発表当時我が国はもちろん，諸外国においても，慢性妄想病の母胎となった，モノマニーの概念，その成立過程については不詳な点が多く，研究も不十分であった。またこれらの誕生の前提となったデリール，全体性，部分性デリールの概念は曖昧なままであった。著者は当時の文献を克明に追い，本書のピネル，エスキロール，ジョルジュの項でも紹介しているように，モノマニー成立過程と，それぞれの貢献，そしてその意義を論じている。モノマニーは部分性デリールと機能心理学のパラダイムで生まれたものであった。ピネルにおいては混乱し，曖昧であった，全体性，部分性デリールとマニー，メランコリーの分類の矛盾をモノマニーは一掃する役割を果たした点に意義がある。さらにモノマニー患者の責任能力をめぐる司法鑑定上の当時の論争はフランス司法精神医学の誕生に大きな貢献をした。

第2の特徴は，フランスで生まれた近代的精神医学の本格的病因論，変質学説の成立過程を追究し，マニャンの弟子ルグレン [1886] の功績を明らかにし，彼の変質者の「体系化妄想病」の非幻覚性妄想病を母胎にセリュー [1890] の「解釈妄想病」が生まれ，パラノイア問題の歴史が生まれたことを本書で明らかにした。　　　　　　　　　●影山任佐

> 詳細データ　影山任佐『フランス慢性妄想病論の成立と展開—ピネルからセリューまで—』中央洋書出版部, 1987.

笠原　嘉(かさはら／よみし)／編
『正視恐怖・体臭恐怖―主として分裂病との境界例について―』　　　[1972年]

　本書は笠原嘉・藤縄昭・松本雅彦・関口英雄の4人が共同して集めた57例について文献的考察，症状を発現しやすい対人状況の特徴，近縁症状との関係，経過と予後，経過による分類，疾病論的考察，治療を述べたものである。

　森田正馬以来，日本の対人恐怖症の研究史は厚く，早くから下位命名がいろいろとなされてきたが，1960年くらいから体臭恐怖に関する発表が森田学派以外の臨床家から相次ぐようになった。人前で自分の体臭が相手にいやな感じを与えることを案じるので「自己臭恐怖」という人もいた。ほとんどの場合，自分で嗅ぐことはできず相手の素振りから直感するので，関係妄想の構造を帯びやすい。正視恐怖も同様に，自分の視線が異様に鋭いために相手を傷つけると悩む。相手の視線の鋭さにたじろぐ場合と区別するため「自己視線恐怖」とわざわざいうこともあった。ここでも神経症レベルを超えた境界例性はしばしば否定しがたい。当時は境界例一般についての関心が高まったころだっただけに，こうしたケースに関心が集まったのだった。

　また，この2つの恐怖症の体験には共通して「自分の内から外へ何かが漏れる」という形式があり，これが分裂病の作為思考の「外の力が内に侵入する」のと逆方向であることにも試論的に注目された。この点は藤縄昭「自己漏洩型（egorrhea）分裂病」*をみよ。

　なお，われわれの知る限り正視恐怖症，体臭恐怖症は外国ではほとんど注目されていない。DSM-IVは社交不安症のなかの「特殊な文化，年齢，性」の項目で eye-to-eye contact, one's, body oder を対人恐怖症（Taijinkyoufushou）という言葉とともに掲げている［p.413］。またDSM-Ⅲ-R 以降妄想障害の項に somatic type の一つとして自己臭の記載がある［p.298, L13］。　●笠原 嘉

　　[詳細データ] 笠原嘉編『正視恐怖・体臭恐怖―主として分裂病との境界例について―』医学書院，1972.
　*　藤縄昭「自我漏洩症状群について」土居健郎編『分裂病の精神病理』1，東京大学出版会，1972; 藤縄『臨床精神病理研究』弘文堂，1982.

笠原　嘉(かさはら／よみし)，
木村　敏(きむら／びん)
「うつ状態の臨床的分類に関する研究」　　　[1975年]

　1960年代に入ると，従来よりはるかに多様なうつ状態への注目を精神科医が促されることになった。とりわけ軽症型が外来患者として増え，その結果長く採用されてきた公式的な内因性・心因性（あるいは神経症性）の二分論ではうつ状態を捉えきれなくなった。

　内因・心因を排し同時に日本の現実にマッチさせるべく1975年に発表されたこの分類の原理は2つあった。(1)「病前性格－発病前状況－病像－治療への反応－経過」の5項目をセットとして類型を求める，(2)個々の類型のなかに（単一精神病論の見方をとりいれ）軽症から重症までの段階を設ける。この2つは決して安易な思い付きではなく，文献にも依拠したものだったが，今までの分類にない大胆さを含んでいたことは確かである。

　ここで試論的に提唱されたのは次の5型である。性格（状況）反応型（I型），循環型（Ⅱ型），葛藤反応型（Ⅲ型），偽循環反応型分裂病（Ⅳ型），悲哀反応（Ⅴ型），この分類原理によってとらえられない脳器質因性うつ病などのうつ状態（Ⅵ型）。

　なかでも性格（状況）反応型とされたI型は，ドイツのテレンバッハのいうメランコリー親和型性格（あるいは日本の下田のいう執着性格）の成人が，ある種のストレス負荷状況下で（配置転換など），心身両面にわたる軽症の単極うつ状態を呈し，治療的には心理的休息と抗うつ薬の投薬に反応し，数カ月の経過で旧に復するもので，現代日本の中高年層にまれならず見られるタイプである。Ⅱ型はいわゆる従来からの躁うつ病だが，そこに心理的エネルギー水準の高低に従い，軽躁状態（Ⅱ-1）から精神病状態を一時的にもつもの（Ⅱ-4）までが配列された。

　この論文が発表された直後［1980］，米国のDSM-Ⅲ が公表された。原因論を排し，症状を列記することに徹し，世界の僻地でも通用することを狙い，統計的な処理を促すそれは，多元的診断と直観的類型化の要を唱えた笠原木村分類とは残念ながら正反対だった。
　　　　　　　　　　　　　　　　●笠原 嘉

　　[詳細データ] 笠原嘉・木村敏「うつ状態の臨床的分類に関する研究」『精神経誌』77: 715-735, 1975.

笠原　嘉（かさはら／ヨよみし）
『精神科医のノート』　　［1976年］

　これは私の書いた最初の一般人むけ啓発書である。といっても，専門家にも十分読むに耐えるものをと思い，末尾の文献紹介欄にはずいぶん入念に書きこんだ。みすず書房に『みすず』と題する宣伝誌があって，そのある号の埋め草原稿に30枚程度の小文を1つ，と当時の編集長小尾俊人氏から声を掛けられたのが縁で「スチューデントアパシー」「メランコリー好発型性格」「ヒステリーの減少」「精神科医にとっての自殺」「二重の見当識」「レイン氏のこと」「精神科医院（今日いう精神科クリニック）」などと11回分書き継いだ。どれも当時アップ・ツー・デートと思われた課題である。発刊の1976年は大学紛争がようやく終焉に近付いたころで，若い人で精神医学の勉強をやり直したい人が全国的に増えていたので，大学教師の一人として少しお役に立てば，という思いもあった。

　しかし同時に，心ある非専門家にも読んでいただきたいと欲ばった。そのためには精神医学の考え方や慣用語のわかりやすい解説が必要になった。そして，それがいかに難しいかを痛感する。人間が怖い，人が自分の中に侵入してくる，自分がないといった，日常語のままではわかったようでわかりにくい「心の病理」を読者に正確に解説することはとても難しかった。仕方なく下手な比喩や隠喩を織り込んだ。たとえば文中の一章「二重の見当識」とは，精神科医が自然科学的に身体（脳）に意を用いると同時に，人間の心理にも精神科学的に了解するという，一種曲芸のようなスタンスを必要とすることを述べるための言葉だった。

　今読み返しても，時代背景も描けていてまずまずの出来だと思う。ただ最近でもときどき，この本を読んで精神科医になった，と告白して下さる方に出会う。嬉しいような，申し訳ないような，複雑な気持ちである。

●笠原　嘉

[詳細データ]　笠原嘉『精神科医のノート』みすず書房，1976.

笠原　嘉（かさはら／ヨよみし）
『青年期―精神病理学から―』　　［1977年］

　教育学者の書いた青年心理学の書物は何冊もあったが，精神科医の書いたものは少なかった。本書での私の試みは2つあって，1つは「病理を通じて正常を考える」手法をとること，もう1つは青年期延長論*, **，つまり青年期が現代では一時代前に比して長く，そのことが青年と成人との間に種々のトラブルを生む理由の1つであろう，という仮説を述べることにあった。

　前者についてはその頃精神科外来に急に増えだした青年患者のなかから，対人恐怖症やアノレキシアや分裂病，そしてそのころ私自身が注目しはじめていたスチューデントアパシー，さらには当時まだまれだった境界例のアクト・アウトを取り上げ，そこから現代青年一般のメンタルヘルスに役立ちそうな特徴を抽出しようと試みた。

　後者については当時が（1965年から1980年くらい）いわゆる学園紛争の時代で，大学や大学院に在籍する青年とヤングアダルトが大挙して大学の管理機構を構成する教授会に対して鋭く異議申し立てを行った時代だった。教授会の末席をけがしていた筆者は知的青年が見せる退行的心理と行動に驚かされた。本書の最終章が「青年 vs 成人」と題され，その小見出しも「青年期の延長」「成人の反応」「父なき子たち」「やさしさの心理学」「境界不鮮明時代」となっているのは，そのときの衝撃の大きさを物語っている。いつもは臨床医のスタンスに固執する私にしては珍しく文明評論的なタッチを随所に入れたのもそのためだろう。ちなみに本書でいう青年は17歳18歳以降20歳台半ばまでの，さらには30歳前後くらいまでの若者である。

●笠原　嘉

[詳細データ]　笠原嘉『青年期―精神病理学から―』中公新書，1977.
＊　笠原嘉「今日の青年期精神病理像」笠原編『青年の精神病理』1，弘文堂，1976.
＊＊　笠原嘉「自立と個性化」『岩波講座子どもの発達と教育』6，岩波書店，1979.

笠原　嘉（かさはら／よみし）
『精神病と神経症』　　　　　　　　［1984年］

　おおよそ1960年から1980年の20年間に発表した拙論のうちから，多少骨のありそうな32論文を取り出して2巻に編んだのが本書である。学半ばの者が学術論文の選集を編むなど厚顔無恥と重々承知していたが，内実を明かすと開講10周年記念会の引出物にしたいという思いがあり，またみすず書房（小尾俊人氏）のお勧めもあって決心したのだった。
　今読み返してみると，米国の「診断と統計の基準」DSM－Ⅲ［1980］が出版される直前まで日本で普通に行われていた精神病症状学，精神治療学の実情を伝えるのに多少の意味があったか，と思う。ちなみに本書中に「米国の新しい診断基準DSM－Ⅲを巡って」［1981］と題する講演を収載している。それまでの精神病理学の視点から半ば評価的に半ば批判的に論じたものだが，DSMを詳細に取り上げた比較的初期のものと思う。
　本書の内容は便宜上「うつ病（気分障害）」「分裂病」「妄想論」「境界例」「神経症」の章に分けられている。論文の主なものは「分裂病性幻聴および作為思考の発現に関する一考察」［1959］，「精神医学における人間学の方法」［1968］，「正視恐怖・体臭恐怖」［1972］，「うつ状態の臨床的分類」［1975］，「妄想に関する総説」［1978］，「うつ病の治療と社会復帰」［1981］，「外来分裂病（仮称）について」［1981］，「反精神医学」［1980］，「青年期精神医学の現況と展望」［1980］，「境界例概念の総説」［1981］などである。なかには「分裂病の精神療法」［1961，1962］のように今日すでに役割を終えたものも少し含まれている。
　収載論文に共通する特徴を敢えて見いだすとすれば，診察室で病人諸氏との診察の間に見いだされた心理面ないし対人関係面に関する「小さな発見」を大切にし，同種のものを集め，同じく診察室で「役に立つ」診断法と治療法とに小さなプラスを付け加えようとするものである。診察室医学，といってもよいと思う。たしかに筆者のラボは終始診察室で

あった。
　もちろん精神医学でも身体医学的なアプローチが不可欠であり，事実今日薬物療法もさかんだし脳のMRIやSPECTなどの検査法も日常的に行われるが，精神医学は言語によってしか表現されえない心理次元の苦悩ないし症状への注目において独自性をもつ医学である。ここに注目する精神科の診察室にあってはめったに「大きな発見」はないが「小さな発見」なら常に可能である。極端にいえば，どの病人もその都度ノイエス（新奇な事実）を運んでくる。そういっても過言でない。もう一つの「役に立つ」という視点も筆者にとっては同様に大切であった。治療学につながる視点を欠いては精神病理学は意味を失う，と思うくらいである。もっとも，自分の診察室という密室での発見には世界に通じる客観性に欠ける危険が大きい。また，新発見であることを自覚するには世界と日本の同種の研究に常に触覚を立てている要があった。完全とはいえないが，論文の末尾に知る限りの当時の文献を付したのはそのためである。
　そうはいっても診断ではなく臨床的治療行為には本質的に（たとえば「日本の現代の健康保健医療制度下における」というような）土着性地域性がさけがたく付きまとう。この点，統計と客観性にこだわり世界共通をめざすICDやDSMのような今日の精神医学の主流とは同調できない部分のあることをみとめないわけにはいかない。
　なお，書名を『精神病と神経症』としたのは「性格異常あるいは性格障害」の研究が残されていることを暗示するためであった。しかし，この宿題は今のところ達成されていない。同種の第2の論文選集として7年後の1991年に『外来精神医学から』＊を出版したが，ここでも境界型性格，強迫型性格以外の性格障害は論じることができず，宿題として残ったままである。
　　　　　　　　　　　　　　　●笠原　嘉

　詳細データ　笠原嘉『精神病と神経症』1，2，みすず書房，1984．
　＊　同『外来精神医学から』みすず書房，1991．

笠原　嘉(かさはら／よみし)
『アパシー・シンドローム―高学歴社会の青年心理―』
[1984年]

　それまで優秀な成績だった大学生が理由もなくある時期から学業放棄，引きこもり，無気力，無感動におちいる。単なる怠学から区別してこれを「スチューデントアパシー」と呼んで注目したのは1968年のことで，学園紛争の名で知られた成人への青年の「異議申し立て」現象とほぼ同時期であった。アパシー発見のきっかけは「一身上の都合」を理由とする長期留年学生が多すぎることに気付いて調査したことだった。はじめ青年期における何らかの精神病性の無気力ないし非社交性を想定したが，面接してみるとむしろ平均より整然とした学生が多く，驚かされた。
　典型的には過去の立派な経歴，入学後のキャンパス生活への期待と失望，性格上の完全主義，その結果としての優勝劣敗への過敏さ，青年期アイデンティティへの過度のこだわり，そして家族や友人からの孤立，競争社会からの逃避がみられた。さいわい社会からの退却の程度は，小中学校生徒の登校拒否に比すると「部分的」に止まることが多く，教室以外の場所，専門の学業以外のサークルとかクラブとかアルバイトには参加でき，ときにはそこで高い評価を受けさえした（たとえば優秀な家庭教師として）。
　本書はこのアパシーを中心に対人恐怖，境界例など現代の青年期問題を論じた論文集である。なお，若干補足すると，青年の無気力を単に文化社会事象とするのでなく，精神医学の知識でもってどこまで解明できるかが企図された。つまり，臨床特徴，性格特徴，心理力動，経過，治療，余後，臨床単位（クリニカル・エンティティ）となりうるかどうかなどが検討された。類似の症状としては，やはり青年期の「うつ病」との鑑別が問題であった。逃避型うつ病（広瀬徹也）はこのアパシーと近縁の位置にある。
　その後，必ずしも大学生だけでなくサラリーマン世代にも似た現象のあることがわかり，総称してアパシー・シンドロームもしくは退却神経症と呼ぶことを著者は提唱した。

●笠原　嘉

[詳細データ] 笠原嘉『アパシー・シンドローム―高学歴社会の青年心理―』岩波書店，1984; 岩波現代文庫，2002．

笠原　嘉(かさはら／よみし)
『退却神経症』
[1988年]

　スチューデント・アパシーと同じ現象が大学生のみならず20代30代のサラリーマン（主として男性）にもみられることから，それらの総称として考えられたのがこの「退却神経症」という新語である。社会生活でいったんは年齢相応の，しばしば平均以上の成功をおさめたかにみえていた勇士がいつとなく現実から退却する，というイメージを表わしたかったのである。一般への啓発書として書かれたので，後期青年期の心理的達成課題，うつ病などの類似の心理症状の解説と鑑別も書き込んでいる。
　今日いわれる「青年の社会的引きこもり」の一部に入ると思われるが，退却の程度は今日いわれるものに比すると軽度である。典型的には「本業不能・副業可能」といって，自分の専門とする学業分野や仕事からは退却するが，責任を問われることのない副業分野では結構活躍できる。したがって，一見したところ人は彼に問題を感じないかもしれない。家庭内暴力などの退行行動はふつう生じない。
　分裂病，うつ病，対人恐怖症，薬物依存，人格障害等の既成既存の範疇には入らない。が，一番近いのはうつ病の慢性期であろう。とくに青年期の「逃避型うつ」（広瀬徹也）といわれるタイプとは重なるかもしれない。はじめは典型的なうつ病像を示すが，慢性化あるいは再発すると，不安や憂うつ気分などの主観的苦痛はなくなり，社会的退却だけが残る場合があり，このときはアパシーと区別がつきにくいことも今日では知られている。
　治療的には青年期を通過して成人期に入るまでをめざして，傷つけられない範囲の対人経験と，そして可能な範囲の社会経験を積み上げていくしかない。異性との関係が好転のきっかけになることもある。初期に典型的なうつ病の時期をもったケースは，ある時期が来ると自然に回復することがある。
　その対人過敏は強迫性格に由来することが多く，また現代というポストモダン時代の「延長された青年期」が病状の発現に荷担していると思われることも少なくない。

●笠原　嘉

[詳細データ] 笠原嘉『退却神経症』講談社現代新書，1988．

笠原　嘉（かさはら／よみし）
『精神病』
[1998年]

　精神病という言葉には暗いイメージが付きまとう。国際分類の最新版（ICD-10）は対（？）になる神経症（neurosis）は残しても精神病（psychosis）は表に出さなかった。そうはいっても精神医学はもとよりメンタルヘルスにとって避けて通れる問題ではない。

　むしろ精神病についての新しい知識をもち社会資源を適切に活用し病人と家族を助けることが，今後のメンタルヘルス関係者の実力と思われる。したがって，読者には初心の専門家，病人，その家族，援助者，学生を想定した。いつも啓発書を書くときに感じる「わかりやすく正しく書く」難しさを本書ほど強く感じたことはなかった。そのため完成までに数年を要した。

　第1章ではまず最初に大学生年代に発病した男子の仮想例を掲げ，それをめぐって精神障害に軽重のありうること，精神病とパーソナリティ障害は，まぎらわしい場合があるとしても，元来違った概念であること，原因の主座がどこかによって精神病は原理的に脳器質性・内因性・心因性と3種に区別するのが臨床的には便利なことを述べた。

　第2章以下最後の10章までは3種の中の内因性の，そのなかでも独特の症状と経過をとり，生涯有病率の想像以上に高い分裂病（最近日本で統合失調症とよぶことになった）に焦点を絞った。現代の治療法（Ⅴ章），徐々に充実しつつある社会福祉的話題（Ⅵ章），長期経過（Ⅳ章）や原因をめぐる世界の研究成果（Ⅷ章）を紹介した。

　また最後に，子どもや孫の発病に直面して困惑する家族に対して筆者の考えうる限りでの提言（Ⅹ章），よくマスコミで話題になる病人による犯罪非行をめぐる問題点の整理（Ⅶ章），識者の間で根強い人気のある病跡学について分裂病の現代性を暗示する（ように思えた）オーストラリア映画『シャイン』のことなど（Ⅸ章）を，それぞれ1章として付け加えた。

●笠原　嘉

[詳細データ]　笠原嘉『精神病』岩波新書，1998．

ガジュセク　D. C. Gajdusek,
チガス　V. Zigas
「ニューギニアにおける中枢神経系の変性疾患―原住民におけるクールーの地域発生―」
[1957年]

　狂牛病を介したヒトの新しい変異型クロイツフェルト＝ヤコブ病や感染性硬膜使用による発症などで，近年，耳目を集めているプリオン病研究の発端となったクールー（kuru）に関する最初の紹介論文である。クールーとは現地語で寒さや恐れによる「ふるえ」を意味する。ニューギニア東部高地のフォア語族に多発する失調と振戦を主徴とするパーキンソン病に似た神経疾患の調査報告である。本症の発病は緩徐で，運動失調による歩行異常，振戦で始まる。失調はしだいに強くなり1〜3カ月の間に杖歩行となり，その後，1〜2カ月のうちに歩行不能となる。感情面の変化はあるが知的機能の低下は目立たず，運動麻痺や知覚障害もない。徐々に言語不明瞭となり，両便失禁し，咀嚼と嚥下が不能となる。3〜6カ月で餓死するか感染症で死亡し，1年以上生存することは希である。最も若い患者は4歳で，思春期以前の子どもでは3分の2が女児，思春期では男女ほぼ同数であるのに対して，60%を占める成人の患者は14：1で圧倒的に女性に多い。クールー発病者はフォア語族および通婚のある近隣の約15000人に限られ，毎年このうちの約1%が発症し，死亡する。この地域の政府によるコントロールはまだ5年前後で，それ以前はカニバリズムや儀式的殺人の風習が盛んであった。古老によれば彼らが若い頃にはクールーはなかったというが，少なくとも20〜25年前には少数の確実な症例が存在したことが知られている。検査所見ではニューギニア高地人に共通する特異な血清グロブリンパターン以外に異常はなかった。8例の剖検で，脳に肉眼的な異常はないが，小脳と錐体外路系が最も強く冒され，脊髄前角，下オリーブ核，視床，橋核にも変化が見られた。のちに脳組織接種によりクールーはチンパンジー脳に伝播することが確かめられた。現地ではカニバリズムの風習がすたれるとともに急速に減少した。

●池田研二

[詳細データ]　D. C. Gajdusek, V. Zigas, Degenerative disease of the central nervous system in New Guinea: The endemic occurrence of Kuru in the native population. New Engl. J. Med. 257: 974-978, 1957.

ガストー Henri Gastaut
『てんかん―脳波臨床症状関連―』
[1954年]

　本書はマルセイユのアンリー・ガストーが執筆した149頁の小冊子である。原文はフランス語で書かれ，メアリー・ブレイジアーが英訳した。同年に『てんかんとヒト脳の機能的解剖学』を著したウィルダー・ペンフィールドが序文を寄せている。本書は，てんかん患者にメトラゾールを静注して惹起された臨床発作と，発作時脳波像との関連に関する集大成である。当時は，頭皮上脳波が臨床診断に応用され始めた頃であり，その脳波記録から，ガストーが臨床てんかん学にかける気迫を読み取ることができる。他の多くの著書と同じく本書の中でもガストーは，統計数字を上げず，引用文献もない。著者が自説に抱く自信の強さを窺うことができる。

　本書の章立ては，てんかんの脳波・発作分類，発作現象の臨床的解析，発作発現の生理学的解釈，病因，解剖学，診断，治療，の7章から成り，各章は，発作分類に関するガストーの考え方に従って構成されている。全般てんかんは，大発作，小発作に，部分てんかんは，感覚発作，精神発作，運動発作，内臓発作の大綱目に分類され，各発作型について，臨床症状と発作時および発作間欠期の脳波所見が記載されている。今日，ガストーが用いた用語は変わったが，分類の基本概念は変わっていない。てんかん発作の国際分類［1970，1981］が，ガストー分類と呼ばれる所以である。

　本書の中のガストーの論点の1つは，てんかん源性焦点（focus）は大脳皮質表面に存在する二次元の広がりではなく，視床の特殊・非特殊核から大脳皮質に向かって広がる三次元楔状構造（thalamo-cortical sectors），および扁桃核・脳幹楔状構造（amygdalo-brainstem sectors）として理解し，これを部分（part）とよぶことを提唱した点にある。後のてんかんおよび発作の国際分類で，焦点性（focal）に代えて，部分性（partial）の用語が用いられてきた。

　全般発作の成立機転についてガストーは，視床網様体と視床尾状核との拮抗関係を想定し，前者は漸増律動を産生する興奮系，後者は徐波を産生する抑制系であり，後者の前者に対する強さの違いから，強直発作，ミオクロニー，間代発作，欠神，脱力発作が発現すると説明した。

　てんかん発作を，部分発作と全般発作に二分するガストーの基本的な考え方は，今日の国際分類に引き継がれている。他方，てんかんの病因は特発性と症候性に二分され，特発性てんかんと全般発作，症候性てんかんと部分発作は同義と考えられていたが，ガストーは本書の中で，症候性全般てんかんと特発性部分てんかんの存在を予言している。後のレンノクス＝ガストー症候群［1968］がその1つである。

　ガストーは1972年『てんかん発作および脳波特徴，診断と治療』を著した。18年前に書かれた本書と較べると，全般発作に乳幼児てんかんの諸発作が加わり，一側優位てんかん発作が設けられ，部分発作は要素発作と複雑発作に組替えられた。てんかん類型は，発作発現の長期経過，病態生理，発病年齢，病因から見直され，後のてんかん症候群分類［1989］の基礎となった。

　本書のなかでガストーは「てんかん発作は天がわれわれに与えた大脳の実験である」と述べ，ジャクソンが述べた「てんかん発作の精細な観察に勝る神経学的研究はない」という格言を引用している。発作症状の精細な観察と発作時脳波像との関連を，正確に記載したこの小冊子は，ガストーが近代臨床てんかん学に残した大きな里程標であった。

　ガストーは後に，発作発生機序に関する病態生理学知見を生理学全書の一章にまとめている［1959］*。本書と併せてこれを読めば，全般発作と部分発作に関するガストーの考え方の全貌を理解するたすけとなる。●清野昌一

［詳細データ］ H. Gastaut, The Epilepsies: Electro-clinical correlations. Charles C. Thomas Publisher, Springfield, 1954.
＊ Gastaut, M. Fischer-Williams, The physiopathology of epileptic seizures. In: J. Field & H. W. Magoun editors. Handbook of Physiology, Section 1: Neurophysiology, Vol. I, pp. 329-363, American Physiological Society, Washington, DC, 1959.

ガストー　Henri Gastaut
「精神運動性てんかんに関する新たな見解に基づくフィンセント・ファン・ゴッホの病気」　［1956年］

　ガストーは，レンノクス＝ガストー症候群にその名前を残すように，フランスを代表するてんかん学の泰斗である。本論文では，ゴッホの病気が精神運動性てんかん（今日の側頭葉てんかん）として，何ら問題のないことを明確に論証したものである。まず，ゴッホの病気について，その病歴を綿密に検討し，それまでの諸家の見解を検証した。そして，ゴッホの呈した発作症状が，アルコールの過剰摂取によって誘発され，側頭葉の刺激病変から生じた精神運動発作（今日の複雑部分発作）であったと結論している。また，発作間欠期に持続するゴッホの種々の精神障害は，精神運動性てんかんに通常みられ，しばしば精神分裂病に類似する性格障害であったと述べている。ゴッホの精神病の進行に，それまでに指摘された愛の挫折から生じたリビドーの停滞が関与したことは否定できないが，それは補助的な役割に過ぎなかったと述べている。むしろ，ゴッホの家系にみられる神経不安定性と，ゴッホのもつ大脳病変とがその精神病に関与していたと考えた。ゴッホの際だった性格や精神障害が，その芸術の進展や描画様式の変遷に影響を及ぼしたに違いないと述べながら，一介の医師がいくらゴッホの芸術に情熱を傾けていようとも，その偉大な普遍的芸術表現を心理学的考察に還元してしまう権利はないとも述べている。その後，ガストーはてんかん学の立場から，ドストエフスキーやフロベールの文学と彼らのてんかんについての論文を書いているが，芸術と病気についてのこのような謙虚な態度は一貫している。このガストーの論文以降，ゴッホの精神分裂病説はその妥当性を失っていったように思われる。

●松浦雅人

　［詳細データ］H. Gastaut, La maladie de Vincent van Gogh envisagée à la lumière des conceptions nouvelles sur l'épilepsie psychomotorice. Ann. Méd.-Psych. 114: 196-238, 1956.

片口安史（かたぐち／やすふみ）
『新版・作家の診断』　［1982年］

　1961年当時，著名で代表的な日本の作家21名に依頼してロールシャッハ・テストを施行し，各人のテスト結果とそれにもとづく各人の心理診断所見を提示し，同テストからみた作家の共通的人格像の抽出を試みたもの。テストに応じた著名作家は，(1)佐藤春夫，(2)江戸川乱歩，(3)高見順，(4)三島由紀夫，(5)森茉莉，(6)金子光晴，(7)武者小路実篤，(8)椎名麟三，(9)平林たい子，(10)草野心平，(11)小林秀雄，(12)井伏鱒二，(13)円地文子，(14)丹羽文雄，(15)武田泰淳，(16)舟橋聖一，(17)中村真一郎，(18)伊藤整，(19)井上靖，(20)野間宏，(21)中野重治である。作家に共通な人格特徴として，①構成度の高い全体的把握，あるいは総合的・雰囲気的な（事物の）把握，②豊かな想像力と共感性，③新鮮でつよい感動性。そしてまた，外界からの刺激に対する過敏さと情緒的動揺の生じやすさ，④表現する意欲のつよさと，わがまま，⑤変化にとんだ観念内容と柔軟さ，としてまとめられている。

　もともと1961年に「現代作家の心理診断と新しい作家論」*という企画に端を発した本書は，取りあげられた作家のうち，壮絶な死を遂げたこともあって，三島由紀夫の心的メカニズムに焦点があてられ，ロールシャッハ・テストによる事例研究の典型的なものとなり著者自身も他に掲載するほどになった。

　著者は，三島と三好行雄の対談におけるテスト結果についての論議と三島自身の印象を紹介している。後年，空井はこの例をとりあげて検査を受けた人の印象とテスト結果にあらわれたもの典型的なズレを説明したが**，このような点からも本書の持つ意義は大きいといえる。

●空井健三

　［詳細データ］片口安史『新版・作家の診断』新曜社, 1982.
　*　『国文学・解釈と鑑賞』特集号，至文堂, 1961.
　**　空井健三「ロールシャッハ・テストによる三島由紀夫の精神病理」現代のエスプリ別冊，至文堂, 1994.

片口安史(かたくち／やすふみ)
『〔改訂〕新・心理診断法—ロールシャッハ・テストの解説と研究—』　［1987年］

　本書は，改訂前の初版が1974年に出版されていて，毎年増刷を重ねているから，この種の専門書としては，驚異的なロングセラーブックといえる。このように長い間多くの人たちに信頼されてきている理由として，本書の果たしているいくつかの役割がある。まず第1に，実施マニュアルとしての役割がある。本書は5部25章から成る大書であるが，ロールシャッハ・テストの実施や分類に関して，第Ⅱ部の3〜9章にわたって反応の具体例を用いながら丁寧に説明がなされ，初心者にもわかりやすいように編まれている。第2に，教科書としての役割である。第Ⅰ部の序説では，ロールシャッハ・テストの発達史とともに理論的背景にも触れており，また質問紙法など他の心理テストとの違いや投影の概念の整理を試みロールシャッハ・テストにかかわる者としての必要な基本的知識が盛り込まれている。第Ⅲ部の10〜17章は，反応結果の解釈と分析に当てられている。創始者ロールシャッハの死後，解釈と分析の方法はいくつかの体系にわかれ，片口法は基本的にはクロッパー法に準拠しているが，ベックやピオトロフスキーといった人たちの見解にも言及し，またわが国における研究成果を通覧したうえで，穏当な解釈仮説を呈示している。この穏当さは，あいまいさを残すもとにもなっているが，それを補うものとして第Ⅴ部に高名な作家の事例研究を掲載していると思われる。また，ロールシャッハ・テストが今日広く採用されているのは精神科臨床の分野であるが，第Ⅳ部の臨床的適用では，精神分裂病など疾病分類別テスト特徴を詳しく説明している。そして，第3に研究書としての役割がある。巻末には文献一覧として，ロールシャッハ・テストに関する内外の論文・著書・翻訳本が詳細に挙げられ，増刷毎に追加されていて，研究を進める上で便利で心強い。　●空井健三

　［詳細データ］片口安史『〔改訂〕新・心理診断法—ロールシャッハ・テストの解説と研究—』金子書房，1987.

加藤　敏(かとう／さとし)
『構造論的精神病理学』　［1995年］

　本邦では，とりわけ1960年頃よりフッサール，ハイデガー，メルロ-ポンティらの現象学的哲学の影響下に，人間学的な見地からの精神病理学研究がさかんにおこなわれ，ドイツと同様に，人間学的‐現象学的精神医学の伝統が築かれた。そうしたなかで，1980年頃より，ラカンの構造論的精神分析に触発された精神病理学の研究がなされはじめた。それは，人間学的立場を継承・発展させたものとみることができる。本書はこうした問題枠を構造論的精神病理学と名づけ，その方法論を従来の人間学的立場との対比のなかで明示し，あわせて分裂病の病態に力点をおきつつ，言語の病理や父性の病理，死の病理などについて各論的に考察を展開している。

　人間学的立場においては，世界のなかにある存在，人と人との間にある存在といったように，自己と世界との関係，自己と他者との関係が精神障害の記述，考察の基本軸となるのに対し，構造論的立場においては，主体とシニフィアンとの関係が基本軸となる，というのがふたつの方法論のごく概括的な対比である。また，主体とシニフィアンの関係に注目することによっていかに病態理解にあらたな地平が示されるのかが，具体的な臨床事例に密着して示される。例えば，分裂病の病態はその先鋭化した局面においては過充満性と不死性をそなえ，とりわけ急性期に出現する自傷や自殺企図は，その減圧，ないし自らの切れ目を与え限界をもたらす症状と理解する視点が打ち出される。また，人間は言語的秩序に組み入れられることにより，本来，自己の存在の中心となるであろうものを喪失しているという事態を構造的メランコリーと名づけ，神経症者の抑うつや離人が構造的メランコリーに由来し，構造的メランコリーの引き受けが精神分析療法の目標となることが説かれる。　●加藤　敏

　［詳細データ］加藤敏『構造論的精神病理学—ハイデガーからラカンへ—』弘文堂，1995.

加藤正明(かとうまさあき)
『社会と精神病理』　　　　　　　　［1976年］

　本書は「文化社会精神医学」論集であり，文化精神医学，社会病理，疫学精神医学，治療共同体，地域・産業精神医学，米ソの精神障害対策などについて論じられている。
　「文化精神医学」は，著者が3年余滞在したビルマ（現ミャンマー）文化が中心となっており，「ビルマにおける集団表象，原始ヒステリーおよび精神障害」に関する論文である（第1章の2）。「集団表象」とはレヴィ－ブリュルによれば，「与えられた社会集団の成員に共通で，世代から世代へと伝えられ，個々の成員を拘束し，成員に尊敬や畏怖の念を呼び起こす表象」であり，個人の力によって左右されないものとされる。ビルマ人は仏教徒とされているが，人類学者スコットの著書 Burma [1923] によれば，ビルマの仏典は小乗仏教で仏と精霊の共存を認めているとする。アメリカの文化人類学者スパイロの Burmese Supernaturalism [1967] は，ビルマ人のパーソナリティのダイオニシウス的な部分（または超自我）を仏教が代表し，アポロ的な部分（イド）を精霊が代表するとする。葬式の際の笛や太鼓による徹夜の祭りは，精霊のためのもので，仏教によるものではない。つまり，一方にはビルマ小乗仏教における妻帯禁止や摂食制限などの厳しい戒律があり，それと精霊，アニミズムや巫女における憑依現象があって，ビルマ人の集団表象における仏教と精霊崇拝との共存を，臨床的に確かめている。また，筆者は憑依に関連して，インドネシアのラターやアイヌのイムと同様の原始ヒステリー症状が，ヤウンダチン・ヨガ（寝ぼけ病）と呼ばれて，災害や死の危険にあった中年の農村の婦人に認められたとする。また筆者が約1年間住んだ村の1420人の住民の面接悉皆調査によって，妄想型分裂患者が見いだされたが，かれは村人に病人とされず，一種の超能力者として尊敬されていた（事例性の問題）。
　次に「神経症の文化的特性」（第1章の3）と題し，対人恐怖は日本に多いとされるが，その一因として前近代社会から個人社会を経過せずに，大衆社会に移行した日本社会の特性があると説明する。対人恐怖は自我の確立とともに減少し，「恥の文化」に多く「罪の文化」には少ないとする。
　「自殺の社会精神医学」（第2章の2）では，自殺名所地域の自殺者は大都市出身者が多く，現地出身者は稀であったこと，自殺未遂者の自殺傾向の形成には，養育過程と家族関係との関連が多かったこと，未遂後の予後訪問調査により，緊張除去型は予後が悪く，2次的利得型と代償的満足型は予後不安定であり，欲求再編成型のみが積極的な回復状態にあったとする。「学生の自殺」（第2章の3）では，かつて日本型といわれた青年期の自殺が，1964年頃から低下し，西欧と同様に加齢とともに増加する西欧の自殺型に変わったが，当時台湾，香港の青年の自殺率はなお高く，その後次第に低下したことに注目している。この点ハワイ人の青少年の自殺が全人口中最も高かったことから，筆者は青年期における家族内や一般社会における status conflict の問題としている。青少年の自殺では，攻撃と逃避の機制にアッピール機制が加わることが多い。欧米では他殺に伴う自殺が多く，デンマークでは他殺者の42％，イギリスでは33％，オーストラリアでは22％が未既遂自殺を行っている。しかし著者は，自殺率と他殺率の関連は逆相関にあるとする。「日本における依存性薬物乱用の動向」（第2章の4）では，メタアンフェタミンが戦時に「戦力増強剤」として使用されたことに端を発し，覚醒剤乱用が密輸と相俟って増加しており，1960年代から睡眠剤と鎮痛剤を経て，青少年の有機溶剤の乱用が始まり，現在に及んでいる。ヘロイン乱用は1957-58年から始まったが，麻薬取締官，麻薬相談員などが立法化され，1930年を頂点に減少した。（その後コカインが密輸され，覚醒剤，有機溶剤とコカインが主体となっている。）
　その他第3章の2で「疫学的精神医学」，第4章の3で「精神障害に対する認識及び治療的態度に関する研究」，第5章の6で「職場における精神衛生の問題点」，第6章の2で「ソ連精神医学と精神障害者対策の動向」が文化社会精神医学の立場から論じられている。

●加藤正明

［詳細データ］加藤正明『社会と精神病理』弘文堂，1976.

門脇眞枝（かどわき さかえ）
『狐憑病新論』　　　　　　　　　　［1902年］

　中世より散発例はあったが，江戸時代になると狐憑きが時代の病として猖獗（しょうけつ）を極めた。1826年［文政9］に医師・陶山大祿は『人狐弁惑談』を著し，人狐と俗にいうのは，みな病症であると啓蒙に努めたが，明治になっても狐憑きは相変わらず多かった。1876年［明治9］に来日し，東京大学医学部で内科学・精神病学を講義したエルウィン・ベルツも狐憑きに関心をもち，「狐憑病説」を1885年［明治18］に発表。その後，島村俊一が「島根県下狐憑病取調報告」［1892-93］を出し，門脇眞枝が『狐憑病新論』を1902年［明治35］に出版した。

　島村論文は島根県において家筋が信じられ，人狐憑が多発する農山村での社会精神医学的な視点をもつ野外調査として貴重である。一方，『狐憑病新論』は東京巣鴨病院入院患者で狐憑きの症状をもつ113名を対象に，その精神病理や基礎疾患につき詳細に検討・整理したもので，家筋観念をもたない都市部での憑依を精査した重要な研究で，資料的な価値も高い。

　『狐憑病新論』前編では憑依につき，中国，日本の古典から島村論文までの文献的考察を行う。後編の「一篇　狐憑證の原因と有様とに就いて」が本論で，狐憑證の原因として㈠情調の障碍，㈡精神知覚機関の障碍（妄覚即ち幻覚錯覚），㈢連想作用の障碍（妄想），㈣意識の障碍，㈤精神病感染作用の5つをあげ，症例を提示しつつ論をすすめる。

　情調の障碍では，発揚性の者が心身爽快で何事も諾容性となり，周囲から狐憑といわれると面白く思って直ちに狐憑の風をなす。ただ，幼児期より狐についての怪談を聞き深く印象している，狐憑の迷信のある地方に生育したなどの環境的要因と，叡智薄弱にして他人の言動に左右されやすい（被暗示性）などの個人的素因が成立要件だと説く。

　精神知覚機関の障碍では幻覚，錯覚について詳述したうえで，狐憑では白狐や九尾の狐を眼前にみたり，狐から命令されるなど幻視・幻聴からくるものが多いと述べる。妻や子を狐狸の化物と誤認し殺そうとした妄覚狂の男，頭も腹に狐がいて，声を出し生血を吸うと聞こえると訴えた妄覚狂の女などを事例として提示している。

　連想作用の障碍（妄想）では，各種妄想の一覧を提示したうえで，狐憑症に関係するのは，おもに憑依妄想，化身妄想，追跡妄想，心気妄想であり，自分の研究では狐憑症113人中54人が妄想に由来していると記す。この章には本書の3分の1余りの頁数がさかれ興味ぶかい6症例が詳細に記載されている。

　意識の障碍では，精神上の本人が分裂し「旧本人意識＝元来我」と複数の「新本人意識＝狐，新なる我」が分かれ，2つの意識が「落語家の口演」のように言い合ったりする場合と，元来の本人と新本人が時間的に交代する場合があると述べる。

　精神病感染作用では，感応精神病として狐憑が発症することがあると述べ，事例にあげている。巻末の「狐憑證例表」では，全113例につき，性別，病名，年齢，職業，宗教，婚姻，気質，既往症，誘因，経過，転帰などを一覧表で示し，「狐憑證例表」で示した各調査項目について百分比をとり，統計的な検討を行っている。統計表より，宗教上の迷信が狐憑證の発生に大いに関係し「偽宗教家の加持祈禱等により其を迷信せる智識の浅薄なる人に多きこと」が明らかだと述べ，患者の職業では家政・農業・商業・職工等が多いが，これも迷信や教育程度の低さと関係している，と指摘する。

　最後に「結論」として，狐憑症の約2分の1は妄想に由来し，躁狂・偏執狂・妄覚狂・臓躁狂などに生じやすい。男子が53％と女子よりやや多く，30歳から35歳が18.6％と最も多い。既婚者が70％，仏教者が94.7％，精神疾患の遺伝素因がある者が63.7％，職業は家政23.9％，農業17.7％など，とまとめている。

●昼田源四郎

［詳細データ］門脇眞枝『狐憑病新論』博文館，1902.

■カナー Leo Kanner／著
黒丸正四郎(くろまるしょうしろう)，
牧田清志(まきたきよし)／訳
『カナー児童精神医学』　　　［1974年］

　米国の「児童精神医学の父」と呼ばれたカナー［1894-1981］の有名な教科書の邦訳である。ベルリンで教育を受け，1924年に米国に移り，ヤンクトン州立病院を経て，1928年，ジョーンズ・ホプキンス大学精神科のマイアー教授に師事し，1930年，米国で最初の児童精神医学部門を担当した。1933年に助教授となり，24年後の1957年に教授に昇格したが，この間だれしもが教授と呼んでいたという。1935年，第1版が刊行され，第5版まで改訂して，数ヵ国で翻訳され，「児童精神医学のバイブル」といわれている。日本の児童青年精神医学のパイオニアとして著名な，黒丸正四郎と，カナーの門下生である牧田清志が第3版を共訳し，『児童精神医学』として1964年に出版した。第4版が出版された2年後に日本版第2版として刊行されたのが本書である。惜しくも現在では本書は絶版になっているが，復刻版が待たれる名著である。本書はカナーの児童精神科医としての真髄を知ることができる教科書である。1960年代末までの文献を引用しており，有名な早期幼児自閉症は精神分裂病の章で，注意欠陥／多動性障害は「微細」脳損傷として，さらに児童虐待は「親の態度」の項目の中で述べられている。その意味では，当然のごとく真新しい知見はないが，最初の面接で起きることがら，3つの願い，遊び，描画，治療の原則など，児童精神科臨床の基本を学ぶには格好の教科書である。観察と記述を重視し，説明先行の風潮を廃した症状記載は，現在でも色褪せていない。児童精神医学を志すものは，熟読すべき教科書である。
　　　　　　　　　　　　　　●山崎晃資

　詳細データ　L. Kanner, Child Psychiatry, 1935; Fourth Edition, Charles C. Thomas Publ., Springfield, 1972（黒丸正四郎・牧田清志訳『カナー児童精神医学』医学書院，1974）．

■金子準二(かねこじゅんじ)
『日本精神病名目志，日本精神病俚言志，日本精神病志，日本精神病作業療法書史』　　　　　［1964年］

　金子準二［1890-1979］は，岐阜県に生まれ，1917年に東京帝国大学卒業後，呉秀三教授の精神病学教室に入り，同時に巣鴨病院医員となった。1923年東京警視庁技師として，精神病院の監督官となり，同時に犯罪精神医学者として活躍した。1930年代では，「断種法制定反対」の論陣を張り，世間の注目をあびた。

　1949年に，都庁を辞めたあと，「民に昇る」の名セリフで，慈雲堂病院顧問となり，植松七九郎に協力し，東京精神病院協会，日本精神病院協会を発足させた。

　1954年病気で辞任した植松七九郎のあとをついで第2代日本精神病院協会理事長をつとめたのち，62年から日本精神科医療史に関する執筆活動にうつり，69年病に倒れるまで，次々と著作を発表した。

　第1作が，『三宅鑛一博士事績』［1963］で，つぎが，『日本精神病名目志・他』である。この本の発行の言葉に，日本精神病史の構想がのべられている。日本精神病史は，次の項目から合成されるべきであるとし，「精神病名目史，精神病俚言史，精神病史，精神病法制史，精神病学教育史，精神病療法史，精神病学書史，精神病院史，精神病関係団体史，精神病学研究所史，精神病看護史，精神科人物史，精神病訴訟史，精神病犯罪史，精神病院火災史，精神病院天災史，精神病院戦災史，精神病院労働争議史，精神病院防疫史，精神病院結核史，精神病者史，精神病文芸史」をあげている。

　「時と所と人の関係を明らかにして，史のかたちに書きあげることは，到底編著者の一人仕事では不能のものが多い」ということで，「史」ではなく，「志」として，この本は発行された。

　『日本精神病名目志』は，精神病と精神薄弱の和名・漢字・漢語・方言・公用語を，日本書紀から大正時代まで集めてある。

　『日本精神病俚言志』は，精神病と精神薄

弱だけでなく，酒に関することわざも集めてある。「ことわざは，その時代の多くの人間の観察と経験との結晶」であり，のちの時代が「偏見」として無視してしまっては，歴史は成りたたない。「日本のことわざは，中国と仏経にその出典があるものが少なくない」とまとめられている。

『日本精神病志』は，「精神病がいつの時代からあったのか，またいつの時から精神病が注意をひいたのか」を，神代・上古・奈良・平安・鎌倉・室町安土桃山・江戸までの記録を集めたが，文芸作品の精神病には及べなかったとし，以後の著作で補っている。

『日本精神病作業療法書史』は，「『日本精神病療法史』の資料篇とも見做される」もので，明治篇・『精神病約説』から，昭和篇で丸井清泰『精神病学』[1936]までの本の中から，作業療法についての部分をとりあげている。

こののち『日本精神病学書史・明治篇』，『同・江戸以前篇・江戸篇』[1965]，『日本狐憑史資料集成』，『同・随筆編』[1967]，『日本精神病観史資料集成（天狗編・河童編）』[1968]，『同（病編・怪異編・祟・憑・呪・報編）』[1968]，『同（夢編・和歌）』[1970]を出版したが，『日本精神医学年表』の原稿を準備執筆中に病に倒れた。この精神医学年表は，精神衛生・一般医事関係と，政治・文化一般の流れを対比させたもので，慈雲堂病院長田辺子男が，原稿をまとめ出版[1973]，そののち，昭和20年以降を増補改訂した[1982]。樫田五郎「我邦精神病に関する年表」をとりいれ，藤井尚久「医学文化年表」と中野操「日本医事大年表」を参考にしてある。（参考：「金子準二著作目録」が斎藤美穂により作成され，『文献探索2000』に掲載されてある。）

●小峯和茂

[詳細データ] 金子準二『日本精神病名目志，日本精神病俚言志，日本精神病志，日本精神病作業療法書史』自費出版，1964.

金子準二(かねこ／じゅんじ)
『日本精神病学書史』　　　　　[1965年]

『日本精神病学書史』は，明治篇が，日本精神病院協会創立満15年記念として出版された。

「西洋精神病学がどういう風に紹介されたか，従来の医学史では，ほとんど見当がつかない」と，まえがきで著者が書いている。金子が収集した原典50篇をのせ，その概要をしるしてある。

はじめは，明治5年[1872]桑田衡平訳「内科摘要」22巻のうち巻の10「脳及神経系諸病」に，癲狂病（インサニチー），喜斯的里（ヒステリア），癲癇（イピレプシー），癲狂性麻痺（ゼネラル・パラリシス・オブ・ゼ・インセーン）等が書かれている。

精神医学の単行本は，明治9年[1876]神戸文哉訳『精神病約説』である。

主にフォン・クラフト‐エービングを土台とする『精神病学集要（前篇・後篇）』（呉秀三[1894, 95]）は，日本の記念的精神医学書で，その序文・目次を詳細にのせている。

日本の精神病院の医事統計書印刷の最初，『巣鴨病院医事年報』[1894-]，日本最初の精神病看護学書『癲狂院に於ける精神病看護学』（榊保三郎[1901]），日本神経学会機関誌『神経学雑誌』[1902]，『精神病鑑定例』（呉秀三[1903]）などの専門書のほか，一般向けの『健脳法』（坂田実[1904]），『脳神経衰弱』（後藤省吾[1905]），『安眠法』（三宅秀[1908]），もとりあげてある。

最後は「小児精神病ニ就テ」（呉秀三[1923]）の講演筆記までで終わっている。『精神病学集要・第2版』（呉秀三[大正5-12年]）は，のせられていない。

『日本裁判精神病学書史』は，『日本精神病学書史』の後に，「付」として書かれた。

まえがきには，「生殺与奪の権が時の統治者の擅断にあった江戸時代までは裁判精神病学が必要の訳はない。……日本で裁判精神病学書が出たのは，明治時代に入ってからである。それも独立した裁判精神病学の単行本は

「明治時代には出版されなかった」とある通り，法医学あるいは精神病学書のなかからひろいあげている。

はじめは，「断訟医学」（デーニッツ講義 [1879]）をまとめたもので，詐病と精神病の責任能力について論じている。その後，裁判医学・法医学の専門書がとりあげられ，最後は『精神病学枢機』（荒木蒼太郎 [1911]）まで，17冊である。

『日本精神病学書史，江戸以前篇・江戸篇』は，明治篇を脱稿してから執筆された。

江戸期以前は，精神病学についての記事がある医書は少なく，薬経大素（和氣廣世）[759]，大同類聚方（出雲廣貞），令義解（清原夏野他2人），金蘭方（菅原岑嗣），令集解（惟宗直本），新撰字鏡（昌住），和名類聚鈔（源順），醫心方（丹波康頼），政治要略（惟宗允亮），神遺方（丹波雅忠），伊呂波字類抄（橘忠兼），頓醫抄（梶原性全），覆載萬安方（梶原性全），喫茶養生記（栄西），増補下學集（？），醫書大全（阿佐井宗瑞飜刻），延壽撮要（曲名瀨玄朔）[1599]の17冊をとりあげている。

江戸篇は，永田徳本の著作にはじまり，清国医家の著で，日本で翻刻されたり，訓点を付けたものも紹介している。精神病学の単行本は，『人狐辨惑談』（陶山大禄 [1818]）と，『癲癇狂経験篇』（土田献 [1819]）の2冊である。江戸期も末になると，『扶氏診断』[1858]，『生理発蒙』[1866] など西洋医学の翻訳が出版されてくる。以上73冊の概要が書かれている。

この書は，呉秀三博士生誕百年記念出版で，巻頭に，「呉秀三博士の生涯とその功業」を執筆し，33項目にわたる功業をしるしてある。

この書にとりあげられている日本の精神科関係の古書は，関東大震災と太平洋戦争の災禍のため散逸して容易に入手できないものである。金子準二が収集した貴重な古書は，現在，慈雲堂内科病院内に「金子文庫」として保存されている。

●小峯和茂

[詳細データ] 金子準二『日本精神医学書史 付・日本裁判精神医学書史』金剛出版，1965．『日本精神医学書史，江戸以前篇・江戸篇』金剛出版，1965．

金子準二（かねこ／じゅんじ）
『日本狐憑史資料集成』 [1966年]
『続日本狐憑史資料集成（随筆編）』 [1967年]

狐が憑くという現象はかつての精神病の主要な症状でもあり，日本における狐憑きは精神病の代名詞みたいなものであった。本書は，狐憑きについての文献を集大成したもので，狐の記事がある書物，あるいは狐が出てくる作品を，「群書索引」「広文庫」「古事類苑」「日本随筆索引」「日本随筆全集索引」「有朋堂文庫索引」などから選びだし，その文例を原典にあたって抜き出した著書である。対象となる書物はすべて明治以前に刊行されたもので，文献表をみると，『東鑑』にはじまり，『和名類聚鈔』に終わる計441本の書物が掲示されている。

本書は，まず，狐をあらわす言葉と狐を使った言葉として，古語，漢語，方言，同類語を挙げ，次いで，医書，浮世草子，御伽草子，歌舞伎，紀行，狂歌，狂言，洒落本など文献を種類別に分けて，それぞれに狐が記述される文章の一部を掲げるというスタイルをとっている。『続』編では，正編に続いて，随筆のカテゴリーにある文献から狐に関する記事を抜き書きしている。随筆編だけで一書をなすように，狐の記述はいわゆる随筆本に数多くみられている。たとえば，「浮世草子の狐」の項では，西鶴の『世間胸算用』の巻2．「門柱も皆かりの世」の文章が引用されている。「……氏神稲荷大明神も照覧あれ，偽りなしに腹掻き切って，身替わりにたつと，そのまま狐つきの眼して，包丁取り廻す所え，……」。狐に関わる文章のみでなく，その前後の文章がかなり詳しく引用されているのも本書の特徴であろう。なお，明治18年の官報に報告されたベルツの狐憑説が全文採録されている。

明治以前における狐憑きがもつ社会的意義，あるいは当時の精神病観などを知るための基本的な資料集となっている。

●松下正明

[詳細データ] 金子準二『日本狐憑史資料集成』日本精神病院協会，1966．『続日本狐憑史資料集成（随筆編）』日本精神病院協会，1967．

カプグラ Jean Marie Joseph Capgras
「解釈妄想病」　　　　　　　　［1918年］

　19世紀後半から20世紀初めにかけてフランスでは慢性妄想の症候学，疾病学が盛んに論じられた。セリューとカプグラは1902年から解釈妄想病について構想を練り，1909年に共同で『分別ある狂気―解釈妄想病―』*という大著を出版した。本論文はカプグラが後年にそのエッセンスをまとめたものである。

　解釈妄想病の基本的特徴は妄想と明晰さ(lucidité)の併存，理性と非理性の奇妙な混合とされる。患者は現実の出来事から出発し，演繹や帰納によって誤った結論を引き出す。次の特徴が見られる。(1)豊富な妄想解釈が中心にあり，組織化される。(2)幻覚は欠如するか，稀である。(3)明晰さと精神活動が保持される。(4)優勢な観念が固定し，そこからさまざまな解釈が広がる。(5)末期痴呆が欠如する。

　これらの特徴により，体系化した多数の妄想解釈が幻覚の干渉なしに存在し，妄想主題を除けば正常な精神活動が持続する。妄想は外界に関するもの，身体意識に関するものがある。現実を変形するのではなく，観察した結果を敷衍，歪曲する。妄想主題として迫害がもっとも多く，誇大，嫉妬，恋愛，神秘，心気など多種にわたる。体系化を示さず，ほのめかしや謎を体験し続ける仮定妄想（délire de supposition）もある。妄想への反応は性格に影響され，攻撃したり，その逆に忍従するタイプがある。経過は変動しながらも固定的で，妄想が人生と混じり合う。病因としては遺伝，パラノイア素質などが考えられている。

　解釈妄想病は概して横断的病像に，クレペリンのパラノイアでは経過と転帰に重点が置かれているが，幻覚や末期痴呆の欠如など，両者には基本的な共通点がある。また解釈妄想病と復権妄想病の明確な区別は，パラノイアと好訴狂の区別に対応している。それぞれの概念が確立されるにあたり，双方向の影響が存在したと考えられる。　　　　●中谷陽二

　［詳細データ］ J. M. J. Capgras, Le délire d'interprétation. Ann. méd-psycholog. 74: 221-240, 361-376, 1918.
　* P. Sérieux, J. Capgras, Les Folies raisonnantes: Le délire d'interprétation. Alcan, Paris, 1909.

カプグラ Jean Marie Joseph Capgras, ルブル-ラショ J. Reboul-Lachaux
「慢性系統妄想における『瓜二つ』の錯覚」　　　　　　　　［1923年］

　ある人をそっくりの別人と主張する人物誤認は瓜二つ（ソジー）の錯覚，あるいは報告者の名をとってカプグラ症候群とも呼ばれる。提示された症例は53歳のM婦人で，幻聴を伴う空想的な慢性系統妄想である。王室につながる高貴な家柄の出で本名は別にあり，高い道徳と莫大な財産を授かっているという誇大妄想と，卑劣な敵から略奪や毒殺の危険にさらされているなどの被害妄想を持ち，主な主題は取り替えと失踪である。M婦人自身が幼少時に誘拐されてM氏の娘と取り替えられ，子どもはよく似た別の子どもと次々に取り替えられるので5年間に2000人になり，本当の夫は殺害され面会に来るのは夫のソジーで80人以上にもなる。パリの地下には仕掛けがあって数千人が閉じ込められ，助けを呼ぶ声が聞こえ，生きながら埋葬されている。医者，看護婦，職員，患者，警察官などのほとんどがソジーで，嘘や悪事を逃れるために次々に入れ替わって，芝居を演じている。M婦人は，知能低下はなく，もの静かで愛想もよく攻撃的ではないが，妄想を話す時は饒舌で感情が高ぶり観念奔逸を伴う。瓜二つの別人は数時間や数日の間隔で，第1のソジー，第2のソジーと次々に入れ替わり，娘，夫など身近な人物から次第に周囲に広がる点に特徴がある。錯覚や誤認ではなく，対象の類似性を認めながら同一性を否認する感情判断の誤りで，不安にかられて疎遠感を増幅させた結果である。カプグラはその後，病因としてエディプス・コンプレクスの抑圧*，セネステジーの外部への投射**など異なる解釈も提唱している。
　　　　　　　　　　　　　　●濱田秀伯

　［詳細データ］ J. Capgras, J. Reboul-Lachaux, L'illusion des 〈Sosies〉 dans un délire systématisé chronique-présentation de malade-Bull. Soc. Clin. Méd. Ment. 11: 6-16, 1923（大原貢訳「慢性系統妄想における『瓜二つ』の錯覚」『精神医学』20: 759-770, 1978）．
　* Capgras, P. Carrete, L'illusion des sosies et complexe d'Œdipe. Ann. Méd-Psychol. 82:48-68, 1924.
　** Capgras, P. Lucchini, P. Schiff, Du sentiment d'étrangeté à l'illusion des sosies. Bull. Soc. Clin. Méd. Ment. 12: 210-217, 1924.

カプラン Gerald Caplan
『予防精神医学』 ［1964年］

1960年代の初頭はアメリカの精神医学にとってきわめて重要な転換点であった。1961年には，精神疾患と精神保健に関する合同委員会 (Joint Commission on Mental illness and Mental health) の行動指針 (Action for Mental health) が，ジョン・F.ケネディ大統領へ提出された。当時の方針は，州立精神病院の悲惨な状況を改善するため，すでに慢性化している患者のために，連邦精神衛生予算を使うよりも，予防，早期の介入に使い，精神病の慢性化を防ぐことであった。1963年1月，有名な，ケネディの精神障害者と精神薄弱に関する教書が，アメリカ議会で発表され，脱施設化が進められ，精神科医療の中心が，大規模な州立精神病院から地域精神保健センターへと移行することとなった (Community Mental Health Centers Act of 1963)。カプランの『予防精神医学』は，こうしたアメリカ精神医学の希望に満ちた時代を背景として書かれ，そうした実践の理論的なバックボーンを提供したものといえる。

本書は，予防精神医学に関するはじめての総括的な本であるとともに，当時のアメリカにおける地域精神医療政策に大きな影響を与えたという2つの面で重要な意味を持っている。さらに，精神保健相談，学校精神保健という分野への関心を惹起したという第3の意義を児童精神医学の立場から意義づける専門家もいるであろう。カプラン博士は，イギリスで生まれ，イギリスで教育を受け，イギリス，ウェールズ，イスラエル等で，地域精神医学の研究と実践に専念し，1952年から64年の12年間ハーヴァード大学医学部精神科の臨床教授兼地域精神医学研究室主任として活躍し，その後も，地域精神医学，予防精神医学の分野での研究教育に携わった。

本書は，第1部：「予防精神医学とは何か」，第2部：「予防精神医学の諸方法」より構成され，海外での適応および，家族内の危機についての短い2つの付録がついている。

カプランは，序論で，本書の見解を形成した思潮は同時に大統領の教書，それに関連する立法および政府計画に基礎を与えたと見る事ができると述べている。

第1部は，予防精神医学の定義，第1次予防の概念的モデル，第1次予防の要綱，第2次予防，第3次予防の5つの章より成っている。カプランは，予防精神医学を，地域社会においてあらゆる型の精神異常の発生を減らす第1次予防，それでもなお起きる精神異常のうち多くのものの罹病期間を短縮する第2次予防，それらの精神異常から生じる障害を軽減する第3次予防に分け，そのための計画を樹立実行するために利用される理論，実際両面の専門的知識の集大成という意味に用いている。第2部は，地域計画，地域計画の組織，精神衛生相談の諸型，精神衛生相談の方法，結論の5章よりなっている。はじめの2章では，地域の精神衛生活動を効果的にするために計画を立て，地域にある各種の専門家や施設などの資源を有機的に組織化する方策を，実際の経験に基づき，具体的，実践的に述べている。続く2章では，精神科医のみならず，チームによる精神衛生相談のあり方，方法が具体的に述べられている。結論では，予防精神医学がまだ創世期にあること，予防精神医学のための専門教育の必要性などに言及している。

本書は，予防精神医学を定義し，地域精神医療の理想を実現する理論的枠組みと実践の指針を提供するのに大きな役割を果たした。しかし，アメリカでは，1970年までに1000の地域精神衛生センターを建設するとの計画が，1970年代半ばには，脱施設化の政策の不備と予算の不足，新たな事務手続きの煩雑さなどから暗礁に乗り上げた。多くの国でも，精神医療は，いまだに入院治療が優先であり，地域精神医療の展開には様々な問題を抱えている。しかしながら，世界のその後の精神医学，精神医療の歩みを見ると，カプランが，1964年に本書で示した予防精神医学の理論と実践は，精神医学，精神医療のあり方の，基本的な指針として，現在に至るまで，生き続け，多くの国で，受け入れられるようになっていると言えよう。

●新福尚隆

詳細データ　G. Caplan, Principles of Preventive Psychiatry. Basic Books, New York, 1964 (新福尚武監訳『予防精神医学』朝倉書店，1970).

■ガベル Josef Gabel
『虚偽意識—物象化と分裂病の社会学—』
[1962年]

　著者ガベルはハンガリーに生まれた精神科医で，ベルクソンからミンコフスキーにいたるフランス哲学の流れを汲む一方，ハンガリーのマルクス主義哲学者ルカーチの影響をうけた社会学者でもある。
　ガベルによれば，主体と他者もしくは世界とのあいだの弁証法的統一性が「物象化」によって損なわれたとき，「虚偽意識」が発生する。現実把握における空間化する力が（時間化する力を犠牲にして）増勢となった虚偽意識の社会的形態が「イデオロギー」であり，個人的形態が「分裂病」である。つまり，イデオロギーと分裂病の間には「時間の空間化」という共通の物象化された構造属性が存在し，そこから同一視機能の昂進と世界把握の非弁証法化，弁証法的実践の退廃といった一連の類似した事態（「物象化症候群」）が派生する。
　ガベルはさらに，リアリティとの生きた接触を失った「病的意識」を，「物象化」の過少と過剰によって二分し，そこから「病的合理主義を中核とした分裂病概念の統一化（単一化）」を試みているが，その目論みは成功しているようには見えない。
　「弁証法」は正統異端を問わず，マルクス主義のいわば聖なる呪文であった。しかし，ベルクソニアンでもあるガベルにとって，この「弁証法」は，主体と他者あるいは対象世界の生きた連環を可能にする「対話（法）的生成」の原理にほかならなかった。「人は共同世界と弁証法的連関にある限りにおいて〈自分自身〉でありうる。パーソナリティとはひとつの弁証法的達成であり」，「人間を（個人にしろ社会にしろ）狂気から守るのは，世界との弁証法的な連関の構造なのだ」とガベルは論じている。　　　　　●木村洋二

　［詳細データ］J. Gabel, La fausse conscience: Essai sur la réification. Les editions de Minuit, 1962; Troisième édition, 1968（木村洋二訳『虚偽意識—物象化と分裂病の社会学—』人文書院，1980）．

■神谷美恵子(かみや／みえこ)
『精神医学研究』
[1981, 82年]

　神谷美恵子［1914-79］には12冊に及ぶ著作集がある。その第7，8巻が『精神医学研究』と題され，彼女の代表的な精神医学関係の論文が収録されている。
　収められている論文は，「フランス精神医学に於ける精神自動症の概念」，「癩に関する精神医学的研究」，「現代精神医学に於ける二つの主要動向について」，「「神聖なる病について」に関する精神医学史的考察」，「限界状況における人間の存在」，「最近の精神医学史」，「構造主義と精神医学」，「精神医学の歴史」，「早発性痴呆をめぐって」，「社会復帰の困難な重度身体障害者」，「西洋臨床医学の生命観」，「ピネル神話に関する一資料」など，フランス精神医学，精神医学史に関する論考が多い。
　1959年，神谷は，国立療養所長島愛生園に入所している人たちを対象に精神医学的調査を行ったところ，機能的，器質的精神病，自殺率において一般人口との差はなかったが，長期入所者たちにはあきらめの心境をもつ人が多く，軽症者の約30%には，自己の存在に対する無意味感，未来への希望の喪失がみられ，彼らの希望として，自律，攻撃，業績，親和，援護，反動，理解に対するものが有意に多かったことなどを指摘した。また，1960年に公刊された「限界状況」の論文で，癩療養所における一妄想症例の人間学的分析という副題がついているように，神谷は，いっさいの希望と存在理由を失ったと感じたときに神秘的幻覚が出現し，それによって新しい世界観と使命感を与えられ，絶望から立ち上がり，利他的な生活を送ってきた1人の入所者の生涯を現象学的，人間学的に考察し，限界状況に直面した人間がこれを克服する方法として存在様式を変える道を選んだと捉え，ヤスパースのいう「人間の可能性の淵源」を示すものであると結論した。神谷はこれらの研究後，1972年まで，長島愛生園の精神科医として勤務を続けた。　　　　　●松下正明

　［詳細データ］神谷美恵子『精神医学研究』神谷美恵子著作集第7，8巻，みすず書房，1981, 82．

柄澤昭秀(からさわ／あきひで)
『新老人のぼけの臨床』　　　［1999年］

　本書は1981年に出版された旧書『老人のぼけの臨床』の全面改訂版である。内容の一新により書名が変更された。書名にある「ぼけ」という用語は「痴呆」と同義である。

　旧書が書かれた当時は，わが国を含め高齢化先進国において痴呆に対する社会的関心がまさに高まりつつある時期であったが，痴呆臨床の実際はまだまだ十分ではなく，社会的対策となるとほとんどが未整備の状態にあった。わが国では，1973年に東京都が全国に先駆けて初めて大規模な痴呆に関する専門的地域調査を実施し，痴呆の有病率や実態を明らかにしたのであるが，調査研究が進み痴呆支援対策が広がりをみせ始めたのは1980年代になってからである。幸いそれからの十数年間にこれらの領域には大きな進歩がみられた。まずそれまで曖昧であった痴呆の概念が整理され，国際的に共通の診断基準が普及された。予防や治療，ケアについてもその基本理念や基本方針はほぼ確立された。痴呆患者と家族の実態は全国的規模で明らかになり，それに基づいて支援体制の整備が進められている。新しく介護保険制度が導入され，痴呆を視野に入れて成年後見制度が大幅に改正された。さらに痴呆患者の人権擁護やQOLなどにも目が向けられるようになっている。

　本書は旧書の出版後に得られたこれら痴呆臨床における最近の進歩を加えて改めて書き直されたもので，20世紀末時点における痴呆臨床の現状が具体的に示されている。本書は以下の9章からなる。1．痴呆およびその類似概念，2．知能の老化と痴呆，3．痴呆の疫学と実態，4．痴呆の臨床像，5．老年期の痴呆性疾患，6．痴呆の診断と評価，7．治療とケア，8．痴呆患者と家族の社会的支援，9．痴呆の予防と老年期の精神保健。その内容には教科書的記述もあるが著者自身の臨床経験や調査データに基づく実証的記述が少なくない。

●柄澤昭秀

［詳細データ］柄澤昭秀『新老人のぼけの臨床』医学書院，1999．

ガル　William Withey Gull
「アノレキシア・ネルボーザ」［1874年］

　摂食障害は，現在わが国はもとより全世界的に，主として若い女性に増えてきて注目されている。本文献は，その代表としての神経性食欲不振症（神経性無食欲症）に，全世界的に通用されているAnorexia nervosaという病名を命名した論文である。時は，今をさかのぼる約130年前の1874年，著者は英国のヴィクトリア女王の侍医であったガル［1816-90］である。

　彼は，A嬢，B嬢，C嬢の3症例について，治療前・後の写真入りで報告している。そして「ひどくやせているが，理学的には原因となる所見はない。無月経，徐脈，呼吸数減少などの症状はanorexiaによって説明される。この考えは，完全に回復するという経過からも支持される」と述べている。また，死亡例の検討から，死は飢餓によるものであるとしている。その他，主として16〜23歳の女性に起こり，時に男性にもみられるとか，治療にしても，両親には「食事を強制しないように」言うとか，過活動は抑制すべきだが困難であるとか，現代にも通ずる記述がある。

　彼はこの疾患について，まず1868年秋にオックスフォードにおける英国医学会で講演した。その際にはhysterical apepsiaと名付けた。次に，1873年10月に開かれたClinical Society of Londonでの学会で発表し，その記録として翌1874年に刊行されたこの文献で，はじめて，Anorexia nervosaと明記した。

　しかし，文中にもあるように，この文献の前年の1873年4月にフランスの有名な神経学者のラゼーグが，本症をl'anorexia hysteriqueとして発表していて，1873年9月の英訳（hysterical anorexia）をガルは見ていたのである。ガルの発表はその1カ月後であり，この文献は1年後である。ガルはこの点について，「2人はまったく独立に，同じ疾患を心にとめていた。そして，ラゼーグの論文をみる前に，Anorexiaが正しいと思っていたのだ」と主張している。また，より一般

的な用語としてnervosaを選んだとしている。本症の病因にはヒステリー以外の機序もあるので，「ヒステリー性」とするのは問題である。ただ，そのような事情があったにしても，少なくとも，文献発表の時でいえばAnorexiaについてはラゼーグにpriorityがあるようである。しかし，Anorexia nervosaという病名はガルが，初めて用いたのである。

また，この疾患については，ガルが初めて記載したわけではない。ヨーロッパの16世紀前後の文書には，本症についての記事が散見される。1559年の瓦版には，奇蹟の乙女として本症例が載っている。医学的には1689年に最初にモルトンが記載したとされている。わが国でもガルより1世紀半以上前の1716年に香川修徳が「一本堂行余医言」の中に詳細に記載した。彼は病名を「不食」と書いている。anorexiaのa(n)は否定の接頭語であり，この直訳として食欲不振症（無食欲）が，わが国でも病名として使われているものの，この疾患の本態は，食欲がないのではなくて，食欲を抑えて食べないのであるから「不食」が正しい。しかし，漢文で書かれた香川の論文は世界に知られるわけはなかった。ラゼーグもフランス語で命名した。ガルは，医学界共用語のラテン語で命名したので，このAnorexia nervosaが拡がったのであろうか。または，彼が女王の侍医（准男爵）という著名人であったからであろうか。彼の死後［1894］に出版されたA Collection of the Published Writings of W. W. Gull. [ed. by T. D. Acland, 2vols., New Sydenham Society, London] にも，本文献がリプリントとして掲載されている。　　　　　　　●末松弘行

詳細データ　W. W. Gull, Anorexia nervosa (Apepsia hysterica, Anorexia hysterica). Read Oct. 24, 1873. Transaction of the Clinical Society of London 7: 22-28, 1874.

カールソン　Arvid Carlsson,
リンドクビスト　Margit Lindqvist
「マウス脳における3－メトキシチラミンとノルメタネフリンの生成に対するクロルプロマジンあるいはハロペリドールの効果」　［1963年］

1952年，ドレーとデニケルによってクロルプロマジンの優れた抗精神病作用が報告され，さらに1958年にはハロペリドールも臨床に導入された。これらの薬剤は初めて用いられてから数年のうちに世界中に広まり，精神分裂病の治療に変革をもたらした。しかしその一方で，それらの抗精神病薬の作用機序は依然として明らかにされないままであった。そのようななか，1963年にカールソンとリンドクビストはこれらの異なる2種類の抗精神病薬が脳におけるカテコールアミン代謝に対して共通の効果を及ぼすことを見いだした。

彼らはマウスにモノアミン酸化酵素阻害薬であるニアルアミドを腹腔内投与した後，クロルプロマジンまたはハロペリドールをさらに腹腔内投与し，脳内のノルアドレナリンとドーパミンの濃度を測定した。加えて，それらがシナプス間隙でカテコール－O－メチルトランスフェラーゼ（COMT）によって代謝されて生成するノルメタネフリンと3－メトキシチラミンも測定した。クロルプロマジンやハロペリドールの投与によってノルアドレナリン，ドーパミンのレベルは変化せずに，ニアルアミド投与の結果それ以上代謝されることを妨げられた3－メトキシチラミンやノルメタネフリンの蓄積が有意に増加した。この効果が現れるクロルプロマジンとハロペリドールの投与量の閾値はそれぞれ2.5mg/kg, 0.2mg/kgであるとおおまかに見積もられた。このような変化が起こる理由について彼らはクロルプロマジンとハロペリドールがモノアミンレセプターを遮断することによってモノアミン作動性ニューロンが代償性に活性化し，モノアミンの合成と放出の増加やモノアミン代謝産物の増加が起こるためと考察した。

この論文が抗精神病薬のドーパミン受容体遮断作用を指摘したことは，その後の抗精神

病薬の開発や精神分裂病の成因論に大きな影響を与えた。

1976年にはシーマンが抗精神病薬のドーパミン受容体への結合力を ^3H －ハロペリドールとの置換によって測定したところ，ドーパミン受容体に対する親和性と臨床力価が相関することを見いだした。後にこの受容体が D_2 受容体であることが同定された。

初期に合成された抗精神病薬がドーパミン受容体以外の神経伝達物質系にも作用を持っていたのに対し，次第に D_2 受容体に選択的に働く薬剤が開発されるようになった。その後，D_2 受容体よりも $5-HT_{2A}$ 受容体を強く遮断する非定型抗精神病薬が出現したが，これらの薬剤の中にも D_2 受容体遮断作用をまったく欠く抗精神病薬はなく，現在でも D_2 受容体遮断作用は抗精神病薬の重要な作用機序のひとつであると考えられている。

成因論の面では上述のような抗精神病薬がドーパミン受容体を遮断するという精神薬理学的観察とアンフェタミンのようなドーパミン作動薬が精神病症状を引き起こしうるという事実を主要な根拠にして，精神分裂病の"ドーパミン仮説"が導き出された。

ドーパミン仮説に基づいて新しい抗精神病薬が開発され，その作用機序から新たな成因論が提出されるというかたちで成因論と抗精神病薬の開発は相互に作用を及ぼし合いながら現在も新たな展開を見せている。　●玉置寿男

[詳細データ] A. Carlsson, M. Lindqvist, Effect of chlorpromazine or haloperidol on formation of 3-methoxytyramine and normetanephrine in mouse brain. Acta pharmacol. et toxicol. 20: 140-144, 1963.

カールバウム　Karl Ludwig Kahlbaum
『緊張病または緊張性精神病』[1874年]

19世紀半ば，精神障害は大きく2つに分類されていた。1つは「全身性かつ進行性の麻痺を伴う精神病」で，これは身体因に基づく精神障害の雑多な集合であり，のちに特定される進行麻痺がその中枢を形成していた。もう1つは「定型性精神病（Vesania typica）」であり，原因不明であるが，メランコリー，マニー，錯乱，精神荒廃という一連の病像変遷を示す一群であって，この名称は単一精神病論者に好んで用いられた。

緊張病発見はこのような状況におけるカールバウムの2段階の独創的な視点変換の成果である。臨床経験での現象総体を重視する彼はまずヴェサニアのなかに特殊な疾患形態が潜んでいる事実を見抜いた。具体的にはヴェサニアの初期に現れる「弛緩性メランコリー」の状態のなかに筋肉けいれん性状態と重度昏迷を持続的に示す一群の病者を見出し，これをヴェサニアから切り離した。この視点変換は単一精神病論への本格的な第一撃となった。次の視点変換は「弛緩性メランコリー」からメランコリーを除去し，ヴェサニアの一状態を独立した一疾患形態と捉え直す態度決定である。この作業はカールバウムの独創的な臨床的眼力と見事な命名の才能に支えられていた。

1866年にカールバウムはケーニヒスベルク大学の臨床講義で初めて緊張病という病名を公表したが翌年には大学を追われている。以後の約7年間の努力の成果が本書であることを知るならば，本書がその独創性のゆえに非常な難産を経験した実情が理解される。

本書の第5章には緊張病を定義する文章が記されている。「緊張病は循環性に変遷する経過をたどる大脳疾患である。これは精神的な症状として，メランコリー，マニー，昏迷，錯乱そして最終的な精神荒廃という一連の病像を順次呈するが，その際，精神病像全体のなかで1つ，あるいはいくつかの病像が欠けることもある。そして，本疾患においては，

精神的な諸症状と並んで，けいれんという一般的な特性を伴った運動性神経系における諸事象が本質的な症状として出現してくる」。本書には解剖所見を主としたものも含めると26例の緊張病者が克明に記述されているがその描写力は見事である。メランコリーにおける濃密な宗教的雰囲気，マニー，昏迷，錯乱における熱情的な恍惚感情，神秘的な絶望と至福の感情を欠く者はほとんどいない。カールバウムの緊張病を特徴づけるのは運動性諸症状と併存する，人間に固有の根源的な生命の祝祭性である。病因に関して著者は遺伝を認めない。誘因として，教育者，宗教関係者という社会的役割，過度の性的刺激，知的努力と消耗，宗教性と性的倒錯の結合などが挙げられる。予後は大抵の場合かなり良好であるが，もちろん精神荒廃に至る者もいる。

本書の影響を最も豊かなかたちで受け容れたのはクレペリンである。彼の教科書を見ると1889年の第3版に緊張病が取り上げられているが，版を重ねるごとにその重要性は増してゆき，カールバウムの愛弟子ヘッカーが記述した破瓜病と本書で活写された緊張病が早発性痴呆の概念の中枢を形づくってゆく経緯がよく理解される。ただしカールバウムの発見が早発性痴呆（精神分裂病）の概念成立に寄与したとだけ考えるのは不適切で，本書が循環病とは何か，てんかんとは何か，ヒステリーとは何か，という深い問いかけをも豊かに内包している事実は見逃されてはならない。すなわち，カールバウムの思考と感受性においては，なお，古くからの単一精神病論が潜在していると考えるべきで，「カールバウムの緊張病」は，その周囲にほとんどすべての重要な精神疾患の群れを従えているのである。この実情を旧来の混乱の残渣とみるか，精神医学の豊かな可能性の重要証拠と見るか，これは今後の課題である。

●渡辺哲夫

[詳細データ] K. L. Kahlbaum, Die Katatonie oder das Spannungsirresein. Eine klinische Form psychischer Krankheit. Verlag von August Hirschwald, Berlin, 1874（渡辺哲夫訳『緊張病』星和書店, 1979）．

カールマン　Franz J. Kallman
「双生児家系研究」　　［1946年］

カールマンが本研究で採用した方法は，双生児家系研究である。ニューヨーク州立病院の1945年全入院患者から発見された691組の15歳以上の双生児を含む家系が得られた。その家族から一卵性双生児（174），二卵性同性／異性双生児（517），同胞（2741），両親（1191），半同胞（134）および従兄弟（74）の6つの異なる遺伝的組み合わせペアが抽出された。2人とも分裂病に罹患した割合（％）は，それぞれ85.8, 14.7, 14.3, 9.2, 7.0, 1.8であった。つまり血縁関係近接度と罹患率は同じ順位である。しかし，両者は単純な直線回帰の関係ではなかった。

双生児診断一致率の一卵性（85.8）と二卵性（14.7）の比は，5.8であった。ただし確定的分裂病に限ると，59％と9％であった。

これらの結果からカールマンは，分裂病に先行する素因は多因子性か非特異的であるが，ストレスに対して分裂病性反応を生じる素因は優性か劣性の遺伝因子によるものであろうと推論している。彼はこの結果によって分裂病の心理因説は支持されないと結論している。

カールマンの本研究には，卵性診断の不確かさ，病歴診断の不確実さ，入院した重症分裂病発端者への偏りなどの批判がある。そのような弱点や診断基準が未確立であったアメリカ精神医学の歴史的制約を被っているとはいえ，サンプリングの偏りを避けるために全入院患者を対象とする大規模な双生児研究とした点などは評価できるデザインであり，古典的双生児研究の代表的知見である。

●岡崎祐士

[詳細データ] F. J. Kallman, The genetic theory of schizophrenia. an analysis of 691 schizophrenic twin index families. Am. J. Psychiatry 103: 309-322, 1946.

カレン William Cullen
『臨床医学の基礎』　　　〔1776-84年〕

植物分類に範を得た疾病分類学のひとつで、ピネルへと影響を与えた点で、精神医学の前史をなす、カレンの主著である（全4巻）。

スコットランドのグラスゴーおよびエディンバラ大学の医学教授であったカレンはラテン語ではなく英語で講義した先駆的な教授たちのひとりである。彼は疾病を，熱性疾病 (pyrexiae)，神経性疾病 (neuroses)，悪液質性疾病 (cachexia)，局所性疾病 (morbi locales) の4綱に大別した。

精神医学史の上では，ここに初めてニューローシスの術語が登場したが，これはほぼ精神神経疾患を包括しており，19世紀末以降のニューローシス概念とは大きく異なっている。カレンは神経性疾病を，さらに4目に分類する。すなわち，昏睡性疾患 (comata)，無力性疾病 (adynamiae)，けいれん性疾患 (spasmi)，ヴェサニア (vesaniae) である。昏睡性疾患は卒中と麻痺よりなり，およそ今日の脳血管障害に相当する。無力性疾病は失神・消化不良・心気症・萎黄病からなり，現代で俗に言う「虚弱」というのに近かろう。けいれん性疾患は，心的機能のけいれんとして，テタヌス・舞踏病・けいれんなど，生命的機能のけいれんとして，心悸亢進・痙咳など，自然的機能のけいれんとして，胸焼け・ヒステリー・糖尿病などが含まれ，現代医学からみるとはなはだ未整理な概念である。ヴェサニアが今日の精神疾患に相当する。これは熱病と昏迷を伴う錯乱 (delirium) と，熱病と昏迷を伴わない錯乱に二分される。前者は中枢神経感染症を含む器質性精神病を示し，後者がおおむね内因性精神病に該当し，マニー (mania)，メランコリー (melancholia)，痴呆や精神遅滞に当たる精神喪失 (amentia)，夢遊病と夢魘からなる夢遊悪夢症 (oneirodynia) が列挙されている。

なお、本書の成立年は諸資料あり、1777年ともされる。

●小林聡幸

> 詳細データ　W. Cullen, First Lines of the Practice of Physic. 4 vols., William Creech, Edinburgh, 1776-84.

河合隼雄（かわい／はやお）
『ユング心理学入門』　　　〔1967年〕

著者が日本人としてはじめてユング派分析家の資格を取得し，1965年に帰国。その2年後に出版された。それまで，ユングについての日本への紹介は独文学者によってなされ，その臨床的な側面についてはほとんど知られていなかった。そこで，著者がスイスのユング研究所において経験してきたことを踏まえ，できる限り心理療法の実際と関連する形で述べることにした。これがあくまで「入門」であることや，当時の日本の学会の状況などを考慮し，ユングの後期における神話や宗教などに関する業績については，触れないことにした。このような配慮は適切であったようで，本書はひろく受けいれられたと思う。

「心理学」と言えば，当時は実験心理学を考える人が多かったので，深層心理学的な思考法への橋渡しとして第1章に「心の現象学」を立て，続いてユングの先達としての「フロイトとアドラー」の説を紹介し，それを基にして，人間のタイプを論じた。ユングは心の現象に関しての異なる見方，フロイトとアードラーの説のどちらが正しいというのではなく，「タイプ」の相異としてみようとした。内向－外向の対立をまず重要と考えたが，それに4つの心理機能を考え，タイプ論を考えたが，この根本にユングの基本的な考えである「意識と無意識の相補性」ということが認められる。

ユングの名を有名にした「コンプレクス」「連想実験」などを紹介し，続いて彼の根本概念である「元型」を論じた。元型を説明するのは困難であるが，日本人がもっとも了解しやすいと考え，「グレートマザー」元型によってその説明を行い，次に「影」について述べた。

ユング派の分析においては，夢分析が重要とされるが，当時は「夢」を取りあげると，感情的に「迷信」として拒否されるおそれも大きく，まず「心像と象徴」について論じ，それを踏まえて「夢分析」を論じた。例を多

くあげて，できるだけ体系的に述べるように工夫した。心理療法の実際と関連づけて述べたので，一般の理解を得やすかったと思う。

ユングの言う元型のなかの重要なものとして，「アニマ・アニムス」「自己」についても論じた。ユングは夢やヴィジョンに現れる異性像に注目し，それの元型としての「アニマ・アニムス」の存在を仮定して，それを通じて，「たましい」のはたらきを知ることができると考えた。「自己」はユング心理学におけるもっとも重要な元型であり，理解が困難とも言えるが，東洋思想と通底するところが大なので，あんがい日本人には親近感をもたれるところがある。

以上のような理論を基にして，心理療法が実際にどのように行われ，他学派とはどのように異なるかも論じられた。最終章は，著者の体験を踏まえ，「東洋と西洋の問題」が論じられている。日本の国際化がすすみ，日本文化について意識する人が多くなるにつれて，この論に注目する人も増えてきた。

なお，当時としては珍しいことであったので，著者がチューリッヒで受けた分析の体験が，付録として語られている。

ユングの考えはこれまで「難解」とされる上に，彼の昔話，神話，宗教などに対する関心が，彼の多くの臨床経験との関連において生じていることが理解されず，臨床心理学や精神医学の領域においては，ほとんど無視されてきた。本書は，ユングの考えを，臨床的にも，実際の日常生活にも関係する心の現象に関する心理学として提示したところに意義があると言える。

この書物はあくまで入門書であり，ユングの偉大な思想全体から見ると，まさにその「入口」のところを紹介したものである。ただ単なる紹介にとどまらず，著者の臨床経験を基にしつつ，日本人としていかに考えるかという点もつねに考慮して書いたので，出版後30年以上を経過した今日も，版を重ねて，ひろく読まれている。

●河合隼雄

詳細データ　河合隼雄『ユング心理学入門』培風館，1967．

河合隼雄(かわい／はやお)／編著
『箱庭療法入門』　［1969年］

箱庭療法は，スイスのユング派の心理学者，ドラ・カルフによって創始された"Sand-play Therapy"の日本名である。著編者はスイスのユング研究所に留学中にカルフに箱庭療法を学び，これが「日本人向き」の療法であると考え，1965年に帰国後，日本に紹介した。これは急激に日本中に広がり，カルフを日本に迎えて研究会を行い，その成果が相当に確認された。それらの経験を踏まえて，1969年に本書が出版された。

本書は，理論篇と事例篇の2部構成になっている。理論篇は河合が担当し，事例篇は，河合および他の治療者による10例の事例と，各例に対する河合のコメントを収録している。当時は事例を詳細に報告し，それに他者のコメントを付す，という発表形式が一般には用いられていない頃であったので，このような発表形式が説得力をもつことが，本書によって日本の臨床家に理解されたことも大きい意義をもっている。これが箱庭療法の普及に役立ったと考えられる。

理論篇においては，まず箱庭療法の技法を説明し，その発展過程を簡単に述べている。カルフがこの方法を着想したのは，イギリスのローエンフェルトによる「世界技法（The World Technique）」にヒントを得ており，また，シャーロッテ・ビューラーは「世界技法」を投影法の一種として標準化し，「世界テスト（World Test）」を作成したが，それらはあまり発展しなかった。その他類似のものも紹介しているが，これらのなかで，カルフの方法が特に発展してきたのは，この療法において，治療者・クライエントの人間関係を重要視したこと，ユング心理学におけるイメージや象徴に関する理論を用いたこと，が大きい要因として考えられる。

このようなカルフの考えは，本書においても踏襲されている。ただ，箱庭の作品を「解釈」することを急がないこと，受容と解釈が対立的ではなく相補的な意味をもつことなど

を論じたことが，箱庭療法がわが国において
ひろく受けいれられ，成果を生み出す上で有
効にはたらいたと考えられる。

第3章「箱庭表現の諸相」においては，そ
れまでの経験を踏まえ，箱庭の作品をどのよ
うに見るかについて具体的に述べている。一
応「統合性」「空間配置」「主題」という柱を
立てているが，個々の作品について具体的に
述べられている点に特徴がある。当時，まだ
4年間しか経験の蓄積のないなかで，予見的
に思い切った考えが述べられているが，それ
らはその後の箱庭療法の発展のなかで，確証
されていったと言うことができる。

事例篇は箱庭療法を河合と共に最初から行
ってきた，中村良之助，浪花博，大谷不二雄，
高橋史郎，西村洲衛男，三木アヤが事例を提
出し，それぞれの例に河合がコメントを寄せ
ている。事例は，不登校，夜尿症，チック症，
自閉傾向，緘黙症，学習場面不適応，情緒不
安定，などの問題をもつ幼稚園より中学校ま
での子どもと，精神分裂病の32歳の男子の例
である。ここに，唯一，成人のそして精神分
裂病の事例が提出されている点が注目に値す
る。

カルフは最初は箱庭におかれた個々の事物
の象徴性に強い関心を持っていたが，たびた
び来日するにつれ，本書に述べられているよ
うな，全体的な布置や治療のプロセスに注目
することや，「解釈」を遅らせることの意味
などを了解し，それと同調するようになった。

箱庭療法はその後，日本においても世界に
おいても発展し続け，わが国では多くの研究
書が続けて出版されているが，本書は今も
「入門書」としての役割を担って版を重ねて
いる。韓国語訳も出版されている。

なお，本書に例としてあげられている精神
分裂病者の箱庭で，前面に端から端まで柵を
置いているのがあり，これを見て，中井久夫
が絵画療法における「枠づけ技法」を発案し，
それは続いて「風景構成法」へと発展したの
である。

●河合隼雄

[詳細データ] 河合隼雄編著『箱庭療法入門』誠信書房，1969.

河合隼雄（かわい／はやお）
『影の現象学』　　　［1976年］

河合隼雄の著作としてはきわめて初期のも
のである。C. G. ユングの言う「影」の概念
について，それを明らかにすると共に，臨床
場面においてそれがいかに役立つか，を示す
のみならず，多くの文学・芸術作品の理解の
鍵となることを示している。

内容を簡単に紹介すると，第1章「影」に
おいては，ドイツのロマン派の詩人シャミッ
ソーの『ペーター・シュレミールの不思議な
物語』における「影を失くした男」の話，アン
デルセンの「影法師」などを通して，人間
にとっての「影」の重要性を示す。続いて宗
教学者や文化人類学者の研究によって，非近
代社会では，「影」が重要視され，時には
「たましい」と同定されることを明らかにす
る。これらを導入として，ユングの「影はそ
の主体が自分自身について認めることを拒否
しているが，それでも常に，直接または間接
に自分の上に押しつけられてくるすべてのこ
と——たとえば，性格の劣等な傾向やその他
の両立し難い傾向——を人格化したものであ
る」という考えを紹介している。ユングによ
れば，「影」のイメージは夢には夢を見る人
と同性の姿をとって現れることが多く，それ
について，クライエントの夢の実例を示して
説明している。

第2章「影の病い」においては，二重身，
および二重人格について論じられている。い
ずれの症状もユングの言う「影」の問題が深
くかかわっているが，それらを病理現象とし
て紹介すると共に，これらのテーマを扱った
文学作品を取りあげて論じているところが特
徴的である。ロマン派の作家，E. T. A. ホ
フマンは自分自身も二重身の体験があったと
言われているが，彼の『大晦日の夜の冒険』
を取りあげて，その構造をユング心理学の立
場から分析している。当時は深層心理学の観
点に立って文学作品を分析することは，あま
り行われていなかったので，新しい研究領域
としても注目されたものである。

二重人格については，セグペンとクレックレーによって1957年に発表された『イヴの三つの顔』の症例を紹介している。イヴ・ブラックがイヴ・ホワイトの「影」であることはあまりにも明白である。なお「夢の中の二重身」として，自験例を示しながら論じているが，これも当時としては珍しいことであった。

第3章「影の世界」においては，闇や黒色の「影」としての意味を論じ，「不可視の影」として，音や匂いなどが「影」の意味合いを帯びる場合を，臨床例をあげながら提示している。幻聴に悩む女子大生の夢分析の例もあげられている。また，影の世界としての「地獄」や「地下の世界」について考察がなされている。影と結びつきやすい「秘密」について，その否定的・肯定的の両面にわたって，これも臨床例を示しつつ述べている。心理療法においては「秘密」ということがきわめて重要な鍵となることを明らかにしている。

第4章「影の逆説」においては，文化人類学者，山口昌男の説を援用しつつ，道化やトリックスター，ストレンジャーなどの意味が「影」との関連において論じられている。この場合も，文学作品や昔話のみならず，いろいろな臨床例があげられているところに特徴がある。

第5章「影との対決」は最終章として，人間が自分の「影」とどのように向き合ってゆくかが論じられる。影との対決がいかになされるかを示す例として，東西の文化差の問題とも関連する，ロレンス・ヴァン・デル・ポスト『新月の夜』（後に「戦場のメリークリスマス」として映画化された）と，オイゲン・ヘリゲル『弓と禅』の2作をあげて論じているのが示唆的である。異文化はしばしば「影」として認識されるが，それとどのようにつき合っているかが，これらの例によく示されている。グローバリゼーションの波の強い現在において，これは大きい意味をもっている。

●河合隼雄

[詳細データ] 河合隼雄『影の現象学』思索社, 1976; 講談社学術文庫, 1987.

▌河合隼雄（かわい／はやお）
『昔話と日本人の心』　　　　[1982年]

昔話はユング派において大いに重視されている。人間の無意識のあらわれとして，夢は非常に大切であるが，昔話は言わば「民衆の夢」のようなものであり，人間の集団的無意識（collective unconscious）がよく反映されている。「昔話の解釈」はユング派の訓練における，ひとつの柱となっている。

著者は1965年にスイスより帰国後すぐに「昔話」について論じても当時の学会には受けいれられないと思い，しばらくの準備期間をおいて，1977年に『昔話の深層』*を出版した。これは広く受けいれられたが，その内容はグリムの昔話を素材として，ユング派の立場からの解釈を述べたものであった。そのなかで，比較のために日本の昔話に触れ，日本の昔話については独自に考察する必要性があると思う，と述べている。そして，それ以後の思索の結果として本書が生まれたのである。

本書は日本の昔話の分析を通じて日本人の心の在り方を明らかにしようとするものである。その際に日本の昔話のなかの女性の主人公に注目するという工夫を行っているが，これは下記のような理由のためである。

ユング派の分析家エーリッヒ・ノイマンは西洋近代における自我意識の確立を重要視して，人類史のなかで，人間がそのような自我確立の過程でたどるのを，神話や昔話などのイメージの分析を通じて行い，ごく簡単に言えば，男性の英雄が怪物を殺して，そこに捕われていた女性を救い出して結婚する話にそれが語られていると考えた。

これに対して，日本人の自我は西洋近代の自我とは異なると考えてきた著者は，上記のようなノイマンの説を受けて，日本人の自我は，女性像であらわす方が適切であると考え，それを日本の昔話のなかの女性像を用いて論じている。そして，人間の自我意識の在り方はいろいろとあり，西洋近代の自我を絶対視することなく，人間の意識の多様性を考えるべきだと結論づけている。

本書に取りあげられた昔話を列挙すると，「うぐいすの里」「飯くわぬ女」「鬼が笑う」「白鳥の姉」「浦島太郎」「鶴女房」「手なし娘」「火男の話」「炭焼長者」である。それぞれの昔話のなかの女性に焦点を当て，1章から9章まで論じるなかで，それらの女性像が「女性の意識」の種々相を示しつつ，ある種の完成へと向かう過程を提示している。

第1章の「うぐいすの里」は，日本人の心性を端的に示している。若い樵夫が森の中の立派な館に入り，ひとりの美女に会う。美女は彼に留守を頼み外出し，その間に男は彼女が見るのを禁止した座敷に入りこむ。そしてそこにあった3つの卵をあやまって落としてしまう。帰ってきた女性はそれを知って泣き，「娘が恋しい，ほほほけきょ」と，うぐいすとなって飛び去り，館も消え去って，樵夫は野原のなかに立ちすくむ。

若い男がせっかく美女に会いながら，最終場面では男は1人残される。まさに「何も起こらなかった」と言っていい。これを著者は「無（nothingness）が生じた」と解釈する。無あるいは空は，日本人にとってきわめて大切なことである。ここから出発して，女性像は章ごとに変化し，最終章に至って登場する女性を，著者は「意志する女性」と名づけている。

受動性と積極性，運命的なものと人間の自律性とを共存させているような「意志する女性」は，西洋の男性の英雄像と比肩する「女性の意識」の在り方を示しているものである。これは文化比較ということを超えて，今後の人間の新しい生き方の多様性に示唆を与えるものとして意味をもっている。

本書は1982年に英訳が出版され，1996年の新版には，詩人のゲーリー・スナイダーが，本書を讃える序文を寄せている。　　　●河合隼雄

[詳細データ] 河合隼雄『昔話と日本人の心』岩波書店，1982．
＊　河合隼雄『昔話の深層』福音館書店，1977．

ガワス　William R. Gowers
『神経系疾患マニュアル』　[1886, 88年]

初版はガワス40歳頃に書かれ，その後5年かけて新しい知見を加え，全面的に改訂・増補され，250ページほども増えて第2版[1892, 93]が出版された。タイトルはマニュアルとなっているが，これは今までに類をみない野心的な立派な神経学書であり，「神経学のバイブル」といわれる。末梢神経と脊髄の病気（第1巻）と，脳と脳神経の病気および全身性ならびに機能性神経疾患（第2巻）よりなる。この書は彼1人によって成ったものであり，鋭い臨床観察，的確な判断に基づく彼自身の豊富な経験の集大成である。出版後1世紀以上経った現在でも，新しい疾患単位の報告をする人はまずそのオリジナリティを主張する前に，本書を調べるべきであるといわれる。彼の文章は明快で読みやすく，症状の記載もすばらしい。書痙など現在ではあまり重視されていない疾患の記載には，他書にはみられない卓越したものがある。患者の症状を示すスケッチのほとんどは彼自身の筆になる。これは写真よりもはるかにその本質を捉えており，現在でもしばしば引用転載される。脊椎骨と脊髄髄節とのレベルの関係を示すスケッチは本書に初めて載せられたが，現在でもこれはもっとも正確なものとされている。欲を言えば索引にやや難がある。ガワス[1845-1915]は，19世紀後半を代表するすぐれた英国の臨床家で，生涯の大部分をロンドン，とくにクイーンズ・スクエアで過ごした。眼底鏡をはじめてベッドサイドで使用したのは彼であり，すばらしい眼底カラースケッチのモノグラフ＊がある。
　　　　　　　　　　　　　　　　●古川哲雄

[詳細データ] W. R. Gowers, A Manual of Diseases of the Nervous System. Vol. I (Diseases of the Nerves and Spinal Cord), Vol. II (Diseases of the Brain and Cranial Nerves. General and Functional Diseases of the Nervous System), 1886/88. 2nd edition (revised and enlarged), J. & A. Churchill, London, 1892/93.
＊ Gowers, A Manual and Atlas of Medical Ophthalmoscopy, J. & A. Churchill, 1890.

河本英夫(かわもと/ひでお),
チオンピ Luc Ciompi,
花村誠一(はなむら/せいいち),
ブランケンブルク
Wolfgang Blankenburg
『複雑系の科学と現代思想・精神医学』　　　　　　　　　　［1998年］

　自己組織化やカオス理論やオートポイエーシスは，生成の機構を備えているため，症状の変容する疾病には多くのアイデアとモデルを提供する。複雑系の科学の代表が自己組織系とカオス系であり，それぞれ非決定論的創発系と決定論的予測不可能系である。チオンピは『フラクタル感情論理』の骨子として，感情的要素と論理的要素が，心的システムの階層を上昇するごとに異なる関係で繰り返し心的システムの働きを規定しているとした。疾病の出現は，アトラクターからカオスへの移行をモデルとしている。

　他の著者は，自己組織系の発展系であるオートポイエーシスの展開を企てている。ルーマンによってオートポイエーシスは普遍化され，すでにジーモンによって家族療法のシステム的構成が企てられていた。ブランケンブルクは現存在分析をこの行為論的システムに接続し，身体システムと心的システムとのカップリングを示唆している。河本は，システムの作動から見て構成素の断片化，新たな構成素の系列化，システム－環境の逆転，カップリングの解除等による疾病の出現を機構化した。花村は，自身の9個の区画からなる疾病分類ダイアグラムとシステムの作動による疾病の出現を接続した。これによって現象学と構造分析の成果を受けて形成されたダイアグラムとシステム分析との内的関係が明らかになった。ダイアグラムのなかでの疾病の変容が，ラカンが精神病の典型例としたシュレーバー症例を事例として機構化され，強度の度合いが図示できている。　　●河本英夫

　［詳細データ］　河本英夫・L. Ciompi・花村誠一・W. Blankenburg『複雑系の科学と現代思想・精神医学』青土社，1998．

河本英夫(かわもと/ひでお)
『オートポイエーシス2001―日々新たに目覚めるために―』　　　　　　［2000年］

　オートポイエーシスは最新のシステム論の名称であり，チリ出身の神経生理学者マトゥラーナとヴァレラによって最初に定式化され，最大の特徴となるのは，システムは作動をつうじてみずからの境界を形成し，そのつどみずからの要素の範囲を形成するとした点である。この延長上にシステムは作動をつうじて様々な位相領域を形成することができる。そのときシステムには純粋に運動を継続することで形成される自己（Sich）と，特定化された空間内で形成される位相的自己（Selbst）が含まれている。純粋運動の自己（Sich）は，非空間的運動であり，直観的感覚にとって「強度」として感知される。これはドゥルーズの『差異と反復』で繰り返し論じられ，ミュラー－ズーアが分裂病のメルクマールのひとつとしたものである。システムの作動では，構成系と構成系の接続不能による構成系の断片化，システム間のカップリングの解除の際に強度が出現する。

　システムがコミュニケーションを構成素として作動すれば，社会システムとして位相化し，ノエマを構成素として作動すれば心的システムとして位相化する。両者の関係が相互浸透であり，これはカップリングのモードのひとつである。このカップリングの破綻の現象のひとつが自閉症である。また心的システムの構成素であるノエマが，それとしてみずからを区分する段階では表象になっている。ここで働いているのがオートレファレンスである。表象はそれ自体と情態性を区分する。これが構成素である表象の構成素－環境で，この両者は反転可能である。緊張病性疾患でこうした反転が生じると，「食事について語ることと，言葉を食べることは等しい」というような発言が，自然な規則性をもって生じる。　　●河本英夫

　［詳細データ］　河本英夫『オートポイエーシス2001―日々新たに目覚めるために―』新曜社，2000．

カンギレム Georges Canguilhem
『正常と病理』 ［1966年］

　正常と病理の概念を定義するにあたって，一般に，統計的平均を基準としている。平均に近ければ正常で，そこからかけ離れていれば病理的だとみなされる。この定義は，病気と正常状態とを客観的に区別することができるので，とくに実証主義者たちは好んで用いてきた。しかしこの定義では，生命の本質がぼかされてしまうこととなる。生命は，それ自体に独自の規範が内在している。そして病気の状態は，正常状態と異なる規範の表現だという立場を，最も鮮明に表明したのが，フランスの科学哲学者ジョルジュ・カンギレムである。

　1943年に発表した論文と，その後1963年からおこなったパリ大学での講義とから成るこの著作は，医学哲学のみならず，認識論や科学思想史の分野でも，広く注目された。彼によれば，病気は正常から量的に隔たった状態ではなく，破局場面に直面した時に生じる生命規範の新しい表現である。破局場面では，正常のままでの生命規範を維持することができないため，別の規範の設定が余儀なくされる。正常とは正常な生命規範を持つことである。この生命規範を持つ限り，病気になっても回復する能力がある。だから病気の治療はつねに，この生命規範の回復を目指さなければならない。

　彼のこの所論は，明らかに生気論の流れを汲んでおり，生命現象の説明に関して，物理・化学現象に還元する機械論の行きづまりを乗り越える豊かな視座を提供している。実際，彼は病気を各器官の疾病ではなく有機体全体の疾病としてとらえる有機的全体観や，生命の自己調整を重視する均衡理論の立場に立つが，それはまさに現代の生命科学の動向に通じているわけである。　　　　　●滝沢武久

　［詳細データ］G. Canguilhem, Le normal et le pathologique. PUF, Paris, 1966（滝沢武久訳『正常と病理』法政大学出版局, 1987）．

ガンザー Sigbert Joseph Maria Ganser
「特異なヒステリー性もうろう状態について」 ［1898年］

　ガンザー症候群は的はずれ応答，意識障害，転換症状，幻覚を呈するものである。ガンザーが本論文で4例の臨床観察をもとに共通特徴から単一の群としてまとめ，その後，ガンザー症候群の名で知られるようになった。

　著者が最も注目したのは「すぐわかるはずの正しい答えを素通りする（vorbeigehen）」という現象で，これは後に的はずれ応答（Vorbeireden）と呼ばれ，中核症状とみなされた。本論文ではこれと並んで以下の症候があげられている。(1)視覚および聴覚の幻覚：妄覚に対して反応する急性幻覚性錯乱者のような外的行動や情動表出から推測されたり，患者によって直接に語られる。(2)意識状態の変化とそれに伴う記憶欠損：全病像が急激に変化し，一定期間についての健忘が現れる。提示されている4例では意識混濁の程度はさまざまで，ある患者は昏惚の状態で妄覚に強くとらわれ，ある患者は完全な抑制の状態にあり，またある患者では外見上は意識は清明にみえた。いずれも数日後には意識は完全に正常になった。これはヒステリー性もうろう状態と考えられている。(3)ヒステリー徴候：全身または身体の一定部位の痛覚脱失であり，1例では敏感さの部位が日によって変化した。

　本論文で記載された症候が出そろった症例は実際には稀とされている。またガンザー症候群が被拘禁者に特有かどうかについては古くから論議されている。本論文の報告例は4例とも犯罪者で，うち3例は未決拘禁中に発症した。このことから詐病の可能性も考えられたが，ガンザー自身は明確に否定し，ヒステリー性疾患とみなした。本症候群は現在のDSM-IV，ICD-10では解離性障害に含められている。　　　　　●中谷陽二

　［詳細データ］S. J. M. Ganser, Über einen eigenartigen hysterischen Dämmerzustand. Arch. Psychiat. 30: 633-640, 1898（中田修「古典紹介」『精神医学』16: 603-609, 1974）．

カント Immanuel Kant
『実用的見地における人間学』 [1798年]

カントが「人間学」の名のもとに，1772年から教授活動を引退する1796年まで20年あまりにわたって続けた講義の手控えを，引退後みずから編纂・刊行したもの。カントみずから編纂・刊行した著書としては最後のものとなる。表題の実用的（pragmatisch）は，行為一般に関係し，当時流行の生理学的人間学と区別されるものくらいの意味で，「実用的・実践的」ないし「実際的」くらいのほうが適訳かもしれない。

「人間学」の講義は，もともとカントがそれ以前すでに1756年からはじめていた「自然地理学」とひと組で，冬学期，夏学期にそれぞれ割り振られて，一般向け講義（Popularvorlesung）という位置づけをもって行われた。カントは教職にある間さまざまな科目を講じたが，この人間学と自然地理学は他の論理学，形而上学，倫理学とならんでコンスタントになされた主要講義の位置を占めていた。

カントはもともと形而上学の講義を，存在論，心理学（霊魂論），宇宙論，自然神学とつづく当時のドイツ学校形而上学の順序を自由にあらためて，心理学（霊魂論）の前半部分「経験的心理学」からはじめ，日常の世態人情の観察をちりばめて講義の導入とすることを年来の常としていた。この「経験的心理学」をテキストとする部分の講義を独立させるところに成立したのが「人間学」の講義にほかならない。

刊本の『人間学』は，「第1部：人間学的訓育論（Anthropologische Didaktik）」，「第2部：人間学的性格論（Anthropologische Charakteristik）」に大きく二分される。第1部は「人間の外面および内面を認識するやり方について」あつかい，「第1編：認識能力について」，「第2編：快・不快の感情について」，「第3編：欲求能力について」に三分される。この構成ならびにそれぞれの能力ないし感情の下位分類は，カントが講義の定本としたバウムガルテン『形而上学』[1739]中の経験的心理学の章によるものであり，ひいては知情意の三分法を取るテーテンスの能力心理学の流れを汲むものである。しかし，こうした学校哲学的な枠組みはあくまで講義の大枠を定めるものであり，カントがその枠にとらわれず随所で自在に世態人情の観察に説きおよび，またスウィフト，スターン，モンテーニュといったお好みの著作家から引用しつつ話を進めたことは，刊本によっても，また残された膨大な遺稿・講義録によってみてもたしかめられるところである。（カントは，諸能力・感情の失調・異常についても独自の分類を提示している。）

「第2部：人間学的性格論」は，「人間の内面を外面から認識するやり方について」，個人の性格から，男女両性の性格，民族・種族の性格，人類の性格を順次取り上げる。ここでも，『美と崇高の感情に関する観察』[1764]以来のカントの人間観察と幅広い読書・思索がよく生かされ，「人類の性格」の部分は，歴史哲学的考察を述べている。

カントは「人間学」の遺稿のひとつで，自分の専門領域の外に目が届かぬ学者をキュクロープス（一眼巨人）として批判し，そうした学者には，人間と世界（世間）の実態を見てそこから自分の学問を批判的に位置づけるもうひとつの目をつけてやらなければならないと説いている。カントそのひとにとって，人間学（と自然地理学）の講義は，まさにそのもうひとつの目にあたり，『判断力批判』にいたる批判哲学全体の基底を支えるものにほかならなかった。

カントはまた，『論理学』序論等で，哲学は，形而上学，道徳（論），宗教（論）に集約されるが，それらは結局人間学に帰するとして，その基礎学としての地位を強調している。

●坂部　恵

[詳細データ] I. Kant, Anthropologie in pragmatischer Hinsicht. Friedrich Nicolovius, Königsberg, 1798; 2nd. ed., 1800（山下正男・坂部徹訳『実用的見地における人間学』カント全集14巻，理想社，1966，塚崎智訳『実際的見地における人間学』河出書房新社，1983，渋谷治美訳『実用的見地における人間学』岩波新版カント全集15巻所収，2003）．

ガントリップ　Harry J. S. Guntrip
『対象関係論の展開―精神分析・フロイト以後―』
（原題『精神分析の理論・治療・自己』）
[1971年]

　邦訳名は原文とかなり異なっているが、邦訳名のほうが本書の内容を適切に表している。原著者ガントリップは哲学的素養の高い牧師である。

　全体が、第1部 理論編（第1章～5章）と第2部 実際編（第6章～7章）とに分かれている。第1部では第1章（「フロイトの概観」）と第2章（「精神力動的研究の出発点」）において、フロイトの思考の中には身体的（精神生理学的、精神生物学的、自然科学的、機械論的）な側面と精神力動的（人間的、対象関係論的）な側面との2つの側面があり、ガントリップは前者を非人間的であると批判し、後者を重要視しつつ、フロイト以後の精神分析の成長の跡をたどっていく。後者の側面の起源を、家族内の対象関係状況としてのエディプス・コンプレクスに関するフロイト研究の中に見出し、第3章（「転回点：精神生物学から対象関係へ」）では内的対象に関するクラインの研究を取りあげ、第4章（「理論の拡大と再方向づけ」）では、全体としての人間（力動的全体性）を重んじ「リビドー自我の目標は対象である」とするフェアベーンの研究を称賛している。フェアベーン自身が自分の研究を対象関係論（object-relationships theory）と呼んだのである。第5章（「中心問題：システム自我かパーソン自我か」）では、ハルトマンの「適応」という鍵概念は行動に焦点を合わせていて、対人関係的でなく生物学的であると批判し、ジェイコブソンに対しても攻撃性を本能論でとらえている点で批判を加え、「ほぼよい母性的養育」を重んじた、最早期の母-子関係における自我起源に関するウィニコットの研究を高く評価している。

　第2部 実際編の第6章（「シゾイド問題」）では、この世界と切り離され、隔てられ、疎外され、どんな現実の人間関係にもかかわることができないと感じている人々の問題すなわちシゾイド問題を取りあげて、彼らは母親的養育に問題があって孤立を経験した人々であったとする。第7章（「精神分析と精神療法」）では、シゾイド問題の治療は、人間関係から切り離されたシゾイド自我に到達して、それを援助することである、と述べている。

　邦訳書の最後には、訳者の1人小此木による詳細な「解題」と「訳者あとがき」が付されている。

　原著者のガントリップは、英国の精神分析学界においては、フェアベーン、ウィニコットらとともに、A. フロイト学派とM. クライン学派との中間に位置する中間派・独立派とみなされた。彼は、精神科医でも心理学者でもなく、前述したように哲学的素養の高い牧師であり、英国の精神分析学界でもユニークな存在であった。フェアベーンとの教育分析、ウィニコットとの教育分析を経験し、「フェアベーンは内的な父親であり、ウィニコットは内的な母親である」と述べている。

　本書の内容を見るとわかるように、ガントリップは、英国における対象関係論の大成者であり、優れた解説者であった。フロイトとフロイト以後の精神分析のさまざまな流れに含蓄される対象関係的思考を明らかにし、さらに米国の自我心理学の流れと英国対象関係論学派との交流に道を開き、そしてこのような役割を通して、米国精神分析におけるO. カーンバーグ、J. マスターソンらの境界例論などの形で米国精神分析学界と英国学派との統合を促進したのであった。

　本書は、『パーソナリティ構造と人間の相互作用』（Personality Structure and Interaction）[1961]、『シゾイド現象・対象関係・自己』（Schizoid Phenomena, Object Relations and the Self）[1968]の二大著作に続いて刊行された。ガントリップには、これらの主著の他に何冊かの啓蒙的著作がある。

●柏瀬宏隆

詳細データ　H. J. S. Guntrip, Psychoanalytic Theory, Therapy and the Self. Basic Books, New York, 1971（小此木啓吾・柏瀬宏隆訳『対象関係論の展開―精神分析・フロイト以後―』誠信書房、1981）.

神庭重信（かんば／しげのぶ）
『こころと体の対話―精神免疫学の世界―』　［1999年］

　精神免疫学は生まれてから半世紀と経っていない学問領域である。"こころと体の対話"と題した本書は、精神免疫学の世界を一般読者に紹介した入門書である。

　第1章で多くの例を紹介しながら説明したように、こころのありようが、免疫が深く関与する身体疾患の発症やその経過に影響を与えることは、経験的には古くより語られてきたことである。医師の間で広く知られている「愛のあるところに癒しのテクネーへの愛がある」という、ヒポクラテスの箴言にもその深い洞察をみることができる。しかし近代医学の舞台で、脳と免疫の密接な関係が浮き彫りにされるには、19世紀のベルナールによる生体の恒常性の発見を待たねばならない。生体の恒常性は、緊急反応における自律神経系の活動とそれに続く神経内分泌系の動員によって、たとえそれが一過性に生体防衛的であるにせよ、著しく歪み、その結果は、セリエが観察したように免疫系にも明らかな変化となって現れる。

　第2章では、生体の恒常性を歪める情動の神経生物学的な現象、特に大脳辺縁系の回路、情動から自律神経および神経内分泌へと下降する情報の経路と情報の伝達に関わる物質の説明を加えた。また、精神免疫学があきらかにした、免疫系から脳への情報伝達の仕組みとその生物学的意義についても若干ながら紹介した。

　後半では、喘息やリウマチ、さらにはがんにまで踏み込んで、こころのありようがこれらの疾患とどのように関わり、またそれを精神免疫学がどのように説明するのか、またこれらの知識は臨床医学にどのように応用されうるのかなどについて説明した。

　精神免疫学は、すべての疾患はこころと体からなるシステム全体の歪みを伴うものであることを強調する。そして「こころを癒すことは体を癒す」というアフォリズムを科学的に裏付けようとする試みでもある。そしてそれはまた医師にはいかなる行為が求められているのか、を問う学問でもある。　●神庭重信

　［詳細データ］神庭重信『こころと体の対話―精神免疫学の世界―』文春新書，1999．

カーンバーグ　Otto F. Kernberg
『対象関係論とその臨床』　［1976年］

　本書はカーンバーグの1966年から1976年にわたる諸論文の中から、精神分析における自我心理学的対象関係論に関する代表的な9篇の論文が、著者自身によって選ばれているものである。邦訳書にはその中の7篇が収められている。

　カーンバーグは、以前はアメリカのメニンガー記念病院長などを務めていたが、1995年よりコーネル・メディカルセンター・ニューヨーク病院の人格障害研究部長。今では名実ともにアメリカ精神分析学会の第一人者として知られ、1997年より国際精神分析学会会長を務めていた。彼は、ハルトマンの自我心理学の基礎にたって英国対象関係論をとり入れ、両者の交流の道を開いたパイオニアである。つまり彼の立場は生物学的、脳神経生理学的構造論を基礎として、マーラーやジェイコブソンによる自我と対象関係の発達、自己ないし自我同一性形成論の流れをくみつつ、一方フェアベーンらの内的対象関係論の特徴をとり入れて独自のパーソナリティ論を打ち立ててきたところから、自我心理学的対象関係論と呼ばれている。

　本書においてはとくに理論編の「対象関係の構造的派生物」[1966]の章が基本となっている。内的対象関係が、同一化システムとして、取り入れ、同一化、自我同一性という3つのレベルで考えられ、自我－自己の分裂－融合－分化－融合－統合へと二転三転しつつ発達してくる過程が示されている。これが「正常な発達と病的な発達」[1976]においては、マーラーらの自我心理学と、クライン、フェアベーン、さらにウィニコット、ボウルビーらの英国学派の対象関係論、さらにサリヴァンらの発達論などを大きく統合しようとする考えへと展開されている。つまり自己（表象）、対象（表象）、情緒（素質）という単位のもとに、精神内界構造を生物学的構造と対人的、心理－社会的領域を結び付ける中間の（境界の）領域としてとらえるもので

ある。その基本的単位の分化と統合の過程が，正常な自閉，正常な共生，自己（表象）の対象（表象）からの分化，両者の統合，超自我の固定化という5段階に分けて記述されている点が注目に値する。また「本能，情緒，対象関係」[1973]では，欲動や自我・超自我・イドという三層論的構造を，神経生理学的システムや学習理論をふまえて，より高次の統合システムとして組織化しようという試みがなされている。

臨床的応用として，「精神分析的人格病理の分類」[1970]では，人格障害を低次，中間，高次という3つの水準に分けて記述していて，これは彼の名を高くさせた論文である。また「境界例患者の治療における転移と逆転移」[1975]は，具体的な症例報告をとおして，自分の治療の原理と実際が示されている。そこで逆転移が治療的に利用されている報告は興味深い。さらに「入院治療の統合的理論に向けて」[1973]は，今日注目されている入院患者のチームワーク治療についての先駆的な提言で，彼の対象関係論がうまく応用されている。

彼はさらにその後の論文や著書において自分の治療理論を精緻化させてかなり大幅に修正しつつ発展させているが，本書で打ち出されている境界人格障害の構造論，人格障害の分類，独自の「分裂」の概念，攻撃性の明確化・直面・解釈の技法，入院治療のチームワークの問題提起は，その後の精神分析研究，ひいては精神医学に大きな影響を与えたものといえよう。　●前田重治

［詳細データ］O. F. Kernberg, Object Relations Theory and Clinical Psychoanalysis. Jason Aronson, New York, 1976（前田重治・岡秀樹・竹野孝一郎訳『対象関係論とその臨床』岩崎学術出版社, 1983）.

カーンバーグ　Otto F. Kernberg
『内的世界と外的現実―対象関係論の応用―』
[1980年]

本書の第1部〈対象関係論の検討〉（邦訳上巻）では，まず始めに，著者が現在とっている態度を根本で支えている理論的帰結が，どんな臨床的知見と研究的知見から生まれたのかを，振り返っている。次いで著者は，特にメラニー・クラインとフェアベーンの対象関係論をそれぞれ批判的に検討したあと，ジェイコブソンとマーラーと著者の三者を結ぶ理論的絆についての分析を試みている。

本書の後半〈対象関係論の展開〉（邦訳下巻）では，著者自身の対象関係論を，正常な個人・カップル・集団と病的な個人・カップル・集団に応用している。

第2部「病理学と治療への応用」は，臨床家にはとりわけ興味深く思われるだろう。ここでは，中年期の正常なナルシシズムと病的ナルシシズムの研究と並んで，精神分析の技法と精神分析学的精神療法の技法の双方が扱われているうえ，2つの技法をきっぱり区別すべきかどうかという争点があらためて検討されてもいるからである。

第3部「集団における個人」では，集団と組織のなかでの退行に焦点が当てられ，また集団とリーダーシップの相互作用にも焦点が当てられる。個人と集団の相互作用についての分析は，社会心理学者や，家族療法や集団療法を行っているセラピストなどには，特に興味深いものがあるだろう。

第4部「恋愛・カップル・集団」では，カップルに焦点が当てられる。著者はカップルを1つの独自な統一体と見なして，それが環境との間でどんな相互作用を営んでいるのかを記述する。カップルの研究には恋愛についての考察が欠かせないが，著者は，フロイトの二重本能論と並んで，内在化された対象関係を中心に据えた著者自身の見方をも考慮に入れた，精神分析学的性愛論の定式化を試みている。　●山口泰司

［詳細データ］O. F. Kernberg, Internal World and External Reality. Jason Aronson Inc., New York, 1980（山口泰司訳『内的世界と外的現実―対象関係論の応用―』文化書房博文社, 1993）.

神戸文哉(かんべ／ぶんさい)／訳
『精神病約説』　　　　　　　　［1876年］

　京都府は明治5年に府立療病院を開設し，英国医師ヨンケルを招聘して西洋医学に基づいた診療と医学教育を開始した。明治8年神戸文哉は療病院管学事（教頭）を拝命したが，同年一府民菜政輔より，京都で行われていた精神医療に対する非難と欧米で行われている癲狂院における患者救済の施行の要請が言上され，南禅寺境内に仮癲狂院が創設されて精神医療が開始された。明治9年に癲狂院諸規則が府布令として発布されて西洋医学に基づいた医療システムの確立を目指したが，同年神戸文哉は英国のリノールス編著『内科全書』下巻［1872］に収められていたヘンリー・モーズリー著『精神病』［6-68頁］の章を翻訳し，『精神病約説』上・中・下巻を京都癲狂院蔵書として出版して療病院における精神病学の教育と診療の指針とした。モーズリーの「精神生理学と病理学」［1868］の要領を抜抄・改正したものが『内科全書』の精神病の章である。

　『精神病約説』は9章からなり，第1章・名義論，第2章・分類論，第3章・原因論，第4章・各類症候論〔(1)鬱憂症，(2)癲狂，(3)癖狂，(4)徳行狂，(5)失神，(6)痴呆，(7)全身麻痺〕，第5章・診断論，第6章・病理論，第7章・病屍解體論，第8章・預後論，第9章・治法論の構成となっている。第1章・名義論では精神病は脳の全智の中枢（廻転部灰白質）の自発的，続発的障害で智情意が変調し，妄想や行動異常をきたして責任ある社会活動ができなくなった状態と論じ，第9章・治法論では精神病者への接し方を中心に述べた精神治法と下剤や阿片など当時使用された薬物などが記載されている医薬治法に分けて論じるなど，各章とも当時の西洋の精神病学の先端知識が要約されている。

　明治10年「癲狂院患者教則」と「工場仮規則」が許可され，積極的退院と社会復帰を目指して作業・運動・教育療法が行われたが，京都癲狂院においてなされた欧米式精神医療の指導書となったのが『精神病約説』であり，わが国の西洋精神医学の専門書の嚆矢である。

●中嶋照夫

[詳細データ] 神戸文哉訳『精神病約説』上・中・下，京都癲狂院蔵書，1876.

キェルケゴール　Søren Kierkegaard
『死に至る病』　　　　　　　　［1849年］

　デンマークの思想家キェルケゴールの主著。若き日から人間とは何かを問い，いかに生くべきか苦悩してきたすべての思索がここに結集された。本書は「絶望」という人間精神の危機的な様相を凝視し，第1部では心理学的人間学的な視点から分析が下され，絶望は人間を犯す「死に至る病」と診断する。また第2部ではキリスト教的な視点から「絶望」を「罪」として定立させ，それゆえに未だなお死に至らず，救済の道が残される旨を説く。

　人間は精神であり，自己と関係して本来的な自己自身を実現すべきであるにもかかわらず，ここで精神を麻痺させて「無精神」となり，したがって自己との関係が「不正」となって均衡を崩し非本来的な状態へと陥る，これを「絶望」と見立て，それが「死に至る病」となって日常性を蝕む病状（絶望的な悲惨に陥っている自己についても無感覚でいる絶望の形態など）を分析する。しかしそれは，単に個人に見られる病態にとどまらず西洋近代精神の宿痾とも看なす。すなわち西洋近代が非宗教化の傾向を強め神との関係を失うとき，人間は自己の位置をも見失い，ついには人間が神となる絶望的な悲惨を問う。それゆえに絶望は罪でもあり，本書第2部ではこのキリスト教的な審判が展開される。このようにして本書は，個人と時代を犯す人間精神の死病として「絶望」を見立てその諸形態を描述することで自己吟味を促し，精神である人間が在るべき自己を回復するよう「覚醒と建徳」（本書副題）をと呼びかける。

　当書は西洋精神史を画した名著で，20世紀の実存哲学（ハイデガーなど）・神学（バルト，ティリヒなど）に影響した。またわが国でも親しまれ，西田幾多郎の哲学形成に与って貢献し（『実践哲学序論』），作家・椎名麟三の人生とも深く関わっている（『キルケゴールと私』）。

●橋本 淳

[詳細データ] S. Kierkegaard, Sygdommen til Døden. Reitzel, København, 1849（桝田啓三郎訳『死にいたる病』ちくま学芸文庫，1996．斎藤信治訳『死に至る病』岩波文庫，1939）．

キケロー Marcus Tullius Cicero
『老年について』　　　　　　[前44年]

　老人になって，田舎に引き籠り，農事にたずさわる楽しみを葡萄づくりに託して強調したのはキケローである。農事とは言わず，老後にさまざまな研究に情熱を燃やし，ソロンの「日々多くを学び加えつつ老いていく」のも楽しみのひとつである。肉欲や野望や争いやあらゆる欲望から卒業して，心が自足しているのは何と価値あることなのか。執政官や監察官を歴任し，当代きっての弁論家である大カトーと称されるマルクス・ポルキウス・カトー［前234-149］が84歳のとき，第3次ポエニ戦争でカルターゴーを破ったスキーピオーとその友人であるラエリウスの問いに答えながら老いや死について語るという形式をとっている本書で，キケロー［前106-43］は，老年が惨めなものとみなされる理由として，老年が，公の活動から遠ざける，肉体を弱くし体力を奪う，すべての快楽を奪い去る，死から遠く離れていない，という4つをあげられるが，年をとって快楽がなくなるというのは，老年への非難どころか最高の褒め言葉ではないのか。さらに，死が間近にあることについても，魂は不滅であり，喧噪と汚辱の世から立ち去って，かつて尊敬していた人の魂たちの集いの場へと旅立つ日の何と晴れやかなことかと述懐する。老年が惨めなものであるはずがないと主張するのである。
　キケローの老いを謳いあげる根底にあるのは，青年期の基礎の上に建てられた老年という思想で，至福の老年を迎えるためには青年期からの生き方が問題となることを強調することにある。老いの暗さ，惨めさ，哀れさを語る文章は古代ギリシア以来，現在に至るまで，無数にあるといってよい。しかし，老いは常に嘆かれるだけの対象ではない。むしろ老年こそが人が成熟しつづけて最高の至福に至る年代とみる見方もある。その代表的な哲学・思想・文学書で，キケローの本書は後世に大きな影響を及ぼした。

◆松下正明

［詳細データ］キケローの原典版や注釈書は多数。邦訳も多い。ここでは，M. T. Cicero, Cato Major, De Senectute.（中務哲郎訳『大カトー・老年について』キケロー選集第9巻, 岩波書店, 1999）．

キスカー Karl Peter Kisker
『分裂病者の体験変遷―分裂病の基本状況における精神法則性の精神病理学論考―』　　　　　　　　　　［1960年］

　本書はレヴィンのトポロジー心理学の「場」や「ヴェクトル」の概念を援用し，個人と状況との相互作用の場を精神野として全体的にとらえ，ときに現存在分析や人間学的精神病理学の立場をも視野にいれ，病因論や症候論のレベルではなく，分裂病なるもの（das Schizophrene）独自の精神法則性（Psychonomie）を論じている。著者はシューブを念頭に病初期の分裂病を4つの経過連鎖に類型化する。(1)前哨域（Vorfeld）は発病の前触れの状況で，精神野の機能全般の脱分化（Entdifferenzierung）に特徴がある。それは構造の貧困化，境界の解体，精神野の脱分化の前兆としての不気味さ，困惑，本質属性の突出，対人関係の障害，不安，恍惚，狂喜などである。この段階はK.コンラートのトレマに相当する。(2)対決（Auseinandersetzung）は前哨域への他者侵入に対応し，妄想は輪郭喪失や構造喪失に対処する試みで，ここで作為体験などが自我領域へ「侵入」し，不思議な力や予言などが世界へ「突発」する。この対決で体験の変化が人格回復の糸口となっても，自分の思い通りに物事を決められる領域で精神病症状を再編成できないと，精神野の秩序を再び獲得したことにはならない。(3)順応（Einordnung）はこの秩序にうまく適応し，また自己規制を再習得し，これまでの不均衡が調整され，精神病の体験内容を自我に再統合する。(4)分離（Ausgliederung）は分裂病者が精神病症状と自我との間に距離をとり，病者は二重見当識をもたち，現実によく適応し外見は落ち着き，心許ないものの，欠陥には見えない。
　この著作は分裂病者の自我，身体や世界との連関を力動トポロジーの視点から明らかにし，ヤンツァーリクの構造力動論，後の状況論の研究テーマにも影響を与えたといえよう。

◆藤森英之

［詳細データ］K. P. Kisker, Der Erlebniswandel des Schizophrenen: Ein psychopathologischer Beitrag zur Psychonomie schizophrener Grundsituationen. Springer, Berlin/Göttingen/Heidelberg, 1960.

北村俊則(きたむら／としのり)
『精神症状測定の理論と実際―評価尺度，質問票，面接基準の方法論的考察―』
[1988年]

正常・異常の心理現象を再現性の高い方法で「測定する」ことが，日常臨床でも，強く要請されている。しかし，現在までに発表されている内外の膨大な評価手技のなかから，どれを選択し，いかに実施すべきかを的確に判断することは容易でない。実証的研究を行う上で，観察対象の性質を適切な方法で定性・定量化をすることは不可欠な作業であり，精神医学分野の研究においては診断の決定，精神症状の重症度に関する段階評価などが相当する。

本書は，「精神症状測定の基礎概念」（第1章），精神症状評価手技として「評価尺度」，「質問表」，「面接基準」（2〜4章），「臨床研究における手続き」（第5章）の3部で構成されている。第1章では，精神症状測定の評価手技について，その作成の背景，使用目的，内容の構成の面から考察することにより，使用上の留意点や問題点を具体的に述べている。また，実証作業の理論的裏づけに必要な評価手技の信頼性，妥当性についても統計学的方法論に基づいた論述など，精神症状測定に関する一連の基礎概念を詳述している。評価手技に関する各論に相当する第2章から4章では，評価尺度，質問表，面接基準に分別し，測定・評価対象となる疾患，症状，あるいは背景に関連した項目（ライフイベンツ，社会適応，援助等）ごとに，これまでに発表された評価手技を紹介している。特に使用頻度・信頼性の高い評価手技については第1章の基礎概念に沿った例示・文献的考察を加え解説している。第5章「臨床研究における手続き」では，精神医学分野における臨床研究の実施にあたり必要なプロセスを研究計画の段階から示し，その留意点も示している。本書は精神症状の測定・評価技法の理論書であり，精神医学分野での実証的研究を遂行する上での実践書としても位置付けられる。　●庄野昌博

[詳細データ] 北村俊則『精神症状測定の理論と実際―評価尺度，質問票，面接基準の方法論的考察―』海鳴社，1988．

北山　修(きたやま／おさむ)
『錯覚と脱錯覚―ウィニコットの臨床感覚―』
[1985年]

英国の小児科医であり精神分析家であるウィニコットの発達理論と臨床感覚の解説書である。主に内的世界を分析するクライン学派から出発しながら環境要因を重視したその理論によれば，発達早期は自分の必要としているものが何物であるかまだ知らない状態であり，感受性豊かな母親が乳児との同一化を通してそのニードに適応するなら，適切な時に適切な場所に実際の乳房を差し出すことが可能となる。このような献身的育児を無数に繰り返す外界の協力を得て，外から提供されるものが乳児の主観的に思い抱くものと重なり合うなら，母親の乳房を自分で創造したという錯覚を乳児は獲得する。このような創造性を生かして遊べるようになることが彼の治療の眼目であり，そのためには治療者は「転移の劇化」のための舞台を設定し対象関係の相手役となり，患者の自我支持（抱えること）を行いながら参加するのである。ノンセンスを受容し，患者の幻想に「水をさす」ような解釈は行わず，主体性を重んじる彼の治療態度の下では，適応という課題についてもその答えを患者が「私のもの」として発見することが求められている。このような創造の錯覚と，与えられたものという脱錯覚を繰り返す，外的現実と内的現実の中間領域とは，遊ぶことや逆説を通して，やがては芸術，宗教，想像力に富んだ文化的活動体験の中に受け継がれる。内と外を厳密に分けて現実検討の働きを追究したフロイトにとっては，錯覚や遊びとはむしろ断念せねばならないものであり，その考え方はウィニコットとは対照的なのである。本書の著者北山は，曖昧で詩的表現の多いウィニコットの著作を読むことそのものが移行的体験であり，中間領域や「遊ぶこと」を体験し理解することの場と見たてて読み解いてゆく。　●北山　修

[詳細データ] 北山修『錯覚と脱錯覚―ウィニコットの臨床感覚―』岩崎学術出版社，1985．

北山　修（きたやま おさむ）
『心の消化と排出―文字通りの体験が比喩になる過程―』　［1988年］

　本書では、臨床体験を活かしながら、ジークムント・フロイトの肛門期理論を踏まえてわれわれ日本人の「民俗神経症」つまり強迫的傾向を精神分析的に考え直そうとする。これまでにも、日本人の清潔嗜好等に興味をもつ研究者たちは、「恥の文化」における引っ込み思案の裏側には残酷さがあり、礼儀正しさや几帳面は無礼さやわがままの反動であり、その矛盾は発達早期の厳しすぎる清潔訓練によるものであることを示唆している。土居健郎もまたその国語発想論から、「すまない」という感覚が排泄のすんでいないときの不満に由来すると論じ、さらに、焼け糞、しまりが悪い、うしろめたい等の日本語が肛門括約筋の働きに裏づけられた心理を表していると指摘した。確かに、受容や依存の願望と共に、ハライ、キヨメ、ミソギなどの儀礼やケガレ意識など、日本の日常生活や文化では肛門期的な現象が数多く観察される。また排泄訓練において指定される汚いとされるものとは、文化や家族そして母親によって微妙に異なり、肛門期的な体験を代表とする清潔訓練過程とは文化への同化、社会化のための個別の「しつけ」のプロセスなのである。著者は日本神話、昔話、文学などをも分析の素材に用い、また心身両義性を豊かにもつ日本の身体言語、例えば、飲み込む、吐く、腑に落ちないなどを縦横に使いこなして、言葉の発生、早期の育児に伴う心の消化・排出の全過程を描き出す。そして、われわれが「分からないもの」については、心の未消化物つまり「割り切れないもの」として曖昧なまましばらく置いておける能力を身につけ、さらに直接的な「生臭い体験」から距離をおき、それを言葉で比喩化し、噛みしめて、味わいこなせるようになることを強調する。このとき、文字通りの体験が比喩になって体験と表現の間に距離が生まれるのだが、精神療法で役立つ比喩も同様の経過で生まれ、共有され使用されることが多い。
●北山　修

［詳細データ］北山修『心の消化と排出―文字通りの体験が比喩になる過程―』創元社, 1988.

木村　敏（きむら びん）
『分裂病の現象学』　［1975年］

　著者の最初の論文集である。第1章「序論」には、著者の学生時代の音楽体験、ビンスワンガーの『精神分裂病』を翻訳した副産物としてのハイデガーや西田哲学との接触、最初の留学時の比較文化研究、精神病院での研究、二度目の留学に際してのドイツ精神病理学との交流、反精神医学に対する姿勢など、著者独自の分裂病論の形成過程が自伝風に述べられている。

　第2章「ドイツ語圏精神病理学の回顧と現況」は、著者が最初の留学中に書き溜めたノートに基づいて、当時まさに最盛期を迎えていたドイツ精神病理学の精髄を紹介したものである。了解と説明、病的過程、体験と構造、妄想知覚、状況と誘発、性格と精神病などの鍵概念のもとに、個々の論文に立ち入りながら人間学的・現象学的な研究方向を総説している。

　第3章の「精神分裂病の自覚的現象学」には著者の初期の分裂病論が7編入っている。

　1「精神分裂病症状の背後にあるもの」は哲学雑誌への寄稿で、西田幾多郎の「自覚」の概念から「自覚的現象学」を提唱し、分裂病を自己が自己として限定される「個別化の原理」の障害として捉えたもので、著者のその後の分裂病論のそもそもの出発点である。

　2「プレコックスゲフュールに関する自覚論的考察」は、当時活発な話題になっていた直観診断の問題を自覚的現象学の立場から論じたものである。

　3「精神分裂病の症状論」はいわば「反症状論」の立場から症状の意味を再検討したもので、「原発的自閉」「無媒介的な妄想的自覚」「自然な自明性の喪失」「自他の逆対応」を分裂病の特異的症状として論じている。

　4「精神分裂病論への成因論的現象学の寄与」は、当時東大出版会から刊行が開始されて世評の高かった『分裂病の精神病理』シリーズ第1回への参加論文で、「現象学は成因論に関知しない」とするブランケンブルクの

立場への疑義を表明し，分裂病を歴史的に生成する出来事としての「あいだ」の病理として理解する以上，その病理は必然的に成因論的に考察しなければならないことを論じている。

5「身体と自己―分裂病的身体経験をめぐって」は同シリーズ第2回への参加論文。ノエシス的自覚としての自己と，それが世界に向かって自らをノエマ的に表現する場所としての身体との関わりが，分裂病性の個別化の危機に際してどのような変容を受けるかを述べたものである。

6「妄想的他者のトポロジイ」は同第3回参加論文で，分裂病者とパラノイアの妄想にそれぞれ出現する他者を自覚現象学的に対比して，分裂病性の妄想他者は自己の「虚像」であることを述べている。

7「分裂病の現象学」は講演原稿で，著者のそれまでの観点が理解しやすく整理されている。

第4章には，一般向けの雑誌に書いた文章の中から，分裂病論と関係のあるものが3編収録されている。

1「医者と患者」は，医療というものを患者の困窮と願いに対する医者の側での愛と救いであるとするヴァイツゼッカーの文章を出発点として，この理念が精神医学ではどのような形で実現されうるであろうかということを考えたものである。

2「メメント・モリ」は，著者が治療中に自殺させた女性患者の経験から，患者の真の苦痛と医者が安易に治療しようとする症状との乖離，患者が求めている自己実現と死との本質的関係などについて論じている。

3「人類の異常と個人の異常」では，合理主義的文明と狂気との深い内面的関係が論じられている。

●木村　敏

[詳細データ] 木村敏『分裂病の現象学』弘文堂，1975（第1章，第3章の1，3，4，5，6は『木村敏著作集』第1巻，弘文堂，2001に，第2章は同第5巻に，第4章の1，2は同第8巻に収録）．

■木村　敏(きむら さとし)
『自己・あいだ・時間』　　［1981年］

著者の第2論文集である。第1論文集『分裂病の現象学』が主として分裂病論を扱っていたのに対して，本書では分裂病論以外に，著者がそれと並行して書いていたうつ病論，躁うつ病論，離人症論，それに比較文化精神医学の論文などが収められている。

Ⅰ章の「鬱病と罪責体験」は，うつ病が「取り返しのつかない」事態であるという意味で罪責体験と等根源的であることを論じて，のちの「ポスト・フェストゥム論」の端緒を開いた論文である。

Ⅱ章の「躁鬱病の病前性格と発病状況」では，テレンバッハの「メランコリー親和型性格」をクレッチマーの「循環性格」や下田の「執着性格」と対比し，性格とそこに含まれている発病状況との内在的な関係を検討している。

Ⅲ章の「いわゆる〈鬱病性自閉〉をめぐって」では，クランツの「鬱病性自閉」の論文に触発されて，「自閉」という概念が通常用いられる分裂病との対比から，うつ病の対他存在構造を取り出そうとしている。

Ⅳ章の「離人症の精神病理」は，著者のライフワークの1つである離人症論の最初の里程標といえるもので，ここでは離人症についての古今内外の諸家による学説を逐一詳細に検討し，それを批判的に継承したものとして著者自身の「共通感覚障害としての離人症」という学説を初めて世に問うている。

Ⅴ章「分裂病の時間論」は，Ⅰ，Ⅲ章で準備されたうつ病の「ポスト・フェストゥム的時間構造」に対する分裂病の「アンテ・フェストゥム的時間構造」を初めて明確に取り出したという意味で，著者の分裂病論にとってはエポックメーキングな論文である。もし真にオリジナルな「木村分裂病論」といえるものがあるとすれば，それが最初に形をなしたのがこの論文だといえる。この論文のフランス語訳は，著者のフランス語論文集 "Ecrits de psychopathologie phénoménologique"

[PUF, 1992]に収録され，フランス語圏の精神病理学界でもこれに関する議論が行われている．

VI章「時間と自己・差異と同一性」は，主として臨床的観点から書かれた前章を受けついで書かれた哲学的な続編である．ハイデガーの「存在論的差異」を踏まえたその後の「差異の哲学」を参照しながら，自己の自己自身との同一性と差異性の問題を時間論として展開したもので，木村分裂病論の哲学的基礎づけが試みられている．

VII章の「精神医学と現象学」は，哲学の講座への寄稿として書かれたもので，ここでは「内的差異としての自己と自己とのあいだ」という観点が強調され，分裂病という臨床的事態が現象学という哲学的事態とのあいだに示す不思議な親和性が語られている．

VIII章の「自己・あいだ・分裂病」では，自己の同一性を「あいだの反復」として捉えようとする新しい観点が導入されている．

IX章の「分裂病の診断をめぐって」では，クレペリン，ブロイラーに始まる分裂病診断，とくに非分裂病性精神病（いわゆる「非定型精神病」）との鑑別の問題点を総説し，最後に著者自身の現象学的・人間学的な立場からの分裂病診断基準が提案されている．

X章の「内因性精神病の人間学的理解」は，テレンバッハのメランコリー論が開いた「病前性格・発病状況・精神病」という成因論的セットを，うつ病から分裂病にも拡げて，「内因」という概念に精神病理学的な基礎を与えるという意図で書かれたものである．

XI章の「比較文化精神医学序説」は，著者の精神病理学の出発点の1つである日独のうつ病患者の比較研究を踏まえて，文化の概念，風土と文化の関係，文化と言語などのテーマを論じている． ●木村 敏

［詳細データ］木村敏『自己・あいだ・時間』弘文堂，1981（VII章は『木村敏著作集』第1巻，弘文堂，2001に，「まえがき」，V，VI，X章は同第2巻に，I，II，III，XI章は同第3巻に，IV，IX章は同第5巻に収録）．

木村　敏（きむらびん）
『時間と自己』　　　［1982年］

本書は著者のいわゆる「フェストゥム論」を，ある程度まで体系的に展開した本である．

まず第1部では，フェストゥム論の枠組みとなる「時間」が，直線的あるいは円環的な空間図形として表象されるような「時間というもの」ではなく，過去が過ぎ去るということ，未来がまだ来ないということ，現在がいま現に開けているということ，といった「こと」としての時間であることを述べるために，日本語の「もの」と「こと」の違いについてかなりのページ数を費やしている．

第2部では，まず分裂病と単極うつ病について，次にてんかん，躁病，非定型精神病などをひとまとめにした「祝祭の精神病理」について，それぞれの時間構造を説明している．

分裂病では「私は私である」の述語「私である」が十分な自己所属性をもちえず，容易に他者に簒奪されてしまうので，患者は先手で自分自身の未来を確保する必要があり，そこから著者が「アンテ・フェストゥム」と呼ぶ未来の先取が生じている．

単極型うつ病（メランコリー）では，「取り返しのつかない」事態の出来を恐れるために，自分の責任を忠実に果たし，未知の未来への飛躍を避けて保守的に慣れ親しんだ経験にしがみつこうとする「ポスト・フェストゥム」的な時間構造が支配的である．

てんかん，躁病，非定型精神病などでは，共同体の祝祭と同じように，日常性からの解放という意味を持つ個人の病的な祝祭が周期的に繰り返され，そこで患者はいわばディオニュソス的な自然との合一を体験する．これは「祭りのさなか」という意味で「イントラ・フェストゥム」構造と呼んでよい．

こうして捉えられた「時間」は，ほとんどそのまま「自己」の別名とみることができるが，そのような時間や自己を精神病理学的に考察するのが本書の意図である． ●木村 敏

［詳細データ］木村敏『時間と自己』中央公論社，中公新書，1982（『木村敏著作集』第2巻，弘文堂，2001に収録）．

木村　敏(きむら びん)
『直接性の病理』　　　　　［1985年］

　著者の4冊目の論文集である。ここでは著者が分裂病の「アンテ・フェストゥム」、メランコリーの「ポスト・フェストゥム」と並ぶ第3の時間構造として取り出した「イントラ・フェストゥム」の病態が、てんかん、両極型躁うつ病、非定型精神病という臨床像について論じられている。イントラ・フェストゥムという時間構造は、一切の対他・対自関係の（したがって人間の言語的・文化的上部構造の）根底にある生命層に直結したもの、著者の最近の用語では「アクチュアリティ」としてそれ自身を示してくるようなものである。

　「序章—直接性の病理」は著者の他のすべての論文集の巻頭論文でもそうであるように、収録論文全体を踏まえて書き下ろされた独立論文である。とくにこの序章は、生命の直接経験が言語の（そして自己意識の）媒介を受けて間接態となった次元での病理である分裂病やうつ病と、生命の直接態そのものが異常な（祝祭的な）顕現を示すイントラ・フェストゥムの病理とを総括的に論じていて、著者のこの時期での思索の全体をうかがわせる論文となっている。この論文のフランス語訳は、著者のフランス語論文集 "Ecrits de psychopathologie phénoménologique" [PUF, 1992] に収録され、フランス語圏の精神病理学や哲学にも受容されている。

　I章の「非定型精神病の臨床像と脳波所見との関連に関する縦断的考察」は、著者が1回目の留学のあとしばらく脳波に関心を持っていた時代の研究論文で、非定型精神病の患者が急性錯乱期から平静を取り戻した時期に、脳波が逆説的に異常を来して粗大な高振幅徐波のバーストを示す場合があることを記述したものである。この現象は「シーソー現象」と名づけられ、非定型精神病の基礎に想定されるてんかん性の要因が、心身両面に相互交替的に表現されたものと解釈されている。

　II章の「躁鬱病の〈非定型〉病像」は躁うつ症状以外の精神症状を呈する躁うつ病と、逆に躁うつ症状が前景に出る分裂病を論じた臨床的論文である。

　III章、IV章、V章、VIII章の4編は、てんかんの人間学的・現象学的考察に捧げられた論文である。著者の考えでは、てんかんは脳のニューロンの異常な放電に還元しつくせる物質的過程にはとどまらない。それは心身両面にわたる一定の素質の保持者が（共同体にとっては祝祭に相当するような意味で）間歇的に生命の直接態への復帰を実現する現象であって、「祝祭のさなか」を意味する「イントラ・フェストゥム」の呼称がふさわしい。

　VI章の「鬱病と躁鬱病の関係についての人間学的・時間論的考察」はテレンバッハの「メランコリー親和型」と下田の「執着性格」の対比に現れている単極型うつ病と両極型躁うつ病の人間学的構造の違いに着目して、躁病者のイントラ・フェストゥム性を従来から議論の絶えなかった両病型の臨床的関係について論じたものである。

　VII章の「非定型精神病の人間学的分類の試み」は、一般に分裂病とうつ病の中間に両者の混合として考えられている非定型精神病の病像形成に、満田の臨床遺伝学が明確に示しているようにてんかん性の要因も加わっていることを考慮して、これを(1)分裂病に躁うつ病とてんかんの契機の加わった「アンテ・フェストゥム型（A型）」、(2)躁うつ病に分裂病とてんかんの契機の加わった「ポスト・フェストゥム型（P型）」、(3)そのいずれでもなく、純粋にイントラ・フェストゥム構造のみを示す「非A非P型」の3種類に分類したものである。これはややもすると純哲学的思索の産物に見える著者の現象学的時間論が、あくまで臨床に密着していて、表面的な症候論的分類に代わりうる現象学的・人間学的な疾患分類と、それに基づく臨床的治療をも可能にするものであることを示した論文である。

●木村　敏

詳細データ　木村敏『直接性の病理』弘文堂、1985（I章は『木村敏著作集』第5巻、弘文堂、2001に、「序章」およびそれ以外の章は同第4巻に収録）．

木村　敏（きむら/びん）
『あいだ』　　　　　　　　　［1988年］

　著者は本書の冒頭で，次のようなひとつの「仮説」を提出している。「この地球上には，生命一般の根拠とでも言うべきものがあって，われわれ一人ひとりが生きているということは，われわれの存在が行為的および感覚的にこの生命一般の根拠とのつながりを維持しているということである。」

　これはもちろん，ヴァイツゼッカーが独自の主体論，主体性論の基礎においた「根拠関係」を念頭に置いたものであるが，著者はここから，「生命の根拠との関わり」であると同時に「世界との関わり」でもある主体の構造と，対人関係の場におけるその病態についての議論を展開している。

　本書で特筆しておきたい部分は，4章から6章までの30頁あまりにわたって，合奏音楽における演奏者の意識構造を分析している箇所である。合奏音楽では，各演奏者の主体間の「あいだ」が，そのまま各自の主体内部の（ノエシス的演奏行為とノエマ的な音楽との）「あいだ」として生きられている。間主体的な「あいだ」が，内主体的なノエシス面を統合する高次の「メタノエシス的」原理として働く。そこで主体は，このメタノエシス的原理と個々のノエシス作用との二重性を生きることになる。

　この主体の二重性とは，その個体の「生命一般の根拠」との関係のことでもあるのだが，それが自然なこととして生きられない場合，そこから分裂病という事態が発生してくるという，著者がその後の著作で展開することになる生命論的な分裂病成因論の最初の萌芽が，この著書のなかに姿を見せている。

　本書はその後フランス語に翻訳出版され，2000年から2001年にかけてパリ大学で本書をめぐる連続セミネールが開催された。

●木村　敏

［詳細データ］木村敏『あいだ』弘文堂，1988（『木村敏著作集』第6巻，弘文堂，2001に収録）．Bin Kimura, L'Entre: Une approche phénoménologique de la schizophrénie. Trad. par Claire Vincent, Millon, Grenoble, 2000.

木村　敏（きむら/びん）
『分裂病と他者』　　　　　　［1990年］

　著者の第5論文集で，考察の重点が自己の自己性の分裂病性変化から，次第に他者の他者性の問題に移ってきていることがわかる。

　第1章の「あいだと時間の病理としての分裂病」では，従来から「分裂病原的（schizophrenogenic）」と呼ばれていた家族特徴について，それは患者を支配しているのと同一の，自己の個別性についての自明性を阻害する「あいだの病理」が，他の家族成員にも現れているということではないかという見方を提示している。

　2章の「他者の主体性の問題」が扱っているのは，そのような「あいだ」に関与する自己が，「いま」という現実を他者と共有することによって，その他者の主体性をどう捉えるかという問題である。

　3章の「自己と他者」も「あいだ」の場所における対自的・対他的な内的差異としての自己について論じたもので，自己と他者の構造を記号論的に考察するという試みがなされているが，成功しているとはいいがたい。

　4章の「家族否認症候群」は，以前著者が専門誌で提唱した同症候群［著作集第5巻所収］の，より一般的な解説論文である。

　5章の「精神医学における現象学の意味」は哲学雑誌への寄稿で，ビンスワンガーによるハイデガー現象学の受容，それを継承したブランケンブルク，ビンスワンガーの「ハイデガー誤解」に対するボスの批判などについての著者の考えが述べてある。

　6章の「直観的現象学と差異の問題」では，前章よりもより主題的に，ハイデガーによる存在論的差異の「発見」が分裂病論に与えた影響が語られている。

　7章の「危機と主体」は分裂病論との直接の関係はないが，著者がかねがね重要視しているヴァイツゼッカーの「主体」概念が，分裂病者の自己について語る場合も避けて通れないものであることを，それを導く「危機／転機」の概念とあわせて論じている。

8章の「離人症における他者」では他者の「紛れもない他人」という他性が実感できないという離人症患者と，自分が固有名で呼ばれる個人であることに恐怖感を抱く境界例患者を示して，「あいだ」と他者の関係を考察している。

9章の「内省と自己の病理」は，長井真理のいう「同時的内省」の概念を敷衍して，自己内部での2つの主体の差異としての自己性の問題を論じたものである。この論文のフランス語訳は，著者のフランス語論文集"Ecrits de psychopathologie phénoménologique"[PUF, 1992]に収録されている。

10章の「自己の病理と〈絶対の他〉」は，西田幾多郎のいう「絶対の他」において自己が自己自身を映す構造をハイデガーの「存在論的差異」と関連づけ，そこから分裂病論に照明を当てようとしたものである。

11章の「現象学的精神病理学と"主体の死"」では，構造主義やシステム理論が2次元平面上で三人称的な「自己」しか見ないのに対して，自らの生命の根拠との垂直な関係における一人称的な自己主体の重要性をあらためて主張している。

12章の「境界例における〈直接性の病理〉」は著者の最初の境界例論で，境界例患者の他者関係を，分裂病・躁うつ病の場合と対比して論じている。

13章の「離人症と行為的直観」では，8章で呈示した症例をさらに詳説し，離人症の基本的病理を西田のいう「行為的直観」の障害として論じたものである。

14章の「分裂病の治療に関して」は著者としては珍しい治療論で，前章で述べた「行為的直観」が分裂病治療の場でどのようにして「治療感覚」として機能しているかを考察したものである。　　　　　　　●木村　敏

[詳細データ] 木村敏『分裂病と他者』弘文堂，1990(「序」と1，2，3，8，10，11章は『木村敏著作集』第2巻，弘文堂，2001に，12章は同第4巻に，4，14章は同第5巻に，5，13章は同第7巻に収録)．

木村　敏（きむら びん）
『偶然性の精神病理』　　　　　[1994年]

著者の第6論文集である。Ⅰ章「序論」に続いて，Ⅱ章「真理・ニヒリズム・主体」は「真理とは，それがなければある種の生物が生きられない誤謬である」としたニーチェの思想を手がかりにして，「生成に存在の性格を刻印する」ことによって真理の別名となる「力への意志」，この存在への固定を撤回するものとしての「同じことの永遠回帰」とフロイトのいう「反復強迫」，個体の存在を取り消して純粋な生成に復帰しようとする「死の欲動」などの問題を論じている。

Ⅲ章の「偶然性の精神病理」は，日本語の「アル」と「イル」の区別に着目して，リアルな存在の認識を表す「アル」の偶然性とアクチュアルな行為としての「イル」の必然性を対比し，自己の存在をあくまで確率論的な偶然と見なす分裂病の1症例について2つの存在様態の意味を論じたものである。

Ⅳ章の「タイミングと自己」は，タイミングがとれないと訴える分裂病患者の体験を手がかりにして，世界との界面現象であるタイミングがアクチュアルな自己存在にとって本質的な重要性を有することを論じている。

Ⅴ章の「時間の間主観性」は，前章の続編として，著者の精神病理学的な時間論の哲学的な基礎づけを，フッサールの時間論に対する「間主観的主体性」の立場からの批判を通じて試みた論文である。

Ⅵ章の「無意識と主体性─遺伝子のゲシュタルトクライス」は，ソンディの運命選択学説，ドーキンスの「利己的遺伝子」学説，今西錦司の「種の進化論」という，著者にとってはかなり異色の理論を参照しながら，一般には言語的に構造化されているものと見なされている無意識や主体性の概念を，生命論的に再検討しようとして書かれた論文である。
　　　　　　　●木村　敏

[詳細データ] 木村敏『偶然性の精神病理』岩波書店，1994; 岩波現代文庫，2000(『木村敏著作集』第7巻，弘文堂，2001に収録)．

キャノン Walter Bradford Cannon
『からだの知恵』　　　　　［1932年］

　キャノンは，1871年アメリカのウィスコンシン州で生まれた。ハーヴァード大学医学部生理学教授であり，74歳まで生きた。10冊の本と200編を越える論文を書き残している。

　キャノンは生体の「恒常性維持（ホメオスターシス）」という概念を確立したことでよく知られている。ホメオスターシスとは，外部環境が変化しても，内部環境は一定に保たれている状態をいう。すなわち，変化はするが相対的に定常的な状態を意味するものである。また，ホメオスターシスがストレスによって乱される時の生体反応を緊急反応と名づけた。このような状況では，脈拍の増加，心臓からの血液拍出量の増加，発汗，呼吸の促進，気管支の拡張，筋肉の収縮力の増加，血糖値の上昇，胃腸の運動抑制，唾液や消化液の分泌抑制といった一連の反応が生じる。これら反応には交感神経系の緊張が関与し，アドレナリン，ノルアドレナリンが重要な役割を果たしていることが明らかになっている。

　キャノンのホメオスターシスの概念の先駆けとなったのは，フランスのC. ベルナールによる生物のからだの内的環境の固定性であるが，キャノンの功績はこれを機能としてとらえ，動的な調節系を明らかにしたことである。

　本書『からだの知恵』は以下の17章からなっている。

　第1章・からだを満たしている液質（血液とリンパ液の調節），第2章・血液やリンパ液を良好な状態に保つからだの自衛機構（出血と血液の凝固，出血に伴う生理的変化，出血と水），第3章・物質の供給を確保する手段としての渇きと飢え（渇きと空腹感），第4章・血液中に含まれている水の量の恒常性（水分の不足と過剰，過剰の水と腎臓，水の貯蔵，血液からの水の移動），第5章・血液中に含まれている塩分の量の恒常性（塩類の調節，塩分の貯蔵，塩分の貯蔵場所），第6章・血液中の糖の恒常性（ブドウ糖，インシュリン，交感神経系の役割），第7章・血液中のタンパク質の恒常性（タンパク質とその貯蔵，血漿中のタンパク質濃度の調節），第8章・血液中の脂肪の恒常性（脂肪の貯蔵，貯蔵された脂肪の放出），第9章・血液中のカルシウムの恒常性（カルシウム濃度，骨とカルシウムの恒常性），第10章・充分な酸素の供給を維持すること（呼吸，循環，血圧の調節，ガス交換），第11章・血液がつねに中性に維持されていること（血液の酸性とアルカリ性，水素イオン濃度，炭酸と乳酸，血液の緩衝作用），第12章・体温の恒常性（熱量と代謝，体温の調節，寒冷に対する生理的反応），第13章・生物に自然に備わる防衛手段（反射，適応，感染と炎症，怒りと恐れ），第14章・からだの構造と機能の安全性の限界（からだの安全係数，スペアのある器官，スペアのない器官の安全度，近代医学と自然治癒力），第15章・神経系の二つの大きな区分とその一般的な機能（随意神経系と不随意神経系，自律神経系の働き），第16章・恒常性維持に占める交感神経系─副腎系の役割，第17章・からだの安定性の一般的な特徴（恒常性を維持する機構，反応速度による恒常性維持，恒常性維持と進化）。このようにいずれの章も生体のホメオスターシスについていろいろな点から書かれている。この本に書かれている内容は現在においても有益である。また最後にエピローグとして生物学的恒常性と社会的恒常性について述べられている。そこでは，生物のからだと社会組織との間に類似があり，社会組織においても，その全体と個々の部分とは相互に依存し，社会的な動揺と反作用がみられ，恒常性維持があると書かれている。さらに自由の基盤としての恒常性維持やからだの仕組みからみた社会的安定性の要因などについても述べられている。すなわち，生態学的恒常性は，心理的社会的レベルにおいても恒常性がみられることを述べている。このことはキャノンが提唱したしたホメオスターシスの概念はさまざまな分野で大きな影響を及ぼしていることを示している。

●久保千春

[詳細データ] W. B. Cannon, The Wisdom of Body. W. Norton, New York, 1932 (舘鄰・舘澄子訳『からだの知恵』講談社学術文庫，1981).

ギャラファー Hugh Gregory Gallagher
『ナチスドイツと障害者「安楽死」計画』
[1995年]

1939年秋，第2次世界大戦開戦直後に，ヒトラーは1つの指令を下した。それは，治癒不能な患者を「安楽死」させる許可を医者に与えるものだった。この指令を受け，本部の地名から「T4計画」と呼ばれるこの事業によって，障害者，主に精神障害者を対象とし，20万人以上が殺害された。精神病院が殺人施設となり，障害者抹殺のために開発されたガス室で多くのドイツ人が殺された。体系的に，政府の政策としてこれほど大規模に障害者を抹殺した事例は歴史上もナチスドイツのT4計画しかない。

T4計画で最も恐ろしいのは，計画を立案，推進し，犠牲者となるべき精神障害者を選別したのは医者，精神科医だったことである。殺人はあくまでも医学的行為であり，「最終的医学的援助」だったのである。精神障害者の身近にいた精神科医の多くは，ナチスドイツ体制下，黙々と彼らをガス室に送り込んだ。医学界からの抵抗はほとんどなく，戦後も医者を含む，一部の首謀者が有罪とされ，3名が処刑されただけだった。ドイツ医学界がT4計画を直視し始めるのは80年代に入ってからである。

しかし自ら障害者であり，米国人である著者は注意深く，こうした極端に残虐な結果をもたらした思想＝優生思想がナチスドイツの専売特許ではなく，例えば断種・不妊法に見られるように，北欧，米国で制度的にも実践的にも先行していた点にしっかりと触れている。

著者は，本書でT4計画の全貌を充実した資料（付録）も加え，多角的に明らかにしているのみならず，人間，特に医者にとっての「障害」の意味を探っている。　●長瀬　修

[詳細データ] H. G. Gallagher, By Trust Betrayed: Patients, physicians, and the license to kill in the third reich. Vandamere Press, Arlington, VA, 1995（長瀬修訳『ナチスドイツと障害者「安楽死」計画』現代書館, 1996).

キャロル Bernard J. Carroll ほか
「メランコリー診断のための特異的試験」
[1981年]

キャロルらはこの論文で，デキサメタゾン抑制試験（DST）の条件を再検討し，うつ病に対して高い感受性と特異性があり，うつ病の診断に有用であることを示した。この論文を機に世界中でうつ病に対するDSTの追試が行われ，この論文は神経内分泌学の発展に大きな役割を果たした。

キャロルはDSTに関して，(1)デキサメタゾンの投与量，(2)血液採取の回数，(3)診断のための血中コルチゾル値の閾値，(4)向精神薬，年齢，性別の影響などについて，うつ病215名，他の診断のもの153名，70名の健常成人に対して検討を行い，これに6年を費やしている。このうち，1977年以降の症例（全体の73％）では構造化面接（SADS）を用い，また，95％の症例でResearch Diagnostic Criteria（RDC）を満たすことを確認している。彼らは前日の23時30分にデキサメタゾンを1mgまたは2mgを投与し，また，入院患者では採血を8時，16時，23時の3回，外来患者では午後4時の1回で検討を行った。デキサメタゾンの投与量に関しては1mg，2mgいずれでも特異性は96％で差が認められていないが，感受性は1mgで58％，2mgで29％となり1mgが適していた。5 $\mu g/dl$ で判定した場合，3回の採取のうち1回でも閾値を越えたものを陽性とした場合は，8時で24％，16時で78％，23時で71％，そして16時と23時を併せると全陽性者の98％をカバーした。このため採取回数は16時と23時の2回の組み合わせが適していると判断した。また，血中コルチゾルの値5 $\mu g/dl$ を閾値とすると，特異性96％，感受性43％が得られた。向精神薬や性別によって試験結果に差は認められなかった。

これらの検討の結果から，彼らはデキサメタゾンの投与量を1mg，採血を16時と23時，閾値を5 $\mu g/dl$ とすることを提唱し，これにより感受性67％，特異性96％が得られるとしている。

わが国でもいくつかの検討が行われ，日本人にはデキサメタゾンの投与量は半分の0.5mgが適していることが報告されている。

1980年代後半には，DSTの結果はハミルトンうつ病評価尺度を用いた重症度と相関するなど，うつ病の症状と相関していると考えられるようになった。また，DST非抑制の患者はその後の再発を起こしやすいことが知られている。一方で，うつ病の診断に対しては結局，感受性が約40～50％，特異性が約70～90％と診断学的な意義は薄くなっている。しかしながらうつ病における視床下部－下垂体－副腎皮質系の異常の指標としてはその評価が定着しており，現在でもさまざまな臨床研究でその他の臨床的指標や研究データとDSTの結果との相関が検討されている。

診断目的では，その後F. ホールスボーアらが報告したデキサメタゾン／CRH試験が，その高い感受性（90％以上）から注目されている。さらに，同グループでは，デキサメタゾン／CRH試験の結果がうつ病の寛解後の再発と関係していることを報告している。

デキサメタゾン／CRH試験が異常値を示す原因として近年では，前述のホルスボーアらはうつ病者の脳内特に視床下部におけるバソプレッシン系の活動亢進や，グルココルチコイド受容体の異常の関与を想定している。

●久保田正春

[詳細データ] B. J. Carroll, M. Feinberg, J. F. Greden, et al., A spesific laboratory test for the diagnostic of melancholia. Arch. Gen. Psychiatry 38:15-22, 1981.

キューブラー－ロス
Elisabeth Kubler-Ross
『死ぬ瞬間』 ［1969年］

本書はターミナルケアや末期医療に従事する者のバイブルとも呼ばれるべき古典的名著である。著者はスイスで生まれ，執筆当時は42歳で，シカゴ大学医学部精神科助教授であった。200人以上の末期患者に詳細なインタビューをし，患者がどのような心理プロセスを経て死に至るかを分析，洞察したものである。

本書は1971年『死ぬ瞬間』という題で邦訳され，多くの人々に読まれ，多大の影響を与えた。本書の中心的部分である末期患者の心理プロセスについて著者が分析している内容をまとめてみたい。これはロスの5段階ともいわれるほど有名になった末期患者がたどる5つの心理状態について述べたものである。

第1段階：否認

末期がんであると告げられた患者は「そんなはずはない，何かの間違いであろう」とまず否認する。この否認は患者の精神状態がショックのために人格崩壊しないように，いわゆる緩衝装置であると著者は述べる。著者は否認の前に患者はショック状態に陥るとも述べている。悪い知らせを受けた時にまずショックを受け，それから否認へと移行していくというわけである。否認は患者にとって必要な心理プロセスであり，次の段階へ移っていくための1つの段階なので，否認をあるがままに受けとり，それを無理に打ち破るような試みを避けるべきだとしている。

第2段階：怒り

否認という第1段階がもはや維持できなくなると，怒り，憤り，羨望，恨みなどがこれに取って代わる。「なぜ私が」というような問いを患者がぶつけるようになる。この怒りはあらゆる方向へ向けられ，時として医師や看護婦や家族に対して激しい怒りが表されることがある。ここでの問題は，患者の立場になって考え，この怒りがどこから来るかを考えようとする人がきわめて少ないということである。この時必要なのは患者が尊敬され，

理解され，世話をされ，時間をさいてもらえるということである。多くの悲劇はスタッフが患者の怒りの理由を考えず，それが本当は怒りの対象となっている人たちとは何の関係もないのに個人的に感情的に受け取るところにある。

第3段階：取引

この段階はあまり知られておらず期間も短い。何かと引き換えに延命を願うという心理である。例えば息子の結婚式に出席できるまで生き延びさせてもらえれば，どんなことでもすると約束するという患者の気持ちがこれである。取引は延命へのあがきともいえる。

第4段階：憂うつ

著者は2つの種類の抑うつを挙げている。反応性抑うつと準備性抑うつである。前者は乳がん患者が女性らしさを喪失したことに反応してうつになることや，職を失った患者のうつである。後者は anticipatory grief と言われ，死が差し迫っていることを体で感じた患者が死への心の準備をするための防衛機制として用いるうつ状態であり，スタッフは言葉によらず，手を握るとか，髪をなでるとか，黙って座っているだけのケアが必要である。

第5段階：受容

著者は多くの患者はうつ状態の後，死を受け入れる段階に移ると述べている。著者は受容を幸福の段階と誤認してはならず，受容にはほとんどの感情がなくなっていると述べている。多くの場合，患者はそっと1人きりにされたいと望み，訪問者は喜ばれず，話したい気分ではなくなっているという。

著者が強調していることは，上記5段階のいずれの段階においても，患者はつねに希望を持ち続けるということである。その後，多くの研究者がこの5段階について追試を行っている。必ずしもすべての人が，この段階をすべて経験するのではないとする研究者もいる。
●柏木哲夫

[詳細データ] E. Kubler-Ross, On Death and Dying. The Macmillan Company, London, 1969（川口正吉訳『死ぬ瞬間—死にゆく人々との対話—』読売新聞社，1971）.

ギラン Georges Guillain
『J. M. シャルコー 1825-1893—その生涯と著作—』 ［1955年］

本書は，シャルコーの業績を再評価する意図で，その没後半世紀以上を経てギランが上梓した評伝である。著者のギランはサルペトリエール病院神経病学講座の5代目にあたり，つまりシャルコー，レイモン，デジュリン，マリーに続き，1925-48年主任教授を務めた。シャルコーとは直接面識のない世代に属するが，ギラン＝バレー症候群で知られる高名な神経学者である。毀誉褒貶が著しかったシャルコーの業績を冷静に再評価するまでには，やはり没後半世紀以上の期間が必要だったのであろう。ギランは，すべての回想や資料や論文や証言を集めてシャルコーと同学派の業績を再現している。

本書は2部仕立てで，前半部をシャルコーの生活に，後半をその科学的著作の解説にあて，全業績の一覧を加えて，かつての学派の黄金時代と広範囲な仕事を丹念な分析をまじえて描き出している。シャルコーの多様な業績から私生活に至るまでを対象とした第一級の資料を形成している。もちろん，筋萎縮性側索硬化症（別称シャルコー病），シャルコー＝マリー筋萎縮症，多発性硬化症，脊髄癆性関節（別称シャルコー関節），痙性脊髄麻痺，脳の局在論，失語症，脊髄の病変の局在論等の，神経学領域での主要業績も後半の一連の章で扱われ，その意味が簡潔に紹介されたどられている。

原著は4年後に英語版が出版されている。ギランは本書以前にも，シャルコー生誕100年を記念する1925年の式典の際に，マチウと共著の『サルペトリエール』（La Salpêtrière）を同出版社から上梓しており，これも同病院とシャルコーをめぐる格好の資料になっている。
●江口重幸

[詳細データ] G. Guillain, J.-M. Charcot 1825-1893: Sa vie-son œuvre. Masson, Paris, 1955. (Pearce Bailey trans. J.-M. Charcot 1825-1893: His Life-His Work. Hoeber, New York, 1959.)

ギルマン Sander L. Gilman
『病気と表象―狂気からエイズにいたる病のイメージ―』　　[1988年]

　ギルマンは，文化史家，文学史家，医学史家として現在世界でもっとも活躍している1人であり，彼の病気を中心とした表象研究は精神医学を専攻している人たちにも大きな影響を及ぼしている。本書はそのなかでも彼の代表的な著書で，「狂気からエイズにいたる病のイメージ」という副題にみるように，われわれが狂気からエイズにいたる病気を如何に想像し，病に罹っているというレッテルを貼られた人々を如何に表象してきたのかということに関する論考である。

　われわれにとってお馴染みの，中世における愚者の石，阿呆船，ホガースの放蕩息子一代記，あるいはラファーターやジェリコーの絵画から始まる精神病者の表象論は，ピネル，エスキロール，モレル，さらにはクレペリンからブロイラー，あるいはフロイトやユング，マイアー，サリヴァンへと至る精神疾患概念の歴史の記述へと進んでいく。エイズも論じられているが，論考の中心は精神疾患で，なかでも，「心の病のカテゴリーとして精神分裂病を構築する」の章が圧巻をなす。「一群の盲いた行者がみなで精神分裂病と呼ぶことに同意した象をどのように見てきたかのスケッチだが，それぞれの行者は自分が摑んだ部分を描写するが，どうして他の行者は彼らが摑んでいる断片を自分と同じように把握しないほど馬鹿なのか理解できないでいる。悲しいことにわれわれが精神分裂病に関するさまざまな記述や理論を眺めるとき，しばしば互いに矛盾して提唱されたり維持されたりする見解からはいかなる象も構築できないことは明らかである」（本橋訳による）とギルマンは主張する。それは，表象論からみた精神医学への痛烈な批判であり，皮肉であるとともに，正気である社会や文化によって構築された精神障害のイメージや表象そのものが多様であって，互いに混乱しあっていることが指摘されている。

●松下正明

[詳細データ] S. L. Gilman, Disease and Representation. Images of Illness from Madness to AIDS. Cornell University Press, Ithaca, 1988（本橋哲也訳『病気と表象―狂気からエイズにいたる病のイメージ―』ありな書房，1996）．

ギルマン Sander L. Gilman
『フロイト・人種・ジェンダー』　　[1993年]

　反ユダヤ主義の嵐が吹き荒れる世紀転換期ドイツにおいて，ユダヤ人でありかつ科学者であるという，当時の通念では両立しえないはずの身分を兼ねていたフロイトが，いかなる人種的アイデンティティを持っていたか。そしてこれが，当時の白人・キリスト教文化における人種あるいは性（差）のレトリックに，いかに影響されていたか。病気・異常をめぐるレトリックの構造に潜む〈セクシュアリティ，人種，ジェンダー〉表象分析の第一人者，ギルマンは，膨大な学際的データを駆使しつつ，この問題を鮮やかに説き明かす。

　19世紀後半，医学的に，ユダヤ人は「黒く」，キリスト教徒（男性）と異なる（劣った）身体を持つとされていた。いわく，ユダヤ人の身体は女性化されている。ユダヤ人は「病気」であり「堕落」している。身体的にも，精神的にも。それは外見にかかわらず，誰の目にも見分けがつくはずのものだ。――その象徴とされたのが，ユダヤ人（男性）の身体に刻まれた割礼であった。「医学的」言説によって，これはかれらの「他者性」「特殊性」を示す記号として広く認知されていた。この記号が実体から離れて増殖し，ユダヤ人を「病気」「異常」「危険」のカテゴリーに囲い込んでいく。

　本書は，キリスト教社会の医学・科学文化によって「他者」ユダヤ人が抑圧される歴史を追いながら，このなかで「ユダヤ人」として葛藤に苛まれたフロイトが精神分析学を誕生させるまでのプロセスを浮き彫りにする。『モーセと一神教』をはじめとするフロイトの著作・書簡および西欧におけるユダヤ人を扱う，文学から漫画まで広範な文献を踏まえた刺激的な1冊である。

●鈴木淑美

[詳細データ] S. L. Gilman, Freud, Race, and Gender. Princeton University Press, Princeton, 1993（鈴木淑美訳『フロイト・人種・ジェンダー』青土社，1997）．

キンゼイ Alfred Charles Kinsey ほか
『キンゼイ報告 女性篇』　［1953年］

　1948年の『キンゼイ報告　男性篇』に引き続いて発行された，人間の女性のセックスに関する最初の総合的な経験的研究で，1938年から1949年の間に行われた7789人の米国人女性への個人的面接に基づいている。この報告の中心的研究者であったキンゼイは，もともとは昆虫の研究を専門とする動物学者であった。彼は学生からの人間の性行動に関する質問を受けた際に，既存の知識が貧弱で科学的妥当性に欠けることを見いだした。そこで，生物学者として彼が用いてきた手法を人間にも適用し，1937年より多数の被験者を面接により集め統計的に解析した。集まった女性被験者は7789例であったが，統計解析は，刑務所に服役中の女性915例と白人以外の女性934例を除外し，囚人でない白人女性5940例に基づいておこなった。

　結果として得られた女性のセックスに関するデータには例えば以下のようなものがある。約62％がマスターベーションを人生において経験し，そのほとんどがオーガズムを伴う。50％が結婚前に性交経験がある。40歳までに19％が同性愛経験をする。1～3％が完全な同性愛傾向を有する。成人女性の3.6％が動物との性的接触経験がある。生理的な性反応に認められる基本的な要素は男女間において差異はない。また，データ全体からは，女性のセックスの多様性と広がりが示された。

　キンゼイ報告は，セックスはいかにあるべきかという従来の情緒的信念に対し，実際はどうであるかという客観的統計を示した。その結果，その後の性科学発展の礎となり，また性革命や女性解放運動に多大な影響を与えることになった。
　　　　　　　　　　　　　　　●針間克己

　［詳細データ］A. C. Kinsey, Wardell B. Pomeroy, Clyde E. Martin, Paul H. Gebhard, Sexual Behavior in the Human Female. Saunders, Philadelphia, 1953（朝山新一・石田周三・柘植秀臣・南博訳『キンゼイ報告　女性篇』春和堂，1955）.

グッドウィン Donald W. Goodwin ほか
「アルコール依存症の両親から離れて育てられた養子のアルコール問題」
　　　　　　　　　　　　　　　［1973年］

　アルコール依存症は，家族内集積性の高いことが以前から知られている。しかし，これが遺伝によるのか幼少からのアルコールに親和性の高い環境の影響によるのかについては，明らかにされていなかった。本論文は養子研究という手法を用いてこの疑問に迫った最初の本格的な研究である。

　研究は，養子縁組・精神病院への入院・犯罪歴などの登録制が存在するデンマークで行われた。対象は，両親のどちらかがアルコール依存症で入院歴があり，生後6週間以内に，親戚以外に養子に出された男性（N=55）である。コントロール群は，両親ともにアルコール問題で入院した記録のないこと以外は，上記と全く同じ条件の男性養子（N=78）である。

　これら2群を比較すると，対象群で離婚率が高いこと以外，本人の社会・家族的背景や養子先の家族状況では差が認められなかった。一方，アルコール問題は，対象群がコントロール群よりはるかに重症で，特にアルコール依存症の有病率は前者は後者の約4倍高かった。しかし，アルコール以外の精神病理は両群で差が認められなかった。

　本研究の意義は，生育環境の影響を厳密な手法で除外した上で，アルコール依存症の遺伝性を明確に示した点にある。その後，多数の養子および双生児研究等がなされ，アルコール依存症の遺伝性は女性も含めて揺ぎ無いものとなっている。これらの結果は，今日DNAレベルで行われている遺伝研究に重要な根拠を与えている。
　　　　　　　　　　　　　　　●樋口　進

　［詳細データ］D. W. Goodwin, F. Schulsinger, L. Hermansen, S. B. Guze, G. Winokur, Alcohol problems in adoptees raised apart from alcohlic biological parents. Arch. Gen. Psychiatry 28: 238-243, 1973.

グッドウィン Jean M. Goodwin／編
『心的外傷の再発見』　　　［1993年］

　心的外傷は近年，アメリカ合衆国で流行とも呼べる形で脚光を浴び，長らく否認されてきた心的外傷の現実性が着目されるようになった。この背景には，離婚や再婚，虐待や暴力などが増加したUSAの不安定な社会状況と，児童や女性など社会的弱者の権利擁護運動がある。編者グッドウィンもこうした外傷論推進運動の旗手の1人である。
　本書は精神医学における歴史的事例を児童期心的外傷の視点から再発掘し，現代の事例とも重ねあわせて，その臨床的応用を浮かび上がらせている。とりあげられたのは，ギリシア神話のエディプスとエレクトラ，フロイトとジャネが記述した悪魔憑依の事例のハイツマンとアシル，サディズムの原典の著者サド，多重人格のマリー・レイノルズとエステル，フロイトのアンナ・Oとドラ，「私はバラの花園を約束しなかった」のデボラである。キーワードをあげれば，児童虐待，近親姦，暴力の世代間循環，復讐願望，悪魔憑依，悪魔払い，ヒステリー精神病，解離，PTSD（心的外傷後ストレス障害），サディズム，多重人格，治療非遵守（ノンコンプライアンス），自傷行為，幻想世界となる。
　本書で興味深いのは，歴史的事例と児童期心的外傷との組み合わせである。歴史的事例と現代事例とを重ねあわせて，児童期外傷をさまざまな面から論じ，こうした視点を馴染みやすくしてくれる。歴史的事例は原典以外の資料も加えて詳述し，この面での素養も与えてくれる。臨床的応用への具体的示唆も述べてあり，日々の臨床にも参考となる。

●市田　勝

　詳細データ　J. M. Goodwin (ed.), Rediscovering Childhood Trauma: Historical casebook and clinical applications. American Psychiatric Press, Washington DC, 1993（市田勝・成田善弘訳『心的外傷の再発見』岩崎学術出版社, 1997）.

クーパー David Cooper
『反精神医学』　　　［1967年］

　1960年代から70年代にかけての反精神医学の時代は，既存の権威に対する世界的な異議申し立ての時代であった。本書の冒頭で，反精神医学の目指すものについて，第1に精神分裂病というラベル付けをされてきた人間を現実の人間関係の中で見ること，第2にいかにしてこのラベルが貼られ，誰がそれを貼り，ラベルを貼る側と貼られる側との双方にとって，このことは一体何を意味しているかを調べることからはじめると述べられている。まず著者は精神分裂病とされる患者と家族との合同面接の記録を繙きながら，それまで了解不能とされてきた分裂病の症状を人と人との文脈（実践）の中で，了解可能なものとして提出してみせる。
　こうした見方の端緒は力動的な家族研究にあったが，クーパーはそれを超えて文脈の背後に排除する側－される側という権力構造（政治的文脈）をみて，伝統的な精神医学を捉え直そうとしている。かくて，ラベル貼りはひとりの人間を社会的に無効化する作業であり，その過程に内在しているものは巧妙な暴力だと結論づけられる。こうした論理は主にサルトル，フーコー，人類学者たちの言説に依拠したものだが，それを実証する試みとしてはじめられたVilla 21という実験病棟からの報告は刺激的である。それは管理・拘禁を軸としてきた伝統的な病院，そこで行われる精神科治療に対してのアンチテーゼであったが，クーパーは医師－看護者－患者というヒエラルキーが内と外からの圧力の下で様々にゆらぐ状況を描写しつつ，問われるべきは患者の側ではなく，排除する側——精神医学，正常のあり方——だと総括する。
　精神医学が無批判に狂気＝病気と仮定して，狂気を医学化してきた歴史，状況を無化してすべてを個人の「内」へと還していく疾病観，すべてが本書では異議申し立ての対象であり，その論理と実践の記録が本書のメインストリームを構成している。

●野口昌也

　詳細データ　D. Cooper, Psychiatry and Anti-Psychiatry. Tavistock, London, 1967（野口昌也・橋本雅雄訳『反精神医学』岩崎学術出版社, 1974）.

クライスト Karl Kleist
「類循環病, 類パラノイア, 類てんかん精神病と変質性精神病の問題について」 [1928年]

ウェルニッケの最晩年の弟子としてその衣鉢を継いだクライストはクレペリンの二分主義に対する批判者の1人でもあった。彼は精緻な臨床観察から従来の既知疾患例えば分裂病, 躁うつ病 (循環病), パラノイア, てんかん, ヒステリー等のいずれにも属せしめがたい非定型的な病型が少なくないことを認めていた。これらに慣例的診断を無理に押しつけることは各疾患の境界をぼかし, ひいては疾患概念の解体に導くことになりかねないとして, 個々の非定型的な病型を既成概念にとらわれずありのままに記述し, その経過を観察することの必要性を説いた。本論文はこのような非定型的精神病の臨床的位置づけに関するクライストの考えを集大成したものと言える。彼は非定型精神病を自生的に発病し, 荒廃に陥ることのない良性の病型に限定し, これらを暫定的に変質性精神病 (Degenerationspsychosen) として一括した。しかしこの病名は古いフランス学派の変質学説の意味に誤解されるおそれがあるとして, むしろ個々の非定型的病型の特徴を端的に示す病名を用いるようになった。クライストが非定型精神病としてとり上げた疾患群の大部分は彼の自生的素質精神病 (Autochtone Anlagepsychosen) の中のいずれかに対して症候学的にも遺伝学的にも近縁性をもっており, それぞれ定型的主精神病の周辺精神病として位置づけられている。すなわち彼が非定型精神病の代表として標題に掲げた類循環精神病 (Zykloide Psychosen), 類パラノイア精神病 (Paranoide Psychosen) および類てんかん精神病 (Epileptoide Psychosen) はそれぞれ循環病, パラノイアおよびてんかんの, 周辺精神病とされている。

類循環精神病は錯乱精神病 (Verwirrtheitspsychosen) と運動精神病 (Motilitätspsychosen) を含み, 前者は興奮性錯乱と昏迷を後者は多動と無動を主とする病型でありいずれも循環病と同様に再発を繰り返す傾向があるが, 循環病より病期は短く発病周期もそれほど多くはないという。遺伝的にも循環病のみならずヒステリーやてんかんとの関係も見られ, 特有な体質が問題であることを示している。

類パラノイア精神病としては定型的な慢性の誇大的あるいは迫害的パラノイアに対して2つの非定型的病型すなわち急性 (誇大性) 啓示精神病 (Eingebungspsychose) と急性 (迫害性) 幻覚症 (Halluzinose) が相対している。

類てんかん精神病としては挿間性もうろう状態 (Episodische Dämmerzustände) が典型として挙げられている。てんかんのように意識混濁が深くなく色々な症状類型が見られ, 既視感や困惑を伴った例外状態も含まれる。この他挿間性睡眠状態 (Episodische Schlafzustände) や種々の衝動異常を伴う挿間性不機嫌 (Episodische Verstimmungen) もてんかんの周辺における特殊な体質異常とされている。

以上の他に主精神病との近縁性が一義的ではないが, 循環病とパラノイアの中間領域に誇大性作話症—心気症 (Expansive Konfabulose—Hypochondrie) を示す自我精神病 (Ichpsychosen) とさらにパラノイアとてんかんの中間に関係—疎外精神病 (Beziehungs-und Entfremdngspsychosen) がそれぞれ非定型精神病として加えられている。クライストはこのような非定型的な良性精神病を認識し, 特に分裂病と区別することの臨床実践上の重要性を強調している。ちなみに彼は分裂病を破壊的脳過程を基礎に持った系統疾患と考えている。本論文の背景には彼の大脳局在論が随処に窺えるが, 非定型精神病には脳幹に基本障害があることが示唆されている。

●鳩谷 龍

[詳細データ] K. Kleist, Über zykloide, paranoide und epileptoide Psychosen und über die Frage der Degenerationspsychosen. Schweiz. Arch. Neurol. u. Psychiat. 23:3-37, 1928 (飯田眞・坂口正道訳『精神医学』19:1189-1199, 1977, 同20:75-88, 1978).

クライスト　Karl Kleist
『脳病理学』　　　　　　　　　　［1934年］

　クライストはドイツの精神神経科医である。第1次大戦［1914-18年］の戦傷患者の膨大な臨床観察の集大成がこの本である。

　この本は全1408ページの大著である。全体は14章に分かれ、最初に、運動障害、感覚障害、運動失調など神経学的な症候と病巣について書かれ、次に失行、視覚性障害、聴覚性障害、失音楽、感覚性失語、運動性失語、の順で大脳高次機能障害の記載が500ページほどあり、次に前頭葉症候、辺縁系病変などによる精神症状について述べられている。

　特に重要なのは失行、視覚性障害、聴覚性障害、失音楽、感覚性失語、運動性失語などの大脳高次機能障害すなわち、臨床神経心理学的症候のところである。

　クライストは頑固な局在論者と評せられることもあり、病変部位の解剖学的同定は非常に精緻である。しかし、臨床観察を基底にした症候学的記述はさらに詳細である。例えば、失行の部分では、リーブマンがあまり詳細を論じなかった頭部の失行、すなわち口舌顔面失行については数例の臨床例の詳細を記載している。リーブマンによって記載された肢節運動失行の記載もリーブマン以上に具体的である。各種の視覚性障害の臨床例の提示があるが、中でも言語性視覚障害（失読）についての記載が最近注目されている。1881年、デジェリンによって左角回病変によって失読失書が生じることが示され、視覚性言語記憶は左角回（下頭頂小葉後部）に存するとされたが、クライストの見解では、それより少し後部の左頭頂後頭葉にあるという。高次聴覚機能障害と共に失音楽についても詳しい記載がある。この頃のドイツでは言語機能の大脳局在と共に音楽機能についても大きな関心がもたれていたことが示唆される。失語については250ページが割かれ、感覚性失語、伝導失語、運動性失語、健忘性失語、発話失行、失文法など現在の失語症分類における基本的病型について多数の症例が提示され、症候と責任病巣について記載されている。　●河村　満

　［詳細データ］K. Kleist, Gehirnpathologie. Verlag von Johann Ambrosius Barth, Leipzig, 1934.

クライトマン　Nathaniel Kleitman
『睡眠と覚醒』　　　［改訂拡大版：1962年］

　本書は、1939年に出版された同名の書の改訂拡大版として1962年に出版されたものである。著者のクライトマンは、1921年の医学生の頃からシカゴ大学のカールソン教授の下で睡眠と覚醒に関する研究を開始し、1939年に自らの研究の集大成として本書の初版を執筆した。その後20年にわたり、初版本は、睡眠、覚醒、意識を研究する生理学者にとってバイブルともいえる書物であった。その後、1953年に本著者がアゼリンスキーとともにヒトのレム睡眠を発見し、これをきっかけとしてヒトの睡眠研究が活発になってきたことで、改訂拡大版が出版されることになった。1940年代から1950年代の動物およびヒトに関する4000を超す膨大な文献を、実験や臨床における観察をまとめることから始め、そこからより普遍的理論が導かれるように著者の作業仮説を含めながら展望している。

　本書は8つの章から成り立っている。第1章では、睡眠と覚醒の機能的な違いについて筋活動、反射、脳波活動、自律神経系の活動などの面から整理している。第2章では、睡眠経過中の随伴現象として、入眠過程、睡眠中の体動、夢見体験、睡眠の深さの変化などについて述べている。第3章では、睡眠・覚醒の24時間周期および体温リズムについて、活動性やパフォーマンス試験の日内変動、気象や季節との関連から述べている。第4章は、断眠実験による生理機能の変化を中心にまとめてある。第5章では、ナルコレプシーや睡眠麻痺、脳炎やてんかんにおける睡眠、不眠や過眠など病的状態における睡眠の変化について述べている。第6章では、睡眠と覚醒に影響する要因として薬物および睡眠衛生についてまとめてある。第7章では、睡眠に類似した状態として、動物の冬眠、催眠状態について、睡眠との類似点と相違について書かれている。最後の第8章においては、本書の総まとめとして睡眠に関する考え方を、電気生理学、内分泌学および体液学の面から展望し、睡眠中枢の存在に関する問題点、睡眠・覚醒

の発生に関する理論に整理して紹介している。

本書がきわめて秀逸なモノグラフであることは，50年近くたった現在において睡眠および生体リズム研究で取り組んでいる問題点の，ほとんどすべてが網羅されていることからもわかる。この点において，著者の研究者としての資質，経験，洞察力に改めて敬意を払わざるをえない。第2章で取り上げられた夢見体験については，いまだに睡眠の精神生理学において重要な課題であり，第3章における睡眠と覚醒のリズム性に関する部分は，現在の生体リズム研究を予見したものであるとともに，同章で扱われた睡眠と覚醒の季節変化に関する記載は季節性感情障害の発見につながる観察である。第6章で睡眠衛生を取り上げている点も，近年活発に行われるようになった不眠症に対する睡眠衛生教育や認知行動療法を予見するものとして興味深い。第8章の睡眠の体液論は内因性睡眠物質の研究へとつながるものであり，それまで単なる脳活動の休止あるいは覚醒中枢の一時的機能低下と考えられていた睡眠について，むしろこれを積極的に起こす睡眠中枢の考え方を大きく取り上げている点できわめて先駆的である。

1960年代初頭に出版された本書は，1970年代を通じて睡眠と覚醒について研究する者にとって，最も信頼にたるバイブルのような書であった。1980年以降になり，本書に示された睡眠障害に関する事項は睡眠医学分野の発展へと引き継がれ，近年になってナルコレプシーにおけるオレキシン産生異常の発見へとつながっている。24時間のリズムとしての睡眠・覚醒については，生体リズム研究への分子生物学的手法の導入による時計遺伝子の発見，およびその異常による特有な概日リズム睡眠障害の同定にいたっている。睡眠覚醒機構に関する理論については，日本におけるプロスタグランジンD_2の睡眠発現における役割の解明と，これに基づく睡眠発現の神経ネットワークに関する研究へと引き継がれている。　　　　　　　　　　　●内山　真

　詳細データ　N. Kleitman, Sleep and Wakefulness. revised and enlarged edition, Composed and printed by the University of Chicago Press, Chicago, Illinois, 1962.

クライン Donald F. Klein, フィンク Max Fink
「イミプラミンに対する精神医学的反応のパターン」
[1962年]

現在，うつ病の治療には，三環系抗うつ薬（TCA）や選択的セロトニン再取り込み阻害薬（SSRI）などの薬剤が世界中で広く用いられているが，これらの薬剤のプロトタイプはTCAのイミプラミンである。1948年にスイスのガイギー社で合成され，1957年にクーンによって，臨床的に抗うつ効果をもつことを確認されたイミプラミンは，現在に至るまで，抗うつ薬の中心的存在として用いられてきた。本論文でクラインとフィンクは，180例の抑うつを伴う精神疾患患者にイミプラミンを投与し，転帰を報告している。

彼らは，75〜300mg／日のイミプラミンを，抑うつを伴う180例の精神疾患患者（男性58例，女性122例，102例の精神分裂病患者，67例の感情障害患者，11例のその他の精神疾患患者）に投与した。転帰は，気分の向上（抑うつ気分の改善）が67例，明らかな言葉の上での否認が22例，躁転が10例，挿間的な不安の減少が14例，興奮性の分裂が19例（全例が精神分裂病），快楽消失の社会化が8例（全例が精神分裂病），反応なしが40例であった。また，以上の7つの転帰別に分けた各々の患者群では，治療前の病像（疾患名，主な精神症状や行動学的特徴）や，性別，年齢などにそれぞれ特徴がある（すなわち，患者背景により治療転帰がことなる）としている。なお，疾患別では，精神分裂病患者の約51％と感情障害患者の79％に，良好な反応を認めた。

現在，うつ病の第一選択薬としての座が，イミプラミンをはじめとするTCAからSSRIに移行した感は否めないが，メランコリー型のうつ病や重症のうつ病に対しては，SSRIよりもTCAの方が有効であるという報告も多い。イミプラミンの使命は，まだ終わっていないのである。　　　　　●山田和男

　詳細データ　D. F. Klein, M. Fink, Psychiatric reaction patterns to imipramine. Am. J. Psychiatry 119: 432-438, 1962.

クライン Melanie Klein
「喪とその躁うつ状態との関係」

[1940年]

　子どもの精神分析を創始した1人であるクラインは，当初フロイトやアブラハムのメタサイコロジーを臨床所見に適用したが，次第に彼らの理論には含みきれない知見を得るようになった。それらの知見に新しく豊かな統合を生み出したのが，論文「躁うつ状態の心因論に関する寄与」[1935]と本論文「喪とその躁うつ状態との関係」で提唱された抑うつポジションの概念である。これは，のちに概念化された妄想分裂ポジションと併せてクラインの基本概念となり，英国の対象関係学派に多大な影響を及ぼすこととなった。

　2つの論文によれば，乳幼児の対象関係は，生後4，5ヵ月で部分対象関係から全体対象関係へと変化する。その結果，離乳期前後の現実の愛する対象の喪失とも相俟って，抑うつポジションと呼ばれる，特殊な不安，防衛機制，対象関係からなる組織体が生ずる。すなわち，それまでの部分対象関係において自らが憎み攻撃してきた悪い対象（乳房や母親）と愛してきた良い対象が，実は同一の全体対象であることに乳幼児は気づき始める。この気づきはきわめて苦痛なものであり，対象を修復できないほど傷つけてしまったのではないかという恐れ，絶望感，罪悪感，対象への思いやりなどからなる，抑うつ不安を引き起こす。乳幼児は愛する対象を失うことを恐れ，思い焦がれては，修復し償いたいという衝動に駆られる。この際，現実の対象の状態は重要で，対象が実際には傷ついていなければ，乳幼児の自らの破壊性への恐れは減り，償いたいという願望，つまり愛する能力への信頼は増す。そうして，対象へのアンビバレンスが体験されるようになる。この統合の痛みが大きすぎると，万能感，否認，勝利感などからなる躁的防衛や強迫的防衛が働くが，これらは内的世界の成熟を妨げてしまう。抑うつポジションへの進展が順調であれば，良い対象の確固とした内在化が起こる一方，この内在化の失敗は，躁うつ病の心的基礎を形成する。

　本論文ではこれに加えて，正常の喪と抑うつポジションとの関連が明らかにされた。すなわち，現実の愛する対象を失った場合，内的な良い対象をも失ってしまったように感じられ，乳幼児期の抑うつポジションの体験が蘇る。言い換えれば，正常の喪では，一過性の軽い躁うつ病状態が体験されて克服されるのであり，抑うつポジションのワーク・スルーの機会となって，良い内的対象がさらに揺るぎなく確立されるようになる。論文では2症例を通じてこのようなことが詳しく例証されている。その中で，息子を失い兄の死とも繋がる夢を見るA夫人は，クライン自身だと考えられている。

　クラインは若い頃より，敬愛した兄を含めて多くの対象と死別し，抑うつを繰り返していた。また，1934年には息子ハンスの予期せぬ死に遭遇している。これらの事実から，抑うつポジションの概念化の過程は，クラインが自らの喪と抑うつを克服する過程とも考えられる。1940年の論文ではとりわけ，喪の克服後の生産的活動が述べられているが，これはクライン自身が体現していることと言えよう。このようなクラインは，父親の死を契機に自己分析を通じて自らのエディプス・コンプレクスを自覚したフロイトときわめて興味深い符合をなす。

　抑うつポジションの概念は後年，精神分析の中でフロイトのエディプス・コンプレクスの概念に匹敵する貢献と見なされるようになった。また，これら2つの概念相互の密接な関連も明らかにされている。　●古賀靖彦

[詳細データ] M. Klein, Mourning and its relation to manic-depressive states. Int. J. Psycho-Anal. 21: 125-153, 1940; also in R. Money-Kyrle, B. Joseph, E. O'Shaughnessy and H. Segal (eds), The Writings of Melanie Klein, Vol. I: 344-369, Hogarth Press, London, 1975 (森山研介訳「喪とその躁うつ状態との関係」『メラニー・クライン著作集3』p. 123-155, 誠信書房, 1983).

クライン Melanie Klein
「分裂的機制についての覚書」[1946年]

　1946年英国精神分析協会で発表された本論文は，S.フロイト以降における精神分析史上最大の転回点を画することになった。彼女は，本論文で発達の最早期における精神力動である妄想－分裂ポジション（妄想的－分裂的態勢。以下PSポジション）について系統的に記載するとともに，そうした精神力動がスキゾイド・躁うつ病・分裂病で優位に認められること，さらにはPSポジションにかかわる原始的防衛機制を解釈することによって，重い病態をもつ患者も分析可能であることを解明した。こうした彼女の研究は，現代における対象関係論の展開，精神分析療法における投影同一化研究，現代境界例論や分裂病治療論，乳幼児発達研究に大きな刺激を与えることとなった。1946年以前に，彼女は，本論文の基礎となるいくつかの重要な概念化を行っている。第1は，無意識的幻想と内的対象についての概念化である。彼女は，個人の心理的特性を左右するのは無意識的幻想のあり方，およびそれらと外界との関係のあり方であると主張した。それまで強調されてきた発達過程における内的体験だけでなく，精神分析療法のその時その場における無意識的幻想を認識することの重要性を指摘したわけである。そして，外的な存在としての対象とは別に，本能の投影や取り入れの結果精神内界に出来上がる内的対象がこの無意識的幻想を構成する重要な役割をになうと考えたのである。第2は，ポジション（position）の概念である。これは，内的対象とのかかわりに関して自我がとる態度のことであり，一生を通じて存在し続ける不安，防衛，対象関係，衝動の特定のあり方である。この意味を強調するために，彼女は一過性におきるような発達段階という言葉ではなくポジションという用語を使ったのである。これらの先行的概念化に基づき，以下のようなことが本論文で主張された。第1に，彼女は不安を処理する自我機能は人生の始めから存在しているということを明らかにし，発達の早期における不安の性質とそれに対する防衛機制を詳細に述べた。つまり，PSポジションの解明である。PSポジションの特徴は，乳児にまだ全体的存在としての人間についての認識が生まれていないこと，部分対象との関係しかもてないこと，分裂を基盤とした投影同一視・否認・万能感といった分裂機制と妄想的不安が優勢であることなどである。分裂は，満足だけでなくさまざまな理由から欲求不満に晒された時に作動する。外界対象は自分に脅威を与えるように感じられ，これが被害感を生む。そこで，乳児は，不快から快，憎しみから愛を切り離すという分裂によって，よい経験やよい感情，よい表象を保護し，否定的な部分から自分を守るのである。さらに乳児は，悪い迫害的対象を自己の統制下に置くために，投影された自己の悪い部分を持つ迫害的母親に同一化する。この特殊な同一化が投影同一視である。ちなみに，本論文以前に明らかにされていた抑うつポジション（以下Dポジション）は，全体的な対象についての認識と関係ができること，統合，両価性，罪悪感，抑うつ不安の優勢によって特徴付けられる。第2に，彼女は，PSポジションとDポジションは，固定したものではなく，一生を通じて人格のなかで相互作用的に作動しつづける力動であることを強調した。すなわちDポジションがPSポジションに完全に取って代わるということはないのである。たとえある程度統合を達成した人格でも，抑うつ的葛藤の防衛としてPSポジションが優勢になることもある。第3に，彼女は分裂人格の力動的特徴を系統的に記載した。第4に，彼女は，分裂の統合は分裂機制を解釈することによって可能になるが，その際，意識，前意識，無意識相互のつながりをしっかりと認識し知的な解釈を行う分析家の能力の必要性を強調している。

●狩野力八郎

[詳細データ] M. Klein, Notes on some schizoid mechanisms. In Envy and Gratitude and Other Works. 1–24. The Hogarth Press, London, 1975（狩野力八郎・渡辺明子・相田信男訳「分裂的機制についての覚書」『メラニー・クライン著作集4』誠信書房, 1985）.

クライン Melanie Klein
『羨望と感謝』　　　　　　［1957年］

　本書はメラニー・クラインが晩年に著した「羨望」についてのモノグラフである。

　本書でクラインは，「羨望が生後すぐから働きだしている破壊衝動の口愛サディズムおよび肛門サディズム的な現れであって，生得的な基盤に基づいているものであると考える」と述べている。フロイトの死の衝動論をさらに押し進めて，羨望論の形でクライン独自に展開しているのである。羨望は精神分析では，男子のエディプス期における去勢不安に対応するものとして女児のペニス羨望についてだけ研究されるものであったが，クラインは人の生涯にわたる情緒生活に根本的な重要性をもつ最早期の対象関係に妨害的な影響を及ぼす要因として取り上げ，検討している。

　羨望も感謝も，生後すぐから働き，それが最初に向けられる対象は，哺乳してくれる母親の乳房である。すなわち，乳房での充分な満足が体験されるとそれは感謝の基礎となり，満足が得られなければ破壊衝動や羨望が強まる。羨望は愛や感謝の感情を根源から揺るがすもっとも有力な要因で，2つの感情はお互い作用しあい最早期の対象関係に影響を及ぼすと説明をしている。さらにクラインは満足をもたらす乳房に対しても羨望が向けられる様相をしめし，それが陰性治療反応として分析の場面で重要な役割を果たしていることを解き明かしている。クラインの自我に関する見解も示され，自我は未発達な形ではあるが生後すぐから存在し，破滅の恐怖に対する防衛がその第1の活動であり，乳房を良い対象と悪い対象に分割し良い対象を守ろうとする分裂のプロセスについて説明をしている。また良い対象と理想化された対象を区別しておく必要性など分析上の重要な視点についても解説している。過度の羨望の結果についても検討を加え，良い対象と悪い対象の分裂が成功しないので，良い対象を形成することができず，充分に統合された人格への基礎ができないために，妄想的－分裂的態勢に異常を被り，続く抑うつ態勢を十分に通過することにも失敗し，さらにエディプス・コンプレクスの発展にも影響を及ぼす様を概観してみせる。また，良いものの最初の源泉である乳房に向けられた激しい羨望がその人の創造性や生産的活動を妨げる様も説明している。本書の中で具体的症例が呈示されており，この部分の資料はクラインが晩年，成人の分析においてどのような仕事をしていたか，患者とのやり取りが明らかにされている。羨望に対する防衛の様々についても示され，その分析のプロセスや技術的な議論も症例を呈示して，説明的に記述されている。ここにクラインの理論化と技法化の両面の貢献が呈示されているといえる。

　クラインは，最初シャンドール・フェレンツィの教育指導をうけ，のちにカール・アブラハムによって資質を見出され教育分析を受け強い影響を受けた。アンナ・フロイトと並んで児童分析の開拓者であり，さらに対象関係論を創造し，自身が指導者であったクライン学派の創始者として精神分析学全般にわたる偉大な理想家の1人として位置づけられている。クラインの精神分析学への最大の貢献はフロイトによって言われていたエディプス・コンプレクスや超自我の形成の様相をはるかに幼い生後数カ月にしかならぬ乳児の時期にまでたどって，前エディプス期の幼児心性を明らかにし，幼児の空想的内界を織り成している摂取や投射のメカニズムを取り上げ，後年の成人の内界に終生力を及ぼし続けている生後すぐの妄想分裂態勢や抑うつ態勢の概念化によって，幼児の内界のすさまじいまでの愛憎の葛藤を詳細に描きだし，その対象関係の発達を見出し，大人の精神分析，とりわけ精神病者や境界例，嗜癖者，倒錯者への精神分析的な治療の可能性を開いたことである。

●松本善男・田村貴志

詳細データ　M. Klein, Envy and Gratitude. Tavistock Publications Limited, London, 1957（松本善男訳『羨望と感謝』みすず書房，1975．小此木啓吾・岩崎徹也編訳『羨望と感謝　1957-1963』メラニー・クライン著作集5，誠信書房，1996）．

■ **クライン** Melanie Klein
『妄想的・分裂的世界　1946-1955』
『羨望と感謝　1957-1963』　　　[1975年]

　本書は1921年から1963年に至るまでのメラニー・クラインの論文をまとめた著作集全4巻のうちの第3巻である。原著が大部であるため邦訳書は2冊に分けて出版されている。クラインの業績は、国際的にもまたわが国でも、とくに1970年代から急速に注目を集めるようになり、一時は精神分析学界で特異な理論を奉ずるとして異端視されていたのとは対照的に、今やクライン学派およびそこから発展した対象関係学派は、ますます評価を高めている。クラインの学問的な業績を大きく分けると、児童分析の基礎を築き、エディプス・コンプレクスを追求した第1期、抑うつ的態勢と躁的防衛を解明した第2期、妄想的・分裂的態勢を中心に解明した第3期のように、乳幼児の発達過程でいうと後の方からより早期へとさかのぼっていった。大人の視点からみると、より近いものからより遠い存在へと解明をすすめたわけである。

　本書は、そのようなクラインの研究史の中の後半から晩年、つまり乳児の最早期の精神発達とそれに対比される未熟な精神病理、すなわち妄想的・分裂的世界や抑うつ的世界を中心にした論文がまとめられている。クラインの多方面にわたる業績の中でももっとも中心的な諸論文を収録したものであるといえよう。それは原著序文の中に「これらの各論文はメラニー・クラインの研究生活の後半期の最も成熟した段階の論文を含んでいる」と述べられていることにも示されている。それらの中から、とくに重要視されている論文をあげるとつぎのようになる。まず『妄想的・分裂的世界　1946-1955』の冒頭にある「分裂的機制についての覚書」[1946] は、乳児の生活3ヵ月間におこる心的過程を詳細に解明したものとして有名であり、防衛機制としての分裂や投影性同一視を中心として、妄想的・分裂的態勢の精神力動、さらには精神分裂病の世界が描かれている。つづいて、不安と罪悪感をめぐるクラインの総説的な論文、精神分析の終結の基準としての抑うつ的態勢の徹底操作、転移の起源をはじめとする乳幼児の情緒生活をめぐる理論やその行動観察、遊戯療法、そして最後に文学作品に関する論文など、ひろい領域にわたっている。

　また、『羨望と感謝　1957-1963』の冒頭に掲げられ、本書の約半分の頁数をしめている「羨望と感謝」[1957] は、もともと独立した大著として発表された著作で、わが国でもこの論文のみで単行本として邦訳出版された経緯もある（前項参照）。ここでは羨望と感謝というふたつの相反する情緒が、発達早期の対象関係の中で大きな役割を果たして、後の人格形成、ひいては精神病理の発生に影響を与えることが詳細に述べられている。また、重篤な精神病理の治療上、しばしば問題になる陰性治療反応と羨望との関係を解明した論文としても重視されている。また本論文は、前述の「分裂的機制についての覚書」と密接な関連をもつものであり、互いに相補う内容にもなっている。そのほかクラインがフロイトから受けついだ死の本能論を展開した「精神機能の発達について」[1958]、専門用語の使用を控えて一般知識人を対象として早期の発達が大人の生活に永続的な影響を与えることを述べた「大人の世界と幼児期におけるその起源」[1959]、精神分裂病者とうつ病者における罪悪感の異同を論じた学問的にも重要な論文「分裂病者における抑うつに関する覚書」[1960]、クラインの没後に出版された「(文学作品) オレステリアに関する省察」[1963]、「孤独感について」[1963]、および短い論文5篇、などが収録されている。いずれの論文についても、巻末に現代クライン学派を代表する人々、すなわちハンナ・シーガル、ベティ・ジョセフ、エドナ・オショネスィー、R. E. マニー－カイルなどによる解題がつけられており、現代的な視野にたって、各論文についての展望を与えてくれている。

●岩崎徹也

[詳細データ] M. Klein, Envy and Gratitude and other Papers 1946-1963. The Hogarth Press, London, 1975 (小此木啓吾・岩崎徹也編訳『妄想的・分裂的世界　1946-1955』『羨望と感謝　1957-1963』メラニー・クライン著作集4, 5, 誠信書房, 1985, 96).

クラインマン　Arthur Kleinman
『臨床人類学―文化のなかの病者と治療者―』
[1980年]

本書は，医学と人類学を習得した著者が，西洋医療・中国医療・シャーマニズム・多様な民間療法が併存，交錯する台湾をフィールドにして長期間調査した，病者と家族がとる対処行動の追跡事例研究，病者と治療者の相互作用の綿密な観察知見に基づき，アメリカとの比較も視野に入れて，医療・臨床人類学を体系づけたものである。主要な視点と概念を紹介しよう。

(1)ヘルスケア・システム：特定の地域の社会文化的な状況下で人びとがどのように病気に対処するのか，すなわち，病気をどのように認知し，命名し，説明し，処置するかの総体がヘルスケア・システムであり，人びととの相互作用のパターンを特定の方法で秩序づける象徴的な意味の文化システムにほかならない。このシステムは，①民間セクター（セルフケア，ホームケア），②民俗セクター（民間療法），③専門職セクター（医療）の3つのケアの場からなる。

(2)社会的リアリティの1つとしての臨床リアリティ：社会的リアリティとは，個人を超えて存在する，人々のあいだの相互作用の世界を意味し，社会が是認する意味，制度，関係によって構成される。病気についての信念，病者のとる行動，病者の期待する治療，家族や治療者の病者への対応の仕方，これらはすべて社会的リアリティの諸側面である。社会的リアリティのうちの健康にかかわる側面，とりわけ病気についての態度や規範，臨床の場面での人間関係，治療活動を，臨床リアリティ（clinical reality）とよぶ。

(3)疾病と病いの二分法：治療者の治療行為と病者の対処行動を理解するには，病気（sickness）のもつ2つの側面を区別しなければならない。生物学的・心理的プロセスの機能不全としての疾病（disease）と，その疾病の心理社会的な体験のされ方や意味づけ，反応としての病い（illness）である。これに対応させると，生物学的・心理的プロセスの疾患の効果的コントロールが「疾病の治療（curing of disease）」であり，病気がつくりだす生活上のさまざまな問題に私的・社会的意味を与えるのが「病いの癒し（healing of illness）」である。

(4)説明モデル：病気というできごと，治療という行為や儀礼について，人々がどのように類型化し，解釈し，意味づけるのか。それを説明モデル（explanatory model）とよぶ。医療者と病者の間で，個々の病気に対する説明モデルが異なることがあり，その違いをめぐって両者の間で交流や駆け引きが生ずる。

(5)病者による援助希求行動：そのパターンのプロセスに注目すると，まずセルフケアに始まり，家族，隣人，地域の情報通，薬剤師，そして医者，さらに民間の治療者にも依存していく。主要なパターンとして，同時依存，階層的依存，両者の混合タイプが見いだされる。

上のような諸概念を創案することによって，ヘルスケア・システムの各セクターで構成されているリアリティの違いが浮き彫りにされると同時に，病者が一連の対処行動を通してどのように臨床リアリティを形成していくのか，その過程を具体的に理解することが可能になる。とりわけ，各セクターでの治療者（家族，シャーマン，中国医，西洋医など）と病者との相互作用場面が綿密な観察で比較対照されている。こうした視点に立つと，現代医療を含めたどのような治療場面も，説明モデルの"取り引き"としてとらえなおされ，現代医学だけが臨床リアリティを一元的に支配していると考える人びとに再考を迫る。あなたの前に座っている患者は，あなたの説明にうなずいてはいるが，まったく違ったリアリティに生きているのかもしれないと。

●大橋英寿

[詳細データ] A. Kleinman, Patients and Healers in the Context of Culture: an exploration of the borderland between anthropology, medicine, and psychiatry. University of California Press, Berkeley, 1980（大橋英寿・遠山宜哉・作道信介・川村邦光訳『臨床人類学―文化のなかの病者と治療者―』弘文堂，1992）.

クラインマン Arthur Kleinman
『病いの語り―慢性の病いをめぐる臨床人類学―』 [1988年]

著者のアーサー・クラインマン [1941-] は，ハーヴァード大学の精神医学者兼人類学者であり，1977年雑誌 Culture, Medicine & Psychiatry 誌の創刊を推進し，バイロン・グッドらとともに，1970年代に北米で本格的に始動した医療人類学の基礎を築いた。初期には，疾患 (disease) と病い (illness) の二分法的視点と，それをもとに医療者と患者・家族各自が抱く多様な説明モデル (explanatory models) 間の折衝という点から臨床場面をとらえ直す枠組みを示し，疾患や病いは文化的に構成されたリアリティであるとする，解釈学的な「意味を中心としたアプローチ」を提起した。邦訳もある初期の研究 Patients and Healers in the Context of Culture (邦題『臨床人類学』)* は台湾と中国をフィールドとして，そこでの多様なヘルスケア・システムにダイナミックな人類学的理解を加えようとするものであり，同時に，従来の比較文化精神医学の抱えた自文化中心的バイアスを「カテゴリー錯誤 (category fallacy)」として批判的に検討するものであった。こうした流れに沿って1988年，精神医学と医療の方法論に大きな影響を与える2冊の著書を上梓したが，ひとつは Rethinking Psychiatry (『精神医療再考』) [Free Press] であり，もうひとつが本書であった。

本書は16の章からなるが，はじめの2章で議論の大枠が呈示され，それに続いて数多くの病いの語りが展開されている。ここで扱われているのは，通常の医学・医療の対象としては無視されがちだった慢性的な病いである。慢性の腰痛，若年性の糖尿病，慢性疼痛症，末期の臨死状態，四肢麻痺，神経衰弱症，心気症，遷延化した抑うつと士気低下状態，交通事故後の脳損傷，スティグマ化された精神障害や慢性身体疾患等であり，それを抱える患者や家族の「語り (narrative)」が中心に扱われている。

著者はこうした対象を詳細に描く一方で，治療者側の医療へ向かう多様な動機をも明らかにしていく，そして両者間に開かれる病いの語りとその経験の聴き取りのうちに医療が求めるものを探ろうとする。慢性の病いを患うことや，そのケアという経験のうちに，人間にとって基本的な何かがあるのではないかと問うのである。患う経験の現象学を提起し，終章ではそれに向けた医療や医学教育の新しいヴィジョンが提案されている。

慢性の病いのケアをめぐる方法論的原則は，共感的な傾聴，翻訳，解釈という3つの軸に沿うものであるが，患者の病いの生きられた経験のうちに自分を置こうとする微小民族誌 (mini-ethnography) や，簡潔なライフヒストリーの語りの聴取，心理・社会的問題の抽出，説明モデルとそれらとのネゴシエーション，そして伝記的自己を重要視し，患う者を非人格化せず，慢性の過程で否応なく降下する士気の再回復にいたる具体的な臨床的方法論が言及されている。こうして本書は，医療人類学，臨床民族誌的視点の応用につながる画期的な書物になり，また当時関連諸領域で展開されつつあった物語論的アプローチに先鞭をつけるものとなった。のちに英国を中心に展開される narrative based medicine にも大きな影響を及ぼしている。クラインマンはこの後，95年に Writing at the Margin (『境界で書く』) [Univ. of California Press] を，同年にはデジャレらと共著の World Mental Health [Oxford] を，99年にはターナー講義の『経験とそのモラルモード』を上梓し，苦悩や主観性や暴力を，社会的，政治的文脈から扱いながら，ミクロ民族誌的記述とマクロ社会的な視点とをより合わせるような幅広い著作を発表している。　　●江口重幸

[詳細データ] A. Kleinman, The Illness Narratives: Suffering, healing and the human condition. Basic Books, New York, 1988 (江口重幸・五木田紳・上野豪志訳『病いの語り―慢性の病いをめぐる臨床人類学―』誠信書房，1996).

* Kleinman, Patients and Healers in the Context of Culture. Univ. of California Press, 1980 (大橋英寿ほか訳『臨床人類学―文化のなかの病者と治療者―』弘文堂，1992).

クラウス Alfred Kraus
『躁うつ病と対人行動』　　　［1977年］

　人間のあり方（生き方）の傾向性を記述するために，様々な種類の対立項が参照されることがよくある。事実-選択，無名性-独自性，役割-自我，存在-仮象，規範-自由，一義性-両義性，他者-自己，同一性-差異性。このような対立語を種々の次元で用いることによって，人々のそれぞれいわく言いがたい存在特性を浮き彫りにしようとする試みがなされる。本書でクラウスは，躁うつ病者の病前性格，発病状況，精神病像に一貫して認められるあり方を「同一性体制」として規定しているが，それは今述べられた対立項群のそれぞれの前項が優位性をもつような存在様式であると言えるであろう。各対立項が大なり小なり平衡を保つのが人々の平均的なあり方だとすれば，躁うつ病（者）においては前項に比重がかかりすぎる形での平衡解体が生じているというのである。クラウスは社会学から「役割」の概念を精神病理学に導入する。そのつどの役割から「距離」がとれずに役割と過剰に「同一化」する生き方が躁うつ病者の特徴とされる。著者はさらに感情生活や価値意識，認知行動そして発病状況へと議論を広げていくが，躁うつ病者の同一性（同一化過剰）への着眼という点は本書全体を通じて一貫している。こうした論点が行き届いた文献的考察に支えられ，具体的な臨床例の陳述内容に問いかける形で展開されていく。躁うつ病の現象学的研究の見本とするに値する。この研究は躁状態への考察を疎かにしない躁うつ病論としても画期的である。Ｚ氏という症例の自己陳述に導かれて躁とうつの内的連関が論じられる。本書の読みどころの1つである。記述が整合的な反面，治療論に直結しうる力動性にはやや欠ける。本書の限界というより，現象学的躁うつ病論自体が内包する制約と見るべきだろうか。　　●岡本　進

　　［詳細データ］A. Kraus, Sozialverhalten und Psychose Manisch-Depressiver. Enke, Stuttgart, 1977（岡本進訳『躁うつ病と対人行動』みすず書房，1983）．

クラウストン Thomas Smith Clouston
『精神疾患臨床講義』　　　［1883年］

　名教師として知られたクラウストンのエディンバラ大学での講義をもとにした教科書である。第6版［1904］まで改訂が続けられた。
　比較的短い総論の後に，諸疾患の講義が続く。彼の疾病分類は，今日の疾病分類とかなり近い側面をみせるとともに，ライフサイクルに応じた精神障害への目配りがあるのが特徴である。5版［1989］では以下のように列挙される。精神抑うつ——メランコリー，精神高揚——マニー，（およそ双極性障害に当たる）精神疾患の交替・周期性・寛解・再発，（モノマニーやパラノイアを指す）固定かつ限局性妄想，（痴呆，アメンチア，精神遅滞の謂いである）精神衰弱（mental enfeeblement），（うつ病性，ヒステリー性，緊張病性などの昏迷を包摂した）精神昏迷，（およそ犯罪傾向を持った人格障害にあたる）精神抑制欠陥（defective mental inhibition）・狂疾素因（insane diathesis），全般性麻痺，麻痺性狂疾，てんかん性狂疾，外傷性狂疾，梅毒性狂疾，アルコール性狂疾，リウマチ性および舞踏病性狂疾，痛風性狂疾，結核性狂疾，子宮および卵巣性狂疾，ヒステリー性狂疾，自慰の狂疾，産褥性狂疾，授乳の狂疾，妊娠の狂疾，発達性狂疾（思春期狂疾，青年期狂疾），衰退期の狂疾（更年期狂疾，老年期狂疾）。さらに，「精神障害の，より稀でより重要ではない変種」として，喘息，心疾患，粘液水腫，眼球突出性腺腫などによる狂疾，あるいは手術後の狂疾など今日のリエゾン精神医学の関心領域が挙げられている。最後の2つの講義は，法医学的観点と，治療に当てられる。
　クレペリンの早発性痴呆概念の提唱とほぼ同時期に，同様の病態が青年期狂疾（insanity of adolescence）として記載されていることは特筆される。遺伝的素因の関与が重視されているが，青年期特有の心理にも言及がある。　　●小林聡幸

　　［詳細データ］T. S. Clouston, Clinical Lectures on Mental Diseases. Churchill, London, 1883.

■ クラーク David H. Clark
『精神医学と社会療法』　　　　　　［1974年］

　原著のタイトルは『精神医学における社会療法』（Social Therapy in Psychiatry）で初版は1974年の出版であるが，翻訳は1981年の改訂第2版によった。著者デイビット・H. クラークがフランスのフィリップ・ピネル，英国のウィリアム・テュークら18世紀末葉にはじまる「人間性の尊重，自由，労働」をモットーとする人道療法（moral treatment）の発展と言ってよい社会療法を提唱して収容主義の精神病院を改革する運動の先頭に立った実践的精神科医であり，『クラーク報告』［1969］の作者であることはよく知られている。この本は1950年代から60年代にかけて英国の精神医療を席巻した病院改革のなかで，その指導原理であったマクスウェル・ジョーンズの治療共同体（therapeutic community）の理念を彼が院長であったケンブリッジのフルボーン病院で実践しながら，この理念に含まれる矛盾や短所を克服して，社会療法の体系化を進めていった道程を明快に述べた一種のドキュメントであるといってよい。

　クラークが社会療法を提唱し，実践するようになったのは，彼が院長として赴任した1950年代初期のフルボーン病院が無気力化した長期入院患者の収容所となり，職員も治療的ペシミズムに陥り，荒廃に陥っていたからであった。彼はこの荒廃の原因は医学モデルに偏向した権威主義にあると考え，患者が医師の診断と治療をただじっと待つだけ，看護者の看病に任せるだけという「精神病院」を，患者も医師，看護者，職員の同僚として医療に参加する社会的モデルとしての共同体（commune）に改革した。社会療法は精神病院を医学的モデルから社会的モデルに改革するために不可欠の手段であることをこの本は教えている。この本が書かれて20年が過ぎたが，医学的モデル偏向の弊害から脱却することのできないわが国の精神医療にとってこの本はいまでも新鮮である。　　　　●秋元波留夫

　　［詳細データ］ D. H. Clark, Social Therapy in Psychiatry. Churchill Livingstone, London, 1974; 2nd ed., 1981（秋元波留夫・北垣日出子訳『精神医学と社会療法』医学書院，1982）．

■ クラーク Edwin Clarke,
　デュハースト Kenneth Dewhurst
『図説 脳の歴史―絵でみる大脳局在論の歴史―』　　　　　　［1972年］

　脳は神秘な器官であると言われる。古代メソポタミアやエジプト，さらにはもっと太古の時代から，身体のなかで脳という器官がどのような役割をしているのか，何のために存在するのかといった問題が多くの関心を呼んできた。一方，ヒトに固有な心，精神といった働きが身体のどの部分によって営まれているのか，ということへの疑問も抱かれるようになってきた。そして，ヒポクラテスの時代，脳と心が結びつくことになる。爾来，脳のイメージと精神機能の脳における局在への関心はますます強まって，現代に至っている。

　本書は，医学史の大家であるクラークと精神医学史家としても著名な精神科医デュハーストによる，図譜を中心とした脳のイメージと精神機能局在論に関する歴史書である。主として脳の解剖学図譜の歴史でもあるが，同時に，「美術史の一部でもあり，思想史の一部でもあるという」基本的な観点に立つ。古代のアレクサンドリア時代の図譜に始まり，古代の rete mirabile（奇網）と sensus communis を詳述し，中世の cell（室）論，レオナルドなどのルネサンスを経て，デカルトやウィリス，ステノやヴィック・ダジールなどの脳図譜，ガル以降の脳局在説から20世紀初頭の脳図，さらには現代の CT 像にまで記述が進む。掲載された図譜は150を超え，とくに，ラーゼス，アヴィケンナ，イペルマン，ケタム，パイリク，ライシュ，ルル，ブルンシュヴィクなどの中世における脳の室（へや）説に関する図譜や19世紀初頭のガルとシュプルツハイムに始まりフリッチュ，ヒッツィヒからエクスナー，マイネルトを経て20世紀前半のブロッドマンに至る脳機能局在論に関する図譜に珍しいものが多く取り上げられ，脳図譜に関する貴重な資料集ともなっている。また，出典文献の記載も詳しく，脳に関する歴史，脳の思想史に関する著書でもある。最近，第2版が出版されている。　●松下正明

　　［詳細データ］ E. Clarke, K. Dewhurst, An Illustrated History of Brain Function. University of California Press, Berkeley, 1972（松下正明訳『図説 脳の歴史―絵でみる大脳局在論の歴史―』木村書店，1984）．

クラーゲス Ludwig Klages
『表現学の基礎理論』　　［1913年］

　生きているわれわれを百花繚乱たる現象が取り囲んでいる。生きることは現象を体験することだともいえる。しかし，現象とは何であるのか，現象する何ものかが現象とは別にあるべきなのだろうか。現象を体験するといったが，それはどのように起こっていることなのか。また，われわれは他者の心がわかると思っている。しかし目にも見えない他人の心をどうやって見出すというのか。われわれは生活や芸術にさまざまな作品を作り出すが，それらに感動するとき何に心を動かされているのだろうか。クラーゲスの表現学はこれらの問いに答えるための基礎理論を提出しようとしたものである。本書で生命世界の驚くべき豊かさ，それにあずかる体験過程の不思議が，しかし同時に，近代人の造形力の衰兆が，歩一歩と明らかにされてゆく。

　表現学は表現現象が知覚されるという事実の上に成り立つ。クラーゲスはそのために運動知覚にもとづく知覚論を提示し，運動知覚は相貌知覚であり，性格の知覚であることを示した，例えば逃走や攻撃中の固有性情（Eigenwesen＝生ける固体）の固有（自発）運動が知覚されれば，心的情態も同時体験されている。それが運動の相貌知覚である。運動相貌とは何か。事物として対象化されていない現象性格，すなわち固有性情の情態が表現運動に現象したものである。表現運動を知覚するこのような過程こそ原初の知覚であり，性情知覚，生命知覚という中核的過程へ導くものである。

　しかし19世紀以来の感覚偏重の要素主義的心理学のために，この基礎過程は隠蔽されてきた。表現学はこの原形的な知覚を明らかにする必要があった。それは無視された生命過程の運動性を掘り起こし，表現と知覚の統一的認識に到ることにほかならない。

　クラーゲスの表現学は実は現象学である。ただその意味は，現象は表現すなわち性情（Wesen）の現象化だというところにある。そしてこの現象体験の知覚論の始まりが性情発見である。性情は全体にして一であり，表現はつねに性情のこの全一性を現出するものであって，感覚要素の集合ではない。要素主義的知覚論では見出せない性情の知覚こそが，原初知覚であり，知覚の原形であって，そこに表現知覚の根拠がある。知覚の基礎に単純な感覚があるという抽象的モデルは，性情知覚という原初過程の発見によって克服される。

　性情知覚は表現と印象の極性において成立する過程である。表現と印象との関係は「肉体は心の現象であり，心は肉体の意味である」（カールス）という極性連関から知られるような非因果的関係である。印象受容が心の変移過程として生じると間髪をいれず，それに極性的に肉体の同時可動性が表現運動として惹起される。この運動は現象の表現性の模倣的再現であるという事実に，印象と表現の基礎にある変移と模倣運動の極性をクラーゲスは見てとるのである。表現現象に対する人間の感受性は，個体生命の性情性のみならず四大生命の諸性格にまで拡大してゆく。以上は性情知覚の一班である。なお変移的一体化や運動体験を生かした知覚論は，その後ヘルマン・シュミッツの新しい現象学の中でさらなる発展を見ている。

　もう1つの表現学の柱が表出原理である。ここで表出とは，人間にのみ固有の象徴を理解する能力によって，生命表現であるものがさらに象徴的意味をも告げることをいう。例えば人間にとって感性空間の現象的性格はすべて表出値を持ち，空間象徴となる。表現学はどのようにして生命表現と象徴表出の交錯を読み取ってゆくのかを，クラーゲスは自身の創始した筆跡学の知見から例示し解説する。言葉についても表現学は重要な指摘をしている。すなわち言葉は語音という意味保有的徴（しるし）に音現象の象徴性を表出させることによって成立するというのである。クラーゲスは言語の原形に，語音は語意の現象であり，語意は語音の意味であるという極性的現実を見出している。本書はこのように一貫した洞察から，人間と世界の表現現象を解明しようとしたクラーゲスの独創的試みであった。

●平澤伸一

　詳細データ　L. Klages, Grundlegung der Wissenschaft vom Ausdruck. Springer, Berlin, 1913（千谷七郎訳『表現学の基礎理論』勁草書房，1964）．

クラーゲス Ludwig Klages
『性格学の基礎』　　　　　　　［1928年］

　無意識の発見は近現代の心理学を特色づける認識のひとつであろう。しかし，それとともに意識の方もいわば再発見されなければならなかったことは，必ずしも十分には認識されていない。フロイトの無意識は意識による解釈が可能なものに過ぎない（「エスのあるところを自我となせ」）。これでは無意識の本質も意識の本質も明確にされたとは言い難い。クラーゲスの生の哲学は，生命とその体験過程を意識の影響から独立的に明らかにし，同時に意識の作用とその産物を厳密すぎるくらい限定した。その上で，生命過程によって成就されるものと意識作用によって獲得されるものとを峻別すべきことを示した。クラーゲス的意味をまってはじめて無意識・意識の心理学（あるいは人間学）の領域が明確になる。本書はこの問題に真正面から取り組んで，無意識と意識つまりは生命と精神が人間の人格性においてどのように相克相生しているかを体系的に論じた希有な一書である。

　クラーゲスが本書で提出しているもう１つの重要な認識は自我の問題である。哲学の根拠である主観性としての自己ではなく，意識＝意志の作用根拠としての自我という問題を提起したのである。無意識の生命領域をエスと呼び，自我との対立を論ずる点で，フロイト学説に似ているように見えるが，それは用語上のことに過ぎない。クラーゲスによれば，生ける個体（肉体と心の極性的連関）では世界との交流は無意識の中心（パティーク＝感応）で不断に，つまり時空的連続を断つことなくなされていた。しかし人間（自我者）では中心は自我にあるため，世界との交流は非時空的中心において転じられ，意識化される（自我のアクト＝能作）。認識論的にはここに物象化の問題が起こるが，性格学的には感情面の変化でみるとわかりやすい。クラーゲスは心と肉体の極性的交流の徴候が感情であるとする。この生命感情は肉体極優勢な官能性と心情極優勢な情緒性とのあいだを振動する。しかし自我という心身極性に対して離間的な非極性的中心の介入によって，自我感情という人間独特な感情生活が生まれる。ここに生命感情対自我感情そして自我感情相互の抗争という人間くさい心理問題が発生する。性格学は生命性と自我という対立的原理をかかえこんだ個人格の創造と病理を探求する方法を提示している。

　クラーゲスは人間の心的機能を受容と作用の２方面から見て，心情極では観得と形成推進，肉体極では感覚と運動推進，自我面では把握能作と意志能作の６基幹概念をたてた。また性格に量属性，（感情意志表現の生起性対抵抗性の）比例属性そして方向属性の３属性を区別し，それぞれにおいて生命的と自我的とを明らかにした。とりわけ独創的なのは方向属性での動向（関心）の体系化である。その独創性の所以は，自我者が自我から解放される（捨我）か拘束される（執我）か，つまり生命への感応的共感か生命の意志的支配か，その方向性の対立を原理としたところにある。

　さらに本書は徹底的な近代批判の書でもある。なぜなら同時代人の性格の学を試みれば，不可避的に近代の意志強調的人間像の裏舞台を暴露せざるをえないからである。クラーゲスは心身の形成過程を支える個人の生命性の形象創造能力が貧困化して，代償的意志強調と生命的被暗示性の病理が生み出されたと見ている。近代神経症の二大原形，強迫症とヒステリーが，その他の人格病理に深く関与していることは臨床経験が示す通りである。この根深い形成力の源の枯渇は，心からその故郷を奪い，その創造的熱中性を消散させた心と肉体との緊密な極性連関の弛緩，本当の生命的内部離間に由来することを，クラーゲスは本書で徹底的に論じている。そこから，近代心性の病理とその展開方向を理解するための多くのヒントが得られるものと思う。

●平澤伸一

[詳細データ] L. Klages, Die Grundlagen der Charakterkunde. Springer, Berlin, 1928（千谷七郎・詫摩武俊訳『性格学の基礎』岩波書店, 1957；赤田豊治訳，うぶすな書院, 1991）.

グラッツェル J. Glatzer, フーバー Gerd Huber
「内因性若年-無力性不全症候群の一型に関する現象学」　［1968年］

　本論文では冒頭に神経衰弱概念の歴史的展望がなされ，神経衰弱は後方視的に内因性精神病の初期や不全型であることが多いという臨床的事実に言及する。著者らはボン大学神経科に3年間に入院してきた，非特異的な自律神経症状や神経衰弱状態の疲弊症候群の患者を系統的に調査し，神経衰弱に結びついた身体的・精神的な作業能力低下などの主症状を訴える精神病理学的現象像を呈する37名の一群をとりだした。3症例が綿密に記述され，これらは(1)身体感情障害（Leibgefühlsstörung）として体感異常が前景にある症例（胸部の皮膚の下2-3cmに振動するものがある云々と訴える），(2)疎隔体験（Entfremdungserlebnis）を詳細に陳述する症例（脳がベールで覆われているよう云々と訴える），(3)課題が与えられたときの思考障害（Denkstörung）に苦悩し自己叙述する症例（1つの言葉をその意味関連性の中で把握できない云々と訴える）である。これらの3つの症状は全例に共通し，その発現は上記の順であった。本症候群の患者は，平均17歳で発症し（juvenil），遺伝負因があり，男性に多く，経過は長いが多くは無治療であった。疾病学的には，単純型分裂病のような寡症状性分裂病や慢性的な前駆症，あるいは純粋欠陥症候群，さらには，ある種のうつ病との関係が推察されるとしている。しかし別稿ではグラッツェルは分裂病圏に位置付け，さらにフーバーは「分裂病なき分裂病」とした。近年この群の患者は増加傾向にあるという。　●永田俊彦

　詳細データ　J. Glatzel, G. Huber, Zur Phänomenologie eines Typus endogener juvenil-asthenischer Versagenssyndrome. Psychiatria Clinica 1: 15-31, 1968（高橋俊彦・大磯英雄・青木勝・渡辺央・松本喜和ほか訳「内因性若年-無力性不全症候群の一型に関する現象学」『思春期青年期精神医学』2: 103-118, 1992）．

クラフト-エービング Richard von Krafft-Ebing
『司法精神医学教科書』　［1876年］

　クラフト-エービング［1840-1902］は19世紀後半にドイツ，オーストリアで活躍した精神科医である。彼の精神医学教科書はクレペリンの教科書が出版される以前にはよく読まれていたが，同時に彼は精神鑑定医としても名高く，教科書を編むに先だって本書を世に問うている。第1巻では刑法関連，第2巻では民法関連の諸問題が扱われており，全編で209に及ぶ豊富な症例記述がなされている。

　本書の中核部分をなす疾患の症状論は，第1巻の各論で展開されている。まず心的発達遅滞，精神疾患，心的障害を伴う神経疾患，心的変質，病的意識障害の5つのカテゴリーが大別される。精神疾患としてはメランコリー，マニー，幻覚妄想症（Wahnsinn），パラノイア，後天性精神衰弱状態，アルコール精神病，モルフィン症とコカイン症が挙げられているが，それ以上の細かい疾病分類には重きをおかず，メランコリーでは自殺，子殺しやメランコリー発作（Raptus melancholicus），パラノイアでは妄想のもたらす危険など精神鑑定の上で重要な事項が多く記述されている。心的障害をともなう神経疾患にはてんかん精神病，ヒステリー神経精神病，神経衰弱があり，てんかんに関連してはさまざまなもうろう状態が記述されている。クラフト-エービングは性障害の司法精神医学的研究で知られるが，この領域は本書では心的変質の項で扱われ，サディズム，マゾヒズム，フェティシズムなどの性倒錯の症状が記述された上で，道徳精神病，衝動精神病，周期性精神病など個別の疾患が挙げられている。病的意識障害としては，睡眠，脳の急性循環障害，中毒物質，発熱，情動状態，分娩によるものなど詳しく述べられているが，ドイツ刑法において責任無能力判定の生物学的指標の1つ，根深い意識障害として今日まで受け継がれている。　●岡島美朗

　詳細データ　R. v. Krafft-Ebing, Lehrbuch der gerichtlichen Psychopathologie. Enke, Stuttgart, 1876; 3 Aufl., 1892; 7 Aufl., 1903.

クラフト-エービング
Richard von Krafft-Ebing
『性的精神病質』　　　［第 4 版：1889年］

クラフト-エービングはモレルの変質論，グリージンガーの器質論を基本的学説としている。病因論的には環境，熱情，自慰など多因子説であったが，身体的，精神的素質，遺伝を重視した。しかし変質的障害は遺伝のみならず脳障害など後天的要因によっても形成されるとした。1886年の初版以降版を重ね，症例数も追加され，没後も弟子によって改訂，増補されて刊行され続けた。性科学，精神病理学の誕生を告げる画期的労作である。4 版は 5 章から成り，第 1 章「性生活の心理学断章」，第 2 章「心理学的事実」ではさまざまな性愛が社会文化的観点から記述されている。第 3 章「性生活の神経・精神病理学総論」が本書の白眉であり，末梢性，脊髄性，脳性・性神経症（障害）（s. Neurosen）が解剖学的に区分され，脊髄性では勃起，射精異常が論じられている。脳性では小児性欲動など時期をはずれた逆説症（Paradoxie），性欲動の欠如する無感症，昂進の過感症，錯感症（Paraästhesie）（性欲動の倒錯［Perversion］，不適切な刺激による性欲動の興奮）が分類されている。性欲動の倒錯とは性欲動の自然にかなった満足，自然の目的，つまりは生殖からはずれた性欲動のあらゆる発現と定義された。これは素因を有する病的なもので，素因のない者の悪徳である倒錯傾向（Perversität）とは区別すべきであり，快楽殺人などのサディズム，マゾヒズム（両者の記載はあるが，命名は後の改訂版でなされた），露出症，フェティシズム，同性愛などが事例とともに記載されている。最終版では性倒錯は目的の異常（サディズムなど）と対象異常（同性愛など）に二分された。第 4 章「病理学各論」では精神障害との関係が，第 5 章「犯罪形態における病的性生活」では責任能力が論じられ，「精神的，性的変質者」は無能力であることが論じられている。

●影山任佐

詳細データ　R. von Krafft-Ebing, Psychopathia sexualis mit besonderer Berücksichtigung der conträren Sexualempfindung, eine klinisch-forrensische Studie. (Vierte vermehrte und theilweise umgearbeitete Auflage), Enke, Stuttgart, 1889.

クラマー　August Cramer
『精神病患者の筋感幻覚とその臨床的意義』　　　［1889年］

セグラとともに，幻覚における身体運動に重きを置いたクラマーは，五感の幻覚には収まりきらない，筋感覚の幻覚という概念を提唱した。つまり身体の運動や姿勢の状態を伝える筋の運動感覚の求心性伝導路の病的興奮により，実際にそぐわない運動表象が生ずるというのである。運動表象が脳に局在するという当時の知見がその背景となっている。

本書第 1 部において，クラマーは筋感幻覚を 3 つの器官別に分けて，第 1 章で四肢などの運動器官の，第 2 章で発声器官の，そして第 3 章で眼筋の筋感幻覚を論じている。運動器官の筋感幻覚は，手が動く感じがするといったものであり，眼筋の筋感幻覚では大視症や小視症などの空間知覚の変容が挙げられる。

しかし，現代において興味深いものは発声器官の筋感幻覚である。言葉の習得や暗記に発声器官の運動は欠かせないものであり，また，言葉による思考の際，発声筋にまったく動きがみられなくとも，実際には微かな運動が発声器官に起こっているはずである。発声器官の筋感覚が幻覚的に惹起される場合，その運動感覚は大脳において発声器官の運動表象に置き換えられ，実際には実行されていない発声器官の運動の報告を大脳が受けることとなる。すると臨床的には自分の考えることすべてがあたかも内なる声によって思考とともに喋られる症状などになる。われわれの思考は本質的に内なる言語であり，発声器官の筋感幻覚は，仮想化声，強迫表象，強迫発話などの症状にも関わってくる。

続く第 2 部は第 1 部第 2 章の延長ともいうべきもので，仮想化声や強迫表象について論じられている。ここでいう強迫表象は今日の言葉でいえば，強迫観念やある種の自生思考ということになろう。

●小林聡幸

詳細データ　A. Cramer, Die Hallucinationen im Muskelsinn bei Geisteskranken und ihre klinische Bedeutung. Akademische Verlag, Freiburg i B, 1889（第 2 章：加藤敏・小林聡幸訳「発声器官の筋感幻覚」『精神医学』31: 93-99, 1998）．

クラーマン　Gerald L. Klerman　ほか
『うつ病の対人関係療法』　［1984年］

　クラーマンらによって開発された短期対人関係療法（interpersonal psychotherapy；以下IPT）は，米国では早くから知られた治療法であった。対人関係学派から発展した短期精神療法として，初期は主に臨床研究の中で用いられており，IPTの戦略や技法について記されたものも臨床試験用のマニュアルのみであった。本書はIPTについての著作として初めて出版されたものである。本書が出版されたことによってIPTは一般的な治療法として広まり始め，1992年のクラーマンの死後に本格的に普及することになった。そして，IPTの有効性データが出版され，精神科医とプライマリケア医師向けの実地ガイドラインでIPTがうつ病の治療法の1つとして推奨され，消費者ガイドで支持されるなど，現在ではうつ病に有効な精神療法として確固たる地位を築いている。

　IPTの原点は対人関係学派である。対人関係学派は，1930年代から40年代にかけてワシントン－ボルチモア地域を中心に始まった。その源泉はマイアーにあるが，発展に最も大きく貢献したのはサリヴァンである。その後，フロム－ライヒマン，フロム，ホーナイなどが，精神分析的な立場から独自の理論を展開し新フロイト学派と呼ばれるようになった。IPTは対人関係学派の原理に基づいて開発されたが，開発の際に目指されたことは，新しい精神療法を考案することではなく，理論と経験的根拠に基づいたうつ病への体系的アプローチを明確にすることだったという。実際に，IPTは，多元論的な見解に立ち，医学モデルを採用し，薬物療法との併用の効果も研究された，実用的な治療法と言える。

　IPTは期間が限定された治療法であり「重要な他者」（その人の情緒に最も大きな影響を与える人）との現在の対人関係を扱うことが特徴である。実際の治療では，よく見られる対人問題である，(1)悲哀，(2)対人関係上の役割をめぐる不和，(3)役割の変化，(4)対人関係の欠如，の4つのうちどれかに注目するところに特徴がある。技法よりも戦略が重要な役割を占めており，IPTに特有の技法というものはない。実際の治療の中で用いられる技法には，探索的技法・感情表現の奨励・明確化・コミュニケーション分析・治療関係の利用・行動変化技法などがあり，各患者に必要なものが組み合わせて用いられる。治療の主眼は，あくまでも患者が自らの力で問題を解決していくのを援助することにあるので，患者が有用な話をしたり望ましい変化を遂げたりしやすい環境を作るために技法が用いられる。なお，治療者は患者の味方としてのあたたかい姿勢をとる。

　本書は，うつ病とその治療法について歴史的な側面をふまえながら詳述し，実際にIPTを行っていく上での詳細へと進んでいく。IPTの理論・戦略・技法を，症例を豊富にまじえながら解説し，さらに治療において遭遇しがちな具体的な問題についても解決法を示している。

　全体の構成は3部よりなる。第1部「うつ病への対人関係アプローチ」では，うつ病のIPTの理論的基礎について述べている。第2部「うつ病の対人関係療法を実践する」では，治療の実際が述べられており，本書の主要な部分となっている。第3部「IPTの重要な側面」では，IPTを実行する際の具体的な問題や治療者のトレーニングなどについて述べている。薬物療法との組み合わせについても触れられている。

　IPTはもともと特にうつ病のために開発された治療法である。しかし，近年，さまざまな分野での研究が進み，摂食障害・薬物依存・HIV陽性患者のうつなど，新たな適用が次々と見いだされてきている。　●水島広子

　詳細データ　G. L. Klerman, Myrna M. Weissman, Bruce J. Rounsaville, Eve S. Chevron, Interpersonal Psychotherapy of Depression. Basic Books, New York, 1984（水島広子・嶋田誠・大野裕訳『うつ病の対人関係療法』岩崎学術出版社, 1997）．

クラール V. A. Kral
「中年男性における仮面うつ病」
[1958年]

クラールは不安や心気症状が前景にたち，典型的なうつ状態とは異なる症状を示すが，その本質はうつ病である病態をとりあげ，仮面うつ病という概念を提示した。主な特徴として，(1)重要な役職にある40歳以上の男性，(2)発症以前から神経質な傾向がある，(3)うつ状態は外傷となるような出来事によって増悪している，(4)抑うつあるいは神経症性反応の家族歴がある，(5)初期には不安，緊張，心気症状が優位である，(6)抑うつ気分や精神運動制止はほとんど認めない，(7)食欲低下，不眠，体重減少，インポテンスなどの自律神経症状は初期から存在する，(8)脳波検査において鎮静閾値が低いといううつ病と共通の所見がみられる，(9)精神療法単独，あるいはそれにインシュリン療法や薬物療法を組み合わせても，効果は一時的か限られており，それらはむしろ不安や緊張を和らげて背景にある抑うつを顕在化させるようである，(10)電気けいれん療法への反応は良好である。さらに，神経症患者にうつ病が起こったと理解されるが，外傷となる出来事の病因的意義については十分な情報がないとし，臨床の場で有用な結論として，明かな神経症性反応であっても精神療法やそれと薬物療法の組み合わせで改善しない時は仮面うつ病の可能性を考えるべきであるとした。

クラールの記載には今日ほとんど用いないような診断名や治療法も含まれているが，一臨床単位としての輪郭は描かれている。ところが日本では明かな抑うつ気分を有するうつ病の身体症状であるにもかかわらず，精神症状を確認しないまま，あるいは身体に異常所見のない身体愁訴というだけで，仮面うつ病という診断名が用いられることが少なくない。仮面うつ病という呼称が心療内科領域を中心にプライマリケア医に対するうつ病の啓蒙に利用されたため，十分な検証もないまま，原著とは異なる意味でひとり歩きしてきたのであろう。クラール以後の研究を総合して，明確な概念に育てることが求められる。

●宮岡 等

[詳細データ] V. A. Kral, Masked depression in middle aged men. Canadian Medical Association Journal 79: 1-5, 1958.

クランツ Heinrich Kranz
「妄想主題と時代変遷」
[1955年]

著者はハイデルベルク大学病院に1886年，1916年および1946年に入院した894例の分裂病者と躁うつ病者の妄想内容に，時代や文化，社会や政治状況などが，いかに反映されているかを比較検討している。分裂病では被害妄想や宗教妄想が，躁うつ病では罪業－貧困－心気妄想が，時代を超えてほぼ恒常的である。ただ宗教妄想の内容には1946年の資料に聖母マリア，聖人，魔法などのテーマはなく，魔女や幽霊なども60年前の1886年より非常に少ない。誇大妄想の減少と内容の変遷を1916年と1886年で比較すると，1916年には皇帝，大公，君主などの主題が非常に少なく，1946年には君主制は廃止されてはいたが，自分が君主であると名のる分裂病者はいなかった。物理的被害妄想の主題は1886年から1946年まで連続して高頻度でみられ，その内容により時代の技術文化の段階が読みとれるとされる。

躁うつ病者では分裂病者の妄想内容と違って，すべての時期をとおして時代との関連が稀薄である。経済的繁栄の著しかった1886年の貧困妄想の頻度はやっと危機を乗り切った1946年とほとんど変わらない。うつ病者にとっては政治の主題は辺縁的な内容に過ぎない。

クランツは躁うつ病と分裂病の違いは，前者では罪業－貧困－心気といった不安が，自分の立場に固執する自己をいっそう危うくするが，後者ではむしろ自己と世界との位置づけがあやふやになるという。この論文の意義は，時代・文化精神病理学の立場から，分裂病と躁うつ病とを通時的に比較検討し，被害妄想と誇大妄想があらゆる時代の分裂病妄想の中核的主題であり，躁うつ病者は分裂病者よりも時代や人間世界にさほど強い影響をうけず，前者が後者より「自閉的」であるという逆説を示唆したことにある。その意味で分裂病の「病的過程」とは別の次元から，分裂病存在をとらえるひとつの端緒となっている。

●藤森英之

[詳細データ] H. Kranz, Das Thema des Wahns im Wandel der Zeit. Fortschr. Neurol. Psychiatr. 23: 58-72, 1955.

グリージンガー　Wilhelm Griesinger
『精神病の病理と治療』
[第2版第2刷：1867年]

本書は19世紀ドイツを代表する精神医学者グリージンガー［1817-68］の，1845年に公刊された同名の主著（初版）に大幅な改訂を加えた第2版［1861］・第2刷に当たる。ただし，その「まえがき」にあるとおり，第2版第1刷と第2刷の内容はほとんど同じである。また，第2版は初版に，その後の知見，新たな症例，外国の精神病院視察の成果などを加筆していて，全体の分量も相当に増えている。この本の冒頭（第1章「総論」第1節）に記された「精神病の原因の座は脳にある」という言葉は，その後の精神医学全体に大きな影響を与え，19世紀後半の神経学の勃興とも重なってマイネルトやウェルニッケらの脳病論的精神医学が登場する。しかしながら本書の記述内容を見ると，決して「精神病＝脳病」とのテーゼのみが主張されているのではないことがわかる。とりわけ豊富な症例記述においてグリージンガーが述べているのは，精神病の発病過程における心因の役割，治療における精神療法の効果，イギリス流の無拘束主義への賛同などであって，単なる器質論にとどまらない。すなわち，脳病論とは対照的な心因論的立場が並行して表明されている点に注意すべきである。では何故，こうした対極的ともいえる論理が，特別な矛盾もなく併記されているのか。──その理由を，本書の内容に即しながら，以下の3点に絞って要約する。

(1)19世紀中期までの精神病観：歴史に見るとおり，精神病は長いあいだ憑き物や神罰などの神秘的・魔術的現象とされ，偏見と差別の中で処遇されてきた。これを脳病すなわち身体疾患の1つと読み替えることは，狂人を病人として正当に処遇することにつながる。また，それを研究する学問も近代医学の1分科としての地位へと向上する。それゆえグリージンガーは患者の不当な拘束に反対し，コノリーの唱えた無拘束主義に賛同して，それをドイツへと移入すべきことを主張する（本書最後の第5章「精神病の治療可能性と治癒」）。1860年，赴任先のチューリヒ大学に構想した都市型精神病院（Stadtasyl＝大学精神病院）は，拘禁具を極力排し入院期間も1年以内とする，研究・教育機能を具備した新しいタイプの施設であった（チューリヒ・ブルグヘルツリ，1865年開院）。

(2)当時における脳解剖学の水準：19世紀中期までの脳解剖は染色法が未開発のため，原則として肉眼解剖にとどまっていた。グリージンガー自身も，病理解剖所見としては脳膜の浮腫・炎症・血管病変あるいは脳実質の萎縮以上の結果を得ることはなかった（第4章「精神病の病理解剖」）。したがって「精神病の座」であるはずの脳自体の変化に決め手は乏しく，必然的に個々の症例の病歴にみる心理的または発達的要因などへと同等の関心が向けられることになる（第2章「精神病の病因と病理」）。

(3)精神病の分類：グリージンガーは精神病を大きく2つの病型（Formen）に分類する。第1はメランコリーとマニーからなり，原則として急性かつ治癒可能で，脳の解剖学的変化は微小で可逆的である。第2は妄想症（Verrücktheit）と痴呆からなり，原則として慢性・治癒不能で，脳には明らかな変化を見る。この分類に関する記述には第3章「精神病の分類」が当てられ，本書の中では最も長い（全体の約5分の2に相当）。この分類はグリージンガー自身が教育をうけたフランス流の単一精神病論からは明らかに逸脱するものであり，のちの症候群の概念に近い。単一精神病論からの離脱は，彼の死後に現れるカールバウムの「病型（Typus）」および緊張病の概念，破瓜病（ヘッカー）概念でより明瞭となり，クレペリンの疾患単位説をもって完了する。

●小俣和一郎

[詳細データ] W. Griesinger, Die Pathologie und Therapie der psychischen Krankheiten: für Aerzte und Studierende. 2 Aufl.; A. Krabbe, Stuttgart, 1867.

クリス Ernst Kris
『芸術の精神分析的研究』　［1952年］

　著者クリスは，ウィーン大学で学んだ美術史研究者であり，1930年から1938年までウィーン美術史博物館の副館長を務めた。フロイトの美術収集の相談を頼まれたところから，次第に精神分析の道に入ることになった。本書が精神分析家の間でよく知られているのは，著者の言う"自我による自我のための退行 (regression in the service of the ego)"の理論が掲載されているからであろう（初出は1936年, Imago XXII）。美術史研究家であったクリスはこの理論を芸術家の創作過程の観察から導き出した。つまり創作に際して芸術家はまず"霊感に打たれた"と言えるような，感覚の渦の中を漂うような体験をするのであり，これは明らかに一次過程に退行した状態である。しかし芸術家はここで精神病者のように幻覚の中に留まるのではなく，霊感を創作に活かすために二次過程の自我機能を回復させる。それによって公共性のある表現力を備えた作品を仕上げることができる。つまりこの退行は「一時的，部分的であり，自我の統制下に置かれている」。このような退行があるという観点はその後多くの精神分析家に受け入れられ，健常者の日常生活の中での退行と立ち戻り，それによる健康な精神生活の維持を説明するばかりでなく，特に精神分析療法の過程（治療的な相互作用）を説明する原理として評価されている。また欧米では表現療法の原理として，ウィニコットの中間領域論とともに活用されている。

　クリスは自我心理学派を代表する精神分析家であり，本書では自我理論，退行理論，エネルギー経済論などを駆使して精神病者の創作過程の作品の特徴，喜劇的なもの (the comic) を生み出す原理，特に前意識の心的過程の重要性についてなどのテーマを取り上げている。

●馬場禮子

［詳細データ］E. Kris, Psychoanalytic Explorations in Art. International Universities Press, Inc., New York, 1952（馬場禮子訳『芸術の精神分析的研究』岩崎学術出版社，1976）．

クリッチュリー Macdonald Critchley
『頭頂葉』　［1953年］

　この本が書かれたのは1953年，X線CTは日本にも英国にもまだなかった時である。この本は題名のとおり，主として頭頂葉の病変で生じる様々な症候について書かれている。例えば，半側空間無視，失行，構成障害，身体失認，バリント症候群，ゲルストマン症候群，失読失書などである。当時知られていた頭頂葉症状はすべて網羅され，症候の詳細，責任病巣，発現機序が詳しく書かれている。頭頂葉は広く大脳全体と関連するので，高次大脳機能障害のほとんどについて触れられ，臨床神経心理学の初期のモノグラフとして重要である。

　構成は立派でさらにユニークである。全体は14章からなる。すなわち，1.解剖，2.生理，3.症候学概説，4.触覚，5.行為，6.構成失行，7.ゲルストマン症候群，8.ボディー・イメージ障害，9.視覚障害，10.空間識障害，11.言語障害，12.頭頂葉症状と痴呆・ヒステリー，13.頭頂葉機能の左右差，14.まとめ，であり，全部で480ページ。索引はきわめて親切で分かりやすい。文献は英・独・仏のすべてが網羅されて1093個がチャプターごとに最後にまとめて掲載されている。

　今では多数の臨床神経心理学のモノグラフが出版されているが，この本は現在でも有用で，広く引用されている。その大きな理由のひとつは，この本の裾野の広さにある。クリッチェリーは英国のひとであるが，この本の中でフランスやドイツ語圏の論文についても詳しく触れている。

　「頭頂葉」についてのモノグラフは2冊があり，ひとつはこのクリッチュリーによるもの，もうひとつはヒヴァリネンによるもので，前者が臨床神経科医 (Neurologist) によって書かれたもので，後者が神経生理学者 (Neurophysiologist) によるものである。

●河村満

［詳細データ］M. Critchley, The Parietal Lobes. Arnold, London, 1953.

クリューヴァー Heinrich Klüver,
ビューシー Paul C. Bucy
「サルの側頭葉機能の暫定的解析」
[1939年]

クリューヴァー＝ビューシー症候群を最初に記載した論文である。それに先立つ両人の1937年の短報*が嚆矢である。その後本論文で16匹と数を増やし，サルの側頭葉切除術を行い，動物の行動を詳しく観察し，発表した。症状は以下のようにまとめられている。(1)精神盲：サルは視野にある物品にためらいなく近づく。対象物は目の前にただ存在する物でしかなく，物品としての意味が分からない。(2)口唇傾向：すべての物を（手よりも）口で調べる。口の中に入れてやさしく噛み，舌なめずりして，鼻先で嗅いだ。食べられないと捨てる。(3) "hypermetamorphosis"：周囲の物体，変化をみるや否や，強迫的で抑え切れぬ衝動のように過剰に反応する。(4)情動の変化：怒り，恐れに際して示す行動，発声が完全に欠落する。(5)性行動の亢進：性欲が亢進して陰茎が勃起し，性行為は長く，同性愛行為も行う。((6)食習慣の変化：1939年の論文には記載がない。1940年の論文**に出てくる。果実を常食としているサルが大量の肉類食品を食べる。)

ヒトの報告例をみると，症状がすべて揃うことはまれで，多くは不全型であり，症状は一過性で短い。情動の変化（馴化）と口唇傾向が多い。精神盲（視覚失認）はヒトでは痴呆，意識障害の合併がしばしばある。口唇傾向はよく記載されるが，原著ではあくまで口での吟味が第一であり，広義に解釈するのは慎重であるべきであろう。"hypermetamorphosis" は見落としていたのかもしれない。ヒトは言語をもつし，食生活も雑食であり，症状の表現，その評価はサルとは異なることは当然であり，それなりの改変がいると思われる。

●黒田重利

[詳細データ] H. Klüver, P. C. Bucy, Preliminary analysis of functions of the temporal lobes in monkeys. Arch. Neurol. Psychiat. 42:979-1000, 1939.
* Klüver & Bucy, "Psychicblindness" and other symptoms following bilateral temporal lobectomy in Rhesus monkeys. Am. J. Physiol. 119:352-353, 1937.
** Bucy & Klüver, Anatomic changes secondary to temporal lobectomy. Arch. Neurol. Psychiatr. 44:1142-1146, 1940.

グリンバーガー Dennis Greenberger,
パデスキー Christine A. Padesky
『うつと不安の認知療法練習帳』
[1995年]

本書は，グリンバーガーとパデスキーによる患者（クライエント）向けの認知療法のガイドブックである。2人の著者が世界的に知られた認知療法家で，とくにパデスキーは国際認知療法学会の役員でもある。本書は，患者が自分で認知療法を実践したり，治療者が面接場面で患者と一緒に活用したりするセルフヘルプブック的色彩の実用書として米国で高く評価されている。

他の医学分野と同様に，最近では精神医学領域における心理社会的治療でもEBM (Evidence Based Medicine) が推奨されるようになっているが，認知療法はうつ病性障害はもちろんのこと，パニック障害，社会不安障害，強迫性障害，境界性人格障害，回避性人格障害，神経性大食症，アルコール依存，統合失調症など，多くの精神疾患でその効果が実証されている治療法である。

本書では，その認知療法の治療技法が，「あなたの問題を理解しよう」「回復の鍵は考え方にある」「自分の気分をつかまえよう」「思考記録をつけてみよう」「自分の自動思考を意識しよう」「そう考える根拠はどこに？」「もっと別の考え方をしてみよう」「実際にやって確かめてみよう」「あなたの考え方のクセを知ろう」「うつを理解しよう」「不安を理解しよう」「怒り，罪悪感，恥を理解しよう」「その後の4人」の13パートに分けて具体的にわかりやすく提示されている。本書の関連図書としては，治療者向けの『うつと不安の認知療法練習帳ガイドブック』（パデスキー＆グリンバーガー，創元社，2002），患者の自習帳的位置づけのハンディな『心が晴れるノート—うつと不安の認知療法自習帳—』（大野裕，創元社，2003）がある。

●大野 裕

[詳細データ] D. Greenberger, C. A. Padesky, Mind over Mood, Change How You Feel by Changing the Way You Think. Guilford Press, 1995（大野裕監訳／岩坂彰訳『うつと不安の認知療法練習帳』創元社，2001）．

グルーレ Hans Walter Gruhle
『精神鑑定の技術』　　　　　　［1955年］

 本書はわずか66頁の小冊子であるが，K. コッレによって，鑑定医のために書かれた，もっとも良い，もっとも重要な著書の1つであると激賞され，コレの教室では，この小冊子が医師の座右に置かれて，つねに利用されているという。本書は精神科医が鑑定に関して留意しなければならない基本的事項を平易に解説しており，鑑定の入門書として非常に有益である。まず，著者は，しばしば「まとまりのない構成，無用な冗長さ，無味乾燥な文体のために読みづらい鑑定書」があることを指摘し，問診や検査のときには多くのことを調べねばならないが，「鑑定書を書きあげるときには，ぜひとも重要なことだけにかぎるべきであろう」という。これと関連して，異常のない身体所見などをくどくどと書くようなことをしないで，「身体的にまったく異常がない」という文章で充分な場合があるという。また，身体的検査所見の評価に関して，新しい検査法の所見が過大評価されるきらいがあり，些細な所見に頼るべきではないとする。次に，被鑑定者に対する問診に関する留意事項について詳しく述べている。問診では暗示的質問を避けることはもちろんであるが，そのような質問がやむをえないときでも，「温かい気持で感情移入し，相手から信頼を得るように心がけ，わずかでも反感を感じかせてはならない」という。また，「もっとも好ましくないのは，医者の立場としてまったく逆上してしまって，被検者に非難を浴びせることである」といい，性犯罪者に対して，「豚野郎」などと言うと，課題の解決が困難になるという。鑑定で必要な検査や事実の収集が終わると，得られた所見から鑑定事項について考察することになるが，刑事精神鑑定でもっとも重要なのは責任能力の問題である。この問題では，ドイツ司法精神医学の伝統にもとづいた著者の基本的見解が提示されている。すなわち，「真の精神病（躁うつ病，精神分裂病，進行麻痺）がたしかに存在するならば，その犯罪の如何を問わず，責任無能力すなわち第51条第1項（注：刑法の責任無能力の条項）が決定的に肯定されるべきである。いわゆる心理学的証明，すなわち，まさにこの精神病の特殊な形式と内容からまさにこの犯行がおこったという証明は，まったく余計なことである。真の精神病者はいずれも全般的に責任無能力である」という。もっとも，著者も治癒した精神病者の責任能力には肯定的である。また，酩酊犯罪の責任能力にとって重要な概念である病的酩酊について，有名な4徴候が挙げられている。すなわち，(1)酩酊者に通常見られる多幸性のかわりに不機嫌がある。(2)運動性興奮への傾向，そして運動性興奮は激昂や憤怒から容易に暴力行為に発散される。(3)特定の行為が動機がないこと。例えば，未知の者にたいする暴行，他人の物の破壊，階段を使わずに自分の家の玄関をよじのぼる。(4)完全な健忘。この4徴候のなかで「完全な健忘」は狭すぎ，不完全な健忘の事例のあることは確かである。その他，精神病質や情動についての責任能力に関しても独自の見解が表明されている。民事の禁治産，準禁治産，行為能力についても著者の意見は参考になる。とくに遺言能力について，被鑑定者がすでに死亡している場合が多い。そういう場合，鑑定人は訴訟当事者と利害関係のない，遺言当時の被鑑定者の飲食友だち，家政婦，隣人，同居人などを見つけて，彼らから事情を聴取することが望ましいとする。また，遺言書の内容や，公証人の証言から遺言能力をみちびくことには否定的である。本書はわが国の精神科医が遭遇することがまれである，災害鑑定，廃疾鑑定や自殺の鑑定なども取り扱っている。さらに，著者は鑑定書の文章について，「すぐれた鑑定書は1つの科学的労作である。それが同時に文学的労作でもあればすばらしいであろう」といい，好ましくない言葉遣いと，好ましいそれとの対照表を挙げている。　　　　　　　　●中田 修

［詳細データ］H. W. Gruhle, Gutachtentechnik. Springer, Berlin/Göttingen/Heidelberg, 1955（中田修訳『精神鑑定と犯罪心理』金剛出版, pp. 13-85, 1979）.

呉　秀三（くれ／し ゅうぞう）
『我邦ニ於ケル精神病ニ関スル最近ノ施設』　〔1912年〕

著者はまえに明治前の本邦における精神病学の歴史の大略をしるした〔「日本ニ於ケル精神病学ノ歴史」（ドイツ語文），1903〕が，今は"明治以後殊ニ近年ノ斯ニ関スル進歩発達ノ梗概ヲ述ベントス"。呉は，各医育機関，各病院，各道府県に照会した回答をもとに本論文をまとめた。169ページ（別写真20ページ・別図15枚）の論文だが，目次を欠いて全体の構成がみえにくい。そこで，目次をつくり，その内容で特記するべきことを〔　〕内にしるしてみた。

```
概説                                        1
　〔留学した関係者の小伝〕
精神病学ヲ教授研究スル設備                  27
　〔大学3，医学専門学校12，軍医学校2，
　榊俶伝〕
精神病者ヲ収容又ハ処置スル設備              58
　〔京都癲狂院〕
　甲．官公立精神病者収容所                  60
　　一　東京府立巣鴨病院                    61
　　二　其他公官立精神病者収容所            97
　　〔北海道の2院〕
　　三　公立病院トシテ精神病者ヲ収容ス
　　　　ルモノハ猶ホ左記ノ如キ              98
　　〔朝鮮をふくめ一般病院7院〕
　　四　以上諸者トハ方面ヲ異ニスルモ猶
　　　　ホ陸軍ノ諸病院ニモ精神病者ヲ収容
　　　　スル設備アリ                        99
　　〔83衛戍病院中24，植民地をふくむ〕
　　五　此設備ノ他猶ホ監獄内ノ精神病者
　　　　収容設備アリ                       101
　乙．私立精神病院                         102
　　〔現在の28院，山梨県の行旅病者救護
　　所，廃止された病院4，加藤照業伝〕
　丙．白痴教養所                           120
　　〔瀧ノ川学園〕
　丁．医療上ノ目的ニアラザル精神病者収
　　　容所                                 121
　　〔仏閣神社〕
精神病者ノ待遇及ビ処置                     128
```

〔岩倉，院内処遇，私宅監置，精神病者慈善救治会〕
精神病ニ関スル法律又ハ命令ノ変遷   154
　一　精神病者ノ監護ニ関スルモノ   154
　　〔精神病者監護法前，精神病者監護法〕
　二　精神病者ノ罪責能力処分能力等ニ関
　　　スルモノ   161
　三　精神病ノ鑑定ニ関スルモノ   169

この論文の特徴は，多くの施設について写真，平面図を豊富にのせている点である。病院の写真とは模型によるものがかなりあって，当時こういった模型がおおくつくられていたことも驚きである。関係者の略伝も随所にいれられている。今はこの論文のほかに手がかりのない史実もおおい。たとえば，ベルツによる精神医学講義の高橋順太郎筆記録の内容紹介がある（ほぼグリージンガーの分類にそっている）。東京府癲狂院の初期にはバクニル，モーズリー，ハモンドとイギリス，アメリカの書がつかわれたこともわかる。だが，今からみて誤りとするべき点もいくつかみられる。愛知医学校教師だったローレツの名がAlbrechtでなくAlbertとなっており，榊俶の最初の講義が1886年11月となっている（じつは12月3日である）。

東京医学会は，1885年に学生による東洋医学会として発足した。本論文は，その25周年記念文集第2輯『東京医学会雑誌』特別号として1912年に刊行された（第2輯は本論文だけ）。樫田五郎「日本に於ける精神病学の日乗」〔1928〕は，これを1913年と誤記している。さらに，精神医学神経学古典刊行会復刻本における金子嗣郎の解説が，本論文刊行を1907年としているのは，まったく根拠を欠く。復刻本にはしばしば陥し穴があって，直接原典にあたらなくてはならないことの好例である。

●岡田靖雄

〔詳細データ〕呉秀三『我邦ニ於ケル精神病ニ関スル最近ノ施設』東京医学会事務所，1912；『我邦ニ於ケル精神病ニ関スル最近ノ施設　附・日本ニ於ケル精神病学ノ日乗』創造印刷内精神医学神経学古典刊行会，1977.

呉　秀三（くれ/しゅうぞう）
『精神病学集要』増訂第2版・前編
[1916年]

　呉の『精神病学集要』の第1版は1894年に前編（通論），翌年に後編（各論）をだしている。これは日本で最初の本格的精神病学教科書であったし，精神科に関する訳語もこれによりほぼさだまった。ところで，呉が1896年にだした『シーボルト』は本文120ページであるのにたいし，1926年の第2版は本文1417ページの大著となっている。このように，第1版と第2版とをほとんど別物にしてしまうのは，呉の性向の現れである。この変化がなにによったか，第2版序によってみると，初版からの20年間に"精神病学ハ多大ノ進歩発達ヲ遂ゲタ"，学説・実地上の"発達共ニ目覚マシキモノデアッテ。両方トモニ殆ンド全ク旧来ノ面目ヲ一新シタト云ツテモヨイ。サレバ本書モ之ニ相当シテ。其内容ニ於テモ，其体裁ニ於テモ。第一版トハ全然相異シテ，殆ンド旧観ヲ止メナイ程ニナツタハ当然デアル"。わかりにくかった文章も"言文一致ノ話ノ様ニ書キ振ニ"あらためた。
　第1版は主としてクラフト-エービングによっていたが，第2版は学説においてハイデルベルク，ミュンヘン学派のものにおおきくよっている。
　この前編（本文985ページ）は通論で，緒論，証候通論，原因通論，解剖通論，経過転帰予後通論，診断通論（附録・診察法），治療通論からなる。"精神病学ハ精神障礙ト其治療トヲ講究スル学問デアル（中略）（精神病ハ）精神証候ヲ主トスル脳病デアル。サレバ精神病学ハ医学トシテハ内科ノ一部デ，神経病理学・脳髄病理学ノ一部分デアッテ。万有学ニ属シ，経験学ノーツデアル"と精神病学を位置づけている。大冊であるだけに，内容は詳細をきわめる。なかで6・治療通論中で精神病院にほぼ50ページがあてられ，そこにドイツ・日本の精神病院の写真，図面などがおおく挿入されているのは，呉教科書ならではの特色である。
　"精神病者ニ顕著ナ身体症状ヲ認メナイ時ニテモ決シテ患者ニ薬剤ヲ与ヘルノヲ怠ツテハナラヌ。精神病者ハ多クハ病覚ハナイガ，医師ガヨク診察ヲシ方薬ヲ呉レルノヲ見レバ。医者ハ兎ニ角自分ヲ其病者ト認メテ療治ニ任シテ居ルト思ヒ。幾分デモ安心ヲシ前途ニ希望ヲ持チ医者ノ誠意ニ服スルモノデアル。薬剤療法ハ此場合即チ一ノ精神療法デアル"といった記述にも，呉の病者にたいする態度がでており，ふるいとはいえ，この本からまなびとれるものはおおい。
　ところで，日本にクレペリンの体系を根づかせたのは，いうまでもなく呉である。だが，かれはクレペリン体系による精神病学を完全な形で叙述しおえることはなかった。それをほぼしたのは，呉門下の石田昇による『新撰精神病学』[1906年第1版，1922年第9版にいたる]であった。呉のばあい，各論の後編は未完におわった。後編はつぎのように刊行された。

　第1冊：変質的精神不完備状態（精神変質状態，生来精神薄弱状態）(1918年，藤浪鑑・石井亮一協力)
　第2冊：中毒性精神病（内発的中毒ノ精神障礙，外来中毒ノ精神病），伝染病性精神病 (1923年，大成潔・児玉昌・金子準二協力)
　第3冊：麻痺性癡呆，外傷性精神病，脳病ニアル精神病 (1925年，黒澤良臣・林道倫協力)

　こうして，早発癡呆をふくむ各論の半分はかかれずにおわった。門下の協力がもうえられなくなったことが，未完の原因となったようである。前編も最初は3分冊でだされていた（各分冊の刊年はたしかめてない）。なお，精神医学神経学古典刊行会復刻版における金子嗣郎の解説に，後編第3冊がでずじまいになった，とあるのは誤りである。　●岡田靖雄

[詳細データ] 呉秀三『精神病学集要』増訂第2版・前編，吐鳳堂書店，1916；上・中・下3分冊，創造印刷内精神医学神経学古典刊行会，1974.

呉　秀三（くれ／しゅうぞう），
樫田五郎（かしだ／ごろう）
「精神病者私宅監置ノ実況及ビ其統計
的観察」　　　　　　　　　　［1918年］

　呉は開放的患者処遇を方針として東京府巣鴨病院の経営にあたったところ，1903年その"放縦主義"をとがめる東京府内訓に接して，精神病者監護法の本質をしった。同法のもとでは病院においても，監禁が主であり治療が従というのである。呉が私宅監置調査をおもいたったのは，これがきっかけであろう。警視庁医務嘱託ですでに患者調査をおこなっていた石川貞吉の進言もあったろう。

　呉は精神病学教室の助手・副手実12名を，1910-16年に1府14県に派遣して計364の私宅監置室ほかを調査させた。茨城県の81室，富山県の31室，三重県の44室は全数調査にちかいものであった。また未監置患者15名，神社仏閣における患者への処置，民間療法についても調査させた。その結果を，調査者の1人樫田とともにまとめたのが本論文である。

　第1章では，精神病者監護法および当時の精神科医療の概況がのべられている。第2章では私宅監置の実例105が，佳良，普通，不良，甚不良の4区分と"市区町村長ノ監護扶養又ハ補助ヲ受クルモノ"にわけて，写真66枚，平面図70をつけて詳述されている。第3章は，未監置患者10例の実況をのべる。第4章は民間療法の実況で，神社仏閣における処置，水治方，温泉場，民間薬，患者移送法をのべる。第5章は私宅監置の統計的観察にあてられていて，患者の状態，医療，監置室の状態，監護義務者，警察官の巡視臨検などをとりあげている。

　第6章は"批判"と題されていて，監置については"惟リ被監置者ノ監禁アリテ，之ニ対スル治療ナシ"と，私宅監置室の廃止ももとめられている。精神病者監護法については，まれな不法監禁をとりしまることだけを眼中において，病者保護の主眼たる治療の利得を阻礙している，という。第7章の意見には，"全国凡ソ十四五万ノ精神病者中，約十三四万五千人ノ同胞ハ実ニ聖代医学ノ恩沢ニ潤ハズ，国家及ビ社会ハ之ヲ放棄シテ弊履ノ如ク毫モ之ヲ顧ミズト謂フベシ"，"我邦十何万ノ精神病者ハ実ニ此病ヲ受ケタルノ不幸ノ外ニ，此邦ニ生レタルノ不幸ヲ重ヌルモノト云フベシ"などとして，現行制度にかえて精神病院法を実施することが要求されている。第8章は概括および結論で，"就中，全国ニ互ツテ官公私立精神病院ノ設立ヲ普及シ，又，精神病者監護法ノ改正ヲ行フハ最緊急ヲ要スルコトナリ"とむすばれている。

　全体に，病者の呻きと呉の怒りとがよくつたわってくる論文であり，また戦前・戦後を通じて日本精神病学の最高業績である。だが，松沢病院の栄養士であった鈴木芳次にこの内務省本をみせられた岡田靖雄，吉岡眞二がこれにつき発表するまで，これは完全にわすれられており，学術誌にとりあげられるまでにはさらに15年ほどを要した。内務省本はいくつかの図書館に蔵されていたものはいずれも破棄され，現在その所在が確認されているのは2冊だけである。

　呉の思いは現在，"二重の不幸"の語として障害者運動の合い言葉になっている。この呉・樫田論文をわすれていた日本の精神医学とはなんだったのだろうか。

　調査参加者の一人齋藤玉男による調査報告書控えは小峰研究所に保管されていた［岡田靖雄・酒井シヅ編『近代庶民生活誌20　病気・衛生』三一書房（1995）に所掲］。呉，樫田の文章，齋藤報告書を比較すると，本論文の論説的部分は，調査者の意見をとりいれた呉の筆によることは明白である。

　本論文がでると，内務省衛生局は即刻その印刷をまとめ100部刊行した（精神病院法制定の前年）。そのさい，抄録をはぶいて，呉による自序，目次をつけた。1973年復刻本は内務省本を定本としている。
　　　　　　　　　　　　　　●岡田靖雄

［詳細データ］呉秀三・樫田五郎「精神病者私宅監置ノ実況及ビ其統計的観察」東京医学会雑誌 32(10): 521-556, (11): 609-649, (12): 693-720, (13): 762-806, 1918;『精神病者私宅監置ノ実況』内務省衛生局, 1918;『精神病者私宅監置ノ実況及ビ其統計的観察』創造印刷内精神医学神経学古典刊行会, 1973.

呉　秀三(くれ/しゅうぞう)／編
『医聖堂叢書』　　　　　　　　　　　　［1923年］

"医聖堂トハ余ガ蔵書ノ宝ナリ"。呉はかつて医学歴史に多大の興味をもってその資料をあつめた。だが，助教授となるにおよんで，"志望ヲ編史＝絶"って，資料の大半は富士川游ほかにゆずったりした。しかし，専門科に属する書籍は手元にとどめておいた。今回自分の在職25年祝賀行事がおこなわれるにあたり，広義に解釈した精神病史関係資料を編集・頒布して，同学諸氏への感謝の意をあらわすことにした，——序にこうある。

呉が助教授になったのは1896年，講座担任となったのは1897年で，在職25年記念会は1921年3月および1922年11月におこなわれた。1921年のは日本神経学会を機になされたもので，1922年が正式のものであった。呉の序にも"大正十一年十月"とはいっている。

ここに復刻されているのは，つぎのものである。
(1)今泉玄祐『療治夜話』初編巻之上（1850年刊本）〔移精変気の法，一種精神療法〕
(2)土田献『癲癇狂経験編』(1819年刊本)
(3)喜多村鼎『吐方論』上篇坤（1817年刊本）〔狂癲の部〕
(4)陶山尚廸『人狐弁惑談』(1818年刊本)〔憑きもの批判〕
(5)聞道人撰『癖顚小史』〔中国のもの〕
(6)並木梅太郎『妖怪闘勝光伝』(1816年)
(7)蔦の家のあるじ『霊獣雑記』(1860年)〔狐の記録集〕
(8)平田篤胤『古今妖魅考』（1832年，原著者手記）
(9)矢野玄道『夜曾䴰久万泥』（1874年刊本）〔日本怪奇史というべきものか〕
(10)僧諦忍『天狗名義考』(1754年刊本)
(11)竹中敬『古今養性録』巻之八上・導引篇（1692年刊本）
(12)香川修徳『一本堂行余医学』巻之五（1788年刊本）〔癇の部〕
(13)多紀元簡『病名沿革攷』（原著者手記より，癲，癇，悸，痓に関するものを抜萃）〔多紀元簡は1754-1810，江戸医学館の考証学研究の基礎をつくった人〕
(14)多紀元簡『名医雑病彙論』（原著者手記より癲狂に関するもの）
(15)多紀元堅『雑病広要』巻第二十及第二十一（原著者手記より癲狂，驚悸，健忘，不眠の部）〔多紀元堅は元簡の子で1795-1857〕
(16)守部正稺『酒説養生論』(1729年刊本)
(17)沙門景戒『日本国現報善悪霊異記』（弘仁年間［810-824］の成立）
(18)『本朝故事因縁集』（1689年刊本）〔主として奇瑞など神秘の事〕

本のカバーには『呉氏医聖堂叢書』とある。本文906ページの大冊。みられるとおり，江戸時代における癲狂関係の主要医書ではほぼ半分近くをおさめており，研究者にとってはたいへん貴重な文献集である。

呉が精神病学に関する古文献をあつめていたことは，『神経学雑誌』に連載された「磯辺偶渉」からもうかがえる（これは，創造印刷内精神医学神経学古典刊行会により2冊本として復刻されている）。

東京大学医学図書館所蔵呉秀三文庫には，48番，48-2番，49番と「医聖堂叢書」の名のものがある。このうち48番，48-2番は一般医学史に関するものである。49番は16冊で，『古今図書集成』，『聊斎志異』，『今昔物語』，『栄華物語』，『続左丞抄』，『十訓抄』，『令義解』，『類聚符宣抄』，『中右記』，『水鏡』，『大鏡』，『今鏡』，『古今著聞集』，『古事記』，『続史愚抄』，『吾妻鏡』，『元亨釈書下』，『宇治拾遺物語』，『後鑑』，『群書類聚』の精神病学的記事の書き抜き稿本。「続医聖堂叢書」の編集を呉は企画していたことを察しられる。

●岡田靖雄

［詳細データ］呉秀三編『医聖堂叢書』呉秀三，1923；『呉氏医聖堂叢書』思文閣，1970.

クレー　Ernst Klee
『第三帝国と安楽死―生きるに値しない生命の抹殺―』　［1983年］

　ナチスの第三帝国時代,生きるに値しない生命として,精神障害者が抹殺されていった歴史は,精神医学はいうまでもなく,医学の歴史における最大の汚点として永久に記憶に留めなければならない。ヒトラーが行った愚行というだけでなく,当時の医学,とくに精神医学者たちが協力して,あるいは率先して抹殺という行為に参画し,さらには,ドイツや東欧の精神病院が抹殺の場,いわゆるガス室となったという意味で,その事件のもつ深刻さはきわめて大きい。

　「生きるに値しない生命」あるいは安楽死という概念の歴史は古いが,社会ダーウィニズムの影響を受けて,1920年,著名な法学者ビンディングと精神医学者ホッヘによる著書が刊行されて以来,この概念の適用が公然と議論され,ヒトラー率いる国家社会主義ドイツ労働者党が政権獲得直後の1933年7月,浮浪者,犯罪者,アルコール中毒者,精神病者等の「役立たぬ者」を対象とした断種法が早々と成立することになった。これを契機に「生きるに値しない生命」への処遇はエスカレートし,1939年9月ごろより,精神病者の殺害が開始されることになる。1941年8月,カトリック司教ガレンによる抗議説教を機に,表向きは安楽死の中止指令がだされるが,実際には,1945年4月のヒトラー自殺直後まで精神障害者の殺害は続けられていた。また,ガス室における大量虐殺という方法は後のユダヤ人のホロコーストに利用されることになった。6年におよぶ「安楽死」作戦で殺害された精神障害者の数は不明であるが,およそ20-30万人であったと推定されている。

　安楽死の名のもとでの精神障害者殺害に関しては,21世紀の現在でもなお数多くの調査や研究が続行されているが,クレーの著書は,その内容の精密さ,基礎資料の膨大さなどにより,ナチスにおける医学に関する基本的文献,必読文献として評価が高い。　●松下正明

[詳細データ] E. Klee, "Euthanasie" im NS-Staat. Die "Vernichtung lebensunwerten Lebens". S Fischer, Frankfurt am Main, 1983（松下正明訳『第三帝国と安楽死―生きるに値しない生命の抹殺―』批評社, 1999）.

クレッチマー　Ernst Kretschmer
『敏感関係妄想』　［1918年］

　著者のクレッチマーはチュービンゲン学派を代表する精神科医で,多次元精神医学,体質性格学,天才論,ヒステリー学説,神経症論などの業績を残した。代表的著書としては『体格と性格』『医学的心理学』『天才人』がある。本書においてクレッチマーは,特定の人格構造をもつ人が,特定の環境下で,特定の体験（鍵体験）に反応する形で妄想を発展させることを示し,妄想の心的力動論を展開した。本書が出版された1918年は,フロイトが「症例シュレーバー」を発表した年であり,了解心理学的研究が着実に進展していたが,しかし当時はまだ妄想性疾患の成立については内因性過程を重視するクレペリン流の見解が支配的であった。

　彼はパラノイア研究には外的因子とともに性格的因子が不可欠であるとして,まず独自の精神医学的性格学を構築することから始めた。性格とは体験に対する反応可能性の総体であるとし,その反応の様態を構造的に理解するために印象能力,保持能力,精神内部の活動性,伝導能力などの基礎概念を呈示した。とくに,高い力価を持つ体験の発散が妨げられた場合に起こる転轍 Ausweichung（体験によって呼び起こされた精神運動が意識的加工の軌道をはずれて,副次的意識に移ること。心因性の身体障害や心因性のもうろう状態などに相当し,保持能力の欠陥と関連する）や抑留 Verhaltung（高い印象能力を持つが伝導能力が欠損している場合に,強い感情をおびた表象群が意識的に保持され続けること。この心理機構を基礎とする反応形を「敏感性」と呼ぶ）などはクレッチマー独自の心理学的概念である。これらの基礎論の上に,精神病質性性格の4つの主要群（原始性,発揚性,敏感性,純粋な無力性）を採り上げ,さらに,精神病質的反応形態の5つの主要型の区分（原始反応,転轍反応,発揚性反応,敏感性反応,純粋な無力性反応）を論じ,これらの概念装置を用いて綿密な症例分析を行っ

本書の主題である敏感性性格とは「気が優しく,感情細やか」で非常に傷つきやすい人(無力性)であると同時に,自意識に満ちた野心,我意をもち,名誉心や自負心が強い(強力性)人のことであり,この無力性と強力性とが高い緊張関係にあることがこの性格型の特徴である。彼らは深い印象能力によって受け止めた体験を密やかに自分のなかで加工し続け外に表出しない(抑留)。しかし,ごく少量の強力性の成分が混入しているので体験に受動的に身を任せることはできず,過敏な罪の意識,倫理的熱意によって内的闘争に引き込まれる傾向を持つ。

敏感性性格者が妄想を発展させる鍵体験とは,「恥ずべき不完全さの体験や倫理的敗北の体験」のことである。具体的には(1)性倫理の葛藤;老嬢(ただし代表例のヘレーネ・レンナーは29歳)が若い青年や妻子ある男性に抱いた恋愛感情を内的に責め,また外的に叱責される,独身の青年が自瀆をめぐって良心との闘争に悩む,(2)職業生活の面;まじめで野心的な官吏が昇進に漏れて左遷される,ストライキに参加しなかった労働者が裏切り者という不当な非難をあびる,などである。敏感性性格者はこれらの体験に恥ずべき不全感,無力感,倫理的責めを感じると同時に恨みの感情を抱く。

さらには,環境作用が重要な発病因子となる。典型的には,「未婚の職業婦人の生活環境」「古風な小都市における独身女性の社会的宗教的生活環境」「孤独な独身の若い農夫」「労働者階級での勤勉な独学者」「小学校教員の中途半端な社会的精神的地位」などであるが,これらの屈辱的な状況における自己感情の緊張が敏感性性格に含まれる無力性の不全感と強力性の自意識を規則性をもって刺激し,両成分相互間の緊張を高めるのである。

妄想の成立に環境と性格と鍵体験の3つが関与しているという力動的見解は精神病に対する了解心理学的アプローチを促進し,この後,テレンバッハやパウライコフのうつ病研究などに継承されていった。

●松浪克文

[詳細データ] E. Kretschmer, Der sensitive Beziehungswahn. Springer-Verlag, Berlin, 1918.

クレッチマー Ernst Kretschmer
「外傷性脳衰弱における心因性妄想形成」 [1919年]

本論文は,E.クレッチマーが初めて多次元診断学の古典的図式を提示した歴史的意義を有する論文である。

彼は第1次大戦中,野戦病院で経験した脳外傷後に妄想形成を呈した4症例をもとに,妄想発展過程を詳細に分析した結果,性格要因,脳外傷要因,体験要因の3つの要因からこの精神障害が発生し,これらはいずれも精神病の成立に不可欠な条件であること,およびこれらの3つの要因が病因的に互いにからみあい,病像の上にも反映していることを明らかにした。また単一診断学は,臨床像の中で支配的な諸特徴を全体を特色づける本質的なものとして抽象し,その他は非本質的なものとして捨象するものであり,精神医学の体系化に寄与するが,病像の理解に失うところが大きいと批判している。硬化した単一診断学のレッテルを貼るのではなく,次元の異なるあらゆる可能性を考慮し,具体的に現象に即して,力動的,構造的に病像を把握しようとするもので,抽象的診断学から具体的診断学へ,1次元診断学から多次元診断学への道を提起している。

これに引き続いて発表した論文「精神医学体系の進展についての意見」*の中で,多次元診断学の内容をいっそう明瞭にしている。その基礎には精神現象を層構造的にとらえる視点があり,病像を構成する要因は並列的な関係になく,上下の関係にあり,例えば生物学的体質要因は下部構造を,性格学的要因は上部構造をしめている。したがって多次元診断は混合診断ではなく,層次診断であり,ある病像の形成に関与するあらゆる要因をとりあげ,それらの要因の層次性,指導的重要性,固有な法則性に基づいて総合診断を行うものである。また精神医学体系に対する基本的立場は「恐らくクレペリンの体系が将来歩むべき道であろう。……これは干乾びた症候群を提唱すること(ホッヘ)ではなくて,クレペリンが最初に道を拓いた,生き生きとした病像を目指すものであり,さらにクレペリンの疾患単位の意図を乗り越えようとするもので

ある。症候群でもなく，疾患単位でもなくて，疾患一単位，あるいは疾患多単位である。人工的な限界壁を取り払って，複雑に入り組んでいるが規則正しく結び合っている精神諸要素の力動の結実を，自由な目で眺めようとする試みなのである」（内村訳）。

後年，「私の教室では，クレペリンの体系中，重要な基礎となっているものを堅持しながらも，閉鎖的な疾患単位ではなくて，因果的諸要素ということを考慮している。すなわち各症例については体質的構造要素や精神反応性要素や脳器質性要素などをくまなく探し出し，その結果の上に立って，診断のみならず，予後や治療法をも区別しているのである。このような柔軟な多次元的作業方法は精神医学的体系とその概念構成の内容の改造にもつながるものである」（内村訳）と語っていることからも明らかである。

クレッチマーの多次元診断学の発想は当時の精神医学の状況を背景にガウプとの個人的出会いに促され，第1次大戦中の臨床経験から生まれたものである。

この学説も結局はクレッチマー個人の物の見方，現実認識の方法に他ならず，彼の人格の多面性，柔軟性，自由性，常識性，統合性，あるいは曖昧性，折衷性，現実妥協性と深い関係があろう。一方このような現実認識の特性は，精神科医が生物学的存在であると同時に，心理的，社会的，実存的存在でもある人間を対象としているという宿命によって規定されるところも大きい。

多次元診断・治療学は，多彩で複雑で個別性があり，しかもまとまりのある全体性を有する精神現象を診断し，治療する上で，精神医学的思考の有力なモデルとしての価値を持ちつづけることは疑いない。アメリカのDSMの多軸診断にもクレッチマーの思想の影響を見出すことができる。　　　　●飯田 眞

[詳細データ] E. Kretschmer, Über psychogene Wahnbildung bei Traumatischer Hirnschwäche. Zeitschr. f. d. ges. Neurol. u. Psychiatr. 45: 272-300, 1919（大田省吾・飯田眞訳「外傷性脳衰弱における心因性妄想形成」『精神医学』18: 77-94, 1976）．
＊ Kretschmer, Gedanken über die Fortentwicklung der psychiatrischen Systematik. Zeitschr. f. d. ges. Neurol. u. Psychiat. 48: 370-397, 1919（参考：内村祐之『精神医学の基本問題』p.145 と p.147, 医学書院, 1972）．

クレッチマー Ernst Kretschmer 『体格と性格』 [1921年]

クレッチマーは，本書において，まず，躁うつ病と分裂病の2大分類を手引として，これに対応する体格型（肥満型と細長型）を提唱した。最終的には，これにさらに，闘士型と形成不全型が加わった。これらの体格類型は，頭蓋，体幹，四肢の大きさ，長さ，形態などのほか，発毛，顔色，顔の表情の与える印象などによって総合的に判断される。たとえば，肥満型の人については，頭部，胸部，腹部のすべてにわたって内臓腔が広く，短く太い頸部をもち，顔は柔和な五角形でときに紅味を帯び，禿頭になりがちで，体幹の体毛は強いといった特徴が述べられている。体格型と疾患の関係として，著者は，分裂病患者には細長型と闘士型が多く，形成不全型もかなり見られること（このうち闘士型は特に緊張病と関係がある），躁うつ病患者には肥満型が多いことを提唱し，さらに後から加わった闘士型とけいれん準備性との関係について記載した。著者は，このような体格型を，広い意味での体液的特徴のあらわれと考えている。

次にクレッチマーは，循環病質，循環気質，分裂病質，分裂気質について記述する。循環病質，分裂病質は，まずは循環病や分裂病にかかる人の病前の性格として認められるものであるが，それらは，循環気質，分裂気質という形で正常人に連続的にひろがっている。著者のこの点に関する記述は，それぞれの気質全体にあてはまる特徴の記述と，一見相反する両極的な特徴の記述からなる。循環病質においては，社交的，善良，親切，温厚といった点が共通の特徴である。これに加えて，一方で，明朗，ユーモアあり，活発，激しやすいという軽躁性の特徴があり，もう一方に，寡黙，平静，陰うつ，気が弱いといった陰うつな特徴がある。この軽躁性の成分と陰うつな成分との混ざり具合を，著者は，気分素因の比率と呼んでいる。分裂病質においては，非社交的，静か，控え目，まじめ，変人とい

った点が共通の特徴である，これに加えて，一方で，臆病，恥ずかしがり，敏感，感じやすいといった過敏性の特徴があり，もう一方に，従順，気立てよし，落ち着き，愚鈍といった鈍感性の特徴がある。この敏感と鈍感の両者の混合を，著者は，精神感性の割合と呼んでいる。循環病質において軽躁性の成分と抑うつ性の成分が入り混じっているように，分裂病質においても過敏と鈍感は重なりあっている。ただし，循環病質において軽躁性と抑うつ性の気分の釣り合いは波を描いてゆるやかに振動するのに対して，分裂病質において精神感性の釣り合いは，跳躍的な運動を生じ，ときにシューブをはさんで，敏感から鈍感への移行を生じる。闘士型と関係するねばりのある気質についても，粘着性の一方で著しい運動性のあることを述べて，両極性を指摘している。また著者は，ひとりの人間が異なった気質を持つことを合質と呼ぶ。この概念を利用して，たとえば，肥満傾向の暖かい心情の人が分裂病性の症状を生じたとき，それは分裂病中核群から離れており比較的予後がよいと考えることができる。

　以上の議論は，実験心理学的手法によって支持され，天才の類型，体質と犯罪の関係に応用されている。体格と精神疾患の関係については加齢による体系の変化を考慮にいれると実証的に支持されがたいというデータも後年出されているが，全般的には，本論の諸点は，現在の臨床の基礎となっている。特に，ブロイラーの同調性，コンプレクス，連合弛緩の概念を取り入れながら描かれた循環病質，分裂病質の記述は，全体論的な人間把握として，臨床家がつねに参照すべき地点をさし示している。邦訳は1955年度版に基づく。

●津田　均

[詳細データ] E. Kretschmer, Körperbau und Charakter: Untersuchung zum Konstitusionsproblem und zur Lehre von den Temperamenten. 1921 (Einundzwanzigste und zweiundzwanzigste wesentlich verbesserte und vermehrte Auflage, Springer, Berlin, 1955)（相場均訳『体格と性格―体質の問題および気質の学説によせる研究―』文光堂, 1968).

クレッチマー　Ernst Kretschmer
『医学的心理学』　　　　　　　　［1922年］

　本書は第1次世界大戦において，戦争神経症の臨床と実験から構想された。医学生や医師に役立てるべく，哲学的な概念心理学ではなく診療のための心理学を簡潔に叙述し，併せて精神科学を展望しそれを有機的に医学に結びつけるという2つの指針のもとに著された。版を重ねる毎に書き加えられ，著者自身のものの最終版である第12版［1963］では400ページにおよぶ著作となった。

　本書はまず主要な心的機能の解剖学的生理学的位置づけから始まる。著者は情動力学的立場から，人格中枢に対応するのは大脳皮質ではなく脳幹であるとするが，脳局在論そのものには批判的である。そして心身相関の視点から，法則的に規格化された諸機能連関を示す包括的，全体的，心理生理的な深層人［F. クラウス］という生の哲学由来の概念を取り上げていく。ここでは下層意志（精神運動的な意志過程）と下層知性（形象膠着や象徴化などによる表現過程）の定型，および欲動の反応公式（情動－内分泌－血管運動カップリングなど）に関与する生物学的概念とされる。

　次いで本書の核心部分である心的装置の発達史的考察が展開する。著者は個体発生的，系統発生的な原始的構造を，児童，未開人および動物の心理学のなかに見出そうとする。それによると原始的な心象形成は感覚性に富んでおり対象性に乏しい。しかも情動が発達しているので感情由来の思考が多い。情動は外部に投影されアニミズムを形成するが，体験世界が強力な感情の調子で統一されると両価性［ブロイラー］が露呈する。

　これらを敷衍して，著者はヒステリーの行動様式に共鳴する深層人の意志を下層意志，さらに対応関係からその思考を下層知性と命名する。ともに層理論的に想定された系統発生的下層構造であり，上層機能の麻痺によって現れるものである。

　下層意志はリズム運動形式を取り，動機で

はなく刺激に対して過剰反応する。ヒステリーの運動暴発や擬死反射に代表される。下層意志的表現では動機を調整して中道を行くのではなく，盲目的な否定と盲従的な肯定，あるいは拒絶と暗示といった粗雑な二者択一を呈しやすい。系統発生的に分化し階層化した各心層は未分化な心的連結接続に陥り，随意的反射強化によって反射が誘発されうる。

下層知性は夢，催眠状態，ヒステリー性もうろう状態および分裂病性思考障害などに現れる。夢における形象系列は統語論的構成を欠くが，象徴的には生き生きとした意味を持ちうる。表現様式は単純化，具象化し，形象は共通情動のもとに結合，圧縮する。夢はさながら視覚化した思考であり，前論理的な融即を呈している。これと同じことが意識の辺域でも起きている。催眠状態やもうろう状態でも同様である。分裂病性思考においても表現過程の強い退行と解体のために下層知性が現れるが，それは意識の辺域に曖昧に現れるのではなく，意識の中心に明瞭に現れる。ときに分裂病者自身に内在する様式化傾向のために表現主義的となることがある。

以下，欲求と気質の章では有名な体格気質論を取り上げ，人格と反応型の章では反応は原始反応と人格反応に大別され，前者には著者のヒステリー概念，後者には誇大性発展，敏感性発展および自閉的願望充足の3類型が提示される。最後に医学的心理学の実践領域として，鑑定，心理検査，精神療法におよぶが，ことに精神療法の箇所はヒステリーの治療技法の詳説としても興味深い。

本書は著者特有の明るさが存分に発揮された面白い心理学書である。広範囲な領域からの既知の研究成果が簡潔に網羅され，しかも単なる教科書の域を超えて著者自身の生産的な研究と形成が投入されている。第13版〔1971〕以後は子息 W. クレッチマーに引き継がれ，ユニークな筆圧計研究，弟子の記述した心理テスト，および著者の精神療法の一部が削除された。　　　　　　　　　●板橋 充

詳細データ　E. Kretschmer, Medizinische Psychologie. Ein Leitgaden für Studium und Praxis. Thieme, Leipzig. 1 Aufl., 1922. Medizinische Psychologie. Thieme, Stuttgart. 14 Aufl., 1975 (西丸四方・高橋義夫訳『医学的心理学』〔原著第10版の邦訳〕みすず書房, 1955).

クレッチマー　Ernst Kretschmer
『ヒステリーの心理』　　　〔1923年〕

本書は第1次世界大戦において，メルゲントハイムでの2年間におよぶ戦争神経症の臨床観察から生まれた。古代ギリシア以来の古い概念であるヒステリーは，ヨーロッパ近世初頭に悪魔学によって捕捉されたが，19世紀中頃からの催眠研究によってそれを払拭し近代化を遂げた。

その結果ヒステリーは，一方では発生学的準備性を持った欲動の反応形式として，フロイトの精神分析的概念やダーウィニズム的情動説に基づくクレペリンのヒステリー概念へと発展した。他方では疾病への意志〔ボンヘッファー〕として合目的性のみが強調され，詐病に近く捉えられた。本書において著者はヒステリーを「ひとつの観念傾向が本能的，反射的あるいはその他の方法で生物学的に準備されている機制を利用する場合の心因反応型」と定義することで，柔軟な見方を打ち出している。

まず著者はヒステリー反応として運動暴発と擬死反射という二大本能形式を掲げる。運動暴発は外界刺激に対する本能的防衛反応であり，無目的運動の過剰生産という原始形式を取る。危険を遠ざける運動が見つかると急速に鎮静して後は同一の運動を続けるので，試行と選択という意義を有し，相対的な生物学的合目的性を示す。擬死反射はカタレプシーや催眠現象と密接に関係しており，動物では生命の危険や生殖活動に際して起きやすく，人間でも同様である。

次いでヒステリー性習慣を挙げている。これは他の疾患や障害を誇張し保存する偽装傾向である。ここでは生物学的基底は利用されず，任意に入手した材料が利用される。意味ある目的に対して連合心理学的な臨時装置〔ブロイラー〕が連結され刻印されると，それは自動化して円滑に動き出し，ついには意志から離れて固有の習慣化を完成させるに至るという。

以上のようにヒステリー現象は生物学的な

不随意的反射機制と意志的な随意的合目的機制とに基づくが，それらの間をつなぐ「神秘的な連鎖X」を説明するために，著者は催眠研究から随意的反射強化の法則を導入してくる。これは，反射を志向する強大な意志衝動ではなく，運動性反射領域にびまん的に過剰緊張するようにのみ向けられた軽度の意志刺激は，反射を強めるように作用するという説である。たとえば急性情動反射において，それが治まった後も閾下にとどまる反射形式のなかに意志衝動が注入されると，繊細な情動振戦は粗大な間代けいれんへと容易に転化する。そして随意的反射強化の連鎖を経て，漸次慢性の反射形式に推移するのである。

著者はヒステリー者の意志装置は目的意志から下層意志へと置き換えられているという。健常人でも下層意志は目的意志とともに緊密に機能統一されており，たとえば意志強固な人はよく保持された下層意志の上にこの性質を築き上げる。だがヒステリー者は半ば制御の利かなくなった目的装置の衝動と下層意志的な自己運動の干渉から，まったく予測できないジグザグの意志曲線を呈する。ヒステリー者は意志薄弱ではなく目的薄弱である。

さらにヒステリー者は有害な体験を正視しないように，単純な抑圧によって意識の辺域に退却しているという。そこは下層知性の領域であり，抽象的な言葉や思想は夢のような感官的形象によって表現され，圧縮，膠着する。たとえばヒステリー性もうろう状態ではかつての出来事が映像的に回帰し再生するが，それは内的体験の運動形態への翻訳に相当する。それは「現在の生活との内的絶縁であり，外部に向かっては無言劇的にひとつの運動像の衣を纏う」ものである。

著者はヒステリーを心因や詐病としてではなく，生物学的機制を備えた層理論的下部構造である深層人［F. クラウス］が引き起こす原始反応と見なしたのである。　●板橋　充

［詳細データ］E. Kretschmer, Über Hysterie. 1 Aufl., Thieme, Leipzig. 1923. Hysterie, Reflex und Instinkt. 6 Aufl., Thieme, Stuttgart, 1958（吉益脩夫訳『ヒステリーの心理』みすず書房，1956）.

クレッチマー　Ernst Kretschmer
『天才の心理学』　　　　［1928年］

本書は，メービウス，ランゲ－アイヒバウム，ヤスパースの著作などとならんで，20世紀前半の天才に関する病跡学的研究を代表する著作である。

著者は天才を，「特殊な精神的器官をもっているために独特な個人的特徴を強く刻みこんだ価値のある作品を生産するもの」と定義した上で，天才性と精神障害とのあいだに連関が存在することを認める。ただし，著者は，「天才は狂気なり」というロンブローゾのテーゼをただちに採用はしない。天才は生物学的，遺伝学的に不安定な変種であり，精神病，精神病質などに対する抵抗減弱を持つ。そして，天才の精神病的，精神病質的要素は，彼らのデモーニッシュな要素と密接に関係しているというのが著者の見解である。

天才の精神現象を論じるにあたっては，クレッチマー自身の著作『体格と性格』において展開された諸概念と，やはり自身の著作である『敏感関係妄想』で構想され『体格と性格』にも引き継がれた両極性の概念が，中心的役割を果たしている。肥満型に傾く循環気質の天才は，文学者の場合は現実主義者や諧謔作家，研究者の場合は写実的に記載する経験家である。細長型に傾く分裂気質の天才は，文学者の場合は激情家，浪漫主義者，技巧派の作家，研究者の場合は精密な論理家，体系家，形而上学者である。このことから，体格と結びついた気質が天才の才能型を決定していると論じられる。一方著者は，ゲーテやビスマルクに，異なった気質を持つ両親の間の交配によって生じた拮抗する両極性の遺伝要素を，ルソーに，自尊と繊細の両極間の拮抗にもとづく過敏な性格を，メーリケの高揚期に，軽躁とうつ病的要素との間の両極性の混合を読み取っている。

本書が創設した方法論は，その後の病跡学研究でもしばしば踏襲されている。邦訳は1958年出版の第5版による。　●津田　均

［詳細データ］E. Kretschmer, Geniale Menschen. 1928 (5te Aufl., Springer, Heidelberg, 1958)（内村祐之訳『天才の心理学』岩波文庫，1982）.

■ クレペリン　Emil Kraepelin
『**精神医学教科書**』　　　　[1883-1927年]

フロイトとならんで現代精神医学の基礎を築いたといわれるクレペリンの教科書で、今日用いられている精神疾患の分類体系の大枠は、本書において確立されたと言っても過言ではない。クレペリンが精神科の臨床に従事し始めた1880年当時、ドイツの精神医学界では19世紀前半に花開いたロマン主義的精神医学に対して、グリージンガーを代表とする脳科学志向の精神医学が台頭し、深刻な対立を生んでいた。そうしたなかで既存の理論的枠組みに満足しなかったクレペリンは、当時主流であった自然主義的・実証的な方法を模索するようになった。彼は50年に及ぶ活動の中で常に、専門領域として確立し、医学の一分野に位置づけられる精神医学を作り出すことを目指し、そのためには信頼に足りる疾病分類が不可欠と考えていた。9版に及ぶ本書は、版を重ねるごとに彼の大目標であった「自然な疾患単位 (natürliche Krankheitseinheiten)」の確立に向けて進歩し続けたといえる。

本書の初版は1883年に出版され、邦訳のある8版が完成したのは1913年で、第9版はランゲの援助で編纂されていたが、1927年のクレペリンの死により総論と器質性精神病の2巻が世に問われたのみで頓挫した。初版である『精神医学提要』(Konpendium der Psychiatrie) と題された小型の本から、4分冊の大著である8版までででも30年の歳月が流れている。初版を刊行した当時、クレペリンはまだ精神医学に従事してから日が浅く、交流の深かったヴントの影響で実験心理学的な傾向が強かったが、以後ドルパト、ハイデルベルク、ミュンヘンで精神医学教室を主宰するうち、徐々に「症候群・経過・単位」という縦断所見を重視する臨床的視点を確立していった。この間にみられる疾患概念の変遷は、まさにクレペリンによる臨床研究の具現といえるので、躁うつ病と早発性痴呆を例にとってその歩みをたどってみよう。

躁うつ病は第4版までメランコリー、マニー、周期性ないし循環性精神病の3種に分類されていた。メランコリーはさらに漠然とした不安と自己非難が発展する単純性メランコリー、強い不安を伴う興奮が発症から全経過を通して持続する活動性ないし不安メランコリーと昏迷を示す茫然メランコリーに細分化された。病因論的視点が導入された第5版では、メランコリーが退行期の精神病の一型として後天性精神障害に組み入れられたのに対し、躁病もまた独立した病像としての地位を奪われて周期性精神病の下位グループとされ、病的素質によるものと位置づけられた。また、躁病の初期にしばしば抑うつ状態がみられることに注目し、「躁性興奮と精神的抑うつとは全く対立するものではなく、むしろ同じないし近縁の基底状態が表している異なった現象形に過ぎない」と、躁とうつとの内的関連が指摘されている。第6版では後天性と病的素質によるものという区別が廃され、13の同列の疾患群が挙げられている。ここでは周期性という基準が必ずしも必要でないとして取り下げられ、かわりに躁うつ病が登場しているが、メランコリーは退行期の精神病に残されている。これはうつ病と双極性障害を分離する今日の操作的診断基準とほぼ一致しており、この区別は第7版でも維持されている。第8版に至り、退行期に特徴的とされたメランコリーも躁うつ病の一現象型とされて、2大精神病のひとつとしての躁うつ病概念が完成された。ここでクレペリンは躁状態、うつ状態とならんで混合状態を詳しく記述し、精神活動を思考、気分、意志のそれぞれの様態から理解しようとする要素心理学的視点から、これを6型に分類している。さらに、躁うつ病の前段階として基底状態を記載し、抑うつ性素質、躁性素質、刺激性気性、気分循環性素質の4つを挙げている。また、初老期精神病のなかにも、40代から50代の女性に好発し、極度の不安・興奮を呈して多彩な妄想観念を持つうつ病の特殊型を「退行期メランコリー」として残している。今日でいう退行期うつ病にほぼ相当するが、その経過不良例には

コタール症候群に相当する記述も見られる。

他方、後に早発性痴呆として概念化される病像は、第2版で登場する。ここでは急激に始まり、幻覚、妄想が多少とも情動成分を伴いながら経過する幻覚妄想症（Wahnsinn）と、体質的要因が重視される偏執症（Verrücktheit）が挙げられている。第4版になると、この2つの疾患から特に予後の悪いものが「心的変質過程（psychische Entartungsprozesse）」として分離され、早発性痴呆、緊張病、妄想性痴呆と3つの下位グループが置かれている。第5版ではこの3群は、周期性精神病が体質性精神障害に区分されたのとは対照的に後天性精神障害とされ、粘液水腫やクレチン病、麻痺性痴呆とならんで代謝病に位置づけられて、変質に代わって鈍化過程（Verblödungsprozesse）という名称が与えられている。また、偏執症は体質性精神病として残されているが、幻覚妄想症の概念は放棄されている。第6版では早発性痴呆と躁うつ病の2大精神病の形が出来上がり、早発性痴呆の下位分類として破瓜型、緊張型、妄想型が区別されている。1913年の第8版にいたると、外因性精神病、内因性精神病とヒステリー、偏執症（パラノイア）、精神遅滞、精神病質などからなる精神状態病的変種という精神疾患の三分システムが出来上がった。第7版までの早発性痴呆の病像から知性の面では障害が著しいものの、感情と意志の障害はごく軽度で比較的予後のよいパラフレニーが分離され、両者に内因性鈍化（endogene Verblödungen）という上位概念が付された。さらに早発性痴呆には単純性痴呆、児戯性鈍化、抑うつ性鈍化など10型、パラフレニーには体系的、誇大的、作話的、空想的の4型が区分されており、それぞれ詳細な記述がなされている。また、こうした疾患からは独立して、内的原因から生じ、持続的で揺るがしがたい妄想体系が徐々に発展するが、障害は精神生活の狭い領域に限定される病態が「偏執症（パラノイア）」として1章を与えられている。そこでは梅毒やアルコールによる外因性のものや、妄想形成が外的動機に基づくものを除外した、いわば「真正の」パラノイアが規定され、迫害妄想、嫉妬妄想、誇大妄想、発明妄想、血統妄想、色情パラノイアに分けて豊富な臨床例が記述されているが、内実としては早発性痴呆、パラフレニー、パラノイアの間で境界が不鮮明なことも否定できない。

このように縦断経過を重視し、自然な疾患単位への到達を目指すクレペリンの構想は、横断的所見に基づいた疾患分類が主流であった当時の精神医学界から強い批判を浴びた。とりわけ症候群学説の首唱者であるホッヘは、クレペリンの構想を思弁的で実りのないものだと執拗に論難した。これに対しクレペリンは、1920年の論文「精神疾患の現象形態」で精神症状と疾患事象とは必ずしも1対1で対応しないという修正を行っているが、それでも症状および症候群の背後に自然な単位としての疾患事象が存在するという主張は堅持している。

クレペリンの精神医学は、自然科学的・実証的手法により疾患事象の解明を求める点で今日の生物学的精神医学の方向性と合致している。とくに合衆国で直接クレペリンを引き合いに出すグーズ、スピッツァーらは"新クレペリン主義者"と呼ばれていて、クレペリン流の疾患分類は今日のDSM-IVにも大きな影響を与えている。しかし、クレペリンの教科書の豊かな症例記述が示すように、彼が自然科学としての精神医学を求めるのと同時に臨床経験を重要視したことを忘れてはならない。　　　　　　　　　　　●岡島美朗

[詳細データ] E. Kraepelin, Kompendium der Psychiatrie. A. Abel, Leibzig, 1 Aufl., Psychiatrie. 1883; 2 Aufl., 1887; 3 Aufl., 1889; 4 Aufl., 1893; 5 Aufl., 1896; 6 Aufl., 1899; 7 Aufl., 1903-04; 8 Aufl., 1909-15; 9 Aufl., 1927（以下の部分訳がある。西丸四方・西丸甫夫訳『精神分裂病』みすず書房, 1986. 西丸四方・西丸甫夫訳『躁うつ病とてんかん』みすず書房, 1986. 遠藤みどり訳『心因性疾患とヒステリー』みすず書房, 1987. 遠藤みどり・稲浪正充訳『強迫神経症』みすず書房, 1989. 伊達徹訳『老年性精神疾患』みすず書房, 1992. 西丸四方・遠藤みどり『精神医学総論』みすず書房, 1993).

クレペリン Emil Kraepelin
『精神医学百年史』　　　　　　［1918年］

　クレペリンの強い希望と熱心な運動によって，ミュンヘンにドイツ精神医学研究所が創設されることになった。1917年6月10日，皇帝列席のもと開所式が催され，そこでクレペリンは「精神医学の百年」という講演を行った。翌年，それを専門家向けに大幅に加筆した論考が「精神医学の百年」と題されてドイツの精神神経学雑誌に掲載され，同年，「人間文明史への寄与」という副題がつけられて単行本として刊行された。

　精神医学の歴史に関する書は数多いが，本書は，学説や理論の歴史というよりは，精神医療史，治療史，あるいは患者の処遇史に重点があてられ，また精神障害者への人道的な立場が記述の基底に流れ，きわめてユニークな著書となっている。とくに，18世紀における拘束，収容，看護者の暴力など患者の悲惨な状況，瀉血や嘔吐療法，機械的な強制などの治療方法についての記述や図譜が豊富である。また，ハインロートやイーデラー，ヤコビなどいわゆるロマン主義的精神医学の紹介，さらには彼らの心理療法についての記載も詳しく，貴重な報告となっている。19世紀になってのコノリーらの無拘束療法や開放療法や家庭看護，あるいは精神病院のあり方などについての記述も教えられるところが多い。精神医療史のみならず，精神医療総論としての意味をもつ著書である。

　本書はまた，クレペリンの思想を知るうえでも重要な著書である。疾患分類体系の提唱とか脳精神医学の泰斗，あるいは脳器質論者としてのクレペリンが一般にもてはやされているが，本書は，実際のクレペリンが人道的な立場に立つ真摯な臨床家であることを証するものとなっている。

　なお，邦訳書は，訳者による章分けをして読みやすくし，注釈も丁寧になされている。
　　　　　　　　　　　　　　　　●松下正明

　　[詳細データ]　オリジナルは，E. Kraepelin, Hundert Jahre Psychiatrie. Zeitschr. ges. Neur. Psychiat 38: 161-275, 1918. 著書は，Hundert Jahre Psychiatrie. Ein Beitrag zur Geschichte der menschlicher Gesittung. Springer, Berlin, 1918（岡不二太郎訳編『精神医学百年史―人文史への寄与―』改訂2版，創造出版，1998）.

クレペリン Emil Kraepelin
「精神病の現象形態」　　　　　　［1920年］

　この論文は著者64歳の著作で，彼の疾患単位の分類，特に早発性痴呆と躁うつ病についての晩年の見解を知ることのできる唯一の文献である。そこで彼は堅い記述精神医学者として扱われた時期とは異なり，批判に対して柔軟で広い視野をもつ研究者として現れている。当時までの精神病理学の発展，症候群論による批判や外因反応型および病像成因・形成の構造分析の提唱に対する著者の見解の受容の経緯は，内村祐之の著書*に詳述されている。とはいえ現象形態とは症候群のことであり，分裂という形容詞を使っても分裂病の病名を用いない頑固さは隠せない。論文の前半は著者には珍しく精神医学の方法論であるが，内的体験の認識のための感情移入や了解的連関には信頼性と妥当性が欠けるとみなされており，患者の言葉による表明にも慎重である。これに対して補助手段としての比較精神医学の諸要件には大きな期待が寄せられている。病因に基づく基礎障害とならんで，神経機構の層的構造の上に発達史的に成立した既成装置が，侵襲に対する反応として病的表現型を限定するという生体反応的見解が言及されている。そこで3群10個の現象形態がまとめられた。Ⅰ群はせん妄性意識障害，妄想の加工，感情性表出，ヒステリー，衝動性表現，Ⅱ群は分裂性，言語幻覚性表現，Ⅲ群は脳病性，精神薄弱性，けいれん性表現型である。群間の移行や表現型の合併・移行が述べられた後，著者の持論である疾患単位と現象形態の関連について論じられた。分裂病と躁うつ病との鑑別は表現型では鑑別できないと認めていながら，経過と転帰の上で両者は異なる過程であるとして，その本質の解明を将来に託している。
　　　　　　　　　　　　　　　　●臺　弘

　　[詳細データ]　E. Kraepelin, Die Erscheinungsformen des Irreseins. Zeitschr. f. ges. Neurol. u. Psychiat 62: 1-29, 1920（臺弘訳「精神病の現象形態」『精神医学』17: 511-528, 1975）.
　　*　内村祐之『精神医学の基本問題』医学書院，pp. 99-118, 1972.

クレペリン　Emil Kraepelin
『エミール・クレペリン回想録』
[1983年]

　本書はクレペリンの自叙伝である。自伝草稿の存在は生前から知られていたが、死後50年記念式典のおり遺族の承諾を得て、1983年ようやく刊行のはこびとなった。教科書『精神医学』を筆頭とするクレペリンの精神医学著作は夥しい。しかし、クレペリンが自身の生涯を綴る本書はユニークで、生身のクレペリンに触れることのできる随一の1次資料である。

　「私は1856年2月15日にノイシュトレリッツ（現ドイツ・メクレンブルク州）で生まれた。父カール・クレペリンは音楽教師であり、ロイター作品の名吟詠家でもあった」と書き出す。そして第1次大戦時の逆境の中で「ドイツ精神医学研究所」を創立させたあと、1919年、敗北感に苛まれながらも精神医学研究所の将来に夢をたくすところで筆を措いている。「私たちはどんな敗北によっても奪い取られない誇りを感じていた。わがドイツは、世界中の他のどの国民も持ったことがない、人類の福祉に捧げられた科学研究所を、世界大戦の最中に設立させることができたという誇りである。」

　その間、219ページにおよぶ本書で、クレペリンは時間の軸をもとに学歴、職歴にかかわる場面を活き活きと述べる。そしてその軸の随所から伸び出るように、家庭生活、余暇の大旅行、名だたる精神医学者たちとの交友などが語られる。

　クレペリン家のルーツ捜しのための自転車旅行。イタリアの湖畔の綿密な別荘づくり。精神疾病分類確立に役立てたクレペリン式臨床記録検索カードの秘密、これはさりげなく述べられる。また、小屋暮らしをして、粗食と午後の散歩以外は机にむかい、連日十数時間、教科書改訂に取り組む大家のすがた。ああ、これがクレペリンかと思わせる場面ばかりである。

　編者による序文、クレペリン全著作リストも掲載され、往時の写真がふんだんに添付されている。これらも2次資料として大きな価値を持っている。

　　　　　　　　　　　　　　　●池田和彦

　[詳細データ]　E. Kraepelin, Lebenserinnerungen. Hippius, Peters, Ploog (hrsg.), Springer-Verlag, Berlin/Heidelberg, 1983.

クレランボー
Gaëtan Gatian de Clérambault
『熱情精神病』
[1942年]

　本項の「熱情精神病」は、クレランボー「精神医学著作集」の第4部である。P. ギローの序文とJ. フレテによって編集された本書は、第5部の「精神自動症」を含む全7部からなっている。初版は1942年にPUFから出されたが、1947年に同じ内容でフレネジーから刊行され、1987年にも再版されている。

　精神疾患の体系化よりも個々の臨床像の生き生きとした叙述につとめたフランス精神医学は、19世紀末から20世紀初頭にかけて種々の妄想病概念を生むことになる。P. セリューとJ. カプグラは、1909年に解釈妄想病を復権妄想に対比させながら幻覚のない慢性系統妄想病をまとめたが、これはほぼクレペリンのパラノイア概念に相当するものであった。またM. ディドも、1913年にこれと近縁の熱情反応を熱情的理想主義者とし明らかにしている。それらに対して、クレランボーは復権妄想に恋愛妄想および嫉妬妄想を加え、これを「熱情精神病」として提案、セリューやディドの概念とは異なる独自のものであるとした。

　「精神医学著作集」熱情精神病の部は、1913年、1921年から1923年そして1927年に主として臨床精神医学誌に掲載された18の症例呈示、学会での討論発言と論証であり、もっぱら恋愛妄想を中心にしたその概念をよみとることができる。恋愛妄想が中心であるのは、彼にとって純粋恋愛妄想（érotomanie pure）こそが他の復権妄想、嫉妬妄想を含む熱情精神病のいわば典型であったからである。

　それは、熱情というより性的高慢、通常は身分の高い人物（対象）に愛されているという基本的公準から生じ、愛と迫害の諸観念へと向かうもので、期待、くやしさ、復権を求める怨恨という3つの段階を経ながら扇状（en secteur）に一挙に進展する症候群であり、解釈妄想が発症も不確かでつねに解釈期待の状態から全方向、網状（en réseau）で

あるのとの相違を述べている。またこれに派生する主題として，患者の想像にすぎない対象からの保護や接近，奇妙で矛盾した行為をあげ，不満や憎しみが次第にむき出しになるとともに，多くは虚構的な過去の損害や自身にのみ起因する損害を証明しようという復権要求者になるとしている。1つの心理的症候群とはしているものの，体質を含む病因的な面からその独立性を主張していたようにも思われる。

クレランボーは，1872年ブールジュに生まれている。美術や法律を学んだりしているが，やがて精神医学を志すようになり，1899年から1903年までパリの精神病院アンテルヌとして勤務している。1905年にパリ警視庁特別医務院の助手，そして1920年には主任となり，1934年ピストルによる自殺という劇的な死に至るまでその職にあった。また，1914年から1919年の間軍医として第1次大戦に加わっているが，モロッコ滞在中にアラブの民族衣裳である「ドレープ」の美しさにひかれてからは資料の蒐集と研究に熱中し，美術学校で講義をすることもあった。

精神医学におけるいわば歴史的な貢献は，V. J. J. マニャンにはじまる慢性妄想病の中で，慢性幻覚精神病をもとに「精神自動症」を明らかにしたこと，および幻覚のない妄想状態から「熱情精神病」を独立させようとしたという2つの点にあるが，特に前者の器質機械論に基づく性急で挑戦的な主張は多くの批判を受け，衝突をまねいた。彼の業績の多くは，特別医務院の留置所（Dépôt）というやや特殊な医療現場から生まれたものであるが，質の高い臨床観察，症状記述の優雅さ，正確さは，J. ラカンの賛辞にせよ，H. エーの批判にせよその評価の証しでもあり，特異な人物像とともに注目されるところである。

●武正建一

［詳細データ］G. Gatian de Clérambault, Psychoses passionnelles. Œuvres psychiatriques, quatrième partie, PUF, Paris, 1942（木村敏夫ほか訳『熱情精神病』金剛出版, 1984）.

クロイツフェルト
Hans Gerhard Creutzfeldt
「中枢神経系の特異な巣状疾患について」
［1920年］

原因不明の変性疾患とされてきたクロイツフェルト＝ヤコブ病は，1968年，チンパンジーへの移植実験が成功して以来，伝達可能な疾患あるいはスローウイルス感染症として注目され，さらにプリオン病の中心的な疾患として今日に至っているが，その発端はヤコブが彼の症例とクロイツフェルト例の共通性を指摘したことに始まる。クロイツフェルトの症例は23歳の女性で，錐体路徴候，顔面や前腕の不随意運動，全身の感覚過敏，運動性興奮状態，カタレプシー様症状，けいれん，反響言語など，多発性硬化症が疑われる多彩な症状が寛解と増悪を示しながら急速に進行し，てんかん発作の重積で死亡した。全経過約1年半であった。病理学的には，大脳皮質第3層を中心にした神経細胞の脱落と残存細胞の腫大（原発性刺激），神経食現象やグリアロゼットのようなグリア反応など，非炎症性変化が中心前回を含む前頭葉を中心にみられた。しかし，海綿状変性の記載はなかった。一方，ヤコブ例は初老期であることや皮質に海綿状変性があり，当初から両者の同一性についてやや難点があった。とくに1960年に発表されたネヴィンの亜急性海綿状脳症は，特異なグリア反応と神経細胞病変を特徴とするクロイツフェルト例と海綿状変性を主体とするヤコブ例の異同について議論を巻き起こすことになった。しかし，その後，動物への伝達実験，プリオン蛋白の発見等を経て，ヤコブ例に端を発する本症はシナプス型プリオン病におおよそ該当するとされ，コドン（DNAまたはメッセンジャーRNA上の3つの連続したヌクレオチドで表わされたアミノ酸を指定する遺伝暗号）の異常によってさまざまなタイプが知られている。それに対して，クロイツフェルト例はペラグラ脳症との類似性が指摘されたこともあったが，今日ではこのような症例にはほとんど遭遇せず，その意味でいまだに疾病分類学的な位置付けが定まっていないと言える。

●水谷俊雄

［詳細データ］H. G. Creutzfeldt, Über eine eigenartige herdförmige Erkrankung des Zentralnervensystems. Zeitschrift für gesamte Neurologie und Psychiatrie 57: 1–48, 1920.

クロウ Timothy John Crow
「精神分裂病の分子病理―複数の疾病過程か？―」 ［1980年］

　クロウは本論文において、精神分裂病の症状を陽性症状と陰性症状の2症候群に分け、それぞれに異なる病理過程を想定する精神分裂病の2症候群仮説を提案した。

　クロウの論旨は以下のとおりである。ドーパミン放出を亢進するアンフェタミンの乱用が急性妄想型分裂病様の症状を引き起こすこと、抗精神病薬の臨床効果とドーパミン遮断作用が相関することから、分裂病ではドーパミン過剰伝達が考えられる。そしてこれに対応する病理所見として線条体のドーパミン受容体の増加が死後脳研究において確かめられている。抗精神病薬は急性分裂病の主要症状である陽性症状（妄想，幻覚，思考障害）に対して効果を示す。しかしながら、慢性分裂病、とくに入院患者に主に認められる陰性症状（感情の平板化，会話の貧困化，発動性欠如）に対しては無効なことが多い。慢性分裂病の基本的な障害は急性分裂病の障害と異なるという根拠は他にもある。アンフェタミンによって急性分裂病は容易に悪化するのに、慢性分裂病は比較的影響を受けにくい。さらに、慢性分裂病では器質性障害にみられる認知障害を認めることがある。また、気脳写を用いた研究において分裂病患者の脳室拡大が報告されており、クロウら自身が最初に行った分裂病のCT研究において、脳室拡大が強いものほど陰性症状および知的障害が強い相関が認められた。したがって、分裂病は2つの症候群に分けられ、それぞれが異なる病理過程をもつと考えられる。まず、急性分裂病と同義であり、陽性症状で特徴づけられるタイプⅠの病理過程として、ドーパミン神経伝達の異常、すなわち、ドーパミン受容体の増加が想定される。一方、欠陥状態と同義であり、陰性症状中心で時に知能障害を呈するタイプⅡの病理過程としては、ドーパミン神経伝達ではなく、神経細胞の消失や脳構造の異常が想定される。タイプⅠには抗精神病薬が効果的で、可逆的で予後良好なのに対して、タイプⅡは抗精神病薬が効かず不可逆的な要素をもち予後不良である。2つのタイプは全く別の疾病というわけではなく、タイプⅠの症候群からタイプⅡへ移行したり、タイプⅠとⅡの2症候群が同時に存在することがある。まれには単純型分裂病のように、タイプⅠの症候はなくタイプⅡの症候群で始まることもある。

　さて、陰性－陽性症状という捉え方は、ジャクソン理論に端を発するものの、クロウは純粋に症候記述的な用法として陰性－陽性の区別を用いる。その影響もあって、以後は症候記述的な用語として陰性－陽性の区別を用いるのが一般的となった。クロウは陽性症状のなかに思考障害を包括したが、以後の研究者からは陽性－陰性症状の二分法では精神分裂病の症状を網羅できず、陽性症状を妄想・幻覚と思考障害に二分し3症候群とする、あるいは興奮や感情障害を別個の症候とした多症候群とする説が提案された。

　分裂病の症状は2症候群のみで記述できるほど単純ではないとしても、分裂病に複数の病理過程とそれに対応した症候群が存在するというクロウの考え方は広く受け入れられた。また、クロウの試みは、症状を記述的に捉え、治療への反応性や予後などの臨床所見、画像などの生物学的所見などの科学的な証拠を総合的に解析することによって疾病過程を明らかにしようとしたところに大きな意義があった。そのアプローチは、1980年代以降の精神分裂病研究を大いに啓発した。

　なお、クロウはその後、神経発達過程における言語の半球優位性の獲得障害を分裂病の疾病過程として想定する仮説を発展させた。

●大久保善朗

［詳細データ］ T. J. Crow, Molecular pathology of schizophrenia: more than one disease process? Brit. Med. J. 280: 66-68, 1980.

クロウ　Timothy John Crow
「言語と精神病―共通の進化論的起源―」
[1996年]

　人類の脳／体重比は他の類人猿と比べて突出しており，進化論的に短い期間で言語を獲得したことが，人類の種形成とその後の繁栄をもたらし，一方で精神分裂病の起源にもなったという仮説を述べた論文である。すなわち，精神分裂病で解明されていない謎は，その発病頻度が何万年も隔離された地域でも，気候，社会，産業のまったく異なる地域でも差がないことと，その発病年齢が生殖世代に一致し，男性が女性より平均3年早いことである。精神分裂病は子孫を残す上で不利であるが，その遺伝子は自然淘汰の圧力に耐えてきており，すべての人類に遍在すると考えられる。言語の発生も進化論的な謎であるが，人類が他の類人猿と比べると幼形成熟であることが関係し，成熟を遅延させる単純な遺伝機構が，脳の急激な発達を可能にし，脳の可塑性を増大させた。これにより2つの大脳半球がある程度独立に発達して，人類は言語による複雑なコミュニケーション能力を獲得したと考えられる。脳の左右差を決定する遺伝子は単一遺伝子であり，これがヘテロで存在することが認知機能に有利となるというデータがある。また精神分裂病素因は，左右の大脳半球機能の未分化と関連するという証拠がある。脳の成熟時期を決定する遺伝子はX染色体とY染色体に存在する相同遺伝子で，言語優位半球を分化させる遺伝子でもある。人類はどの文化圏でも，男性が女性よりも婚姻年齢が遅く，女性は養育能力のすぐれた男性を選択する。これにより男性が女性より脳の成熟時期が遅延するという性差が発現し，分裂病発病年齢の性差をもたらす。精神分裂病素因は言語機能を一側半球に分化することの失敗と考えられ，ホモサピエンスの種形成の歴史と同じくらい古く，発病年齢の性差はダーウィンが提唱した配偶者選択の仮説と一致するというものである。
●松浦雅人

[詳細データ] T. J. Crow, Language and psychosis: common evolutionary origins. Endeavor 20:105-109, 1996.

クロード　Henri Claude
「幻覚の機制　外的作用症候群」
[1930年]

　クロードは情動的な失意の体験や対人葛藤などを引き金にして，周囲の人が自分のことをあざ笑っている，監視し，自分がなにをするのか知っているといった被害・注察妄想，自分の悪口が聞こえるという幻聴，感覚過敏などを呈する病態を外的作用症候群（syndrome d'action extérieure）と呼んだ。この論文では3症例があげられ，最初の症例（54歳，女性）では，1年前，実際に起こったガス漏れを機に，悪臭がアパートに広がると被害的になり，衛生局に対し修復を要求する行為に及んだことがあった。その後，周囲の人々が自分に対して敵意を抱いていると思うようになる。ある時は，隣人が窓に身をのりだして，自分をあざ笑っていると感じたり，頭のなかで他人の声を聞くこともあった。また，自分が何か考えると，人がそれを分かっていると確信したり，自分の家でしていることを，人々がみんな知っていると口で言っていると主張する。
　クロードは3症例がクレランボーのいう精神自動症の症状を呈している点で共通していることを指摘しつつ，外的作用症候群は真性の幻覚性精神病（psychose hallucinatoire）や解釈妄想病，またJ. セグラが記述した影響精神病（psychose d'influence）とも一線を画す病態であることを述べる。
　この障害の基底には人格の障害があり，ある事柄に関する心的反芻（rumination mentale）ないし内言語（langage intérieure）が亢進し，自分の感じる現象が外的作用に帰せられ，被害妄想や幻覚が出現すると考えられ，知的に低い人やパラノイア的傾向をもった人に生じやすいという。クロードは，外的作用症候群の考え方がクレッチマーの敏感関係妄想に類似したものであり，ともに本質的には解釈性の精神病であることを強調する。
●加藤　敏

[詳細データ] H. Claude, Mécanisme des hallucinations. Syndrome d'action extérieure. Annales Médico-psychologiques 25: 345-359, 1930.

クロニンジャー C. Robert Cloninger
「アルコール依存症における神経遺伝学的適応機序」　［1987年］

　クロニンジャーは，自らが行った養子研究結果から，アルコール依存症をその遺伝性に関して2型に分類した。さらに，人格が脳の主要な神経系と対応する3次元構造からなるという仮説をたて，アルコール依存症の2類型とこの人格構造とを関連づけた。彼の一連の研究成果は，多くの論文で紹介されているが，本論文はそれらの総説的意義がある。
　養子研究は，ストックホルムで行われた大規模なものであった。タイプ1と呼ばれる類型は，中年以降の男女に出現し，抑制喪失型飲酒を特徴としており，その発症は環境要因に強く影響されることを示した。これに対して，タイプ2アルコール依存症は，男性のみに出現する反社会行動を伴う若年型で，禁酒不能型飲酒を主徴としており，遺伝性がきわめて濃厚な類型である。
　3次元の人格特性とは，新奇追求性，危険回避性，報酬依存性である。タイプ2アルコール依存症では，それぞれの次元が，高，低，低を示し，タイプ1の場合は，それぞれが対極の傾向を示すとした。彼はまた，この人格特性からそれぞれのタイプの臨床症状を説明する試みも行っている。その後の追試で，これら関連性については，ある程度の支持が得られているが，論文の最後に述べられている3次元の人格特性と脳のドーパミン，セロトニン，ノルアドレナリン神経系をそれぞれ関係づけた仮説は，evidenceに乏しくやや乱暴ともいえるものである。
　実証的な養子研究から，遺伝性に関する類型化を試みた彼の業績は，後のアルコール依存症に関する臨床研究，遺伝研究に大きな影響を与えた。
　　　　　　　　　　　　　　●樋口　進

　詳細データ　C. R. Cloninger, Neurogenetic adaptive mechanisms in alcoholism. Science 236: 410-416, 1987.

グロブ Gerald N. Grob
『身近にいる狂人』　［1994年］

　アメリカにおける精神医療の通史は数多く刊行されているが，なかでも本書は良書のひとつといっていい。
　どこの地域でもそうであるが，アメリカもまた17世紀から現代まで，重篤な慢性の精神疾患者の存在によって社会は多くのジレンマに直面してきた。精神障害者への社会の義務は何か。彼らのニーズに応えられる最も効果的な方法は何か。市民の保護は精神障害者のニーズに優先させるべきか。行政は同情，共感，拒絶，偏見のような矛盾した要因をどのように処理してきたのか。といったさまざまな問題に対する反応は時代によって異なっているのが普通である。グロブは，植民地時代のアメリカにおける精神医療の状況から始まって，1820年代の精神病院の発見，1830-40年代のアメリカ精神医学の樹立，19世紀後半に広範に拡がった精神病院の実態，1860-1940年代における慢性精神疾患の問題，19世紀後半から20世紀前半にかけて独立した神経学の影響，またアドルフ・マイアーやジグモント・フロイトらの力動精神医学の導入によって代表される新精神医学の時期，精神医療の危機，第2次世界大戦と新しい精神疾患モデル，戦後アメリカの変化，新しいフロンティアとしての地域メンタルヘルス，現代アメリカにおける精神障害者が直面している問題などの歴史を年代順に追いながら，上に述べた疑問に対して，とくにその社会政策的な観点から，その答えを語ろうとしている。ケネディ大統領の積極的な精神衛生行政が次のニクソンやジョンソン大統領時代に無視されるようになった政策的な背景は日本の現状を考える上できわめて示唆的である。著者のグロブは，ラトガーズ大学の医学史講座教授。他に，『アメリカにおける精神障害者施設―1875年までの社会政策―』［1973］などの著書がある。
　　　　　　　　　　　　　　●松下正明

　詳細データ　Gerald N. Grob, The Mad Among Us. Harvard University Press, Cambridge, 1994.

黒丸正四郎(くろまる／しょうしろう)
『子供の精神障害―特に神経症と精神病について―』 [1959年]

　第1回日本児童精神医学会が東京で開催されたのは1960年であり，この後，我が国における児童精神医学は急速に発展する。本書はその前年の1959年に発刊されたものであり，児童期の神経症と精神病に関して，精神症状の特徴を記した，我が国最初のモノグラフといえよう。

　内容は，神経症と精神病に分けられ，児童期の精神病は発症頻度も少なく，稀なものであるため，大部分のページは神経症の病因・症状・病像の解説にあてられている。

　子どもの精神障害は，時代の流れや社会の変化の影響を受けて，大きく変わってきている部分があるが，子どもの精神症状をみる上で重要なことは変わっておらず，きっちりと記載されている。たとえば(1)子どもの神経症の特徴として，人格が未熟で，発達途上にあるため，依存的になりやすく，そのために親子関係の歪みや同胞葛藤の影響を受けやすいこと，(2)発達する存在であるため，身体的症状が出現する場合にも，年齢によって差異があること，(3)症状が単純であり，言語でもって自分の不安や苦しみを訴えることができず，表情や行動で示すことなどである。

　このような考えから，神経症については発達段階別に「乳児」「幼児」「学童期」と分けて，それぞれの症状・特徴が記載されている。乳児期では母子の肉体関係（身体的に密着していること）を中心に，幼児では母子の感情的関係（心理的に密着していること）がふれられ，学童期では，現在でいう学校精神保健の観点がこの頃すでにとり入れられている。

　特に興味があるのは，出版された時代に自閉症が精神分裂病の児童発症型と考えられていた点である。時代の流れは，子どもの精神障害の解釈と対応を大きく変えているといえる。　●花田雅憲

[詳細データ] 黒丸正四郎『子供の精神障害―特に神経症と精神病について―』創元社，1959.

クーン　R. Kuhn
「イミノベンジル誘導体（G22355）によるうつ状態の治療」 [1957年]

　1948年にスイスのガイギー社で合成された，イミノベンジル誘導体のG22355（のちのイミプラミン）は，当初は冬眠麻酔用の薬剤と考えられていた。しかし，300例に及ぶ精神分裂病患者にG22355を投与した結果は，クロールプロマジンには及ばないというものであった。そこで，1956年，ガイギー社は対象を内因性うつ病にまで拡大して臨床研究を行った。その結果，G22355の抗うつ作用が明らかになった。

　本論文でクーンは，G22355が，40例のうつ病患者に対して効果的であったと報告している。イミプラミンの抗うつ効果が確認された，最初の報告である。

　クーンの報告によれば，G22355の経口投与量は75～150（最大250）mg／日，うつ状態に対する効果の発現は，2～3日後のこともあるが，通常は1～4週後であり，なかには数週間後のこともあった。G22355により完全寛解にいたる症例は1／4から1／2に過ぎず，1／5から1／4の症例では臨床上の効果を認めなかった。耐性は良好であった。急激な発汗，頻脈，口渇などの副作用を認めたが，重篤または致死性の合併症は認めなかった。

　G22355（イミプラミン）は，現在，うつ病の治療に広く用いられている，三環系抗うつ薬（TCA）や選択的セロトニン再取り込み阻害薬（SSRI）などの薬剤のプロトタイプである。また，のちに作用機序が明らかになることにより，いわゆる"モノアミン仮説"を支えるもととなった薬剤でもある。

　なお，その後の研究により，イミプラミンは，うつ病のほかにも，パニック障害などの不安障害や疼痛性障害（慢性疼痛）などにも有効であることが確認されている。　●山田和男

[詳細データ] R. Kuhn, Über die Behandlung depressiver Zustände mit einen Iminodibenzylderivat (G22355). Schweiz. Med. Wschr. 35/36: 1135-1140, 1957.

ケアンズ Hugh Cairns ほか
「無動無言症」　　　　　　　[1941年]

　著者らが無動無言症と名付けた特徴的な脳機能抑制状態の原著論文である。

　14歳の少女，第3脳室の類上皮嚢腫のために繰り返し独特な精神症候群を示した症例を，オックスフォードの脳外科医ケアンズらが詳しく報告した。彼らが無動無言症 akinetic mutism と名づけた精神症状は次の通りである。

　傾眠的であるが容易に覚醒させられる。体動なく横たわっているが，相手をじっと見つめ，また目の前の物を追って視線を動かす。自発発語はないが，質問に時に短く小さい声で正答する。自発行動はないが，指示すると時に正しく四肢を動かすこともある。苦悩を示さず，感情の表出はない。痛覚刺激に逃避反応を示す。食事は自分からはしないが，口に入れてやると嚥下する。大小便は失禁。

　これら症状の強さは変動する。昏睡に移ることもある。神経学的に両側の錐体路症状が軽くみられ，時に除脳硬直状態に至る時期があった。脳波は高振幅徐波を示す。臨床症状と脳圧亢進との直接の関係は否定された。

　彼らはその例で，脳外科的に嚢腫を穿刺して内容物を吸引すると，即時に無動無言症が消失するのを2回確認し，その後手術で嚢腫部分を摘出した。手術後9カ月間の経過観察では，なお完全な恢復は得られなかった。

　ケアンズらはエコノモ脳炎の時の精神症状との類似を考察した。無動無言症の状態が大脳皮質機能の障害であること，そしてそれは間脳レベルでの異常により上行性のすべての求心性インパルスが遮断されるためであろうと考えた。

　ケアンズらの無動無言症はその前後に報告された類似の大脳や脳幹障害，すなわちクレッチマーの失外套症候群［1940］，プラムとポスナーによる閉じ込め症候群（橋の損傷）［1966］などと臨床鑑別が議論された。

●原田憲一

[詳細データ] H. Cairns, R. C. Oldfield, J. B. Pennybacker, D. Whitteridge, Akinetic mutism with an epidermoid cyst of the 3rd ventricle. (With a report on the associated disturbance of brain potentials.) Brain 64 (Part 1): 273-290, 1941.

ケイド John F. J. Cade
「精神病性興奮の治療におけるリチウム塩」　　　　　　　[1949年]

　躁うつ病の近代精神薬理学は，オーストラリアの精神科医ジョン・ケイドの手によるわずか4頁の臨床報告から始まった。1949年のことであった。その時まで，リチウムのような単純なアルカリ金属が躁うつ病に著効するなどと，誰が想像しえたであろうか。

　彼はリチウム塩を，10名の躁病患者，6名の早発痴呆患者，3名のうつ病患者に投与した。躁病に対する効果は劇的で，その効果を確信するのに10名に投与する必要すらなかっただろう。一方，早発痴呆（精神分裂病）にはまったく効果がないこと，その顕著な抗躁病効果から懸念されるような，うつ病を悪化させるような作用はいっさいないことが確かめられている。

　ケイドの発見はまったくの偶然によるものだった。彼は，躁うつ病は，患者の体内に産生される何らかの物質の異常で起こると堅く信じていた。患者の尿を濃縮し，それをモルモットの腹腔に投与して毒性を調べていた彼は，やがて尿酸に注目し，水溶性の高い尿酸リチウムを実験に用いるようになった。ある日彼は，リチウム塩が，モルモットの意識レベルを損なわずに，強い鎮静効果をもたらすことを発見する。上述の臨床研究は，リチウム塩のもつこの性質を根拠に行われたのである。

　1954年，デンマークのモーゲンス・スコウらの手により，リチウムの躁病への効果がプラセボ対照試験で確かめられると，続いて再発予防効果，うつ病への効果が確認された。ここにリチウムは，抗躁効果，抗うつ効果（特に双極性うつ病），躁うつ病の再発予防効果をもつことが明らかにされたのである。同様の性質をもつ薬物を指して，気分安定薬（mood stabilizer）と呼ぶ。今日では，リチウムの他にもカルバマゼピンやバルプロ酸が知られている。

●神庭重信

[詳細データ] J. F. J. Cade, Lithium salts in the treatment of psychotic excitement. Med. J. Aust. 36: 349-352, 1949.

ゲシュヴィント Norman Geschwind
「動物とヒトの離断症候群」　［1965年］

ノーマン・ゲシュヴィント［1926-84］はハーヴァード大学医学部教授で，臨床神経学，なかでも行動神経学の分野に業績が多い。彼のこの分野での評価を不動のものにする1つのきっかけとなったのが本論文である。

学術論文としては異例の長さで2部からなっている。その内容も異例で，新しく発見された事実の報告という従来タイプの論文ではなく，過去の文献を広く渉猟し，その多くを機能と機能の離断（disconnection）という一貫した立場から整理しなおしたものである。

その土台となったのは，1962年に雑誌 Neurology に発表された「ヒトの大脳離断症候群」*である。これは左前大脳動脈梗塞による脳梁損傷例で，左手のみの失書，左手のみの触覚性失名辞，左手のみの失行を生じた。脳梁損傷のため，右半球が左半球の言語領域から離断されていると考えると，この症候群のすべてがすっきりと説明できることを報告したのである。ほぼ同じ時期にカリフォルニアでスペリーとガザニガが手術的脳梁離断患者でやはり脳梁切断が左右半球の高次機能の移送障害を引き起こすことを確認していた。

本論文では離断がウェルニッケ，デジェリン，リープマンなどにより古くから唱えられてきた症状説明の基本原理であることが明らかにされる。そして，離断は半球間だけでなく，半球内でも生じるとし，これまで離断で説明されてきた失語，失読，失行以外の多くの神経心理症候群（たとえば，クリューヴァー＝ビューシー症候群，病態失認，作話など）も離断で説明できると主張している。

第1章では，皮質の解剖学が取り上げられる。下等動物では主要大脳領域と1次的知覚領域や運動領域の連絡は直接的なものであるが，進化系統樹を昇るにつれて，その結合は古い皮質領域の中間に新しく出現してきたいわゆる連合野を介して行われるようになる。ヒトの場合，皮質間の長距離連絡はすべて1次領域間ではなく，連合野間で行われている。したがって，連合野に広範な病巣が生じれば，1次知覚領域や運動領域と他の皮質領域との連絡は離断されることになる。第2章は動物にみられる失認の離断による説明である。たとえば視覚連合野と大脳辺縁系の結合には側頭葉外側および底部の皮質連合野が介在する。したがってこの領域の損傷は視覚領域と辺縁系を離断し，視覚刺激は辺縁反応（逃避・攻撃・性行動など）を引き起こさなくなる。クリューヴァー＝ビューシー症候群などがこの原理で説明されている。第3章ではヒトの離断症候群が扱われる。ヒトでは聴覚連合野，視覚連合野，体性感覚連合野の中間領域に彼が「連合野の連合野」と呼ぶ連合野間を結合する新しい連合野が出現している。この領域の発生によって可能になった視覚－聴覚連合，および触覚－聴覚連合がヒトにおける言語発生の解剖学的基盤を準備した，というのが彼の主張である。したがって，ヒトではウェルニッケ領域とブローカ領域を含む言語領域と，他の諸領域との離断が症状理解の要となる。この原理に基づいて，純粋失読，純粋語聾，触覚性失語などが説明される。第4章ではヒトの失認の諸症状がやはり領域間の離断であることが明らかにされる。第5章では失行が後方言語領域と運動連合野，あるいは視覚連合野と運動連合野の離断として説明される。第6章では伝導失語と言語野孤立症候群が取り上げられ，前者は弓状束障害によるウェルニッケ領域とブローカ領域の離断症状として，後者は言語領域が他の連合領域から孤立してしまった状態として説明される。第7章では離断理論の問題点，さらに最終の第8章では離断理論の哲学的な意味が語られている。

本論文に展開された，ほとんどの高次機能障害の背景には主要機能領域間の情報連絡障害（離断）がある，という著者の明解で一貫した主張は多くの神経学者に支持され，難解と放置される傾向があった高次機能障害の解剖学的・生理学的基盤の研究への熱い関心を呼び起こすのに大きな役割を果たした。米国だけでなく，世界中で高次機能研究復活ののろしとなった記念碑的論文である。●山鳥　重

詳細データ　N. Geschwind, Disconnection syndromes in animals and man. Part I, Brain 88: 237-294; Part II, Brain 88: 585-644, 1965 (In: N. Geschwind, Selected Papers on Language and Brain. D. Reidel, Boston, 1974 ［河内十郎訳『高次脳機能の基礎——動物と人間における離断症候群——』 新曜社, 1984］).

* N. Geschwind, E. Kaplan, A human cerebral deconnection syndrome. Neurology 12: 675-685, 1962.

ゲシュヴィント Norman Geschwind, ガラバーダ Albert M. Galaburda
『大脳側在化』　　　　　　　　　[1987年]

本書の著書ゲシュヴィントは失語・失行・失認に関する19世紀の古典的学説を再評価し復興させたことで知られている。また，離断症候群の命名者で，神経線維の離断で生ずる種々の高次機能障害を研究したことでも著名な神経学者である。本書の題名の大脳側在化とは，大脳の一部が左右いずれかの大脳半球に局在している現象をさしている。たとえば，言語機能は左半球に側在化している。大脳側在化は大脳機能の左右差や大脳機能の左右非対称性，大脳半球優位などとほぼ同義である。本書は大脳半球優位の研究小史からはじまり，男女の脳および左利きの発現について大胆な仮説を展開している。すなわち，(1)胎児の脳では左脳は右脳よりも発育が遅い，(2)男の胎児は女の胎児より脳の発育が遅い，(3)男性ホルモンは胎脳の発育をおさえ，女性ホルモンは促進する，(4)男の胎児は男性ホルモンが多いため脳の発育がおさえられるので，したがって男の胎児の右脳は一番発育が遅れることになる。このことからさらに男児の左脳の発育は女の胎児より遅い。男性は左右脳の分化が著しく，女性の方が著しくない，(5)男性に天才が多く，どもりや失語症も多い，などである。これらの仮説は興味深く示唆にとんでいる。しかし，根拠が不十分であることに留意すべきである。

本書ではその他にも，左右大脳半球の化学的差異，脳の進化および左右大脳半球の機能差との関係，免疫・遺伝などの要因が左右大脳半球の特性と優位性に与える影響などが論ぜられている。利き手の概念とその決定法，難読症における脳の解剖学的変化，学習障害，免疫疾患，双生児の出産などと左利きの関係，脳と身体の片側優位性を伴う疾患や特定の優位性パターンに関係のある疾患などが探求されている。左大脳半球の側頭平面は右大脳半球の側頭平面より大きいことを最初に発見したのは日本の福井達雄 [1934] であることが述べられていないのは残念である。　●杉下守弘

[詳細データ]　N. Geschwind, A. M. Galaburda, Cerebral Lateralization: biological mechanisms, associations, and pathology. The MIT Press, Cambridge, 1987（品川嘉也訳『右脳と左脳―天才はなぜ男に多いか―』東京化学同人，1990）．

ゲッツ Christopher Goetz, ボンデュエル Michel Bonduelle, ゲルファンド Toby Gelfand
『シャルコー――神経学の構築―』[1995年]

シャルコー没後100年を記念して1983年，パリや東京で式典が催されたが，本書はこれを契機に代表的なシャルコー研究家3名が著した研究書である。ゲッツは『シャルコー火曜講義』の英語版の抄訳をしたシカゴの神経学者であり，ボンデュエルは，シャルコーの書簡等を検討し，サルペトリエール病院で長年仕事をした神経学者である。ゲルファンドは，19世紀末のフランス文化史やシャルコーのフロイト宛書簡の発掘で名高いオタワの歴史家である。3者は，ギランによる評伝『J. M. シャルコー 1825-1893』に敬意を払いながら，20世紀後半に明らかになったシャルコーの書簡や診療録等の新資料を駆使して全体像を再構築している。本書は以降シャルコー研究者がまず当たることになる，詳細な文献を含んだシャルコー研究書の決定版となった。

内容は全体で9章に分かれていて，1章・当時の医師の教育，2章・パリの医学界で成功を得るための戦い，3章・神経学における成功，4章・シャルコーの主要な神経学的関心，5章・シャルコーの神経学臨床における芸術的手法，6章・ヒステリー，7章・名声，8章・私生活，9章・その死と伝説に分かれる。1，5，9章はゲッツが，3，4，8章をボンデュエルが，そして残りの2，6，7章をゲルファンドが執筆している。19世紀のサルペトリエール病院や当時の医学界を取り巻く歴史や業績や人物像に限らず，第3共和政の社会・政治情勢までが，詳細かつ生き生きと描き出されている。本書は翌年の1996年，パリでもフランス語版が出版されている。

●江口重幸

[詳細データ]　C. Goetz, M. Bonduelle, T. Gelfand, Charcot: Constructing neurology. Oxford University Press, Oxford, 1995. (Bonduelle, Gelfand et Goetz, Charcot: un grand médecin dans son siècle, Michalon Eds., Paris, 1996.)

ゲープザッテル
Victor Emil Freiherr von Gebsattel
『医療人間学序説』　　［1954年］

著者は，自らの臨床経験と現象学的思考に依拠して，医療人間学を提唱し，実践としての人間学的精神療法を試みた。本書は，1913年から53年までの彼の講演や論文を収録したものであり，精神病理学的な研究論文，精神療法や神経症学説についての論文など計20編からなる。ここでは，彼の思想を理解する鍵概念である生成制止（Werdenshemmung）が最も典型的に現れる領域，すなわちメランコリーを扱った論文を紹介しておきたい。

「メランコリーにおける時間に関連した強迫思考」［Zeitbezogenes Zwangsdenken in der Melancholie.］では，強迫現象の基底にうつ病者の時間体験が存在することが説明される。

強迫現象が非常にしばしば躁うつ病を基礎に発展することは，それまでにも指摘されていたが，なぜ内因性の障害が，ある時は妄想の中に，またある時は強迫症状として現れるのかは明らかでなく，せいぜい体質や病前の性格との関連が示唆されていたにすぎなかった。

ゲープザッテルの呈示する20歳の女性患者は，1秒でも時間が過ぎることを恐れ，寿命が縮まり死に近づくことを不安に思い，鳥のさえずり，時計の音など身の回りで起きる全ての現象を気に止めずにはいられない。患者の語る時間はわれわれが日頃体験する時間ではなく，奇妙に客観化された時間である。通常，時間は過ぎ去るのではなく，迫ってくるものと体験されるのであり，この未来へと方向付けられていることこそ人間の実存様式にとって本質的である。また，時間はわれわれの人格が大きくなり展開し成長するための媒体であり，客観的な確認される時間の過ぎ去りが感じられることはまれである。それは，跳躍や欲動が過ぎ去りの契機を完全に覆い隠しているからである。しかし，人格の生成過程が何らかの理由で停滞すると，未来関連的な欲動の発現が制限され，時間的な規定を受けた体験の変化が意識に上る。こうして，記録強迫の背景に存在する生成の制止が浮かび上がる。体験内在的な時間が止まるのに対し，客観的な超出時間は止まらない。内因的に基礎付けられた強迫現象は，いつも患者の疾患に対する，また制止に対する闘いの表現なのである。

「離人症の問題について」［Zur Frage der Depersonalisation.］では，うつ病における離人体験について論じられる。ハウクがうつ病における離人体験はまれであるとして，その理由に「精神内の制止」が大きすぎて，自己観察や，それを表現することができないことを挙げていたのに対し，ゲープザッテルは，古典的な形態の離人症候群はむしろ躁うつ病体質類型で生じるとした。とはいえ，躁うつ病圏の離人症は単に制止のみが優位の患者とは区別されるし，うつ病妄想や特異的な心気症を呈する患者とも異なる。その特徴は，自己観察の悩ましい強迫であるが，その基底には，自分の現存在感情の特別な変化，すなわち「実存の空虚（existentielle Leere）」がある。

われわれが世界に関してKönnen（できること）の体制にある限り，「世界の中に」「世界とともに」われわれは存在する。しかし，うつ病ではWerdenkönnenn（生成可能性）が遮断される。制止が患者を空虚のもとに置き，これが意識されないまま，Könnennの麻痺が彼の表象を支配する。このNicht-könnenn（できないこと）の持続的な体験によって，うつ病者の現存在は感情の発現可能性が排除される。仔細に見ると，離人のいくつかの特徴はうつ状態で規則的に観察され，他の目立つ症状よりも，はっきりと彼の特異な現存在形態を明らかにする。実存の空虚さこそ躁うつ病者の現存在形態なのであり，躁症状もこれに対する反応と理解されるべきである。結局，うつ病患者の制止は実存的な意味を持ち，しかもその空虚さを招くのである。

●阿部隆明

[詳細データ] V. E. v. Gebsattel, Prolegomena einer medizinischen Anthropologie. Springer, Berlin, 1954.

ケーラー　Wolfgang Köhler
『ゲシュタルト心理学入門』　［1969年］

　ヤスパースは，「心理学に相談しても無駄なので，自分で使う心理学を自分で作らねばならない」として精神病理学を定義しているが，従来，心理学の理論が精神医学に与えてきた影響は少なくない。例えば，ブロイラーの連合障害の重視に，心理学の祖ヴントの構成主義が取り入れられていることは周知の事実でもある。とりわけゲシュタルト心理学は，心理学理論の中でも図（figure）と地（ground）という概念を通して，ゴールドシュタインやコンラートといった著名な精神医学者の理論的基盤となっている。

　ゲシュタルト心理学は，ゲシュタルトという概念が時には形態と訳されたり，布置と訳されたりしながらも，いずれもが適切とはいえないとして，原語のまま用いられていることからもわかるように，その理解が難しい。本書は，ゲシュタルト心理学の提唱者の1人であり，理論家でもあったケーラーがいわばそのような問いに答えようとしたものである。また，一般人を対象とした4回にわたるプリンストン大学での連続講義の記録であるという点からも，本著がゲシュタルト心理学を理解するための格好の入門書となっていると言えよう。

　まずケーラーは，発端となった知覚現象を話題として採り上げ，ゲシュタルト概念の説明を行っている。すなわち，今日ψ現象と呼ばれる仮現運動である。暗室で1本の光る垂直棒を視野の左側に提示した直後，適当な時間間隔を置いて同じ長さの別の垂直棒を一定の距離を置いた視野の右側に提示すると，垂直棒が左から右へ動いたように見える。感覚刺激である垂直棒は動いていないにもかかわらず，実際とは異なり，現象的な運動が生じるのである。このことから，ゲシュタルト心理学は刺激と感覚との間の1対1対応（恒常仮定）を否定し，知覚体験は要素に還元されるものではなく，「全体は部分の総和とは異なる」という命題を導き出した。また，全体

○○　　○○　　○○　　○○
近接の要因
（2個から成る4組に見える）

は群化と呼ばれる内的法則性を持ち，たとえば近接しているものは1つにまとまって見え（近接の要因），似ているものも1つにまとまって見えてしまう（類同の要因）と主張した。部分が全体を作るのではなく，時に部分は全体に依存するというのである。次いで，彼はこのようなゲシュタルトの法則が単に心理的体験のみならず，物理学や生物学など自然科学にも当てはまると考えた。そしてケーラーは，ヴェルトハイマーやコフカといったゲシュタルト心理学の提唱者と異なり，「心理学的事実とその基盤となる大脳内の事象とは，そのすべての構造的性質の上で互いに類似している」という心理物理同型説（psycho-physical isomorphism）を展開している。最後に，彼がテネリフェ島で行った有名な類人猿の知恵実験にも触れて，場面の突然の再構造化である洞察（insight）の重要性について言及している。すなわち，バナナを取ることとは無関係であった箱が，バナナの下という最終的位置関係に置かれることによって，類人猿ラナの体験世界は大きく変貌したのである。試行錯誤の果ての場の再構造化は，「ああ！そうか体験」（Ach! erlebniss）と呼ばれた。彼は言う，「問題の解決はわれわれがそれに積極的に努めていないとき，しばしば突然あらわれてくる」と。

　ケーラーは，かつて物理学を学んだこともあって，彼の説は心身平行論にまで及んだが，現象を要素に分析することなく生の体験として捉え，現象の内的法則性の理解を最優先におくという視点は，師シュトゥンプやその師ブレンターノの現象学に通じるものである。また，思考という高次機能において，関係性の発見という主体的活動の必要性を説いた点でも特異である。

●小川俊樹

[詳細データ]　W. Köhler, The Task of Gestalt Psychology. Princeton University Press, New Jersey, 1969（田中良久・上村保子訳『ゲシュタルト心理学入門』東京大学出版会，1971）.

ゲルストマン Josef Gerstmann
「手指失認について」　　　［1924年］

　手指失認，左右識別障害，失計算，失書の4徴候をあわせ持った病態をゲルストマン症候群と呼ぶ。ゲルストマン症候群はゲルストマンによって1924年のこの論文で最初に記載され，1930年，1940年に追加・補足された。ゲルストマンによれば4徴候の内容は以下のとおりで，責任病巣は左側頭頂後頭葉であるという。彼は4徴候の中でも特に手指失認を重視し，この症状が body image の障害で生じると考えた。

　手指失認は自分の指の呼称ができず，また名前をいわれても指差すことができない症状である。他人の指についても同様の現象がみられる。左手にも右手にもみられる。

　左右識別障害は左右の概念の弁別障害で，左手を挙げる，右の指を指差すなどの指示に正確に応じられない。右手で左の指にさわるなど2つの体部位を含む課題で症状がさらに明らかになる。

　失計算は暗算でも筆算でも障害がみられる。ゲルストマン症候群における失計算は多様である。

　失書は錯書が前景に出る言語障害性失書，文字の形がくずれる構成失書との両方がみられる。

　このようにゲルストマン症候群のそれぞれの症状内容はかなり大きな幅を持っている。特に，失計算，失書症状は原典の記載でも症例によって内容は異なる。さらにその後ゲルストマン症候群として報告された症例では失語，構成失行，失読を合併している場合が多い。このことも1つの理由で後の1960年代・1970年代に，ベントン，クリッチュリー，ペックなどから，ゲルストマン症候群の独立性について懐疑的な立場が多く提出された。

　ゲルストマン症候群は教科書に必ず記載される有名な症候群であるが，一方でその独立性については現在でも議論のあるところである。　　　　　　　　　　　　●河村　満

　　詳細データ　J. Gerstmann, Fingeragnosie: Eine umschriebene Störung am eigenen Körper. Wien. Klin. Wschr. 37: 1010-1012, 1924.

ゲルプ Adhémar Gelb, ゴールドシュタイン Kurt Goldstein
「色名健忘について」　　　［1925年］

　第1次世界大戦の頭部戦傷患者の研究報告である。当時，失語・失行・失認などの研究は，種々の皮質中枢とその結合を想定し，中枢自身の破壊と結合の損傷によってこれらを説明する連合主義的古典論が成立した後であり，この壮大な仮説を受けて，その不備の補完，反証の試み，あるいは別の視点の導入など様々な研究が行われていた。特にゴールドシュタインは初期の失語論においては連合論に立つ大著『超皮質性失語』［1917］を発表していたが，ゲルプらとの共同研究を通じて，次第にゲシュタルト心理学や全体心理学の視点を導入した脳損傷患者の行動研究を発表した。脳に戦傷を受けた症例 Th. は，赤や緑といった色名呼称が不可能であるが（色名健忘），その代わりに「サクランボのよう」，「スミレのよう」などと具体的な事物の色で答えることができた。障害は色名だけではなく，多数の色見本を同系統の色グループに分類する作業においても著しい障害を示した。また別の健忘失語患者は，物品の名前の呼称ができず，その代わりにペンを「書くための物」などと迂言をした。これは物品使用の具体的行為を挙げたのである。また多数物品をいくつかのグループに分類する検査をした時，コルクの栓抜きと，すでに一度開けられてコルク栓がゆるく差し込まれているだけのビンを1つのグループに入れなかった。その理由を聞かれて，彼は「ビンはもう開いている」と答えた。これらの行動は，患者が抽象的・範疇的な行動をとることができず，具体的行動，つまり「生きた現実に根ざしたより原始的な行動」に退行していることを示している。これは健忘失語患者だけではなく，脳損傷患者全体にあてはまる抽象的行動の障害であると結論した。　　　　　　　　　●波多野和夫

　　詳細データ　A. Gelb, K. Goldstein, Über Farbennamenamnesie: nebst Bemerkungen über das Wesen der amnestischen Aphasie überhaupt und die Beziehung zwischen Sprache und dem Verhalten zur Umwelt(Psychologische Analysen hirnpathologischer Fälle, X). Psychologische Forschung 6: 127-186, 1925（波多野和夫・濱中淑彦訳「色名健忘について―並びに，健忘失語一般の本性と，言語と外界への行動の間の関係についての研究―」『精神医学』23: 301-309, 413-420, 517-528, 1981）.

ケレーニイ　Karl Kerényi
『ギリシア人とローマ人の宗教』
（邦訳名『神話と古代宗教』）　　　［1963年］

　1943年スイスに移ったケレーニイはC. G. ユングの影響下，深層心理学的神話学の方向をとったが，それ以前の代表作が論文集『ギリシア人とローマ人の宗教』（『神話と古代宗教』は邦訳名）である。成立史も複雑で，当初1937年『古代宗教』として刊行されたものの増補改題版なのだが，今日出ている著作集ではふたたび『古代宗教』に戻っている。
　ケレーニイは合理主義的神話解釈の超克をめざした。民族学，言語学，図像学，現象学など「知」の諸学の思考を受容し，神話の中に「根源的な生」の発見を読みとろうと努めた。『神話と古代宗教』は全6章のほか，序説と結語をもつが，難解，晦渋である。主な論点は，(1)「祝祭」を学問の対象として確立したこと，(2)古代ギリシアの宗教経験の核心を「観」（テオリア）としたこと，(3)古代ローマの宗教経験の核心は「慎しみ」（レリギオ）であると論じたこと，(4)死を宗教的観念としての非存在という側面から取りあげたことである。
　「祝祭」概念が文化史家ホイジンガの『ホモ・ルーデンス』との相互影響のもとに成立したことは有名である。エリアーデの「型」概念をも含めて，単なる理性によって把握しうる要素を超えた「生」の根源的な発現形態が，それら諸学の対象であったことが認められよう。古代ギリシアの「観」の考察も注目される。南国ギリシアの「明視」を取り上げ，「観る」にかかわるノモス（慣例），テミス（秩序），アイドス（羞恥，名誉）を言語的に分析していって，ケレーニイは，内的精神性と明確な視力の結合によって古代ギリシアの「観」（テオリア）が成立したと説くのである。

●髙橋英夫

　［詳細データ］K. Kerényi, Die Religion der Griechen und Römer. Droemer·Knaur, München/Zürich, 1963（髙橋英夫訳『神話と古代宗教』新潮社，1972．ちくま学芸文庫，2001）．

小出浩之（こいでひろゆき）
『分裂病と構造』
［1990年］

　本書は『破瓜病の精神病理をめざして』*に続く著者の2冊目の論文集である。前著が分裂病，特に破瓜病についての現象学的論文集であったのに対して，本書は現象学からラカンの精神分析へと比重が移っている。
　「序論」は講演からの書き下ろしで，分裂病を研究する著者が現象学からラカンへと移っていった個人的経緯が紹介され，現象学とラカンとの分裂病に対する見方の相違が述べられている。
　次の「理論編」ではまず「分裂病家族研究の方法論的検討」がなされ，ベイトソンの二重拘束説などの分裂病家族因論が下火になった理由として経験的次元への囚われが指摘されている。次の「現象学的分裂論とラカンの精神病論」は，ブランケンブルクの「自明性の喪失」は分裂病の病的体験を取り逃がしており，ラカンの理論ではそれがどのように捉えられるかが論じられている。3つ目の「不安・攻撃について」では境界例，人格障害，パラノイアなどに見られる攻撃性がラカンの「鏡像段階」論から論じられている。
　「臨床編」の「分裂病者は何を語るか」では，「父とは何か」を問われた時，この問いにどのように答え，どのように妄想世界を構築していったかが，一分裂病者を通して具体的に述べられている。次の「第一級症状の二つの根」では非定型精神病と分裂病が比較され，分裂病の第1級症状とはシニフィアンの出現であることが症例に基づいて主張されている。3つ目の「破瓜型分裂病の治療」では治療者が患者に向ける「父親的治療欲」の危険性が説かれている。
　「終章」の「精神病理学から見た分裂病のリハビリテーション」では，SST（生活技能訓練）などの原則的に善意の治療的働きかけが持つ危険性が，ラカンの理論に基づいて指摘されている。

●小出浩之

　［詳細データ］小出浩之『分裂病と構造』金剛出版，1990．
　＊ 同『破瓜病の精神病理をめざして』金剛出版，1984．

高良武久（こうら／たけひさ）
「神経質ノ問題」　　　　　　　　　［1938年］

　本論は高良が病床の森田にかわって，第37回日本精神神経学会で行った宿題報告である。森田の説を発展させたもので，この報告を聞いた森田は非常に喜んだ。その1週間後に森田はこの世を去った。

　本論では，まず神経質性格の基調を内向的とした上で，その葛藤を起こしやすい性格構造を内向的な Asthenish な傾向と Sthenish な生の欲望の強さと捉え直し，以後の神経症，特に対人恐怖の性格学の基本を作った。神経質の特徴を発症年齢，体格，心理テストを用いた性格傾向，遺伝など多面的かつ実証的に詳しく論じている。

　高良は，森田の素質に重きをおいたヒポコンドリー性基調説を，自己の心身の現象をもって自己の生存に不利であると感じること，すなわち自己が外界に適応しえないという状態，適応不安と理解した。神経質症状は遺伝的準備状態のもとに，ある動機から自己の心身の状態を自己保存上不利と見なすことから発展する心因性のものである。そして精神交互作用，拮抗作用，自己暗示によって固定されるもので，主観的虚構性を帯び，その心理的過程は了解可能である。

　治療原理は，苦痛煩悶はそのあるがままにこれに直接没入せしめ，事実服従の体験によって，気分本位を脱却し，精神交互作用を遮断する。一方作業によって注意の外向をはかり，即物的態度を身につけさせ，積極的活動への自信を体得させる。そしてこの過程は単なる説得によって実現させられるものではなく，患者を一定の環境において，適当な条件を与えることが必要である。この間に患者に日記を記載させ，できるだけ具体的に実際に即した指導を行うことが肝要である。本論ではさらに治療経過に関する詳細な検討や治療結果についても述べられている。　●北西憲二

　［詳細データ］高良武久「神経質ノ問題」『精神神経学雑誌』，42: 755-796, 1938;『高良武久著作集Ⅰ　神経質研究』白揚社，1988．

コーエン　Elie A. Cohen
『強制収容所における人間行動』
　　　　　　　　　　　　　　　　　　［1953年］

　アウシュヴィッツをはじめとするナチ強制収容所の体験記や手記は，終戦直後から少なからずのものが公刊されてきたが，その中にはフランクル，ベッテルハイムらの精神医学者によるものが含まれている。本書の著者コーエンも医師であり，戦後はフロイト派精神分析を学んで自らの体験を分析する道具とした。しかし本書は単なる一個人の体験記にとどまらず，ナチ強制収容所の歴史・組織・構造などを記した第1章（「強制収容所の一般的状況」），および強制収容所における死亡率・疾病・人体実験・安楽死などを分析した第2章（「強制収容所の医学的側面」）を付し，収容所の全体像を細かく描き出す総説的文献ともなっている。中核となる第3章で「強制収容所における抑留者の心理」が分析されるが，ここでも個人的体験のほか，抑留者一般の心理状況と行動にまで分析の範囲が拡大され記述される。コーエンは，これを3つの段階にわけて考察する。すなわち，「初期反応の段階」（収容所到着時にうける恐怖症的・離人症的反応），「適応の段階」（収容所到着数カ月後に現れる感情麻痺・抑うつ・空想世界への逃避など），「諦めの段階」（日常的飢餓や虐待による退行）である。また，第4章では「親衛隊の心理」として，親衛隊員やカポ（囚人頭）ら加害者側の心理状況が分析される。ここでコーエンが挙げている重要な指摘は，収容所における残虐行為の多くが単なる場当たり的な憎悪や病的サディズムなどによるものではなく，元来，仕事熱心で適応的であった一般人の行動に由来しているとした点である。その背景をコーエンは戦前からの厳格で権威的なドイツの教育にあるとする。巻末の引用文献は，本書が出版された1953年当時としては相当に網羅的であるが，1960年のアイヒマン裁判以後に現れるホロコースト研究の第2波以前のものであるから，現在から見ればごく初期のものだけに限られる。

●小俣和一郎

　［詳細データ］E. A. Cohen, Human Behavior in the Concentration Camp. tr. from the Dutch by M. H. Braaksma, W. W. Norton, New York, 1953（清水幾太郎・高根正昭・田中靖政・本間康平訳『強制収容所における人間行動』岩波書店，1957)．

コーエン Kenneth P. Cohen
『ホスピス』　　　　　　　　　［1979年］

　日本においてホスピス運動が活発になったのは1980年であった。本書は日本において初めて出版されたホスピスに関する基礎的な考え方を示す翻訳書である。本書は技術的なハウツー式の本ではないし、臨床的論文でもない。本書の中で安楽死、死ぬ権利、自殺について取り上げているが、ホスピスに関する書物の中でこのようなテーマをとりあげたことがこの書を非常にユニークなものにしている。著者のはっきりとした主張はホスピスは1つのプログラムであり、情熱を持って末期患者とその家族をささえる思いやりのコミュニティであるということである。

　内容として、ホスピスと病院のケアの差を論じ、ホスピスの起源について著者独特の記述をしている。死に向かう態度の章では、不安、文化的差、受容の段階、死別と悲嘆を論じている。ホスピスプログラムの要素や具体的な症状のコントロールについても言及されている。本書が出版されてから20年以上になるが、ホスピスの基本的考え方については本書の内容は現在に十分あてはまる。特に第9章の「ホスピス運動をはばむもの」の中で、著者が述べている一般医の無理解、資金の必要性、精神的土壌、チームの必要性等は、現在のホスピスが直面している問題であり、20年以上前にそれらを洞察していたのは流石であると思われる。

　最近ホスピスに関する著書が非常に増えている。その中にはホスピスが直面する実際的な問題について述べているものが多い。もちろんそれは大切なのではあるが、ホスピスの運営や医療制度の中での位置付けなどを考える時、本書で扱われているような本質的な問題をふりかえることも重要と考えられる。

　　　　　　　　　　　　　　　●柏木哲夫

　　［詳細データ］ K. P. Cohen, Hospice. Aspen Systems Corporation, Maryland, 1979（斉藤武・柏木哲夫訳『ホスピス―末期医療の思想と方法―』医学書院、1982）。

小木貞孝（こぎ／さだたか）
『死刑囚と無期囚の心理』　　　［1974年］

　拘禁反応についての私の諸論文が集められているが、中心になるのは、1959年、フランスの『医学心理学誌』に発表した「死刑確定者と無期受刑者の研究」*で、本書に邦訳して収録した。これは死刑囚44名、無期囚51名、および死刑か無期の判決を予測される重罪被告50名の比較研究である。(1)重罪被告には原始的爆発反応、反応性昏迷、もうろう状態、ガンザー症候群、無罪妄想など、急性で活潑で多彩な心因反応が多く見られた。被告においては、裁判過程に影響される不安定な気分、拘禁環境に不慣れなための順応不全がその心因となっていると分析される。(2)死刑囚の反応は重罪被告の病状の継続で原始反応から妄想にいたる動きの多い病状を示すが、特異なのは反応性躁状態であり、囚人は多幸症的な気分を表出して興奮し続ける。この躁状態は外からの影響を受けて変わりやすく、容易にうつ状態に入れ代わり、この変化が急激なばあいには躁とうつとが同時におこり、「泣き笑い」とも言うべき混合状態を示す。死刑囚においては、切迫した死により時間が極度に圧縮されており、彼らの躁状態は、死の恐怖よりの逃避として了解できる。(3)無期囚は死刑囚と反対に、慢性で動きのにぶい刑務所化（prisonisation）を示す。無期囚の人生の終末まで拘禁される状況では、時間が極度に薄められており、彼らの拘禁反応は、そういう慢性状況への適応と了解される。

　なお本書には、受刑者が、社会における犯罪行動ときわめて類似した所内における反則行為をおこなう事実を示す研究成果が収録してある。

　　　　　　　　　　　　　　　●小木貞孝

　　［詳細データ］ 小木貞孝『死刑囚と無期囚の心理』金剛出版、1974.
　　* Sadataka Kogi, Etude criminologique de condamnés à mort ou aux travaux forocés à perpétuité au Japon. Annales Médico-psychol. 117 (T.II): 905, 1959.

越賀一雄(こしかかずお)
『大脳病理と精神病理のあいだ』
[1982年]

この書は越賀一雄の論文集である。そこに一貫して流れるのは、著者自身が記しているように、臨床医学、精神医学の哲学的基礎の探求であり、時空間体験の異常を追求する精神病理学である。著者は大橋博司らとともに坂田徳男の門下生としてカントやベルクソンの哲学を学んだ。一般的に言って、精神医学と真摯にとりくむものは、多少たりとも心身問題と対決せざるをえないという宿命を負っているはずである。どの程度意識されているかは別として、このことは精神医学の成立以来、ずっと精神医学の中核に存在する問題の1つであり続けてきた。著者はこの問題に、いわば真正面から挑戦し続けたのである。

しかし、この書がとりわけ貴重であることの理由は、その理論的探究(「時空間体験の異常としての大脳病理学と精神病理学」)もさることながら、想定されている理論を裏打ちするに足る印象的な症例の報告が多く呈示されていることであろう。具体的には、「特異なる器質性痴呆の一例」、「語義失語の一例」、「機能変遷と作話反応」、「失認と妄想の精神病理」などの論文において示されている諸症例である。なかでも、「特異なる器質性痴呆の一例」は、同時失認という症状を通して、象徴理解能力、あるいは洞察能力の障害をきたした脳外傷後遺症例であり、象徴、ゲシュタルト、図式、のそれぞれの障害として、洞察能力、形成能力、認識能力の障害を示した例として、興味深い説得的な症例である。

最後に掲載されている「新しい局在論」で、著者は、「脳があることを忘れたかのような精神病理学」を批判しつつ、一方で「脳を思考や意識の器官であると考えてその局在を考えることは危険である」とも述べて、後進に注意を促している。　　　　　　　●大東祥孝

[詳細データ] 越賀一雄『大脳病理学と精神病理学のあいだ』金剛出版, 1982.

コタール　Jules Cotard
「焦燥性うつ病の重篤型における心気妄想について」
[1880年]

後にコタール症候群と呼ばれるようになる病像の、コタール自身による最初の記載。コタール症候群と名付けたのはレジ、以来、この症候群をうつ病性とする考えが一般化した。この症候群では、患者は自分を自分たらしめるものをすべて、身体・家族・友人さらには創造主である神まで否定する。しかし、レジがうつ病性誇大妄想と名付けた大げさな物言い、それは躁病要素が併存しなければ出現しえない。純粋なうつ病なら、何も言わなくなるだけである。混合状態のとき最もコタール的な妄想が出現することが知られている。コタールが、この病像の記載を焦燥性うつ病で行ったことはその点、意義深い。

その後のコタール自身の1882年の論文で、被害妄想病との症状の対比が行われているが、明らかに被害妄想病の方が慢性病像の特徴を示しているのに対して、「否定妄想病」はうつ病像、急性病像の記載である。コタールは被害妄想病との対比に拘りすぎている。

そのあたりを反省したのか、1888年の巨大妄想、不死身・身体の巨大さなどの記載では、コタールは慢性化を意識しているように思われる。1882年の論文で憑依妄想を、否定と被害の中間にあるものとしているが、まさに否定はやがて被害、つまり自己の誇大性を主張した妄想へと発展する可能性を秘めている。

この症候群は、うつ病の自己否定と、躁病の自己肯定の狭間に出現した妄想と思われる。通常はうつ病的性格を失うか、あるいは精神運動制止が勝って消失するが、場合によっては躁病的側面が強調され、被害妄想に接近してゆくのも、その転帰と思われる。

被害妄想病への移行については、この症候群の名付けの親のレジとブロワの学会でその本質についての論争をしたカミュゼが触れている。　　　　　　　●古川冬彦

[詳細データ] J. Cotard, Du délire hypochondriaque dans une forme grave de la mélancolie anxieuse. Ann. Méd-Psychol. 38: 168-174, 1880.

ゴッテスマン Irving I. Gottesman
『分裂病の起源』 [1991年]

　本書は分裂病の病因研究を最新の知識を交えながら，学生・精神科研修医向けに平易に解説したもので，病因研究の現状を概観するには適切な書であろう。また本書はこういった研究の知識を紹介するだけではなく，病気を持つ患者やその家族の手記も随所に紹介され，研究者の研究の原点を指し示している。病気というものは昔からありこれからもあり続けるものであろうか。そうではないことはエイズの例から明らかである。分裂病は人類の歴史と同じくらい古いのであろうか。古代エジプト・ギリシアの文書には「てんかん」や「うつ病」についてはあっても分裂病を思わせる記載はない。200年前に人類がはじめて分裂病を発見してからの100年にこの病気は急速に増加した。これはどのように説明できるだろうか。産業革命以降の社会が「無為・自閉」を病気と認識したのか，本書はこのような問いかけから始まり，分裂病病因研究のはじめには時代や社会を視野に入れた疫学研究が重要であることを説く。つづいて分裂病の臨床遺伝研究（家系・双生児・養子研究）と環境的ストレスの役割について論を進め，これらの知識をもとに分裂病患者と社会との関係について著者の意見が述べられている。

　著者ゴッテスマンは1930年生まれ，ミネソタ大学心理学部を卒業後，母校の精神医学・遺伝学準教授からセントルイスのワシントン大学医学部精神医学・遺伝学教室精神科遺伝学教授をへて，1985年からヴァージニア大学心理学教室主任教授。2001年7月退職。2001年4月長崎で開催された第23回日本生物学的精神医学会の特別講演のため来日した。著者の学問的立場は「素因・ストレス因子」学説であり，病因研究においては正統的な現実的・常識的な立場である。　　　　●南光進一郎

　　詳細データ　I. I. Gottesman, Schizophrenia Genesis: the origin of madness. WH Freeman and Company, New York, 1991（内沼幸雄・南光進一郎監訳『分裂病の起源』日本評論社，1992）.

ゴッフマン Erving Goffman
『アサイラム—施設被収容者の日常世界—』 [1961年]

　1950年代，米国では精神病院の社会学的研究を通して膨大な慢性患者を収容する巨大州立病院の状況に批判が向けられ，脱施設化の施策が進められる原動力の1つとなった。本書はその代表的な研究である。相互行為論や微視社会学を方法としたアービング・ゴッフマンによって著された。彼は多数の人が遮断された環境で管理されながら長期間暮らす環境に注目した。これを全制的施設（total institution）と呼び，収容所，療養所，刑務所などと並んで精神病院をその1つとみなした。1955年から56年にかけてワシントンの聖エリザベス病院（約7000人を収容する連邦政府の施設）で入院患者と生活を共にするフィールド・ワークを行った。被収容者ばかりでなく管理側の職員も観察の対象とし，精神医療サービスに対して社会学的分析を加える独自な視点をとった。

　本書は精神病院の全制的施設としての特徴，精神障害者の閲歴，施設の裏面生活などについて述べている。最後に医療モデルについて検討し，精神病院では依頼人とサービス提供者との相互行為として成立するサービス・モデルは装いにしか過ぎないとする。すなわち，入院の手続きを通して患者は疎外され，スティグマを付与される。管理のための規律システムが存在し，不適切な言動が病理的と判断される。一方，医師を始めとする職員が医療サービス提供者として認知されるためのさまざまな手だて，魔術的方法が講じられる。日常生活で患者が示すあらゆる言動が病的徴候と読み替えられ，管理的事実が医療サービスの言葉に言い換えられ，医師らは自らを良心的管理者と定義する。偽りの関係を正当化するための信念体系すなわち"施設のイデオロギー"が生み出されるというアイロニカルな分析がされている。　　　　●中谷陽二

　　詳細データ　E. Goffman, Asylums: Essays on the Social Situation of Mental Patients and Other Inmates. Doubleday & Company, New York, 1961（石黒毅訳『アサイラム—施設被収容者の日常世界—』誠信書房，1984）.

コッペン　Alec Coppen
「感情障害の生化学」　　　［1967年］

　本論文は，感情障害の生物学的研究において優れた業績を残したコッペンにより書かれた総説である。彼は本論文において，1950年以降にさかんとなった感情障害の生化学的研究をレビューし，いわゆる「感情障害のモノアミン仮説」を明確な形に纏め上げた。

　感情障害の原因を脳内モノアミン系の異常に求める仮説は，モノアミンオキシダーゼ阻害薬（MAOI）やイミプラミンなどのうつ病の治療効果を示す薬物が主に脳内モノアミンを増加させること，逆に脳内モノアミンを枯渇させるレセルピン療法によりうつ病がおきやすいことが注目されたことに始まる。モノアミン仮説を裏付ける臨床的な証拠として，コッペンはMAOI単独療法に比べMAOIにセロトニンの前駆体であるトリプトファンを併用した治療のほうがより良くうつ病を改善させること，またトリプタミンの尿中排出の低下や脳脊髄液の5-ヒドロキシインドールの低下を見いだしている。

　リチウム塩については，電解質の分布を変えることで，神経細胞の興奮性やシナプス伝達に影響を生み，モノアミン産生を変化させるのではないかと推定した。当時コルチゾールや甲状腺ホルモン以外は，内分泌機能はほとんど調べられていなかったが，モノアミン系の変化が内分泌系に起こった変化の2次的な影響である可能性を指摘し，電解質の分布やアミンの代謝に対する生体の様々なホルモンの影響を調べることの重要性を強調している。興味深い指摘ではあるが，今日に至るもいまだ十分には検討されていない。

　コッペンは冷静な視点をもって，「モノアミン仮説は感情障害の唯一の原因ではないし，直接の原因か2次的なものかも不明であるが，病因を突きつめる上でさほど遠い所にいるわけではない」と論文の最後に述べているが，初期のモノアミン仮説は，やがて受容体過感受性説へと繋がり，さらに近年では細胞内情報伝達系や神経ネットワークへと研究対象の広がりをみせている。　　　●田　亮介

　詳細データ　A. Coppen, The Biochemistry of Affective Disorders. Br. J. Psychiatry 113 : 1237-1264, 1967.

コッホ　Charles Koch
『バウム・テスト―樹木画による人格診断法―』　　　［1952年］

　日本で1970年に翻訳出版されて以来今日でも広く用いられている本書は，原著者であるカール・コッホが1952年に英語版として出版したものである。

　初版独語版は1949年に出版されているが，1952年に出されたこの英語版は初版の単なる翻訳ではなく，一部内容的にも記述順序についても大きな違いがあり，明らかに改訂版である。その後1954年に改訂増補第2版が出され，さらに1957年に改訂増補第3版が出版されており，その翌年1958年に52歳でコッホは死亡している。現在入手できるのは，この改訂増補第3版のみである。この翻訳は日本では未だ出版されていない。その経緯については，1994年に「バウムテスト論考」*と題した論文を筆者が書いて明らかにしている。

　結論的に言うと，英語版の翻訳書である本書は，入門書としてはよいが，以下のことについて留意しておく必要がある。まず教示についてである。英語版の本書では，「実のなる木をできるだけ上手に描いてください。画用紙は全部使ってよろしい」となっているが，最後の著作である改訂増補第3版からは，それを「1本の実のなる木を十分に描いてください」にあらためている。その理由についてはコッホは言及していないが，解釈に際して空間象徴理論を援用することから考えると「画用紙は全部使ってよろしい」と教示することは不適切であることに留意が必要である。次に英語版序文の冒頭でコッホは，この方法を用いるには，表現の形式についての科学的研究，さらには筆蹟学的研究が必要であるとのみ述べているだけであるが，改訂増補第3版では空間の象徴学（Raumsymbolik）の知識と共に，象徴思考（Symboldenken）ないし象徴理解（Symbolverstehen）についてのC. G. ユングや，J. ヤコービによる深層心理学的な所論を踏まえながら考察しなくてはならないことに留意する必要があると述べている。3点目の留意点は，初版独語版に掲載し

ていたものが，この英語版から削られてしまっているものがあることに留意しておく必要がある。たとえば，本書には「切り株(Strünke)」についての記述はないが，木の絵における幹の象徴的意味はきわめて重要であり，単に統計的に出現率が低かった理由で削られてしまったことに注意しておく必要がある。他にもあるが，それらのことに言及して筆者が1999年に「カール・コッホに届かなかった手紙—バウムテストについての質問—」**と題した論文の中で詳述している。

バウムテストは多くの心理検査の中でも，被験者の過去の精神的外傷体験が何歳頃になされたものであるかという，その体験年齢を推測する手がかりを与えてくれる唯一のものと言ってもよいものであるが，邦訳書にはなんら述べられていない。このことについてコッホが言及したのは改訂増補第3版である。これはドイツの精神医学者，G. ヴィトゲンシュタインが提唱したものである。このことについては，筆者らがコッホの後継者である娘レグラと共に編者となって出版した『バウムテスト事例解釈法』***の中で紹介している。

以上述べた留意点を踏まえて本書を利用して欲しい。なお本書では補遺として「日本のバウムテストの研究」を加えた。その中で原著者カール・コッホの生涯と研究にも触れているが，詳細については長女レグラが1993年8月に来日した際「カール・コッホの経歴 (Lebenslauf von Karl Koch)」と題して講演したものがある****。

先に述べたようにコッホが52歳という若さで死亡したので理論構築の点でも不備な点があるので決して完成されたものと考えないで欲しい。

●林 勝造

詳細データ C. Koch, The Tree Test: the tree-drawing test as an aid in psychodiagnosis. Hans Huber, 1952 (林勝造ほか訳『バウム・テスト—樹木画による人格診断法—』日本文化科学社，1977).
＊ 林勝造「バウムテスト論考」『臨床描画研究』IX: 3-18, 1994.
＊＊ 同「カール・コッホに届かなかった手紙—バウムテストについての質問—」『臨床描画研究』XIV: 136-142, 1999.
＊＊＊ R. コッホ・林勝造・国吉政一編『バウムテスト事例解釈法』日本文化科学社，1980.
＊＊＊＊ R. レグラ「カール・コッホの経歴」バウムテストセミナー講演原稿（林勝造蔵），1993.

コッレ Kurt Kolle
『精神医学における人間像』 [1965年]

元ミュンヘン大学教授であるコッレは，パラノイアや妄想病の精神病理学的研究，あるいは個性豊かな教科書『精神医学』，あるいは精神医学史上の巨峰たちの略伝集『偉大な神経科医たち』（全3巻）の編者としてよく知られている。グルーレ，ヤスパース，シュナイダーらよりひとまわり若い世代で，20世紀半ばのドイツの正統派精神医学を代表する精神科医である。

コッレの学術講演集という副題のついた邦訳書は，1953年のミュンヘン大学教授就任講演である「精神医学における人間像」，1950年のキール大学における祝賀記念講演である「精神科医」，チューリッヒ大学ブルクヘルツリ病院での特別講演「新旧の精神病理学的立場から見た妄想患者」の3編よりなる。第3の講演はコッレ自身の研究に基づくもので，本書のなかではもっとも学問的であるが，本書の主体をなすものは，臨床で遭遇する患者は個々の人間であり，それぞれの患者についてその心的異常は個人である人間存在の特殊状態として捉えるべきであること，つまり，精神医学という学問における人間の理解の仕方を論じた第1の教授就任講演であろう。ここで彼は，精神科医にとっての人間像は，1つは自然科学からみた自然史的人間像，2つは精神的存在として見る内的生活史的人間像，3つは心的異常の人間の観察から生まれた精神病理学的人間像であるとし，それらを統合した人間観のもとで患者に対しなければならないことを述べ，人間は現世を乗り越えるよう絶えず呼び掛けられており，この世を超越するということは人間の本性に内在しているものであり，この現実性を正しく認識することが精神医学の任務であると主張している。ヤスパースやフッサールの影響が強い論旨であるが，精神科医のあるべき姿を示唆するものとして，本論文は広く共感された。

●松下正明

詳細データ クルト・コッレ著／久保喜代二・塩崎正勝訳『精神医学における人間像—K. コッレの学術講演集—』文光堂，1965.

コッレ Kurt Kolle／編
『偉大な神経科医たち』［第2版：1970年］

初版は1956年に第1巻，第2巻が，1963年に第3巻が出た。それをさらに拡大した第2版が1970年に刊行された。

18世紀後半から20世紀前半に精神医学，神経学の領域で重要な仕事をした人たち64人の評伝集である。現代精神医学勃興期のピネル，エスキロール，グリージンガー，マイネルトらをはじめとして，もちろんクレペリン，フロイト，ブロイラーなどの巨匠たちが並んでいる。

臨床医学を中心に選ばれているが，精神医学，神経学の発展に大きく寄与した神経病理学，神経生理学領域の人たち，あるいは脳外科，臨床心理学の学者たちもとりあげられた。その理由について編者コッレは第1巻（初版）の序文で，精神医学が精神病院と内科学の中から生まれ育ったこと，そして神経学は内科学と，精神医学畑の神経組織学の上に成長したことを強調している。

ドイツ語圏の人たちが多いが他の国の人たちも広くとりあげられている。たとえばカハール，シャルコー，カッシング，パヴロフ，バビンスキー，ヘッドなど。

第1巻の末尾には編者によるドイツ語圏の学派の系統図（ベルリン学派，ミュンヘン学派，ウィーン学派などに分けて）が示されており，さらに付録として各大学，研究所毎の精神医学，神経学，脳外科学の歴代教授名鑑がある。この分野の人脈が一望できて，大変有益でかつ愉しい。また第2巻にはドイツ語圏への偏重を補うように，アッカークネヒトによるドイツ語圏以外の国々の精神神経学の教育，研究機関の歴史記述が付されている。

コッレは序文で，研究や医療の情報開示の大切さを述べ，この本がそのためにも意味をもつことを願うと書いているが，教訓的，示唆的である。
●原田憲一

［詳細データ］ K. Kolle (hrsg.), Grosse Nervenärzte. Band 1, 2, 3, Georg Thieme Verlag, Stuttgart, 1970.

ゴーテ Alison Goate, ハーディー John Hardy ほか
「アミロイド前駆体蛋白遺伝子の点突然変異の家族性アルツハイマー病からの分離」［1991年］

アミロイド前駆体蛋白（APP）の点突然変異とフェノタイプとしてのアルツハイマー病（AD）の間に因果関係のある可能性を示唆した論文である。はじめての家族性アルツハイマー病（FAD）の原因遺伝子発見の報告であり，この論文を契機にADの分子レベルの研究の主流は従来の"病気に付随する現象"の解析から，病因となる点突然変異の病気に結びつく"gain of function（蛋白が点突然変異を受けたことによって新たに獲得した機能）"を明らかにする方向へシフトした。ADの病理過程の研究に"決定的な因果関係"を持ち込んだ点で重要である。

一部の早期発症のFAD家系の責任遺伝子が21番染色体上にあることはそれまでに報告されていた。この論文ではその中の1家系について，ADを発症した人はすべてAPP遺伝子の突然変異により717番目のアミノ酸残基であるバリンがイソロイシンに変化していることを明らかにした。同時に，遠い親戚関係にないと遺伝的にほぼ断定できる別の1家系においても全く同じ点突然変異を同定し，このことからこのAPPのバリンからイソロイシンへの突然変異体蛋白（APPV717I）がFADの原因となっている可能性を示唆した。

上記のようにこのAPPV717Iの点突然変異は歴史的な意味を持ち，世界各国で同じ点突然変異家系が報告され"ロンドンミューテーション"あるいは"ハーディータイプミューテーション"という別称が国際的に通用している。その後の詳細な家系研究の結果，FADおよびその類縁疾患の原因点突然変異としてAPP上にKM670 671NL, A692G, E693Q, I716V, V717I, V717G, V717Fなどが明らかにされている。

その後1995年に早発性のFADの原因遺伝子として新たにプレセニリン1および2が同定された。プレセニリン（PSs）に関しては

APPとは異なり60種類以上の病原性点突然変異が報告されている。これらAPPおよびPSsの病原性点突然変異体の詳細な機能解析が行われ，多種の点突然変異体蛋白に共通する"pathogenic gain of function（蛋白が点突然変異を受けたことによって新たに獲得した機能のうち病原性の本態と考えられるもの）"を探索する研究が現在も続けられている。

APP蛋白は発現後，蛋白分解酵素による段階的な切断を受け，その結果アミロイドベータペプチド部分（Aβ）が細胞外に放出される。ADの重要な病理学的所見の一つである老人斑の主要構成成分がこのAβである。細胞外に放出されるAβはおおまかに約90%が40アミノ酸残基（Aβ40）であり約10%が42アミノ酸残基（Aβ42）であるが，Aβ42がAβ40に比較して凝集蓄積しやすい性質を持ち，老人斑への蓄積も優位に認められるため，老人斑形成にAβ42がより重要であると考えられている。APP，PSsの病原性の点突然変異体を発現した細胞や動物では，多くの場合その突然変異体の種類によらず共通して，分泌されるAβ42のAβ40に対する相対的な比率が上昇していることが明らかとなった。このため，現時点ではAβ42の相対的増加がAPPおよびPSs病原性突然変異体のAD発症のpathogenic gain of functionの本態ではないかという説が有力となっている。

●大河内正康・武田雅俊

[詳細データ] A. Goate, J. Herdy, et al., Segregation of a missense mutation in the amyloid precursor protein gene with familial Alzheimer's disease. Nature 349 (6311): 704-706, 1991.

コノリー　John Conolly
『機械的拘束を用いない狂人の治療』
[1856年]

ピネルやテュークに代表されるいわゆる「精神医学革命」の中心的な目標の1つは，これまで広く使われていた鎖や手かせ，足かせなどの物理的・機械的な拘束具を廃止し，それに代わって「モラル・トリートメント」を通じた患者の自己抑制を用いることであった。この方向を最大限に推し進め，鎖などはもちろんのこと全ての拘束具を完全に廃止することのみによって真に人道的な精神医療が可能である，という立場を取ったのが1830年代の末から始まるイギリスの無拘束運動（non-restraint）である。イギリスで最初に拘束を全廃したのは，リンカーンの収容院の勤務医であったロバート・ガーディナー・ヒルである［1838］。ヒルの功績はしかし一部の関心を引いたにとどまった。ヒルの達成の2年後に，ヒルから学びつつ，より大規模な形で無拘束を完成させ，精神医学の世界を超えて広い注目を浴び，さらには無拘束を核とした精神医療の思想を完成させた医者がいたからである。それが本書の著者のジョン・コノリーであり，コノリーが晩年に無拘束の歴史を振り返って記したのが本書である。

コノリーは1794年に生まれ，1866年に没している。精神医学者としてのキャリアを本格的に始めたのは45歳と意外に遅い。1839年に就任したミドルセックス州立ハンウェル貧民狂人収容院の院長の職も，わずか5年で退職している。それ以降は，不法監禁事件に巻き込まれたりしながら［1849］，私立収容院の経営者として身を立てていくことを余儀なくさせられる。彼が晩年に享受した名声と指導的な役割を考えると，彼のキャリア上の成功はごく控えめなものである。

本書の出版の時点では，無拘束はイギリスの精神医たちと精神医療を監督する狂気委員会（Lunacy Commissioners）が掲げる公的な方針となっていた。しかし国外においては，有力な共鳴者（グリージンガーなど）もいたが，無拘束を極端で硬直した方法であるとし

て批判的な態度をとる精神医学者が多かった。本書が書かれた直接のきっかけも，フランスの精神医学者たちによる無拘束に対する批判的な意見への反駁である。

　コノリーは，拘束を用いず穏やかな方法で患者に接すれば，患者はそれに反応して人間らしく振る舞い，病気の治癒にも貢献する，という立場を強調した。これは，患者の自制を恃むピネル流のモラル・トリートメントをコノリーが後継したことを示唆している。しかし，コノリーのモラル・トリートメントは患者の心の中に踏み込んでいくものではなく，患者を刺激する可能性がある心理的な接触を最小限にする方向のものであった。精神病院の規則を整え環境を整備して，その穏やかな環境に反応して患者が改善するのを期待する，という〈待ち〉の精神医学の思想である。コノリーの死後も，イギリスの精神医学者たちは無拘束の原則を守り続け，この原理をさらに発展させた。薬物による鎮静に対しても，それを「脳にかけられた鎖」，機械的拘束と同類の「化学的拘束」と呼んで反対する態度が19世紀の末まで根強く残った。

　コノリーの著作のうち，本書と，An Enquiry concerning the Indications of Insanity [1830], The Construction and Government of Lunatic Asylums and Hospitals for the Insane [1847] の合計3点はハンターとマカルパインの優れた解説をつけてリプリントされている。精神医学において初めて写真を用いた顔相学論文は，サンダー・ギルマン編集による The Face of Madness [1976] に収録されている。そのほか，A Study of Hamlet [1863] もリプリントで読むことができる。コノリーの伝記としては，上記3部作のリプリントに付されたハンターとマカルパインによるものと，アンドリュー・スカルの Masters of Bedlam [1996] の第3章が主たるものである。コノリーと無拘束の歴史は，鈴木晃仁による Medical History [1995] の論文に詳しい。　　●鈴木晃仁

　詳細データ　J. Conolly, The Treatment of the Insane without Mechanical Restraint. Smith, Elder & Co., London, 1856.

小林　真（こばやし まこと）
『ニーチェの病跡』　　[1999年]

　病跡学（パトグラフィー）という学問は，要するに精神病理学ないし精神医学一般を手段としての文芸研究と定義されるものである。1888年12月末から1889年1月にかけてのニーチェの発狂はひとつのまごうかたなき事実であって，この場合ニーチェ病跡学の課題は，その病的なものの痕跡がそれまでのニーチェの作品のどこまで辿ることができるか，またニーチェ哲学の根本理念たる「超人」や「永遠回帰」の形成にまで病的過程が関与しているかどうかを探求することであろう。

　本書の第1章では，まずバーゼルとイェーナ大学病院入院時の病床記録を中心に，これまで入手可能な限りの資料にもとづいて，ニーチェの病歴と病態像の正確かつ詳細な把握につとめた。というのも，K. ヤスパースが指摘するように，まず当該対象者の症状の先入観のない純客観的な記述があらゆる精神病理学的考察の第一前提条件であるから。

　第2章では，これまでに発表されたニーチェ病跡学の主要論文を W. W. アイランド [1901] から P. J. メービウス [1902], K. ヒルデブラント [1923], C. E. ベンダ [1925], K. ヤスパース [1935], ランゲ－アイヒバウム [1948], K. コッレ [1965], U. H. ペーター [1990], P. D. ヴォルツ [1990] に至るまでおおむね年代順に紹介した。これらの中ではメービウスの研究がもっとも決定的にニーチェ病跡学を確立したもので，それによる病名診断は梅毒性非定型進行麻痺である。その当時まだ開発されていなかった血清反応による確認は欠けてはいるものの，現在この診断名に対する異論はない。

　第3章では，こうしたニーチェの妄想分析からニーチェ人間学に導かれて，東洋の賢者にも通ずるニーチェの人生智や，たぐい稀な意志の人ニーチェの生きざまにもふれているが，いずれにせよ本書によってニーチェの旅の生涯と思想がその病気と切り離しては考えられないということを示しえたとすればその目的は達せられたということになる。

　　●小林　真

　詳細データ　小林真『ニーチェの病跡』金剛出版，1999.

コフート　Heinz Kohut
『自己の分析―自己愛パーソナリティ障害の精神分析的治療への体系的アプローチ―』　[1971年]

本書は，ウィーン出身の精神科医で1964年にはアメリカ精神分析学会長も務めながら後に自己心理学へと分派したコフートの代表的著作である。3部作といわれる『自己の修復』[1977]*，『精神分析はどのように治すか』(邦題『自己の治癒』[1984]没後出版)**の最初のものであり，「自己愛の形態と変化」[1965]などの概説的論文(『コフート入門』に所収)をさらに詳細に展開した労作である。

本書の大きな意義は，従来治療困難とされた自己愛パーソナリティ障害に対して，共感を基本とした治療論を樹立し，自己愛に独自の発達経路があると主張したことであろう。

治療可能性については，自己愛パーソナリティ障害の精神分析中に2種類の転移様現象(自己愛転移，のち自己対象転移と変更)が現れるとした。すなわち理想化された親イマーゴの再活性化による理想化転移と，誇大自己の再活性化による称賛と承認を求める鏡転移(発達段階によって融合転移，双子転移および狭義の鏡転移)が成立する。これらの転移は蒼古(太古)的だが凝集した(「融和した」という訳語もある)自己愛構成態の再活性化であり，治療中退行による断片化はみられても精神病の危険はなく，分析可能であって解釈により洞察が得られるとする。

こうした治療の経験から，コフートは自己愛の発達には対象愛にいたる経路のほかに，自己愛独自の2つの発達経路があるとする(のちに双極的自己と名づけられた)。自体愛(断片化した核自己の段階)から，1つの経路は，理想化された親イマーゴの段階に至るが，共感的な親のもとで適量の欲求不満を体験しながら，親の機能を少しずつ内在化し(漸進的内在化)，成熟した自己愛の形態(他者への成熟した形の称賛など)へと進む。しかし親の共感不全によって発達停止が起こり，理想化された他者(自己‐対象)から承認を求め続ける自己愛パーソナリティ障害になる。

もう1つの経路は「誇大自己」の段階に至るが，親からの鏡映(称賛など)の中で誇大自己が少しずつ現実的になり，成熟した自己愛の形態(肯定的な自己評価，自信など)へと進む。鏡映の不足や中断により，誇大自己が残って称賛を求め続ける自己愛パーソナリティ障害になる。

治療的には理想化された親のイマーゴのタイプでは，理想化転移が成立したのち，治療者の共感不全などによって，患者は無気力，怒り，心気症などの断片化が生じるが，しだいに適量の欲求不満を体験しながら，漸進的内在化が生じて成熟した自己愛にいたる。誇大自己のタイプでは，心が垂直分割と水平分割(抑圧)を受けており，垂直分割では自己顕示的な誇大自己の領域と，次のような領域とに分けられている。そして後者の領域はさらに表面にあって自己評価の低さや心気的傾向などがめだつ部分とその下に抑圧(水平分割)された深層の誇大自己の部分に分けられている。治療ではまず垂直分割を取り扱うが，水平分割され表出されにくい誇大自己を注意深く意識化する必要がある，とする。

以上のようにコフートは本書では独自の自己愛理論を精神分析の枠内で論じたが，次の著作『自己の修復』では，彼の自己心理学の立場が，より鮮明になる。彼の学説はフロイト以来の学説の改変を迫るもので，70年代後半，対象関係論のカーンバーグとの論争が有名である。一方彼の提唱した共感的態度はコフート的態度とよばれ，正当派精神分析からも評価された。彼の学説は現在は自己心理学として継承，発展されているが，本書を中心とする一連の著作は30年を経た現在でも自己愛の研究にとって最重要文献でありつづけている。
●水野信義

[詳細データ]　H. Kohut, The Analysis of the Self: A systematic approach to the psychoanalytic treatment of narcissistic personality disorders. Int. Univ. Press, Madison, 1971 (水野信義・笠原嘉監訳／近藤三男・瀧川健司・小久保勲訳『自己の分析』みすず書房，1994).
*　Kohut, The Restoration of the Self. Int. Univ. Press, New York, 1977 (本城秀次・笠原嘉監訳『自己の修復』みすず書房，1995).
**　Kohut, How Does Analysis Cure? University of Chicago Press, Chicago, 1984 (本城秀次・笠原嘉監訳『自己の治療』みすず書房，1995).

コフート Heinz Kohut／著
オーンスタイン Paul Ornstein／編
『コフート入門―自己の探求―』
[1978年]

　本書は，精神分析的自己心理学の創始者であるハインツ・コフートの論文の本邦初訳である。原書は，彼の処女論文である「トーマス・マンの『ベニスに死す』について」[1948]を始めとして，その後の約30年間に渡って書かれた49の論文から構成されている。本書の眼目は，正統的精神分析から独自の自己心理学の構築へと向かう彼の試行錯誤の跡が見てとれることである。編集者のポール・オーンスタインはコフート亡きあとの自己心理学派の指導者であるが，その解説（本書第8章）の中で，コフートの思想の流れを，(1)精神経済論的観点，(2)方法・臨床理論・メタサイコロジー，(3)応用精神分析の3つの視点から整理している。(1)はコフートの初期に優勢な視点であるが，エネルギー論の生物学的側面は1970年代に入って払拭されて，心理的経験から定義された自己愛および自己の概念に吸収されていく。(2)においては，方法としての精神分析を学際的に検討する中で，内省と共感を精神分析に固有な認識手段であると結論する。(3)の視点はすでにトーマス・マンを論じたときからあったものだが，精神分析を文学・音楽・歴史学などの非臨床的対象に応用することの効用と限界を検討するものである。最終的には，彼の自己心理学で扱う自己は，太古的誇大性（顕示性）を内蔵する極，太古的理想化に向かう極，その両極を結びつけ緊張弧であるスキル（技能），の3つの構成要素から成り立つ。いうなれば，フロイトのイド・超自我・自我機能の精神構造論のモデルから，生物学を排除して自己心理学版の心的構造モデルを作ったともいえる。これらの論文集が元になって，最初のモノグラフの『自己の分析』[1971]が書かれて，さらに『自己の修復』[1977]において，コフートの自己心理学は全面的に開花することになる。

●伊藤　洸

[詳細データ] H. Kohut, The Search for the Self (ed. by P. Ornstein). Int. Univ. Press, New York, 1978（伊藤洸監訳『コフート入門―自己の探求―』岩崎学術出版社, 1987）.

コフート Heinz Kohut／著
エルソン Miriam Elson／編
『コフート自己心理学セミナー』
[1987年]

　本書は，副題の「自己心理学と青年期精神療法に関するコフートのセミナー」の示すとおり，学生相談所の事例に対して彼がおこなったスーパービジョンの記録を基にして，精神分析的自己心理学を解説したものである。その成り立ちからもわかるとおり，単なる概念構成の提示ではなく，その生成過程をコフートの臨床感覚をとおして知ることができる点が本書の特徴である。本書はコフートの死後，実際のセミナーに参加しかつシカゴでの高弟であるエルソンによって編集出版された。第1部の理論編では，自己愛は克服されて対象愛に移行されるべきものであるとする伝統的価値判断に対するコフートの批判，自己愛は独自の発達ラインをもつこと，青年期における自己評価の揺れ動きがもつ臨床的意義，そして自己評価の調整力が内在化するための共感的環境の重要性，などが論じられている。いうなれば，『自己の分析』[1971]，『自己の修復』[1977]において，自己対象，誇大自己，理想化転移，自己対象転移，などの概念構成がなされる以前の臨床的事実を提示していることになる。第2部では学生相談の事例が検討なされる。青年期という移行の時期において早期発達段階の問題が反復してくるという見解は，フロイト以来の欲動2相説と一致するが，ユニークなのはそれを徹底して自己愛，自己評価の変遷の視点から論じている点である。具体的には，不安，抑うつ，アパシー，離人症，心気症，などの症状が，青年期において急激に自己対象環境を喪失したためにおこった，自己の断片化として理解されて，その修復のための治療者の共感力が要求されている。そこでは，共感の限界，すなわち自己愛転移をむけられた時の治療者の逆転移の理解とその克服も合わせて論じられている。

●伊藤　洸

[詳細データ] H. Kohut, The Kohut Seminars on Self Psychology and Psychotherapy with Adolescents and Young Adults (ed. by M. Elson). W. W. Norton & Company, New York, 1987（伊藤洸監訳『コフート自己心理学セミナー』Ⅰ・Ⅱ・Ⅲ, 金剛出版, 1989, 1990, 1992）.

コール Justin D. Call ほか／編
『乳幼児精神医学』　　　　［1983, 84年］

　乳幼児精神医学とは，1970年代後半から，米国の児童精神科医の間で使われ始めた用語であり，コールら米国児童精神医学アカデミーの乳幼児委員会が中心となり世界乳幼児精神医学会（World Association for Infant Psychiatry and Allied Disciplines, WAIPAD）がつくられた。乳幼児精神医学は，単に乳幼児のみを臨床あるいは研究の対象にするのではなく，乳幼児とその養育者，および両者を取り巻く環境を対象とし，精神医学ばかりでなく，小児科，産科，心理，公衆衛生，看護，福祉，保育などさまざまな領域にまたがる問題を扱う，きわめて学際的な研究分野である。そしてマーラーやウィニコットの理論を基本とし，養育者との関係性で乳幼児をとらえる視点が共有されている。

　本書は，1980年ポルトガルで開催された，WAIPAD第1回世界大会で発表された論文のうち，主要な38論文を編集したもので（日本語訳には，この中から21論文を収載している），エムディ，スターン，フライバーグらの乳幼児-養育者関係の基礎的な研究，障害の評価と対応法，NICU（新生児集中治療室）など胎生期から新生児期の臨床的な問題など，その後飛躍的に発展した乳幼児研究の，当時のまさに「最前線」の研究が集められている。

　なお，本書の編者らWAIPADの創立時の主要メンバーは精神分析家であり，精神分析的発達理論が示唆した方向を，乳幼児に関わる研究者が検証するという形で，乳幼児研究は発展した。その意味では，乳幼児精神医学は精神分析の発展と考えることができる。

　世界乳幼児精神医学会は，その後乳幼児精神保健学会（World Association for Infant Mental Health, WAIMH）へと組織を変え，大きく発展している。　　　　　●濱田庸子

　　詳細データ　J. D. Call, Eleanor Galenson, Robert L. Tyson (eds.), Frontiers of Infant Psychiatry. Basic Books, New York, 1983（小此木啓吾監訳『乳幼児精神医学』岩崎学術出版社，1988）. J. D. Call, E. Galenson, R. L. Tyson (eds.), Frontiers of Infant Psychiatry, vol.2. Basic Books, New York, 1984.

ゴールドシュタイン Kurt Goldstein
『生体の機能』　　　　［1934年］

　臨床脳病理学の領域においてゲシュタルト的，全体論的立場から多くの重要な業績を残したゴールドシュタインが，自らの依ってたつ基盤についての根本的な省察をモノグラフとしてまとめたのが本書である。序文で「本書が計画されたのは相当以前，すなわち私が大戦中，脳外傷患者の治療にたずさわっていた頃にまでさかのぼる」と述べているように，その発想の源には臨床観察そのものを通して気づかれたある「一般生物学的見解」があった。それは，脳損傷の際に「個々の作能（Leistung）のみが孤立して損傷を被るということはなく，多かれ少なかれ全作能領域が侵される」ということであり，また「一定の神経過程が形（Figur）としてあらわれるとき，その他の部分は背景（Hintergrund）をなし，特定の形-背景（Figur-Hintergrund）過程として現れて一定の形態（Gestalt）をなすことになるのであるが，脳損傷をきたすと，この〈形-背景〉の分化が不分明となってしまう」という主張である。こうして背景から形を分離する能力を失ってしまった脳損傷患者は，ある過程のなかから本質的なものを把握することが困難になり，具体的なものを離れて抽象的なものと関係することができなくなってしまう。これが，有名な「範疇的態度（kategoriales Verhalten）」の喪失である。例えば色名健忘の患者で，毛糸の分類をさせると，同じ系統の色の濃淡に拘泥して赤，緑などのカテゴリーに分類することができないこと，また「さくらんぼの色」，「忘れな草の色」といった具体的表現はするが，抽象化した色名を答えることができない，という現象を見いだし，類似の現象が健忘失語の患者でもみられることをさまざまな分類検査を用いて検出し，健忘失語における喚語障害の根本障害が「範疇的態度の喪失」にあると考えた。

　そのゲシュタルト的見解は，ゲシュタルト心理学の影響をうけたものではあるが，

「我々の見解はゲシュタルト心理学から出発したものでもないし、その応用でもない」とし、自らの立場は「つねに生物の全体性を取り扱うもので、単にある領域の現象、ことに意識的体験の全体性を取り扱うものではない」と述べ、心理学的全体ではなく生物学的全体性という意味でのゲシュタルトであることを強調している。また、大脳の局在問題については「いわゆる作能の局在とは一定部位の興奮ではなく、むしろ全神経系統、あるいは生体全体において行われる1つの動力学的現象であり」、「この興奮形態は一定部位においてとくに目立ち、形として自らを表現する。一定部位の局在性は、その部位の特殊な構造が全現象に及ぼす影響、また興奮がその部位の構造によって全現象に及ぼす影響等によって規定される。かくて大脳皮質の一定部位の一定精神能力に対する特殊性の仮定はおおよそ否定されねばならない」と述べられ、局在性をまったく否定するわけではないが、局在はつねに全体との関連において規定されると主張される。事実、後に書かれた彼の失語論("Language and language disturbance; aphasic symptom complexes and their significance for medicine and theory of language" [1948])においては、その分類規範や臨床記載は甚だ古典的かつ局在論的であると言ってよい。ともあれ、ゴールドシュタインがもっとも強調するのは「生体としての全体性」であり、このことは本書の心身論にもよく現れている。「精神的なものも、身体的なものと同じく、それのみが単一的表現として、また生体の本質的なものとして観察されてはならない」と述べ、生物学的には両者をことさらに独立した異質なものであるとみなすべきではないという立場をとっている。

●大東祥孝

[詳細データ] K. Goldstein, Der Aufbau des Organismus: Einführung in die Biologie unter besonderer Berücksichtigung der Erfahrungen am kranken Menschen. Martinus Nijhof, Haag, Netherland, 1934(村上仁・黒丸正四郎訳『生体の機能―心理学と生理学の間―』みすず書房, 1957).

近藤俊文(こんどう/としふみ)
『天才の誕生―あるいは南方熊楠の人間学―』
[1996年]

古今東西にわたる、民族学、博物学、粘菌学、宗教哲学、男色論などの膨大な論文・書簡を書き、夥しい量の博物標本と写本を残した「知の巨人」南方熊楠はまた、暴力性憤怒、周期的不機嫌症、被害念慮による非社交性、渇酒の果ての複雑酩酊、豊富な幻覚体験などを伴う行動偏奇によっても知られていた。

南方学は、男色や神秘体験もさることながら、小理論を満載した没論理、壮大な構築物における無構造を特徴とし、和漢洋印の交響する偉大な瑣末主義、博物収集マニア的百科全書指向の饒舌智によって貫かれている。そのテクストは、威儀を正した英文個人言語(イディオレクト)から、天衣無縫で書漏的な書簡個人言語(イディオレクト)までのポリフォニックな意識と文体によって表出された。それを生んだのは、迂遠・冗長・逸脱を属性とする瑣事拘泥的で、執着的な人格の構造であった。

第三者の記録によれば、精神運動発作類似の症状は頻回にあったようだが、彼の日記は生涯に少なくとも2回の大発作があったことを記載している。精神症状についても、既視錯覚、夢中遊行の他に、四肢の運動に依存する反復性の幻視、幻影が手で触れるほどの実感をもって迫る幻覚等のてんかん性幻覚を本人が詳細に記録している。

ゲシュヴィントは側頭葉てんかんの人格特性として、神秘的・哲学的・宗教的思考に傾く、細部にわたって強迫的に書く過剰書字・書漏、些細なことから離れられない粘着性、会話・文章の迂遠性、ユーモアの無さ、怒り・恐怖などの情動の過大、性的活動の低下・性的倒錯を挙げ、この神聖な病こそドストエフスキーの芸術を成さしめたと考えた。南方熊楠の天才もまた、ゲシュヴィント症候群によって誕生したものと言えよう。

●近藤俊文

[詳細データ] 『天才の誕生―あるいは南方熊楠の人間学―』岩波書店, 1996.

コンラート Klaus Conrad
『分裂病のはじまり』 [1958年]

コンラートが1941-42年にマールブルクの国防軍病院で診察した初発の分裂病シューブの兵士（107例）が本書の素材である。要素心理学的症状分類や現存在分析の過剰解釈を排し，ゲシュタルト分析を用いた分裂病体験の緻密な論考と経過論よりなる。本書理解のためのキーワードとして，ゲシュタルト，場，図と地，関連系（の変換），乗り越え（の不能），本質特性（の突出），コペルニクス的転回，エネルギー・ポテンシャル（の減退），などがあげられる。

彼は分裂病シューブ内の段階を次の5相期（ファーゼ）に分けている。この順で進行（途中で止まることもある）し，逆行する。脳病理学的作能の解体の諸段階と相似である。

(1)トレマ期：トレマとは，俳優が出番を目前にして味わう緊張感の意。妄想に先行する状態。場が障壁に囲まれ，緊張感を強いるが，逃げ出すことができない感じ。偶然と中立性を許さない状態。危急反応として障壁を飛び越え「無意味な行為」に出ることがある。また本来の人格反応的な基底気分が亢進する（これはすべての相期に貫かれる）。妄想気分（ただならぬ気配）は次の相期の一歩手前である。(2)アポフェニー期：ここからが分裂病である。アポフェニーとは，主体と対象との関係の変化のあり方であり，反省意識のあり方である。対象の本質特性（マトゥーセック）が前景に突出してくる。世界との関連系の変換が困難になり，異常意味意識（ヤスパース）が展開する。他者の目になって自分を見ることができなくなる（コペルニクス的転回の不能）。妄想知覚とは，アポフェニーの光のもとで知覚された対象が特定の意味を持つことである。アポフェニー的変化が内空間（対象は自らの思考，表象，身体性など）で起これば，思考伝播，吹入さらに思考化声，幻声となる。この相期に患者が世界の受動的な中心となり「すべてが私の周りを回っている」と体験するのを，とくにアナスロフェと称する。(3)アポカリプス期：緊張病状態。前期では保たれていた連続体としての世界が崩壊し，現実的な意味連続性が失われる。本質特性の「雲（ハロー）」が解放され乱舞する世界である。(4)固定化期：「固定」とは「雨降って地固まる」の意であり，回復過程のことである。この時期にコペルニクス的転回が可能になる。(5)残遺期：負のイメージの強い「欠陥」を避けた価値中立的な命名である。「エネルギー・ポテンシャルの減退」という比喩を用いて論じられている。

分裂病的世界とその進行をゲシュタルト分析で統一的に捉えた(1)から(3)までの論考が本書の白眉である。

次に分裂病シューブの7つの経過類型について論じている。トレマを越えないで回復したもの（これは分裂病とはいえない），それから先の相期に達して回復したものは58％で，これが本来の意味でのシューブである。各相期から慢性化したものがプロツェス型とされ，破瓜型，妄想型，重症緊張型の分裂病に相当する。すべての経過類型は質的ではなく量的な変種であり，ポテンシャルの解体がより強いか弱いかの差であるとしている。

コンラートの業績には，神経心理学，症状性精神病に関するものが多い。コンラートは器質精神病と内因性精神病を連続したもの，さらに内因性精神病も一元的に考えているようである。本書はこの連続をゲシュタルト分析しようとする試みの1つである。分裂病問題は哲学的問題でなく病態生理学の問題であると述べている。またジャクソンの階層論やエーの器質力動論に近い論考も見られる。

本書には付録論文があり，その1つがセシュエーの「症例ルネ」に対する完膚無きまでの批判である。訳書『分裂病のはじまり』には本書と関連の深い論文「症候性精神病」（Psychiatrie der Gegenwart Ⅱ. 1960）の要約が掲載されている。　●山口直彦

[詳細データ] K. Conrad, Die beginnende Schizophrenie: Versuch einer Gestaltanalyse des Wahns. Georg Thieme, Stuttgart, 1958（山口直彦・安克昌・中井久夫訳『分裂病のはじまり』岩崎学術出版社，1994. 吉永五郎訳『精神分裂病―その発動過程―』医学書院，1973）．

コンラート Klaus Conrad
「症状精神病（症候性精神病）」
[1960年]

　コンラートは，症状精神病を議論するにあたって，まず意識の定義不能性，多義性を指摘し，むしろ「意識の障害された状態」を考える方が合理的とした。さらに「意識障害を症状精神病に必須」とする考えにははっきりと反対した。彼は全体論的心理学の概念を援用して，独自の理論を展開してゆく。

　彼の文脈において，いわゆる意識喪失は「ある人がもはや何の体験ももたず，その体験野は最後の原初的分節化をも失っていて，いわば世界を失った状態」と捉えられ，症状精神病の精神病理は「現実の体験野のゲシュタルト変遷」の問題となる。コンラートの考える「正常な意識」とは，「体験野の明瞭な完全分節化がなされていて，任意で自由な主題の修正可能性を有している」状態であり，これを批判的存在様式とした。これに対し，病的な意識のありようは，「現実の体験野のプロトパティー的ゲシュタルト変遷（protopatischer Gestaltwandels des aktuellen Erlebnisfeldes）」という上位概念にまとめられる。これが受難的存在様式である。ちなみに正常者が睡眠中に見る夢は生理的なプロトパティー的ゲシュタルト変遷ということになる。

　「プロトパティー」とはイギリスの神経外科医 H. ヘッドから援用した概念であり，さしずめ「原始触覚的」とでも訳されるが，そもそもは神経の働きが損なわれた結果として異常な知覚が生じた状態をさす。意識という用語を避けて，ことさら強調されるプロトパティーの概念には，「精神病理現象には常に身体機能（あるいは器質）の変化の裏付けがある」というコンラートの信念がこめられている。

　世界を体験する主体の在りようについて，コンラートは次の3つの段階を想定した。主体が事物に翻弄されるだけの最も原初的な体験段階，主体が自分自身を世界の中心に据えることができる第2の体験段階，そして主体が言わば客観的な高みから自らを「他者とともにある」と体験できるようになる第3段階である。

　これをふまえると，体験野のプロトパティー的ゲシュタルト変遷には2つの様態があることになる。1つは「体験する諸事象から我へと帰る乗り越えの障害」すなわち「プトレマイオス的転換の障害」であり，もう1つは「主観的世界から客観的世界へ向かう乗り越えの障害」すなわち「コペルニクス的転換の障害」である。前者が意識混濁に，後者が妄想状態に相当し，この2者が症状精神病の病像の基本的な方向性ということになるが，個々の症例においてどのようにしてこの方向性が決定されるのかについては，明確には述べられていない。

　このようにコンラートは，精神的過程と身体的過程の同時進行を強調した。精神病に特有な病因はなく，「どんな安全な薬も過剰であれば障害を，そして死をもたらす」，「どのような物理的（環境）変化も生体の適応範囲を越えれば障害を，そして死をもたらす」として，シュペヒトの量仮説を再評価している。そして自分の主張は今後生物学的，実証的な研究の進歩によってより確かなものとなるだろうと記し，現存在分析などいわゆる人間学的な研究手法を手厳しく批判した。

　結局のところ，「内因性とされる精神疾患にも生物学的基盤が求められる」と考えるコンラートの立場において，症状精神病について語ることは精神病現象一般について語ることに等しい。ただし，症状精神病は時間の流れの中で経過する現象であって，各疾患には特有の「順序の相貌」があることを強調し，そのような相貌を把握する力は臨床的な熟練によるとしている。

●恩田浩一

[詳細データ] K. Conrad, Die symptomatischen Psychosen. In K. P. Kisker, J. E. Meyer, C. Müller, E. Strömgren (Hrsg.), Klinische Psychiatrie 2, Springer, Berlin/Heidelberg/New York, 1972 (Psychiatrie der Gegenwart, 2: 1-70, 1960).

■ ザイテルベルガー
Franz Seitelberger／著
横井　晋／訳
『脳, 意識と認識』　　　　　　　　　［1993年］

　本訳書は哲学者エーザーと神経病理学者ザイテルベルガー（いずれもウィーン大学教授）の共著の原著『脳，意識と認識』の中，ザイテルベルガー著になる第2部を横井晋が翻訳したものである。この第2部は神経病理学者が書いたものとはいえ，内容の主要部分は哲学である。ちなみに原著の第1部はエーザーが分担し「脳-意識-問題の歴史および現在の討論」であり，第3部もエーザー分担で「意識と認識」と題した認識論である。ザイテルベルガーは本訳書への序文の中で「この本は神経科学の諸々の事実と成果を参照し，構造的，機能的錯綜という階層の諸段階を超えて，脳作業の本質的統一を系統的に明らかにしようとするものである」とのべている。

　本書では，第1・2章で人間の脳の進化，発達と構造，第3章で脳の情報処理の機能についてのべるが，大脳皮質にあるモジュールの構造と機能を解説し，情報のコード化された力動的興奮過程のパターンである脳作業遂行のプログラムは，物理化学的な器官でのできごとの秩序に現れているところの機能的リアリティを有するとしている。第4章では，高次の脳活動すなわち学習，記憶，対象の認識，言語，思考，情動，知能，運動などの項目で，大脳の情報処理の仕方とこれら諸活動を結びつけるが，諸活動を物質的脳過程に還元する努力ではなく，知覚できる生命の現れと，脳における神経生理学的過程との間の妥当な機能的配属をみつける努力を問題としている。最後の意識の項目では哲学論を展開するが，ここでは，何が意識であるか？という問いについてではなく，いかにして意識について脳作業が用意され行われるか，したがって脳における意識の諸条件を問う問題であるとする。

●小笠原壌

　　［詳細データ］Erhard Oeser, F. Seitelberger, Gehirn, Bewußtsein und Erkenntnis. Wissenschaftliche Buchgesellschaft, Darmstadt, 1988（横井晋訳『脳，意識と認識』西村書店，1993）．

■ 斎藤　学（さいとう さとる）
『家族の中の心の病―「よい子」たちの過食と拒食―』　　　　　　　　［1997年］

　この本は摂食障害者たちの自助グループのために書かれた。その団体（日本アノレキシア・ブリミア協会：NABA）の機関誌（月刊）のために本書の第3章にあたる部分を書き始めたのは1987年のことで，翌年，その前後を加えて会員たちのための小冊子を作った。さらにこれを増補して『生きるのが怖い少女たち』（光文社）を出版したのは1993年，その文庫版である本書は1997年に刊行されている。そういうわけで第3章が，この本の核心ということになる。この章の中で著者は，読者に想定した患者たちに「あなたたちは痩せた身体で何を訴えようとしているのか？」と問うている。結局のところ患者は「ひとりでは生きられない私，痩せて無力なこの私を抱えてね」というメッセージを周囲の他者に伝えているのではないか，と読者を挑発している。「ひとりでは生きられない」という想いは20世紀女性の自我理想のありかたに関連していて，摂食障害者の中にこそ，その最もわかりやすい戯画があるというのが著者の考えである。拒食症（制限型無食欲症）とは，パワーによって自己を律し，他者を屈服させ，自然をもコントロールしようとするという西欧的な自我理想の少女版なのだ。過食症のビンジング・パージング（bingeing-purgeing）はこの野望の挫折に由来し，だからこそこれを病む女性たちは自らの自立性の欠如（依存性）を，あのように必死で隠そうとしている。著者は長年にわたるアルコール依存の治療体験の中から嗜癖（addiction）アプローチと呼ばれる一連の回復法を開拓してきた。本書は，これを摂食障害の治療に応用しようとしたものなので「摂食障害は嗜癖である」という所説が繰り返し説かれている。患者向けの本とはいえ，このことについては学術誌上で展開された議論を踏まえ，必要な文献も紹介してある。嗜癖アプローチは自助グループの有効性を説く反（ないし超）治療的方法論である。著者は，患者たちの声を背景として精神科医や精神療法家たちに論争を挑んでもいるのである。

●斎藤　学

　　［詳細データ］斎藤学『家族の中の心の病―「よい子」たちの過食と拒食―』講談社＋α文庫，1997．

サイモン Bennett Simon
『古代ギリシアにおける心と狂気—現代精神医学の古典的ルーツ—』
（邦訳名：『ギリシア文明と狂気』）
[1978年]

著者ベネット・サイモン［1933-］は，ハーヴァード大学で古典語や古典文学を修めた後，コロンビア大学医学部を卒業して精神科医・精神分析医となった。本書の意図は，精神分析学の方法論を軸に，古代ギリシア人の心性や心的活動，心の障害，その治療法，治療者と狂気論との関連などを分節化することである。この目的のために，「詩的」，「哲学的」，「医学的」という3つのモデルが援用されるが，これらのモデルはたんに著者の考案した恣意的な設定ではなく，当時のギリシア文化に内在していた枠組みに他ならないとされている。

これらのモデルに依拠しながらサイモンは古代ギリシアで成立した言説を解釈していく。対象はホメロスの叙事詩，ギリシア悲劇，プラトンの対話編，ヒポクラテス全集などの作品群であるが，時にそれらの作者の内面にも考察が及ぶ。特に『国家』の記述に登場するイメージから導かれるプラトンの人間像や，プラトンとフロイトの対比における深層心理学的な人間理解の試みはかなりの説得力を持つ。また，ギリシア悲劇が有する治療効果について，これだけ踏み込んだ論証はあまり例がないだろう。

考察と解釈の基本的枠組みを提供しているのはもちろん精神分析学の概念体系である。この点だけを強調すれば，サイモンの試みは，精神分析の土壌に根ざした文化解釈の一例という位置づけになるのかもしれない。それでも，本書には，方法論的バイアスはほとんどなく，精神療法家の繊細な眼差しが全体を支配している。著作全体の評価としては，西欧古典学の伝統を十分に生かしきっている点，そして何よりも，「精神医学の歴史の中でも注目すべき時代であった古代ギリシアの思想を吟味することによって現代精神医学の問題を考えよう」とする著者の姿勢が，この著作に稀有な力を与えていると言える。　●酒井明夫

［詳細データ］B. Simon, Mind and Madness in Ancient Greece: The classical roots of modern psychiatry. Cornell University Press, Ithaca/London, 1978（石渡隆司・藤原博・酒井明夫訳『ギリシア文明と狂気』人文書院，1989［抄訳］）．

榊 俶（さかき はじめ），呉 秀三（くれ しゅうぞう）
『増補改訂　法医学提綱　下編』
[1897年]

我が国で最初の司法精神医学書。榊は1882年から1886年までベルリンに留学し，帰国後，東京大学医科大学で日本人の教授として初めて精神病学を担当した。1897年，本書の発行を待たずに没した。呉は1892年から司法省より東京裁判所医務を嘱託され，師の榊とともに監獄に赴いて鑑定を行い，『精神病鑑定例』［1903-09］にまとめた。明治時代の精神医学は法医学と密接な関係にあり，また旧刑法（1882年施行）で責任能力に関する規定が設けられ，精神鑑定が重視されたことが本書の背景にある。

本書は法医学提綱の下編の「精神病論」を榊，呉が共著で執筆したものである。当時は刑法改正作業が進められており，本書では改正草案の条文も参照されている。刑事上の責任能力，民事上の処分能力について，それぞれ鑑定の梗概を述べている。責任能力を，一定年齢に達した個人が法律で禁じられた行為について「行フト行フベカラサルトヲ弁ジ，自ラ之ヲ処決スルノ能力」と定義し，精神発達，疾病その他により減殺されるとした。(旧) 刑法での「知覚精神の喪失」という責任無能力の狭い規定が医学的見地からみて実情に合わないと批判する。次いで当時の疾患分類に従って白癡者および精神病者について刑事上の意義と責任能力を解説している。精神病は，鬱狂，躁狂，妄覚狂，定期狂，偏執狂，続発性精神衰弱（続発癡狂），老耄狂，麻痺狂，神経衰弱狂，臓躁狂，癲癇狂，慢性中酒，衝動性精神病，疾病性無意識状態という分類に従っている。処分能力に関しては，精神病者，聾啞者，失語者に対する禁治産の宣告と後見人の設定，禁治産を受けた無能力者の行為すなわち結婚能力，養子縁組能力，遺言能力などについて解説し，最後に精神病者の審理能力と信證能力にも触れている。

●中谷陽二

［詳細データ］榊俶・呉秀三『増補改訂　法医学提綱　下編』秋南書院, 1897.

坂野雄二(さかの/ゆうじ)
『認知行動療法』　　　　　[1995年]

　患者は，行動や情動の問題だけではなく，考え方や価値観，イメージなど，さまざまな認知的な問題を抱えている。行動や情動の問題に加え，認知的な問題をも治療の標的とし，これまで実証的にその効果が確認されている行動的技法と認知的技法を効果的に組み合わせて用いる（治療パッケージ，治療モジュール）ことによって問題の改善をはかろうとする治療アプローチを総称して認知行動療法という。問題点を整理することによって患者の自己理解を促進するとともに，問題解決能力を向上させ，自己の問題をセルフコントロールしながら，合理的に解決することのできる力を増大させることをねらいとして行われる，構造化された治療法である。

　欧米では，臨床心理学といえば認知行動療法（cognitive behavior therapy）を指すようになった。また，認知行動療法は，強迫性障害やパニック障害の治療法の選択ガイドラインにおいて，その第１位にランクされるようになった。

　しかしながらわが国においては，認知行動療法はまだ発展途上にあると言えるかもしれない。そうした中，認知行動療法の基本的発想と歴史，基礎概念，主たる治療法を概説した本書は，認知行動療法の基礎を理解するために格好の書物である。

　認知行動療法は，感情障害や抑うつ，全般性不安障害，パニック障害，恐怖性の障害，強迫性障害，急性のストレス障害，外傷後ストレス障害，摂食障害，疼痛，アルコール乱用の治療，あるいは学生相談の場面で適応され，大きな治療効果が認められている。また，糖尿病等の生活習慣病といった慢性疾患患者の健康行動の形成をねらった指導プログラムも開発されている。
●坂野雄二

［詳細データ］坂野雄二『認知行動療法』日本評論社，1995．

坂部　恵(さかべ/めぐみ)
『仮面の解釈学』　　　　　[1976年]

　もと「おもての解釈学試論」のシリーズとして1970年から73年にかけて『理想』誌上に発表された，それぞれ「おもて」，「かげ」，「あらわれ」をテーマとする３つの論文を第Ⅰ部として巻頭に置き，以下第Ⅱ部「仮面と人格」，「固有名詞と仮面のあいだ」，第Ⅲ部「欧米語と日本語の論理と思考」といういずれも1970年代前半に発表された論文，さらに第Ⅳ部「しるし」，「うつし身」，「ことだま」をそれぞれテーマとする書下ろしの３つの論文を最後に置いた論集。

　論考はいずれも，「おもて」・「仮面」というテーマをめぐる形で展開されるが，「それは，一方でわたしが多少この間親しむところのあったいわゆる構造主義の世界やデリダをはじめとするフランスの比較的若い世代のひとびとの，とりわけ近世以来の主体主義の形而上学の克服の方向をさぐる思考を，自分なりに受けとめ，他方で，日本語とその特質に即して，あるいは日本語で，何かを考えて行こうとする２つの方向が，おのずからあい合する恰好の場所であったからにほかならない」と著者は「あとがき」で述べている。

　日本語は非論理的で情感的な言語だから元来哲学的・論理的な思索には適さない，という明治以来の根強い通念（本書発表当時その代表選手の１人は森有正であった）に抗して，しかも，今日でもたとえば演歌の歌詞をすこし注意して見ればだれしもが気づくように，漢語よりもはるかに深く広く日本人の身体に根を下ろした「やまとことば」に焦点を合わせて，同時代の哲学に身をもってキャッチ・アップすることが著者のねらいであった。なお，いわば続編として『ふれることの哲学』*『ふるまいの詩学』**がある。
●坂部　恵

［詳細データ］坂部恵『仮面の解釈学』東京大学出版会，1976．
＊　坂部恵『ふれることの哲学』岩波書店，1983．
＊＊　同『ふるまいの詩学』岩波書店，1997．

坂部　恵(さかべ／めぐみ)
『理性の不安─カント哲学の生成と構造─』　［1976年］

　カントの「理性批判」の哲学の根底には，西欧の伝統的理性からすでに一歩「非理性」へと向けて踏み出して，それと引き替えに理性全体をよく対象化し考量しうるという，理性そのものの存立のあやうさないし不安がある。カントはすでにロマン派や象徴派の思想家・文学者たちにさきがけて，モデルニテ，モデルネの敷居に立っていたのである。以上の趣旨を，前批判期の比較的若いカントの思想形成を中心に，最晩年の思想の転換までを視野におさめて論述した書。

　こうした視点から，まず冒頭の第Ⅰ章「人間学の地平」では，カントが「自然地理学」とならんで1772年以来つづけた「人間学」の講義が理性を批判的に対象化するいわば基底の心眼をなしたゆえんが説かれる。つづく第Ⅱ章「『視霊者の夢』の周辺」は，『純粋理性批判』に15年先立って公にされた『視霊者の夢』［1766］が，超能力者スェーデンボリに惹かれつつ拒絶するカントの自己告白と自己解剖の書として，批判哲学の舞台裏をあかすものであるゆえんを説く。第Ⅲ章「カントとルソー」では，ルソーとカントの共鳴関係が，ルソー晩年の自己分裂の次元にまでおよぶことが説かれる。第Ⅳ章『『独断のまどろみ』時代の構造」，第Ⅴ章「Phase κ-λ の趣味批判関係遺稿について」は，それぞれ，最初期のカントの思想の境地と，1770年代の美学思想の早くまた完成度の高いあらわれとを見届ける。第Ⅵ章「知覚の予料・火・エーテル演繹」は，最初期から最晩年を貫く批判哲学とは異種の質料的形而上学の構想に光をあてる。

　なお，おなじ著者の『カント』*は同様なカント観の一般向け叙述である。　●坂部　恵

[詳細データ] 坂部恵『理性の不安─カント哲学の生成と構造─』勁草書房, 1976; 新装版, 1984; 改装版, 2001.
＊　坂部恵『カント』講談社, 1979;講談社学術文庫版, 2001.

佐々木雄司(ささき／ゆうじ)
『宗教から精神衛生へ』　［1985年］

　1967年から84年までの14篇の論文集で，シャマニズムおよびコミュニティメンタルヘルス（CMH）という未開の領域に，体当たりで挑んだドンキホーテの履歴書でもある。

　うち6篇が信仰に関すること。その中核はシャマン論文であり，著者を一気に世に出した古典的な代物。日本国内4地域5群のシャマン56例と面接をくり返し，神秘体験を俎上に載せ成巫過程を2分類した。著者の研究対象は，さらにヒーリングや教団にひろがる。

　この頃までの著者は，社会精神医学ないしは比較文化精神医学を志していた。1966年9月，新設間もない東京都立精神衛生センター勤務を機に，思いもかけずCMHに埋没することとなったが，シャマニズム研究の視点・方法論が，事例性概念と結びついた。この頃の論文の代表は，保健所や福祉事務所への技術指導の小論などである。これらは新しい領域へのパイオニアたちの必死の思いをも伝え，創成期の我が国CMHの記録でもある。

　14篇は，個々の論文としてはまとまり，臨場感にも溢れる。著者の姿勢も一貫し，図書館や思索よりも実践の中から原則性や方法論を実証的に追い求める。しかし全体を通読しての主張は弱く「だからなんなのさ」と言いたくなる。これは「論文集」という限界より，当時の著者の限界だったのかもしれない。

　85年東大赴任後，つまり本書以降の著者は，事例性を鍵概念として発展させ，「コミュニティ」を地域社会のみならず職場・学校をもひっくるめた「生活の場」と捉え，「実践的なメンタルヘルスの体系化」をすすめてきた。同時に宗教的なヒーリングの問題も，温かい眼差しそのものは変わらぬが，研究者としてでなくメンタルヘルスの実践者の視点からは，異なった様相が見えてきた。こうした本書の発展篇*が，書下しを中心に『生活の場での実践メンタルヘルス』として，2002年5月に刊行された。　●佐々木雄司

[詳細データ] 佐々木雄司『宗教から精神衛生へ』金剛出版, 1985.
＊　佐々木雄司『生活の場での実践メンタルヘルス』保健同人社, 2002.

■佐治守夫(さじ／もりお),
　岡村達也(おかむら／たつや),
　保坂　亨(ほさか／とおる)
『カウンセリングを学ぶ』　　　［1996年］

　カウンセリングという言葉が氾濫している現状の中で，その本質が十分に理解されているとはいえないというのが著者らの基本的認識である。そのうえで，カウンセラーの資質とは，その人自身のパーソナリティのより一層の統合や成熟に向かう可能性であり，もう一面は，今ある自分のパーソナリティをさらに高めるための学習の，一生を通じての積み重ねであると著者らは強調している。

　本書はこうした基本認識に立って，カウンセリング学習を理論学習・体験学習・実習という3本の柱から説明したものである。第1の柱である理論学習においては，基本として特にロジャースのクライエント中心療法をとりあげている。第2の柱である体験学習は本書の中心課題である。理論学習からいきなり実習というのではあまりにも飛躍があり，とても体系化された学習ステップとはいえない。本書では，あらためてこの体験学習の位置づけについて検討したうえで，その実際として(1)シミュレーション（学習者が2人組になってカウンセラー役・クライエント役を行うロール・プレイに代表される擬似カウンセラー体験），(2)なんらかのグループ・アプローチへの参加体験，(3)自らのクライエント経験である教育カウンセリングを取り上げている。これらはカウンセリング学習に必須といわれる自己理解をキー・ワードにすれば同じ位置づけになる。そして，第3の柱である実習において必要なことはスーパーヴィジョンと事例検討会への提出であり，本書ではふたつの事例を提示したうえで，「スーパーヴィジョン」と「事例検討会の持ち方」が解説されている。

　とりわけ本書の特徴といえるのは，上記の項目の単なる解説にとどまらず，3つの柱の意味づけ（理論の意味するもの，核としての体験過程，事例を検討することの意味）にそれぞれ1章をあてていることにあろう。

●保坂　亨

[詳細データ] 佐治守夫・岡村達也・保坂亨『カウンセリングを学ぶ』東京大学出版会，1996．

■佐藤達哉(さとう／たつや),
　溝口　元(みぞぐち／はじめ)編著
『通史　日本の心理学』　　　［1997年］

　日本における心理学の歴史について通史的にまとめた初めての書。トマス・クーンは，「知識としての科学の実質に関心を寄せるもの」としての内部史的アプローチに対して，「より大きな文化内部における社会集団としての科学者の活動に関心をもつ」ものとして外部史的アプローチを位置づけているが，本書は基本的に後者を志向している。通史（1～4部）以外に第5部を設け，心理学の発展を様々な社会制度の中に位置づけて検討しているのはその現れである。通史の部分では日本の心理学の時代区分を以下の4つに分けている。

　第1期　欧米心理学の導入と受容
　第2期　心理学研究の自立と展開
　第3期　戦時期の心理学：変容と混乱
　第4期　現代の心理学：量的拡大と専門分化

　第1期には，西周による『心理学』という訳書の発行［1875］などによって知識としての心理学の受容が行われた。また，(東京)帝大で最初の心理学担当教授となった［1890］元良勇次郎によって実証的な心理学が導入され，研究としての心理学が成立した。第2期には，元良の弟子を中心に専門家集団が誕生し『心理研究』という準学術雑誌が1913年［大正2］に発刊された。また，知能検査などの開発によって社会と関わる心理学者が増えた。第3期には，専門学術誌『心理学研究』の発刊および国内初の専門学会・日本心理学会が設立され［1927］，研究活動が広がった。戦時下において心理学者の活動は停滞したが軍隊の適性検査や訓練技法の開発などには関わった。第4期には占領国側が教育の科学化・民主化を押し進め，心理学による人間理解をその基礎として重用したため，教育心理学が隆盛した。ただし，臨床心理学に関する資格が20世紀末になるまで成立しえなかったことから分かるとおり，臨床心理学は混乱の状況にあった。なお，本書の第5部では，心理学における冠名現象，統計的技法の使用頻度，補助金配分など，科学社会学的見地から日本の心理学を分析している。

●サトウタツヤ

[詳細データ] 佐藤達哉・溝口元編著『通史　日本の心理学』北大路書房，1997．

サリヴァン　Harry Stack Sullivan
『現代精神医学の概念』　　［1940/53年］

　サリヴァンが1939年に5回にわたって行った講演をまとめたもの。サリヴァン生前に公刊された唯一の著作。『精神分裂病は人間的過程である』の諸論文が示す治療経験および理論化の試みの後に，サリヴァンが自らの思想の全体像を公衆に向けて語ったもので，サリヴァンの名を広める役割を果たした。初出は1940年の『サイカイアトリー誌』だが，読者の要請によりリプリントされ，その際に，パトリック・ムラヒのサリヴァン理論概説が収録された。1953年のノートン社版が最初の一般流通本である。

　第1講「基本概念」では，精神医学史をたどり，対人的な場における「関与しながらの観察」を精神医学の基本的性格とする。対人的行為は，「満足」と「安全」のいずれを最終目標とするかによって分類される。分裂病も，人間が出生からの成長過程でたどる通常の対人的過程から成るものと理解される。「重要な他者」との相互関係から「自己組織 (self system)」「自己態勢 (self dynamism)」が生まれ，同時に不安が出現するが，「自己」が拒絶する衝動，欲望，欲求は「解離」されるようになる。ただし，サリヴァンの言う「解離」は，今日の解離理論と異なり，「排除」に近い。

　第2講「生物体としての人間とその必須環境」では，生育過程から人間が理解される。概念以前にあった乳房が外界の一部に位置付けられる過程によって象徴が出現し，絵や言葉による「同意による確認 (consensual validation)」が始まる。児童期には「仲間」が重要になり，前青春期に親友 (cham) が出現することで「同意による確認」が急速に広がる。愛の体験をとおして，対人関係が拡大する。前青春期は，「心の平安を乱されない人間らしい生き方」に最も近づくときである。

　第3講「発達症候群」では青春期の問題が取り上げられる。性衝動は「自己組織」と衝突したときに解離することがきわめて難しい。性欲と結びついた体験の影響を決定するのはやはり重要な他者からなる環境と理解される。「自己耽溺者」「あまのじゃく症候群」など，10の症候群が対人的生活歴との関係で記述される。また，口唇帯，性器帯，肛門帯などの「相互作用帯」の分析，夢と睡眠の分析が挿入される。睡眠中は「自己」の活動が低下しており，解離されていた衝動が夢に現れる。夢は，幼児の未分化な体験様式へ退行し，問題をその様式で解くことを可能にする。

　第4講「説明概念」では，意識内の対人関係と並んで，もう1つの意識しない対人関係が存在するパラタクシス的力動を論じたのち，「文化への同化過程」の欠陥が生むさまざまの病的状態が説明される。分裂病以外の精神疾患が自己態勢の支配下で発生し，自己から解離されたものの存在が「不安」として体験されるのに対し，分裂病においては，自己態勢が葛藤の解決に失敗することで破綻し，「不安」ではなく「恐怖 (fear)」「驚愕恐怖 (terror)」が発生する。分裂病状態が純粋に持続する場合が，サリヴァンが分裂病の中核と考える緊張病状態である。

　第5講「治療概念」では，実践的な治療の枠組みが提出される。インテンシブな精神科治療は，自己から解離されている動機づけの組織を自己に再統合する過程である。そのため，「身体の変化への意識」「辺縁の思考への意識」「心に浮かぶすべてを語ること」の3つが患者に期待される。些細な事件への注目から，過去の対人関係の再検討を通して，今働いているパラタクシス的影武者をつきとめる。サリヴァンの治療技法は，まとまった理解を伝える精神分析的解釈と異なり，問いかけを積み重ねることで，患者の対人関係の理解を豊かにしていくものである。自己の拡大によって，自己認識と実際の対人関係が同じものになるのが精神医学的治癒とされる。

●森　茂起

　詳細データ　H. S. Sullivan, Conceptions of Modern Psychiatry. W. W. Norton & Company Inc., New York, 1953（中井久夫・山口隆訳『現代精神医学の概念』みすず書房，1976）．

サリヴァン Harry Stack Sullivan
『精神医学は対人関係論である』
[1953年]

ワシントン精神医学校における1945年から1948年にわたる講義。サリヴァンの発達論が詳細に展開されている。精神医学を対人関係論と性格づけ、対人関係の変遷を詳細に検討することで基礎付けようとする。生物体と環境が力動的に関わる「幼児=環境複合体」（対人の場）に起こる「体験」の変遷を、「人間関係を特徴づけるエネルギー変換の持続的なパターン」である「力動態勢 (dynamism)」で記述する。幼児期、小児期、児童期、前青春期、青春期初期、青春期後期、成人期（成熟期）の段階による普遍的な発達理論を構成しながら、「不適切不十分な対人関係のパターン」によって精神障害の形成過程が理解される。

体験は、(1)生を作り上げているそれ以上分割できないプロトタクシス的体験、(2)繰り返しによって体験が編成され、先の体験を示す「徴候」が生まれ、さらには複数の相互作用帯の体験の一般化を経たパラタクシス的体験、(3)身振りと言語によるコミュニケーションが、「同意による確認 (consensus validation)」を経た言語になったときのシンタクシス的体験の3つの様態に分けられる。

欲求の満足をもたらす「よい乳首」、母親の不安に由来する「悪い乳首」、欲求の満足をもたらさない「間違った乳首」といった幼児の体験が、視覚、聴覚の遠距離受容器のパターンと結び付けられて、「わるい母」「よい母」という「擬人存在」が形成される。小児期に言語が発達し、シンタクシス的体験が生じると、「よい母親」と「悪い母親」の融合が起こり、「お母さん」という1つの擬人存在になる。一方、「おくちに親指」にはじまる2種の身体感覚による満足体験が萌芽となって、「自己身体」のパターンが編成されるが、「禁止」が不安をもたらすことによって、「よい自分」「わるい自分」「自分でないもの」という3つの「自分 (me)」の擬人存在が生まれる。

この上に、母親役の教育的働きかけによって発生する不安を回避するため、「自己組織 (self system)」という2次的力動態勢が発生する。「自己組織」はあらゆる対人の場でつねに働き、かつての不安を想起させる事態を回避する。発達史上で不運にも強烈な不安を体験させられると、「自分でないもの」に発する不安は「不気味感」として体験され、不気味感を回避するために、「解離」のシステムが自己組織の働きとして生まれる。「解離されたもの」は、後に強迫的代理、選択的非注意、夢、自動症などに現れる。自己組織は、体験による変化に抵抗するため、変化のためには、精妙な体験の場が持続的に与えられねばならない。治療の目指すものがそれである。

学童期には、権威的人物および仲間との関係が始まる。競争と妥協の操作が進行し、陶片追放（仲間はずれ）、紋切り型、社会的判定、他者のおとしめなどが発生する。児童期を通して、対人関係の統合的傾向性が含まれる「生の方向づけ」が達成される。前青春期に入ると、特定の親友 (cham) に対する特別な関心が生まれる。ここでの親密性は、「同意による確認」を通じ共人間的な有効妥当性を確かめる機会を与える。サリヴァンは親友関係による自己組織の再編成の可能性を重視し、前青春期から青春期にかけて、解離されたシステムが修復されうると考えた。

青年期初期に入り「情欲」が発生することで、異性との親密性への欲求に移行する。情欲的力動態勢は、性器を含む相互作用帯とパラタクシス的様態が主となるシンボル的事象の両者が関わる、対人統合的なシステムである。性器的活動のパターンが定まると青春期後期に入り、対人関係のすべてのレパートリーが確立していく。体験は同意による確認を経たものになり、ありのままの社会の中に統合されるようになる。　　　　　●森　茂起

[詳細データ] H. S. Sullivan, The Interpersonal Theory of Psychiatry. W. W. Norton & Company Inc., New York, 1953 (中井久夫・宮崎隆吉・髙木敬三・鑪幹八郎訳『精神医学は対人関係論である』みすず書房, 1990).

サリヴァン　Harry Stack Sullivan
『精神医学的面接』　　　　　　［1954年］

　ワシントン精神医学校での連続講義のうち面接論の箇所を独立させたもの。サリヴァンの著作のなかで最も実践的で，また平明な著作である。「私は最初の予約の時間にはあらかじめ患者の名前を覚えておいて名前を呼んで迎え入れる」といった，治療面接場面でのサリヴァンを彷彿とさせるきわめて具体的な記述に満ちている。精神科医のみならず，対人援助職一般への示唆に富む著作である。

　精神医学的面接は，「（語意外の音調も含む）音声的な2人グループの対人の場」からなる「専門家＝依頼者関係」であり，「患者の生の特有のパターンを明確にすること」を目的とする。その仕事は，対人関係における「関与観察者」として行われる。2人の対人の場に伴う，現実，非現実の他の対人関係に由来する「パラタクシス的歪み」を見きわめていくことが面接者に要請される。

　精神療法の過程は，接遇，偵察，詳細問診，終結と分けられる。接遇は，患者がなぜ面接に来たのかがわかり，またわかってもらったと患者が感じるまでである。接遇においてサリヴァンは，本書で「アンテナ感覚」と訳される「目ざとさ（alertness）」の重要性を強調する。これは，予測できない出来事に備えた敏感さであり，些細な出来事までを正確に観察し記憶に留めながらも，必要のない事柄にはおおまかに接するという情報の取捨選択を可能にする感覚である。偵察とは，平均して15時間を費やす程度の，生活史聴取である。この段階での簡明正確さが，後の治療過程を大きく左右するという。「思考を自由に流出させることによって自分でも未だ知らなかったデータを提出する」という経験を患者が持つことで，いわゆる「自由連想」の意義がおのずと理解される。偵察の締めくくりには，要約を患者に述べることを薦めている。精神科に伝えた内容がある観点から整理されて返されることは，患者にとって大きな体験である。以後扱っていく問題についての合意が形成され，精神医学の対人の場が確立する。

　詳細問診は，サリヴァンの面接論の中核部であり，偵察までの段階で得られた仮説を検証していく過程である。面接の全体を通して働く中心概念は「不安」である。不安は，われわれがどうあっても避けたいものであり，面接場面での面接者と被面接者の対人行動を動かしている。われわれは，「ユーフォリア（心地よさ）」を維持するために，対人的なあらゆる操作を含む自己組織（self system）を発達させている。子ども時代の「重要な他者」との関係の中で発達したものである。このユーフォリアが低下する体験が不安である。ある年齢以上では自己評価の低下とも体験される。不安を回避するために「安全保障作戦」という対人作戦が働き，自己組織の変更を迫る経験が回避される。

　関与観察者である面接者の技量は，「不必要な不安をおこさせないようにとこころがけながら同時に患者の言いにくいことを引き出す手腕にある」。話題の転換の背後で働いている不安に気づくことが技量の1つである。面接者が適切に努力を重ねるならば，「精神健康に向かう衝動」によって，患者は不安を引き受ける。

　詳細問診の議論の中でサリヴァンは，引照基準としての発達史と精神障害論を論じる。この部分は，『精神医学は対人関係論である』『精神医学の臨床研究』の内容の要約ともなっている。面接の場に現れる現象との引照関係のもとでつねに語られるため，両大著とは違った味わいがある。その意味で本書は，面接論でありながら，サリヴァンの理論の全体を面接論に寄せて語り出した入門書的性格も持っている。実質的な最終章である第9章では，「面接の終結」に関するきわめて実践的なノウハウが展開される。

●森　茂起

[詳細データ] H. S. Sullivan, The Psychiatric Interview. W. W. Norton & Company Inc., New York, 1954（中井久夫・秋山剛・野口昌也・松川周吾・宮崎隆吉・山口直彦訳『精神医学的面接』みすず書房，1986）．

サリヴァン　Harry Stack Sullivan
『分裂病は人間的過程である』[1962年]

　サリヴァンの初期の論文15編を収めた論文集である。シェパード・イノック・アンド・プラット病院における治療実践に基づいた分裂病の理解が凝縮されている第1論文，詳細な症例検討によって分裂病者の思考について論じる第2論文にはじまり，しだいに発達論が体系化され，自己組織の概念の萌芽，対人関係論の出現と，後期の体系化に近づいていく過程を見ることができる。

　中井久夫の「訳者あとがき」は，サリヴァンの主張を8項目に整理している。(1)分裂病には（生命‐生活）保存的側面がある。(2)不均衡な退行が分裂病である。(3)性的順応を達成した人間は分裂病にならない。(4)発病の2段階論。(5)初期分裂病体験は夜驚体験に似ている。(6)予後は症状ではなく生活状況によって決まる。(7)病識の有無を重視しない。(8)分裂病の裾野は広い。

　第1論文「分裂病─その保存的な面と悪性の面─」では，分裂病の中核を緊張型とし，すべての初期分裂病を緊張型の亜型と考える。緊張病は，分裂病性の解離が最も純粋に大きくなる型であり，子宮内生活という個体発生の最も早期までの退行が起こる。この退行は人格再編成の試みであって，多くの場合報いられる。妄想型は，迫害的な様相を帯びる分裂病性解離に対して，論理的な信念を作り出した場合に生まれるもので，分裂病過程の本質ではないとされる。予後を決定するのは，分裂病的内容ではなく，退行のダイナミックスであり，特に，回復後に患者が戻る社会環境が予後を大幅に決定する。

　長文の第2論文「分裂病における思考の奇妙性」では，分裂病者の思考には，夢想と夢も加えた思考過程の範囲の外にあるものは1つもないという命題を，大部の症例報告をもとに，思考におけるシンボル形成の詳細な検討に基づいて証明する。構造化の失敗によって解離された人生体験を，古型の思考過程への退行によって再統合しようとする試みが，分裂病の保存的側面である。通常は睡眠と夢によって多くの問題が解決されているが，その失敗が幼児の夜驚を生む。夜驚の内容は概念でも知覚でもなく，出生前あるいは幼児期初期の体験と同じく到達不可能で，緊張病性分裂病の非概念性，非知覚性，超幼児性と相似である。第3論文「分裂病の始まり」は，前精神病状態の検討であり，詳細な症例報告を含んでいる。「対人的（interpersonal）」という言葉が初めて用いられた論文と言われ，人格発達の対人的側面に注目するサリヴァン理論の萌芽が見られる。「体験の活用能力の欠如」という重要な概念も登場する。

　革命的な治療実践のなかで分裂病の諸現象を関与観察し，人間的プロセスとして理解するこれらの論文のあと，サリヴァンはしだいに理論化を試み始める。「対人的」という観点，発達の観点の登場があり，社会科学への関心が拡大する。並行して，当初は自らの拠って立つ先行研究として言及していた精神分析に対し批判的検討を加え始める。「セルフ」という鍵概念がその過程で生まれる。第6論文「分裂病研究」には，『精神医学は対人関係論である』の主張の骨子が現れている。第7論文「大時代ものの性文化と分裂病」では，性文化と精神障害の発生の関係を分析する。異性愛の前段階としての同性愛の役割を示唆する，当時としては急進的な内容である。第11論文「分裂病の修正精神分析治療」では，自らの方法を，精神分析から発展した「社会‐精神医学的プログラム」と規定して，精神分析の概念と技法の修正を行う。また，入院病棟の規模や職員の質にはじまり，具体的技法の詳細が紹介される。教育分析の経験を治療者に必須としているのは興味深い。第14章には，サリヴァンが唯一書き下ろしながら1972年まで発行されなかった『パーソナル・サイコパソロジー』の一部が収録されている。

●森　茂起

詳細データ　H. S. Sullivan, Schizophrenia as a Human Process. W. W. Norton & Company Inc., New York, 1962（中井久夫・安克昌・岩井圭司・片岡昌哉・加藤しをり・田中究訳『分裂病は人間的過程である』みすず書房，1995）．

サールズ Harold Frederic Searles
『逆転移』 [1979年]

著者 H. F. サールズは, サリヴァン, フロム-ライヒマンの流れを継いで分裂病の積極的精神療法に取り組んできた。主要著作 2 書のうちの1つ『分裂病論集』*は数カ国語に翻訳され注目を浴びたが, 残念ながら日本語訳は刊行されていない。本書は『分裂病論集』につぐいま1つの主要著作であり, サールズ後期の24論文が集められている。原著は600ページを越える大著であるため, 日本語訳は3巻に分けて刊行された。2つの著作はいずれも, 精神分析理論にもとづいて分裂病者に積極的な個人精神療法を施行した記録である。これほどまでに生々しい症例記述をとおして, その深い精神療法の仔細が報告されているのは他に類をみない。

前著『分裂病論集』で印象に残るのは, サールズが重症慢性分裂病者の個人精神療法に取り組む中で, その治療過程を, (1)接触のない時期, (2)両価的共生の時期, (3)全面的(前両価的)共生の時期, (4)共生解消の時期, (5)治療後期, ととりあえず5段階に分け, とりわけ(2)(3)の時期を分裂病治療にきわめて重要な時期としている点である。彼はまたこの時期を治療的共生 therapeutic symbiosis 期とも名づけ, 患者-治療者の距離が消失し双方の愛憎・嫉妬が渦巻く坩堝と化し, 治療者の感じる怒りや悲しみが患者からもたらされるものなのか治療者自身から生起してくるものなのかが判然としなくなる時期であり, この時期を双方が経なければ分裂病の真の治療はありえないとまでいう。この治療的共生期の中で治療者が覚える感情にいっそうの焦点を当て, それを深く分析しているのが本書『逆転移』である。

邦訳第1巻では, そのような治療的共生の体験から, 治療者の罪責感, 献身的態度が検討される。この罪責感, 献身性は, 患者が示す怒りと同種のものが自らの内部にもあることを防衛していることであり, 患者の言動に対する自らの怒りや軽蔑の感情に自覚的であることこそが治療にとって不可欠であると説く。その上で, 分裂病治療では, 実は治療者の方が患者から癒されているのではないかとの自覚が幾多のプリズムをとおして語られる。

第2巻では, 前書『分裂病論集』の中心的なテーマである治療的共生が多彩な症例の治療をとおして展開される。ここでは分裂病の治療過程を, (1)病的共生, (2)自閉, (3)治療的共生, (4)個別化, の過程として理論化された。人間の同一性形成が人生最早期の母子共生に基盤をもつとした発達理論を踏まえて, その相互依存と相互敵意とがなんらかの病理を生みだす一方, 子(患者)が母親(治療者)を癒やすという側面にも注目しつつ, 治療的共生の意義が考察される。この共生期を経て患者が個別化を獲得してゆくとき治療者が抱く喪失感への言及もサールズは忘れない。

第3巻は, 詳細な症例報告の論文を中心に編集されている。境界例の思考障害や自我機能障害, 分裂病にみられる暴力などの問題が治療過程の中でどのように出現してくるかに焦点が当てられる。一見意味不明と思われる彼らの言動も, それらに対して治療者の中に生起してくる逆転移感情を見据えて, 患者-治療者間の転移関係を分析してゆくとき, 驚くべき意味のあることが明らかとなり, 患者の障害がけっして不可逆的なものではないことが検証される。

サールズは主張する。逆転移の感情を抱くことがいけないのではない, この逆転移に治療者自身自覚的であることこそが分裂病の治療の基本である, と。その自覚の中でみえてくるものは, 患者の深いところに根ざしている患者自身の治癒に向けての力である。彼らはまた母親(治療者)を治療しようとしているのである。 ●松本雅彦

[詳細データ] H. F. Searles, Countertransference and Related Subjects. Int. Univ. Press, New York, 1979 (松本雅彦・田原明夫・横山博ほか訳『逆転移』1・2・3, みすず書房, 1991, 95, 96).

* Searles, Collected Papers on Schizophrenia and Related Subjects. Int. Univ. Press, New York, 1965.

ジェリネック Ervin Morton Jellinek
『アルコホリズム―アルコール中毒の疾病概念―』　［1960年］

　広範な学識によって，現代のアルコール症研究の基盤を作り，1950年代には，WHOのアルコール専門委員会におけるリーダーのひとりであった，ジェリネック［1890-1963］が晩年に著した主著である。

　本書は「個人，社会あるいはこれら両者にいかなる障害をもひき起こすような，アルコール飲料のいかなる使用をも」アルコホリズムと名付け，アルファ，ベータ，ガンマ，デルタ，イプシロンの5型，およびその他に分けた。しかし，ジェリネックが疾患として考察対象にしたのは，耐容量増加，病的欲求（craving），身体依存など，共通の薬理学的嗜癖の進展が見られるガンマ，デルタの2型のみであった。したがって，彼はアルコホリズムの概念拡大を試みたのではなく，人間の飲酒行動のうち何を病気とするかを考察し，アルコホリズムを悪徳，あるいは人格障害の一症状と見なす従来の（そして今日も残存する）考え方を離れ，疾病としてのアルコホリズムを提示するとともに，その独自な過程を追求したのだった。

　ガンマ・アルコホリズムは強烈な飲酒欲求と抑制喪失（loss of control）を特徴とし，いったん飲酒を始めると本人の意思に反しとどめなく，対人関係を大きく損ない，社会生活に障害を及ぼしても飲み続ける病態である。日常的大量飲酒にある程度の社会規制の働いているアングロサクソン諸国に多い。

　デルタ・アルコホリズムは身体依存・耐容量の増加ははっきりしているものの，抑制喪失はなく，替わって禁酒不能（inability to abstain）が生ずる。すなわち，飲酒量の自己調節はできるが，1日たりと禁酒できない。フランスなど，ぶどう酒を日常的に大量消費する国に現れ，ガンマ型のように飲酒を抑制できない苦しさは知らずにいると考えた。

　ジェリネックは1940年代からアルコール症関連の論文を次々に発表していたが，1952年に発表された「アルコール嗜癖の諸相」は疾患としてのアルコホリズムを4段階の進行性疾患と捉え，「抑制喪失」を越えた後は非可逆的なアルコール嗜癖が成立すると考えた。この論文はアルコール嗜癖の進行過程論として大きな影響を与えたが，フランスなどから，「抑制喪失は経験しないが，重篤な身体依存にあるアルコール症者」の存在を指摘され，単一モデル（本書のガンマ型）を捨てデルタ・アルコホリズムを追加することになった。

　ジェリネックは，アルコホリズムの出発点として不安から逃れるための飲酒が存在したとしても，アルコール自体の薬理作用，それに対する個々人の反応，文化習慣などを論じなければアルコホリズムの進展過程は分からないとし，薬物（agent），摂取者（host），環境（environment）の3者相互作用で薬物依存過程を考えてゆく観点を持ち，病前性格の存在にもはっきりと否定的立場であった。

　歴史的に見るとジェリネックは嗜癖的飲酒モデルの確立者であり，従来の臓器障害論的アルコール中毒モデルから，今日の薬物依存モデルへの橋渡しとなった。ただ，その後の主流がジェリネックが当初に主張したガンマ型であったのは皮肉な結果であった。

　また，ジェリネックは，アルコール症からの回復を目指して1935年に誕生した自助グループであるAA（アルコホリクス・アノニマス）のよき理解者であったが（彼らもアルコール症を病気と考えた），AAの主張する病像だけが，アルコール症ではないことを公平に指摘している。

　本書の偉大さは分類を考えたことにあるのではなく，アルコホリズムと経済・民族習慣の関係，アルコホリズムを病気と考えず悪習であるとの見方，正当にも病気と考えた際の倫理問題まで，アルコール嗜癖をかつてなく広範囲の文献を渉猟しつつ誠実に論じた姿勢にある。　　　　　　　　　●大河原昌夫

　［詳細データ］E. M. Jellinek, The Disease Concept of Alcoholism. Hillhouse Press, New Brunswick, 1960（羽賀道信・加藤寛訳『アルコホリズム―アルコール中毒の疾病概念―』岩崎学術出版社，1973）．

ジェームズ William James
『宗教的経験の諸相─人間性の研究─』
[1901-02年]

本書においてジェームズは、個人が経験する宗教的心理・感情に考察対象を絞り、宗教経験の種々相を1つずつ取り上げていく。その際彼は、宗教経験に関して抽象的な考察を展開するのではなく、具体例を手がかりにして、実証的方法で経験の内実を明らかにしようとする。具体的に言えば、自らの宗教経験を明確に言語化できるだけの自意識を持った人々の手記・告白・自伝等の資料を縦横に引用して、宗教経験の様相を示そうとするのである。

利用する資料として、強度の自意識を持った人の文書を選択していることから示唆されるように、宗教経験が明確かつ典型的な形で現れるのは、宗教的天才の半ば病理的特徴においてである。その意味では、ジェームズは宗教を異常な心理現象と見ており、実際彼自身、本書を病理心理学的研究と呼んでいた。種々の宗教経験が説明される中で、最も注目すべきは、「健全な心」と「病める魂」のそれぞれの宗教を述べた章、回心、神秘主義についての章であろう。健全な心とは、生まれつき幸福感に満たされ、何が起ころうとも世界と人生を明るく受けとめる人であり、病める魂とは、悪・罪・虚しさ・はかなさ等の否定的契機こそが世界と生の本質をなすと見る悲観的な人である。人間性のこの2類型に対応して、それぞれ異なる宗教経験が詳述される。例えば、健全な心は、幸福な人生を賛美したり、あるいは現実の明るい面を強調して暗い面を排除するような宗教性と親和的である。これに対して病める魂は、苦悩からの解放を求めて、苦なる世界の真相を究明せんとするような宗教に傾く。この対比では、明らかに強調点は病める魂の側にある。後者の記述のほうが光彩を放っているという印象は多くの者が受けるであろうし、ジェームズ自身が後者のタイプであったことは、伝記的資料からよく知られている。本書の全体構成から見ても、分裂した自己、回心、神秘経験といった重要な諸章へと論理的につながりうるのは、人間が苦悩せる自己を突き抜けて再生するところに開ける宗教性であって、それは「二度生まれ」の病める魂の宗教でしかありえない。本書全体の基調をなすのは、悲哀・憂愁・苦悩から生まれる慰めの宗教＝救済宗教である。

この点は、本書の主たる論点に繰り返し現れてくる。まず「分裂する自己」では、一方に自己の生のうちに甘受しがたい不具合が感じられ、他方ではそれを乗り越える力が感じ取られている。この2つの感覚が、一人格の中で2つの異質な自己体系として闘争する。不具合を嘆ずる自己がある臨界点までは優勢であるが、それを越えるとより高い力が自己と結びつき、不具合から救い出されるように感じる。これが回心であり、神秘的経験として内面に深い刻印を残すのである。こうしてジェームズは、回心や神秘経験を、救済を求める潜在的自己が表層の意識へと突破してくる事態であると考える。この経験は、単なる情緒的経験にはとどまらない。自己に生きる新たな力を与える出来事、生そのものの転換だからである。

それゆえ宗教の本質は、生の転換というこの神秘体験のうちにこそある。それは、知性や単なる感情の領域にではなく、もっと深い実践的な領域に属しており、人間に生きてゆく力を与えてくれる。その意味で宗教は、人間が生きていく上で不可欠・不可譲の営みであり、そのためたとえ教条や理論が不条理であったにしても、知的な批判や反論によっては論破されることがない。宗教は思考されるのではなく、感じられ生きられる真理なのであり、逆に教理や思想は、宗教経験の解釈であり、二次的な添加物にすぎない。ジェームズにとって、宗教は人間学的必然性をもった営みであり、それゆえに本書の副題には、「人間性の研究」とあるのである。●宇都宮輝夫

詳細データ　W. James, The Varieties of Religious Experience: A study in human nature. Longmans, Green and Co., New York, 1901-02（桝田啓三郎訳『宗教的経験の諸相』上・下，岩波書店，1970）．

シェリントン Charles Scott Sherrington
『神経系の統合作用』 [1906年]

　現代の神経科学の発展の基礎を築き，近代神経生理学の創始者といわれる英国人生理学者シェリントンは，脊髄反射学を確立した。反射とは，受容器の刺激により求心路に発生した興奮が入力信号として中枢神経系に入り，意識と無関係に変換されて遠心路に送られた出力信号により一定の反応が起こる現象である。彼は，脳を切り離した脊髄における入出力関係を詳細に解析することにより，動物の神経系の活動は一定の刺激に対して特有な反応を示す要素的反射活動に分解できることを示し，一見複雑な運動も各種の要素的反射の協調的な組み合わせによって構成されると考えた。そして，要素的反射を時間的・空間的に結び付け調整する神経系の機能を統合機能と呼んだ。

　本書は，シェリントンがリヴァプール大学教授時代の1904年に米国のエール大学で行ったシィリマン記念講演（「自然界と精神界で明示される神の知恵と善性」というテーマで行われる毎年恒例の講演会）が基になっており，主として反射に関するシェリントンの研究成果がまとめられているが，大脳の働きも検討されている。シェリントンがその確立に大きく貢献したニューロン説によれば，神経系の機能的構成単位はニューロンであり，ニューロン間の信号伝達は彼がシナプスと命名した接触部を介して行われる。本書の論理の展開は，彼が明確に打ち出したシナプス伝達における興奮と抑制およびシナプス作用の統合の概念に基づいたものである。独創的な実験観察の結果が豊富に盛り込まれていて，幅広い普遍化と哲学的洞察があり，その後の研究に大きな影響を与えた。当時の神経生理学を書き替えた本書は，一夜にして古典になったといわれる。

　本書は10章からなるが，初めの7つの章は主として脊髄反射を扱い，神経統合における単位機構としての単純な反射の諸特徴，最終共通路の概念，反射における中枢性抑制の役割等の説明があり，諸反射の空間的・時間的相互作用，すなわちさまざまな受容器から始まる同類の反射や拮抗的な反射が最終共通路上で強化し合ったり干渉したりする機構が検討される。後の3つの章は，上位中枢を対象とし，運動野刺激で誘発される動きと脊髄反射の動きの異同，遠隔受容器と大脳の発達の関係，知覚における統合，視覚入力と主観的経験について論じている。最後に，反射の随意的制御のメカニズムの解明が生理学にとっての緊急の課題であると指摘し，大脳の働きについての見解をまとめている。その中で，意識的努力を伴う学習過程を通して個体を環境に適応させてきたのが大脳であり，大脳は環境に対する動物の神経反応の適合性と優位性を改善し拡大するために動物の神経反応全体を調整し直し改善できる優れた器官となっていると述べている。そして「先祖伝来の力を現状に合うように絶えず修正し続けることによってのみ，動物は環境に対する優位性の拡大を実現することができる。これを達成するためには，大脳が最高の武器なのである。だから，究極的に生物学の主たる関心が向けられなければならないのは，大脳，その生理学的ならびに心理学的属性である」と締め括っている。

　本書は1947年に再版された。本文は初版とまったく同じままになっていたが，シェリントン自身から新たな序文が寄せられた。この中で，精神的存在としての自我について論じ，さらに，統合機能は肉体と精神の2つの系で作動しており，この2つの系を統合する機能こそが究極的な統合機能である，と述べている。さらに，自己保存の原則に矛盾する利他主義も生理学の対象であると言い，最後は二元論に訴え，「われわれの存在が2つの基本的な要素から成り立っているということは，本来我々の存在がただ1つのものに立脚しているということと同じくらいにありそうなことである」と結んでいる。　●大野忠雄

［詳細データ］ C. S. Sherrington, The Integrative Action of the Nervous System. Yale University Press, New Heaven, 1906; rev. ed., Cambridge University Press, 1947.

シェリントン Robin Sherrington ほか
「染色体5番における精神分裂病関連遺伝子座位の同定」 [1988年]

　精神分裂病は遺伝的要素と環境要素が絡み合って発症にいたることが遺伝疫学的研究によって明らかにされている。当初の研究は方法論的問題を有していたが，1980年以降問題点を克服した報告がなされ，本論文の発表された1980年代後半には遺伝的要素が分裂病の病態に関与することに関して，おおむね間違いのない事実であるとみなされていた。一方，当時，様々な疾患において疾患遺伝子同定の試みが連鎖解析によってなされていた。連鎖解析とは，染色体上の位置（座位）が既知の標識遺伝子（マーカー）の近傍に目的の疾患遺伝子座位が存在するか否かを検討する方法であり，ロッドスコアという指標を計算し，この値が大きいほど連鎖が強い，すなわち互いの位置関係が近いということが言える。本法によって多くの疾患遺伝子が同定されているが，1983年にギゼラらはハンチントン病の疾患遺伝子が第4番染色体に存在することを発表し，その後，ハンチントン病遺伝子同定に繋がっている。

　このような時代背景に触発され，分裂病関連遺伝子座位を連鎖解析によって同定することが試みられていたが，ハンチントン病のような画期的な成果は得られていなかった。ところが，1988年にシェリントンらによって本論文が発表され，分裂病関連遺伝子座位が発見されたとして脚光を浴びた。方法としては，ギゼラらと同様，分裂病が家族発症している家系を見出し，ゲノムを制限酵素で切断した際に生じる長さのパターン（RFLP）をマーカーとして連鎖解析を行っている。シェリントンらはRFLPマーカーを選ぶ際，染色体5番の長腕（5q11-13）に存在するものを選んでいる。その根拠は，分裂病と特異な顔貌を持つ患者が現れる家系において，患者たちが染色体5番の長腕に重複が生じていることがバセットらによって報告されていたことによる。

　本論文の結果は，分裂病，分裂病型障害，特定不能の機能性精神病という診断がなされた家族構成員を一群とするとロッドスコアが3.22，この群に分裂病質人格障害を加えると4.33，さらにその他の精神疾患（うつ病，アルコール依存，薬物乱用，恐怖症など）も含めると6.49であり，当時，連鎖解析による有意水準とされていたロッドスコア3を越えていた。

　この報告に触発され次々に追試が行われたが，その結果は再現性に欠け，この位置における分裂病関連遺伝子座位の存在は現在ではほぼ否定されている。このような矛盾が生じた理由として様々な要因が考えられるが，主たるものとして以下のようなものが考えられる。シェリントンらが行った連鎖解析は，パラメトリック連鎖解析法と呼ばれるものであり，遺伝的パラメーター（遺伝形式，浸透率，表現模写など）を入力する必要がある。ハンチントン病のような単一遺伝子によって引き起こされる疾患では遺伝的パラメーターが明確であり，したがってパラメトリック連鎖解析法によって疾患遺伝子座位同定が可能である。ところが，遺伝疫学的研究が示唆する事実は，糖尿病や高血圧，そしてその他の多くの精神疾患と同じく，分裂病は多種の遺伝子と環境要因が複雑に絡み合って発症にいたる多因子疾患で遺伝的パラメーターが不明であり，パラメトリック連鎖解析法による解析そのものが不適当と考えられ，分裂病では遺伝的パラメーターを入力する必要がないノンパラメトリック連鎖解析法を使用するのが，現在では常識となっている。

●尾崎紀夫

[詳細データ] R. Sherrington, J. Brynjolfsson, H. Petursson, M. Potter, et al., Localization of a susceptibility locus for schizophrenia on chromosome 5. Nature 336:164-167, 1988.

シェルドン William Herbert Sheldon
『人間の体格』　　　　　　　　　[1940年]

シェルドンは正常人の身体を測定して統計的処理を行い，体格や気質の要素の個人差を「量的」に示そうとした。方法としては，正常男子成人4000人について，正面，側面，背面の3方向から写真撮影を行い，これを一定の特徴に従って分類し，体型の基本的な成分は3種類であることを見出した。すなわち，(1)筋肉や骨などの発育は悪いが，柔らかで円く消化器や内臓などの発育が著しい「内胚葉型」，(2)筋肉や骨などが十分に発育し，丈夫で重量感のある「中胚葉型」，(3)消化器系や筋肉の発達が悪く，細長く貧弱な体型である「外胚葉型」の3成分である。

次に，撮影された写真の身体部位17カ所を測定し，各部位について3基本成分の発達の程度を1（最弱）から7（最強）までの7段階の評定尺度で判定し，これを3つの数字の組み合わせで示した。例えば，7-1-1は第1成分が強い内胚葉型，4-4-4は3成分が中間の体型である。この表示法により76の体型が分類され，典型例を写真で示した。

体型と同様，気質に関しても分類基準を作成し，性格に関する文献から650箇の要素的性格特徴を集めて50項目に纏め，7段階評定のチェックリストを作った。これに基づいて正常男子成人に週1回の面接を1年間続け，その評定結果を因子分析して，(a)飲食を楽しみ，穏やかで社交的な「内臓緊張型」，(b)攻撃的で大胆かつ精力的に活動する「身体緊張型」，(c)控えめで過敏，熟睡できず疲労しやすく非社交的な「頭脳緊張型」という3つの基本的気質を抽出した。そして(1)(2)(3)の体型と(a)(b)(c)の気質との間には，＋0.8の高い相関があることを見出した。クレッチマーとの違いは正常者を対象とし，量的に捉えた点にある。　　　　　　　　　　　●石川義博

［詳細データ］W. H. Sheldon, The Varieties of Human Physique. Harper & Brothers Publications, New York, 1940.

ジェンドリン Eugene T. Gendlin
『フォーカシング』　　　　　　　　[1978年]

フォーカシングの開発者ジェンドリンが初めて公刊した画期的な著作である。本書は今や，セルフヘルプ，心理療法，カウンセラーやセラピスト訓練，教育，創造性開発などに，基本的なテキストとして世界的に活用されているといってよい。最近は夢解釈*，フォーカシング志向心理療法**，セラピストフォーカシングなど多様な心理療法各派をつなぐエッセンスとして発展してきている。

フォーカシングとは曖昧だがからだに実感できるこころにふれながら，自己理解を深めていく方法である。成功するカウンセリングの特徴をリサーチから抽出した結果，成功したクライエントは話の内容ではなく自分との関わりで独特の体験様式を示し，それはからだで感じられる実感にふれられることが条件であることがわかったのである。それをフェルトセンスと呼んでいる。それはある状況とか，気がかりな問題とか，人に対して感じる曖昧で，もやもやした，微妙な感じである。感じられた意味とも呼んでいる。この意味を感じ取り明確にしていくプロセスがフォーカシングである。

この方法を教え，実践する6段階のステップが考案されている。アン・ワイザーコーネルの入門マニュアル，ガイド・ブックはわかり易い。フォーカシング研究所（The Focusing Institute：ニューヨーク）が全世界のネットワークの中心であり，機関誌の発行，トレーナーの養成訓練を行っている。東京に支部がある。また日本フォーカシング協会があり，普及と相互研修，情報交換の機関誌を発行している。　　　　　　　　●村山正治

［詳細データ］E. T. Gendlin, Focusing. Bantam Books, Inc., New York, 1978（村山正治・都留春夫・村瀬孝雄訳『フォーカシング』福村出版，1982）.
* Gendlin, Let Your Body Interpret Your Dreams. Chiron Publications, Illinois, 1986（村山正治訳『夢とフォーカシング―からだによる夢解釈―』福村出版，1988）.
** Gendlin, Focusing: Oriented psychotherapy. A manual of the experiential method. The Guilford Press, New York, 1996（村瀬孝雄・池見陽・日笠摩子監訳『フォーカシング志向心理療法―心理療法の統合のために―』上・下，金剛出版，1999）.

シーガル Hanna Segal
『メラニー・クライン入門』　［1973年］

　近年，精神分析学界では，国際的にもまたわが国でも，クライン学派あるいはそこから発展した対象関係学派（H. ガントリップ，W. R. D. フェアベーン，D. W. ウィニコットら）の業績が高く評価されている。両学派の理論，技法の基礎はフロイトとともにメラニー・クラインにあり，メラニー・クライン著作集も邦訳されている。しかし，一般にクライン自身の著書は難解で，また系統的な書き方でないものが多いなどの事情から，その全容を把握するには困難が多いといわれる。そのため欧米でもクラインの理論と技法を学ぶためには，まずシーガルによる本書から入るというのが一般的になっている。本書は著者シーガルが，精神分析家の資格をとろうとする志願生たちに講義したノートを基礎に作られたものであり，それだけに分かりやすく，また系統的に理解しやすいようにまとめられている。

　フロイトにはじまる自我心理学派が，主としてエディプス期を中心とした人格発達論，精神病理としては神経症を中心とした精神力動論とその治療技法を発展させてきたのに対して，クライン学派は，より早期の人格発達論すなわち口愛期や，より未熟で低い水準の精神病理すなわち境界例，分裂病，躁うつ病を中心として，その理論と治療技法を解明した。このことは訳書冒頭の日本語版への序文の中で著者シーガルが「フロイトは成人の中の子どもを発見した。それに対してメラニー・クラインは子どもの中の乳児を発見し……」と述べていることにも端的に示されている。内容としては，防衛機制としての分裂や投影性同一視，妄想的・分裂的態勢，抑うつ的態勢，躁的防衛，それらに対する技法などを軸にしてクラインの業績の全容がわかりやすくまとめられている。　●岩崎徹也

　　詳細データ　H. Segal, Introduction to the Work of Melanie Klein. The Hogarth Press, London, 1973（岩崎徹也訳『メラニー・クライン入門』岩崎学術出版社，1977）．

シフニオス Peter E. Sifneos
『短期力動精神療法』　［1979年］

　長期力動的精神療法を通して患者は，徐々に自分を知るようになり，それが人格・適応能力の変化へと結び付いて行くとされるが，果たして同様の過程をもっと短時間に学習できないものだろうか？――この問いに本書でシフニオスは「できる」と答える。「注意深い患者選択，的確な限極性葛藤の把握と，集中的・不安挑発的解釈を軸とする，短期力動精神療法によって。」

　この治療に適するのは，速習患者である。明確な受診動機，平均以上の知能，自我の強さ，人間関係の適応力を持ち，シフニオスが「不安挑発的」と呼ぶプロセスを，途中で放棄することなく終了するだけの不安耐久力が必要とされる。

　患者選択の次は，限極性葛藤の抽出とその力動的把握である（シフニオスの場合エディプス葛藤が中心となる）。テーマが同定されると，シフニオスはそのテーマを患者に示し，「どこに焦点を絞るか」に合意する。

　「患者は情緒的葛藤の検討によって引き起こされる怒り，恐れ，不安，そして悲しみに直面しなくてはならない」とするシフニオスの治療過程は，治療者の能動性と，ごく初期からの転移解釈によって特徴付けられる。彼は自らを「情に流されることなく，しかも生徒の側にある教師」と見る。それはあたかも，手に負えない生徒の言い訳やアリバイを見透かしている教師のようである。彼は問題に揺さぶりを掛け，事態への直面を促すことによって，それまでの問題解決法がいかに不満足なものであったかを示し，新しく，より有効な解決法を共に考え出そうとする。

　治療の終結は，治療の進展に基づいて，患者との合意で決められる。患者が限極性の問題に対する洞察を得，日常生活に変化を示し始めた時（15～40時間）。それが治療終結の時である。

　1960-70年代，短期力動精神療法の発展に貢献した研究者としては，シフニオス以外に，マン，マランなどがいる。　●丸田俊彦

　　詳細データ　P. E. Sifneos, Short-term Dynamic Psychotherapy. Plenum Publishing Co., New York, 1979（丸田俊彦・丸田純子訳『短期力動精神療法』岩崎学術出版，1984）．

島崎敏樹(しまざきとしき)
『感情の世界』　　　　［1952年］

　著者は叡知に対し感情こそ人間を動かす生命的なものと考え，その世界を精神病者を含め，数多くの人々の具体的な体験をもとに描こうとしたのが本書である。最初の章「感情の生まれた土地」で著者は感情には情緒，情熱へと並ぶ系列と感官的・生命的・心情的・精神的感情の4つの地層があることを前置きとしているが，また全体を通じて感情を自己主張と自己放棄の2つの基本方向において秩序づけようと試みているように思われる。第2，第3の章「心のなかの感情」(上・下)では日常生活において生じる私たちの内面的な感情体験，すなわち喜び，幸福感，怒りなど(上)，恐怖，不安，悲哀，絶望(下)などが扱われる。つづく章「感情は物にもある」では感情移入など美的感情が取り上げられるが，物にそなわる感情は私たちの心が移しうえられたものであり，感情性有情化，擬人化，世界没落感など心によって染めだされた外界の諸様相が描きだされる。つぎの「人間界」の章では同情，憎しみ，嫉妬，競争心など対人感情や社会的感情が問題にされる。そして最後の章「此岸から彼岸へ」では夜の意識ともいうべき没社会的・神秘的感情や生を脱却した宗教的感情，恍惚感などが述べられている。

　著者は本書を風物画帖といい，読者は次々とあらわれる風景を眺めてゆかれればよいと述べている。しかしその内容は精神病理学に裏付けられた明晰な思考であり，感情を「私どもの心のなかでうごく何等かの意識である」，つまり意識の一種とし，さらに時間，空間，世界との関係において理解しようとしている点で，著者の立場は現象学的，人間学的であるといえる。しかも著者の初期の著作である本書は明快な文章で書かれ，みずみずしい感性にあふれたものである。　●小見山実

［詳細データ］島崎敏樹『感情の世界』岩波書店, 1952.

島崎敏樹(しまざきとしき)
『人格の病』　　　　［1976年］

　本書は著者の学術的な論文が集められたもので，Ⅰ，Ⅱ，Ⅲの3部から構成されている。第Ⅰ部の「人格の病」は著者の主要な業績であり，精神分裂病を人格性つまり人格の形式そのものが変化する異常態としてみ，それについて4部に分けて考察を行っている。まず人格性の第1の基本的な形式標識である「自分がする」という自律性が失われると，他者によって支配されるという他律性の意識が生じ，「外からさせられる」という他律体験が出現する。この体験からさらに「ひとりでに動く」という無律体験と自律即他律の体験(「予定調和」など)が導き出せる。次に第2の形式標識である人格の統一性が欠如すると，人格が分裂・崩壊し，実在指向的-交感的心性と実在離脱的-反感的心性の二面性が分離し，後者が強まっていく。第3の形式標識は人格の発達性すなわち構造の分節化であるが，病による退行によって原始意識などが出現したり，あるいは病が軽い場合には人格が再編成されたりする。第4の形式標識として人格と環境の意味的聯関性があり，その変化としてさまざまな妄想体験が現れる。著者は現象学的方法によって病者の主観的体験(現象)を明確に分析し諸現象間の関連を明らかにしていくが，人格の病とする視点から分裂病を理解するということは当時の学界においては画期的なことであり，その後の現象学的人間学的研究の先駆けとなったといえよう。なお「精神分裂病における人格の自律性の意識の障碍」はこの第1部を別の形で論文にまとめたものである。

　また著者はヤスパースの現象学・了解心理学の我が国への紹介者でもあり，その基礎概念である感情移入にとりわけ関心を示している。「精神分裂病における感情移入の障碍」は人格性の異常である分裂病から感情移入の障碍の面を取りだして究明しようとしたものであり，その病態を感情移入の亢進，倒錯，喪失の3つに分け，人格化作用，人格感喪失

などについて考察を加えている。人格化現象についてはまた別の論文,「人格化(ペルゾニフィカチオン)について—自然感情の精神病理学的研究—」で論じられている。

第II部には「人間的分化機能の喪失を来した癲癇痙攣性脳損傷例」という論文が収められている。これはてんかん発作後のごく単純な生物的機能を営んでいる状態を詳細に観察・分析したもので,いわゆる「失外套症候群」をクレッチマーに先んじて報告した論文として知られている。

第III部の「了解学精神病理学の動向」は著者の批判的な,方法論を重視する態度を示すもので,ヤスパースの現象学,それ以後の現象学の展開と現象学的人間学への移行の一時期の場面を切り取っている。さらに著者は社会学的な研究方向へも関心を向けていき,「精神医学認識源について」では精神医学における認識の諸方法を反省し,自然科学的な方法,社会学的な方法,精神科学的な了解,相貌的方法の4つの方法について説明している。また「精神分裂病の現在の概念—特に生物学と社会文化との問題に関連して—」では分裂病概念の歴史的検討を行い,社会文化的アプローチと生物学的アプローチの2つの方向があるとし,さらに方法論の立場からも検討し,自然科学的なもの,社会学的なもの,了解的方法である現象学的-実存的アプローチによるものをあげている。

著者の業績は広く病跡学や表現病理学にも及んでいるが,「現代美術と精神分析学」はそれに関する論文である。著者はフロイトの精神分析理論が現代美術にはたした意義を論じたのちに現代の生存状況の上に立って著者自身の現代芸術への理解を述べていて興味ぶかい。

著者[1912-75]は長年,東京医科歯科大学神経精神医学教室を主宰し,学界とりわけ精神病理学の領域において指導的役割をはたした。またすぐれたエッセイストとしても活躍し,多くの著作がある。　　　　　●小見山実

[詳細データ] 島崎敏樹『人格の病』みすず書房,1976.

島薗　進(しまぞの すすむ)
『精神世界のゆくえ—現代世界と新霊性運動—』
[1996年]

日本では1970年代末に「精神世界」という概念が成立し,「宗教」に隣接する領域と見なされるようになった。少し早くアメリカでは「ニューエイジ」を唱える運動が可視化している。そこではこれまでの「宗教」にかわり,固定的な組織・師弟関係・教義などを伴わず,個々人が自由に自らの「霊性」を自覚し,発展させていくべきだと考えられている。個々人が自己変容をとげて高い次元の意識へと近づいていく,それが集積して人類の意識の進化がもたらされると信じる人もいる。瞑想や神秘主義の伝統,修行や気の思想の伝統,アニミズムやシャーマニズム文化,心理学や心理療法の潮流と結びつくことが多い。トランスパーソナル心理学(精神医学),ホリスティック医学などと名乗る近代二元論批判の学問運動(ニューサイエンス)とも密接に関連している。

本書はこの潮流をグローバルな広がりをもち,現代的・近代以後的な特徴をもつ宗教的・精神的運動ととらえ,「新霊性運動」と名づける。そしてこの運動の輪郭を描き出すとともに,その宗教史的,思想史的,精神史的な位置を明らかにしようとする。「宗教」と「近代合理主義」を過去のものと見なし,自らが「宗教」以後,かつ「近代合理主義」以後のものと位置づける当事者の自覚をユートピア的と見るとともに,半ば妥当と見なし,文明史的な新しさに注目する。「軸の時代」(カール・ヤスパース)の文化や「救済宗教」に対する相対化の意識が進んできたこと,近代科学に対する代替知を求める草の根の動きと連動していること,近代的エリートの文化的支えであった「教養」の衰退と相関していることなどが論じられる。また,新霊性運動が主流伝統文化と対立的な欧米に主流文化と親和的な日本を対置し,日本ではナショナリズムと相即する傾向があるとする。また,心理学的・心理療法的な思考が浸透することによる「心」観の変容や,伝統的な「善悪」観や共同性のあり方に対する相対化が世界的に進行しており,この潮流に反映していることなども論じられている。　　　　　●島薗　進

[詳細データ] 島薗進『精神世界のゆくえ—現代世界と新霊性運動—』東京堂出版,1996.

島薗安雄(しまぞのやすお)／監修
『眼とこころ―眼球運動による精神疾患へのアプローチ―』 [1991年]

眼は心の窓というが，閉瞼時，開瞼時（注視点の動き）の眼球運動およびこれに関する研究を詳しく検討し，これらが精神分裂病の有用な精神生理学的指標であるという独創的な結果をまとめ，紹介すると共に，その後の発展の土台になった本である。

(1)閉瞼時の眼球運動：島薗安雄はREM睡眠時の眼球運動の出現に興味をもち，覚醒時における閉瞼時の眼球運動に注目した。坂本信義，安藤克巳らは大きく速い動きが顕在性の不安や緊張をあらわし，小さな速い動きが内的緊張を表し，小さな遅い動きがくつろぎを，大きな遅い動きが眠気をしめすことを明らかにした。そして精神分裂病患者では小さく速い眼球運動が高頻度に出現し，小さな遅い動きや大きな遅い動きが出現しにくいことをみつけた。これらの結果は場面や刺激に慣れにくく，一定の緊張が持続するという分裂病の特徴を示していた。

一方，閉瞼時眼球運動に及ぼす各種薬剤の検討が行われた。ジアゼパムが速い動きの減少と遅い動きの活発な出現をもたらし，ドロペリドールは速い動きを減少させ，クロルプロマジンは速い動きの減少に軽度の遅い動きを出現させた。覚醒剤では速い眼球運動の増加が見られた。速い動きの増減を縦軸に遅い動きの増減を横軸にとると縦軸が情動の変化を，横軸が覚醒水準の変化を表し，各種の薬物の作用や精神状態を4つの領域に位置づけることができた。またLSD-25やプシロシビン，メスカリンなどの幻覚惹起物質では，正弦波様の規則正しい遅い動きに小さな速い動きが重畳する特異な動きが認められた。

これらの閉瞼時の眼球運動の特徴に基づいて分裂病の結果を検討した。分裂病患者の小さな速い眼球運動の頻発するパターンは連続音刺激や検査場面でも変化しにくく，慣れにくく，緊張の高まった状態を表しており，ヴェナブルらが分裂病患者の皮膚電気反射などで見た過覚醒の状態と同じ方向のものと考察した。

(2)開瞼時の眼球運動：守屋裕文，安藤克巳，小島卓也らは幾何学図形を提示し，「後で描いてもらいますからよく見て下さい」という指示を与え，注視点の動きについてアイカメラを用いて調べた（記銘課題）。分裂病患者では注視点の運動数が少なく，移動距離も少なく，再生図も拙劣であることがわかった。さらに分裂病患者だけでなくその親も悪く健常者と分裂病患者の中間に位置することから，これらの結果がたんなる薬物の影響ではなく，分裂病の特徴を表していることを確認した。その後小島卓也，松島英介らは再生図を改善させるために標的図と一部異なった図形を見せて比較照合させる課題をとりいれた。標的図と一部異なった図を見せながら異なる部位の説明を求め，他に違いはありませんかという問いに「ありません」と答えた直後の注視点の動きに分裂病患者と非分裂病患者で大きな違いがあることが判った。すなわち非分裂病者では「ありません」と答えた直後に自分の答えを吟味，確認するような注視点が多いが，分裂病者では乏しく最も大きな差がみられた。これが反応的探索スコアであり対人反応を表していると考えられる。このスコアと記銘課題時の注視点の運動数を用いて分裂病を非分裂病から約75％の感受性と約80％の特異性で判別することができた。これは開瞼時眼球運動の障害が分裂病に広く共通していることを示していた。また開瞼時・閉瞼時・追跡眼球運動の検査を健常者と分裂病患者に施行したところ，開瞼時眼球運動の反応的探索スコアは閉瞼時眼球運動の速い動きと逆相関し，追跡眼球運動の衝動成分の個数とも逆相関していた。この結果は対人反応がよいと覚醒水準が低く，くつろぐことができ，不随意的注意障害も軽いことを示していた。以上の結果は開瞼時眼球運動とくに反応的探索スコアが分裂病の客観的な指標（マーカー）であることを示唆していた。　　●小島卓也

[詳細データ] 島薗安雄監修／安藤克巳・安藤晴延・小島卓也編『眼とこころ―眼球運動による精神疾患へのアプローチ―』創造出版，1991．

シーマン Phillip Seeman ほか
「抗精神病薬の臨床用量とドーパミン受容体」
[1976年]

クロルプロマジンが精神分裂病（分裂病）に対して画期的な治療効果をもつことが明らかにされたのは，1952年のことであった。それまで謎につつまれていた分裂病の病態を，分子レベルで理解する手がかりがもたらされたのである。

この初の分裂病治療薬（抗精神病薬）は副作用として高率にパーキンソン病様症状を引き起こしたことと，当時パーキンソン病患者では大脳基底核のドーパミン（dopamine: DA）が激減する事実が明らかにされたことから，研究者の関心は抗精神病薬とDAの関係に注がれるようになった。中脳から大脳基底核その他の前脳部各部位へ投射する特定のニューロンにDAが含まれることを見出していたカールソンらは，クロルプロマジンや続いて開発された抗精神病薬を実験動物に投与すると，脳内のDA代謝が著しく亢進することを発見した。彼らは，この現象は抗精神病薬がDAの受容体を遮断した結果，フィードバック機構が作動し，代償的にシナプス間隙へのDA放出が高まるために生じたのではないかと推論した。

その後，抗精神病薬がDAの作用に拮抗することを示すデータが蓄積されたが，メカニズムは依然として不明であった。シーマンらは当初，前シナプス側からのDA放出に対する抗精神病薬の抑制効果を見出したが，精神症状を改善する強さと必ずしも並行していなかった。次に，後シナプス受容体への作用として，DAによる細胞内アデニル酸シクラーゼ活性の増加（D_1型DA受容体機能を反映）に対する抑制の検討が行われたが，臨床効果を説明する所見は得られなかった。そこで，DA受容体への結合能が直接解析されるようになった。上記の論文は，同じ年に発表されたスナイダーらの論文*とともに，受容体結合実験法を駆使して，抗精神病薬が分裂病症状を改善する力価（同じ効果を得るのに必要な臨床用量）とDA受容体遮断作用（ハロペリドールで標識されるDA受容体〔主にD_2受容体〕に同等の作用を示す時の濃度）が正比例することを証明した重要な報告である。こうした相関はDA以外の受容体との間には認められないことから，DA受容体，特にD_2受容体遮断作用こそが分裂病症状の改善と密接に関係すると考えられるようになった。これらの論文は，分裂病では脳内のDA伝達が亢進しているという，「ドーパミン仮説」の最も基本的な根拠ともなっている。

D_2受容体遮断作用と抗精神病効果との関連については，非定型抗精神病薬（錐体外路症状，高プロラクチン血症などのDA受容体遮断による副作用を起こし難い）の中には，クロザピンのように期待されるより低いD_2受容体親和性しか示さない薬物がある点が矛盾する。シーマンらは一時，クロザピンが高親和性をもつD_4型DA受容体を作用点として注目した。しかし，D_4受容体を選択的に阻害する薬物が分裂病症状を改善しないことや，PETを用いたD_2受容体占有率と臨床症状との関連についての研究結果等にもとづいて，一部の非定型抗精神病薬はD_2受容体への結合速度に比して解離速度が速いため，(1)D_2受容体親和性は低いが，(2)副作用を生じずに臨床効果を発揮する比較的低いD_2受容体占有率が得られ，(3)シナプスでの過剰なDA放出に対して，解離速度の遅いクロルプロマジン，ハロペリドールなどの定型抗精神病薬よりも迅速かつ効率的にD_2受容体を遮断できる，という仮説を提唱している。ただし，これらの非定型抗精神病薬はDA伝達系以外にも強い影響を及ぼすため，作用機序の解明にはさらに検討が必要である。

●西川 徹

[詳細データ] P. Seeman, T. Lee, M. Chou-Wong, K. Wong, Antipsychotic drug doses and neuroleptic/dopamine receptors. Nature 26: 717-719, 1976.
* I. Creesw, D. R. Burt, S. H. Snyder, Dopamine receptor binding predicts clinical and pharmacological properties of antipsychotic drugs. Science 192: 481-483, 1976.

下坂幸三（しもさか／こうぞう）
『アノレクシア・ネルヴォーザ論考』
[1988年]

　本書は，1961年から1986年にいたる神経性無食欲症に関する論文集である。13篇の論文が収載されているが，内容はほぼ，精神病理，社会・家族病理，治療の順に配列されている。

　このうち第2章の「青春期やせ症の精神医学的研究」[1961]は，もっとも包括的な論文である。その症状論と数症例の生活史的分析とは，文献を当時の日英独仏に限るなら，もっとも詳しいもののひとつといえるのではなかろうか。そこでは，世間にダイエット・ブームが起こる以前の禁欲と精神的向上とをたてまえとしていた当時の患者の心的世界が微細にわたって描かれている。これをこんにちの摂食障害者の心理との共通点と相違点について，比較考量してみるのは，社会精神医学的意義があると思われる。この他の論文においては，本症の病理が，カーンバーグの説く境界状態と大幅に一致することも述べられている。

　この著者は，本症者に対する精神分析的精神療法ならびに母親に対する非指示的面接から出発したのだが，やがて家族研究，家族面接に重点を移動させた。いきおい，本症の家族研究も若干みられるけれども，新しい視点を提供したとは言い難い。

　もっとも家族面接の経験を通して，治療論的には新しい局面を見出した。それは家族療法家に一般であった家族のコミュニケーション形式の変改を目指すよりは，両親，ことに母親への支持的面接を一貫することにより，親の諸不安を軽減するとともに，彼らの庇護能力を高めるアプローチである。このような治療的接近によって親はときに治療者の片腕ないしは治療協力者になると述べられているが，これはいわゆる第2次家族療法に先駆ける視点といえよう。本書は目下絶版だが，今日的視点に立って自己批判の論文を加えた新版を準備している。
●下坂幸三

　[詳細データ] 下坂幸三『アノレクシア・ネルヴォーザ論考』金剛出版，1988.

下田光造（しもだ／みつぞう）
「躁鬱病の病前性格に就いて」[1941年]

　この表題だけ見れば，1961年のテレンバッハの『メランコリー』以来再評価されて有名になった下田の執着性格についての論文と誰もが思うであろうが，実際はその副題（丸井教授の質疑に対して）が示すように，弟子の向笠の「躁鬱病の病前性格に就いて」と題する学会発表での丸井清泰教授の質問に対して，後に下田が答えた1頁半ばかりの回答である。

　丸井教授がクレッチマーの循環気質をアンビバレンスと結びつけて考えた上で，執着性気質とは何かと問うたのに対して，下田は以下のように答えた。クレッチマーの循環気質と躁うつ病の関係には疑義があり，弟子の研究でも証明されたように，躁うつ病の病前性格は当初偏執性気質と呼び，後に誤解を避けるため変更した執着性気質であると主張し，それは特定遺伝子の純粋表現型であるという。

　執着性気質と躁うつ病発症との関係はこの気質の特徴である感情の持続的緊張がZentraler Affektapparat（中枢性情動器官）の弊憊から過敏状態をきたすためという。それが何故ある時は躁に，ある時はうつになるかは不明であると認めた上で，躁うつ病患者に強い快または不快感情が一定期間持続するのは執着性気質の特徴である感情の持続的緊張と関係があると想像しているだけであると控え目に主張している。なお，丸井教授が考える循環気質とアンビバレンスの関係には当惑感が示されている。

　1950年の「躁鬱病について」*ではより詳しく説明されている。躁うつ病は，過労事情によって睡眠障害，疲労性亢進などの神経衰弱状態が起こっても，執着性格の感情興奮性の異常によって，正常人のように休養生活に入れず，活動を続け，疲憊の頂点において多くは突然発揚症候群または抑うつ症候群を発する疾病逃避反応であるという。
●広瀬徹也

　[詳細データ] 下田光造「躁鬱病の病前性格に就いて」『精神神経誌』45: 101-102, 1941.
　* 下田光造「躁鬱病に就いて」『米子医学誌』2: 1-2, 1950.

ジモン Hermann Simon
「精神病院における積極的治療法」
[1927, 29年]

本論文はジモン［1867-1947］がドイツ精神医学会その他で1923年から1927年にかけて行った講演の要旨の再録である。ジモンはピネルに始まる精神病者の無拘束治療が患者の行動の放任に堕することへの批判や当時導入されていた臥床療法への批判から，「人生は活動であり，無為は諸悪，荒廃の根源」とする信念に基づき，1905年にワールシュタイン病院の院長に就任後，荒れ野原であった病院敷地の整備に患者の労働力を利用することを試みた。これは患者の病的症状の改善に好結果を齎した。後にこの経験を生かし，ギューテルスロー病院の建設に際し，第１次世界大戦で人手が不足し，かつ，やるべき作業が多かったので，患者を治療的意図の下に作業に動員した。無為はもちろん，興奮，錯乱，昏迷等の緊張症状も我慢強く根気よく指導することで改善に向かった。ジモンはこの働きかけを作業と訓練を兼ねた治療法として，作業療法（Arbeitstherapie）と呼ばずに，「積極的患者治療法」とし，患者の体力，精神状態に見合う作業を課すようにし，作業の種類や作業場を能力に応じ，低い段階から，より高い段階に設定し，次第に引き上げるべく５段階の作業隊を編成した。作業の成果によって報酬効果を狙い，報奨を与え，また娯楽，慰安にも努めた。作業隊は医師の指示により，医師・患者関係，職員・患者関係にも配慮し，編成された。この意味で，積極的治療法を精神療法としても位置付けた。ジモンのこの業績は作業療法を組織・体系化した最初の偉業である。

●加藤伸勝

［詳細データ］H. Simon, Aktivere Krankenbehandlung in der Irrenanstalt. Allg. Z. Psychiat. 87: 97-145, 1927. Aktivere Krankenbehandlung in der Irrenanstalt. Ⅱ-Teil, Erfahrungen und Gedanken eines praktishen Psychiaters zur Psychotherapie der Geisteskrankheiten. Allg. Z. Psychiat. 90: 69-121, 90: 245-309, 1929（栗秋要・吉原林・長谷川保訳『精神病院における積極的治療法』医学書院，1978）．

ジャクソン John Hughlings Jackson／著
テーラー James Taylor／編
『ジャクソン選集』
[1931, 32年]

ジョン・ヒューリングス・ジャクソン［1835-1911］の著作は，1861年から1909年までの48年間の論文と覚え書きを合わせると300を超えるが著書はない。テーラーは，晩年のジャクソンとともにてんかん者と麻痺者のための国立病院（いわゆるクイーン・スクウェアー病院，現在の国立神経科・神経外科病院）の小さな病棟を受け持った直弟子である。テーラーは，ジャクソンの死後，その業績の主要なものを選び，１巻500頁および２巻510頁のジャクソン選集を編纂した。１巻はてんかんに関連した32編を年代順にまとめ，２巻は神経系の進化と退化，言語の障害，精神疾患，その他の論説や講演などの37編を掲載した。２巻の巻末には，ジャクソンの全著作を収録している。テーラーが序文で書いているように，ジャクソンの論文はしばしば理論的かつ晦渋で，本文の下段にはあまりにも長い脚注がついていたりする。論述の範囲も多岐にわたり，選集の選択はさぞかし困難であったろうと想像される。以下，論文題名に続く巻数と頁数は選集のそれであり，次の年数は論文初出の年である。

１巻には，一側けいれん（今日の局在関連てんかん）に関する初期の研究の集大成ともいうべき「けいれんの研究」(1:8-36 [1870]) がある。当時，けいれんは橋や延髄から惹起すると信じられていたが，ジャクソンは麻痺は線維の崩壊により，けいれんは灰白質の不安定性に基づくと述べ，けいれんの責任部位が大脳皮質にあることを明確に記述した。さらに，けいれんの始まる前に知覚異常が信号症状としてみられること，局所けいれんの起始部位に優先順位があること，一定の順序で同側の身体半側，ついで反対側に拡がること，全般化すると意識が失われること，半側けいれん後に一過性の視力障害，失語，麻痺などがみられることなど，いくつもの重要な指摘をした。当時の常識を覆し，前兆は発作そのものであることを指摘し，起始部位の同定に

重要であることを強調した。

かの有名なてんかんの定義は,「てんかんの解剖学的,生理学的,病理学的研究」(1：90-111 [1873])にある。ここでは,片麻痺は破壊性損傷により,けいれんは発射性損傷によると述べ,てんかんとは「灰白質の,時に起こる,突然の,過剰な,急速な,そして部分性の発射に対する名称である」と記載し,これは今日のてんかんの定義に一致する。そして,てんかんは病理学的には複数であるが,生理学的には単数であると述べ,これも今日のてんかんの概念に一致する。当時ニューロンの概念はなく,脳波も発見されていなかった時代に,臨床観察からこのような結論に達したことは驚嘆に値する。

陽性症状と陰性症状について最初に記載したのは,「てんかん発作後の一過性の精神障害について」(1：119-134 [1875])である。てんかん発作後には,激しい興奮を呈する躁狂から,一見まとまって正常に見えるものまでさまざまな病像があり,共通するのは行動が無意識で自動的であるということから,精神自動症の用語を提唱した。そして,てんかん発作後は陰性と陽性,すなわち意識の欠損と自動行動の亢進の二重の状態であると指摘した。最高位の制御中枢が解体すると無意識の動作,すなわち自動症が解放され,制御機能の障害が軽いほど自動症が複雑となると述べている。また,従来用いられていた仮面てんかんという想定が誤りであると指摘したことも重要である。陽性症状と陰性症状を進化と退化の理論に組み入れて完全な記載を行ったのは,「後てんかん状態について—狂気との比較研究への貢献—」(1：366-385 [1888-89])である。ここでは最高位中枢が4層構造からなると想定し,精神病は高位層が退化する一方で,下位層が過興奮することに他ならず,下位層の働きだけで行動することから,狂気の人は正気のその人とは別人であると述べている。

夢様状態について初めて記載したのは,「てんかん発作の知的前兆」(1：274-275 [1876])で,患者が語った多くの前兆を記述した短い論文である。さらに,「てんかんの診断に関する講義」(1：276-307 [1879])では,味覚,嗅覚,上腹部感覚のような消化機能性感覚が夢様状態と関連し,舌なめずりや嚙むなどの咀嚼運動を伴うことがあると述べている。「てんかんの特殊型(知的前兆)について—脳器質症状をもつ一例—」(1：385-405 [1888])では,夢様状態を呈した症例を詳述し,その中には自らが医師であり,ジャクソンの仲介で自分の症状を医学雑誌に論文として掲載した有名な症例Zも含まれている。ここで夢様状態がてんかん発作後の精神症状とみなしていた従来の考えを改め,発作そのものであると述べている。「咀嚼運動と"夢様状態"を呈したてんかん例—左側鈎回のきわめて小さな軟化巣—」(1：458-463 [1898])では,症例Zの剖検所見で臨床症状から予測したとおり,海馬鈎回に限局した古い梗塞巣があったとし,てんかん発作の鈎回群について論じた。これらの一連の研究は,今日の側頭葉てんかんの概念の確立に寄与した。

2巻では,「言語の生理学と病理学に関する覚え書」(2：121-128 [1866])で,知的言語と感情言語の解離について記載し,話す能力や語の記憶を大脳半球のあれこれの限局部位に局在させる図式的局在論を批判した。また,不随意化した行為は支障がないのに,命令された場合はできないという,後にリープマンが失行と名付けた現象を記載している。「脳の二重性の性質について」(2：129-145 [1974])では,左半球優位性は知的言語(随意言語,上級言語)に関してであり,感情言語(下級言語)には左右両半球が関与するとし,現代の脳科学の知見を予見したような記述をしている。後にフロイトが失認と名付けた病態を記載したのは,「視神経炎がなく左側片麻痺と認知不能(imperception)を呈した巨大脳腫瘍例」(2：146-152 [1876])である。失語は象徴の喪失であり,認知不能は心像の喪失として明確に区別しなければならないと述べている。

ジャクソンの業績の中で最も有名なものは,王立医学会で3回に分けて行われたクローン

講義「神経系の進化と退化」(2:45-75 [1884])であろう。神経系はその機能において、最も低位の，最も組織化された，最も単純で，最も自動的な段階から，最も高位の，最も組織化されない，最も複雑で，最も随意的な段階へ進化し，退化はその逆の過程をたどるというテーゼはあまりにも有名である。神経系の進化の頂点であり，心の器官である最高次中枢は，最も組織化されておらず，最も複雑で，随意的であるという。神経疾患も精神病も神経系の退化による疾病であるが，退化の層が異なると考え，あらゆる症状が陰性要素と陽性要素の二重からなると述べている。精神医学にとって重要なもう1つの論文が，「精神病の諸要因について」(2:411-420 [1894])である。精神病の発生に関与する4因子をあげ，とりわけ最高の大脳中枢の退化の深さの要因について詳述している。すなわち，われわれは疾患が精神病の症状を引き起こすなどと，不用意に言ってはならない。疾患は精神状態のうちの陰性の要素の原因になるだけである。陽性の精神症状は，無傷に止まった最高の大脳中枢の健康な神経装置の活動の解放であると述べている。ジャクソンは神経学の父といわれ，神経学や神経心理学への貢献はきわめて大きいが，本選集を読めばジャクソンの主要な関心が精神現象にあったことは明白である。

アンリー・エーの器質力動論は，ジャクソンの神経系の階層理論を敷衍し，精神医学における機械論と心因論の統合をめざしたもので，ネオ・ジャクソニズムと呼ばれた。精神機能にも階層構造があり，精神症状は心的階層機能の崩壊であるとし，独自の疾病分類を行ったことはよく知られている。　●松浦雅人

[詳細データ] J. Taylor (ed.), Selected Writings of John Hughlings Jackson. Vol. 1 and 2, Hodder and Stoughton, London, 1931, 32; reprinted, Basic Books, New York, 1958; reprinted, Arts & Boeve Publishers, Nijimegen, Netherlands, 1996.

ジャネ　Pierre Janet
『心理自動症』　　　　　　　　　[1889年]

ピエール・ジャネ[1859-1947]は，ヒステリーの夢中遊行 (somnambulisme) 状態における諸現象をまとめた実験心理学的論文を『哲学雑誌』に連続して発表した後の1889年，ルアーブルからパリに移り，「人間行動の下級の諸形式に関する実験心理学的試論」という副題をもつ博士論文の本書を刊行した。ジャネはその後シャルコーのもとでヒステリー研究を重ね，さらにはコレージュ・ド・フランスで教鞭をとって力動精神医学史に大きな影響を与える著作を数多く残した。

本書は，メーヌ・ド・ビランを経由してモロー・ド・トゥールの「分離解体」やバイヤルジェの「自動症」概念に注ぎ，さらにリボやジャネを経て，クレランボー等に受け継がれる，フランス医学＝心理学派の伝統的視点である自動症概念を中心に据え，当時のヒステリー，暗示，夢中遊行，人格の複数化等の広範な問題を論じたもので，ジャネの名を一躍世界的な規模で広める記念碑的著作となった。

ジャネが注目するのは，人間の行為には「心理自動症」と名づけられる基本的形式が存在することである。それらは規則性を示し厳密に決定論的なものとも考えられるが，一方で，自発的で外的環境が契機となる部分もあり，形態も単純なものから複雑なものまで連続的であり，各々には意識や知性が伴っている。ジャネはこうした，主要な意識の外側で行われる行為に注目し「下意識 (subconscience)」と名づけ，それらが端的に観察される自動書記や陰性幻覚という現象に焦点を当てた。こうした実験には，ジャネの他の著作にも頻回に登場するルーシー (Lucie) やレオニー (Léonie)，マリー (Marie) 等の人格の多重性を示す代表的症例が示され，彼女らが催眠下で示す多様な心的現象が考察の対象になった。

ジャネはこうした上で，本書を第Ⅰ部・全体的自動症 (automatisme total) と，第Ⅱ

部・部分的自動症（automatisme partiel）にわけて論じている。第Ⅰ部は，人格全体を支配する自動症で，カタレプシーからヒステリー性の夢中遊行，遁走，人格変換までの範囲のものが議論される。第１章・隔絶された心的現象としてカタレプシー状態の諸現象が，第２章では健忘とそれに続く心的存在の多様な形態として夢中遊行状態と交代記憶，人格変換が検討される。そして第３章・暗示と意識野の狭窄では，暗示を受けた個人の心理現象が詳述される。第Ⅱ部では，部分カタレプシー，ヒステリー性麻痺や拘縮，感覚消失等が論じられ，第１章では「下意識」の作用が自動書記現象を通して検討され，第２章・体系的な感覚消失と同時的心的現象の存在，第３章・心的解体（désagrégation）の多様な形態，第４章では，無力症（faiblesse）と人格を統合する精神的な力（forces morales）という議論が続く。

本書副題にも示されているように，人格の複数化，心的解体（解離），意識野の狭窄，下意識的固定観念，それらの基礎にある心理的悲惨（misère psychologique）の議論をはじめ，人格の階層的秩序や心的統合力というモチーフは本書に明確に描かれていて，ジャネのヒステリー論，神経症論，それらを基礎にして20世紀に開花する独自の「ふるまいの心理学」への萌芽がすでにすべて出揃っているといっても過言ではない。

なおエレンベルガーの『無意識の発見』によって，精神分析学的パラダイムに覆われて長らく等閑視されていたジャネの業績の再評価が一気に進み，1989年には，フランスの医学＝心理学会が本書の出版100年を記念する大会を組織し，またアメリカにおいても1919年の主著『心理（学）的治療（Les médications psychologiques）』の再読を通して「外傷性記憶」が改めて注目され，PTSDや解離性同一性障害等の今日的な診断概念の源泉として，ジャネの概念が大きく取り上げられたことは記憶に新しい。　　　　　　　　●江口重幸

［詳細データ］ P. Janet, L'automatisme psychologique. Félix Alcan, Paris, 1889.

ジャネ　Pierre Janet
『神経症』　　　　　　　　　［1909年］

身体のどこにも病因となるような損傷が見出されないのにけいれん発作や麻痺やれん縮や無感覚症状などを呈したり，その患者の言動をとおしてあたかも自然の摂理を超えた超能力現象が窺われるかのように見える「不思議な病気」が洋の東西を問わず昔から知られていて，西欧では発散気病，神経素因，神経性悪液質，ヒステリー，ヒポコンドリーなどと呼ばれてきた。18世紀おわりにスコットランドのカレンは，そうした病気は全身に普く分布して運動と感覚を司っている神経系の働きの異常に因って起こるとして「神経症」と称した。神経症には精神病すなわち病者と社会とのつながりを乱してしまう病気の群も含まれていたが，やがてそれらは神経症から分離され，精神病に入れるわけにはいかない種々の「損傷のない病気」が神経症と総称されることになった。19世紀の医学研究者の多くは組織病変が見出されない病気の存在に疑いの目を向け，損傷のない病気と総括される神経症は素性の定かでない雑多な病気の単なる寄せ集めに過ぎないと見做していた。ただ，一部の研究者たちは神経症患者の精神状態の分析に力を注ぎ，神経症には精神が関与していて精神的表象がその症候に認められること，とくにヒステリーの精神現象に関する実験的な研究をとおして，患者の示す障害はそれらを肉体的な局面のもとで考察するよりむしろ精神的局面のもとで考察することによりいっそうはっきりした纏まりをみせることを示し，神経症は次第に「心理的な病気」であると見られるようになった。

本書は神経症の歴史に触れつつ20年に及ぶジャネ自身の神経症研究を要約したものである。19世紀おわりにジャネはリボの病態心理学に則り心理的活動性の研究に着手した。病態心理学は自然の実験というべき異常心理を手がかりに心理現象の本質を探求する方法で，ジャネはその異常心理の諸相を神経症に求めた。心理的活動性は単純な自動的活動から高

度に洗練された活動性にいたる階層秩序をなし、最高度の活動性は相応しい精神力を伴う適応行動をとおして絶えず進化している。ジャネは精神力の落ち込みによって進化の過程にある最高度の活動性が失われる「進化の病態」が神経症であり、高度の活動性が統制しているより低度の活動性が派生しているありさまが神経症症状に如実に現れていることを実証している。ジャネは神経症をその形態の違いから2群に分けた。ヒステリーと精神衰弱がそれで、主要な症候をそれぞれ対比しつつ記述している。すなわち前者における固着観念と後者の強迫観念、前者の健忘と後者の懐疑、前者の麻痺と後者のフォビアなど。精神衰弱はジャネの命名によるもので、300例を超す症例の観察をもとに『強迫と精神衰弱』*を著している。ヒステリーは精神力の落ち込みにより人格的意識の統合が失われて解離した意識が固着観念の諸症状を生み出し、本来の人格的意識に生じた欠損が健忘や麻痺として表現されるものと捉えた。一方、精神衰弱は精神力の持続的落ち込みから最高度の心理的活動性である実在機能が失われ、その統制を外れて派生した心理的活動性が促迫興奮を伴う強迫観念や懐疑やフォビアとして表現されると説いている。

ジャネの神経症論を総括した本書は、ジャネの初期の研究の足跡を辿る上でも重要である。ひろく一般読者に向けた平易な叙述も本書の特徴をなす。ちなみにパヴロフも本書の神経症の2種別に注目し、彼の著書『大脳半球の働きについて』[1926]で、動物で得られて実験データの人間への応用の考察に、それを手がかりにしている。また、ジャネの神経症論はICD-10 Fコードにおける神経症性障害の分類にも影響を与えている。　●高橋　徹

[詳細データ] P. Janet, Les névroses. Flammarion, Paris, 1909 (高橋徹訳『ジャネ神経症』医学書院, 1974).

* Janet, Les obsessions et la psychasthénie. Tome I, Felix Alcan, Paris, 1903.

ジャネ Pierre Janet
『心理学的医学』　［1923年］

「フロイトの栄光の陰に隠れ不当に評価されている」（エレンベルガー）ピエール・ジャネの著作の1つ。3巻からなる大著 "Les médications psychologiques. 1919-20"（『心理(学)的治療』）をジャネ自身が要約し縮刷版として出版した本である。ジャネは、フロイトと同世代、シャルコーのもとでヒステリーを学びつつフランスで数多くの症例に心理療法を施して、「心理学的自動症」「意識野の狭窄」「心理学的力」「心的緊張」「派生現象」「精神衰弱」「現実機能」など今日でも重要な概念を創出している。

本書はまず第1部「精神療法の萌芽」で、古代ギリシア・アスクレピオス神殿での治療、ルルドの奇蹟治療をはじめ、18世紀のメスメリズム、ピュイセギュール、ベルネームらの催眠術を検証しつつ、「ひとりの人間が今ひとり別な人間に対してなんらかの心理的変容を起こしうるのはどのようなことなのか」という視点から、ラポールに注目しつつ精神療法の歴史を展望している。デュボアの教化説得療法、ミッチェルの休息療法などにも言及したこの歴史的展望は興味の尽きない読み物となっている。

後半第2部「精神療法の原理」第3部「精神療法の課題」では、これまでのジャネの多彩な業績を集約する形で、心理学的力（エネルギー）force psychologique と心的緊張 tension psychologique との均衡 équilibre が現実機能 fonction du réel を維持するに不可欠な役割を果たしていることを説く。この心理学的力や心的緊張を定式化することの困難性を認めつつも、いかなる行為が患者に疲憊と消耗とを引き起こすかを知ることはできるとして、精神療法の原理を症例の詳細な観察と記述とから導き出そうとしている。心的エネルギーなる概念のもとで展開される「経済論的心理学」は今日でも興味ある視点を提供しており、何よりも簡素で明快なジャネの症例記載には教えられるところが多い。

●松本雅彦

[詳細データ] P. Janet, La médecine psychologique. Flammarion, Paris, 1923 (松本雅彦訳『心理学的医学』みすず書房, 1981).

ジャネ Pierre Janet
『人格の心理的発達』　　　［1929年］

　ジャネは，サルペトリエール病院を離れた1910年頃から，ヒステリーや催眠や暗示を，当初の自動症概念を中心に探究する19世紀的な医学＝心理学的枠組みから離れて，次第に社会学や言語学等の関連分野と架橋する視点に移行する仕事を発表するようになる。それは「ふるまいの心理学（psychologie de la conduite）」と呼ばれる一種の言語行為論を根幹に取り入れたもので，それまでのヒステリーや神経症理論を再構成して独自な理論を形成しようとした。こうした発想は，1919年の主著『心理（学）的治療（Les médications psychologiques）』における有名な「外傷性記憶（souvenir traumatique）」をめぐる記述，つまり「記憶とは，信念やすべての心理現象と同様に行動なのであり，本質的にそれはストーリーを語るという行動なのである」にすでに明確に表現されている。

　ジャネはこうして，1927年の『内的思考とその障害』，翌28年の『記憶と時間概念の発達』等を通じて，「物語＝語り（narration）」や，記憶は知覚されたままになされるのではなくていわば個人によって加工されるという「現実化（réalisation）」や，その時々の語りに現在という概念を結び付け斉合的な物語として記憶を作り出す「現在化（présentification）」機能，さらに後には「ファビュラシオン（fabulation）」等の重要な概念を強調しながら，人間の人格の本質的な二重性を定式化する。ジャネはここで彼の人格形成の階層的秩序について再論している。

　ジャネの基本的視点を要約すると以下のようになるだろう。つまり，人間は単に行動するばかりでなく，言葉を使用するというものである。本来別々のものである行動と言語とを，語ること復誦することによって結びつけようとする。そこから人間の本質的な内面性や二面性が生じ，それらを統合するものとして役割的人格（personnage）や自我（moi），人物（personne）等，階層的秩序をもった人格（personnalité）が構成されるのである。それをさらに統合する，経時性や社会的斉合性を持った伝記（biographie）や社会的履歴（curriculum vitae）が必要となるのである。このような社会的人格が構成される際に重要なのが「現在」という時間概念であり，過去・現在・未来というリニアな時間軸に出来事が並べられ整えられる。こうして，本書で重要な役割を果たす「時間的人格」の議論がなされる。

　本書はジャネの講義を筆記したノートからのもので，文献も注も欠いた25章から構成されている。第Ⅰ部・身体的人格，第Ⅱ部・社会的人格，そして第Ⅲ部・時間的人格という3つの角度から考察が展開される。第Ⅰ部では，体感，態度および平衡の感覚，自己身体，離人症，基本的感情，意識，意識化（prise de conscience）等の総論的問題が論じられ，第Ⅱ部では，愛の社会感情，憎悪の感情，利己主義と個人的関心，個性化，憑依，能力・階層，人物，社会的評価，評価の妄想，収容感情（sentiment d'emprise），自己と精神，内閉性という幻想等，社会的文脈からみた人格が再検討される。そして講義の中心は「時間的人格」が論じられた第Ⅲ部で，ここでは夢中遊行，二重人格といった現象が物語る機能との関わりで再考され，個人の伝記，個性，人格という統合的議論が展開されている。

　例えば以下の記述，「……記憶の消滅および再現の様子，このような記憶の出現の変化は，物語（récit）の特殊な疾患にもとづいている。……記憶の本質的現象は語ることである。われわれが自分の一生のある時期を思い出したということは，それをちょうど他人に語るように，自分自身にむかって語ることである。……二重人格の病気はこの話術の疾患である。物語と復誦の疾患である」［邦訳458-459頁］は，こうしたジャネの後期理論のエッセンスが端的に表出されたものといえるだろう。　　　　　　　　　　●江口重幸

　[詳細データ]　P. Janet, L'Évolution psychologique de la personnalité. Chahine, Paris, 1929（関計夫訳『人格の心理的発達』慶応通信，1955）．

ジャネ Pierre Janet
「迫害性妄想における諸感情」［1932年］

ジャネは妄想の基底にあり、それに先行する事態として、感情の変容があると想定し、精神疾患の理解にとって不可欠であると考えている。まずそれまで試みられていた、迫害妄想を体感障害によって説明することを「説明すべき現象の代わりに持ってこられた反映ないし言葉に過ぎない」として退け、「原初的行為と信念の中間に位置する」感情を研究することの重要性を強調する。観念や妄想と、その基底にある病的感情とを区別することには困難がある。妄想は解釈や状況説明を含むのに対し、単なる感情はそれらを含まず、「知性化」されていない。しかし、「もっぱら個人的で主観的な本来の感情は、言語をもってしては表現できない」のであるが、それを伝えようとする時、「われわれみんなが知っている1次的で客観的な活動にそれらを近づけながら、これに理解可能な形態を与えるよう余儀なくされ」、「自分の感情を知性化するよう強いられる」ために、外見上妄想と基底の病的感情の区別が困難となってしまう。しかし個々の症例からは、感情が妄想に論理的にも時間的にも先行していることが看て取れ、心理学的には妄想よりも基本的な現象であると結論付けられる。

迫害妄想に先行する感情は、あらゆる人間に存在しうる「共通感情」と、迫害妄想患者に独特な「特殊感情」とに分けられ、後者が「収用感情」を形作っている。迫害妄想にとって重要なのはこの収用感情であり、これは強制感情（自分の行為や考えが自分の意思に沿わず、見知らぬ人によって外部から押し付けられると感じる）、剥奪感情や奪取感情（思考奪取）、浸透感情（現存感情や監視感情）等を含んでいる。これらが収用感情の名でまとめられるのは、「病者の心理機能の一部を他者に所有されるという特徴を備えているからである」。ジャネはそれぞれの感情について豊富な具体例を挙げ、収用感情が迫害妄想に先立つことを示している。　●杉山　久

[詳細データ] P. Janet, Les sentimensts dans le délire de persécution. Journal de psychologie 29: 161-195, 1932（加藤敏・宮本忠雄訳「迫害性妄想における諸感情」『精神医学』24: 1237-1248, 1377-1388, 1982）．

ジャブレンスキー Assen Jablensky ほか
「WHOの分裂病発生率10カ国研究」
［1992年］

ジャブレンスキーらの論文は単に分裂病発生率のみでなく、臨床症状および2年経過・転帰を報告した疫学研究である。しかし、あまりにも発生率研究がよく知られているので、ここでは発生率研究とした。

この研究は1975-76年に世界保健機構（WHO）で企画され、1978年から10カ国13研究センターにおいて開始された重症精神疾患の転帰決定要因の研究 Determinants of Outcome of Severe Mental Disorders (DOSMeD) の2年目までの報告である。本研究は厳密に企画された疫学国際共同研究であり、わが国からは長崎センターが参加した。

対象患者は15歳から54歳、6カ月以上対象地域に居住し、過去12カ月間に顕在的な精神病症状があり、そのため過去3カ月以内に初診した患者である。アルコール・薬物乱用によるものを含む粗大な脳器質性障害、せん妄または痴呆を来たした者は除外された。

診断には国際疾病分類第9改訂（ICD-9）が用いられた。対象患者はスクリーニング表によって対象組み入れが決定され、現在症診察票（PSE）9版による臨床症状評価、精神医学的病歴表（PPHS）による発達・社会生活歴・既往歴の評価、障害評価表（DAS）による生活機能障害評価など、詳細な評価が実施された。その後の経過と転帰が診断・予後表（DPS）により、精神医学的病歴追跡表（FU-PPHS）により経過・変化が記録された。

13センターで1379人（長崎108人）の患者が対象に組み入れられた。発症様式が発展途上国（突然発症51.4%）と開発国（潜在発症52.1%）とは対照的であった。しかし発病から研究組み入れ（初診）までの期間には有意差はなかった。

期間発生率から算出された15〜54歳の分裂病罹病危険率は、慣用診断（ICD-9）ではオーフス（デンマーク）0.59、シャンディガ

（インド）郊外1.72，シャンディガ都市部1.10，ダブリン（アイルランド）0.83，ホノルル（米国）0.50，モスクワ（ソ連）1.13，長崎（日本）0.72，ノッティンガム（英国）0.80であった（最大／最小の比は2.9）。PSEによるコンピュータ診断CATEGOクラスS＋（させられ体験，作為体験などシュナイダーの一級症状を主とする中核的精神病症状）は，それぞれ0.27，0.48，0.30，0.32，0.26，0.47，0.37，0.54（最大・最小の比は2.1）であった。

厳密なデザインや診断基準を用いて実施すれば，分裂病の罹病危険率のばらつきは小さく，国や文化条件を越えて分裂病の発生率は近似したものであると結論付けられている（慣用診断では約3倍の差がある）。しかし，この結果を国や異なる文化圏によって分裂病発生率がほぼ同じと見るか変動すると見るかについては意見が分かれている（例えばT. J. クロウとR. M. マレイ）。

このデザインが初診患者を対象としているので，各センターのキャッチメントエリア住民の受診動向の影響が当然想定されるが，その点はこのデザインでは統制できない。しかし，この10カ国研究は分裂病の発生率についての国際比較が可能な唯一のデータであり，また長崎の発生率データもわが国唯一の貴重な知見である。

●岡崎祐士

[詳細データ] A. Jablensky, N. Sartorius, G. Ernberg, M. Anker, et al., Schizophrenia: Manifestations, incidence and course in different cultures. A World Health Organization Ten-Country Study. Psychol. Med., suppl. 20: 1-97, 1992.

シャラン　Philippe Chaslin
『原発性精神錯乱』　　　　［1895年］

ドイツのAmentia, Verwirrtheitに相当する急性精神病を，フランスではエスキロールが急性痴呆，ジョルジュは昏愚と呼んだが長く忘れられていた。シャランはドラシオーヴ［1861］が中毒精神病に用いた精神錯乱の語に，原発性という形容詞をつけて，この症候群をまとめた。シャラン［1857-1923］はフランスの精神科医で，パリのビセートル病院，サルペトリエール病院で医長をつとめた。症候学の教科書，不統一精神病，否定妄想などの仕事がある。

原発性精神錯乱は，何らかの有害な外因，多くは感染症や中毒が引き起こす，マニーでもメランコリーでも変質性精神病でもない中枢神経系の急速な消耗状態で，栄養失調，発熱などの身体症状を伴う。精神症状は知的減退・解離の錯乱を本質とし，幻覚，妄想，興奮を伴うことも伴わないことも，無動になることもあり，感情は無関心ないし著しく変動する。原発性精神錯乱は，特発性と症候性に分けられる。前者は中核型とも言うべき狭義の精神錯乱をはじめ，激しい興奮を伴う虚脱デリール，興奮ないし昏迷性の急性痴呆，軽症型などがある。後者は髄膜炎，脳腫瘍，脳血管障害，てんかん，腸チフスなどによる。続発性精神錯乱は，さまざまな精神障害に付随する一症状として出現するものを指している。躁病性興奮，妄想，幻覚（とくに幻視），感情の急変（不安，怒り），先天・後天性の知的減退などに生じるとされている。身体的治療と精神的治療があり，前者は身体状態の修復，後者は病前のイメージをよみがえらせることにあるので，できるだけ生活環境を変えず，回復期に知的活動を行わせるべきである。

原発性精神錯乱を特徴づけるのは精神諸機能の統合障害であり，それを取り戻そうとする努力が，特有な困惑になるという。

●濱田秀伯

[詳細データ] P. Chaslin, La confusion mentale primitive. Asselin et Houzeau, Paris, 1895.

シャリー Andrew Victor Schally ほか
「下垂体制御ホルモン」　　　　[1973年]

　シャリーとギルマンは「脳とペプチドホルモン生産に関する発見」により「ラジオイムノアッセイ法の研究」によるヤローとともに1977年にノーベル生理学・医学賞を受賞している。本論文は，シャリーが1973年にそれまでの彼らの発見をまとめてサイエンス誌に報告したものである。

　それ以前より視床下部が下垂体を制御しているのではないかと推定されてはいたが，この制御に関わるホルモンをこのシャリーとギルマンが多く発見し報告したのである。

　シャリーは，彼らが合成した甲状腺刺激ホルモン放出ホルモン (TRH)，同定・合成した黄体ホルモン放出ホルモン (LH-RH)，活性を検討したソマトスタチンなど少なくとも9つの物質が下垂体ホルモンを調節していると論文の冒頭で述べている。論文はさらに，副腎皮質刺激ホルモン (ACTH)，甲状腺刺激ホルモン (TSH)，黄体ホルモン・濾胞刺激ホルモン，成長ホルモン (GH)，プロラクチン，メラノサイト刺激ホルモンの制御にそれぞれ1章ずつを割り当てて説明している。

　シャリー，ギルマンらの活躍によって明らかにされた視床下部－下垂体の制御の概念は，精神科領域では M. ブロイラーによる内分泌精神症候群 (Das endocrine Psychosyndrom) [1979]，精神内分泌学会を創設 [1956] したレイスらの精神内分泌の考えとともに，その後の精神内分泌学の発展に寄与している。

　シャリーは1926年にポーランドで生まれ，カナダのマクギル大学を卒業し，同大学から1962年に在郷軍人病院，1967年にはテューレン医科大学教授となっている。　　●久保田正春

> [詳細データ] A. V. Schally, Akira Arimura, Abba J. Kastin, Hypothalamic regulatory hormones, at least nine substance from the hypothalamus control the secretion of pituitary hormones. Science 179: 341-350, 1973.

シャルコー Jean-Martin Charcot
『老年性および慢性疾患臨床講義』
　　　　[1881年]

　サルペトリエール病院に1882年神経病学講座が開設されるまでの期間 (1872-81年)，シャルコーは，旧友ヴュルピアンのあとをついで，医学部病理解剖学の教授職に就き，同時に病理学会の会長も務めていた。それ以前から蓄積された数多くの研究は，今日シャルコーおよびサルペトリエール学派の神経学領域における華々しい研究に隠れてあまり注目されないが，臨床的観察眼が横溢した，重要な貢献を果たすものであった。

　シャルコーの老年性疾患および慢性疾患への注目と，1866年に始まったそれらをめぐる一連の講義である本書は，老年医学の嚆矢として近年再評価されている。本書の序文は，該博な医学史的記述を含み，新旧ふたつのパラダイム，つまり経験主義と科学主義，症候学と病理学を対比しながら，自分の取るべき立場を鮮明に述べた開講講義である。当時，医学＝医療は大きな転換点を迎えていて，新たな医学的視点の導入が要請されていたが，19世紀はじめのブルセやパリ学派の系譜に身を置きつつ，19世紀後半に隆盛を誇ったドイツ医学の成果をも積極的に受容し，来るべき医学の道を探ろうとする宣言文になっている。

　本書冒頭の第1章は，老年性の病理の一般的性質，第2章は，老齢者の発熱状態として肺炎などの熱性曲線の特徴が検討されている。老年医学の基本的視点や方法論が明確に述べられているが，老齢の女性に特有な生理学や病理学や医療を探求するためには，サルペトリエール病院が格好の条件を備えた施設であった。老人には一言でいえば「萎縮」に通じる，特有の病理や生理が見られ，それらが独特な病像を形成するのではないかとシャルコーは述べる。治療者は特に老人の発熱に細かい神経を払い，その測定や意味にも絶えず注意すべき旨が具体的に展開されている。

　冒頭の総論が終わると，以降はほぼ全編が痛風と関節リウマチの講義で占められている。シャルコーのこの領域への関心は，すでに18

53年に提出された学位論文「原発性無力性痛風，結節性関節，慢性関節リウマチという名で記載された疾患の歴史への寄与」に明確に示されていて，痛風の症状やその関節の変化，および腎臓の病変が詳細に提示されて，慢性関節リウマチと鑑別する際の，詳細な臨床観察と病理所見が検討されている。シャルコーのこの領域への関心は1870年代以降までさまざまな形で引き継がれている。

シャルコーの全集は9巻刊行されたが，本書はその第7巻目に当たる。内容は，1860年代の初期の研究成果をまとめたものであり，1881年には英語版が刊行され広く普及している。シャルコーが当初，病理解剖学を中心とする臨床家として出発していた経緯が，詳細なスケッチや臨床病理の検討過程を見るとよくわかる。

シャルコーはまた，デュシェンヌとともに脊髄癆 (tabes dorsalis) つまり歩行運動失調 (locomotive ataxia) に関心をもち，その経過中にしばしば見られる関節症（脊髄癆性関節症）についても記述している。さらにはその経過中に高頻度で自発骨折が起こることを指摘したが，この変形した関節は「シャルコー関節」の名称がつけられている。シャルコーは1881年ロンドンで開催された国際学会においてもこの脊髄癆性関節症の事例を発表して，圧倒的な国際的賞賛を浴びることになった。

なおシャルコーの病理解剖学を中心とする業績には，間欠性跛行，新生物に起因する疼痛性対麻痺，脳出血の病因論，褥創，眼球突出を伴う甲状腺腫の研究がある。これらは全集第5巻・肺と脈管系の疾患，第6巻・肝臓，胆道と腎疾患，第8巻・感染症，皮膚疾患等，第9巻・脳の出血と軟化に所収されている。本書には後の版より巻末には脳出血や奇形をめぐる数章が挿入されている。　　●江口重幸

[詳細データ] J.-M. Charcot, Œuvres complètes VII, Maladies des vieillards: goute et rhumatisme. Bureaux du Progrès Médical, Paris, 1867, 1868, 1874, 1890. (W. Tuke trans. Clinical Lectures on Senile and Chronic Disease, 1881, The New Sydenham Society, London.)

シャルコー　Jean-Martin Charcot
『サルペトリエール神経病学臨床講義』第3巻　［1887年］

シャルコーの臨床的視点やその方法のほとんどは，臨床講義録を通じて今日に伝えられている。なかでも『神経病学臨床講義』第3巻は，患者との対話を中心に一般向けに行われた『火曜講義』と並んで，シャルコーの臨床経験の精髄を何より体現したものである。本書は1882年から1885年の間 Le Progrès Médical 誌に掲載された講義を，1887年に全集の第3巻として出版したものである。1886年パリ留学から戻ったばかりのフロイトによって独訳され，1889年にはサヴィルによって英訳版も出版されて，シャルコーの代表的著作として，今日まで世界的な影響を与えている。

本書の特徴は，第1章導入部の，1882年の神経病学講座開講講演に示されている。ここでシャルコーは，5000名の収容者を持つ，かつての「人間の悲惨の巨大な収容所」だったサルペトリエール病院が，外来部門を新設し，最新の研究部門を整備した「生きた病理の博物館」になったことを述べている。そして病理学をまず押さえてから生理学へ遡る「解剖学＝臨床医学的方法」を確認し，そのうえで，従来の神経病学で培われた，個々の臨床事例は背後の決定論的規則に従うという科学主義的な原則をたどりながら，かつてのパリ学派の系譜に連なる栄誉の言葉で締めくくられている。そして，この時代解明すべき問題として，女性事例ですでに確立された「大ヒステリー」＝「大催眠」理論を精緻化し，筋電図を使用して詐病からの鑑別を加え，さらに男性ヒステリー事例の定義と病理と診断に進み，普遍的疾患としてのヒステリーの謎に迫る決意が述べられている。

本書は全体で26の講義からなり，5つの付録が加えられている。やはり目立つものは，鉄道事故や打撲，外傷に起因する男性ヒステリーの講義であろう。開講講義に続く各章を以下に見てゆく。2章・外傷性の関節障害に続発した麻痺と筋萎縮，3章・下腹部の圧迫

シャルコー　Jean-Martin Charcot ／著
トレラ　Etienne Trilla ／編
『ヒステリー』　　　　　　　　　　［1971年］

ジャン-マルタン・シャルコー［1825-93］は，近代神経学と力動精神医学の分岐点を形成する研究をし，1880年代には「科学界の帝王」「神経病のナポレオン」と呼称されるまでになった。そしてサルペトリエール学派と呼ばれる数多くの神経学者を生み出している。

本書は，1870年代初頭にはじまったシャルコーのヒステリー研究，つまり初期の女性ヒステリーの記述から，中期の典型像と病因の定式化を経て，80年代後半の男性ヒステリー研究に至るまでの臨床講義を，トレラが抜粋し編集したものである。全体は，女性，男性，そして小児ヒステリーの3部構成であり，テクストは，1877年の『神経病学臨床講義』第1巻からの4連続の講義と，同第3巻からの連続講義，それに，1887年および1888-89年のふたつの『火曜講義』からの12の講義の，計4つの代表的な講義録が使用されている。"Messieurs,-"の呼びかけで始まる前者の講義は，綿密な準備のうえの系統講義であり，後者は患者との対話を中心にした一般聴衆向けの講義であった。

まず，シャルコーが最終的に定式化したヒステロ・エピレプシーの典型例，「大ヒステリー（grande hystérie）」とそれが呈する「大催眠（grand hypnotisme）」の概略を見ておく。

シャルコーが病理学や神経学からヒステリー研究に足を踏み入れたのは，1870年代初めにヒステリー部門を自分の病棟に併設しその患者の症状模倣という現象に関心をもったことと，76年金属療法による感覚転移の追試を任されたことが契機とされている。こうした一連の詳細な検討から，ヒステリーとは，以下の5つの徴候（stigma）を有するものであると定式化されるようになる。(1)半身の感覚消失，(2)卵巣痛あるいは鼠径部圧迫で起こる睾丸痛，(3)ヒステリー誘発点の存在，(4)典型的な一連の大発作，(5)腱反射の亢進あるいは減弱を伴う対麻痺あるいは片麻痺である。

で起こるヒステロ・エピレプシー，および15歳の少女の表情筋チック，4章・慢性関節リウマチに続発する筋萎縮，5章・反射性拘縮と片頭痛，6章・17歳少年のヒステリー発作，7～8章・けいれんを欠いた外傷性のヒステリー拘縮の2例，9章・坐骨神経挫傷に起因する脊髄性障害，10章・癌患者の両側坐骨神経痛および脳硬膜炎，11～12章・失語と語盲(Wortblindheit: cécité verbale)，13章・記号と対象の心的視覚（vision mentale）を急激に喪失した事例と記憶の問題，14章・筋萎縮症の症状学的再検討，15章・律動性舞踏病の多様な振戦と舞踏病様運動，である。

後半はヒステリー事例の講義が続き，16章・一家の心霊術への没入からヒステリー発作を起こした小児同胞3例，17章・ヒステリーの治療としての「隔離」と，これを用いた食思不振症事例の治療，18～19章は男子の外傷性ヒステリーの6例が挙げられ，続いて20～22章・外傷性の上肢のヒステリー性単麻痺の2例，23～24章・外傷後の男性のヒステリー性股関節痛，25章・ヒステリー性上肢単麻痺のけいれん性の拘縮と静電気治療，26章・男性のヒステリー性緘黙の事例となっている。

本書後半はほとんどすべて男性ヒステリーの講義にあてられており，その典型は，体格強健で旺盛な職人や労働者が外傷にあって発症する経過であった。女性ヒステリー患者の一過性で華々しい症状とは対照的に，男性事例では重度の心気抑うつ症状が慢性化する様子が詳述されている。なかでも第20～22章の3連続講義は，女性と男性ヒステリー，催眠研究，「自我」を含めた心理学的解釈等，シャルコーのヒステリー理論のすべてが凝縮され投入されていて，「大ヒステリー」＝「大催眠」理論のエッセンスを読みとることが可能である。付録もヒステリー性の麻痺や緘黙の補論である。　　　　　　　　●江口重幸

[詳細データ] J.-M. Charcot, Œuvres complètes Vol. III, Leçons sur les maladies du système nerveux. Bureaux du Progrès Médical, Paris, 1887. (T. Saville trans.; Clinical Lectures on Diseases of the Nervous System, 1889. The New Sydenham Society, London. Introduction by R. Harris, 1991, Routledge.)

シャルコーはこうした定式化の病因論的基礎を，当時の遺伝＝変質理論に求め，「神経病家系」と「関節炎家系」という2大家系を想定した。前者はヒステリーやてんかんや慢性精神病を，後者は痛風や関節リウマチや糖尿病等の素因を含んで，相互に密接に関係しながら，特定の誘因によって発症にいたるという決定論的視点がとり入れられた。家族歴もかかる視点から詳細に聴取されている。

「典型例」の呈する「大ヒステリー」発作は，前兆症状のあと，(1)強直的けいれんを伴う「類てんかん期（épileptoïde）」，(2)間代性けいれんおよびアクロバティックに全身をよじる「大運動発作（grands mouvements）期」，ついで(3)いくつかの情動的状態を言語を交えて生きいきと再現する「熱情的態度（attitudes passionnelles）期」を経て，最後に(4)泣き笑いを通して「せん妄期」から回復するという4段階を形成するものとした。これらは1881年には，リシェとともに80余りの姿態として図像化され，この段階を踏まないものは「亜型」とされた。

大ヒステリーの典型例はまた，催眠下で3つの状態を示し，それらは筋肉への電気的刺激によって画然と鑑別可能であり操作可能な状態であるとする「大催眠」理論が定式化された。それは，(1)予期せぬ大音響や閃光によって開眼のまま感覚消失にいたる「カタレプシー（catalepsie）」状態，(2)そこから光源の消失や閉眼で起こる「嗜眠（léthargie）」状態，(3)さらに頭頂の圧迫などで移行する「夢中遊行（somnambulisme）」状態である。最後のものは「磁気術的眠り」に相当し，当時の多くの研究者が注目するものであった。彼はこうした上で，カタレプシー状態を神経＝筋を中心にした「人間機械」であると見なし，一方夢中遊行状態での，言語を含めた多様な暗示によって外界との疎通性が築かれ，「自我」が消滅も再建も可能になる状態を心的装置のようなものとして分離することになったのである。

シャルコーはこうして外傷性ヒステリーの麻痺等の症状に心理学的解釈を持ち込み，外傷のショックで遺伝傾向が解発され，暗示や自己暗示によって新たな自我が生じるために，麻痺や脱麻痺が生じ持続するという理論化を進めたのである。慢性化し重い抑うつを中心に症状形成する男性ヒステリーの理論の中心に，催眠下の女性ヒステリーに人工的麻痺を形成する実験がなされたのである。

本書の第Ⅰ部女性ヒステリーでは，冒頭に1870年代初期の4つの連続講義（ヒステリー性片側感覚消失，卵巣感覚過敏，ヒステリー性の拘縮，ヒステロ・エピレプシー）が紹介されている。この時期には，片側感覚消失と卵巣感覚過敏という症状を手掛かりに，大脳の局在所見と重ね合わせるようにヒステリーの「典型」が模索される過程を見ることができる。続く5つの講義は火曜講義からの抜粋で，手背で長男の耳を叩き，殴打した手の部分のヒステリー性外傷性麻痺をきたした事例，催眠＝暗示によってヒステリー性の外傷性麻痺を生じた事例，外傷性ヒステリーの麻痺と催眠下の暗示，そしてヒステロ・エピレプシーを呈する22歳の洗濯婦と一連の大発作を伴う事例が挙げられている。

第Ⅱ部の男性ヒステリーでは，男性のヒステリーと神経衰弱症，外傷によるヒステリー性の麻痺，56歳の鉄道員に列車の衝突で引き起こされたヒステリー性神経衰弱症，男性ヒステリーと変質，そして男性ヒステリーの6例をまとめた連続講義が並んでいる。男性事例は列車の脱線や衝突で生じる「鉄道脊椎症（railway spine）」が典型事例のように詳述され，先の6例でも，事故や喧嘩による切創，悪夢と階下への転落，死体を見た衝撃，友人が子どもを叩くのを止めた争い，現場での落下等の物理的，情動的衝撃によって，20から40歳の体格のよい男性が，慢性的な心気抑うつを伴う，麻痺や感覚消失や視野狭窄等を患う様子が次々と紹介されている。

第Ⅲ部の小児ヒステリーの3つの講義は多彩で，はじめの14歳の少年は，感染症の後，学校の寄宿舎で窒息感を訴えるようになり，てんかん様の発作なしに直接後弓反張（arc en circle）発作をくり返す事例である。次

は，失立失歩の症状の後で窒息感を呈し，その後に，ヒステリー性の咳嗽を定期的に起こす12歳の児童が呈示される。さいごは，12,3歳位の，汚言症とけいれん性チックを主訴とする患者であり，今日では彼の弟子の名を冠した「トゥーレット症候群」とされる事例であろう。講義では典型像の詳細な記述とともに，シャルコーの濃やかな臨床観察眼が随所に披瀝され，たとえばヒステリー発作は午後6〜7時の間に起こりやすく午後や夕食後は少ないと述べ，てんかん発作がおもに夜間起こるのと対比する等の言及が織り込まれている。

シャルコーのヒステリー＝催眠理論をめぐって，当時ベルネームを中心とするナンシー学派との間で激しい論争になった。後者は，催眠は普遍的な現象であり，パリの病院でしか大ヒステリーの典型例女性患者は見られないと批判した。こうした批判をかわす意味もあって，後期のシャルコーは男性ヒステリーの外傷性麻痺を集中的に検討し，ヒステリーが規則性を持つ普遍的疾患であることを証明しようとした。したがって，1887年の『火曜講義』が，「男性ヒステリーをもってはじまり男性ヒステリーをもって終わる」1年と総括されたとしても何の不思議もない。

なお1892年欧州留学の最後にサルペトリエール病院でシャルコーに学び，後に日本の神経学の基礎を築き，呉秀三とともに日本神経学会設立に尽力した三浦謹之助［1864-1950］は，1893年の Archives de Neurologie 誌にパリでまとめた「上肢のヒステリー性単麻痺の三例」を発表した。このテーマは当時のサルペトリエール学派のエッセンスを扱ったものであることがわかる。三浦の勧めもあって，『火曜講義』が佐藤恒丸の訳で『東京醫事新誌』に数年間にわたって連載され，それらをまとめた邦訳が『沙禄可博士神經病臨床講義』前後篇3冊［東京醫事新誌局，1906-11］として刊行されている。　　　　　●江口重幸

> 詳細データ　J.-M. Charcot, L'Hysterie: Textes choisis et présentés par E. Trillat. Privat, Toulouse, 1971.

シャンジュー　Jean-Pierre Changeux
『ニューロン人間』　［1983年］

1900年代の最後の数十年間に，神経生物学は，科学技術上の急速な進歩にも支えられて，飛躍的な発展を遂げたが，本書は当時進展のさなかにあったこの分野の諸研究の成果の上に，ニューロンおよびそのニューロンの活動というレベルから「人間」をとらえなおし，さらにそのような立場から「脳とこころ」の問題を論じたものである。

シャンジューによれば，人間の大脳の神経組織を見ても，どのようなカテゴリーの神経細胞も，どのようなタイプの神経回路も，その物理・化学的な構成要素も，さらには遺伝子，DNAさえ，人間に固有なものではなく，「人間の大脳の機械の部品とネジは，ハツカネズミのものと同一のものとは言えぬまでも，きわめて似かよった組み合わせで網羅されて」おり，いかなるレベルから見ても，「激しい『質的』再組織化があって，『動物』の大脳から『人間』の大脳に移行するというようなことは決してない」。

またその神経組織の，シナプスさらには分子・原子的なレベルで起こっている出来事を見てみても，「電気ウナギの電気発生器官にあてはまることは，ホモ・サピエンスの大脳にも同じようにあてはまる。神経の情報伝達の基本的メカニズムのレベルでは，人間と動物とを区別するものは何もない」。

さらに，純粋に心理的な現象と思われる，心的イメージ，概念などについても，さまざまな実験データからすると，それらが「物質」的な性格をもっていることは明らかであり，結局のところ，意識，注意，感情といったものも，大脳の行う諸々の「機能の調節のシステムであると言えばそれで十分である。人間はそのときにはもはや『精神そのもの』といったものは何の必要もなくなり，『ニューロン人間』であることで十分」なのである。

それでは，染色体あるいはDNAのレベルでは，チンパンジー等他の霊長類と大差のない人間の大脳を，他の動物種から区別し特徴

づけているのは何であろうか。シャンジューは，人間の大脳に特徴的に見られる「幼態成熟」，発達期間の延長，そして，誕生以前に決定されているニューロンの数の圧倒的な多さ，をあげる。そしてそこに働く「後発生」的メカニズムに注目する。

遺伝的に同一の個体でも，その神経系は形態的に同一とはならない。動物が進化するにしたがってそのような変異は大きくなる。遺伝子がすべてを決定しているわけではないのである。神経系が発達していくに際しては，ニューロン，ニューロンの分枝，そしてシナプスのレベルで，初めは一過性に多くの重複があるのが，それに引き続いて「選択的安定化」が起こって，特定のもののみが残されていく。そして，このプロセスは，その個体の，自発性の，あるいは誘発された「活動状態」によって調節されている。こうした「後発生」のメカニズムにより，神経系の発達途上で，環境との間に相互作用が起こっているのである。それにより，大脳半球，大脳皮質領野の機能の専門化が生じ，さらには，その個体固有の環境世界が大脳へ刻印されていく。このようにして，人間の大脳は自らの世界を表現しており，その諸領域がそれぞれ選択的安定化の図式に従って進化しているのである。

以上のようにして，シャンジューは，遺伝的決定論を基礎にしながら，さらに，そこに選択的安定化による後発生的なメカニズムが働いていることを明らかにして，「ニューロン人間」に起こった，大脳皮質の驚異的な拡大と複雑化，きわめて精密なものとなった外界の分析能力，さらには文化的事象の大脳皮質への「刻印」をも説明するのである。

同様の唯物論的・還元主義的観点から，彼は本書以降も，芸術やさらには，これまでもっぱら倫理，哲学の領分とされていた問題にまで論を進めている。　　　　　　●新谷昌宏

[詳細データ] J.-P. Changeux, L'homme neuronal. Librairie Artheme Fayard, Paris, 1983（新谷昌宏訳『ニューロン人間』みすず書房，1989）．

シュヴィング　Gertrud Schwing
『精神病者の魂への道』　　　［1940年］

20世紀の初頭，精神医学の分野で薬物療法や患者を集団として扱うグループセラピーなどの治療法が確立されていなかった時代に，了解不能という刻印を押され，近づき難い異様な狂気とされてきた分裂病者の心理に素朴な人間的な接近を試みて，「精神病者の魂への道」を示唆した先覚者の1人が本書の著者ゲルトルート・シュヴィングであった。

ゲルトルート・シュヴィングは1905年のスイス生まれ。少女の頃から病気と死に対する関心が強く，やがて看護婦として重篤な身体疾患をもつ患者の看護にあたり10年間を過ごした後，患者の心身相関の問題に触れて，フロイト派のスクールで精神分析の訓練を受けるに至る。ウィーンの精神分析研究所で自由に精神病者と接触しながら治療者としての経験を積んでいった［1935-38］。

その間の症例を中心に置いた観察手記が本著の骨子であるが，シュヴィングが分裂病者との関係を確立してゆくのに際し，治療の根底に据えた信念が母なるもの（Die Mütterlichkeit）であった。「病者がかつて母子関係において欠いていたところのもの，すなわち母なるものを，病者に直観的に与えたので，効果的であった。現実から早幼児期の無意識の世界へしりぞいて逃避する精神病者は母なるものの手によって再び現実の世界へと導かれるように思われる」（自序からの引用）。

周知のセシュエー夫人やフロム－ライヒマンより以前の仕事であり，看護婦から天性の精神療法家へと成熟していったシュヴィング夫人の軌跡が鮮やかに記されている。

邦訳も30数版を重ねるロングセラーとして現在に至る。　　　　　　　　●船渡川佐知子

[詳細データ] G. Schwing, Ein Weg zur Seele des Geisteskranken. Rascher Verlag, Zürich, 1940（小川信男・船渡川佐知子訳『精神病者の魂への道』みすず書房，1966）．

ジュヴェー Michel Jouvet, ミシェル François Michel, クルジョン J. Courjon
「生理学的睡眠過程における急速脳電気活動期について」　　［1959年］

1953年、アセリンスキーとクライトマンは、ヒトの睡眠中に、急速な眼球運動（rapid eye movements, REM）を伴う特殊な時期が挿間性に出現することを発見した。やがてこの時期は、脳波は入眠期に近い波形を示すのに、目覚めにくく、夢を見ていることが多いといった特徴を示すことが明らかとなり、同じ研究室のデメントによってレム睡眠（REM 睡眠）と名づけられた。その後、間もなく、ヒトのレム睡眠に相当する時期がネコにも存在することがデメントによって発見され、この時期、脳波は覚醒期に近い低電圧速波パターンを示すことから、彼は、この睡眠期を賦活睡眠（activated sleep）と呼んだ。

ジュヴェーらの本文献は、こうした背景のなかから生まれたものであり、彼らの膨大な睡眠研究業績のなかでも、ごく初期に発表された論文である。

ジュヴェーらも、ネコを用いて実験し、この睡眠期には、姿勢を保つための抗重力筋の筋緊張が消失することを見出した。また、脳波は覚醒期に近い波形を示すのに、覚醒させるための閾値が高く、両者が対応しないことから、この時期を逆説相（phase paradoxale du sommeil）と名づけた。

その後、彼らは、ネコ脳の破壊実験によって、レム睡眠の発現機序を体系的に研究し、橋の網様体が重要な役割を演じていることを発見した。これは後に、レム睡眠には橋の青斑核のカテコールアミンが、それ以外のノンレム睡眠には脳幹の縫線核のセロトニンが関係するというアミン仮説の提唱へと発展していくことになるが、本論文はこれら一連の発見の端緒となった重要な論文と言えよう。

●市川忠彦

［詳細データ］M. Jouvet, F. Michel, J. Courjon, Sur un stade d'activité électrique cérébrale rapide au cours du sommeil physiologique. Compt. Rend. Soc. Biol. 153: 1024-1028, 1959.

シュナイダー Carl Schneider
「ピック病について」　　［1927年］

本論文は、ピック病の臨床経過の分類についての基本文献である。ピック病は、1892年から10年にわたるピックの記述があり、1926年に大成とシュパッツによって命名された。本論文は1927年に発表されたものであり、臨床の部（(1) 2例の詳細な臨床呈示、(2)ピック病の臨床と症候学—経過と転帰、(3)鑑別診断について）と病理解剖の部（(1)肉眼所見、(2) ①ピック病の組織病理—2例の組織病理所見、②ピック病における神経細胞膨満とアルツハイマーの嗜銀球、③第1例における不確かな所見）から構成される。第1例は49歳の既婚女性で、46歳から衝動的な不穏、めまい発作、不眠がみられ、家事不能、健忘、判断力や自制心のない振舞い、過剰な性行為、幼稚な態度、攻撃性が順次みられ、その後に無関心や自発性欠如とともに急激に衰弱した。脳では両側の前頭葉の萎縮が高度であった。第2例は70歳の既婚女性で、健忘、単語の意味理解の困難性、収集癖、焦燥、情動失禁、情緒不安定がみられ、静けさと衝動的興奮が交互に現れ、常同症の後に高度の痴呆となった。脳では両側の側頭葉に萎縮をみた。この2例の臨床病理学的検討を端緒にピック病を総説的にまとめている。

女性に多い（14例が女性で、6例が男性）、発症年齢はアルツハイマー病とほぼ等しく、3年半から12年以上の転帰をとり、緩やかと急激な経過型を指摘した。さらに後によく引用された臨床3期の分類が呈示され、第1期には不関、鈍麻、児戯性、脱抑制などの人格変化、第2期における滞続症状が有名であり、その後の言語や末期の症状も詳述されている。神経病理では、大脳半球の肉眼的な萎縮部位、組織学的には膨れた神経細胞、嗜銀球（今で言うピック細胞とピック嗜銀球）が詳述され、動脈硬化症型痴呆、アルツハイマー病などが鑑別診断に上げられている。

●天野直二

［詳細データ］C. Schneider, Über Picksche Krankheit. Monatschrift für Psychiatrie und Neurologie 65: 230-275, 1927.

シュナイダー　Kurt Schneider
『精神病質人格』　　　　　　　　［1923年］

　現在では人格障害と呼ばれている人々の臨床像を，E. クレペリンに次いで，類型学的に記述した先駆的研究。本書は，英語を始め多くの言語に翻訳され，世界中に影響を与えた。日本では6版と9版が翻訳・出版されている。

　本書の精神病質論の特徴は3点ある。

　第1。精神病質者とは「その性格の異常（異常人格）のために，自らが悩むか社会を悩ます者（精神病質人格）である」という二節構造の定義。

　「正常－異常」という平均基準は，集団の中でどれほど変わり者であるかという意味に過ぎず，天才も教祖も平均からの逸脱であるという意味では異常だが，異常すなわちマイナスの価値とは言えない。「自他を悩ませる」という障害概念（価値基準）が加わる必要がある。

　この二節構造の論理は，現在もDSM-IVの人格障害（総論）の定義に継承されている。

　第2。精神病質論の歴史では，コッホ，クレッチマーなど，精神病質を精神病と健常者の中間領域とする「中間者概念」が有力であった時代に，病気とは無縁の，性格の変り種とする「変異概念」を主張した。ただし，例えば自己不確実者と強迫神経症や敏感関係妄想など，爆発者とてんかんとの関連は否定していない。

　彼は，本書の総論で，精神病質人格者の脳，体質，生理，遺伝，（併存する）精神病との関係などを検討した結果，「変異概念」を採用している。仮説や推論をきびしく排除する彼の学問的良心と，本書執筆当時の生物学的・臨床精神医学的研究の水準を考量すれば，この主張は誤りとまでは言えない。

　第3。精神病質人格を類型の集合として捉えた。

　シュナイダーは，総論で従来の層心理学的，体質学的，反応（行動）学的な立場からの体系的な分類を検討してこれを斥け，精神病質者を，主として行動科学的・逸話的な（部分的には心理学的な）視点から，無体系的に，10の類型にまとめて記述した。

　この方法は，類型の名称を読めばその行動の特徴がイメージできるという明解さと，臨床的妥当性（実用性）のために世界中で高く評価された。

　ちなみに，10の類型の中には，それぞれまた複数の亜型に分けられているものがある。その10類型を，亜型を加えて，列挙する。

(1)発揚情性者（軽躁者ともいう。均衡のとれた，興奮性の，好争性の，意志不定性の，虚談性の，発揚情性型の人）

(2)抑うつ者（気重な，不機嫌な，偏執症の，抑うつ型の人）

(3)自己不確実者（自信欠乏者とも訳す。敏感型の，強迫性の，自己不確実型の人）

(4)狂信者（闘争性の，活気のない，狂信型の人）

(5)自己顕示者（常軌外れの，自慢性の，虚談性の，自己顕示型の人）

(6)気分易変者（欲動人）

(7)爆発者（刺激型の，興奮型の，爆発型の人）

(8)情性欠如者

(9)意志欠如者

(10)無力者（肉体的障害を示す，心情的に無力な，無力型の人）

　第2次世界大戦後のドイツと，1970年代の日本では，精神病質概念がきびしく批判された。日本精神神経学会は1972年「精神病質は医学的概念ではない」と決議した。しかしこれらの批判に，シュナイダーは「精神病質（概念）は死んだかも知れない。しかし，精神病質者（という人々）は今もなお生きている」と呟いたという。

　現在，精神科医たちは「人格障害」という新たな名称を与えられた精神病質者の臨床と研究に励んでいる。
　　　　　　　　　　　　　　　●福島　章

[詳細データ] K. Schneider, Die psychopathischen Persönlichkeiten. 6 Aufl., Franz Deuticke, Wien, 1943（文部省科学教育局訳『クルトシュナイデル精神病質人格』北隆館, 1946）; 9 Aufl., 1949（懸田克躬・鰺崎轍訳『精神病質人格』みすず書房, 1954）.

シュナイダー Kurt Schneider
『宗教精神病理学入門』　　[1927年]

　本書の著者クルト・シュナイダー[1887-1967]は，ドイツハイデルベルク大学の精神医学専攻の教授，同大学の総長として，また特に今日古典として名高い『精神病質人格』（前項参照）の著者として，高名である。本書は著者自らが語っているように，読者を精神科専門医のみならず神学畑等の人々をも想定し，そのための理解に必要な程度の精神医学の知識で記述されている。引用事例はキリスト教またはユダヤ教関係のものに限られている。また，宗教を心理学的現象，または精神病理学的な現象に帰結させ説明しようとするのではなく，異常な心情状態において観察することのできる宗教的体験をとりあげて記述している。そして，その体験の価値，真理内容，形而上学的位置付けについては問題提起されていない。それは，心理学および精神病理学の境界を踏み越えないためだという。対象は宗教史上の有名な人物ではなくて，すべて著者の経験から得られたものである。そして，記述の体系は，個々の精神病理学的現象つまり症候が中心ではなくて，全体的な臨床診断分類にのっとって進められている。著者は，宗教精神病理学的には，精神分裂病が最も重要な疾患であると考えている。その宗教的病理現象は幻覚，妄想，表現の3つの領域に現れるという。てんかん，精神病質人格，異常な心情反応も重要であると考えている。総じて躁うつ病，精神薄弱，脳疾患においては，その重要性は低いと考えているようだ。本書は仏教，神道，キリスト教，新宗教やシャーマニズムが混在し多彩な宗教現象があらわれるわが国においても興味深く，これらの現象についての一定の視点を持つ必要があるということにおいては，宗教精神病理学的には必読の著書の1つと言えるであろう。

●仲村永徳

　[詳細データ]　K. Schneider, Zur Einführung in die Religionspsychopathologie. J. C. B Mohr, Tübingen, 1927（縣田克躬・保谷眞純訳『宗教精神病理学入門』みすず書房, 1954）.

シュナイダー Kurt Schneider
『臨床精神病理学』　　[1950年]

　あらためて紹介するまでもないが，クルト・シュナイダーはドイツ精神医学の祖師クレペリンの嫡流であり，ハイデルベルク大学精神科を主宰し，その秀逸な業績により，精神医学史における最高峰の人物の1人とされている。率直で飾り気がなく，誠実，控え目，潔癖と評される人格の持ち主であり，終生を臨床精神病理学の研究に捧げた。本書はシュナイダーの業績の集大成であり，精神病理学および精神医学において道標となるべき古典的名著である。クレペリンに始まり，ヤスパースの現象学によって患者の内面へと転じた「記述」は，ここに完成されたといわれる。彼の立場は一貫して経験的であり，自ら「分析‐記述的方法」と名付けたように，理論構成を排し，臨床に基づき現象を忠実に観察，分析，記載し，簡潔で明確な精神病理学の大系を確立した。また分裂病の陽性症状を明確に論述した「シュナイダーの一級症状」は精神医学史上余りにも著名な診断基準であり，分裂病の診断において金字塔的な存在と言われる。またある意味では，現代の操作診断基準（DSM）にとっての先駆的な存在であるといえるだろう。

　本書の構成は，「臨床分類法と疾病概念」「精神病質人格」「異常体験反応」「精神薄弱とその精神病」「身体に基礎づける精神病の構成」「循環病と精神分裂病」と6章からなり，精神疾患の体系を総括している。第1章の「臨床分類法と疾病概念」では，著者の精神疾患概念を論じている。「心的資質の異常変異」と「疾病の結果」と精神疾患を大きく2つに分類し，神経症圏，人格障害圏を前者に，進行麻痺やその他の症状性精神病，脳器質性精神病，真性てんかん等に加えて躁うつ病，分裂病を後者に分類した。後者はさらに「身体学の系列」と「心理学の系列」の2つの軸で評価している。「精神病質人格」の章では人格障害の分類や診断が明記される。精神病質を「平均からの変異や逸脱」「その人

格の異常さのゆえに自らが悩むか，または社会が苦しむ異常」と定義し論述し，「発揚または活動精神病質者」「抑うつ精神病質者」「自信欠乏精神病質者」「強迫精神病質者」「熱狂精神病質者」「顕示精神病質者」等に分類して特徴を述べている。現在では希釈された形で受け継がれているが，このシュナイダーの分類はクレペリンやクレッチマーの分類とともに，現在の操作的診断基準に多大な影響を与えている。「異常体験反応」の章では，シュナイダーはあえて神経症という概念を表記せず，異常体験反応と標し神経症圏の疾患を総括した。彼は神経症という概念を不正確であるとして退け，「ある体験による反応が体験反応であり，その体験に対する反応の強さ，持続，外観，態度などの点で片寄っているものが異常体験反応」という神経症よりやや拡大した範囲の概念を提示した。それは心的資質の異常偏位であり，素質の役割が強いとされている。第6章である「循環病と精神分裂病」は本書の最も中心的な章である。そこで精神病は内因性と外因性に分類され，内因性精神病に分裂病と循環病（躁うつ病）が割り当てられた。両者が身体的な病的過程の明らかでない疾病の精神病理学的症状であることは仮説にすぎないとしつつも，これらの精神病においては生命発展のまとまり，意味規定性，意味連続性が断裂するのが特徴であり，精神病の診断には内容よりも形式が重要であると主張した。

シュナイダーの影響はいまだに大きなものがあり，日本の精神医学における分類の大枠は，DSMの浸食を受けた現在もなお，彼の精神病理学にその多くを依拠している。また本書は1950から1970年代において精神医学の教科書的な位置を占め，現代においてもその意義するところは重要である。

●島田　巖・内海　健

> 詳細データ　K. Schneider, Klinische Psychopathologie. Georg Thieme Verlag, Stuttgart, 1950; 8 Aufl., 1967 (平井静也・鹿子木敏範訳『臨床精神病理学』改訂増補第6版，文光堂，1957).

シュピーゲルベルグ
Herbert Spiegelberg

『精神医学・心理学と現象学』［1972年］

シュピーゲルベルグは20世紀初頭の知的状況の中でフッサールが創始した現象学運動の役割を明らかにし，とくに心理学や精神医学に与えた影響を示した。フッサールは，"事象そのものへ"というモットーを掲げ，伝統や権威，既成の言説や思いこみなどのいっさいの先入見を排除し，事象そのものに立ち戻り，問題になっている事柄そのものをありのままに見据えることを知の出発点と考えた。事象そのものを見させる現象学は，ア・プリオリで超越論的な現象を学ぶ手段として，心理学者たちに生命の世界を具体的に生き生きと経験する態度に戻ることをすすめ，知覚，意志などの心理学の改革を助け，ゲシュタルト心理学や人間性心理学の発展にも影響を与えた。ハイデガー（『存在と時間』[1927]）の登場は現象学の転回点となった。ハイデガーの解釈的現象学の本質は「真理」の本質と結びついていて，「真理とは，事象そのものが暴露される」ことであった。こうして，人間の精神が徹底的に照らし出される地平が与えられ，世界とかかわっている自分を経験するといった人間存在の研究として，現象学は精神病者がどのような世界を経験しているかを描いていったのである。シュピーゲルベルグは"事象そのものへ"というモットーを広義にとらえ，無意識を発見したフロイトをも，事象を暴露したという意味において，一種の現象学者と見なしている。その他，ヤスパース，ボス，ビンスワンガー，ゴールドシュタインなど多数の心理学者，精神医学者について現象学とのかかわりを解明し，現象学が人間の精神病理現象の理解を深めるための新しい方法論を心理学と精神医学に提供したことを示した。

●西村良二

> 詳細データ　H. Spiegelberg, Phenomenology in Psychology and Psychiatry: A historical introduction. Northwestern University Press, Evanston, 1972 (西村良二・土岐真司訳『精神医学・心理学と現象学』金剛出版，1993).

シュルツ Johannes H. Schultz, 成瀬悟策(なるせ／ごさく)
『自己催眠』　［1963年］

　本書は，著者の1人である成瀬が，1961年にニューヨークで開かれた第1回国際催眠会議での主題「催眠の性質」で，催眠の本質は「瞑想性注意集中の状態」であると提言して反響を浴びたことから始まっている。

　彼はそのアイディアをより展開してみたいという動機から，本書はまとめられたのである。本書は彼のそれまでの催眠研究の体験とその種子を播いてくれた「自律訓練法」の創案者シュルツ（高弟ルーテの協力を含めて）が共著者となって執筆されている。

　『自己催眠』の書名である以上，「他者催眠」との区別が問題になってくるが，この両者を比較して論じた人はほとんどいない。成瀬は，この両者は本質的には同じものという立場をとっている。また「催眠」というと，催眠関係や暗示を含めて論じる者が多いが，これらは成瀬のいう「瞑想性注意集中」，つまり人間という有機体の特異な変性状態を得るための手段にすぎないと論じている。他者催眠の場合は自己催眠に比べて，催眠関係，暗示など，催眠状態への誘導が多様なために，得られた催眠状態も「中性的催眠状態」より，「乱された催眠状態」になりやすいと強調している。

　人間という有機体の意識変性状態は，催眠誘導法だけに限らず，ヨガ，座禅，センソリ・デプリベイションなどでも可能であるが，シュルツの創案した自律訓練法は，系統的な公式練習が理にかなって組み立てられており，純粋に近い，つまり中性的催眠状態を獲得しやすい。ルーテはこの状態を受身的注意集中と呼称したが，成瀬はこの概念をさらに発展させ，自律訓練法を自己催眠の一種と考え，それによってひき起こされる瞑想性注意集中の状態を特徴づけている。それはともかく，自分自身で心身の弛緩を体系的に進めると，有機体としての人間が心理・生理的に再体制化されると論じている。　　　　　●柴田　出

　[詳細データ]　J. H. Schultz, 成瀬悟策『自己催眠』誠信書房, 1963.

シュルテ Walter Schulte
『精神療法研究』　［1964年］

　ワルター・シュルテ［1910-72］はイェナ大学のハンス・ベルガーの下で，神経学，精神医学を修め，「血管運動性失神発作」の論文で教授資格を得る。1947年ベーテル養護園医長，1954年ギュータースロー精神病院院長を経て，1960年クレッチマーの後任としてチュービンゲン大学精神科の主任教授となる。

　研究領域は，てんかん，睡眠，社会精神医学，司法精神医学，宗教と精神医学，老年精神医学，病院精神医学，うつ病，精神療法など多岐にわたる。

　『精神療法研究』は精神療法領域における彼の代表的な著作で，精神療法家像，神経症，空間論，嗜癖，うつ病，老年精神障害，社会復帰，現代人の不安，司牧と精神療法，医師と患者についての10編の論文が収められている。

　シュルテの精神療法の第1の特色は人格的‐対話的（personal dialogisch）に方向づけられ，治療者，患者相互の伴侶的努力に根ざす連帯感に支えられる交通的精神療法（kommunikative Psychotherapie）であって，治療者の患者に対する心的傾注（Zuwendung），信頼，肯定的態度，連帯性，その連帯性から生まれる一種の法廷（Instanz）にも似た拘束力によって患者の心的危機を解決し，克服し，成熟をうながすものである。彼の精神療法は理論的体系を有するものではなく，具体的な技法を提起するものでもない。その基本的立場は"医師であること"であり，すべての精神療法の前提条件となるもの，医業の本質とは何かという，根源的問題が語られている。

　彼の精神療法の第2の特色は，その対象を従来，精神療法が不可能とされてきた領域にまで拡大したことである。彼の共感的伴侶的姿勢は，これまでなおざりにされがちだった精神病，器質性疾患，性格異常へと向かい，その内面的理解が試みられ，希望のない所に希望が生まれる。うつ病者，老人，嗜癖者に対する精神療法の章は本書の白眉である。
　　　　　　　　　　　　　　　　　●飯田　眞

　[詳細データ]　W. Schulte, Studien zur heutigen Psychiatrie. Quelle & Meyer, Heidelberg, 1964（飯田眞・中井久夫訳『精神療法研究』医学書院, 1969；岩崎学術出版社, 1994）.

シュルテ Walter Schulte,
テレ Rainer Tölle／編
『妄想』　　　　　　　　　　　　［1972年］

「多次元精神医学」は，「多種多様な精神的な刻印と身体的障害のもとに連続性をもって発展し，あるいは，それらの要因の不幸的出会いの総合の結果として表出される」精神疾患の構造を，心・身の関連に留まらず，環界との関係のなかで生きる人格をもった人間の病いとして社会的・人間学的な観点からも理解する。そして，そのような観点からみた精神疾患の構造と生成を，診断から治療に至る臨床精神医学体系の中に確立したと言ってよいだろう。それは，精神疾患の生成に関する現代の脆弱性－ストレス・モデルの先駆けとして位置づけることができる。「多次元診断」の概念の記載はエルンスト・クレッチマー［1919］に始まるが，その種子は彼の師であるローベルト・ガウブ［1870-1953］によって蒔かれ，育まれたことは周知の事実である。本書は，疾患の多次元的な構造理解と病因研究の方法論とを掲げて20世紀初頭から後半へのドイツ精神医学をリードしたチュービンゲン学派の鼻祖ガウブの生誕100年を記念して，「妄想」をテーマとした学会が開催された際の，講演論文集である。

「妄想」がテーマに選ばれた理由は，多次元診断の最初の記載者であるクレッチマーによる衝撃の名著であった『敏感関係妄想』に由来するのではなく，すでにそれに先駆して，大量殺戮を犯した「教頭ワーグナー」に対するガウブの膨大な精神鑑定とその後の経過観察の記載に由来する。つまり，その中でガウブが展開したパラノイアにおける妄想の構造と成立に関する見解は，すぐれて多次元診断的であったということができるからである。

記念講演には，ガウブゆかりの人々がチュービンゲンに集い，妄想についての現代における「多次元」からの所説を述べただけではなく，チュービンゲン学派そのものの成立の過程とその現代的な意味と，そして，ガウブその人の人となりと，彼を生んだシュワーベン地方という風土の特色を語ることによって多次元精神医学が生まれた必然性について，数々のエピソードとともに愛情こめて語られている。つまり，本書は単なる講演論文の寄せ集めではなく，ガウブその人と彼を生んだ背景とを語ることによって，現代に引き継がれているガウブ以後のチュービンゲン学派という類い稀な学派の成立・発展についての格好の解説・研究書ともなっている。

本書の内容は，妄想の成立についての臨床精神病理学的および人間学的論文の3編（W. v. バイヤー「妄想への道」（不安と妄想），W. シュルテ「妄想の環境に及ぼす影響―妄想からの退却―」，W. ブランケンブルク「妄想の人間学的諸問題」），臨床精神病理学の枠内での素因と精神反応性発展の観点から1編（C. シャルフェッター「共生精神病における妄想共同体―分裂病型精神病研究への寄与―」），精神分析および精神力動の観点からの2編（P. C. クイパー「妄想形成に関する精神分析学的考察」，P. ホフマン「躁病の妄想―精神力動に関する考察―」），感覚遮断と孤立状況における妄想の生成（J. グロス，P. ケンペ，Ch. C. ライマー「感覚遮断と孤立における妄想」）身体に基礎づけられる精神病および器質性脳障害における妄想の生成に関する2編（K. ハインリッヒ「身体に基礎づけられる妄想症状群に関する仮説」，R. テレ「器質性脳障害における妄想発展」），「小児と思春期の妄想」（R. レンプ），「妄想の精神薬理学をめぐって（症例報告）」（H. ヒッピウス），ガウブおよびチュービンゲン学派に関する研究（P. クラウス「ローベルト・ガウブ（1870-1953）―人柄と研究業績―」，G. ツェラー「チュービンゲン精神医－学派」），そして，他ならぬガウブ2世による詳細な文献目録からなる。

編者は，チュービンゲン学派の俊秀であり，その流儀をいまに伝える重要な役割を果たしたワルター・シュルテとライナー・テレである。

●市川　潤

［詳細データ］ W. Schulte, R. Tölle (hrsg.), Wahn. Georg Thieme, Stuttgart, 1972（飯田眞・市川潤・大橋正和訳『妄想』医学書院，1978）．

シュレーバー　Daniel Paul Schreber
『ある神経病者の回想録』　［1903年］

　本書は妄想性痴呆（パラノイア）に罹患したドレスデン控訴院長シュレーバー博士がその寛解期に自身の体験を克明に記述したものである。本文執筆は1900年2月（57歳）に開始され約8カ月で完成した。これに緒言，フレヒジヒ博士への公開状，補遺，付録（禁治産訴訟に関する公文書を含む）が追加されて1903年に公刊されたときには528頁の大著となっていた。本文第3章は「私の家族の他の構成員に関する若干の出来事」と題されていたが，これは家族の要請によって全面的に削除された。この文章削除がなされなければ本書はさらに奥深い著作になっていたに相違なく，残念である。

　ドイツ語は内容的にも文法的にも難解である。理由は著者が「神によって話される・基本の言葉」の特徴としている婉曲語法（Euphemismus），すなわち矛盾に満ちた意味を一気に露出せしめる語法が，著者自身の言葉の特性にもなっている点にある。しかしこの点を理解するならば文章の論理性は一貫している。

　筆者が回想する出来事を強いて要約するならば，「神（フレヒジヒ）」が「光線交流（神経の言葉，神経の繋がり）」を通じて「シュレーバー」を「脱男性化」し「売女」に変え，「至福（死）」に至らしめんとした，ということになるが，迫害妄想が願望表現にほかならないことは「ある日の明けがた，まだベッドに横たわっている状態で私は（中略）私をひどく奇妙に感動させたある感覚を受けたのである。それは，女であって，性交されているならば本当に素敵であるに違いない，という観念であった」［36頁］との一文章からも明白である。　　　　　　　　　　●渡辺哲夫

　［詳細データ］D. P. Schreber, Denkwürdigkeiten eines Nervenkranken. Oswald Mutze, Leipzig, 1903（渡辺哲夫訳『ある神経病者の回想録』筑摩書房，1990．尾川浩・金関猛訳『シュレーバー回想録』平凡社，1991）．

シュワイツァー　Albert Louise Phillip Schweizer
『イエスの精神医学的考察―正しい理解のために―』　［1913年］

　この本は，神学者，伝道者，オルガン奏者としてすでに一家をなしたのち，赤道アフリカ原住民の医療を志して医学を学び，この使命の遂行を通じて，イエス・キリストの愛と平和の福音を全世界に証しするためにその生涯を捧げたアルベルト・シュワイツァー［1875-1965］のDie psychiatrische Beurteilung Jesu. Darstellung und Kritik.［1913］の全訳である。原著の序文にも書かれているように，19世紀後半から20世紀初頭にかけてイエスに狂気の精神医学的診断を下そうとする論文や著作がいくつか発表されたが，これらの主張を神学と新しく学んだ精神医学の知識に基づいて徹底的に批判し，神学的にも精神医学的にも正しいイエス像を提起するためにこの本が書かれた。

　この本の基となったのは，彼が1911年，シュトラスブルグ大学医学部を卒業して医師の資格を得た後，1913年インターンを終了し，この間にまとめて学位請求論文（Dissertation）として提出した同名の論文であり，これに若干加筆したものが1913年出版された本書第1版である。彼はこの本の出版を待つ暇もなく，所期の目的であるアフリカ原住民の医療施設建設のために，当時フランス植民地であった赤道アフリカ，ガボン（Gabon, 現在のガボン共和国）のランバレーネ（Lambarene）に出発しているから，この本は彼のアフリカへの旅立ちの記念碑である。故野村実（当時白十字会村山サナトリュウム園長）の邦訳［1951］があるが，すでに絶版となり入手が困難であること，訳文に難解な個所があることから，現代日本語に翻訳するとともに，精神医学の正しい用語と解釈に留意した訳文にした。巻末に「アルベルト・シュワイツァーの生涯」，「解説」，「アルベルト・シュワイツァーと内村祐之」を載せた。　　　　　　　　　　●秋元波留夫

　［詳細データ］A. L. P. Schweizer, Die psychiatrische Beurteilung Jesu. Darstellung und Kritik. Verlag von J. C. B. Mohr, Tübingen, 1913（秋元波留夫訳『イエスの精神医学的考察―正しい理解のために―』創造出版，2001）．

ショーウォーター　Elain Showalter
『心を病む女たち—狂気と英国文化—』
[1985年]

　本書は英国の19世紀から現代にいたるまでの精神医学史であると同時に，狂気の文化史である。19世紀には女らしさという定義が固定してきて，女性は公的な活動を禁じられ，家庭という私的領域に閉じこめられた。そしてその資質として貞潔，柔順，無私などを要求される一方で，その属性として女は非論理的で精神不安定で狂気に陥りやすいということが強調された。ショーウォーターはこうした状況で女性の狂気の様態，診断および治療法を分析する。

　治療の対象の心の病は，うつ病，拒食症，ヒステリー，分裂病と次々と登場する。英国精神医学は各々の時代の知的文化の主流と結び付き，ヴィクトリアニズム，ダーウィニズム，次いでモダニズムという3つの歴史的段階を経ていった。しかし常に精神の病を診断し，治療を試みているのは，コノリー，モーズリー，シャルコー，フロイト，レインらに代表される男性の精神科医である。彼らのほとんどすべてが，文化的所産である女らしさの定義が生み出す閉そく的な状況そのものが女の病を生み出すということには思い及ばず，彼らの診断基準も治療法もその定義に拠った。したがって患者を病から真に解放するには程遠かった。そして性役割の重荷から逃れようとする女性たちの多くを，心を病む女としてカルテ，論文，著書，あるいは写真などの公式の記録にした。一方患者である女性の発言はほとんど無視された。

　ショーウォーターは入院患者の日記，メモワール，数少ない女性臨床家の著作など膨大な資料の中から埋もれた女性たちの声を発掘し女の病そのものの実体と診断，治療にあたる側が行ったジェンダー差別を明らかにしたのである。
●山田晴子

詳細データ　E. Showalter, The Female Malady—Woman, Madness and English Culture 1830-1980. Pantheon Books, New York, 1985（山田晴子・薗田美和子訳『心を病む女たち—狂気と英国文化—』朝日出版社, 1990）．

ショーター　Edward Shorter
『精神医学の歴史—隔離の時代から薬物療法の時代まで—』
[1997年]

　序言の中で著者はまず，"百科辞典的に無計画に説明を広げずに，過去の劇的な事実のアウトラインを述べる"と断った上で，欧米を中心とした広範囲にわたる展望を行っている。周知の学者の存命当時の実情がかなり詳しく述べられていて興味深い。

　欧米の精神医学においては，狂気を神経の病気として大衆を欺いていた。ドイツではクレペリンの経過による分類が今日まで影響を残し，フランスでは，慢性に発展する妄想病が特に支配的であった。19世紀の終り頃には大陸の湯治場は先述の神経の患者でにぎわっていた。他方アメリカでは，休息療法が流行し，また催眠などの心理療法が大陸，ことにフランスで行われていた。またアメリカでは，隆盛を極めていた精神分析が1970年代以降は衰退の一途をたどった。

　18世紀以前には，修道院のごく一部が患者を受け容れていた。しかし多くの在宅患者はきわめて非人道的な扱いを受けていた。ついで18世紀末頃からは，伝統的なアサイラムが次々に建てられ，収容患者数も次第に増え，数千人規模にまで達するところもあった。

　20世紀前半になると，一方では，発熱療法，持続睡眠，インシュリン療法，電気ショック療法などが，他方では，社会集団療法などが試みられた。また脳生化学，神経伝達物質の研究の結果，クロルプロマジンに始まる種々の向精神薬が生まれてきた。有効な選択的セロトニン再取り込み阻害薬の1つとして近年プロザックが登場し，広範囲に適用されているが，日本ではまだ治験段階にあってその効果は不明である。
●木村　定

詳細データ　E. Shorter, A History of Psychiatry: From the era of the asylum to the age of prozac. J. Wiley & Sons, Toronto, 1997.

ジョルジュ 『精神病論』
Etienne-Jean Georget　[1820年]

　ジョルジュ[1795-1828]は精神病脳病説を主張し，ピネル以来の疾病論の混乱を整理し，彼らの臨床症状の記述時代とは一線を画する，近代的疾病論，病因論，病態発生論を明確な方法論を基盤に精神医学にもたらした。ベールはこのジョルジュの著書に深く影響され，彼の脳病説を慢性くも膜炎（進行麻痺）によって実証し，疾患単位モデルを構築した。

　経済的困難を抱えながらもツールで学び，1815年に上京し，ラ・サルペトリエールで研鑽を積んだジョルジュは1819年にエスキロール賞を得た処女論文「精神病者の身体解剖」を著し，医学界に華麗なデビューを飾った。1820年には「狂気の原因」により学位を得た。本論文は本書2章に抜粋され収められている。本書は2つの点で重要である。まず精神病の障害器官，座，病態発生論と定義とに関する貢献である。精神障害の障害部位については定見というものがなかった時代に，彼は「精神病は大脳の特発性障害である（la folie est une affection idiopathique du cerveau）」と精神病の座を明確に規定した。恩師たちの腹部障害説などの病因論を批判し，基本的には原因と結果を取り違えたり，偶発的随伴障害を身体的所見とするなどの誤謬を犯してきたと批判した。さらには精神病とは病識を欠いた「知性の混乱」，つまり「デリール（妄狂）」が必発の本質的特徴で，「デリールのない精神病は決して存在しない」とし，精神病の「普遍的基本症状」の概念を提示している。古来より狂気の一部として分類されてきた熱性疾患のような身体疾患に付随する全ての精神障害，交感性（症候性）精神障害を精神病から除外した。「両者を分かつ基本的特徴がまさしくあり，一方は直接的で，本質的なものであり，他方は間接的で，交感性（sympatique）である」。後者は精神病ではなく，「急性せん妄（délire aigu）」である（しかし症候論的に両者が明確に区別されるのは19世紀末の「意識障害の発見」以降で，彼らの時代にあっては意識障害の概念はなかった）。ジョルジュによれば精神病の各症状を生み出す原因は未だ不明である。この隠された神秘については「説明しようとせずに，諸現象を観察するだけで現在のところは満足するほかない」。内因・脳器質性と外因性，症候性精神障害の区別の先駆け的業績である。さらに重要なことは疾病分類の基礎に症状を置きながらも，原因・作用機序，進行・経過・終末，解剖学を原則とする近代的分類方法を精神医学においてかなり早い段階に，明確に分類の方法論として提唱していることである。精神病脳病説はグリージンガーをもって嚆矢とされるのは誤りで，このジョルジュこそ真の開祖であるとのライブラントらの主張も頷ける。とはいえジョルジュは精神障害の座を脳に求めたが，病因論については器質論とは限定されないのが真実であろう。ジョルジュの先見性はこの当時にあって独自の輝きを放っている。

　さらには恩師たちの疾病分類，用語の矛盾を整理，改変した。エスキロールが当初堅持していた精神の部分的障害否定の立場からその独立性と実在性をジョルジュは肯定し，ピネルの「デリールを欠くマニー」をモノマニーに含めた。マニー，モノマニー，痴呆，白痴に加え，ピネルの後天性白痴，つまりはエスキロールの急性痴呆を痴呆から昏愚（stupidité）として独立させた。「デリール（知性の混乱）を欠くマニー」をモノマニーの亜種として含める立場は数年後の彼の著書では展開を示し，情意の原発性，独立性障害の存在をそこで彼は明確に肯定した。モノマニーはここで妄想対象の限定されたもの，「独占的デリール」から精神機能の部分性障害，「部分性デリール」として定義されなおした。エスキロールもこの弟子の主張を追認した。こうして本能性，情動性モノマニーなどの一群が生じ，モノマニーの無限とも思える拡大と，これへの批判が後年巻き起こる発端をジョルジュはつくった。一方昏愚は後年シャラン[1895]の「原発性精神錯乱」に受け継がれた。彼は司法精神医学書2冊*, **を著し，モノマニー患者の責任無能力論をモノマニー精神病説から展開し，フランスにおける司法精神医学誕生の功労者の1人となった。

●影山任佐

詳細データ　E.-J. Georget, De la folie. Crevot, Paris, 1820.
＊　Georget, Examen médical de procès criminels. Migneret, Paris, 1825.
＊＊　Georget, Discussion médico-légale sur la folie ou aliénation mentale, Migneret, Paris, 1826.

ジョーンズ Ernest Jones／著
トリリング Lionel Trilling,
マークス Steven Marcus／編
『フロイトの生涯』　　　　　　［1957年］

　本書はフロイトの精神分析を，彼の生涯を辿りながら説明する試みである。生涯を年代順に捉えた目次の大要は以下の通り。

　Ⅰ．形成期―偉大なる発見―（1856年～1900年）：1の「家系」から16の「夢の解釈」まで16章。

　Ⅱ．完成期（1901年～1919年まで）：17の「孤立からの脱出」から25の「性格と個性」まで9章。

　Ⅲ．終局（1919年～1939年）：26の「再会」から31の「ロンドン―終末―」まで6章。

　Ⅰでは，モラヴィアのフライベルグにユダヤ人商人の子として生を享けたフロイトが，4歳の時から住んだウィーンで研究者としての歩みを開始し，精神分析学を提唱するに至る形成過程が，マルタ・ベルナイスとの結婚など人生航路のエピソードも詳細に織り込みつつ描かれる。

　ウィーン大学でブレンターノ（哲学），ブリュッケ（生理学），マイネルト（精神医学）らの教えを受け，神経解剖学の分野で業績を上げたフロイトは，失語症等の研究を経て臨床神経学に転じる。パリのシャルコー，ナンシーのベルネーム，ウィーンのブロイアーらの影響を受けて神経症の病理研究と治療にたずさわる中から，自由連想法と夢の解釈に基づいて無意識を探究する精神分析学を提唱する。

　理論的に見るとこの時期は，ヒステリーや強迫神経症の心的機制を明らかにするとともに，不安神経症，現実神経症，精神神経症の概念を提唱，神経症が無意識との間に意味ある関係を持つことに着眼，その意味の解読法を理論化し，さらに意識化に対する抵抗，抑圧，転移などの諸概念の提唱や性的病因説の採用など，精神分析学の豊穣な萌芽が見られる。エディプス・コンプレクスの発見や『夢判断（夢の解釈）』［1900］の刊行がこの「形成期」の頂点となる。

　Ⅱの完成期には，数々の技法論論文や症例研究が幅広い層からの評価を受けるようにな

り，精神分析学がメタ心理学として確立する。精神分析運動はヨーロッパを超えてアメリカにも波及し，1908年には本書の著者ジョーンズとも出会う。一方でアードラーやユングといった盟友との対立・決別があり，第1次世界大戦を前に学界で精神分析学に反対する動きも見られるなど，フロイトにとっては試練を乗り越えての完成の時期でもあった。

　Ⅲの終局に至ると，第1次大戦後の経済的苦境にもかかわらず英米からの留学希望者が増えるなど，フロイトの国際的声望はいよいよ高まる。著述的には，死の本能を説いた「快感原則の彼岸」がほとんどの弟子に受け容れられなかったというエピソードはあるが，「幻想の未来」「文化の不安」「モーセと一神教」など，フロイトの理論的射程は文化や宗教にまで及ぶようになる。しかし，ナチスの政権奪取によりユダヤ系知識人への迫害が嵐のように吹き荒れ，精神分析とフロイト自身の運命にも大きな影響を及ぼす。1938年，ナチスのウィーン占領を機にフロイトはパリを経てロンドンに亡命するが，翌年の死の直前まで研究意欲は衰えることなく，『精神分析概説』が死後出版されたのである。

　ジョーンズはフロイトの生涯に関する主要事実を忠実に記録し，その個性と体験とを思想の発展に関係づけることに努めた。精神分析学は完結した知識の体系ではなく，歴史的進展として捉えて初めて実りある研究ができるからである。フロイトの家族は故人の遺志を尊重して当初は個人生活の秘密を守ろうとする態度であったが，巷間に虚偽のフロイト伝説が流布することを恐れ，ジョーンズの努力を支援するようになる。このようにして全3巻の本書の原著が完成する。コロンビア大学のトリリング，マークス両教授が出版社の要請を受け，原著のもつ広さと質の高さを保ちつつ1巻本として編集・刊行したのが本書である。

　なお，邦訳には日本の読者のために，訳者による詳細な注，著作年表，ジョーンズの伝記が加えられている。　　　　●竹友安彦

［詳細データ］E. Jones, The Life and Works of Sigmund Freud. ed. by L. Trilling and S. Marcus, Basic Books, New York, 1957（竹友安彦・藤井治彦訳『フロイトの生涯』紀伊國屋書店，1964）．

ジョーンズ Kathleen Jones
『アサイラムとその後』　　　［1993年］

　キャスリン・ジョーンズはイギリスのヨークにベースをおいて精神衛生行政の現場にもかかわってきた社会政策学者である。彼女が1950年代から70年代にかけて先駆的に研究して発表してきたイングランドの精神衛生行政の歴史を簡潔にまとめて改訂し，さらに1990年代の動きまで射程に入れた概説書が本書である。記述は平明で時代ごとのトレンドがくっきりと描かれており，入門的な通史としては理想的な作品である。

　ジョーンズの記述は，主として議会資料をベースにしており，精神衛生行政に関する立法を枠組みにして，イングランドの精神衛生行政を幾つかの時期区分に分けている。それらをまとめると，6つの時代にわけることができる。(1)改革の時代（18世紀末から19世紀はじめまで），(2)中央政府が監督する狂人収容院システムが作られる時代（19世紀初めから1845年法まで），(3)法律至上主義 (legalism) が医学的な視点に対して勝利を収める時代（1890年法に至る過程とその後），(4)任意入院を中心にして，精神医学と一般医学の融合が図られ，監禁型の精神病院に対するオールタナティヴが形成される時代（第1次大戦から1930年法まで），(5)新しい福祉国家の枠組みの中で精神医療行政が再編される時代（第2次大戦から1959年法まで），(6)精神病院が急速に閉鎖され，それにかわるケアのシステムが未発達である時代（1961年から1983年法を経て現在まで）。それぞれの時期において，精神医療をポジティヴな方向に進めた勢力とネガティヴな方向に進めた勢力はくっきりと区別して描かれている。

　ジョーンズのスタイル，特に「あるべき」精神医学の姿を基準にして，過去に対する価値判断が直截に出てくる語り口と，限定された資料からの過度の一般化には，多くの批判が浴びせられてきた。しかし，そのことを念頭において読む限り，この書物は，イングランドの精神医療の歴史に興味を持つ研究者が最初に手に取るべきコンパクトな見取り図であることは疑いない。
●鈴木晃仁

　［詳細データ］ K. Jones, Asylums and After: A revised history of the mental health services. Athlone Press, London, 1993.

ジョーンズ Maxwell S. Jones
『治療共同体を超えて―社会精神医学の臨床―』　　　［1968年］

　マックスウェル・ジョーンズは第2次世界大戦中から傷病兵のリハビリテーションを通じて，患者，スタッフを1つの集団と考え，その視点から介入する治療が戦争神経症，性格障害者の治療に有効であることを証明しその方法を治療共同体と名付けた*。本書はその成果を精神分裂病者がほとんどである精神病院における治療に導入し，1962年からの7年間に，治療共同体の概念をさらに発展させ，当時はまだ何も知られていなかったコミュニティ・ケアを実践しようという壮大な臨床的実験について述べたものである。第1に精神病院の社会構造そのものにつねにある問題として，上から下へのみの伝統的なコミュニケーションがいかに病者の生活に有害であるかを指摘し，患者，スタッフの全てに開かれた双方向からのコミュニケーションが重要であることを提唱した。民主的で開かれたコミュニケーションを維持するために病院の機構自体を変革することの大切さとその工夫の経過が描かれている。次に1人のリーダーに依存せず，多くの人がリーダーの役割に参加し，全員一致による決定を，基本的な方法として提示している。治療共同体における学習と成長，成熟は痛みを伴うコンフロンテーション，双方からのコミュニケーションとそれを精神力動的な方法を用いて理解することによるといい，これを社会的学習と呼んだ。最後に，地域の家庭医，ソシアル・ワーカー，保健婦らと病院チームが協力して，コミュニティにおける治療と入院予防の実験とその成果について述べている。終章は治療共同体の将来について教育などの分野への応用について，また変革を志向する治療文化そのものがもたらす治療的意味について述べ，これを支えるのは精神医学，社会科学，行動科学などの学際的な協力であることを指摘している。
●鈴木純一

　［詳細データ］ M. S. Jones, Beyond the Therapeutic Community: social learning and social psychiatry. Yale Univ. Press, London 1968（鈴木純一訳『治療共同体を超えて―社会精神医学の臨床―』岩崎学術出版社，1976）.
　* Jones, Social Psychiatry. Tavistock Publications, London, 1952.

シルダー　Paul Schilder
『身体の心理学―身体のイメージとその現象―』　　　[1935年]

　人の身体像についての考え方は，神経精神科医によって発展された。1920年代のオーストリアやドイツでは，身体像の研究がさかんで，ウィーンではシルダーやペーツルのような代表的な学者が研究を進めていた。とくにシルダーは，身体像の研究を体系的に進め，その概念をひろめ，種々の身体知覚の障害や痛みの問題，幻肢の現象などを研究した。

　人の身体像とは，われわれが心に形造る自分自身の身体についての画像であり，身体が自分にとってどのように見えるかということである。シルダーは1909年にウィーン大学を卒業しているが，ウェルニッケの身体精神の概念に強い影響を受けていた。1912年，びまん性白質脳炎の論文を発表しているがこれは後にシルダー病と呼ばれるようになり，神経病学者としても国際的に認められた。

　シルダーの身体心像に関する著書は，1935年に出版されている。この著書は3部からなっているが，訳書では第Ⅰ部の「身体心像の生理学的基礎」は除き，第Ⅱ部と第Ⅲ部のみの翻訳である。第Ⅱ部の「身体心像の異常心理学（訳書では第1部にあたる）では自己愛，自己身体愛，身体心像の性感帯などが述べられており，第Ⅲ部の「身体心像の社会学」（訳書では第2部にあたる）では空間と身体心像，好奇心と情動の表出について，その他が含まれている。訳書の第3部では補遺として秋本と秋山が当時監修者の研究グループで行われた身体像に関する急性一酸化炭素中毒後遺症を対象とした研究，催眠による身体像の変化，痛みや心気症に関する研究を解説している。シルダーは精神症状論も精神分析学も脳病理学から分けることはできないのであって，脳の器質的疾患と機能的な疾患が別個のものだとする考え方は間違っていると強調している。　　　　　　　　　　●稲永和豊

　詳細データ　P. Schilder, The Image and Appearance of the Human Body: Studies in the constructive energies of the psyche. Routledge & Kegan Paul, London, 1935; Das Körperschema. Springer, Berlin（稲永和豊監修/秋本辰雄・秋山俊夫編訳『身体の心理学―身体のイメージとその現象―』星和書店, 1987).

ジルボーグ　Gregory Zilboorg
『医学的心理学史』　　　[1941年]

　ジルボーグ［1890-1959］はロシアのキエフに生まれ，1917年にペテルスブルグの精神神経学研究所で医学博士となったが，翌年ドイツ軍が進駐したため1919年に渡米（亡命）して1925年に帰化。精神病院に5年勤務のあとベルリン精神分析研究所に2年留学し，米国で精神分析医として開業しながら様々な分野で活躍した。

　訳者神谷美恵子は1935年に津田英学塾，1944年に東京女子医大を卒業，東大精神科・阪大神経科を経て1958-72年長島愛生園精神科に勤務し（1963-76年津田塾大学教授），1979年没。

　本書の訳出には次のような経緯があった。慶大・三浦岱栄教授が米国のロックランド州立精神病院に滞留中，そこの図書館で原著を目にして読み始めたところ「興味津々として尽きるところを知らず」，すぐ頭にひらめいたのは「わが国の精神医学を一層健全なものにするために，本書は日本語に訳されねばならぬということであった」。そして精神科医であるとともにかねて歴史に興味を寄せ，古典文学を修めて語学にも堪能な神谷氏が最適任の訳者として選ばれた。

　さて著者によると，本書を精神医学史ではなく医学的心理学としたのは，「精神医学」は当時まだ100年弱の歴史しかないが，異常心理学とその関連分野として「医学的心理学」はより古く包括的だからである。

　「緒言」では，精神医学の歴史は身体医学のそれとは出発点において異なり，身体医学の領域では助けを求める患者の要求そのものが医師を出現せしめたのに対して，精神医学は医師が発見したという事実が強調される。それどころか，両者の間には常に「強く根深い敵対心」があった。

　「原始時代および東洋」「ギリシア人とローマ人」の時代で特筆すべきは，ヒポクラテスが初めて精神病を神学から医学の問題に移したことである。しかしガレノスの死とともに

「大いなる衰退」が始まり，精神医学は「鬼神論への降服」を余儀なくされ，15世紀に『魔女の槌』の出版によって頂点に達した魔女狩りは17世紀の末まで続く。

「第1次精神医学革命」は，鬼神論の真只中で病人としての精神病者に目を向けたヴィヴェス，パラケルスス，アグリッパ，とくにワイアーによって起こり，17世紀のギリシア医学の復活によって精神「医学」は「再建の時代」に入ったが，精神「病者」は不適応者の一部として収容所に隔離・監禁され，まともな福祉と医療の対象となるには18世紀末のテューク（英），キアルジ（伊），ピネル（仏）らの出現まで待たねばならなかった。

19世紀後半には「神経症の発見」が心理的要因と精神療法の重要性を気付かせたが，クレペリンを頂点とする「体系の時代」は，精神病者の脳や脊髄に目を奪われ，心理や人格を締め出してしまった。

「第2次精神医学革命」の主役はフロイトである。無意識の発見と心理的決定論によって健康と病気，正常心理と異常心理の境界線が消失し始め，その影響は神経症から精神病に及んだ。本書はこの革命と烈しい戦いの結末をまだ予言できない時代で終わる。

医師を含めて精神的に健康な人間の精神にとって，「精神病者は依然として私達の文化的常識に対する断固たる反抗者のよう」であり，「精神病とは社会病という名に値する唯一の病気のようにみえる」。しかし著者は24世紀にわたる歴史を通じて，「医師があらゆる時代の偏見の上に立ち，患者の心理的現実と同一化しようとした戦いの跡が点々として残っている」のを見た。精神医療の正統を追求した本書は今後も読者に勇気と希望を与え続けるであろう。訳者もまた第4刷［1972］のあとがきで，精神医療の荒廃がさけばれ，精神医学の研究が停滞した当時の日本で，本書の果すべき役割がとくに大きいことを強調した。　　　　　　　　　　　　●八木剛平

[詳細データ] G. Zilboorg, A History of Medical Psychology. W. W. Norton Company, New York, 1941（神谷美恵子訳『医学的心理学史』みすず書房，1958）．

新宮一成（しんぐうかずしげ）
『夢と構造』　　　　　　　　　　［1988年］

精神療法において，夢が語られることによって治療が一段と進むことは，多くの精神療法家の経験するところであろう。そこには独特の現実的な質感があり，この現象がどのような原理に基づいて生じるのかを確かめてみたいと思わない者はあるまい。そのような夢の精神療法的駆動力の源泉を特異な精神療法例によって照射した本書は，日本の精神医学に導入された構造論的な理解の，精神療法の分野における1つの結実である。

レヴィ-ストロースによって明らかにされたように，構造とは社会の言語活動によって維持されている意味論的な形式性のことであり，その中で生命は主体性を抜き去られた形で交換の規則に委ねられる。治療で夢が語られてゆくうちに析出してくるのはこの構造である。夢見る人は夢において，無生物を含めたさまざまな対象として自己を繰り返し表現し，その表現はやがて互いに結びつきを見出し，一定の形式として定着する。妊娠中絶を心因とする摂食障害の2症例の無数の夢は，墜落と登攀の組み合わせの累積を成し，いざなみ神話と相同的な意味論形式を取るに至っている。そしてこの形式の生成は，摂食障害の治癒の過程と厳密に平行していた。心身相関の臨床例としても興味深いこの病態は「いざなみ症候群」と名付けられている。

心因性の排尿障害をもった男性の夢は鎧のごとき「鏡像段階」の統一性と寸断された身体像との間の動揺を示し，また多くの症例で，治療者との転移関係の設立は，著者のいう「文字の夢心像」によって告げられている。これらの現象は，人間が幼少時に言語に接近するときに形成した諸構造への回帰であり，この層に歩みを進めることは，精神病の主体における妄想形成の端緒を開きうるものでありながら，神経症の主体からは，夢を通じての治癒への力を引き出すのである。●新宮一成

[詳細データ] 新宮一成『夢と構造—フロイトからラカンへの隠された道—』弘文堂，1988．

新宮一成（しんぐう／かずしげ）
『無意識の組曲』　　　　　　　　［1997年］

　病跡学は，精神疾患と創造行為の連関を探究するが，古典期には，重点は創作者の病歴に置かれていた。その背景には，天才性と病的素質との接点を見出そうとする遺伝学的な関心があった。しかしその後の病跡学は，次第に作品論に重点を移すようになる。この変化は，天才という概念を越えて，臨床での精神障害者の創造行為一般に対してまなざしが向けられるようになってきたことと無関係ではない。本書は，日本の病跡学界におけるこうした変化の時期を画する書として，第1回日本病跡学会賞受賞作の1つとなった。

　作品を研究の中心に置くとき，病跡学は芸術学や美学と境を接することになるが，病跡学はどのようにして独自の視点を構成しうるであろうか。作品を鑑賞することは1つの関係性の樹立である。そのことに気付くとき，作品の中には，さらに多くの諸関係が封じ込められているのが一挙に感じ取られる。作品は，不在の作者と鑑賞者の関係，材料と作者の関係，そして作者と作者を取り巻いていた普遍的社会の関係の，重層的な関わり合いの産物である。普遍的社会から自己がどのように見られているのかということを，作者は自己が作品をどのようなものに仕上げるかということの上に反映させる。

　一方鑑賞者は，作者にとっての普遍的他者として機能しつつ，作者によって作られた作品そのものにも同一化してゆく。それゆえ鑑賞という行為は，鑑賞者において主体の分裂を引き起こし，精神分析での転移と同じ構造を現すことになる。こうした作品論は，ルシアン・フロイト論，ポール・デルヴォー論，あるいは宮沢賢治論などの諸編において展開され，シューマンやゴダールの作品世界に即して進められた自己分析や，精神分析の諸概念を再構築した諸論文が，それらに臨床の裏付けを与えている。
　　　　　　　　　　　　　●新宮一成

［詳細データ］新宮一成『無意識の組曲―精神分析的夢幻論―』岩波書店，1997.

新宮一成（しんぐう／かずしげ）
『夢分析』　　　　　　　　　　　［2000年］

　フロイトの『夢判断』は，夢は記憶処理の系と，それを支える無意識の欲望から成るという構想を基本としている。無意識の欲望とはエディプス・コンプレクスそのものであるとされる。しかし，記憶の系としての夢理論とこのコンプレクス論との間には見えない溝があり，また，この書物は精神分析の基礎であると言われながらも，人が他者に夢を語ることの動機を説明していないために，臨床から意外に遠ざけられていた。ちょうど1世紀後に書かれた本書は，夢の解釈をめぐるこれらの問題に，言語論を通じて統一的理解と臨床的再活用の道を提供する。

　フロイトは，夢はもっぱら夢見る人自身について語ると述べ，夢が自己言及的な系であることをすでに認識していた。本書はこの点を敷衍する。夢は記憶を処理している自己自身を，処理された記憶の系の中に対象として繰り返し埋め込んでゆく。こうして夢は，夢見た人が関わった現実の全体を，その人をめぐる歴史物語へと書き換えてしまう。これは，幼児期に言葉を話すようになった主体の，現実に対する絶対的優位の継承であり，このような言語の全能は，類型夢の一つとしての「空飛ぶ夢」に端的に示される。この夢は，言葉を話す全能の主体となったという歓喜に満ちた自覚の記憶であり，この自覚をもたらすものこそ，エディプス・コンプレクスである。エディプスとは，言語で構築された記憶の系の主である。臨床の場で人が夢を語るとき，その語らいの場は，この全能のエディプスによって非現実へと変容されてゆく。転移が形成されるのはこの次元である。夢は覚醒後の現実をもあらかじめ取り込んで，それを相対化してしまうゆえ，人は起きてからもこの力に影響されて現実を認識できなくなり，真の目覚めは死後にまで先送りされる。すなわち，彼岸の生という古来の観念は夢見ることから生じたものなのである。
　　　　　　　　　　　　　●新宮一成

［詳細データ］新宮一成『夢分析』岩波新書，2000.

スカル Andrew Scull
『最も孤独な病』　　　　　　　　［1991年］

　アンドリュー・スカルが彼の博士論文に基づいた大作 Museums of Madness を刊行したのは1979年である。この論争的な書物は英語圏の精神医療研究の起爆剤となる一方で、多くの批判も呼んだ。これらの批判の一部に一定の譲歩をしつつ、しかし基本的な主張はそのままで91年に再刊されたのが本書である。

　スカルが本書で提唱しているもっとも大きなポイントは、19世紀のイングランドにおける精神病院・狂人収容院の成立と拡大を駆動した力の同定である。19世紀が始まった段階で、精神病患者の治療とケアには、医者に限らずさまざまなタイプの人々が携わっていた。そして19世紀初頭の動きは、医師が狂人のケアと治療に責任を持つことに大きな疑問符を投げかけていた。1814・15年の議会の調査は既存の医学の無力と怠慢と醜悪を暴きだし、精神医療のあるべき姿として称揚されたヨーク・リトリートは、医学的なアプローチに対して明確に敵対的な態度を取って、宗教・道徳的なアプローチの優越を強調した。守勢にたった医者たちは、さまざまな手段を用いて反撃に出た。1820年代からのイギリスの精神医療の発展、特に1845年の立法による州立の貧民狂人収容院の設立の義務化は、医者たちが精神病患者の治療とケアをめぐるヘゲモニーとその権力基盤を目指して戦い、最終的には州立精神病院の院長やスタッフという形で、国家によって保障された職業基盤を確立していく過程であると捉えることができる。精神病院の拡大は、人道主義の勝利ではなく、精神医学者の専門職基盤の確立のための戦略の勝利である、というのがスカルの論点である。

　この解釈は19世紀のイギリスの精神医学の歴史に関する広範で深いリサーチに裏打ちされ、事態の一面を鋭く突いている。近年の新しい研究からの批判と、それに対するスカルの応答は、メリングとフォーサイスが編んだ論文集*で読むことができる。
　　　　　　　　　　　　　　　●鈴木晃仁

　詳細データ　A. Scull, The Most Solitary of Afflictions. Yale University Press, New Haven, 1991.
　* J. Melling and B. Forsythe, Insanity, Institutions and Society. Routledge, London, 1999.

スキナー Burrhus Frederick Skinner
『有機体の行動』　　　　　　　　［1938年］

　実験的行動分析の創設者スキナーの主著のひとつである。近代心理学はヴントによって自分自身の意識の研究として出発したが、やがてワトソンの行動主義によって、他者の行動の研究へと転換した。行動主義には方法として行動を用いるという立場と行動しか対象としない立場があるが、スキナーは後者である。スキナーはオペラント条件づけを体系化したが、スキナー箱（オペラント箱）と累積記録器の発明という技術革新も行った。スキナー箱には、反応の手がかりとなる弁別刺激の提示装置（ブザー、ランプなど）と反応のための装置（例えば、ラットが押すレバーなど）、反応を強化するための装置（給餌器など）がついている。反応は累積記録器というペン描きレコーダで記録され、時間の経過に従って動物がどのように行動したかが視覚化される。このように、スキナーには自動化への強い嗜好が見られ、彼の書斎は自分自身の行動の測定をふくめ、数々の自動化がなされており、漫画にでてくるマッド・サイエンティストの部屋のようであった。反応頻度を行動の基本的な測度とした点も、以前の学習理論と異なる点である。反応の分析は記述的で、統計的検定ではなく個体の累積記録そのものを用いた。群間比較ではなく、同じ個体で繰り返し実験条件を行う単一被験体内の実験計画もスキナーの特徴である。

　この本はスキナー34歳の時の著作で、彼の体系のほとんどを萌芽的に見ることができる。用いられているデータはすべてラットによるものだが、表題の通り、そこに示された行動は有機体一般の行動の法則を示すものと考えられている。彼は行動をオペラント行動とレスポンデント行動（反射）に分け、前者は後者と違って「開発（elicit）する刺激なしに、自発（emit）する」ものであるとした。ついで、後に三項随伴性と呼ばれる「弁別刺激 - オペラント - 強化子」という連鎖が説明される。強化子はオペラントに随伴して提示

することによって反応頻度が増える正の強化子（例えば餌）と除去することによって増える負の強化子（例えば電撃）に分けられる。条件づけが1回の強化で成立することも述べられているが，これは当時の学習理論としては斬新である。また，強化スケジュール（schedule of reinforcement）という強化の与え方（毎回の反応ではなく，20回目の反応，あるいは強化後1分後の反応を強化する）が説明されている。行動を統制するものとしての強化の与えられ方を分析することがスキナー理論の大きな特徴である。行動を統制するもうひとつのものとして弁別刺激があげられ，時間もひとつの弁別刺激であるとされる。また，反応の特定の強度や時間（例えばレバーを押す強さと時間）を強化することも可能であることが述べられている。最後の章で独立科学としての行動分析が明瞭に主張されているが，スキナーは個別科学の発展のある時期には，隣接領域とは独立に研究した方が生産的であることを述べたのであって，行動の神経学的研究を否定したわけではない。残念ながら，この点は誤解されることが多い。

ワトソン以降の新行動主義といわれる研究者たち（トールマン，ハルなど）が論理実証主義や操作主義の影響を強くうけているのに対し，スキナーはヴィトゲンシュタインからライルにつながる日常言語分析の影響をうけており，その成果は後の『言語行動』*という著作に結実されている。また，行動という概念も他と異なり，個人の内的経験も私的出来事（private event）として研究対象とするようになるが，「有機体の行動」ではこの点はまだ明白でない。実験的行動分析はやがて行動薬理，行動修正，教育工学，行動医学などの豊かな応用分野を生み出した。●渡辺 茂

[詳細データ] B. F. Skinner, The Behavior of Organism. Appleton-Century-Crofts, New York, 1938.
* Skinner, Verbal Behavior. Appleton-Century-Crofts, New York, 1957.

スクワイヤー Larry R. Squire
『記憶と脳』　　　　　　　　　　[1987年]

　記憶研究は，1880年代にリボやコルサコフの臨床研究とエビングハウスの心理学的研究が始まり，20世紀初頭のラッシュレーの動物の脳の破壊実験，さらには1950年代以降技術の進歩と共に目覚ましい発展をとげたニューロンレベルの研究が加わって，すでに多くの知見が蓄積されている。本書は，これまで相互に独立に進められてきたこうした研究の成果を整理・統合して，「記憶の全体像へのステップを提供する」意図で書かれたものである。

　そのため，シナプスの変化を中心としたミクロな問題のレビュー（1～4章），ペンフィールドの人の脳の刺激実験（6章），慣れ，条件づけ，弁別学習などの動物実験（7，8章），情報処理過程としてみた記憶（9章），短期記憶と長期記憶，宣言的記憶と手続き的記憶，エピソード記憶と意味記憶の区別など記憶の多様性の問題（10，11章），各種の健忘症患者の病巣部位からみた記憶の神経機構（12～14章），全体のまとめ（15章）と続く本書の内容は，ミクロのレベルの神経生物学から認知心理学にわたる広範な領域に及んでいる。

　そうしたなかで一貫してみられる基調は，5章で提唱されている，記憶のメカニズムを脳内のシステムとして捉える考え方である。そこでは，1つの情報に含まれるさまざまな微小特性や成分は，それぞれが機能的に特殊化されている小さなニューロンの集成体によって処理され貯蔵されており，この集成体群の活性化による情報の再現が記憶の想起に当たる，と述べられている。その後の記憶研究は，賦活研究の参入もあってさらに多くのことを明らかにしているが，基本的には本書の考え方の発展に当たるとみることができる。
●河内十郎

[詳細データ] L. R. Squire, Memory and Brain. Oxford University Press, New York, 1987（河内十郎訳『記憶と脳―心理学と神経科学の統合―』医学書院，1989）．

スコーヴィル William Beecher Scoville, ミルナー Brenda Milner
「両側海馬病巣による近時記憶の消失」 [1957年]

スコーヴィル[1906-84]はカナダの脳外科医，ミルナーは心理学者である。かれらの分裂病に対する外科的治療手術の経験とその予期せざる結果を報告したもので，自らの失敗をあえて公表した勇気ある論文である。

30例の精神分裂病患者に対して両側側頭葉内側面切除を施行，うち5例では鉤（uncus）とその直下の扁桃体までを切除，残り25例はさらに深く海馬の前方5cmくらいまでを切除した。このうちの1例は前方より8cmを切除。さらに1例のてんかん患者（H. M.）に対して両側側頭葉内側面を前方より8cm切除した。この中には海馬の前2／3が含まれる。

このうち，前方8cm切除の2例と前方5.5cm切除の1例，計3例で予期しない重大な結果が生じた。すなわち近時記憶の重篤な障害である。しかし分裂病例ではこの記憶障害には気づかなかった。てんかん患者（H. M., 術当時25歳）手術の時にはじめて気づいた。すなわち，術直後からH. M.は病院のスタッフを認知せず，風呂の場所を覚えていず，毎日の出来事を何も覚えることができなくなった。部分的な逆向健忘もみられ，3年前の叔父の死を思い出さなかった。それより古い記憶は保たれていた。その後共著者のミルナーが行った切除例に対する詳細な心理検査で，重篤な健忘3例のほか，前方5cmから6cm切除群5例に中等度の健忘が存在することが明らかになった。さらに鉤と扁桃体だけの切除では健忘は生じていないこと，1側のみの切除例でも健忘は生じていないことを報告している。

本論文は純粋健忘症候群と両側海馬損傷の関係を明確にした点に重要な意味がある。さらに症例H. M.はその後多くの心理学者によって長期にわたって詳細に追跡され，おそらく臨床医学ではもっとも有名な症例となった。

●山鳥 重

[詳細データ] W. B. Scoville, B. Milner, Loss of recent memory after bilateral hippocampal lesions. Journal of Neurology, Neurosurgery and Psychiatry. 20: 11-21, 1957.

鈴木國文（すずき／くにふみ）
『神経症概念はいま』 [1995年]

副題に「我々はフロイトのために百年の回り道をしたのだろうか」とある。1894年にフロイトが『防衛-神経精神病』においてヒステリーと強迫とを並べ，神経症概念を提出してから約100年，1980年にDSM-IIIにおいて神経症という病名が消されて以来，神経症という概念は次第に精神科医の診断体系から消えようとしている。この論集は，あえてこの時期（1995年）に，フロイトの分析理論，特に神経症に関する諸概念を再検討し，神経症概念の意義を再度確認しようとしたものである。フロイトの諸概念の読解にはラカンの理論が基礎に置かれている。臨床を通してのラカン理論への入門書ともなりえよう。神経症を扱った第1部と境界例を扱った第2部からなる。第1部は，神経症概念の現状を問うことから始め，神経症的性格とは何か，神経症の分析を通して神経症者自身の欲望に関する知はどう動くか，さらに，神経症と倒錯，神経症概念と女性性・男性性，欲動概念から見た分析の進展などの問題が扱われている。後半では，境界例概念の現状をまとめた後，境界例の病理を通して，人間にとって現実とは何か，想像とは何かという問題を扱った論文3篇が並べられる。この論集で一貫して扱われる主題は，主体と欲望との関係である。科学というものは，この欲望という主題を観察者からも観察の対象からも切り離すことによって成立し，発展してきた。19世紀の最後，フロイトは逆に，この欲望を知の対象とすることを選んだ。その時ひとつの難局が生まれた。欲望に関する知は，人は自身の欲望について本当は知りえないということを出発点とすることによってのみ成り立つという難局である。神経症という現象を前にフロイトが取り出したのは，まさにこの非知の領野，無意識である。この論集は，欲望に関する知が本来持つこの難局を明確にし，フロイトが様々な角度から浮き彫りにした無意識という概念の必然性を改めて捉えようとする試みである。

●鈴木國文

[詳細データ] 鈴木國文『神経症概念はいま—我々はフロイトのために百年の回り道をしたのだろうか—』金剛出版，1995.

スターン　Daniel N. Stern
『乳児の対人世界』　［1985年］

　乳児と母親の間にはどんな情緒的交流が行われるのか。生まれたての乳児はどんな主観的世界に生き、どんな対人世界を作り出すのか。精神分析学者であり発達心理学者でもある著者が、独自の乳児観察に基づく乳児の主観的情動体験の発達に関する研究から、これらの問いに対する答えとして提案した推論的発達論が本書である。翻訳される時点で、ページ数の関係から、前半の理論編、後半の臨床編に分冊された。

　著者が本書の中で著した発達論は、従来の精神分析のそれに比べていくつかの特徴がある。第1に、自己感を発達のオーガナイザーとみなした点である。五感を駆使して自分のまわりの世界のネットワーク作りをする新生自己感、自己が単一で一貫しており、境界線のある身体単位であるという感覚の中核自己感、他者にも心があり自分の心と共有可能であることがわかるようになる主観的自己感、言葉の使用が可能になって出現する言語自己感という4つの自己感を定義し、それらは月齢を追って順次出現してくるが、ひとたび出現すると一生涯活発に活動し続けるとした。その結果、フロイト以来の固着と退行の概念およびそれに基づく発達段階と臨床症状との関連を否定した。第2に、生まれたては自他未分化だとする従来の発達図式を批判し、乳児は生後早期より自他の区別ができ、他者と共にある体験を通じて他者との主観的一体感がもてるとした。

　発達心理学の進歩に支えられたスターンの理論は、フロイトの理論の枠に長くとらわれてきた精神分析の流れに一石を投じた画期的な研究として注目される。　●神庭靖子

　　[詳細データ]　D. N. Stern, The Interpersonal World of the Infant. Basic Books, New York, 1985（小此木啓吾・丸田俊彦監訳／神庭靖子・神庭重信訳『乳児の対人世界』Ⅰ＝理論編、Ⅱ＝臨床編、岩崎学術出版社、1990, 1991).

スティール　Robert S. Steele
『フロイトとユング』　［1982年］

　本書はフロイトの精神分析、ユングの分析心理学はともに自然科学ではなく、その本質は解釈学であるとし、次に精神分析と分析心理学の間には、単に創始者たちの性格の相違にとどまらない根本的相違があり、それらは葛藤する2つの解釈体系を表していると主張する。副題の「解釈の葛藤」が示すように、本書はP.リクール『フロイトを読む—解釈学試論—』をふまえている。リクールは精神分析を欲望の言語の解釈学とみなし、それを対立する解釈学との葛藤において捉えようとする。

　本書の特質は分析経験の物語性を重視しているところにある。フロイトもユングも理論の起源は幼年期に存し、成人してから幼年期を回想し、解釈することによって自己理解し、それを理論化した。精神分析も分析心理学も、被分析者の語る人生物語を、それぞれのプロットに従って解釈し、構築し、失われていた全体の物語を復元しようとする。その場合両者とも物語的因果性に訴える。原因から結果を予測する自然科学的因果性と異なり、物語的因果性は現在の視点から過去に遡って、結果から原因を説明する歴史学的方式である。著者はフロイトが物語的因果性を科学的因果性と誤解していると指摘する。フロイトは二次過程としての神経症の症状を解釈して、幼児性欲などの一次過程を推定し、逆にそれを原因として設定し、成人の症状を説明する。そこに推定と設定のすりかえがある、と著者は批判する。だがユングの回想においても、事実と幻想の境界はあいまいで、そこに《神話づくり》がある、と著者は言う。実証主義的唯物論に縛られた精神分析、観念的唯心論に捕われた分析心理学の彼方に、著者は「解釈心理学」への道を提示しようとする。

　●久米　博

　　[詳細データ]　R. S. Steele, Freud and Jung: conflicts of interpretation. Routledge & Kegan Paul, London, 1982（久米博・下田節夫訳『フロイトとユング』上・下、紀伊国屋書店、1986).

スナイダー　Solomon H. Snyder
『狂気と脳』
[1974年]

クロルプロマジンの精神分裂病治療における有用性が明らかにされたのは1950年代の中ごろであったが，治療効果の発現機序は不明であった。1963年にスウェーデンのカールソンは，抗精神病薬によってドーパミン代謝産物（ホモバニリン酸）の増加が臨床効力に比例してラットの脳でみられることを発見し，これがドーパミンレセプターの遮断によっておこるものと考えた。このことは，抗精神病薬の治療効果の発現機序がドーパミンレセプターの遮断によることを示唆するものであった。

1960年代の後半には，パーキンソン病における黒質ドーパミン減少の意義が確立され，治療薬として L-DOPA が導入された。研究者の関心は，黒質－線条体系以外の脳内ドーパミン系に関心が移りつつあった。さらに，分裂病類似の症状をひきおこすアンフェタミン類が，脳内ノルエピネフリンおよびドーパミンの放出促進と再取り込み阻害作用を有することも明らかにされ，これらの薬物によって脳内ドーパミン系の活性化がおこると考えられるようになった。こうして分裂病の病状軽減とドーパミンレセプターの遮断，および精神病症状の発現とドーパミン系の活性化との深い関連が想定されるようになった。

本書は，このような知見を論拠として「分裂病のドーパミン仮説」を正面切って提唱した最初の1冊となった。一般向けに書かれたものではあるが，結論に至るまでの筆致には推理小説のような面白さがあり，専門家にとっても読みごたえのある本であった。ちなみに，ドーパミンレセプターがスナイダー自身のグループによって同定されるのは，本書刊行の翌年，1975年のことであり，抗精神病薬の治療効果と密接な関連があるとされる D_2 レセプターが発見されたのは，1976年のことである。

●加藤 信

[詳細データ] S. H. Snyder, Madness and the Brain. McGraw-Hill, New York, 1974（加藤信ほか訳『狂気と脳』海鳴社, 1976).

スナイダー　Solomon H. Snyder
「正常および薬物によって変化した脳機能におけるオピエートレセプター」
[1975年]

モルヒネを代表とするアヘン麻薬成分（オピエート）に特異的なレセプターが存在することは，かなり以前から想定されていた。その理由は，オピオイドがきわめて少量で薬理作用を示すこと，ほとんど左旋性のものだけが鎮痛効果を現し，化学構造を少し変えただけで拮抗作用が認められるようになること等であった。レセプターの存在を証明しようとする試みは1950年代の中ごろから行われてきたが，1973年にスナイダーおよびテレニウスがそれぞれ独立して，放射性ナロキソンを用いたバインディングアッセイ法により，オピエートレセプターの存在を証明した。

生体内に，植物から採れるモルヒネのためにレセプターが用意されていたと考えるのは不合理であり，中心灰白質刺激による鎮痛やハリ麻酔の効果にモルヒネの拮抗薬ナロキソンが拮抗することなどから，脳内のオピエートレセプターは，脳にもともと存在する「モルヒネ様物質」に対するレセプターであると考えられるようになった。

脳内のモルヒネ様物質をつきとめる研究は世界中で競って行われ，1975年にはイギリスのヒューズらが，5個のアミノ酸より成るペプチドがオピエートレセプターに結合してモルヒネ様の活性を示すことを発見し，エンケファリンと名づけた。本論文は，このあたりまでの研究をレビューしたものであり，その後の脳内モルヒネ様物質の探索および脳科学におけるレセプター研究を刺激した意義は実に大きい。

1976年にはフランスのギルマンらが15個から30個のアミノ酸から成るペプチドを見出し，エンドルフィンと名づけた。この中でベータ・エンドルフィンという最も大きいペプチドのみが本来の脳内モルヒネ様物質であり，他のエンドルフィンはベータ・エンドルフィンの分解産物と考えられるようになった。その後，同様の特性をもつペプチドがこれらの

他に脳内から発見され，また多数の合成ペプチドも作られた．

合成麻薬性鎮痛薬の他，合成ペプチドおよび生体内に存在するペプチド等で，ナロキソンによって作用が特異的に拮抗される物質は，その後オピオイドと呼ばれるようになり（ただしオピオイドはオピエートも含めた意味で用いられることもある），したがって前記のペプチドはオピオイドペプチドと総称されるようになった．

1976年にはまた，アメリカ国立薬物乱用研究所のマーティンらは，各種オピオイドの脊髄イヌでみられる症状の相違を説明するために，それまでの一連の実験結果をまとめ，オピオイドレセプターには，ミュー，カッパ，シグマの3種類のレセプタータイプが存在することを提唱した．1977年には，コスターリッツらによってデルタレセプターの存在が提唱され，この他にも，いくつかのレセプタータイプの存在が報告された．

その後，シグマレセプターではナロキソンが特異的拮抗作用を示さないことが明らかになり，オピオイドレセプターから除外された．現在のところオピオイドレセプタータイプとしてはミュー，デルタ，カッパの3種類があるとされており，それぞれの機能的役割と相互関係について詳細な研究が行われている．

●加藤 信

[詳細データ] S. H. Snyder, Opiate receptor in normal and drug altered brain function. Nature 257: 185-189, 1975.

スピッツ René A. Spitz
『母-子関係の成りたち―生後1年間における乳児の直接観察―』　[1962年]

著者は，フロイトの伝統を受け継ぐ直接の弟子であることを自認する精神分析学者である．成人の臨床から理論化したフロイトの精神分析的発達理論に依拠した上で，乳幼児の直接観察法，実験心理学的方法，統計学的方法を用いて，生後1年間の乳児に関する観察結果とそれに基づく乳児の内的体験に関する理論的展開をまとめたのが本書である．

その中で著者は，生後1年以内にみられる発達の組織因として，生後3カ月に見られる無差別微笑，生後8カ月の人見知りを挙げている．無差別微笑とは，人間の一部としての「顔」に対する反応であり，先駆対象との関りの開始を意味するのに対して，人見知りは，親しい人と見知らぬ人の区別がつくようになった証拠であり，母親がリビドー対象となったことを示す指標とされる．また，3カ月疝痛の要因を母子関係の中に見出し，母親側の心理的問題と子どもの生得的要因とそれらの相互作用がもたらす結果であると述べ，生後1年間という可塑性の高い時期における母子相互作用の重要性に言及した．さらに，母親からの分離を余儀なくされた施設入所の子どもたちが示すうつ病様の反応であるアナクリティック・デプレッションやホスピタリズムについても取り上げ，母親から分離することの心身への影響について述べている．

これらスピッツの一連の母子相互作用および母子分離に関する研究は，同時代におけるアンナ・フロイトらの研究と共に，ボウルビーのマターナル・ディプリベーションの集大成やマーラーの分離-個体化過程の研究，さらにはエムディの乳幼児の情緒発達の研究へとつながるものである．

●神庭靖子

[詳細データ] R. A. Spitz, Die Entstehung der ersten Objektbeziehungen, direkte Beobachtungen an Säuglingen während des ersten Lebensjahres. Klett Verlag, Stuttgart, 1962（古賀行義訳『母-子関係の成りたち―生後1年間における乳児の直接観察―』同文書院，1965）．

スピッツァー R. L. Spitzer ほか／著
本多　裕(ほんだ／ゆたか)，
岡崎祐士(おかざき／ゆうじ)／監訳
『精神医学研究用診断マニュアル』
[1981年]

　このマニュアルは，精神医学の研究用に開発された診断基準のうち，実際に国際的に用いられている代表的な3種類を紹介したものである。

　精神科診断基準の記載は古くはE. クレペリン，E. ブロイラー，K. シュナイダーらにさかのぼるが，より実証的で明確な診断基準の研究は1960年代に始まり，ベック，クーパー，モルガンらによる多くの試みが発表されている。

　1970年E. ロビンスとS. B. グゼは，精神分裂病の研究用診断基準について考察し，詳細な臨床記載，身体的検査所見，類似の精神症状を呈しうる他の疾患の除外診断基準，予後調査，家系調査といった5つの側面を考慮することの重要性を指摘した*。

　この考え方は，その後米国セント・ルイスのワシントン大学精神科グループにより進められ，近代的な診断基準の要件を満たす精神分裂病と感情病の診断基準としてFeighner's Criteria**として結実した（付録‐II）。

　本書の主題であるRDC (Reseach Diagnostic Criteria for a Selected Group of Functional Disorders, 精神機能障害群選別のための研究用診断基準）は，NIMHの後援によるうつ病の精神生物学に関する共同研究計画の一環として，R. L. スピッツァー，J. エンディコット，E. ロビンスらを中心として開発された。RDCはFeighner's Criteriaを大幅にとり入れ，うつ病に関して最も詳細な記述が行われている。本マニュアルに掲載したものは，1981年の最後の修正第3版***である。RDCの大きな特徴は，疾患の明確な操作的診断基準，鑑別診断，亜型分類があり，診断の信頼度を操作的に評価するようになっていることである。

　本マニュアルの付録‐IIIとして載せた，New Haven Schizophrenia Index (NHSI)****は，米国イェール大学を中心として1972年に発表された精神分裂病の計量診断システムである。21項目の簡便な症状チェック・リストと採点システムとから成り，すぐれた鑑別力をもつ簡便な診断基準であるとされている。

●本多　裕

[詳細データ] R. L. Spitzer, J. Endicott, E. Robins, Research Diagnostic Criteria for a Selected Group of Functianal Disorders, 3rd ed., New York Psychiatric Association, New York, 1978 (本多裕・岡崎祐士監訳『精神医学研究用診断マニュアル―付録Feighnerの診断基準，ニューヘブン精神分裂病指数―』国際医書出版，1981).

* E. Robins, S. B. Guze, Establishment of diagnostic validity in psychiatric illness: Its application to schizophrenia. Am. J. Psychiat. 126: 983-987, 1970.

** J. P. Feighner, E. Robins, S. B. Guze, R. A. Woodruff, G. Winokur, R. Munoz, Diagnostic criteria for use in psychiatric research. Arch. Gen. Psychiat. 26: 57-63, 1972.

*** R. L. Spitzer, J. Endicott, E. Robins, Research Diagnostic Criteria (RDC) for a Selected Group of Functional Disorders, third edition, Updated 3/17/81, New York State Psychiatric Institute, Biometrics Research Department, N. Y., 1981.

**** B. M. Astrachan, M. Harrow, D. Adler, L. Bauer, A. Schwartz, C. Schwartz, G. Tucker, A checklist for the diagnosis of schizophrenia. Brit. J. Psychiat. 121: 529-539, 1972.

ズビン Joseph Zubin,
スプリング Bonnie Spring
「脆弱性―精神分裂病の新たな展望―」
[1977年]

　従来，着実に進歩を遂げてきた精神分裂病研究において行き詰まりの感を強くしたズービンらは，生態学，発達論，学習理論，遺伝学，内部環境学，神経生理学というそれぞれ別個の研究領域を通底する共通分母としての理論モデル，すなわち脆弱性モデルを提唱し，新たな病因論の地平を開こうとした。そこでは，脆弱性は「傾向（trait）」として捉えられ，この傾向を持った個体はその度合いに応じて閾値の高さが規定されており，外的ストレスがこの閾値を越えた時に現れる病理的現象が精神分裂病という「状態（state）」であるとしている。「状態」である精神分裂病性の症状はストレスが減弱すれば回復するといった挿話的（episodic）な性質を持ったものであるとしつつも，脆弱性のより高い個体においてはその遷延化も見られるとしている。この構想はある意味では画期的なものであり，多くの研究者に受け入れられもしたが，同時に各方面からの批判的見解もいくつか投げ掛けられた。

　とはいえ，これが一時的な流行に終わることなく，その後も一層の洗練と深化が続けられているのは，この構想が精神分裂病の実態解明への1つの糸口としての重要な作業仮説となりえていると認識され，治療的実践および予防的見地からも幅広くその有用性に高い評価が与えられているからに他ならない。

●宇佐美敏

[詳細データ] J. Zubin, B. Spring, Vulnerability: A new view of schizophrenia. J. Abnormal Psychology 86:103-126, 1977（宇佐美敏訳「脆弱性―精神分裂病の新たな展望―」『臨床精神病理』17:299-307, 1996）.

ズビン Joseph Zubin **ほか**
「精神分裂病の変容―慢性から脆弱性へ―」
[1983年]

　精神分裂病が慢性に進行する予後不良の疾患であるという見解が疑問視された今世紀の後半に登場したのが，ズビンらの脆弱性モデル（Vulnerability Model）である。すなわち，精神分裂病は，様々な強さ（発病へのストレス耐性閾値ともいってよい）の脆弱性をもつ個人に，その閾値を越える以上の強さをもつ特異な外的あるいは内的ストレスがかかることによってエピソードの形で出現するが，契機となったストレスがなくなるとそのエピソードは消失する。将来のエピソードに対する脆弱性はその個人に存続するものの，それは疾患ではない。このモデルの初出論文［1977］では，生態学，発達，学習，内部環境，神経心理などの諸領域で，分裂病の成因仮説の展望がなされ，それらの成因の共通要素として，脆弱性が提出された。それに対して，本論文の重点は，発病を促すライフイベント・ストレスの効果を弱めたり，強めたりする因子（＝調整変数 moderating variables）の脆弱性モデルへの導入と説明である。それらはサポートシステムなどの社会的因子，生理学的・生態学的状態，病前性格の3領域に分けられる。社会的因子とは，個人を精神障害から守る社会的ネットワークやサポートシステムのことであり，生理学的・生態学的状態とは天候，季節，化学物質による汚染，騒音，住居の種類，人口密度などを指す。脆弱性モデルが，精神医学の各領域に与えた影響は大きく，生物学的な脆弱性マーカーを探求する試みが，現在も続いている。本論文では，社会精神医学的知見の脆弱性モデルへの取り込みが図られるが，このモデルは，基本的には刺激－反応図式に立脚しており，主体としての個人への視点を欠いているという限界は否めない。

●大塚公一郎

[詳細データ] J. Zubin, J. Magaziner, S. R. Steinhauer, Metamorphosis of schizophrenia: from chronicity to vulnerability. Psychol. Med. 13:551-571, 1983.

スペリー Roger Sperry
「大脳半球の離断による結果」［1982年］

本論文は1991年R.スペリーがD.ヒューベルおよびT.N.ウィーゼルと共にノーベル医学生理学賞を受賞した際の受賞講演である。

左半球の角回が損傷されると，文字の意味の理解（読解）ができなくなる。したがって，左半球は読解ができるが，右半球はできないと結論されてきた。話の理解障害，失行および失算も左半球損傷では生じるが，右半球損傷で生じない。これらの多数の観察から，左半球は優位半球で，右半球は劣位半球という神経学の古典的見解が確立した。このような状況の中で1960年代に分離脳の右半球は話し言葉の理解や読解がかなりできることが示唆され，大きな驚きをもって迎えられた。分離脳とは難治性てんかんの治療のため，左右大脳半球を連絡している脳梁と前交連を切断した症例である。分離脳では左半球と右半球の連絡がないので，左半球だけで何ができるか，右半球だけで何ができるか検索できる。それでは，広汎な左半球損傷例では右半球が残存しているにもかかわらず，なぜ，話の理解や読解が障害されるのであろうか？　それは，右半球の残存部分が脳梁を介して，右半球の言語機能が発揮されるのを妨げているからであると説明している。脳梁を切断すればそのようなことはなくなり，右半球で話の理解や読解が可能になるという。なお，これらの分離脳患者は左半球だけでなく，右半球でも言語機能を司っている例外的な例ではないかという反論がある（この論争は今も決着していない）。分離脳患者の研究は従来，劣った半球とされてきた右半球にも左半球より優れている面があることを示した。それらは，顔や表情の認知，円弧がどのくらいの大きさの円の一部であるのかの推定，非言語刺激の触覚性記憶，二次元から三次元の推定などである。右半球は自己意識や社会的意識がないといわれていたが，これらの点で左半球に劣らないことが示された。

●杉下守弘

［詳細データ］ R. Sperry, Some effect of disconnecting the cerebral hemispheres. Science 217: 1223-1226, 1982.

精神医療史研究会／編
『精神衛生法をめぐる諸問題』［1964年］

東京都立松沢病院の精神病院ゼミナールでは，1964年中に精神衛生法改正の作業がはじまると予想されたことから，同年はじめから10回の"精神衛生法シリーズ"の研究会をおこなった。ライシャワー大使刺傷事件につづき，精神衛生法改悪の動きがでてきたことから，同年8月に緊急刊行されたのがこれである。精神医療史研究会（現精神科医療史研究会）はこのときはじめて形をあらわした。

本書は歴史的観点を大幅にとりいれていて，歴史篇では岡田靖雄および吉岡眞二が相馬事件以来の精神衛生立法史をかき，資料篇でも明治初年からの関連資料をこまかくひろっておさめている。なかでも，それまで完全にわすれられていた呉秀三・樫田五郎『精神病者私宅監置ノ実況』の中核部分が資料としておさめられているだけでなく，"我邦十何万ノ精神病者ハ実ニ此病ヲ受ケタルノ不幸ノ外ニ，此邦ニ生レタルノ不幸ヲ重ヌルモノト云フベシ"の文章をかかげて，これを精神衛生法改悪反対運動の旗印とした。

現状篇には，法の問題点と改正すべき方向とを論じた5名の論文がおさめられており，そのなかには家族会運動の先駆者の1人石川正雄の論文もある。

アンケート篇は，精神衛生法に関する国会議員5名および一般知識人14名，精神医学教室教授22名ほか精神科医50名の回答のほか，2名の精神科医による小論文をのせている。これらのなかでは，国会議員が意外に筋のとおった発言をしていておもしろい。教授では，講義で精神衛生法にまったくふれていない方がかなりいた。

前述のように，本書は緊急出版物であるが，精神衛生立法史の資料集として類をみないものであるだけでなく，1964年という時の空気をよくつたえてもいる。

●岡田靖雄

［詳細データ］精神医療史研究会編『精神衛生法をめぐる諸問題』松沢病院医局病院問題研究会，1964.

セグラ Jules Séglas
『精神病者における言語の障害』
[1892年]

　精神障害者の状態を知る上で，病者の言語について知ることが重要であるという問題意識のもとに，病者の話し方や内容，書字など，病者の言語活動の変化をさまざまな側面から体系的に記述している。例えば，発話の速さの変化に注意が向けられ，躁性興奮では，患者は休みなく一日中速いスピードで話し続け，一方，深い抑うつでは話がゆっくりとなる，また妄想概念，例えば，ある人を傷つけてしまうのではないかといった確信のため，発語がなくなるなどといった知見を記述する。

　発話内容の変化に関しては何よりもまず言語新作（néologisme）をあげ，言語新作は大きく自動的な過程で生じる受動的言語新作（néologisme passif）と意図的につくられる能動的言語新作（néologisme actif）に区別され，能動的な言語新作の方は体系性妄想の症例でみられ，この出現は病気の慢性化，および不治の痴呆の徴候となると述べる。また，一部の言語新作は，患者に理解不能な言葉を聞かせる幻聴をとおして形成され，特別な意味を持つと指摘する。さらにセグラは，言語新作の対象となる語を品詞別に調べ，名詞と形容詞が最も多く，次いで動詞，間投詞と続くと述べる。

　他方，言語の言語活動の大きな変容として言語性幻覚が取り扱われる。そこで有名なのが言語性精神運動幻覚（hallucination psychomotrice verbale）についての研究で，セグラはこれを3つの段階に区別し，この幻覚が幻聴と密接に結ばれていることを指摘する。また，言語性幻覚を内言語の外在化とみる視点も打ち出されている。もっとも，その成因については言語中枢の興奮といった局在論的考え方をする。この著作は，言語の障害という観点から精神障害に光をあてるはじめての本格的な試みで，クレランボー，ラカンへとつながる言語活動の精神病理学とでもいえる系譜の端緒となるといえよう。微細かつ周到な臨床記述には今日においても評価に値するものが少なくない。

●加藤　敏

　詳細データ　J. Séglas, Du trouble du langage chez les aliénés. J. Rueff et cie, Paris, 1892.

セシュエー Marguerit Albert Sechehaye
『分裂病の少女の手記』
[1950年]

　本書はルネとよばれる分裂病の少女の発病から治癒に至る手記である。彼女は5歳の頃すでに最初の非現実感を体験している。「学校の前をぶらぶら通りすぎようとしたとき，突然ドイツ語の歌が聞こえて来ました。ちょうどその瞬間に，ある名状し難い感覚，あの「非現実の混乱した感覚」に似た感じに襲われたのです」と彼女は書いている。12歳に達するまでルネはこの「非現実感」をたびたび経験する。それはパニックになり，縄跳びの相手の子が突然にわからなくなる。またこの頃「枯草の中の針の夢」を繰り返しみて，悪魔と非現実の感覚を対比連想するようになる。中学に入るようになってルネには不器用さが目立つ。歌唱は調子をはずすし，体操で号令を理解できず右と左を混同する。こうしたルネが最初にセシュエー夫人に出会ったのは16歳の時である。最初は古典的精神分析をうけたが奏効せず，ルネは「組織」からの命令を受けるようになり，「光の国」から脱しようとする。夫人はルネを「緑の部屋」に置くことにより，退行を促し，不安を取り除くことに成功する。次にルネを象徴する人形——猿を用いて彼女の心的発達を促す。そしてママの胸からリンゴの一片を食するようになって，ルネの口唇欲求は満たされ，セシュエー夫人であるママとの接触を深めることにより，漸次現実界への復帰を果たす。著者は第2部「解釈」の部分で精神病性の自我への解体と再統合の概念を中心にして，ルネの退行と現実界への復帰を説明している。なお訳者による「付録」の部分は，今日『象徴的実現』*の邦訳も出ているので，当該書を参照されたい。

●三好暁光

　詳細データ　M. A. Sechehaye, Journal d'une schizophrine. PUF, Paris, 1950（村上仁・平野恵訳『分裂病の少女の手記』みすず書房，1955；改訂版，1971）．
　* Sechehaye, La réalisation symbolique. Nouvelle méthode de psychothérapie appliquée à un cas de shizophrénie. Supplément de la Revue Suisse de Psychologie et de la Psychologie Appliquée No. 12. Hans Huber, Berne, 1947（三好暁光・橋本やよい訳『象徴的実現』みすず書房，1986）．

セシュエー Marguerit Albert Sechehaye
『分裂病の精神療法』　　　［1954年］

『象徴的実現』『分裂病の少女の手記』を公にしたセシュエー夫人は，精神分裂病概念発祥の地ブルクヘルツリに招かれて，一連の講義を行った。本著はその講義録に当る。

ケースワーカーであった（笠原嘉による）セシュエー女史が心魂を傾けて治療に当ったのが上記2著にあらわされているルネ症例であった。本著はそのルネ症例の精神療法を中心に，一般に分裂病の精神療法へのきめ細かい配慮が記述されている著書である。

夫人はまず病者への接触について語り，接触が拒否されているいくつかの心理構造にふれて，それらの構造を頭に入れた上での接触のための方法について語る。分裂病の精神療法への第一歩である。さらに病者で傷つけられている一次欲求とその欲求不満への反応の形式を4群にわけて述べる。第1群は「分裂病世界」を直接に現す表現である。その理解のために，現存在分析の方法が大きな貢献をなしている。第2群，第3群が，欲求不満に対する陰性の反応（攻撃性と原初的罪責感）と陽性の反応（代償の機制）であり，第4群が基本欲求そのものの象徴的表現である。第4群が，「象徴的実現」の技法を用いる上での的となる現象である。

女史の分裂病感の特徴は，分裂病の「病的」現象，つまりその症状を，一次欲求そのものの，ないしはその欲求不満のあらわれとしてのコンプレクス（感情のもつれ）と見なす点にあり，したがって治療の実施に際しては，発達心理学と精神分析学の知識が自由かつ十二分に用いられている。その述べるところは，今日分裂病の治療に与かる人々にとってなお指針となる力を失わない。　●三好暁光

［詳細データ］ M. A. Sechehaye, Introduction à une psychothérapie des schizophrènes. PUF, Paris, 1954（三好暁光訳『分裂病の精神療法』みすず書房，1974）．

セリエ Hans Selye
『現代社会とストレス』［改訂版：1976年］

現在我々が用いている「ストレス」という概念や考え方はセリエに負うところが多い。セリエは1936年に「各種有害作因によって引き起こされる症候群」を発表して以来，ストレスに関する報告を続けてきている。当初はこのストレスという用語が受け入れられず，noxious agents（有害作因）という言葉を当てていたが，徐々にストレスという用語が認められ用いられるようになった。1956年に，ストレス概念の科学的基礎を一般向けに概説したのが本書の第1版であった。その後20年を経て改訂されたのが本書であり，邦訳はこの版にもとづいている。

本書は，第1部・ストレスの発見，第2部・ストレス構造の解明，第3部・適応病，第4部・学理の統一的全貌，第5部・その意味するものと応用，の5部構成である。

第1部では，個々の疾患に特有な徴候をあげ，それに特有の原因，治療を論じていく医学の流れのなかで，異なった疾病においても共通の「全身症候群 (general syndrome of sickness)」が存在し，これを把握することの重要さを感じたという研究の発端がのべられている。さらに，様々な異なるストレスによって副腎皮質刺激，胸腺リンパ管の萎縮，腸内潰瘍という3徴候を呈することを発見し，それを警告反応と称した。そして，すべての非異的反応を「全身適応症候群 (general adaptation syndrome)」と呼び，(1)警告反応 (alarm reaction)，(2)抵抗期 (stage of resistance)，(3)疲憊期 (stage of exhaustion) の3相期に展開することを著している。警告反応では前述の3徴候が認められ，抵抗期では徴候が消失し，さらに抵抗が完全に喪失した生体の崩壊へいたる，といった概念の形成までが本章で述べられている。

第2章では，ストレスという用語の変遷についても詳しく述べられている。セリエは全身適応症候群を引き起こすものに対する名称として有害作因，後にストレスという用語を

用いたが,その後,ストレスという用語に混乱が生じるようになり,ストレスを,〈ストレスとは,生物組織内に誘起された,あらゆる変化からなる特異な症候群の示す状態のことである〉と定義している。ここでの特異な症候群とは前述の全身適応症候群を含むものであるという。さらに,このストレスを引き起こす因子としてストレッサーという言葉を造語している。セリエは,この章の中で,全身の様々な臓器で起こるストレス反応を全体図として示し,さらに,ストレスを「適応」という方向からも検討している。身体がストレス処理を適切にできないと第3部で述べられる適応病へいたるという。

第4部はストレスという観点から,適応,成長,生命の機能的単位について話を進めていく。第5部は,これまでのストレス研究から,人生をどう生きて行くのか,人生の究極の目標はといった問題に割かれている。自分自身のストレスレベルを知ること,他を自己と同じように愛すること,汝の隣人の愛を受け入れる,このような「愛他的利己愛」のなかにその答えがあるという。

著者のハンス・セリエは,1907年にウィーンで生まれ,1929年にプラハ大学医学部を卒業。その後ジョンズ・ホプキンス大学へ留学し,カナダ・モントリオールのマギル大学へ移った。1945年にモントリオール大学の実験医学研究所の所長となり,1982年の死去まで,ここで研究を行った。

セリエ後のストレス研究は,再び特異的な刺激に対する,特異的反応に注目しがちであり,「ストレス」を全体としてとらえた本書の有用性はいまだ衰えることがない。

●久保田正春

[詳細データ] H. Selye, The Stress of Life. McGraw-Hill, New York, 1956; revised ed., 1976 (杉靖三郎・田多井吉之助・藤井尚治・竹宮隆訳『現代社会とストレス』法政大学出版局,1988).

セリグマン Martin E. P. Seligman
『うつ病の行動学─学習性絶望感とは何か─』 [1975年]

人間のうつ病の根底にある絶望感 (human helplessness) を生ずる予測不可能性 (unpredictability) と対処不可能性 (uncontrollability) は,不安がひきおこされることから始まる。人生の初期におこる動機達成の失敗や,人生の終末のそれは劇的な効果を生ずる。

セリグマンと共同研究者は,ハンモックに吊るした犬にブザー音のあとに電撃を与える実験を反復したところ,最初は激しくもがいていたが,逃避不可能性を経験した後,動くのを止め,うずくまって鼻をクークー鳴らすだけになってしまった。彼らはこれを学習性絶望感と名づけたのである。

あるエリート・ビジネスマンは,1年前までは宇宙計画に参加するための大会社設立の仕事にたずさわっていた。しかし政府の補助金が打ち切られ,失職する破目になった。6カ月後,彼はぼんやりと過ごし,ちょっとしたことで激しく怒り出し,非社交的で引っ込み思案な状態に陥ってしまったのである。

予測不可能性とは,たとえば信号の直後電撃を受ける白ネズミの実験にみられる絶望感である。このような状況は白ネズミに胃潰瘍を生じさえした。このような状況は,人間ではリラクセーションを段階的に体験させることが,実験的にも臨床的にも有効であることがわかった。

セリグマンは,このような実験所見を,ベトナム戦争で捕虜となった米兵士や,母ザルの突然死によって隔離された生後4カ月の子ザルや,愛するものの突然の死を告げられた老人や,高い地位にあった役員が定年後間もなく死亡した事例を具体的にあげて説明している。

彼は実験心理学者であると共に,臨床心理士でもあるので,その実験例と臨床例の呈示は,きわめて鮮やかで見事な説得力に富んでいると言えるであろう。

●木村 駿

[詳細データ] M. E. P. Seligman, Helplessness: on depression, developement and death. Freeman, San Francisco, 1975 (平井久・木村駿監訳『うつ病の行動学─学習性絶望感とは何か─』誠信書房,1985).

ゼーリッヒ　Ernst Seelig
『犯罪学』
[1950年]

　犯罪に関する学問は広範にわたる。刑法学や刑事訴訟学など，通常，法律学の1分野として扱われるものを除くと，刑事政策学ないし刑事学など犯罪に関する政策学があり，また，犯罪に関する事実学として，狭義の犯罪学（犯罪原因学），犯罪捜査学，犯罪予防学（被害者学を含む）などがある。このうち，犯罪捜査学には，法医学，犯罪科学，法廷医学（裁判心理学，供述心理学）などが含まれ，また，狭義の犯罪学には，犯罪人類学・犯罪生物学・犯罪心理学・犯罪精神病学などから成る犯罪人論と，犯罪社会学・犯罪社会心理学などからなる犯罪現象学とがある。このような犯罪に関する政策学と事実学のうちどの程度のものを「犯罪学」に含めるかは論者により異なる。

　本書は犯罪学を「犯罪の実行と防遏（ぼうあつ）(Bekämpfung)の現実的現象に関する理論」と定義し，取調べ等の犯罪捜査についても詳説するなど，政策学と事実学を幅広く包摂した犯罪学を確立している。精神医学・心理学に関連する記述は多く，犯罪者の諸タイプ［訳書114頁以下，119頁以下］，人間の犯因的特性［169頁以下］，供述と尋問［294頁以下］，被告人の人格調査［380頁以下］，医学的処分［436頁以下］等，随所に及ぶ。

　著者は，総合的認識や実務活動を特色とするグラーツ学派（始祖はハンス・グロス）の代表的犯罪学者である。オーストリアのグラーツ大学で刑法，刑事訴訟法，犯罪学を講じ，同大学犯罪学研究所の3代目の所長を務めた。本書はドイツ・オーストリア系の流れを汲んで，犯罪生物学，犯罪精神病学を重視する反面，英米で有力な犯罪社会学的考察は十分でない。また，科学技術の進歩した現在では古くなった記述があるのはやむをえないものの，刑事法学を除く犯罪に関する諸学問を体系的かつ精緻に集大成した本書の意義は今日なお大きい。　　　　　　　　　●植村秀三

　　［詳細データ］ E. Seelig, Lehrbuch der Kriminologie. Verlag Jos. A. Kienreich, Graz, 1950; 2nd ed., 1951（植村秀三訳『犯罪学』みすず書房，1962）.

セン　G. Sen,
ボーズ　K. Ch. Bose
「ロウォルフィア・セルペンチナ」
[1931年]

　ロウォルフィア・セルペンチナ（以下R.セルペンチナ）は珍しい薬効をもった植物として，土着の医療者によって精神異常や発熱に使用されていた。この論文では，センとボーズによりR.セルペンチナの化学成分分析，臨床効果および治療論が報告され，その後の精神分裂病と高血圧症の治療を大きく変えるきっかけとなった。

　R.セルペンチナは，1％のアルカロイドと大量の樹脂，澱粉，数種のミネラルなどから成る。このアルカロイドには，末梢血管拡張と心筋の抑制による血圧低下作用，気管支筋に直接作用して呼吸刺激作用，腸の弛緩作用，子宮平滑筋に対しての作用，解熱作用などが確認されている。臨床効果として，(1)心拍数低下・血圧低下作用，(2)大量投与時の著明な睡眠作用，(3)性欲の著明な抑制作用，(4)呼吸器系の過敏な患者での多量の気管支分泌，などが確認されている。治療学的には，(1)R.セルペンチナは激越躁病に対してよく効き，睡眠改善効果がみられる。しかしうつ病や痴呆には無効である。(2)高血圧症では動脈硬化が少なく，多血症的で神経過敏な症例に向いている。(3)発熱に対しては，しっかりとした脈を持つ患者の体温低下といらいらの改善がみられる。(4)出産後に服用させると強い子宮収縮と神経系の鎮静作用がある。

　R.セルペンチナからレセルピンが単離されたのが1965年で，抗精神病薬あるいは降圧薬として世界中で広く使用された。しかし，長期使用の際にうつ状態を起こすことが明らかになると，次第に新規薬物にとって代わられた。レセルピンの中枢薬理作用として脳内のモノアミンを枯渇させる作用が発見され，うつ病のモノアミン仮説や分裂病のドーパミン仮説の根拠となったことも見逃せない精神薬理学の歴史である。　　　　　　●杉山仁視

　　［詳細データ］ G. Sen, K. Ch. Bose, Rawolfia Serpentina: a new Indian drug for insanity and high blood pressure. Ind. Med. World 2: 194-206, 1931.

■ソコロフ Louis Sokoloff ほか
「[¹⁴C] デオキシグルコース法による局所脳グルコース代謝率の測定―理論，方法，およびラットにおける正常値と麻酔の影響―」　　　［1977年］

正常脳においてはグルコースが唯一のエネルギー源であるため，脳のグルコース代謝率を測定することにより脳機能を評価することができる。睡眠時や麻酔下では脳全体のグルコース代謝率が低下することは頸動静脈グルコース較差の測定などにより知られていた。しかしながら脳は他の臓器と異なり機能的に不均一であり，その機能の研究のために「脳局所」でのグルコース代謝率の測定法の開発が求められていた。ソコロフらは放射性デオキシグルコースを用いることにより，中枢神経系の局所グルコース代謝率を定量的に測定することを可能とした。放射性グルコースを用いる方法も検討されたが，放射性グルコースは炭酸ガスと水になるまで代謝を受け，そのため速やかに（静注後2分以内に）放射能の一部が炭酸ガスとして脳から失われるため，定量的に測定することは不可能とされていた。デオキシグルコースはグルコースと競合的に脳内に運ばれ，脳内でやはりグルコースと競合的にヘキソキナーゼによりリン酸化されるが，リン酸化されたデオキシグルコースはグルコースと異なり更なる代謝を受けない。また一定の期間は脱リン酸化も受けず，デオキシグルコース-6-リン酸としてリン酸化反応がおきた脳部位（すなわち脳機能が亢進したと考えられる脳部位）にトラップされることになる。したがって [¹⁴C] デオキシグルコースをラットなどに静脈内投与し，一定時間の後（一般的には45分が推奨されている）に脳を取りだしオートラジオグラフィを作ると，局所脳グルコース代謝率に対応した像が得られ，この画像は局所脳機能地図と考えられる。このように放射性デオキシグルコース法の画像は局所脳機能地図として視覚的に脳機能の状態を表しているが，ソコロフらの神経化学への真の貢献は，定量値をうるための方法と演算式を確立したことであろう。彼らが決定した速度定数や集合定数を用いることにより，どこの研究室でも比較的容易に局所脳グルコース代謝率を定量的に測定できるようになった。

1977年の本論文には [¹⁴C] デオキシグルコース法の方法論のすべてが記載されている。ラットの無麻酔またはチオペンタール麻酔下の定量値も示されており，麻酔下ではグルコース代謝が脳全体で約40％低下していた（以前に全脳で測定された低下率と一致）が，その局所低下率は脳部位により異なり均一ではなかった。その後行われた様々な条件下で測定結果がまとめられている*。神経機能を亢進させる例として，坐骨神経刺激により脊髄後角のグルコース代謝が亢進することや実験的局所けいれんモデルにおいて運動野，基底核，視床などのグルコース代謝が亢進することが示されている。神経機能を低下させる例では聴覚や視覚を奪うことにより，それぞれの関連脳部位でのグルコース代謝が低下することが示され，特にサルの片側閉眼モデルにおける視覚野大脳皮質の [¹⁴C] デオキシグルコース／オートラジオグラフィでは以前より電気生理学的に証明されていた ocular dominance column が画像として明瞭に示された。その他にも神経生理学，神経解剖学，神経薬理学，神経病態学的な研究の例も紹介されている。

その後ポジトロン・エミッション・トモグラフィ（PET）が開発され，PET用のデオキシグルコースとして [¹⁸F] フルオロデオキシグルコース（FDG）の合成法が確立されたことにより，ヒトにおいても局所グルコース代謝率が非侵襲的に測定できるようになった。FDG/PETは，てんかん，痴呆性疾患，変性疾患，脳腫瘍，脳虚血などの研究に寄与してきた。また脳賦活試験としてさまざまな刺激（視覚，聴覚，触覚など）によりグルコース代謝の亢進する脳部位を明らかにすることにより，新しい神経生理学的知見が得られた。

●難波宏樹

［詳細データ］L. Sokoloff, et al., The [¹⁴C] deoxyglucose method for the measurement of local cerebral glucose utilization: theory, procedure, and normal values in the conscious and anesthetized albino rat. J. Neurochem. 28: 897-916, 1977.

* Sokoloff, The radioactive deoxyglucose method: theory, procedure, and applications for the measurement of local glucose utilization in the central nervous system. "Advances in Neurochemistry" Vol. 4 (Edited by B. W. Agranoff and M. H. Aprison), Plenum Publishing Corporation, 1982.

ソンディ　Leopold Szondi
『実験衝動診断法』　　　　　　［1947年］

　本書はソンディ［1893-1986］が1939年に創始した投影法心理テスト（人格診断法）の一種である実験衝動診断法（ソンディテスト）の施行や解釈や応用を記述したものである。テスト手技は8種類の精神疾患の顔貌カード6組（48枚）を用い、まず各組（8枚）で被験者が「もっとも共感的なもの」2枚（＋）と「もっとも共感的でないもの」2枚（－）を選び（前景像）、次に各組の残り4枚から「比較して見て共感的でないもの」2枚（－）を選ぶこと（背景像）、である。これを24時間以上の間隔で6～10回反復施行する。各組の選択結果（＋，－）は、所定の方式で「＋，－，±，0」の記号に整理され、数量的分析（種々の係数，衝動構造式）と質的分析（ファクター・ベクター反応，各種症候群や実存形式類型）で解釈される。それにより、深層心理学的衝動や精神力動、性格傾向、症状や病型などの解析や、人格可変性を検討して疾病経過を推定したり、継時的検査で治療効果や経過確認に応用しうるという。

　ソンディ理論は、遺伝趨勢の家族的無意識と運命分析の選択学説、精神分析的な衝動病理学説、キリスト教的方向付けの実存的自我分析理論などを含む。ソンディは自らを、ユング（集合的無意識の象徴表示，分析的心理学）とフロイト（個人的無意識の症状発現，精神分析）の橋渡しをするものと位置付けており、家族的無意識が人生の種々の選択（恋愛，友情，職業，疾病，死など）の相手（対象）や種類（様式）や内容の選択に影響するという。人間は必然的なもの（遺伝的・生物学的条件や家族的無意識）に含まれる種々の可能性の中から、自由な個人と社会にとりもっとも幸せな実存可能性を選択して、対立や矛盾を弁証法的に乗り越えて行くべきだとされる。人生の種々の場面で、祖先の失敗を強迫的に反復せずに、より良き発展可能性のある選択をして、本来その人があるべき姿を実現するのには、集合的および個人的な無意識とともに、家族的無意識の衝動を恐れずに解明して直視して、その中の矛盾や病理的なものを克服して、より良き人生の選択をするべきだという。

　ソンディはハンガリー生まれで、1944年からはスイスのチューリッヒで上述の学説とソンディテストを応用して研究や診療（実存的精神分析療法）を行った。ソンディの没後もチューリッヒのソンディ研究所（http://www.szondi.ch）の活動は弟子達に引き継がれている。深層心理学と運命分析学のための機関紙 Szondiana (Zeitschrift für Tiefen-psychologie und Beiträge Zur Schicksals-analyse) は、第20巻（2000年）と第21巻（2001年）として各1号ずつが刊行され、2002年10月には第22巻第1号が発行された。そこには2002年3月30日から4月1日までチューリッヒで開催された「国際ソンディ研究協会の第16回総会」で発表された成果が、ドイツ語、フランス語や英語で掲載されている。

　訳者の佐竹隆三［1919-84］は金沢大学精神科助教授から千葉少年鑑別所長となり1959年チューリッヒでソンディに学び、帰国後この訳書を出版し、大正大学教授となった。日本では大塚義孝（仏教大学教授）をはじめ熱心な研究者達が臨床心理学や精神医学その他種々の分野で、ソンディテストを応用したり、人生の重要場面でのより良き岐路（運命）選択を目指す意味において、家族的無意識の衝動診断法と衝動病理学による総合的検討に基づく実存的精神療法の実現に向けて研究がなされている*，**。　　　　　　　●浅井昌弘

　　［詳細データ］L. Szondi, Lehrbuch der Expellimentellen Triebdiagnostik Bd.I. Text-Band. Huber, Bern, 1947; 2ed., 1960; 3ed., 1972（佐竹隆三訳『実験衝動診断法，ソンディテスト』日本出版貿易，1964〔原著第2版の邦訳〕）．
*　大塚義孝『衝動病理学［増補］，ソンディテスト』誠信書房，1974; 増補版 1993．
**　大塚義孝編著『運命分析―その臨床とソンディ―』『現代のエスプリ』273号，至文堂，1990．

ダーウィン Charles Darwin
『人間及び動物の感情表出』 [1872年]

　ダーウィンはビーグル号の5年弱にわたる歴史的航海を終え，1836年10月2日に帰国する。1839年に「ビーグル号周航記」の原稿を纏めあげると，「種の変化」と題したノートを作り，集めた資料とアイディアを書き記しはじめる。できる限りの資料を収載した大著をもって，万人を説得し，進化論を不動のものとしようとしていた彼は，1856年になるまで本格的に進化論の筆を執ろうとはしなかった。ところが，アルフレッド・ウォレスが自然淘汰による進化の可能性に触れた小論を書きだしていることを知り，一般読者向けの手ごろな本を書く必要に迫られたのである。こうして書き上げられた著書が，『種の起源』[1859]である。20年以上の歳月を注ぎ込んだ論文はその後，『飼育動物および栽培植物の変異』[1868]，『人類の起源と性淘汰』[1871]そして『人間及び動物の感情表出』[1872]となって出版される。

　かの航海において「種は変わる」ことを確認し，「人間も動物から進化したものに他ならない」との確信を得たダーウィンは，精神機能とて例外とは考えなかった。その刮目すべき着想は，人間を霊長類の中に位置付け，人間らしさがどのように獲得されてきたのかを説明しようとした『人類の起源と性淘汰』において初めて紹介される。「人間と下等動物の心的能力の比較」および「同続き」と題された2つの章において，社会性，言語，美意識，道徳などをめぐって今日なお輝きを失わない卓越した考察が展開される。

　この主題をさらに発展させたものが，翌年世に送り出された『人間及び動物の感情表出』である。本書においてダーウィンは，感情が進化と適応とによって形作られたものであることを，より厳密な科学的俎上に載せ，膨大かつ克明な資料を駆使しつつ緻密な証明を繰り広げていく。感情を客観的に捉え，下等な動物のそれとを比較する上で最も適しているものとして，不随意に現れる表情や身振りを観察の対象に選んだ。加えて彼は，小児や精神病者の観察，交流のない人種間における表情や身振りの比較を方法論として採用した。小児は生得的な感情表出の観察に向いているだろうし，また今から見れば的はずれの誹りは免れないだろうが，精神病者は感情を制御せずに表出するだろうと考えたのである。各大陸での人々の表情や身振りについては，当時各地に在留していた知人達や世界航海に回っていた船長らから詳しい説明を受けている。

　彼は，感情表出に関する一般的な考察から入り，動物の感情表出そして人の感情表出の精緻な観察と分析へと移っていく。人の感情表出の分析にあたっては，単純な感情から複雑な感情にいたるまでを掬い上げ，憂うつ・心配・悲哀・絶望，喜悦・上機嫌・愛・敬虔，反省・瞑想・不機嫌，怒り・憎しみ，侮慢・軽蔑・高慢，驚き・恐怖，赤面をそれぞれ独立した章として纏め上げている。

　本書の結論の1つは，「極度の恐怖を感じて毛髪を逆立てることや激怒の際に歯をむき出しにする表情が人間にもあることは，人間がかつてより下等な動物的な状態にあったことを確信しないで理解することは到底不可能である」という序論の一文に要約されている。また結びにおいては，「主要な感情表出が世界を通して共通しているという事実は，人間の幾つかの種族が単一の祖先から派生したという新しい議論を提供する点で興味深いものがある。この単一の祖先は，多くの種族へと分かれる以前に，身体においてはほぼ完全に，そして心においてもほとんど人間であったに相違ない」との結論に達し，人類が単一起源をもつ可能性すら視野に入れていたことがわかる。さらには感情表出のもつ意味にも触れ，「表情や体の動きは我々の福祉に多大な貢献をもたらしている。母と子の最初の結びつきに必要であり，子どもを正しい道へ導いていくのも彼女の笑みとしかめ面である。（感情表出ゆえに）他者への共感は容易に生まれ，苦悩は和らぎ，喜びは増加する。偽ることのある言葉より他者の考えや意図を見透かすことができるのである」と述べている。

　人のもつ心的能力や感情の本性を進化論的に解読しようとしたダーウィンの先駆的な試みは，古くは比較動物行動学に，また今日では進化心理学や行動遺伝学に受け継がれている。

●神庭重信

[詳細データ] C. Darwin, The Expression of the Emotions in Man and Animals. John Murray, Great Britain, 1872 (石川千代松訳『人間及び動物の表情』春秋社, 1930).

タウスク Victor Tausk
「精神分裂病における「影響装置」の起源について」　［1919年］

　分裂病者は，どこかに何らかの装置があって，悪意ある者がそれを操作して自分に影響を与えているという体験をしばしば持つ。著者が呈示する範例的な一症例ナターリヤ・Aは，棺のふたのような形で手足の生えた装置が彼女に影響を与え，彼女の体に起こったことがその装置にも生ずる，と確信する。やがて装置は四肢を失うが，彼女ははじめから四肢はなかったという。装置ははじめは患者の身体が投影されたものだったが，次第に人間的特質を失い，二次元の物体に変化していく。

　他方，分裂病者の，自分の考えが他人にみな知られているという症状は「自我境界(Ichgrenze) の喪失」に基づく。幼児は，初めて両親に嘘をつき，秘密を持つことで，両親が自分のことを何でも知っているという段階を抜けだし，自我を確立し，自己の意志を遂行する力を手に入れる。「自我境界の喪失」は自我確立以前の幼児段階への退行である。

　ある器官へのリビドーの流入によって生じた内的変容感が，拒絶されて外界へ投影され，変容感が外的な敵対力に帰結されたり，病的に変容した器官（ナターリヤの場合は，全身）が影響装置として構成される。

　自己身体の投影は，個が投影によってその身体を見いだそうとする心的段階の病的な反復であり，胎生期の終わり，子宮外での発達の始まりに相当するリビドー配置に対する防衛とみなされる。例えば，緊張型分裂病でみられる蠟屈症は，人がその身体器官を自分に属さない外来のものとみなす段階に相当し，自分自身の意志と自我境界の欠如を示す。

　影響装置は，前性器期において全身にリビドーが備給され，全身が性器だった時期へのリビドーの退行であり，夢に登場する機械が性器を暗示することに対応する。　　●小林聡幸

　［詳細データ］　V. Tausk, Über die Entstehung des "Beeinflussungsapparates" in der Schizophrenie. Int. Zeitschr. f. Psychoanal. 5: 1-33, 1919. (D. Feigenbaum (trans.), On the Origine of the "Influencing Machine" in Schizophrenia. Psychoanal. Quart. 2: 519-556, 1933).

高橋　徹 (たかはし　とおる)
『対人恐怖―相互伝達の分析―』　［1976年］

　1930年ごろ俗語として使われていた「対人恐怖」を森田正馬は神経質における「羞恥恐怖」に代えて用い，術語として普及させた。対人恐怖の臨床像は森田の神経質研究をとおしてほとんど余すところなく明らかにされていたが，1960年代にわが国の研究者による対人恐怖に対するさまざまな視点からの精神病理研究が次々に著され，対人恐怖が端倪すべからざる病態であることが次々に明らかにされた。日本文化との関連の指摘や，重症型の記載はその例である。著者は，精神医学研究に当時導入されていたベイトソンのコミュニケーション論に則り，対人恐怖の本質をその「対人」という語にヒントを得て対人関係の文脈で捉える試みをはじめた。10年余りの間に行った約180例の患者の対人場面における体験の分析にもとづいてそれを纏めたのが本書である。微視社会学（ギルヴィッチ）＊によれば，「人まえ」の場面では文字通りの「対人関係」のみならず，その背景として「相手（たち）」との間に「私」-「われわれ」という主観的な関係枠が形成されていて，親しさの親疎に表現されている。対人恐怖は人まえの場面における親しさが急に転調するさいにしばしば体験される。まったく疎遠な関係でもなく，とくに親密でもない，中間的な親しさが体験されている人まえでは，この種の転調が好んで生じてくる。本書には，対人恐怖症者がこの種の転調に即応する社会性の機能の不全に苛まれていることが症例の分析をとおして明確に示されている。本書における患者の体験に即した対人恐怖症状の記述は，対人恐怖研究者に研究資料としてしばしば活用された。　　●高橋　徹

　［詳細データ］　高橋徹『対人恐怖―相互伝達の分析―』医学書院，1976.
　＊　G. Gurvitch, La vocation actuelle de la sociologie. I, PUF, Paris, 1963.

高橋祥友(たかはし／よしとも)
『群発自殺』　　　　　　　[1998年]

　群発自殺（cluster suicide）とは，自殺あるいは自殺未遂，またはその双方が，ある地域において通常の頻度以上に，時間的・空間的に近接して多発する現象と定義されている。要するに，ある人物の自殺（事故死や不審死などの場合もある）が生じた結果，他の複数の自殺行動が誘発される現象を指す。本書はこの現象について精神医学の視点から詳細な考察を加えたものである。

　群発自殺には，(1)連鎖自殺：ある人物の自殺の後に複数の自殺が連鎖的に生ずる，(2)集団自殺：複数の人々がほぼ同じ時間，同じ場所で自殺する，(3)自殺名所での自殺：特定の場所で自殺が多発する，などがある。(1)の連鎖自殺を典型的な群発自殺とする意見もあるが，実際には(1)〜(3)が複合して生じる例も少なくない。

　これまでに若者，精神科入院患者，受刑者，カルト集団などで群発自殺が生じた報告がある。高度に情報化した現代社会では，群発自殺の発生や拡大にマスメディアの果たす役割は大きい。マスメディアによるセンセーショナルな自殺報道が，他の複数の自殺を誘発する危険について1980年代頃から，社会学や精神医学による本格的な研究が始まった。とくに危険な報道の仕方としては，著名人の自殺を短期間にセンセーショナルに繰り返す，原因と結果を単純化する，自殺を美化する，自殺方法を詳細に報道する，自殺の背景に存在した可能性のある精神障害の治療法についてほとんど報道しない，といった点が挙げられている。元来，自殺の危険の高い人々がこれらのセンセーショナルな報道に接して，群発自殺が発生し，拡大する危険が高まっていく。

　なお，18世紀にゲーテの『若きウェルテルの悩み』が出版された直後にヨーロッパ各国で，主人公と同じ服装，同じ方法で自殺する者が相次いだ事件に基づき，群発自殺はウェルテル効果と呼ばれることもある。　●高橋祥友

　[詳細データ]　高橋祥友『群発自殺』中央公論新社，1998．

髙畑直彦(たかはた／なおひこ)，七田博文(しちだ／ひろふみ)
『いむ―アイヌの一精神現象―』　[1988年]

　本邦における代表的な文化結合症候群の1つと認められてきたアイヌのイムについては，民俗学者，言語学者，郷土史家，医家，一般人の関心を惹き，断片的な記述を含めて多くの記録が残されている。精神医学者では榊保三郎を嚆矢として，内村祐之ら，諏訪望ら，中川秀三による報告がなされてきた。イムはそれほどに関心の持たれる特殊な内容を持つことが推定され，その症状記載のみでなくイム体現者であるアイヌの歴史・社会文化を含めて広い解釈が求められるのである。

　本書はかかる視点からアイヌの歴史，文化，イムの文献，症状，精神病理的分析，文化精神医学的解釈を加えたものである。歴史的にはアイヌには1000年に及ぶ和人との抗争史があり，敗退と同化を重ねて蝦夷地に逼塞してきたが明治期には生活，文化の両面で極限状況に追い込まれていたとみられる。文化的にはアイヌは自然のなかで篤い精霊信仰，とりわけ憑神信仰をもち，蛇は女性の守護神として崇められていた。

　イムについての国内文献は記述者の立場を問わず収集し全てを紹介してある。そこには一般人を含めて精神医学者以外の視点がみられるが，全体を通してみるとイムの表現態にも意味内容にも時代変遷のあることが認められる。実見した事例でも，昭和初期まで記述されていた「蛇」に反応する激烈なイムはなくなり，軽い刺激に反応するいわば習慣化した軽症イムであった。

　1960年代から文化精神医学は新たな展開を示してきており，エミックに対するイミックな立場と検討が注目されてきている。内村らの論文は初期のイムについての集大成であるが，本書はその後の推移を踏まえたうえで，さらにイミックな視点を加えて検討したものである。　●髙畑直彦

　[詳細データ]　髙畑直彦・七田博文『いむ―アイヌの一精神現象―』中西印刷株式会社，1988．

■ 髙畑直彦(たかはた／なおひこ)，
七田博文(しちだ／ひろふみ)，
内潟一郎(うちがた／いちろう)
『憑依と精神病』　　　　　　[1994年]

憑依は文化人類学，民俗学，宗教学，文学などでも古くからとりあげられている学際的テーマである。精神医学では狂気の代名詞として使用されたこともあったがその内容は曖昧で，狂気と精神病の関係についても意外に論じられることが少なく判然とはしていない。本書はかかる関係を見ることを目的に本邦の憑依と関わりのある精神医学的文献を展望し，自験例を検討の上多面的に考察したものである。内容は憑依と精神医学（本邦における文献検討を含む），自験例とその検討，憑依の精神病理，社会・文化と憑依，憑依者考，憑依と狂気についての再考，の6章から構成されている。

憑依についての精神医学的文献の主題は狐憑論，祈禱性精神病，巫病，人格・心因論，文化状況論，その他と時代的に移行している。次第に憑依現象より被憑依者の人格や憑依文化そのものが問題視されてくるのである。自験例では霊感者，境界人格障害者，精神分裂病者でそれぞれにやや特異的な憑依のあることを認めている。精神病理的には自我・自我意識障害であるが，解釈としては意識的自我が減弱して無意識的自我が表出するように見ることができる。憑依の象徴性もここから説明されよう。妄想の病理もまた意識的自我が減弱・喪失する点では同じであり，本質的には憑依と妄想の両者は同一範疇に入る現象と見られるのである。

精神病という医学的診断の背景には，一般的に治癒不能という疎外的，悲観的な疾病観を伴ってきた。これに対して憑依は基本的に自己責任のない一過性の病態であり，憑依者が離れることにより状態は復元することとなる。このように憑依を機軸に見直す時，良くも悪くも，きわめて自己救済的で楽観的な精神病観が生じるのである。

憑依と精神病の関係についてのまとまった歴史的，精神病理的検討は意外に少ない。本書は精神医学と文化人類学関連諸領域との接点を考察する場合に参考になろう。●髙畑直彦

[詳細データ] 髙畑直彦・七田博文・内潟一郎『憑依と精神病』北海道大学図書刊行会，1994．

■ 立津政順(たてつ／せいじゅん)，
後藤彰夫(ごとう／あきを)，
藤原　豪(ふじわら／たけし)
『覚醒剤中毒』　　　　　　[1956/78年]

覚醒剤中毒は，昭和21年から29年にかけて全国的に猛威をふるったが，都立松沢病院ではこの間136人が入院治療された。本書が世に出るまでに満8年の歳月を要した理由は，覚醒剤中毒の精神症状とその経過が従来経験したことのない新しいものであり，諸外国の報告もきわめて乏しかったこと，病像と経過が多種多様であり長期の経過観察を要したことなどによる。資料としては，前記松沢病院入院者の他，他の精神病院入院者93名，少年院・刑務所の受刑者，その他社会生活を営む中毒者などを加え，非中毒者との対比，中毒者の自然の生態も参考にしている。以上が，第1章から第3章まで。以下，第4章：年齢，男女比，職業，社会層，学歴，注射前の性格，家庭環境など。第5章：注射使用の年齢，量と期間，精神症状発現までの期間。第6章：覚醒剤使用後の生活歴。第8章：遺伝学的検索。第9章：犯罪。第10章：身体所見。第11章：他の中毒性精神障害との比較。第12章：治療と対策となる。第7章が本書の主題である「精神症状とその動き」である。原則的には，意識混濁など外因反応型の症状は呈さない。精神病状態像（情意減弱像，躁うつ病像，それらの混合状態，無欲・疲労・脱力状態）と精神病質状態像（粗暴・威嚇性，弛緩状態，軽薄，子どもっぽさ）との諸状態像，ならびに精神病的症候群（自我障害症状，妄想，不安）と精神病質的症候群（易怒・暴行，心身故障の訴え）との症候群とがいろいろに組合わされ複雑で多様である。しかし大別すると，精神病状態像を主とした精神病的人間像と精神病質状態像および精神病質的症候群からなる精神病質人間像とに2分される。以下これらを構成する状態像，症候群が分解され総合され詳細に記述される。この際他の精神疾患とりわけ精神分裂病との異同につねに関心を払っており，中毒者では感情面と対人的態度・動きの面の障害が軽度であるのに反して，欲動・意志面の障害が高度である点を強調している。●後藤彰夫

[詳細データ] 立津政順・後藤彰夫・藤原豪『覚醒剤中毒』医学書院，1956；復刻版，木村病書店，1978．

ダナー David L. Dunner, フィーヴ Ronald R. Fieve
「炭酸リチウム予防失敗例の臨床要因」 [1974年]

炭酸リチウムの導入により,気分障害の治療は大きく変わった。躁病に対する急性効果のみならず,躁とうつのエピソードの反復を予防できることは双極性障害の治療に進歩をもたらした。残念ながら,リチウム予防療法に反応を示さない例は少なくない。

本論文は,長期の炭酸リチウム治療中に躁やうつのエピソードが出現し続ける患者(すなわち治療失敗例)の特徴として,1年に4回以上のエピソードを反復する rapid cycler (RC) が示されたという研究であり,ここに初めて RC という用語が用いられたこととなる。55名の双極性患者のうち6~66カ月にわたるリチウム治療で再発を防止できなかった例は27例に達していた。年齢,性,双極ⅠおよびⅡ型の分類や発症年齢はリチウムの有効性に影響を与えなかった。しかし,11例の RC では失敗例が82%に達していたのに対し,44例の非 RC 群での失敗例は41%にとどまっていた。ただし,6カ月以内の治療においても中断が少ないという点では,RC に対してリチウムが有効である可能性も指摘されている。また,病相期に対する寛解期の割合はリチウム療法1年目でも2ないし3年後でも変化なかった。

現在ではバルプロ酸に期待が持たれており,RC に対する第一選択薬としているガイドラインが多い。しかし,リチウム治療は RC の病相の期間を短縮したり,重症度を軽減したりするなど部分的な効果はあると考えられている。また,リチウムとバルプロ酸やカルバマゼピンとの併用により予防効果の増強が期待できる。このほかの治療としては,甲状腺ホルモン,電気けいれん療法などにも期待が持たれている。さらには,精神療法の有効性も指摘されている。●本橋伸高

[詳細データ] D. L. Dunner, R. R. Fieve, Clinical factors in lithium carbonate prophylaxis failure. Arch. Gen. Psychiatry 30: 229-233, 1974.

WHO (World Health Organization)
『ICD-10 精神および行動の障害―臨床記述と診断ガイドライン―』 [1992年]

本書は WHO の国際疾病分類 ICD-10 の中の,第Ⅴ章[F](精神および行動の障害)について,臨床・教育用の専門的診断分類ガイドライン(解説書)として,WHO 精神保健部(当時のノーマン・サルトリウス部長)が作成したものであり,東京医科歯科大学と長崎大学の精神神経科が中心となって日本語に翻訳された。

WHO の国際分類には疾病・障害・保健・健康等に関する多数の分類があり,種々の専門的な応用分類 (application, adaptation) もある。それらの全体を統合して,「WHO 国際分類ファミリー (WHO・FIC: WHO Family of International Classification)」とすることが,2001年5月の WHO 総会で採択された。WHO・FIC の中心となるのが,(α) 国際疾病分類 (ICD-10) と (β) 国際生活活動分類 (ICF: International Classification of Functioning, Disability & Health) の2つである。(α) の ICD-10 については後述する。

(β) の ICF は,従来の ICIDH-1 [1980](疾病による機能障害 Impairments と能力低下 Disabilities や社会的不利 Handicaps の国際分類)に修正を加えた ICIDH-2 [2000] を経て2001年に採択されたものである。ICF では,疾病の結果を固定的にネガティブに見ないで,生活機能の適正な向上を目指す前向きのポジティブな方向を目指すことを重視している。具体的に ICF では健康関連の生活機能について,(1)心身機能・構造 (mental な面を含む body functions and structures),(2)個人レベルの活動 (activities),(3)社会参加 (participation),(4)環境因子 (environmental factors) などの視点に注目して分類している。

上述の ICD-10 と ICF や QOL などの分類・評価法などについては,WHO の総合ホームページ (http://www.who.int/en/) から,リンクサイトや検索機能を利用して種々

の具体的詳細を知ることができる。厚生労働省の望月靖ら*と木村もりよ**による解説も参照されたい。また,「ICD-10・ICD-9分類項目対応表(トランスレーター)CD-ROM版」などの出版物については厚生統計協会のホームページ(http://www.hws-kyokai.or.jp/)が有用である。精神疾患とQOLについては,中根允文の監修書***があり,宮田量治と藤井康男の単行本『増補改訂 クオリティ・オブ・ライフ評価尺度―解説と利用の手引き―』星和書店,2001]もある。

(α)のICD-10は全診療科用で「すべての疾病,傷害および死因の分類」を含み,21(XXI)章からなる標準的分類(プリンシパル版,厚生労働省版****)のことである。表題の本書は,ICD-10の中の第Ⅴ章[F](精神と行動の障害)に関する詳細な解説書である。第Ⅴ章(F)については,精神医学・医療における適用(adaptation)や応用(application)のために何種類もの分類ファミリー(分類関連書物)が出版されている。

本書はその中で臨床的に非常に有用なものであり,その他にも研究用などの使用目的により多くの応用版(バージョン)があって,中根允文らにより和訳されている。ここでは,本書をはじめとして,その中の主要なものについて特徴を略述する。

(1)『ICD-10 精神および行動の障害,臨床記述と診断ガイドライン』(通称:ブルーブック)[英語版1992年発行,日本語版1993年発行,両者とも表紙が青色],これが本書である。分類方法や「F」の次にある番号は全科用プリンシパル版と同様である。本書では,各病名ごとに詳しく臨床的記述や解説(glossary)を述べ,診断ガイドラインと鑑別診断およびその項目に含めうる病名や除外すべき病名を記載してある。臨床での柔軟な使用を重視して,診断基準に規定された「期間の長さ」や「症状項目の必要数」などの「数字」や細かい記載にこだわらずに,直接に患者を診察している医師の裁量により「暫定的な仮の診断」をしても良いと認めている。複数の精神障害や身体疾患の診断の併記も可能としている。

本書の付録には,「精神および行動の障害にしばしば随伴する,ICD-10の他の章の項目リスト」があり,たとえば,第Ⅰ章の「A81 中枢神経系のスローウイルス感染症」として「A81.0 クロイツフェルト‐ヤコブ病」が示されており,第Ⅵ章(G)神経系の疾患として「G40 てんかん」が記載され,第ⅩⅠ章(K)消化器系の疾患では「K25 胃潰瘍」も示されており,種々の疾患について参照できる。

(2)『ICD-10 精神および行動の障害,DCR研究用診断基準』*****(通称:グリーンブック)[英語版1993年発行,日本語版1994年発行,両者とも表紙は緑色]は,各精神障害について,DSM-Ⅳ-TRにもあるように,操作的診断基準事項を箇条書きにして,とくに研究のための病名区分を厳密に定義して,コメントを加えたものである。

(3)『プライマリケア版(Primary Care Version)』は,第Ⅴ章(精神と行動の障害)にある3桁分類でも約80項目の病名分類を25項目程度のカテゴリーにまとめて簡略化し,分かりやすく使いやすいようにしたもので,精神科に限らずにプライマリケアを含む種々の医療関係者が,どこにおいても利用できることを目指している。鑑別診断だけではなく,基本的治療や患者と家族への対応法や精神科に連絡を要する場合のことも含めてある。

(4)多軸記載方式はDSMのような軸を,成人用に3軸,小児用に6軸設定したものである。

(5)評価面接法には,統合国際診断面接(CIDI),精神神経学臨床評価表(SCAN),国際人格障害検査(IPDE)などがある。

(6)その他にも,『コンピュータ診断プログラム』,『用語集(レキシコン)』,『ICD-10とICD-9の対照表』,『ケースブック』など「精神と行動の障害」に関連して種々の刊行物がある。

日本では,ICD-10の第Ⅴ章についての解説書が中根允文と岡崎祐士により『ICD-10「精神と行動の障害」マニュアル―用語集・対照表付―』[医学書院,1994]として刊行さ

れた．また，臨床精神医学講座［松下正明ほか編，中山書店］の中の，第1巻『精神症候と疾患分類・疫学』1998］には高田浩一の記述［「WHOの精神障害に関する国際分類（ICD）」416-438頁］があり，別巻1［『精神科データブック』2001］には中根允文の記述［「国際疾病分類」3-37頁］がある．

ICD-10が刊行されてから10年が経過して，WHOでは数年ごとにICD-10の一部改正版（up date version）を出すことも考えられているが，本格的改訂によるICD-11については，生活機能分類（ICF）との関連も含めて，重要な検討課題となるであろう．疾病の分類であるICDとともに，生活機能性を分類するICFがあって，人間の生活機能の可能性を個人レベルから社会環境の改善までを含めて捉える方向にある．精神と行動の障害に関連する種々の国際分類の改訂においては，WHOが広く世界の多くの国々での精神保健福祉の向上を目指して，非常に大きな役割を果たすものと期待される． ●浅井昌弘

［詳細データ］ World Health Organization. The ICD-10 Classification of Mental and Behavioural Disorders: Clinical descriptions and diagnostic guidelines. WHO, Geneva, 1992（融道男・中根允文・小見山実監訳『ICD-10 精神および行動の障害―臨床記述と診断ガイドライン―』医学書院，1993）．
＊ 望月清・齋藤剛・及川恵子・田村哲也「国際疾病分類（ICD-10）の「診断関連分類」の日本語版の作成について」『厚生の指標』49(1): 9-14, 2002.
＊＊ 木村もりよ「ICDからFICへ―WHO・FIC会議に出席して―」『公衆衛生情報』2003年1月号，統計情報 1-3頁．
＊＊＊ 中根允文監修『精神疾患とQOL』メディカル・サイエンス・インターナショナル，東京，2002.（次著書の和訳を含む．Heinz Katschnig, Hugh F. Freeman, Norman Sartorius eds. Quality of Life in Mental Disorders. John Wiley & Sons, Chichester, 1997）．
＊＊＊＊ WHO, ICD-10. International Statistical Classification of Diseases and Related Health Problems. Tenth Revision. Volume 1, WHO, Geneva, 1992（厚生労働省大臣官房統計情報部編集・発行『疾病，傷害および死因統計分類提要，ICD-10 準拠，第2巻，内容例示表』1993）．
＊＊＊＊＊ WHO: The ICD-10 Classification of Mental and Behavioural Disorders: Diagnostic criteria for research. 1993（中根允文・岡崎裕士・藤原妙子訳『ICD-10 精神および行動の障害 DCR 研究用診断基準』医学書院，1994）．

タルヴィング Endel Tulving
『タルヴィングの記憶理論―エピソード記憶の要素―』 ［1983年］

タルヴィングはカナダの認知心理学者で記憶研究に大きな足跡を残している．特に彼の名を有名にしたのは記憶を意味記憶（semantic memory）と出来事記憶（episodic memory）に2大別した［1972］ことである．

本書はこのタルヴィングの最初のモノグラフで，記憶，特に出来事記憶研究の理論的土台を固め，その後の研究の展開すべき道を示した名著である．

本書の骨格は第2章にある．この章で彼は出来事記憶研究を進めるに当たって考慮すべき問題の大枠を示している．この枠組みはGeneral Abstract Processing System of Episodic Memory（GAPS）と名づけられている．この枠組みは特定の出来事（たとえば実験室での記憶課題）でなく，すべての出来事（日常の普通の経験）の記憶を対象にしているという意味で包括的（general）であり，この枠組みで提案している構成成分のそれぞれの性質を特定の概念で囲い込んでいないという意味で抽象的（abstract）であり，またそれぞれの構成成分は構造よりも，活動と機能に重点を置いているという意味で処理的（processing）である．さらに，この枠組みの構成成分が一定の秩序を保って相互に作用を及ぼしあい，1つのまとまった全体をなしているという意味で系（system）をなしている．

GAPSは13の構成成分（elements）からなっている．誰もが観察できる成分（observables）は最初の出来事，中間の出来事，回収の手掛かり，回収された記憶の4つである．脳内の状態（states）は認知環境，最初の記憶痕跡，再編された記憶痕跡，エクフォリー情報，想起経験の5つである．observablesとstatesを媒介する処理部分（processes）には符号化，再符号化，エクフォリー，変換の4つのプロセスを仮定している．出来事記憶の記銘，保持，再生という過程を考えるときには，この13の成分のすべてを考慮に入れなければならないという． ●山鳥 重

［詳細データ］ E. Tulving, Elements of Episodic Memory. Oxford University Press, New York, 1983（太田信夫訳『タルヴィングの記憶理論―エピソード記憶の要素―』教育出版，1985）．

ダールシュトレム Annica Dahlström, フクセ Kjell Fuxe
「脳幹の神経細胞体内にモノアミンが存在する」 ［1964年］

著者らは1960年代に非常に感度の高い特殊な蛍光法や薬理学的な方法を開発して，哺乳動物の脳幹におけるモノアミンの局在性や特性について明らかにしてきた。本論文は，その1つの集大成である。以下にその要約を示す。

モノアミンは，多数ある大小の神経細胞群内に局在しており，そこから上行性または下行性の神経線維が出ている。3つのモノアミン，すなわちドーパミン (DA)，ノルアドレナリン (NA)，セロトニン (5-HT) の神経細胞における動態は互いに似ている。すなわち，神経細胞内でそれらが生成され，保存され，さらにシナプス終末から放出されていることは疑う余地がないと思われる。モノアミン神経細胞群は中脳にほぼ完全に集中しているようである。視床下部および視床後部には，小さなカテコールアミン神経細胞群がごく少数見られるだけである。したがって，脊髄中の NA および 5-HT 神経線維（当時はDA 神経線維は存在しないと考えられていた）への情報は，すべて延髄（あるいはより高いレベルの可能性もある）から伝達されると考えられる。また，脳の広範囲な部位に存在するモノアミン神経終末は，脳幹下部にある神経細胞群から延びているものと思われる。セロトニンは中脳の中心部にあるいくつかの縫線核に存在し，カテコールアミンを含む神経群はそれよりも外側の位置を占めている。

上記のような著者らの主張は，当初学会に受け入れられなかったと伝えられている。しかしその後，脳内におけるモノアミンの代謝，軸索切断に対する薬物の影響，モノアミン分解酵素が存在すること，レセルピンの作用部位などに関して，末梢交感神経と類似していることなどから，モノアミンが中枢神経においても神経伝達物質として働いていることが信じられるようになった。

●鈴木映二

[詳細データ] A. Dahlstrom, K. Fuxe, Evidence for the existence of monoamine-containing neurons in the central nervous system. Acta. Physiol. Scan. Suppl. 232: 1, 1964.

ダルモン Pierre Darmon
『医者と殺人者——ロンブローゾと生来性犯罪者伝説——』 ［1989年］

本書を一貫している中心的テーマは，チェーザレ・ロンブローゾと生来性犯罪者説である。犯罪者の多くは生まれつきの素質によって，とくに隔世遺伝によって犯罪者となる運命をもっていて，その特徴は外面的には頭蓋や顔貌をはじめとして身体的欠陥としてあらわれ，内面的には情緒的な反応の欠如など精神的欠陥としてあらわれる。この奇妙な生来性犯罪者説は，19世紀末に実証主義の流れのなかにあって，きわめて大きな反響のあった学説である。

ロンブローゾと犯罪人類学イタリア派が主張した生来性犯罪者説は，一方では死刑や優生学や人種差別の賛美につながる危険を有している。他方で，この学説は，犯罪でなく犯罪者をこそ問題にすべきという重要な問題提起をした。そして犯罪に関するあらゆる学問研究を進歩発展させた。

1885年から国際犯罪人類学会が計7回開催された。この学会でロンブローゾの学説が主張され大きな反響をよんだが，また同時に厳しい批判をも招いた。

論争は学会だけではなく，現実の法廷にも持ち越された。犯罪者をいかにとらえるべきかの思想が現実に有効性を試されるのは，法廷の場だからである。実証主義の医師たちにとって，犯罪者は病人なのであるから，犯罪者を処罰するのではなく，これを治療すべきなのである。処罰するよりも治療すべきであるという発想を，著者は犯罪の「医療化」と呼んでいる。ロンブローゾの思想から学べるものは，この犯罪の「医療化」といえよう。

●鈴木秀治

[詳細データ] P. Darmon, Médecins et assassins à la belle époque: La Médicalisation du crime. Seuil, Paris, 1989（鈴木秀治訳『医者と殺人者——ロンブローゾと生来性犯罪者伝説——』新評論，1992）.

ダートン Robert Darnton
『メスメリズムとフランスにおける啓蒙主義時代の終焉』
（邦訳名『パリのメスマー――大革命と動物磁気催眠術――』） [1968年]

第1章「メスメリズムと民衆科学」では，1778年，メスマーがパリに登場してその動物磁気催眠を利用した治療術が注目を集め，異様なまでに強烈な人気を博した当時の様々な科学的状況が検証され，それを通してメスメリズムの科学史的位置付けがなされる。第2章「メスマー主義運動」では，メスマーの理論がフランスの王室医学会など既存の医学的権威に与えた衝撃とその反響について論述される一方，メスマーの理論と実践を信奉する弟子の弁護士ニコラ・ベルガスや銀行家コルヌマンらが創設した「普遍的調和協会」など，弟子たちが企てたメスメリズムの普及活動の多様な実態が紹介されている。第3章「メスメリズムに見られる急進的傾向」では，メスメリズムがフランス大革命を準備した革命的政治思想と共通の精神的風土を有することが論証される。第4章「急進的政治思想としてのメスメリズム」では，メスマーの理論が本来非政治的な性質のものであったのに対し，メスメリズムの信奉者たちの一連の活動には，科学と政治とを結びつけ，虐げられた民衆の側に立つ革新的な急進的政治思想が認められるとする。第5章「メスマーからユゴーへ」では，メスメリズムが大革命を経て，フランス・ロマン派の多くの文学者たちに与えた精神的影響が考察されている。本書の最大の特長は，メスメリズムを，単に動物磁気催眠治療術として精神医学の次元で論考するにとどまらず，フランス大革命に至る18世紀後半の精神的・社会的・政治的思潮の中で捉え，その歴史的価値を再評価した点にある。著者は，ハーヴァード大学とオックスフォード大学で学位を取得。本書の執筆当時はプリンストン大学歴史学教授。専攻は18世紀フランス史。詳細な史料の発掘と緻密な分析・検討，鋭い歴史感覚とユニークな視点が高く評価されている。　●稲生 永

[詳細データ] R. Darnton, Mesmerism and the End of Enlightenment in France. Harvard University Press, Cambridge, Massachusetts, 1968（稲生永訳『パリのメスマー――大革命と動物磁気催眠術――』平凡社, 1987）．

チェイニィ George Cheyne
『イギリス病』 [1733年]

著者のジョージ・チェイニィは1671年近辺にスコットランドに生まれた。初期の人生については不明な点が多い。90年代にエディンバラの医学教授で，当時先端的で戦闘的な医学の学派を形成していたアーチボゥルド・ピットケアンからニュートンの影響を強く受けた医学の理論体系を学んだ。その後ロンドンに移住し，王立協会の会員となり，ピットケアン学派の闘士として，現実とかけ離れた数学モデルを多用した生理学の著作を何点も発表する。しかし，ロンドンの享楽的な生活は不規則な生活と過食を招き，体重は200キロを超え，宗教的・精神的な不安と著作の失敗のショックもあって，すぐに心身の不調に悩み始める。1705年にはロンドンを離れて田舎で静養し健康を取り戻す。それから1720年代までのチェイニィの人生には，田舎での健康的な生活と神秘的なキリスト教を通じた精神的安定と，開業地であるロンドンやバースなどでの社交的生活と過食と飲酒による心身の不調が交互に現れる。この時期の個人的な経験と神秘主義の影響などから，肉を減らし，野菜とミルクを推奨する彼のダイエット法が形成される。『痛風論』[1720]以降，チェイニィの著作のスタイルは大きく変化し，初期の数学を多用したものから，ウィットに富んだ教養ある一般読者向けの養生論的な書物を出版する。これらはいずれも版を重ね，その中でも『健康と長寿に関する試論』[1724]は出版後20年で10版を重ね，18世紀の養生書の代表的なものとなる。開業医としても，富裕な層の転地療法のメッカであったバースにおいて成功を収め，政治家や文人など，多くの名士と医療を超えた交際があった。その中でも，小説家のサミュエル・リチャードソンや初期メソディズムの重要なパトロンのハンティンドン伯爵夫人との書簡は1940年代に編集されて出版されている。

『英国病』は1733年に出版され，わずか2年間で6版を重ねる成功を収める。この書物

は，当時ヒポコンデリー，ヒステリー，Vapoursなどと呼ばれていた病気を問題にしている。これらの病気は，倦怠感，無気力感，脱力感，憂うつなどの心理的な状態や，失神，けいれん，麻痺，無感覚などの運動・感覚機能の障害など多様な症状を示し，現在であれば機能性障害や神経症などと呼ばれる可能性が高い。これらの症状は神経の障害による器質的な疾患によるものであり，神経線維が適当な弾性を失い，弛緩することがこれらの感覚と運動と情動の障害の原因である，とチェイニィは主張している。さらに，神経は楽器の弦に喩えられ，優れた知性と感受性の源である華奢で脆弱な神経の持ち主は，上記のような症状を持つ疾患に罹りやすいと説明されている。この考えは，ルネッサンスの高貴な魂がメランコリーに陥りやすいという概念とも共鳴し，知性と洗練の徴としての神経症という文化的な伝統の形成に寄与した。

一方で，本書は外的な要因も強調している。チェイニィは神経の病気は奢侈の産物であると看破している。フランスや東洋の美食，過度の飲酒，夜更けの社交，肉体労働のない安逸な生活などが，体液を損なって流れにくくし，神経の自由な振動が妨げられる。チェイニィによれば，このような生活習慣は個人の問題だけでなく，当時のイギリス社会の問題でもあり，商業をベースに繁栄に向かっていたイングランドの上流社会の消費嗜好が神経病の原因である。チェイニィがこの病気を「イギリス病」と命名した背後には，富裕な国の誇りがちらついている。

本書は1991年にロイ・ポーターの優れた解説をつけてリプリントされた。チェイニィの伝記的な研究書としては，アニタ・グェリーニの Obesity and Depression in the Enlightenment [2000] が詳しい。　●鈴木晃仁

> 詳細データ　G. Cheyne, The English Malady, or a Treatise of Nervous Diseases of All Kinds. London, 1733; rept. with introduction by Roy Porter, Routledge, London, 1991.

チェルレッティ　Ugo Cerletti
「電撃」　［1940年］

電気ショック療法がローマ大学のチェルレッティとビニによって1938年4月，初めて人間に適用され，その成果が1938年5月28日，ローマの医学アカデミーで発表された。この発表はただちに6月15日発刊の『医学情報』や『総合臨床』の7月4日号に紹介され，またベルトラーニ（レッジオ・エミリア精神病院長）によって，『実験精神医学と精神障害の法医学雑誌』の展望欄でも紹介された。

一方この学会発表がチェルレッティとビニの同意を得て「電撃」のタイトルで同年の『神経学，精神医学（と精神分析）総合紀要』に短く（2頁余り）掲載された。

翌1939年にローマのフマローラがドイツ語で本法の紹介を『精神医学神経学週報』の41巻8号に載せ，さらに1940年にはチェルレッティ自身がほぼ同一の内容の論文をドイツ語とイタリア語の2カ国語で『ウィーン医学週報』に発表した。

ウーゴ・チェルレッティ「電撃」は，このような状況のもとで1940年に当時のイタリア精神神経学会の機関誌であった『実験精神病学と精神異常の法医学雑誌』に掲載された自著論文である。

最初の発表から2年も経過後のものであるのは，本文に述べるように，「新しい治療方法——もちろん将来広い範囲に適用されるべき——を提出する前に，悲しい不慮の出来事を避けるために，疑わしい病的なことの発見はどんな小さいものもすべて長期間にわたって研究される必要があると思われた」ためであった。

「ローマの医学アカデミーでの発表の際に電撃とカルジアゾールけいれんを患者で比較して示すことが適当であると判断した」が，「この発表では，性急な模倣者がまったく無謀にも乏しい経験で電撃を用い，若干の偶発事件を惹起するかもしれないことを避けるために，ごくわずかの大まかな技術上の資料を提供した」とも述べている。

本論文はチェルレッティの主宰するローマ大学精神神経科教室の総力をあげての多岐にわたる研究活動の一応の成果の総集で，(1)電撃の治療的適用，(2)けいれん発作の分析——電撃のメカニズムの研究，(3)けいれん発作の生物学的意義，(4)電撃の治療メカニズム——分裂病や躁うつ病の精神病理学的概念と関連して，(5)けいれん発作の決定因としての血管スパズムと電撃の問題，(6)電撃の際の中枢神経系の組織病理学的変化，(7)電撃の技術と電撃の諸表現，(8)人間の脈拍，血圧，呼吸，体温の電撃での態度，(9)電撃中の呼吸停止，(10)電撃の際の特殊な神経症状の分析，(11)電撃による血液学的変化，(12)電撃での血糖変化，(13)電撃療法中の Donaggio 反応（阻止現象），(14)電撃での2～3の眼科的報告，(15)電撃の際の特殊な前庭系反応，(16)電撃による発作後の逆向健忘，(17)てんかん発作の病因論と電撃，(18)電撃に及ぼすルミナールの作用，(19)条件反射研究での電撃，(20)動物の血圧，心臓，呼吸と電撃についての実験的研究，という実に綿密周到な研究課題についての臨床観察と実験結果の膨大な叙述である。

それは見事なまでの電気ショック療法発見の歴史と，それがチェルレッティの神経組織病理学，てんかん病学，意識や分裂病についての精神病理学を底に据えての構築であることを語るものであり，その冒頭の文章，「電撃の歴史はきわめて単純である」には圧倒される。

そしてまた，この論文ですでに電撃が「うつ病」に著効を示すこと，「経過がまったく典型的な周期性を示しながら，分裂病的な症状を併有するような診断の難しい例で特に良好な効果を得た」ことなど，またモニスのロボトミーを盲目的で粗大であると批判していることなど多くの示唆に富むものである。

●村田忠良

詳細データ U. Cerletti, L'Elettroshock. Rivista sperimentale di freniatria e medicina legale delle alienazioni mentali 64: 209-310, 1940.

■ チオンピ Luc Ciompi
『感情論理』　　　　　　　　［1982年］

精神病理学の領域では，人間の心的生活全体を捉えることはできず個々の精神現象を精密に記述してゆくよりほかない，とするヤスパース流の方法論が根強く支配している。一方，「全体は部分の総和以上のものである」ことも指摘されてきた。この指摘に生物学の領域から新しい光を投げかけたのがベルタランフィの一般システム理論であろう。《システム》とは，部分（要素）の単なる総和ではなく，それら要素間の絶えざる相互作用があって全体が構成され自己組織化しつつある《構造》である。このシステム論にならって，チオンピも人間の精神内過程を開放システムと捉えるところから出発する。

この観点からみれば精神分析も，現在の精神現象のよってきたるところを過去の生活史に求める還元主義（線形的因果論）だけではなく，精神機能を欲動と防衛との相互作用の中で《均衡》を保っている様態（非線形的円環論）ともみており，この点で精神分析はシステム論と相補う関係にあると説く（第1章）。

フロイトは精神生活を主に母子関係という情動面から考察し，一方ピアジェは思考の心理学を中心に発生的認識論をもっぱら考察してきたが，「心的なるもの」を1つの統一体と考えるとき，感情と思考，情動と論理は，分かちがたく結びついており，ともに相互作用をおよぼし合いながら協調して作動し，ともに《ゆらいでいる》とみることができる。このようにしてフロイトとピアジェとを統合する可能性を見いだす（第2章）。

以上の理論的な検証を踏まえた上で，チオンピは，ピアジェの認知シェマ（図式）を敷衍して《感情認知照合システム》という概念を本書で提唱している。私たちはものを感じ認識するとき，自分なりの感じ方・ものの見方，つまり情報処理機能をとおして世界を見ている。これをチオンピは感情認知システムという。この照合システムは生物学的要因，環境的要因によって「不変量と変量からなる

産物」として次第に分化し構造化されるが，構造が脆弱であったりなんらかの形で改変を迫られたりするとき，これまでのシステムは「散逸構造」的な「切り替え」を余儀なくされる。それこそが分裂病性の「狂い」である（第3章）。

感情認知シェマという観点から言語と意識との関係が通覧（第4章）されたあと，かつての分裂病家族研究で指摘された家族内コミュニケーションの歪み（ベイトソンの二重拘束など）が感情論理照合システムを脆弱にし，分裂病発症に影響をおよぼすことが臨床の場から具体的に描き出される（第5章）。その上で精神分裂病性「狂気」が全面的に論じられる（第6章）。発病前期，急性精神病状態，慢性持続状態と従来の区別を踏襲しながら，前期では照合システムの形成不全を，急性期ではそのシステムが過剰な負荷のもとで情報処理機能を失い，システムそのものの均衡が崩れ新たな均衡に移行する「切り替え」を余儀なくされることとして捉えられる。この崩れは十分に可逆的な事態ではあるが，多くの環境因子によって慢性に持続するおそれもあり，慢性化は主に心理社会的な要因によるものであり，器質的な所見はむしろその結果とみなされるべきであろうことが強調される。治療論（第7章）では，彼のいう脆弱な感情認知照合システムを保護する柔らかい治療の一般原則がまとめられているが，システム論的家族療法を紹介しながら感情論理の概念が導く「照合システム変換技法」を提起していて興味深い。

本書は単に分裂病論にとどまらず，情報処理システム論を基礎に「心の構造」を解明しようとする挑戦的な著作である。「感情」が全体を捉え「知性」がそれを整理する，この両極間の「ゆらぎ」こそが創造的過程の基礎ともなるとする深い哲学的内容を含んでおり，この内容は最新作『思考の感情的基礎』*であらためて詳細に展開されている。　●松本雅彦

[詳細データ] L. Ciompi, Affektlogik, Über die Struktur der Psyche und ihre Entwicklung. Kette-Cotta, Stuttgart, 1982（松本雅彦・井上有史・菅原圭悟訳『感情論理』学樹書院，1994）.

＊ Ciompi, Die emotionalen Grundlagen des Denkens: Entwurf einer fraktalen Affektlogik. Vandenhoeck & Ruprecht, Göttingen, 1997.

千谷七郎（ちだに／しちろう）
『漱石の病跡』
[1963年]

漱石自らが言う「神経衰弱」については，書簡や，近みから観察した妻鏡子の『漱石の思い出』に描写され，また小説の中の人物の不可解な行動や体験に具体的な姿をみることができる。また追跡狂という巣鴨病院長呉秀三の診断も伝聞されている。これらをもとに，漱石に精神分裂病をみる見方がある一方で，うつ病とみる見方も存在する。

千谷は漱石の変調が経過に消長を示していることから，漱石の生涯に3回の内因性うつ病相を指摘した。このうち千谷が本著でとくに注目したのは『行人』執筆とほぼ重なる漱石46歳からの第3相期である。『行人』の主人公の一郎の孤独と不安をうつ病に基づくものとみて，不可解な心理や行動までが構造分析されている。

千谷は，『行人』は漱石が一郎の心理描写に託して，自身の性情と病態を自己解剖したものとみた。『行人』は漱石が自分に与えられた運命の内面とはじめて取り組んだ小説と位置づける千谷は，漱石がこの時期ようやく，それまでの自己本位の姿勢の行き詰まりを認め，また周期的に襲来する病気の認識ができたと判断する。病識の獲得は人間認識の成長と深まりに並行する。すなわち，漱石は『行人』という曲がり角を経て自己本位から転向し，『道草』や『明暗』では自己の開放性を浮かび上がらせるまでの人格の成長をとげたと本著は結論づけている。

著者はパトグラフィーに，病的事実の単なる羅列ではなく，それらの有機的連関を要請するとともに，そのような連関が個人的な人間形成に影響するあり様が経過的に辿りうべきことを要請している。本著は著者みずからが課したこの要請を具体的に満たしていることで，その後の漱石の病跡学を方向づける先駆的業績になった。　●岩井一正

[詳細データ] 千谷七郎『漱石の病跡─病気と作品から─』勁草書房，1963.

土田　献（つちだ けん）
『癲癇狂経験篇』　　　　［1819年］

　日本で初めての精神医学専門書。著者は陸奥の生まれで，江戸に遊学し漢方により1000例以上の精神疾患を治療したという。こうした治療経験に基づき，精神疾患の原因や症状，治療経過について記述したものが本書である。明治以前における日本の精神医学の到達点を示すものとして重要な文献である。

　「癲狂疾の原因は，私は伏熱にあると思う。むかしはこの病は少なかった。近世にいたってこれを患うものが一層多くなり，伝染していくような感じである。これは太平が久しく，身分の貴いものも賎しいものも，思慮や嗜欲に節度がなくなったためではないかと思われる」と，精神疾患の増加とその社会文化的な背景への言及で始まる。

　「原病」「考証」では，漢方的な身体モデルに基づいて，精神疾患の原因，症状形成について語られる。癲狂の原因は五臓，五気の熱が胃に伏して胃が気逆（気が上方に昇って不安定な状態になること）し陽明が邪旺（よこしまにさかんなこと）し，下が虚となり上が実となることにある。その気が下行して陽明が逆し，その道に従うことができなくなると，臥すことができなくなり，顔面が赤くほてり，耳鳴りがして，たえず独り言を言い，妄見，妄行などが生じると説明される。「主方」では漢方療法の実践について述べられる。

　「経験」では，今日の分裂病や躁うつ病，てんかん，器質性精神病，産褥精神病などにあたる50余りの症例が挙げられ，発症年齢，症状，治療，転帰について簡潔に記載されている。彼は一貫して漢方的身体論的モデルに依拠しているため，不眠，不食，破衣などの妄行，妄走，妄言，独語，無言といった外面的な症状や，腹証と脈証といった客観的所見には注目しても，代表的な主観的症状である妄想を意味する言葉は使用していない。とはいえ，妄想や幻聴を示唆する内容や「身体の中に何ものかがいて声を出す」という応声虫の記述も認められ，当時の精神疾患のありようが伝わってくる。

●阿部隆明

　詳細データ　土田献『癲癇狂経験篇』成巳堂（江戸），1819；復刻版，呉秀三編『呉氏医聖堂叢書』25-38，思文閣，1970.

ツット　Jürg Zutt
「まなざしと声――了解人間学の基礎への寄与――」　　　　［1957年］

　精神分裂病者の幻聴を現象に即して記述すると，「暴力を振るわれる」，「聞き入る」，「捉えられている」と特徴づけられる。したがってこの現象は能動的に声を聞くことではなく，受動的に「語りかけられる」といわなければならない。このことを考慮すれば，視覚領域で幻聴に対応するのは，「まなざしを向けられる」ということになる。つまり聞く声と見るイメージではなく声とまなざしが対応するのであるから，分裂病において幻聴に対応するのはまさに注察妄想であり，幻視が分裂病にまれにしか出現しないことも理解されてくる。ところで人間は声，まなざしとして，つまり身体として現象の中に立つという在り方をしており，それゆえ立場をもつものであるが，ツットはとりわけまなざしを重視する。彼はまなざしには相貌的力が含まれており，まなざしを向ける向けられるという相互作用の中に人間関係の本質があると考える。分裂病者に他者の侵入が生じるのは，このようなまなざしの構造が根底から変化しているためで，クーレンカンプフはその原因を病者の立場喪失ひいては庇護喪失・境界喪失・被圧倒にみており，その結果，病者は他者との自由な対立を奪われ，一方的に見られ語りかけられるようになり，相貌的な力に翻弄される。

　このように分裂病者の本質変化を理解できるのは，ツットによれば，了解人間学を基礎にするからである。了解人間学は病者に現れる現象を症状へと還元するのでなく，現象の意味を人間学的基礎に向かって問うものであり，その考察の中心には生きられた世界をもった身体 (gelebter welthafter Leib) がすえられている。まなざしと声はこの身体の現象様式といえる。ツットはクーレンカンプフとともに了解人間学を提唱し，分裂病の妄想研究に寄与した。

●小見山実

　詳細データ　J. Zutt, Blick und Stimme: Beitrag zur Grundlegung einer verstehenden Anthropologie. Nervenarzt 28: 350-355, 1957.

ツット Jürg Zutt
『自由の喪失と自由の剥奪―いわゆる精神障害者の運命―』
[1970年]

了解的人間学の代表者とされるドイツの精神科医であるツットが，「自由の喪失」と呼ぶのは，精神障害の結果，その人の歴史的人格の理念にふさわしい行動がとれなくなった人間に起こる事態であり，この自由を保有していながら，それを剥奪される人間が被るのが，「自由の剥奪」である。「失われた自由」を患者が取り戻せるように助けるのが，精神科医の本来のつとめであるのに，今日の精神科医は，「自由剥奪法」（措置入院を規定したドイツ・ヘッセン州の法律）の名のもとに，むしろ，「自由の剥奪」に手をかしていないかという問題意識から，著者は出発する。その実態は，著者が鑑定に携わったいわゆる触法精神障害者4症例（虚言性軽佻性精神病質者，妄想反応，精神分裂病などの診断）の詳細な報告によって，明らかにされている。いずれも，ツットの精神病理学者としての認識によれば，とっくに「自由」の回復がなされているにもかかわらず，不当にも措置解除がなされなかった患者たちである。これらの分析を通じて，「自由の剥奪」の原因は個々の精神科医の過失にとどまらず，ドイツの精神医療体制，さらには，伝統あるドイツ精神医学にも求められる。すなわち，それ自身は分化した精妙なものである記述精神病理学が，日常の精神医療への応用においては，単純化され，患者の運命，行為，その生活史における動機を軽視し，症状のみを重視する「実地精神医学」という悪しき慣習に偏向してしまうことが問題とされる。　　　●大塚公一郎

[詳細データ] J. Zutt, Freiheitsverlust und Freiheitsentziehung. Schicksale sogenannter Geisteskranker. Mit dem Nachtrag Freiheitsverzicht und Freiheitsgewinn. Springer Verlag, Berlin/Heidelberg/New York, 1970（山本巌夫ほか訳『自由の喪失と自由の剥奪―いわゆる精神障害者の運命―』岩崎学術出版社，1974）．

デイヴィス John M. Davis
「分裂病の維持療法と自然経過」
[1985年]

ここでの膨大なデータはデイヴィスのオリジナルではないが，優れた総説を書く著者が，分裂病の薬物療法登場前また登場後の治療転帰，他疾患との比較，薬物の用量と治療効果との関係などを図表を駆使しながら斬新な発想・考察と共にレビューしている。

まず分裂病の再発率と抗精神病薬による予防効果について35の研究を纏め上げている。退院した分裂病患者のプラセボ投与群では月10%ずつが再発し続け，4～6カ月で53%が再発したのに対し，薬物での再発率は20%であった。多くの研究が短期間のものであったが，彼は2年経過に注目し，同時点でのプラセボ群の再発率を87%とした。こうしたプラセボの再発率は薬物療法登場以前ともさほど変わりないとし，また抗精神病薬は再発率のみでなく再発回数をも減らすとしている。この薬物とプラセボでの再発率の比較データは抗精神病薬の再発予防効果を述べる際に広く引用されている。

抗精神病薬の効果を他の精神科疾患に対する向精神薬，さらには結核に対するストレプトマイシンなどの効果とも比較している。その結果抗精神病薬の治療効果は，他の疾患における薬物療法の効果と何ら変わりないという点も興味深い。

そしてこの時点での用量反応曲線についての発想も斬新であった。いわゆる極少量では治療変化が起こらず，その後は用量依存性に反応し，必要量以上では曲線カーブが横ばいになるという考えであり，現在の抗精神病薬の大量投与に対する批判や至適用量の発想を生み出した先駆けとなっている。

このようにここで得られた抗精神病薬の再発予防効果他の結果はその後の抗精神病薬療法の方向づけに影響したと言えよう。

●渡邊衡一郎

[詳細データ] J. M. Davis, Maintenance therapy and the natural course of schizophrenia. J. Clin. Psychiatry 11: 18-21, 1985.

■デイヴィス　Peter Davies,
　マロニー　A. J. F. Maloney
「アルツハイマー病における中枢性コリン・ニューロンの選択的消失」
　　　　　　　　　　　　　　　　［1976年］
　アルツハイマー病に関する研究はそれまで形態学的なものが中心であり，物質的基盤からのアプローチはほとんど皆無であった。
　彼らはアルツハイマー病患者3例の剖検脳を用いて，種々の神経伝達物質関連酵素を脳の20ヵ所で活性を測定し，10例の対照脳と比較した。アルツハイマー病脳ではアセチルコリン合成酵素活性は海馬（8.1％），扁桃体（9.6％），大脳皮質感覚野（7.0％）で著しく低下していた。一方，アセチルコリン分解酵素活性はアルツハイマー病患者剖検脳の海馬（10.8％），扁桃体（12.7％），側頭葉皮質（4.6％）で著しく低下していた。しかし，尾状核，黒質，中脳，橋では両酵素の活性低下はそれほど著しくなかった。アセチルコリン合成・分解酵素活性が顕著に低下している部位では神経原線維変化の密度が高かった。
　GABA合成酵素グルタミン酸脱炭酸酵素活性はアセチルコリン合成・分解酵素活性の低下とは対照的に顕著なものではなかった。これらの結果から，コリン作動系酵素の活性低下は変性過程の非特異的な結果ではなく，選択的なニューロンの消失によると考えられる。アルツハイマー病脳におけるアセチルコリン合成酵素活性低下は多くの研究によって追認された。また，アルツハイマー病のみでなく，びまん性レビー小体型痴呆脳においても顕著なアセチルコリン合成酵素活性低下が認められている。しかし，アルツハイマー病脳における神経伝達異常はアセチルコリン受容体やノルアドレナリン，セロトニン神経系にも認められることがその後明らかにされた。しかし，アルツハイマー病における物質的異常を最初に明らかにした意義は大きく，この研究成果が現在のアルツハイマー病治療薬開発を導いたと思われる。
　　　　　　　　　　　　　　●中村重信

　詳細データ　P. Davies, A. J. F. Maloney, Selective loss of central cholinergic neurons in Alzheimer's disease. Lancet ⅱ: 1403, 1976.

■ディディ-ユベルマン
　Georges Didi-Huberman
『アウラ・ヒステリカ』　　　　　［1982年］
　19世紀後半，パリ，サルペトリエール病院は，女性専門の収容施設として，狂人，乞食，犯罪者，老人，孤児などの社会から排除された女性たちを収容し，監禁する場であった。4300人あまりの女性が収容されたこの病院にシャルコーが30余年君臨し，ヒステリーについての臨床的，実験的研究をつづけ，催眠術や有名な火曜講義の大教室で患者を公開しその発作，症状の発現や消失を見せた。こうした公開実験はのちに人工的に作り出されたと批判される。本書にはシャルコーの写真部門によって作られた100点あまりの写真が収録され，美術史・哲学・精神分析の視点から分析されている。
　写真の主要なものは，激しく性愛性をかいまみせながら，ヒステリー大発作のくりかえし引き起こされるさまを見せている。臨床医が見ようとするのは脱性愛化され客観化されたヒステリーの身体の症候であり，ヒステリーの女性が「見せることによって隠している」性愛的な事柄を認知するには，当時の道徳と医学の強い抵抗があった。しかし写真のイメージは単なるヒステリーの記録でなくて，シャルコーの演出による患者オーギュスティーヌの，ヒステリーの演劇的身体の表出であり，あるいはシャルコーの意図から逃れようとするオーギュスティーヌのアウラである。
　フロイトは，シャルコーのもとでの経験が契機となり，ヒステリー研究をすすめた。ヒステリーを「表象による病」として，性的衝動の抑圧にもとづくものと考えるようになり，さらに精神分析の主要な概念をみいだしていくが，本書はそれを視野に入れつつ，写真と図像をもとに，ヒステリーの欲望の上演／隠蔽，シャルコーのもつ両義性，あるいはそこで構成される知や呪縛を描いている。
　　　　　　　　　　　　　　●谷川多佳子

　詳細データ　G. Didi-Huberman, Invention de l'hystérie. Charcot et l'iconographie photographique de la Salpêtrière. Macula, Paris, 1982（谷川多佳子・和田ゆりえ訳『アウラ・ヒステリカ―パリ精神病院の写真図像集―』リブロポート，1990）.

ディーム Otto Diem
「早発性痴呆の単純痴呆型」　［1903年］

1870年代に提唱された「緊張病」，「破瓜病」は，1890年代にいたると従前の妄想性痴呆とともに，クレペリンによって「早発性痴呆」としてまとめ上げられ，ブロイラーの「精神分裂病」へと至るが，その途上において，単純型分裂病の原型を与えたのが，カールバウムの「類破瓜型」とディームによる「単純痴呆型」である。

この論文において，ディームは19例の症例について，その病像と経過を詳述し，1つの類型を抽出した。その特徴をまとめると，次のようなものとなる。

(1)思春期まもない時期に精神変化がはじまり，ごく緩徐に人格変化が進行する。

(2)安定したところがなく，意志薄弱で自制心に欠け，しばしば放浪がみられる。

(3)精神水準の低下，一面的思考が顕著となり，社会的役割を遂行できない。

(4)急性興奮をきたすことなく性格変化を示し，刺激性の亢進と協調性の喪失を特徴とする。

(5)攻撃的，他罰的で，しばしば周囲の者と諍いをおこすが，自己を省みることなく自分が被害者であるとする。ただし妄想形成までには至らない。

この類型は，ディームの師匠にあたるブロイラーが『早発性痴呆または精神分裂病群』［1911］において精神分裂病概念を確立したときに，潜在性分裂病を含む，より拡張された概念として採用された。これにより単純型分裂病は，破瓜型，緊張型，妄想型とならんで分裂病の第4の類型として位置付けられ，DSM診断では消失したものの，ICD-10においては現在もなお受け継がれている。

●内海　健

［詳細データ］ O. Diem, Die einfache demente Forme der Dementia Praecox. Arch. Psychiatr. 37: 111-187, 1903.

デイル Henry Hallett Dale
『生理学における冒険』　［1965年］

ヘンリー・デイルが生理学・薬理学への道を歩みだした時，時代は神経科学の黎明期にさしかかっていた。ドイツのオットー・レビーが，カエルの摘出心臓を用いた実験で，神経から放出される物質が心機能を調節していることを突き止め，生体機能の調節機序がぼんやりと見えだしてきた時代であった。すでにラモン・イ・カハールにより脳の構造はそのベールを剥がされ，チャールズ・シェリントン，エドガー・エイドリアンらにより基本的な神経伝導のメカニズムが突き止められつつあった。また神経生理学では，ロシアにイワン・パヴロフが，北米にウォルター・キャノンがいた。

デイルは，エルゴートの薬理作用から研究を始め，アナフィラキシーの原因物質としてヒスタミンを位置付け，徐々に神経伝達物質の生理学的研究へと移っていった。『生理学における冒険』はデイルの歴史に残る研究論文30編のアーカイブである。初版は1953年Pergamonから出版され，生理学を学ぶ世界中の学生に読まれた。本書はThe Wellcome Trustがデイル90歳の誕生日を祝って復刻し，さらにそれぞれの論文のもつ歴史的な意義あるいは失敗談や幸運な偶然による発見など，デイル自身の手によるコメントを載せ，彼の独創的な研究の歩みが読みとれるように工夫されている。

デイルの業績は枚挙にいとまがないほど膨大であるが，中でも「デイルの法則」として生理学史上彼の名を不朽のものとした発見に触れないわけにはいかないだろう。それは，末梢の神経細胞はそれぞれ特定の神経伝達物質を用いており，たとえ軸索が枝分かれして，異なる場所でシナプスを作ろうとも，同じ伝達物質が放出される，という事実である。アセチルコリンあるいはアドレナリンを伝達物質としている神経をそれぞれコリン作動性神経あるいはアドレナリン作動性神経と呼ぶことを提案したのも彼である。ジョン・エックルスらは，デイルの予測を手がかりに運動神経の研究を進め，実際に中枢においても神経伝達が物質を介して行われていることを突き止めた。

●神庭重信

［詳細データ］ H. H. Dale, Adventures in Physiology. The Wellcome Trust, London, 1965.

ディルタイ Wilhelm Dilthey
『精神科学序説』　　　　　　　　　［1883年］

　本書が刊行されたときディルタイは50歳であった。ディルタイは一般に「生の哲学」の代表者のひとりとされているが，彼の問題意識の広さは明らかにこの限定を越えている。その思索の多様性と膨大な著作内容を見ると彼が「第1巻の男」という妙な綽名をつけられたのも当然と思われる。実際，彼には完成した著作がないと言ってよく，代表作の1つともくされる『シュライアーマッハー伝』も「第1巻」である。ここに現れているのは人間的事象一般が歴史的に規定されているとする歴史主義と11歳年少のニーチェにおいて極点に達する「生の哲学」のあいだで思い悩む過渡期の哲学者の姿である。

　『序説』の冒頭には学友ヨルク伯爵への短い献辞があるが，そこでディルタイは，本書は若い日に伯爵と語り合ったときに着想をえた「歴史的理性批判」の試論であると書いている。これは明らかにカントの『純粋理性批判』を念頭に置いた言葉で，ディルタイは，カントの仕事が自然科学の認識論であるならば，自分の意図する学問は精神諸科学の認識論であると自覚していた。つまり『序説』の目的は，社会的・歴史的な，とりわけ歴史的な現実を認識する人間の能力を批判的に検討することである。彼は，歴史を客観的に見るためには自己を消去しなければならない，とする大歴史家ランケの主張に批判的であったが，これは人間（ディルタイ自身）の歴史を知る能力を吟味せんとする立場からすれば当然であった。ディルタイの「歴史的理性批判」は歴史のなかの人間の認識能力の批判検討であり，ついには自己探求にならざるをえないからである。

　ディルタイは，因果律に基づく自然科学的認識は全人的生命の抽象化，死せる現実の認識に過ぎず，歴史的個人の生き生きとした内的経験，生命の統一体の目的連関にそった動きを把握しうるものではないと考える。全自然の法則は人間の生命的意識の制約下にあり，これに依存するゆえ，意識の源泉である内的経験の歴史的連関の明瞭化は，認識論的にはまったく別の，より根本的な意義をもつと見なされる。

　『序説』における「精神科学」が複数表記である事実からも示唆されるが，ディルタイにとっては歴史的かつ生命的個人こそがもろもろの精神科学の交差点であり，個人の了解抜きで精神諸科学の認識論を展開するのは空論に過ぎない。歴史的に条件づけられた人間の同形性を記述心理学的に確認し，民族精神の同形性を発見してゆく探求のみが精神科学の認識論に基礎を与えることになる。ディルタイにとっては理論的仮説を切り捨てた記述心理学的個人探求こそが「歴史的理性批判」の実践にほかならず，こうして吟味された心理学的了解が「人間的生の歴史連関」を見出す最も基礎的な方法となる。ここには，概念や歴史意識は異にするものの，フッサールの現象学に似た構想が認められる。しかし『序説』において「第1巻の男」はこれ以上の論は進めていない。個人が歴史的・生命的・社会的存在であり，記述心理学による各目的内的経験の同形性の確認こそが精神諸科学の認識論の基礎となりうるとの見解で本書は中断されている。

　しかし『序説』には後年のディルタイの思想が萌芽のかたちですべて語られていると言ってよい。「内的経験・生の表現・歴史的連関に基づく了解」という解釈学的循環が語り出されるのは後年であるが，『序説』にはこれに先駆する見識がすべて現れている。

　ヤスパースが精神病理学に「説明」と「了解」の2方法を導入したのは周知であるが，この導入は「了解」概念の極端な矮小化という大きな矛盾を孕んでおり，この特殊な一精神科学がディルタイの壮大な構想から学ぶべき事柄はなお膨大である。　　　　●渡辺哲夫

［詳細データ］ W. Dilthey, Einleitung in die Geisteswissenschaften. Ⅰ. Bd., Dunker und Humboldt, Leipzig, 1883; Gesammelte Schriften, Bd. Ⅰ, Vandenhoeck & Ruprecht, Göttingen, 1979.

ティンバーゲン Elisabeth A. Tinbergen,
ティンバーゲン Niko Tinbergen
『自閉症─文明社会への動物行動学的アプローチ─』　　　　　　　　［1976年］
『改訂自閉症・治癒への道─文明社会への動物行動学的アプローチ─』［1983年］

　1973年度ノーベル生理学，医学部門を受賞した動物行動学者ティンバーゲンはその晩年，夫人と共に，人間の自閉症の子どもの問題の解明に取り組んだ。その初期の論文［1972］，講演録［1974］等が日本で編集，邦訳され［1976］，さらに11年後著者自身が精力的に蓄積した研究報告を加えて単行本として出版［1983］，邦訳された［1987］。自閉症児の研究においては，動物の行動の研究方法である動物行動学的非干渉的観察解釈の方法を採用することを提唱し，動物行動の研究概念である主要機能系，接近と回避の2つの動因の葛藤を適用して，行動の「機能」と「原因」の分析を行っている。その結果自閉症状態を「不安に支配された情緒不均衡」ととらえそれが対人的なひきこもりにつながり，それに続いて（母子の絆がうまく確立しているときにしか現れない）対人的な相互作用や探索行動を通じての学習ができなくなる」と論じている。この主張は一貫しており1983年版では自閉的状態の分析や，発症と進展の経過を加え自閉症論を展開している。

　著者は自らの見解を心因論的原因論に位置付け，さらに現在人類が歩んでいる適応異常への道筋に照らして文明社会という環境的条件を分析している。適応力が高く，学習能力の高い遺伝的遺産をもつ種としてのヒトが環境を自らの必要性に合うよう御し変化させることをし始め，それを蓄積伝承し，文化的進化が遺伝的進化の速度を追い越す。これによる利益も享受してはいるが副作用も発現する。「資源の乱開発」「廃棄物による汚染」「心理的汚染＝社会的環境の荒廃」の3つの型の圧力がそれである。3つ目の圧力は，人口の都市集中，増大する生存競争と所有欲，「能率向上」の努力などから生ずる。そして大きな密集した「匿名」の社会で子どもは適応力を広げさせられるような条件にさらされ，おとなには「拡大家族集団」という社会関係の崩壊により，育児技術の習得が妨げられ，子育て能力の喪失が生じており，自閉症が文化的進化による病の一側面と述べている。

　以上の見解に基づいて治療法は子どもの情緒の安定に重点がおかれ，強い不安とその結果としてのひきこもり傾向を減らすことであると考えている。親による自己流治療，出版された文献各6例，ウエルチの「抱きしめ」療法，ザッペラの実践など夫妻が実際に訪れ成功を確かめた治療法が紹介されている。

●中田雅子

[詳細データ]　田口恒夫訳編『自閉症─文明社会への動物行動学的アプローチ─』新書館, 1976.
　以下(1)(2)の論文と資料が編集翻訳されている。
(1) E. A. Tinbergen & N. Tinbergen, Early Childhood Autism: an ethological approach. Advances in ethology (supplement series to Z. Tierpsychol.) Vol. 10, Paul Parey, Berlin, 1972. 本論文は論文集 N. Tinbergen, The Animal in Its World, vol. 2, 1972 に収録され，日高・宮川訳『ティンバーゲン動物行動学』下巻, 平凡社, 1983 の第8章に邦訳が掲載されている。
(2) N. Tinbergen, Ethology and stress diseases. Nobel Prise (Medicine) Acceptance Address in Les Prix Nobel en 1973, Nobel Foundation, Stockholm (reprinted in Science 185: 20-27, 1974).
(3)著者による(1)の改訂版と訳書がこの(3)である。N. Tinbergen and E. A. Tinbergen, 'AUTISTIC' CHILDREN: new hope for cure. George Allen & Unwin (Publishers) Ltd., London, 1983. 田口恒夫訳『改訂自閉症・治癒への道─文明社会への動物行動学的アプローチ─』新書館, 1987.

デカルト　René Descartes
『情念論』　　　　　　　　　　[1649年]

　1646年に執筆され，もともとは知識層向けのものではなかったが，その後加筆訂正を加えて，1649年アムステルダムとパリで出版された。デカルト最晩年の著作。デカルトによる精神と身体（＝物体）の二元論から心身問題が問われ，それを機縁として書かれた。さらに道徳論の道筋も示されている。全体は3部構成になっている。

　第1部「情念一般」においては，精神(âme)の能動と受動を軸に情念の生理学的分析が示される。情念は，「特に精神に関係づけられる知覚」として，脳室内の精気の運動が，脳内の松果腺にある精神に対して与える受動（passion）である。そこから情念は，対象の表象と身体運動との結びつきとして説明される。情念は血液と体液にかかわる精気によって引き起こされ，維持され，強められるが，対象の表象と機械論的な身体運動の結びつき，思考と松果腺の運動との結びつきは，自然による設定である。「習性」によって，それを別の運動に結びつけることができ，精神が情念を訓練し支配することが可能となる。

　第2部は，情念の生理学的分析をふまえて，「6つの基本情念の説明」がなされる。まず情念の「第一原因」として，感覚の対象があげられ，わたしたちへの関係と有用性が問題となる。ここから情念が分類され，「驚き」「愛」「憎しみ」「喜び」「悲しみ」「欲望」の6つの基本情念が説明される。第1の「驚き」とは，「精神の突然の襲われ」であり，心臓や血液の変化には結びつかず，脳との関係にとどまる。他の基本情念は心臓，肝臓，その他の身体器官に依存する。さらに，外観の臨床的記号(♉)ともいえる情念の外的記号(♉)が観察される。心理学的には情念の分類と命名は緊密に結びついて，有用性の意味作用をもち，身体の最善の状態としての健康との関係が重要となる。さらに時間的な過去も未来も現れ，「欲望」は未来に向かって善を求め，保持しようとする。

　第3部「特殊情念」では他のさまざまの情念が観察され，検討されるが，生理と心理の両面から，受動的情念の自由意志による統御が考案される。わたしたちの有する最も尊いものが自由意志であり，自由意志の考察は「高邁(générosité)」の情念をひき起こすことができる。「高邁」は，自由な意志決定が自己に属していることを知り，意志をよく用いようとする確固不変の決意を自己のうちに感得する。情念のメカニズムはつねにうまく作用するとは限らず，情念はその表象する善や悪の重要性を非理性的に歪めることもあるが，これを正す工夫が生理・心理の両面において述べられる。結局，情念の用法を健康や幸福の観点からみちびく手段は，情念の本性（自然）そのもののなかにあるといえる。情念は習性に支えられ，習性は想像や思考に結びつき，理性の照らす自由意志が統御しうるからである。

　情念にかんする論考は同時代にかなりみられたが（ルネサンス以来のアレゴリカルなもの，ストア的なもの，あるいは道徳的なものなど），デカルトは，レトリックの次元でもなく，道徳哲学の次元でもなく，「自然学者」として情念を説明する，と述べる。精神と身体の二元論をもとに生理学，医学，心理学などに依拠して，日常レベルの情念を記述・分類した，近代の新しい情念論を著したのである。デカルトが分類した諸情念は，ルイ14世下の宮廷首席画家シャルル・ルブランによって素描され，デカルトの新しい機械論的生理学にもとづく情念の類型が図像として示されている。　　　　　　　　　　　●谷川多佳子

[詳細データ]　R. Descartes, Les passions de l'âme. Henry le Gras, Paris; Louis Elzevier, Amsterdam, 1649（三宅茂訳『感情論』世界大思想全集，春秋社，1928．伊吹武彦訳『情念論』角川書店，1959．野田又夫訳『情念論（精神の諸情念）』世界の名著〈デカルト〉，中央公論社，1967．花田圭介訳，デカルト著作集3，白水社，1973，ほか）．

テムキン Owsei Temkin
『てんかんの歴史』
（原著名『たおれ病い―古代ギリシアから近代神経学が起こるまでのてんかんの歴史―』）　　　　［1945/71年］

てんかんが，人類の歴史のはじめから存在した病気であることは疑いの余地はない。本書は，古代からてんかん学近代化の前夜にあたる19世紀末までの間を，膨大な歴史的考証によって集大成したてんかん医学史である。この中には，さまざまな学説のみならず，哲学，宗教，それとともに併存した迷信，魔術，偏見など，現在のてんかん学に達するまでの混沌と，てんかん者の受難の社会史および文化史も含まれている。

本書の原題は"The Falling Sickness"であり，わが国の古語「たおれ病い」にあたる。著者テムキンは序文に「てんかんが何をさしていたか，どのような症状がそこに帰されていたのか，それがどのように解釈され治療されたかを，われわれは見極めなければならない」と記すと同時に，「一般大衆，哲学者，そして神学者の意見についても，医師たちのそれと同じように研究すること」の必要性を説き，「このようなわけでシェークスピアの「ジュリアス・シーザー」の読者がよく知っている通俗的な名称「たおれ病い」（the falling sickness）は，この本にふさわしい題名と思った」と述べている。訳者の表現を借りれば，本書はまさに「てんかんからみた人間史」であるといえよう。

初版本は1945年に刊行されているが，邦訳はその後1971年に刊行された第2版の全訳である。
　　　　　　　　　　　　　●兼子　直・和田一丸

［詳細データ］ O. Temkin, The Falling Sickness: A history of epilepsy from the Greeks to the beginnings of modern neurology. Johns Hopkins University Press, Baltimore, 1945; rev. ed., 1971（和田豊治訳『てんかんの歴史』1・2, 中央洋書出版部, 1988, 89）.

デメント William Dement
「精神分裂病患者と健常成人における睡眠中の夢見体験と眼球運動」
［1955年］

1953年に，アゼリンスキーとクライトマンがヒトの睡眠中に急速な眼球運動が出現する時期があることを発見し，これが睡眠中の夢見と関連していることを報告した。これがヒトにおけるレム睡眠の最初の観察である。これを機に，ヒトの睡眠に関する研究が本格的になっていった。こうした1950年代および1960年代における初期の睡眠研究を担っていたのは，精神科医であった。これは，精神分裂病にみられるような幻覚妄想状態について，古くから夢が覚醒中に侵入したものとの考え方があったこと，精神分析学が夢を深層にある無意識の表出と考えたことなどにより，精神分裂病で何らかの夢あるいはその生理学的基盤であるレム睡眠に異常があるのではないかと考えたからであった。特に，本論文の著者であるデメントやその後彼と共同研究を行ったザルコーンは精神分裂病のレム睡眠侵入仮説を唱えるにいたり，精神分裂病に関するレム睡眠研究が盛んに行われた。レム睡眠侵入仮説とはレム睡眠の背景にある神経機構が覚醒中に働くために覚醒中に幻覚や妄想がみられるというものであった。しかし，こうした精力的研究にもかかわらず，精神分裂病のレム睡眠についての一定した異常を見いだすことはできず，レム睡眠侵入仮説を実証することはできなかった。その後の研究で，精神分裂病では，深いノンレム睡眠が著しく低下していることが報告された。この点について，その後の多くの報告で一致した結果が見いだされている。しかし，深いノンレム睡眠の現象は，慢性の脳器質性疾患でしばしばみられる所見であり，精神分裂病に特異的なものとは考えられていない。本論文は，こうした精神分裂病のレム睡眠侵入仮説にいたる最初の論文であり，歴史的意義を持つものと考えられる。

本研究において，デメントは17例の精神分裂病患者と，13人の健常対照者（医学生）に

終夜にわたり脳波と眼球運動を記録し，急速眼球運動が出現している睡眠期（レム睡眠段階）と急速眼球運動の出現していない睡眠期（多くはノンレム睡眠段階）に被験者を覚醒させて夢内容を比較した。その結果，精神分裂病および健常対照者に共通して，眼球運動が出現している時に覚醒させた場合には，夢見体験の内省が見られたが，眼球運動のみられない時期には夢見体験の内省は得られなかった。一方，精神分裂病と健常対照者の間でこうした夢見と眼球運動との関連に本質的な差を見いだせなかった。得られた夢見体験の内省の内容を精神分裂病と健常対照者の間で比較すると，これについても大きな差は見いだせなかった。

精神分裂病に夢見およびレム睡眠の異常があるのではないかという想定のもとで行われた最初のケースコントロール研究において，デメントは両者の間に本質的な差を見いだすことができなかった。この後，研究は精神分裂病でレム睡眠を取らせないようにした条件（レム睡眠断眠）での反跳現象に移っていったが，これについても精神分裂病に特異的な所見を見いだすことはできなかった。70年代に入って，うつ病の睡眠研究でレム睡眠出現潜時の短縮やレム密度（単位レム睡眠時間あたりの眼球運動の密度）の亢進などが見いだされ，現在も確立された所見として認められているのと，分裂病の睡眠研究は対照的である。一方，1980年代になって菱川らは，アルコール症患者の離脱期にみられる振戦せん妄について終夜睡眠ポリグラフを用いた研究を行った。この研究において彼らは，浅いノンレム睡眠中にレム睡眠時とよく似た眼球運動を観察した。これより，振戦せん妄における幻覚がアルコール離脱によるレム睡眠の眼球運動発現機構の反跳的過活動と関連すると考え，レム睡眠侵入仮説の再評価を行った。

●内山 真

詳細データ　W. Dement, Dream recall and eye movements during sleep in schizophrenics and normals. J. Nerv. Ment. Dis. 122: 263-269, 1955.

テューク　Daniel Huck Tuke／編
『心理学的医学事典』　［1892年］

イギリスにおいては1893年より，精神医学が医学生の必修となったが，そのような時代のもと，当時の知識の集大成として生み出された事典である。今日でいう精神医学事典で，2巻本・2段組1477ページの大著である。かなりの部分をテュークが執筆しているものの，イギリス人81名，外国人47名が執筆者として名を連ねている。後者にはブロイラーやシャルコー，マリー，ジル・ドゥ・ラ・トゥレットなどの名が挙がる。

歴史的俯瞰（「狂者の歴史的素描」），精神機能の概説（「心の哲学」）の2章が冒頭にあり，その後，abalienation（感覚や精神機能の喪失や減退）からZwangsvorstellungen（強迫表象）まで独仏語を含む諸用語の解説が並ぶ。ドイツ語の「Psychiatrie」は「心理学的医学 psychological medicine」と説明されていても，英語の「精神医学 psychiatry」は項目として存在しない。「緊張病 katatonia, catatony」「破瓜病 hebephrenia」はあるが，「早発性痴呆」はない。「アノレキシア・ネルヴォーザ」は「アノレキシア・ヒステリカをみよ」となっている。「ヒステリー」には実に23ページが割かれ，「狂者の頭部の大きさと形態」に詳細なデータが示される。また，「狂者の脈」の項では，メランコリー，急性せん妄性マニー，全般性麻痺（進行麻痺）の脈のパターンが図示され，「いくつかの狂疾の反応時間」では全般性麻痺，慢性アルコール性狂疾，てんかん性狂疾などに対する，視覚・聴覚刺激への反応時間が列挙されるなど，当時の研究動向が忍ばれる。

疾病分類についてはテューク自身の手になり，歴史的な諸分類とともに，英国医学心理学協会の分類が示されている。

●小林聡幸

詳細データ　D. H. Tuke (ed.), A Dictionary of Psychological Medicine. J & A Churchill, London, 1892.

テューク　Samuel Tuke
『ヨーク避難所』　　　［1813年］

18世紀後半から19世紀前半にかけて，ヨーロッパ各地で軌を一にして精神病院改革運動が起きるが，その代表的人物のひとりが，イギリスの商人で，クェーカー教徒であるウィリアム・テュークであった。彼は，教徒の「友の会」会員が当時の精神病院の悲惨な状況下で死亡したことを契機に，1796年6月にヨーク市の近郊に「ヨーク避難所（The York Retreat）」を創設し，そこで，人道的な精神医療を行うことにした。以後，テューク一族は代々「ヨーク避難所」を経営し，病院はイギリスにおける精神病院のモデルとなっていく。3代目までは医者ではなく経営者としてたずさわっていくが，4代目にして初めて，イギリスにおける精神医学者として著名なダニエル・ハック・テュークが誕生することになるなどヨーク避難所にまつわる話は精神医学史上よく知られている。

本書は，ウィリアムの孫で，精神医学には素人のサミュエルが，友の会における精神障害者のために，「ヨーク避難所」の創設の経緯とその後の発展，そこで行われている治療法，そして患者統計と実際の症例のいくつかを紹介するために書かれたもので，祖父ウィリアムに捧げられている。本書は，会員のための病院紹介というパンフレット類のものであったとしても，ヨーク避難所における精神医療を広く世に知らしめ，西欧における精神医療の発展に大きな影響を及ぼすことになる。創設以来の歴史，創設に要した費用，敷地や病院の建設，雇用した医師，病院での規則など，精神医学史的にみて貴重な記述がみられるが，本書の中心をなすのは，避難所で行われた医学的治療とモラル・トリートメントの詳細な記述である。本邦では道徳療法と誤訳されてきたモラル・トリートメントの実際が本書を通して，世界に広く知られることになる。　　　　　　　　　　●松下正明

［詳細データ］ S. Tuke, Description of The Retreat. An Institution near York for Insane Persons of the Society of Friends, Containing an Account of its Origin and Progress, the Modes of Treatment, and a Statement of Cases. W. Alexander, Bristol, 1813.

デュルケーム　Emile Durkheim
『自殺論』　　　［1897年］

デュルケーム［1858-1917］はフランス人で，近代社会学の創始者として著名である。それまでの主観主義的な社会学から脱却して，実践に基づく客観的科学としての社会学を打ち立てた。39歳という研究者としてもっとも活発に活動していた1897年に著した『自殺論』はその代表作として知られている。現在でも自殺研究が社会学の重要なテーマであるのは，彼の功績がきわめて大きい。

『自殺論』では，自殺の原因は個の要因よりも，まず社会的要因こそが重要であるとデュルケームは主張した。自殺を客観的で観察可能な指標から分類しようと試みた。統計的なデータを当時としては広範囲にわたって集め，それに基づいて論を展開している。社会には一定数の自殺を引き起こす傾向があり，それは個人の動機から発するというよりは，全体としての社会的原因に大きく依存していると主張した。そして，自殺を自己本位的自殺（利己的自殺），集団本位的自殺（愛他的自殺），アノミー的自殺に分類した。

自己本位的自殺とは，個人が社会に十分統合されず，個人の社会に対する連帯感が乏しく，集団に対して価値も見出せない結果，利己的な理由のために生じる自殺を指す。集団本位的自殺とは，社会に対する個人の統合が強すぎる結果，他者（社会）への献身が自己の犠牲として表現されて自殺が生ずる現象を指している。

さらに，アノミー的自殺とは，社会的連帯感の喪失，たとえば社会価値の急激な崩壊のために，感情や欲望に対する社会的な統制がもはや効かなくなってしまった結果として生ずる自殺を指している。元来，アノミーとはギリシア語に由来し，神話の無視，法律が守られない状態などを意味していたが，その後，死語同然となっていた。しかし，デュルケームがアノミーという語を用いて以来，本来の意味を超えた概念を指すようになっていった。すなわち，急激な産業構造の変化に伴う従来

の社会規範の崩壊や，一元的な価値や行動体系の乱れた混乱した状態を示している。要するに，急激な社会の変化のために，それまで共同体によって支持されていた共通の規範が劇的に混乱し，個人の欲望が無制限に肥大化し始める。この結果，物欲や性欲が無制限に増殖し，抑制が効かない状態となる。このような状況下で増加する自殺をデュルケームはアノミー的自殺と呼んだのだ。

なお，デュルケームは社会学的な立場を確固たるものとしようとするあまりに，心理的・個人的側面が原因となって自殺が生ずる状況に関する考察が十分になされていないという批判がある。しかし，19世紀末にこれほど詳細かつ広範囲な研究を実施し，社会学的視点からの実証的研究の方法論を確立したことの意味は今でも十分に評価されるべきである。

本書を日本語に訳した宮島喬の解説を引用すると「彼の社会学的自殺論の根底を貫く，他者や集団と目標を共有し，集合的な生を生きることによって人ははじめて自己の生の意味を与えることができるという見方は，ラビの家系に生まれ，のちに信仰を失うとはいえユダヤ的共同体の強い凝集性をもった生のあり方を身をもって知っているその経験に支えられていたのではないか。ただ，この集合的生の拘束があまりにも強いものとなるとき，人格の価値を忘却したある型の自殺（集団本意的自殺）が生じることにも目配りがされている。集合的生の両義性の認識がきわめて興味深い形で提示されているといえよう」。

●髙橋祥友

詳細データ　E. Durkheim, Le Suicide: étude de sociologie. PUF, Paris, 1897（宮島喬訳『自殺論』中公文庫，1985）.

デルナー　Klaus Doerner
『狂人とブルジョアジー』　[1969年]

精神医学，精神医療，狂気，狂人を社会，経済，政治，文化的観点から論じた著書で，現代に花咲いている「精神医学の社会史」の嚆矢となった。当時のヨーロッパを始め日本にも波及した反精神医学運動にも強い影響を及ぼし，フーコーの『狂気の歴史』，ゴッフマンの『アサイラム』とともに，その分野における代表的な著書として名高い。

彼は，19世紀初頭のイギリス，フランス，ドイツにおける政治，社会などの状況下で生じた精神医学や精神医療を詳細に論じながら，ヨーロッパの至る所で数多くの刑務所や感化院や精神病院が設立されてきたのは，ブルジョア革命にとって障碍となってきた乞食，浮浪者，アルコール中毒者，狂人，変わり者たちを1つの住居に閉じ込め，社会から隠すためであると主張する。あるいは，産業革命時にある社会においては働かない怠け者は狂人か厄介者とされた。狂人が貧困化する現象は市民に労働は道徳的な義務であることを教えるためにも役にたったとした。他方，狂人を危険な野獣かのようにみる思想によって，狂人の動物的な自由性は強制という手段で処置し，彼らを従順化させる訓練にゆだね，逸脱した考えは合理的な真実をもって，また暴力は身体的な懲罰によって処理し，社会にとっての恐怖は無力化させなければならないという方法が生じたとした。

このような状況こそが19世紀における科学としての精神医学，それに基づく精神医療を規定したとする。彼は，一方に啓蒙時代が約束する解放思想があり，他方に社会の合理性と統合があり，その両者の弁証法のなかに精神医学を位置づける。さらにはブルジョアジーが貧困化した狂人のために特別に精神医学という領域を確立させたという考えは，それらのプロセスが社会における階級闘争の一局面でもあり，また社会問題の初期における解決の1つとして捉えられるという結論を導くと主張する。

●松下正明

詳細データ　K. Doerner, Buerger und Irre. Europaeische Verlagsanstalt, 1969.

テレンバッハ　Hubertus Tellenbach
『メランコリー』　　　　　　　［1961年］

テレンバッハ［1914-94］は，ハイデルベルク人間学派の一角を占め，その学説の受容の早さと数回の来日を通じて，わが国では大きな親近感を抱かれている。本書は初版［1961］後も改訂増補を繰り返し，第3版［1976］と第4版［1983］が邦訳された。

本書の重要な意義として，(1)従来はっきりした定義なしに用いられてきた「内因」の概念を明確化したこと，(2)内因性うつ病の病前性格と発病状況から，人間学的な意味での病因論を樹立したことの2点があげられる。

内因（endogen）とは内から生じる意味だが，この「内」（Endon）は，単に「外」から区別された「内」ではなく，相対的な内外の共通の根源で，「発出において自（おの）らを自（みずか）ずから産出する」自然（Natur＝アリストテレス的なピュシス）である。内因性の事態では，外なる自然（Natur）が内なる自然（Natur）として（人間の「本性（Natur）」として）姿を現す。

単極うつ病（メランコリー）の患者は，著者が「メランコリー親和型（Typus melancholicus）」性格と呼ぶ特異的な病前性格をもつ。その第1の特徴は秩序への親和性（「几帳面，ordentlich＝秩序愛好的」）である。第2の特徴は仕事に対する過度に高い要求水準で，たくさんの良質な仕事を仕上げようとして質と量の板挟みに陥る。

メランコリー親和型の人は，生活状況の秩序が保たれている限り周囲との適応は良好である。彼らは予測不能な事態を回避するために「自らを秩序の中に閉じこめる（インクルデンツ，Inkludenz）」。また彼らは，その自分自身に対する要求水準の高さのために，いつも「自己自身に後れをとっている（レマネンツ，Remanenz）」。要求水準が達成できないと，それは彼らの「負い目（Schuld）」となり，「罪責（Schuld）」として感じられる。メランコリーが罪責感を生むのではなく，罪責感がメランコリーを用意する。彼らは予期せぬ秩序の乱れ（転居，転勤，自分自身や家族の病気・手術・事故・結婚・出産など）に際してインクルデンツを脅かされ，責任の増大（昇進など）に際してレマネンツが危機に陥って，メランコリーになりやすい。

そういった「前メランコリー状況」から最初のメランコリー症状への道程には，「ヒアトゥス（Hiatus）」と呼ばれる断絶がある。そこで患者のエンドンが破壊的な再編成（エンドン変動，Endokinese）を来し，「内因性メランコリー」が成立することになる。

初版が刊行された後，このメランコリー親和型性格と下田光造の「執着性格」との類似が指摘され，第2版以降では下田の理論に1節をさいて紹介している。また，門下のアルフレート・クラウスがこの学説を両極型躁うつ病にまで拡大したのを受けて，第4版では「躁鬱病」の章をもうけて躁病親和的なタイプについても論じている。

●木村　敏

［詳細データ］(1)Hubert Tellenbach, Melancholie: Zur Problemgeschichte, Typologie, Pathogenese und Klinik. Springer, Berlin/Göttingen/Heidelberg, 1961.
(2)Hubertus Tellenbach, Melancholie: Problemgeschichte, Endogenität, Typologie, Pathogenese, Klinik. Mit einem Exkurs in die manisch-melancholichsche Region. Vierte, erweiterte Auflage. Springer, Berlin/Heidelberg/New York/Tokyo, 1983（木村敏訳『メランコリー』みすず書房，1978；改訂増補版，1985）．

テレンバッハ Hubertus Tellenbach
『味と雰囲気』　　　　　　　　［1968年］

　味わい（das Schmecken）や嗅ぎわけ（das Riechen）は栄養や呼吸という活動に必然的に結びついている一方，摂取されるその食物や空気の質によって主体は気分づけられる。そして，ほとんどの感覚経験のなかに，表現されないままではあるが，同時に感じ取ることができるような「それ以上のもの（Das mehr）」が見出される。これこそ雰囲気であり，幼児は母親のにおいの中にそれを感じ取っている。そして，子どもは庇護的な状況のなかで，共人間的なものの質を雰囲気的に感知する能力や，みずから雰囲気的にそれを発散する能力を発展させる。

　雰囲気的なものの変化が危機的変転の前触れとして現れることは，文学作品の事例にも描かれており，症例の病歴からも世界の無気味な雰囲気化を背景に妄想が登場することが知られている。さらにストリンドベリの妄想形成についての病誌的考察では，彼が不協和な家庭の雰囲気のなかで育ち，雰囲気への正常な感知能力が育たなかった過去から妄想へと導かれていることが示されている。

　雰囲気的なもののより深刻な変化は，病的な口腔感覚体験の精神病理で明らかとなる。味わいや嗅ぎわけの異常を訴える体験のなかに，時熟する経験の連続性が断たれた，病的な現存在変転が透けて見える。内因性メランコリーでは，においや味が薄れ，嫌なにおいが周りを満たし，次いで自分から嫌なにおいが発していると訴えるとき，雰囲気的なものに対する受容性の障害から発散性の障害への変化が読み取れる。パラノイア性の自己臭妄想では，自らのにおいによる雰囲気の汚染への自責が強まり，しかも雰囲気的なものは悪臭として「物質」化している。分裂病の場合は見知らぬ雰囲気的なものに圧倒され，庇護的な大気圏の欠落によって内面を外部からの侵襲にさらす状況が起こっている。　●吉野啓子

　［詳細データ］ H. Tellebach, Geschmack und Atomosphäre, 1968（宮本忠雄・上田宣子訳『味と雰囲気』みすず書房，1980）．

土居健郎（どいたけお）
『漱石の心的世界』　　　　　　［1969年］

　本書は著者が精神分析の講義をする際に漱石の作品を題材として使ったことが機縁となり，後に『国文学―解釈と鑑賞―』誌に約1年間にわたり各作品についての解説を連載したものが主体となっている。このような本が精神医学文献の1つとして数えられる理由は2つある。第1は漱石に精神を病んでいた節があり，その事実が作品に色濃く反映していること，しかも漱石自身そのことを充分意識していたらしいことである。彼の作品は精神病理的状態を内側から映し出している観があり，それゆえに著者は本書を「漱石精神医学読本」と呼んだのである。

　理由の第2は，本書が著者自身の精神医学的手法を非常によく示していることである。著者は作品それぞれの主人公の心理を分析するという形で書き進めているが，そのやり方は臨床において患者の精神状態を推し量るのと似ている。この際著者が準拠とする精神分析的方法の根本には「甘え」概念が据えられていてそれが随所に顔を出すが，それがいかにも自然で無理がなく，それによって一段と理解の進むところが妙である。なお本書の2年前に著者の指導する症例研究会の産物である症例集『精神療法の臨床と指導』＊［1967］が出版され，本書の2年後に『「甘え」の構造』が出版されたことを考えると，本書が著者の学問的発展の上で占める位置がおのずから明らかであろう。

　本書で扱われている漱石の作品は『坊っちゃん』『坑夫』『三四郎』『それから』『門』『彼岸過迄』『行人』『こころ』『道草』『明暗』である。なお最初の版にはなかったが，後の版には漱石についての著者の病跡学的見解をのべた「漱石の病気について」と題する一篇が加えられている。　●土居健郎

　［詳細データ］ 土居健郎『漱石の心的世界』至文堂，1969（『漱石における「甘え」の研究』と改題，1972）．角川選書，1982，弘文堂，1994．土居健郎選集7『文学と精神医学』所収，岩波書店，2000．
　＊ 土居健郎『精神療法の臨床と指導』医学書院，1967．土居健郎選集4『精神療法の臨床』所収，岩波書店，2000．

土居健郎(どいたけお)
『精神分析と精神病理』[第2版：1970年]

本書の著者は精神分析が題名に入っている本を3冊書いた。1番目は『精神分析』*[1956]である。これは著者が滞米中に学んだ精神分析についての知識を著者が理解したままに記したものである。2番目の『精神療法と精神分析』**[1961]は精神分析の観点から精神療法を論じたもので，著者自身の症例を用い，精神療法の種々の局面についてその問題点を明らかにしている。「甘え」理論もそこに初めて姿を現し，全篇が著者独自のアプローチを示す。3番目の本書において著者はその序論に，「本書は私がフロイトと取っ組んで格闘の末に生まれたもの」と書いたが，それは著者が本書で精神分析理論に「甘え」理論を読みこもうとしたからである。

本書は旧著『精神分析』を下敷きにして書かれた。第1章「無意識」は旧著のままだが，第2章「自由連想と解釈」においては解釈の方法論的意義が新たに強調される。第3章「精神力学の構成因子」においては，自我に発して対象関係を求める因子として，新たに依存欲求の概念が提唱される。これが「甘え」の因って来るものとして想定されたことは明らかだろう。実際の精神活動はこれとフロイトのいうエロスおよび攻撃衝動が相俟って営まれると論じられる。第4章「精神の発達段階」ではフロイトの精神性的発達の論はそのままだが，ナルチスムスとアンビヴァレンスの説明が大きく変わる。ナルチスムスはフロイトにとって精神活動の起源に位置するが，本書ではそれは依存欲求の屈折に由来し，2次的なものとなる。これは M.バリントの説と同じである***。ついでアンビヴァレンスも甘えとの関連で理解される。なお精神分析の中核的ドグマであるエディプス複合については親子関係マイナス依存であるという新解釈が打ち建てられる。第5章「不安と防衛」では最も中心的な防衛機制である抑圧があらためて説明し直される。この語の原語 Verdrängung は英語では repression，日本語では抑圧と訳されるので何か押しつけるような感じを与えるが，本来は「押しのける」という程の意味で，フロイト自身これを「逃避と判断による拒否の中間に存する」と述べたことが紹介される。第6章「夢」，第7章「象徴的過程」はだいたい旧著によっているが，精神分析で問題となる象徴が表象間の関係をさし，何かあるものの象徴とふつういう場合のそれとは異なるという指摘が重要である。第8章「精神病理の力学」で特記すべきことは，「同性愛」「無意識的罪悪感」「反復強迫」などフロイトによって重視された病的心理がすべて「甘え」の病理と結びつけられていることである。そしてそれを証明せんとするごとく，第9章「症例研究」で11の症例が列挙される。各症例において治療者患者間のやりとりが記されてはいるものの，著者の考え方が前面に出ているために，いささか強引な印象を与えるかもしれない。これに比較すれば前著『精神療法と精神分析』における症例記述の方が余裕があり，いろいろ連想を誘う面白さがある。

本書は精神分析に「甘え」理論を正面から持ち込んだ点に最大特色があるが，著述としての完成度からいえば『精神療法と精神分析』の方が勝っている。また旧著『精神分析』以来の特徴であるが，「甘え」をはじめ「すねる」「ひがむ」「ひねくれる」「とりいる」「恨む」「すまない」「気を廻す」「執念」など日本語特有の表現が数多く精神分析の解説に用いられているのも注目される。けだし『「甘え」の構造』は本書の時点ですでに準備されていたと見ることができよう。なお最後に付された「人間フロイト」の一文は，本書の主題である「甘え」理論の観点からフロイトの伝記に迫った点に意義がある。●土居健郎

[詳細データ] 土居健郎『精神分析と精神病理』第2版，医学書院，1970（初版；1965）.
* 土居健郎『精神分析』現代心理学体系10，共立出版，1956．講談社学術文庫版；1988．
** 土居健郎『精神療法と精神分析』金子書房，1961．
*** Michael Balint, Primary Love and Psycho-Analytic Technique. The Hogarth Press, London, 1952; Enlarged Version, Liveright Pub. Corp., New York, 1965（森茂起・枡矢和子・中井久夫訳『一次愛と精神分析技法』みすず書房，1999）．

土居健郎（どい たけお）
『「甘え」の構造』　　　　［1971年］

　本書は欧米語で一語に翻訳できない日本語特有のコトバ「甘え」を中心に据え，それによって日本の文化的特徴を明らかにするとともに，それが日本語特有であるにもかかわらず普遍的な心理をさし示すことを5つの章に分けて論じている。

　第1章「甘えの着想」では，この着想が著者の米国留学の際のカルチャ・ショックに端を発し，帰国してからの臨床活動において，単に外国で学んだことを自国にあてはめようとはせず，臨床所見をもっぱら日本語で，ということは欧米語を借りずに記載しようと努力する中で生まれたことが語られる。

　第2章「甘えの世界」では，日本語で人間関係を記述する語彙に共通因子として「甘え」が含まれていると説き，「義理と人情」「他人と遠慮」などふつう日本社会の特徴と見なされている現象は「甘え」概念の関数と見なされうること，さらに近代のイデオロギー的世界に直面して自覚された日本的精神は，煎じ詰めると，「甘え」こそが最も価値あるものであると見なす思想であると説かれている。この章は一言でいえば「甘え」概念を以てする日本批評である。

　第3章「甘えの論理」では「甘え」概念の特異性が言語と心理の関連性から考察され，特に西洋において発達した「自由」概念との対比において，その点が論じられる。なお「気」という本来は中国語の中で特別な意味を持つ語が，日本語では，「気がある」「気に入る」「気をもむ」など感情の種々の現れ方を示す言い廻しを形成する上で重要な役を占めている点に注意し，さらに「気の病」「気ちがい」という通俗の言い方が翻訳語の神経症・精神病にそれぞれ符合するという興味深い事実が指摘される。

　第4章「甘えの病理」では精神病理ないし異常心理と目される諸現象が，専門語，したがって翻訳語を用いずに，平易な日常語，例えば「とらわれ」「気がすむ」「すまない」「くやむ」「自分がある」「自分がない」等を用いて記述される。このことは日常心理と異常心理の連続性を暗示するが，この連続性を保証するものこそ「甘え」概念に他ならない。もっともここでいう「甘え」は情緒として実際に体験される「甘え」ではなく，事情が許せば情緒としての「甘え」に結実するであろうごとき無意識の欲求をさす。けだし本章は著者の精神医学的業績の要約である。著者は精神分析的方法を以て精神現象を理解する際，既存の精神分析理論にあきたらず，「甘え」を以て基本概念としたところにその独創性が存したのである。

　第5章「甘えと現代社会」では，本書執筆当時に世界的規模で起きた青年の反抗から説き起こし，現代人の疎外感の由来を論じて，全世界が幼児化するに至っている現状に注目する。言い換えれば，現代は誰も彼もが甘えているということになるが，ただこの場合の「甘え」は，前章にのべたのと同じく，充足した甘えではなく，甘えられない甘えである。しかしその点について詳しく説明はされず，「甘え」という日本語特有のコトバが世界的現象を記述する上で役立つということにもっぱら重点がおかれている。

　「甘え」という語によって示される概念がそれほど重要で普遍的なものであるならば，これに相当するものが精神分析をはじめ従来の欧米の心理学において全く取り上げられていなかったとは考えにくい。本書は第1章でそのことに簡単に触れているが，この点についてのさらなる突っ込みは30年後に出版された『続「甘え」の構造』*まで待たねばならなかったのである。

　なお本書の評判故にその書名が普通名詞化され，「あれは甘えの構造だ」と社会事象を非難する表現が生まれたのは「甘え」をいわばイデオロギー的に自立の対立概念として理解したためであるが，この点についても『続「甘え」の構造』で詳論しているので，参照していただきたい。　　　　　●土居健郎

　［詳細データ］土居健郎『「甘え」の構造』弘文堂，1971. 第3版；1999.
　＊　土居健郎『続「甘え」の構造』弘文堂，2001.

土居健郎(どい たけお)
『表と裏』　　　　　　　　　　［1985年］

　本書は書名が示すごとく、物事の二面性を示すために日本人がよく使うオモテとウラという言い方から説き起こし、これが日本人のしばしば意識する外と内の人間関係に対応し、それはまた建前と本音という意図の二重性とも重なることが第1部「基本概念」で明らかにされる。これらはすぐれて日本的な概念であるが、そのことはこれらが「甘え」概念に関係づけられることからも明らかである。もっとも日本的であるということは、「甘え」概念がそうであるように、特殊で一般には通用しないことを意味しない。これら諸概念の普遍性は、西洋で今世紀になってはじめて一般の認識するところとなったアンビヴァレンスを説明するのにこれらが有用であるという事実が証明する。なお西洋起源の概念である制度と個人の関係もこれら日本的諸概念と並行することが指摘される。
　第2部「社会の中の人間」ではオモテとウラないし建前と本音の別が社会生活に不可欠であることが主として内外の文学に現れる事例によって説明される。この区別が事実上不可能になりつつある現代社会は統一を欠いているのであって、そのことこそ人格分裂の背景であると指摘される。言い替えれば、精神病理は単に個人の問題というよりも社会的産物と見なしうることになる。
　第3部「秘密の意義」ではオモテとウラのウラに相当する人間の心が本来隠れてあるべきものであることが強調される。これは秘密といえばよからぬものと考えがちな現代の風潮の逆をいくものである。
　終章「ストーリーは続くか」では、ソフォクレスの『エディプス王』の悲劇は、フロイトがその名を借りたエディプス複合によって起きたというよりも、むしろ運命を先取りしようとしたために起きたと説かれ、現代に瀰漫する絶望の気分もそのことと関係づけて説明される。本書の著者が精神分析の方法に準拠しながらフロイトとは別の結論を導き出すことに注目すべきであろう。　　●土居健郎

　［詳細データ］　土居健郎『表と裏』弘文堂、1985.

土居健郎(どい たけお)
『新訂・方法としての面接』　　［1992年］

　本書は、「方法としての面接」「面接をどう始めるか」「わかるということ」「面接の進め方」「ストーリを読む」「見立て」「家族の問題」「劇としての面接」「面接とケース・スタディ」以上9つの章と、「関与しながらの観察について」「共感について」「患者に対する尊敬について」「わからないについて」「わからないと器質的精神障害」「投影同一化について」「対象関係の能力」「非言語的コミュニケーションの重要性」以上8つの註から成っている。末尾にはA. R. ファインシュタインClinical Judgment* [1967]についてのかなり長文の紹介文と「主観を通して客観へ」と題した「追記」が付されている。註のすべてと「追記」は初版[1977]にはなく、新訂のために書き加えられた。
　本書は150頁の小冊子だが、著者自身「粒々辛苦の産物」であるというように、かなり野心的な述作である。なぜなら著者はここで臨床の場で面接者が相手を理解するというのはどういうことかという根本問題を問うているからである。ことに相手をわかるという場合の「わかる」とは何がわからないかという点と相俟って初めて意味あるものとなるという提言は本書全体を貫く主旋律のごとく響く。またストーリーを読むように患者の話を聞かねばならないという主張や見立ての重要性についての指摘は、著者以前にかつてこのように主張した者がいない。さらに面接所見のみに基づいて、いわば「わかる」のヴァリエーションとして、分類概念を導き出したのも注目されてよい。
　最後に、真に臨床的な所見の重要性を裏書きするためにあえて精神科医ならぬ医学研究者の著書を紹介するのは、この著者ならではの工夫である。著者は論戦を挑んでいる。文章が平易であり、引用される多くの症例と同じく本書全体があたかもストーリーのごとく読みやすいということが本書を臨床家の間に流布させた理由であろう。　　●土居健郎

　［詳細データ］　土居健郎『新訂・方法と面接』医学書院、1992(初版；1977).
　* Alvan R. Feinstein, Clinical Judgment. The Williams & Wilkins Company, Baltimore, 1967.

トゥーレット　Gilles de la Tourette
「反響言語症および汚言症を伴う非協調運動の特徴をもった神経疾患についての研究」　[1885年]

　トゥーレット症候群の最初の明確かつ詳細な記載を行ったのが，ジル・ド・ラ・トゥーレットである．それによると，第1例目は，イタールが1825年に発表したものであり，以後自験例も合わせて9例の症例報告をしながら，家族歴，遺伝性，症状経過，予後などに言及している．表題の通り，いわゆる複雑運動チックである多様な非協調運動や反響動作 echopraxia（他人の動作の模倣），コプロプラキシア copropraxia（卑猥な動作）に複雑音声チックともいうべき反響言語 echolalia（他人の言葉の反復）と汚言症 coprolalia（反社会的ないし卑猥な単語の繰り返し），反復言語 palilalia（患者自身の発した音声や言った言語の反復）を合併した症状を特徴とする．トゥーレットはチック tic という語句はほとんど用いず，あくまでも舞踏病 chorea やヒステリーてんかんとの異同について語りながら，Jamping, Latah, Myriachit などの culture-bound な疾患を対比していることも興味を引く．さらに，遺伝性があり，寛解期もあるがさまざまな経過をとり，隔離・拘束・水治療・静電気治療などはまず無効である．

　1960年代になりハロペリドールなどの薬物療法によって治療可能性が出現し，脚光を浴びることになった．現在では，ICD-10，DSM-Ⅳともに，チック障害 Tic disorder とし，音声および多発運動性を合併したチック障害をトゥーレット症候群（障害）として位置付けている．成因も，環境・行動・神経・精神の関連をうかがわせ，遺伝的要因・発達的観点・脳器質的要因・環境・状況因さらに心因など幅広く考えられ，薬物療法や精神療法，環境調整が必要となる．発症も男性優位で6歳ごろから始まり，OCDやADHD，発達障害の随伴症状を生じることもあるが，予後は不良ではないとされてきた．　●藤村尚宏

　詳細データ　G. de la Tourette, Etude d'une affection nerveuse caractérisée par de l'incoordination motorice accompagnée d'écholalie et de coprolalie. Achiv. de Neurologie 9: 19–42, 158–200, 1885（保崎秀夫・藤村尚宏訳「反響言語症および汚言症を伴う非協調運動の特徴をもった神経疾患についての研究」『精神医学』20: 1019–1028, 1125–1135, 1978）．

時実利彦（ときざね／としひこ）
『脳の話』　[1962年]

　本書は，第2次世界大戦中完全に中断し欧米の水準から大きく引き離された日本の脳・神経生理学研究が戦後10数年を経て熱気を持って復興しつつあった時代，本分野の大先達として東京大学脳研究施設生理学部門を主宰していた著者が一般の人々に「脳」を理解してもらおうとの意欲に燃えて執筆した啓蒙書である．当時の知見を集大成しながらも適切な項目の配列，興味深く分かりやすい事例・資料の採択とよく噛み砕かれた簡明な文章により，"人間"を理解するための科学書として広く実業界にまで多数の愛読者を獲得し，画期的であった．また本分野の研究を志す若き後進にも座右の入門書となった．初刊以来40年を経て，この間の神経科学の発展に目覚ましいものがあったにもかかわらず改訂無しに第62刷（計80万余部）と未だ刊行を続けていることは驚異的である．

　序論として現在常識となっている「脳」に"心のすみか"を求める考え方の歴史的な進展について解説した上で脳の進化と発達，ヒトの大脳を中心とする中枢神経系の構造を概観し，神経系の構成単位であるニューロンの情報伝達の根幹であるシナプス機能──興奮と抑制──について基本的な説明をする．本論ではシステムとしての感覚系と運動系，そして大脳を中心とする機能へと論を進める．特に後者，すなわち生存・本能・情動行動を支える大脳辺縁系と自律神経系，意識・睡眠を支える脳幹網様体と大脳皮質，究極には言語・記憶・学習・理性・創造性の基盤となる大脳新皮質系についての解説はヒトの本性に迫る糸口を与える．これが本書を長命たらしめている大きな要因であろう．

　なお本書の発展編として『人間であること』が刊行され，現在も増刷を重ねている．ここでは特に記憶と学習，思考と言語，意志と創造，喜怒哀楽などの人間の特性に関して論を広げている．　●田中勵作

　詳細データ　時実利彦『脳の話』岩波新書，1962．
　＊　同『人間であること』岩波新書，1970．

ドーキンス Richard Dawkins
『利己的な遺伝子』　　　　　　　［1976年］

　著者ドーキンスは，自然淘汰の対象は生物の種や集団ではなく個体であるというダーウィンの進化論本来の考え方をさらに進めて，淘汰の対象は遺伝子であることを強調した。他よりよく自分のコピーを残しえた遺伝子が生き残ってゆく。だから遺伝子たちは自分が宿る個体を操作して，自分たちのコピーができるだけ多く残っていくようにさせる。その結果，個体は自分の遺伝子をもつ子孫ができるだけたくさん後代に残るように努力する。たとえ自分が死ぬことがあっても，自分の遺伝子が残ればよいのだ。したがって個体というものは遺伝子を生き残らせるための乗りもの（Vehicle）にすぎない，とこの本で彼はいう。このように遺伝子に操られて，個体は同種の他個体に対ししばしば利己的に振る舞うが，じつは利己的なのは個体ではなくてそれを操っている遺伝子なのだ。そこでドーキンスは"The selfish gene"（利己的な遺伝子）というキャッチ・フレーズを発明し，この本のタイトルにした。このことばはたちまち世に広まり，一種の流行語となったが，彼が言いたかったのは"遺伝子の利己性"である。利己的遺伝子という遺伝子があるわけではない。

　この認識に立って，ドーキンスは生物界の事例を説明していく。それらの事例は彼の発見によるものではないが，彼の明快な筆によって，読者は目から鱗の落ちるような新しい生物観を与えられた。

　しかし人間は他の動物とちがって，自分の遺伝子だけを残したがっているわけではない。人間は自分の作品とか自分の"名"も残したいと望んでいる。遺伝子ではないがやはり後代に残り，"増殖"もしていくようなものを，ドーキンスは遺伝子（ジーン）との語調あわせでミーム（meme）と呼ぶことにした。このことばも大いに人々の関心を呼んだ。

　この本は数々の反発を招いたが，現在では正統な（正統すぎる？）ダーウィニズムの考え方として広く認識されている。　●日髙敏隆

　［詳細データ］ R. Dawkins, The Selfish Gene. Oxford Univ. Press, 1976; new ed., 1989（日髙敏隆・岸由二ほか訳『利己的な遺伝子』紀伊國屋書店，1991）.

ドーソン G. D. Dawson
「誘発電位検出のための加算法」
　　　　　　　　　　　　　　　　［1954年］

　誘発電位は刺激が受容器で受容されてから大脳皮質に到達するまでに，脊髄・脳幹部・大脳などで記録される一過性の電位変動である。動物では大脳皮質表面に電極を装着できるので，十分な振幅を持ち容易に観察できるが，ヒトの場合は頭皮上電極を用いるので振幅が小さく（10μV程度），観察が困難であった。刺激時点をそろえて多数の誘発電位を重ねあわせる重畳法を，ドーソンはまず案出した。この方法では誘発電位の振幅は変わらないので，誘発電位の微細な部分までの観察は困難であった。ドーソンがさらに工夫した方法が，平均加算である。刺激時点をそろえて刺激に対する反応波形の瞬時値を加算，蓄積して再生する。これにより背景脳波は平均化され零に近くなり，誘発電位の成分が明瞭になる。尺骨神経刺激による誘発電位が背景活動に隠れるような例でも，20回の平均加算で10μV以下の誘発電位が明瞭になることが本論文で示されている。電子工学が発達した現在は容易なことであるが，本論文が発表された時点での困難さが，配電器やコンデンサの入った図面，物々しい装置の写真に偲ばれる。

　誘発電位は感覚障害の有無，感覚路における器質的病変の有無やその部位の検討など主に神経疾患に有用であり，感覚性の転換性障害の鑑別にも有用である。また，誘発電位には感覚刺激に関連した注意・認識・課題解決・随意運動など心理的活動によって変動する成分（事象関連電位）があり，精神科領域では単なる誘発電位よりも事象関連電位を用いた研究が活発に行われている。統合失調症患者におけるP300成分の振幅の減衰，痴呆患者における各成分の頂点潜時の延長などはよく知られている。これら誘発電位，事象関連電位の検出法は，現在でもドーソンが案出した平均加算法が主に用いられている。

●碓氷　章

　［詳細データ］ G. D. Dawson, A summation technique for the detection of small evoked potentials. EEG Clin. Neurophysiol. 6: 65-84, 1954.

ドーソン Geraldine Dawson／編
『自閉症―その本態，診断および治療―』
[1989年]

　本書は，自閉症の研究と臨床が分裂病仮説を離れて歩んだ約20年間の成果を踏まえつつ，自閉症の本態をかつてレオ・カナーが「自閉」概念を引用して説明した「社会・情緒」(social-affective) 領域に視座の中心を置いて新しい議論を展開したものである。

　全体は2部構成となっており，第1部では自閉症の本態をどう捉えるべきかについて発達心理学，発達精神病理学，心理言語学，神経解剖学，精神生理学，神経化学それぞれの立場から詳しく解説される。「それが知覚であれ認知，言語あるいは社会的なものであれ，われわれはもはやかつてのように単一の異常だけで自閉症を説明できるとは思わない」と編者は述べ，包括的で総合的な態度こそが自閉症の本態究明の際に道に迷わない唯一の方法であることを強調する。生物学的次元における脳機能異常と心理学的次元における言語・認知の障害とで自閉症の本態を捉えることができるはずであるとする当時の主流を批判し，カナーの原点に立ち返ったうえで科学的な議論を再構築すべきであるとの主張が全編を通じ貫かれている。その一方で，情緒・社会的領域の障害から自閉症を理解する方法を選んだとき，それが不毛な心因論の蔓延に至ったという過去の誤謬を繰り返さぬように，と戒めることも忘れてはいない。

　第2部は診断と治療についてであり，とくに治療を考える際の重要ないくつかのポイントが指摘される。たとえば言語は社会的相互作用の中でこそ発達すること，有能感や自発性という内発的な動機づけが重要であること，などである。治療の主な目標を社会的発達に設定した治療論が展開される。生物学的次元の治療である薬物療法の可能性と問題点については，質の高い内容がよく整理されている。

　昨今の児童精神医学の急峻な発展にあっても，幸か不幸か，10年以上前に出版された本著はパイオニアの光彩を失わずにいる。

●清水康夫

　[詳細データ]　G. Dawson (ed.), Autism: Nature, diagnosis, and treatment. Guilford Press, New York, 1989（野村東助・清水康夫監訳『自閉症―その本態，診断および治療―』日本文化科学社，1994）.

ドッズ Eric Robertson Dodds
『ギリシア人と非理性』
[1951年]

　E. R. ドッズ [1893-1979] は，オックスフォード大学で学び，同大学で教えたギリシア古典学の専門家であり，本書は1949年秋，バークレーで行われた彼の講義を下敷きにしている。彼はこの仕事にとりかかるきっかけについてこう述べている。「一体，ギリシア人たちは，本当に，人間の経験や行動において非理性的な要素の持つ重さについて，そんなに盲目だったのだろうか。ギリシア人を弁護する人たちも，ギリシア人を批判する人たちも，両者とも，普通そのように考えているのだが，この考えは正しいのだろうか。この問いから，この本が生れてきたのである」（岩田靖夫・水野一訳）。ギリシア古典の碩学が「非理性」に関心を寄せ，こうした問いを立てた結果，きわめて重要な著作が世に出ることとなった。ドッズは厳密な文献学と語源学的分析によって，古代ギリシア人たちの思考や行動における逸脱や原始的心性を理性と対比させながら，ギリシア人たちの残した文献を読み解いていくが，そこかしこに現れてくるのは，古代ギリシアにおける狂気の様態である。とりわけ本書の第3章「狂気の祝福」は，狂気の始原的現れを取り扱っているという点で興味深い。

　それでも，彼自らが述懐しているように，「ギリシア人と非理性」という本書のテーマを追求しようとすれば，膨大な時間と記述スペースが必要となるであろうし，ドッズが本書のなかで語りえたことは，彼の構想のほんの一部でしかないことも事実であろう。本書のテーマがこの才能豊かな学者の手でさらに書き進められていれば，精神医学史・文化史的にきわめて重要な体系が成立した可能性が高いだけに，テーマと分量のギャップが惜しまれる。しかし，この著作の歴史的重要性は動かず，たとえば，『ギリシア文明と狂気』の著者B. サイモンは，学生時代に本書に触れたことが，後の研究活動につながったことを明らかにしている。

●酒井明夫

　[詳細データ]　E. R. Dodds, The Greeks and the Irrational. University of California Press, Berkeley/Los Angeles, 1951（岩田靖夫・水野一訳『ギリシア人と非理性』みすず書房，1972）.

トリー Fuller E. Torrey ほか
『分裂病双生児の生物学的研究』
（邦訳名『ふたごが語る精神病のルーツ』）
[1994年]

本書はNIMH (National Institute of Mental Health) の研究費によってトリーらが6年以上にわたり実施した分裂病双生児研究である。対象はThe National Alliance for the Mentally Ill (NAMI) を通じて募集された。66組（分裂病40，双極性気分障害16，健常8など）を対象に，なぜ一卵性双生児にもかかわらず，表現型（分裂病）が不一致なのかの生物学的解明に焦点が当てられた。

この研究を有名にした知見は，New England Journal of Medicineに発表されたスダッスら[1990]のMRI所見である。分裂病不一致一卵性双生児15組中13組以上が側脳室拡大と海馬前部の縮小所見のみで弁別されたという報告である。これは分裂病における脳構造異常の存在を決定的と思わせた知見であった。また，分裂病罹患双生児は非罹患双生児に比べて前頭葉脳血流量が低下しており，それが海馬前部体積減少と正の相関を示した知見が含まれている。分裂病罹患と前頭葉-側頭葉の相関した異常との関連を示したものである。

これらの結果を惹起する胎生期（ウイルス感染，胎盤の状態など），周産期（産科合併症，出生児低体重など）要因が詳しく検討されている。

●岡崎祐士

[詳細データ] F. E. Torrey, A. E. Bowler, S. H. Tayler, I. I. Gottesman, Schizophrenia and Manic-Depressive Disorder. The Biological Roots of Mental Illness as Revealed by the Landmark Study of Identical Twins. Basic Books, New York, 1994 (岡崎祐士監訳／岡崎万紀子訳『ふたごが語る精神病のルーツ』紀伊国屋書店，1998).

トリー Fuller E. Torrey
『分裂病がわかる本』 [第3版：1995年]

本書は原題のサブタイトルにあるように家族・当事者と精神保健関係者のためのマニュアルとして出版された。その内容は決して平易というわけではなく，分裂病研究における脳画像や脳病理の最新の知識が盛り込まれて高度な内容となっている。にもかかわらず本書は発売とともに全米で大きな反響を呼び，これまでに全米で30万部以上も愛読されている。わが国でも1997年邦訳が紹介され，すでに4万部近い読者を持っている。なぜ本書はこれほどの高い評価を家族や当事者から受け，類書の中でも異彩を放っているのであろうか。それは著者自身が分裂病の第一線の研究者としてこの病気の医学的理解を進める一方で，妹が分裂病であるという分裂病家族の一員として身近な立場からこの病気に接してきた，という背景のためである。よい医者やよい病院の選びかた，タバコ・コーヒー・お酒などの程度までか，宗教・車・性の問題は，さらには病気の非医学的理解・学説（精神分析学派）や人権派弁護士の行きすぎに対する手厳しい攻撃など，米国で（また近い将来の日本でも）日常的に起きる身近な問題や疑問に対して著者の考えが明確に述べられている。本書の主張は，分裂病が脳の病気であることを知り，関係者がこの病気を理解し，最後に社会の人々にこの病気を理解してもらう，これによってスティグマ（偏見）に打ち勝ち，患者の権利を擁護し，よりよいケアのあり方を探ることができる，ということに要約できよう。

トリー博士はワシントンD.C.の聖エリザベス病院で勤務の後，現在アトランタのエモリ大学精神科所属，スタンレー研究財団研究部長，国立精神保健センター神経科学部門の客員研究員として，分裂病のウイルス感染説の研究をおこなっている。

●南光進一郎

[詳細データ] Fuller E. Torrey, Surviving Schizophrenia: a manual for families, consumers and providers. The Third Edition. Harper Collins, New York, 1995 (南光進一郎・武井教使・中井和代監訳『分裂病がわかる本―わたしたちは何ができるか―』日本評論社，1997).

トリューブ Hans Trüb
『出会いによる精神療法』　　［1951年］

　1950年代にドイツ語圏で起こり，わが国にも大きな影響を与えた人間学的精神病理学派の理論や実践を語るうえでの柱石となった「出会い論」の先駆者の1人と目されるのが，スイスの精神療法家でC. G. ユングの高弟でもあったハンス・トリューブ［1889-1949］である。ユングの複合心理学にもとづいた精神療法の目標とは，潜在的な自己の心の中心点である集合的無意識との神秘的合一であり，それは，弁証法的認識によって遂行される内省的な自己実現の過程であるとトリューブは指摘する。このような治癒概念には，他者や世界との伴侶的な出会いという人間の基本的事実，すなわち，「超越的な場から呼びかけられ，またそれに答えるかぎりでのみ，自分自身となり，彼自身が生成する」という人間の全体的現実（＝人格存在であること）へのまなざしが抜け落ちているという。その打開のためには，対話的‐人間学的操作が弁証法的‐心理学的操作と手を携えてなされなければならないというのが本書の主張である。この人間学的根本態度のなかで，治療者は，患者の無意識の象徴的人物としてばかりではなく，彼の伴侶的世界の生身の人格的代表者として出会われる。この交互的で人格的な出会いにもとづき，また，患者と医師のあいだの伴侶的かかわりの歩みのなかで，心理学的に治療されるべき心の錯綜もほとんどひとりでに解明され，解決されるという。トリューブが本書で意図している精神療法の対象は，さしあたりは「世界との出会いからの自己の後退のなかで対話の能力を失って孤立した」神経症を病む人間であるが，普遍的な人間論を展開していると見ることもでき，今日でも本書の意義は褪せることがない。　●大塚公一郎

　[詳細データ] H. Trüb, Heilung aus der Begegnung. Ernst Klett Verlag, Stuttgart, 1951 (宮本忠雄・石福恒雄訳『出会いによる精神療法』金剛出版，1982).

ドレー Jean Delay
『触覚認知障害』　　［1935年］

　触覚が保たれているのに触覚的に物体の認知ができなくなる病態を触覚失認というが，触覚がどの程度，あるいはどのように保たれているかの判断が必ずしも容易ではないこともあって，純粋な触覚失認の存在については今日でもなお議論のあるところである。しかし，要素的な障害が多少とも存在していても，それのみによっては説明のつかない触覚認知障害が存在しうることも否定できない。このことを体系的に論じ，触覚認知障害における基本概念を確立したのが本書であると考えることができる。
　すでにウェルニッケ［1895］は，触覚麻痺という名のもとに1次性失認と2次性失認をわけていた。前者は触覚表象（触知覚の記憶心像）の消失によるもので，後者は記憶心像は保存されているにもかかわらず他の知覚表象と連合しえないために物体の意味がわからないような病型である。これをうけるかたちで，ドレーは，触覚認知障害（astéréognosie）を1次性失認と2次性失認にわけた。前者はさらに，素材弁別障害（ahylognosie）と形態弁別障害（amorphognosie）にわけられるという。素材の認知（ざらざら，すべすべ，といった感覚）が不良で硬軟，冷温，重軽，粗滑といった系列検査で障害を示すのが前者であり，触覚による空間的形態把握が不良になるのが後者である。これに対し，2次性失認は触覚性失象徴（asymbolie tactile）とよばれ，触覚的に素材や形態の弁別はできるのに，物体の認知ができないような病態である。すなわち，感覚水準での障害がないのに触覚的に物体の意味を把握することができない状態で，これが狭義の触覚失認であることになる。　●大東祥孝

　[詳細データ] J. Delay, Les astéréognosie. Pathologie de toucher. Masson, Paris, 1935.

ドレー Jean Delay ほか
「選択的中枢作用のある一フェノチアジン化合物（4560RP）の精神科治療への利用」　[1952年]

精神病の患者に有効な薬があることを初めて立証した記念碑的な論文である。

当時は，スペシフィックに患者の精神状態を改善する薬の存在は知られていなかった。もちろん阿片アルカロイドがメランコリーを改善することはヒポクラテス以来の知識であったし，催眠薬が興奮状態をおさえるために使用されたりした。

しかし例えば阿片では鎮痛が主作用だし，依存性があって現実の臨床には使用不能である。さらにバルビツレートでは，気が楽になる前に眠くなってしまう。

H. セリエのストレス学説によると，非特異的な自律神経系反応が，病気そのものにもなるという。H. ラボリは，患者を冷やしてその際起こる自律神経系によるストレス反応を抑え，人工冬眠（hybernation artificielle）を行えば，外科手術も容易になるし，治療領域もひろがるので，さまざまな自律神経の遮断剤を試みていた。

当時フランスのローヌプーラン社が開発した各種の抗ヒスタミン剤が，その鎮静作用によっても期待されていた。

パリ大学のJ. ドレーらは，精神病患者を冷却しつつこれらの薬を用いれば，鎮静作用も強化され，その際の自律神経反応を除かれるであろうと考えた。4560RP（クロルプロマジン）が，まずサンタンヌ病院の男子入院患者に試みられたのである。

しかし偶然にも，患者を冷却しなくても静穏化が得られることが発見された。つまりこの単独使用によって，患者を冬眠状態ではないが一種の無関心状態にさせ，精神病の興奮を鎮静させることが発見されたのである。

さらに患者の興奮を抑えるだけではなく，躁病や精神錯乱状態に対しても治療作用があることが徐々に分かってきた。つまり向精神薬の時代が到来したのである。　●栗原雅直

[詳細データ] J. Delay, et al., Utilisation en thérapeutique psychiatrique d'une phénothiazine d'action centrale élective (4560RP). Ann. Méd. Psychol. 110: 112-117, 1952.

ドレー Jean Delay
『ジイドの青春』　[1956, 57年]

ドレー[1907-87]は20世紀フランスを代表する精神医学者で，精神薬理学その他の分野での幅広い研究で知られる。本書は作家アンドレ・ジイド[1869-1951]の伝記である。ドレーの文学への豊かな造詣を示す大著であり，1957年度のクリチック賞を受賞した。ジイドと個人的親交のあった著者は，膨大な作品，日記，書簡，さらには未発表の資料をもとに，誕生から作家として確立する20歳台半ばまでを描いている。

ジイドが自己の分身を描いた処女作『アンドレ・ワルテルの手記』[1891]を境として構成され，修行時代，従姉への恋，内省と危機，唯美主義など，年齢を追ってジイドの人格形成が跡づけられている。著者は精神的伝記（psycho-biographie）の視点から，特にジイド自身が心理探究家であったことに注目している。彼の諸作品は「ひとりの人間が自己を識り，解釈しようとした試みの，最も完全なもののひとつ」である。とくに『一粒の麦もし死なずば』でなされた自己探究はジイドが大胆な自伝作者であることを示し，彼のいう「神経の禍」すなわち心理的・生理的障害は天職への要求と深く繋がっている。著者はここから青年期の神経症と文学創造のかかわり，精神的不均衡（déséquilibre）と創造との関係を提起している。心理学者にとって魅力があるのは「ひとつの人格が，当初は均衡を欠いていたのが，ついに創造により，または創造のうちに，新たな均衡を見出すに至る，その進化の過程」であるという。病いは「不安の源」として内的進化を促す。ジイドみずから認めているように，病いは不安を与え，独創に向かわせ，その象徴的な表現が作品に他ならない。このようにジイドの内面が克明に記述され，神経症が創造性へ転換されていく過程が分析されている。　●中谷陽二

[詳細データ] J. Delay, La jeunesse D'André Gide. 1, 2, Gallimard, Paris, 1956, 1957（吉倉範光・尾崎和郎訳『ジイドの青春』1-3，みすず書房，1959, 1960）.

ドレー　Jean Delay,
ドニケル　Pierre Deniker
『臨床精神薬理学』　　　　　[1961年]

著者らによって精神疾患の患者に有効な薬が初めて発見された［1952］が，その約10年後までの知見を集大成した著書である。その後，向精神薬の分類や臨床作用の理解はほぼこの本の筋道に沿って行われた。したがってこの著書は精神薬理学のベースキャンプ的なものと評価できる。

次のような点が本書の特徴であろう。

(1)当時まで発見され合成された精神科の薬物を，発見の当事者たちが，歴史的見地から位置づけている。

(2)動物における基礎薬理と人間での治療効果の関連性が論じられている。

クロルプロマジンは，まず交感神経系に対して拮抗的に働き，低体温や制吐作用があり，また条件反応を抑制する。そんな薬理作用の特徴が，下記の穏和安定薬や催眠薬と対比されている。また例えば条件反応の抑制などから臨床効果がある神経安定薬のスクリーニングを行う理屈も生ずるのである。

(3)向精神薬を，その構造によるよりも，作様儀式によって分類することが提案された。

①精神機能を鎮静させる方向の薬を，意識の方向に働く催眠剤，感情面を安定させる神経安定薬ならびに穏和安定薬と分類した。

神経安定薬は神経系への副作用があるが，精神病に対しては臨床効果をもつ。また穏和安定薬は神経症などに有効である。

②逆に精神を賦活させる方向の薬に意識賦活薬（覚醒薬），感情を賦活する方向の薬として感情賦活薬（抗うつ薬）がある。

③精神を変える方向の薬としてLSD-25などの精神変容薬がある。

つまり精神のどの面に，どの方向の作用があるかによって，向精神薬を分類する方法が提示された。

(4)ただしこれらの薬は，用量や個人差によって分類のカテゴリーを変えることがある。精神病をおさえる神経安定薬でも，少量で神経症に対して治療効果を持つし，レセルピンの大量投与はうつ病をおこす。また意識を覚醒方向に変える覚醒アミン類は，長期投与で幻覚を生ずる精神変容薬のように働く。

(5)分子式の構造から言えばクロルプロマジンはプロマタジンに似ているが，前者が抗精神病作用を持つのに，後者のそれは微弱であり，抗パーキンソン作用の方が目立っている。

またクロルプロマジン，レセルピン，ハロペリドールの化学構造はまったく異なっているのに，共通して精神病の治療作用がある。さらにまた筋強剛やふるえなどの副作用も共通している。

(6)このように錐体外路系の副作用（身体作用）と抗精神病作用（精神作用）の間に本質的な関連があることが示された。これらの薬の精神面での作用メカニズムが，身体的基盤をもつことを示唆するものであった。

さらに実地治療のために，クロルプロマジンの副作用の展望を行った。静脈炎，肝炎，便秘を初めとして錐体外路症状，運動亢進症状などを紹介した。また精神分裂病に対する治療として攻撃療法，維持療法，再発に対する治療法という戦略を紹介した。

(7)当時抗うつ薬としては，MAO阻害薬であるイプロニアチドとイミプラミンだけが知られていた。これらはいずれもこの薬群の中でも感情賦活作用が強い種類のものであった。そして抗うつ薬を使用中にうつ病患者の躁転が見られれば，その薬物には抗うつ作用がある証拠という説を出した。

感情興奮に対して抑制効果をもつ抗精神病薬とは反対の作用スペクトルを持つ薬物群であるという理由から，この種の薬物は感情賦活薬という名称でくくられた。

(8)今日ふり返ってみるとSSRIなどには，いわゆる三環系抗うつ薬のような抗コリン系の副作用があまりない。身体面の副作用と精神的な効果とを，一義的に関連づけえないこともある。また当時は炭酸リチウムなどの抗躁薬の存在はひろく知られておらず，たんに存在をコメントされただけであった。

●栗原雅直

詳細データ　J. Delay, P. Deniker, Méthodes chimiothérapiques en psychiatrie. Masson, Paris, 1961（秋元波留夫・栗原雅直訳『臨床精神薬理学』紀伊国屋書店, 1965）.

中井久夫(なかい／ひさお)
『分裂病と人類』　　　　　　　　［1982年］

　本書は3部から成る。第2論文（初出『躁うつ病の精神病理』1，弘文堂，1975年）から説明するのがわかりやすいだろう。内因性精神病が，かつて有用であった人間能力が無用になり，その気質者の失調だけが目立つようになって成立するのではないかという仮説が出発点である。当時，うつ病の病前性格として日本精神医学の話題の焦点の1つであった，下田光造の執着性気質が日本以外の学界の承認を得ていないことを踏まえ，執着性気質の記述が勤勉，熱中など江戸中期に成立した通俗道徳の徳目と一致することに注目して，この道徳が成功とともに対象を失って失調してゆく機制を，二宮尊徳をモデルとして叙述した。この仕事は安丸良夫の江戸通俗道徳研究に負うところが大きい。本書に収めるに当たって，武士階級のモラルを加え江戸期武士の去勢感情の否認として捉えた。
　第1論文の「分裂病と人類」（初出『分裂病の精神病理』東京大学出版会，1978年）は，分裂病の源泉の探索であり，それは人類史を遡って狩猟採集時代に至った。そこではかすかな徴候を読み取る能力が生存にとって重要である。この能力は農耕社会（会計の社会）とともに没落を始め，失調者だけが目立つようになった。しかし，現在でも一般に相手のかすかな徴候を読むことは母子関係と求婚行動において特に重要であり，これが分裂病親和者が現在までなくならず，また全世界にほぼ同率に存在する理由であろうとした。これは，ジュリアン・ハックスレーの「分裂病はなぜなくならないか」という設問への1つの答えである。本論文における「徴候知」の発見はイタリアの歴史家ギンズブルグに先んじている。
　第3の「西欧精神医学背景史」［1979］は中山書店版『現代精神医学大系』所載の縮約である。全文は2000年にみすず書房から単行本として出版された。西欧精神医学における盲点として宗教の影響を指摘している。

●中井久夫

　［詳細データ］中井久夫『分裂病と人類』東京大学出版会，1982.

中井久夫(なかい／ひさお)
『分裂病』中井久夫著作集1　　［1984年］

　著作集のこの巻は「精神分裂病者の言語と絵画」［1971］で始まる。この短いエッセイは著者の第一作であるが，分裂病にかんする考えの多くが萌芽的に存在している。
　続く3論文「精神分裂病者の精神療法における描画の使用―特に技法の開発によって得られた知見について―」［1971］，「描画をとおしてみた精神障害者―特に精神分裂病者における心理的空間の構造―」［1972］，「精神分裂病の寛解過程における非言語的接近法の適応決定」［1973］は，言語活動の乏しい回復期患者に対して著者が開発した絵画療法技法を用いて患者の描画率を飛躍的に高め，それによって急性期から回復期までを縦断的に追跡した3部作である。
　第1論文は，なぜ描画か，の批判的論考から始まり，すべて著者が担当している分裂病患者，非分裂病患者合計84名の回復過程における週1〜3回の描画をその全経過にわたって追跡し，コンラートの図式を下敷きにして，著者の経過論を述べたものであり，特に臨界期の概念を提出した。また，風景構成法とナウムブルグのスクリッブル法とに対する妄想型と破瓜型との挙動の相違に注目し，両者の心理的・行動的世界を対比させている。
　これを受けて，第2論文では，分裂病患者をP型（描画上の妄想型）とH型（描画上の破瓜型）に分けて，それぞれの描画の特徴から両者の心理的・行動的構造を，ソシュール＝ロラン・バルトの構造主義の用語を援用した術語で特徴づけたものである。著者の用語によれば，P型は「パラシンタグマティズム」（強引なシンタグマ的選択），H型は「アンティパラディグマティズム」である。両者は，世界の認知・再構成と構想の立て方との相違であって，水準の差異ではないことを示した。すなわち，H型（実際にはこの点では緊張型も同じであり広く非妄想型というべきだろう）の風景構成はP型の歪んだ強引な構成に対して，整合的である。著者は，進んで一般論的に人間の世界認知と思考構成を「投影」と「構成」の2大アプローチに区分している。
　最後の第3論文は，もっとも包括的なもので，治療的アプローチが単一では衰微するこ

との指摘から始めて，分裂病の発病過程と寛解過程の詳細な図式化を行っている。臨界期をさらに 3 期に区分するなど，著者の分裂病に関する考えはこれら数枚の図式にほぼ要約されている。

「精神分裂病からの寛解過程」[1974]，「分裂病の発病過程とその転導」[1974]，「分裂病の慢性化問題と慢性分裂病よりの離脱可能性」[1976] は，これまた 3 部作である。第 1 論文は，従来の精神病理学用語を最小限にしか用いず，より普通の知的言語で回復過程を詳細に論述したもので，著者の論文中もっとも引用されたものであるが，実際は，さきの描画第 3 論文の第 2 表に集約されているものを展開したにすぎない。なお，心身両面の症状を分類せず，発症の順に描いてゆく著者独特のグラフ（非理論的−記述的）は，1960 年代から用いられていたが，ここで初めて登場する（これなくしては臨界期概念は描画にとどまっていたであろう）。第 2 論文は，観察した比較的少数の発病過程を，すでに定式化した寛解過程に重ね合わせて，定式化してものであり，第 3 論文は，慢性過程は，いかなる回復過程からも移行し，その反復化，常同化，単調化であるという主張と，それを準平衡状態として捉え，気象学の用語を借用して，この準平衡状態を「分裂病ベース」と「寛解（回復）ベース」にわけ，両者間の「ベース・チェンジ」を慢性状態からの離脱の第 1 条件とした。

以上の 6 論文は，事実上著者の主著である。その集約は『最終講義』*の主要部分の 1 つである。本巻の他論文はマイナーなものであるが，「思春期における精神病および類似状態」「分裂病者の言語」はあまり扱われなかった主題に鍬を入れたものである。なお，リュムケの「プレコックス感」についての論文のオランダ語からの訳が収められている。なお，本巻には収録されていないが，後 20 年の著者の模索は慢性分裂病状態の理解に捧げられた（著作集中の『中井久夫共著論文集』**および『分裂病・強迫症・精神病院』***所載）。

●中井久夫

[詳細データ] 中井久夫『分裂病』中井久夫著作集 1，岩崎学術出版社，1984.
* 同『最終講義』みすず書房，1999.
** 同『中井久夫共著論文集—精神医学の臨床—』中井久夫著作集別巻 2，岩崎学術出版社，1991.
*** 同『分裂病・脅迫症・精神病院』星和書店，2000.

中井久夫(なかい／ひさお)
『治療』中井久夫著作集 2　　［1984年］

「治療」のうち，絵画療法の理論部分は，分裂病論と切り放しがたくむすばれているので，著作集第 2 巻にはない。したがって，著者が折々に書いた治療にかんするエッセイの集積となり，著作集第 1 巻の「目がまわる」といわれた稠密さとは打って変わって，非体系的，経験的な臨床座談をもとにしたものになっている。

巻頭の「精神分裂病者への精神療法的接近」は，発刊間もない『臨床精神医学』（3−1 [1974]）に「研修医のために」という趣旨で書かれたものである。当時は学園紛争のためにそういうものがなかった。したがって，DSM の移入による精神医学的雰囲気の変化までの時期である 1970 年代に若い人にもっともよく読まれた。

著者は，分裂病への精神療法の先行文献の紹介を一切断念して，著者の臨床で感じたことだけを書くことにしている。「患者の気持を汲むこと」にはじまり，ついで治療者側の盲点や自戒するべきことを述べ，妄想を持つ人間の苦悩に光を当て，患者との押し問答をいかに避けるべきかに移り，患者を傷つけない言葉としての「あせり」と「ゆとり」を挙げて，その含むところから分裂病患者の苦悩の理解を試みている。著者は，後に「あせり」はサリヴァンが urgency と言ったもの（「分裂病の臨床研究」）に相当することに気づいている。また「ゆとり」は後に土居健郎が独立に取り上げている。

この論文の以下は，発病期，急性期，寛解期，そして慢性期よりの離脱にわけて，それぞれの段階における精神療法的アプローチの焦点を述べたものである。

続く「分裂病者における「焦慮」と「余裕」」は日本精神神経学会での教育講演であって，内容は前者の要約である。その後の「妄想患者とのつき合いと折り合い」「分裂病に対する治療的接近の予備原則」「分裂病圏患者の回復過程におけるケアについて」「精

神療法とその適応を考える試み」「医学の修練について」も，第1論文を補完するものである。特に，寛解期初期における深い基本消耗からの回復を待って社会復帰するべきこと，その初期には次々に提案を出してくる時期があること，この時期においては3週間待って変わらなければ実行を支援することなどを述べた。

アルコール症については，(1)ひいきの野球チームや力士，あるいは酒や食べ物など生活の好みがある人か，アルコールでさえあればよくひたすら意識喪失の中にのめり込む人かによって予後が分かれるとし，(2)アルコール症者が「ブラックユーモア」を解することに注目し，治療者も家族もユーモアを活用して「恥をかかさぬこと」を対話のポイントとし（たとえば酒を「米の汁」というなど）て「武士の情け」を感じさせ，(3)病棟行事などでは決して主役につけず「ヒラ」を体験させることが有用であり，(4)退院後の奇装やヒゲは去勢的に働くのでこれを咎めず，(5)「この盃をのんでまた禁酒すればよい」という「誘惑者」の出現を予告し，これを退けるか否かが決め手的重要性を持つことを述べている。

その他強迫症，うつ病についての著者としては珍しい小品もある。

芸術療法の部は，適用にあたっての要注意点を指摘したものと，方法とに分かれる。方法には，ウィニコットのスクィッグル法の紹介と枠づけ法，相互限界吟味法を加味したスクィッグル法など著者の開発したマイナーな方法の紹介がある。著者の名をもっとも連想される風景構成法については，創始者は決定版を書くべきでないとして，まとまったものを書いていない。

本書の残りは，サリヴァンの伝記，米国における死後のサリヴァン評価，エランベルジェ（エレンベルガー）来日講演の訳などである。なお，ドイツの特異な芸術療法家 O. ヴィトゲンシュタインの「芸術療法」への寄稿の訳が付せられている。　　　　●中井久夫

[詳細データ] 中井久夫『治療』中井久夫著作集2，岩崎学術出版社，1984．

中井久夫（なかい／ひさお）ほか
『昨日のごとく―災厄の記録―』
[1996年]

本書は『1995年1月17日，神戸』*の続編で，両書ともに，阪神・淡路大震災における精神科医のキャンペーンを記したものである。著者と共に働いた人たちの寄稿が少なくない。『1995年……』は震災直後の出版だったためもあってよく読まれた。震災直後から2月下旬までの緊迫した記録である。

これに対して，本書は，1995年3月から1年間の地道な記録であるとともに，次回日本のどこかを襲うであろう災害に対処する精神医学，建築学，倫理学など，前向きの災害研究の書でもある。

冒頭は，著者による東京と神戸の比較から東京の防災への具体的提言である。外部からの緊急応援は川の存在のため困難であるが，東京都のような大面積の場合には全部が激しく被災しないであろうからふだんからいくつかのセクターに分けて，軽微な部分が援助側に回ること，港と川を輸送に活用すべきこと，夜間など医師は居住地の近くの病院に赴くなど，以上をふだんから決めておくとよいと提言している。その次は，建築家による神戸被災家屋・非被災家屋の比較研究から東京の防災の考えである。

著者は，大都市災害に際しては，大学精神科が（そのリーダーの覚悟次第では）他では代替できない活動の中心になりうると考え，本書には収録されていないが，当該地の大学精神科教授のなすべきこと，なしうることを書いており，本書にもその示唆を盛り込んでいる。

本書は，震災1年後の「1996年1月」（震災1周年）と，1年間の日記（日程表）で終わっている。

著者は，災害精神医学の専門家でなく，一般的な精神科医としての経験や直観と，これまた第2次大戦の経験を下敷きにして，即興的な危機管理方略で対処してきた。そういう資料としての価値もあるだろう。　　●中井久夫

[詳細データ] 中井久夫『昨日のごとく―災厄の記録―』みすず書房，1996．
＊ 同『1995年1月17日，神戸』みすず書房，1995．

長井真理(ながい まり)／著
木村　敏(きむら びん)／編
『内省の構造―精神病理学的考察―』
[1991年]

　長井真理[1953-90]は37歳の若さで死去した，女性としては世界的にも珍しい現象学的精神病理学者である。その短い人生で多数の，しかも質の高い論文や翻訳を残したが，本書はその中のとりわけ重要な論文を彼女の師である木村が編集して，没後に出版されたものである。巻末には木村の筆になる各論文の解説が付されている。

　特に重要な論文だけを紹介すれば，Ⅱ章の「〈つつぬけ体験〉について」は長井の最初の分裂病論で，従来「思考伝播」「思考察知」などと呼ばれていた症状を，言語以前の沈黙から意味志向が発生し，それがさらに外部へ表現される「二重の外出」（デリダ）として論じた，きわめて緻密な論文である。

　Ⅳ章の「内省の構造―病的な〈内省過剰〉について」で，長井は通常の「事後的内省」とは異質の，分裂病特有の「同時的内省」を取り出している。

　Ⅵ章の「境界例における他者の病理」とⅧ章の「〈悲劇〉の生成としての境界例」は，主として精神分析的・心理療法的な角度から照明されることの多い境界例の病理を，現象学的立場から論じたという意味で，特筆すべき論文である。

　Ⅸ章の「分裂病者の自己意識における〈分裂病性〉」は，長井が死の床で執筆し，没後に公表された遺稿である。ここではデカルトのコギトを「私には『私が…する』と思われる」という二重構造をもつものと解釈し，「私には」の私と「私が」の私との差異から分裂病の自己障害を論じている。

　長井の論文は，現象学的考察の緻密さに加えて，何よりもその症例記述の巧みさに特徴があり，精神病理学における症例呈示の重要性をあらためて感じさせてくれる。

●木村　敏

[詳細データ]　長井真理（木村敏編）『内省の構造―精神病理学的考察―』岩波書店，1991．

中島一憲(なかじま かずのり)
『こころの休み時間―教師自身のメンタルヘルス―』
[1997年]

　近年，社会一般では「職場のメンタルヘルス」の重要性が叫ばれている。精神医療の領域においても，過労自殺の問題などにみられるように，勤労者の精神保健は今や重要な検討課題である。なかでも，かつてILO（国際労働機関）が「教師は戦場なみのストレスにさらされている」と指摘したように，教職はもっとも業務関連ストレスの大きい職種の代表とされている。しかも教師の精神保健は児童生徒のそれと表裏一体の関係にあることから，学校教育活動に重大な影響を与える要因として社会的に良くも悪くも注目されやすいのが現状であろう。

　本書は，そのような教師自身の精神保健について具体的な症例記録を提示しながら，一例ごとに精神医学的な解説を簡潔に加えた単行本である。その体裁は，さまざまな精神疾患をほぼ網羅する豊富な事例検討を中心として，教職員の職種別の特徴や学校現場における精神保健への取り組みの実践的な指針も示した構成とされている。教師の精神保健に関する一面的な解説書やカウンセリング的色彩の濃い類書は少なくないが，精神医学的な一貫した見地から事例検討を包括的にまとめた本書は希少な価値を有するものである。

　著者が勤務する三楽病院は東京都公立学校の職域病院であり，全国でもっとも多くの教師が受診している医療機関である。そこでの臨床経験を踏まえて執筆された本書は教師向けのメンタルヘルス読本であり，主な読者対象を教育関係者としている。しかし同時に，精神医療や心理臨床に携わるさまざまな立場の者にとっても産業精神保健の一典型例として教科書的に読める。教師の精神保健という側面から昨今の学校教育現場をめぐる危機的状況を知るよすがとして広く一般の人々にとっても一読に値するものといえよう。

●中島一憲

[詳細データ]　中島一憲『こころの休み時間―教師自身のメンタルヘルス―』学事出版，1997．

中田　修（なかた／おさむ）
『犯罪精神医学』　　　　　　　　［1972/87年］

　「犯罪精神医学」の語は，本書の刊行以来普及した。それは犯罪生物学と刑事司法精神医学を包括する概念である。本書は内容的には後者に重みがある。本書は「放火犯」，「責任能力」，「犯罪と病型」，「酩酊犯罪」，「精神病理」，「被害者学」の6部に大別され，各部に数編の原著・総説が割り当てられ，初版では22編，増補版では26編が収録されている。内容は多彩であるが，本書でとくに価値高いのは「病的酩酊の症候論」であり，著者は病的酩酊に関する文献を徹底的に渉猟し，今日世界でもっとも高く評価されている，スイスのH. ビンダーの酩酊分類を初めてわが国に紹介した。精神障害者の責任能力についてはK. シュナイダーやグルーレなどと同様に，精神分裂病や躁うつ病などの精神病（Psychose）には原則として全般的責任無能力を認める，あるいは責任能力判定に関してはK. シュナイダーとともに不可知論を採用する，著者の見解が見られる。著者はガンザー症候群の1例にもとづいて，「的はずれ応答」は Wissenwollen と Nichtwissenwollen の力動的関連性によって成立するとし，その発現に意志の意義の大きいことを証明した。著者は被害者学を初めてわが国に紹介したが，その契機となったメンデルソーンの被害者学の抄訳も収載されている。事例報告にも貴重なものがあり，寺院放火を反復した狂信者，間接自殺の事例，寝ぼけの殺人未遂例，糖尿病者の強盗致傷等例，病的酩酊の幼女強姦殺人例，アルコール幻覚症の殺人例，"空想幻覚"をもつ有機溶剤中毒例などが挙げられる。総説では，精神薄弱の知能指数による分類，うつ病と犯罪，ねぼけの犯罪，アルコール症と犯罪などが有益である。また，放火犯の概観や，精神病性放火犯，訴訟能力などの知識も得られる。　　　　　　　　　●中田　修

　［詳細データ］中田修『犯罪精神医学』金剛出版，1972；増補版，1987.

中田　修（なかた／おさむ）
『放火の犯罪心理』　　　　　　　［1977年］

　本書は著者の放火に関する研究のほとんど全部を収録する。著者は1946-51年に，主として受刑者としての放火犯人の調査をした。その成果は「放火犯人の犯罪学的調査研究」として本書に収録された。調査事例は男女併せて約200例の，精神病，重度の知的障害などの著しい精神障害者を除いた放火犯人である。男女を通じて，放火犯人には精神薄弱が多く（男子31.5％，女子45.5％），性格的には男子では過感型，無力型などの類型が多く，女子では虚栄的で興奮的な，いわゆるヒステリー性格がやや特徴的である。そして，放火は知的障害者を含めて無力的な者のもっとも有力な復讐手段であることが証明された。この調査事例をもとにして追跡研究したのが「放火犯人の社会的予後」である。そこでは放火犯人の，釈放後5年以上経過したときの再犯率は，男子では28.6％，女子では13.2％で，一般犯罪，とくに財産犯罪のそれより低率である。その後，指紋原紙から無選択に選び出された放火事例にもとづいて補足検討したのが「放火と累犯の研究」である。ここでは放火は初犯者に多く，累犯者でも放火は初犯時ないし2犯時に出現することが多いことが示された。さらに著者が連続放火の研究を試みたのが「連続放火犯人の研究」である。連続放火では，不満の発散，犯行の隠蔽などの動機が注目され，不満の発散，火の喜び，悪戯の3つの動機が密接に関連している。「わが国の放火研究の歴史」は呉秀三，三宅鑛一，市川季熊，鹿又文雄らの業績を紹介している。「あとがき」では放火狂（ピロマニー）の概念が明確にされた。冒頭の「放火の犯罪心理」はこのテーマの概観に有益である。巻末に興味ある1連続放火犯人の精神鑑定書を収録している（付記：この事例は本書発行後，受刑中に精神分裂病を発病した）。
　　　　　　　　　　　　　　●中田　修

　［詳細データ］中田修『放火の犯罪心理』金剛出版，1977.

中谷陽二（なかたに ようじ）
『精神鑑定の事件史』　　［1997年］

　本書は犯罪史上に残る事件を題材として，犯人の病理と精神鑑定について考察したものである。取り上げられた人物はレーガン大統領暗殺未遂犯のヒンクリー青年，ビリー・ミリガンを筆頭とする"多重人格"の犯罪者，明治24年に訪日中のロシア皇太子ニコライを襲った大津事件の犯人津田三蔵，パラノイア概念が形成される重要なきっかけとなった大量殺人事件の犯人ワーグナー，これと匹敵する津山事件［昭和13年］の犯人都井睦雄，晩年に妻を殺害したカリスマ哲学者のアルチュセール，終戦直後の俳優仁左衛門殺しの犯人などである。これらの事件の裁判では鑑定結果が論議の的になり，精神医学的診断の妥当性が俎上に乗せられた。ヒンクリーに対する無罪評決は精神異常を理由とする免責制度への集中砲火を呼び，連続殺人犯ビアンキの裁判では多重人格の診断をめぐって鑑定人が二派に分かれて争った。アルチュセールは鑑定結果にもとづく予審免訴の手続により奪われた発言の場を自伝執筆に求めた。

　本書はこれらの具体例を通して精神鑑定に潜むさまざまな陥穽について論じている。映画『タクシー・ドライバー』の熱狂的ファンで，女優ジョディ・フォスターに対するストーカーでもあったヒンクリーは，狂気とも正気ともつかない発言を通して鑑定人を混乱に陥れた。ミリガンは"虐待のトラウマに苦しむ多重人格患者"を演じて精神科医と心理学者の関心を巧みに引きつけた。ワーグナーを典型的なパラノイア症例と報告して学問的野心を満たした鑑定人ガウプ教授と，文学的成功に執着し続けたワーグナーの間には複雑な感情的関係が見出される。精神鑑定が裁判というすぐれて演劇的な空間での診断する人とされる人の出会いであることに特に注意を促している。
　　　　　　　　　　　　　　　　●中谷陽二

　　［詳細データ］中谷陽二『精神鑑定の事件史』中公新書，1997．

中村一夫（なかむら かずお）
『自殺』　　［1963年］

　自殺の心理学的，精神病理学的な研究書の中で，本書は我が国での先駆となったものである。統計からみた自殺，自殺者の異常心理，疾患・人格類型との関連，予測と徴候などについて広く解説されている。本書の意義は特に，自殺念慮にもとづく道づれ殺人の事例として津山事件を取り上げ，司法省刑事局の報告書などをもとに詳細に記述し，精神病理学的な考察を加えたところにある。

　岡山県津山市近郊で1938年に発生した津山事件は28名にものぼる多数の犠牲者を出し，その25年前に南ドイツで起きた教頭ワーグナーの事例に匹敵する大量殺人事件である。犯人の都井睦雄は病弱であったが正直，勤勉な模範児童として育った。家庭の事情で中学校への進学を断念したうえ肋膜炎をわずらい，人嫌いとなった。18歳のときに肋膜炎の再発で自棄的となり，村の女性を相手に性的放縦にふけるようになった。20歳，結核のため徴兵検査が不合格となった。さらには親しかった女性から受けた恥辱が打撃となり，絶望の中で女性や村の住民たちへの復讐を決意した。遺書を残し，祖母を殺害した後，厳重に武装して人々を襲い，直後に自殺した。

　中村は遺書などをもとに生育史から犯行までの経過を丹念に追い，犯人の精神像をエルンスト・クレッチマーの敏感関係妄想とみなしている。すなわち，倫理感が強い努力家でありながら内向性と虚弱さを備えた二面的な性格，狭い村落で不治の病として嫌悪された結核に罹患したことによる環境の持続的圧迫，結核のための徴兵の不合格と女性の裏切りという屈辱的な体験を引き金として関係妄想が結実，発展したという。関係妄想が精神的葛藤と不可分の内容をもち，鍵体験を核として形成されている点も敏感関係妄想の特徴とされている。
　　　　　　　　　　　　　　　　●中谷陽二

　　［詳細データ］中村一夫『自殺―精神病理学的考察―』紀伊国屋書店，1963；新装版，1978．

中村雄二郎(なかむら／ゆうじろう)
『共通感覚論―知の組みかえのために―』
[1979年]

　この本は、「岩波現代選書」の1冊として書き下ろされたものである。構成は、「第1章　共通感覚の再発見」、「第2章　視覚の神話をこえて」、「第3章　共通感覚と言語」、「第4章　記憶・時間・場所（トポス）」「終章」となっている。この本において著者がもっとも力を入れたのは、しばしば平板化されがちなコモン・センスをアリストテレスが『デ・アニマ』のなかで提出した「センス・コムーニス（sensus communis）」の原義にまで遡り、視覚、聴覚、嗅覚、味覚、触覚という五官の統合と組みかえによって、近代合理主義が陥った視覚優位の文明を相対化することにあった。また、五官の再統合とドラスティックな組みかえは、絵画を中心とした芸術（マグリット、エッシャーなど）によって押し進められることの意味を明らかにするとともに、精神病理学でも、「コモン・センスの精神病理」として、木村敏が早くから注目してきたW.ブランケンブルクの『自明性の喪失―分裂病の現象学―』[1971]の成果が、大きく導入され、検討される。さらに著者は、共通感覚の次元が日常言語の次元と大きく重なり合うことのうちに、日常「言語」の再評価の手がかりを求めている。

　著者の発信するメッセージは、巻頭に掲げられた諸家のことばによって示されている。なかでも、著者がとくに愛着を感じているのは、次のH.アーレントとマクルーハンとカントのことばである。「共通感覚を奪われた人間とは、まことに、論理的に考えることのできる動物以上のものではない」（アーレント）。「テクノロジーにしっかりと直面できるのは、五感の知覚を事態の変化に応じさせることに習熟した真の芸術家である」（マクルーハン）。「共通感覚とは、他のすべての人々のことを考慮し、他者の立場に自己を置く能力である」（カント）。

●中村雄二郎

[詳細データ] 中村雄二郎『共通感覚論―知の組みかえのために―』岩波書店、1979．『中村雄二郎著作集V　共通感覚』所収、岩波書店、1993．岩波現代文庫版、2000．

中安信夫(なかやす／のぶお)
『初期分裂病』
[1990年]

　分裂病のはじまりをごく一般的に初期分裂病と呼ぶこともあるが、本書で述べられた初期分裂病とは、〈初期－極期－後遺期と進展する特異なシューブを反復する慢性脳疾患〉という分裂病の定義（3亜型分類のうちでは緊張型や妄想型であり、破瓜型は除く）を前提として〈初回シューブの初期〉と規定される1つの病期型ないし1つの臨床単位であり、分裂病の早期発見・早期治療に資すべく1990年中安によって提唱されたものである。なお、ここに〈初回シューブの初期〉とは旧来発病に先立つ「前駆期」と称されてきた時期のことであるが、いくつかの先行研究に導かれる形で中安がこの時期に分裂病特異的と考えられる症状が存在することを再発見したことを通して、その時期はすでに発病した後の「初期」であると改められたものである。初期分裂病の臨床単位性を保証するものとして、(1)極期ないし後遺期の症状と初期症状との間には明確な症状学的差異がある、(2)極期には病識が失われるが、初期には病識が保たれている、(3)極期症状に対して有効なドーパミン受容体遮断剤が初期症状には無効である、(4)初期から極期への移行には段階的飛躍を要し、両者の間には障壁がある、があげられているが、初期分裂病という概念の成立にとって最も肝要なものは上記(1)でも述べられた分裂病特異的な初期症状の存在であり、中安によればそれは①自生体験（自生思考、自生視覚表象、自生記憶想起、自生内言、白昼夢）、②気付き亢進（聴覚性気付き亢進、視覚性気付き亢進、身体感覚性気付き亢進）、③漠とした被注察感、④緊迫困惑気分の4項目10種の《初期分裂病の特異的四主徴》である。なお、これらの症状の分裂病特異性に関しては、分裂病の病理発生と症状形成についての中安自身による「状況意味失認－内因反応」仮説によって精神病理学的に論証されている。

●中安信夫

[詳細データ] 中安信夫『初期分裂病』星和書店、1990．

■ 長山泰政(ながやま／やすまさ)／著
精神科医療史研究会／編
『長山泰政先生著作集』　　　　　　　[1994年]

　長山泰政[1893-1986]は，日本ではじめて院外療護を提唱しその小実験もした人。"院外療護"とは，今日の院外リハビリテーション，あるいはextramural treatmentに相当する。長山は1919年府立大阪医科大学を卒業。はじめ神経病理学を研究していたが，1929-39年のドイツ留学中に，院外療護についてのコルプの講演およびツームの実践，作業療法についてのジーモンの講演に魅せられて，教職の道をことわった。1931-49年と大阪府立中宮病院医長として，作業療法にとりくむとともに，ヨーロッパの精神病院，家庭看護，院外保護などについての論文をつぎつぎと書き，日本に院外保護機関を設置することを提唱した。だが，かれの理解者は，松沢病院で作業治療にとりくむ菅修だけであった。

　長山の著作をおさめる第1部では，院外療護および院内療護（とくに作業療法）に関する11論文は全文復刻されている。なかでもヨーロッパでの見聞は熱をもってかたられている。ローマ字書きだった滞欧日記も，日本文にしてつけてある。臨床論文の1つは全文をおさめ，その他の学術論文は抄録をいれてある。その他の文章，談話も主要なものはおさめられている。

　第2部（生涯とその人）には，まず森口秀樹によるかなり詳細な伝記があり，ついで子息・長山泰久氏（ヨーロッパで父の跡をたどられた），親戚・浜田晋，臺弘，西村健，永島文夫・時武治雄ほか中宮病院関係者，松沢病院にいた吉岡眞二などによる思い出がつづられている。

　第3部の岡田靖雄による「日本での精神科作業治療ならびに精神疾患患者院外治療の歴史（敗戦前）」は，長山の仕事を戦前の精神科医療史に位置づけるためのもので，私宅監置も院外保護だとしてしまう日本的歪曲をついている。
●岡田靖雄

　[詳細データ] 精神科医療史研究会編『長山泰政先生著作集』長山泰政先生著作集刊行会，1994.

■ 二木宏明(にき／ひろあき)
『脳と心理学―適応行動の生理心理学―』
[1984年]

　行動の制御における脳の役割について理解するためには，脳に関する知識ばかりでなく，行動がどのように研究されてきたか，行動を制御する要因について何がわかってきたかを当該分野の研究史をふまえて知る必要がある。本書は動機づけ行動と高次精神活動に焦点を当ててこの点を体系的に詳述したものである。

　第1章と第2章は総論にあたり，脳研究の歴史と方法について述べられている。

　これらに続く5章は動機づけ行動にあてられ，「摂食」（第3章），「飲水」（第4章），「性」（第5章），「睡眠」（第6章），「情動（怒りや恐れ）」（第7章）について，行動の特徴，行動に影響を与える諸要因，行動の神経機構，という3部構成で解説がある。神経機構は部位別に論じられ，これらの行動に直接関係の深い部位ばかりでなく，脳の各部位の調節的役割についても理解を深めることができる。

　高次精神活動を論じた後半の3章では，ヒトの研究事例による神経心理学の基礎知識も提供しつつ，第8章「学習と記憶」では基本的実験法，学習の系統発生，学習と記憶の座，その神経機構，記憶の生化学的基盤などについて，第9章「脳の左右非対称性と言語」では非対称性と言語行動の中枢機構，第10章「連合野と行動」では領域別に前頭連合野，頭頂連合野，側頭連合野，後頭連合野の機能について解説されている。

　本書刊行以後，脳科学は急速に進展し，とくに近年では分子生物学的研究の進歩が著しい。しかし行動研究の基本に関するテキストは不足しており，脳の機能と行動との関連はむしろ見えにくくなっている感もある。刊行後十数年を経た今でも本書は整然と構成された数少ない日本語教科書であり続けている。
●廣中直行

　[詳細データ] 二木宏明『脳と心理学―適応行動の生理心理学―』朝倉書店，1984.

西園昌久（にしぞの／まさひさ）
『精神分析治療の展開』　［1983年］
『精神分析治療の進歩』　［1988年］
『精神分析技法の要諦』　［1999年］

　これら3冊の中に著者の精神分析研究に関する主な論文が収録されている。著者の最大の関心は臨床精神医学と精神分析の統合に関するものである。たとえば，精神分裂病に関していえば，「精神分裂病の精神療法」「神経症と精神病のちがい」「精神分裂病の治療可能性」「慢性分裂病の治療への挑戦」「治すことと癒すこと」が，うつ病に関していえば，「最近のうつ病とその治療」「うつ病の病理と家族療法」「治りにくいうつ病の治療」，人格障害についていえば，「境界例の症候学」「プリミティブな人格障害の治療」，神経症についていえば，「ヒステリーの臨床」「強迫の意味するもの」「強迫性障害の症候群—依存，過食，自傷などとの関連—」「自己臭恐怖—タテ社会における対人関係の今日の病理—」が論じられている。著者の第2の関心は第1のそれと関連することであるが精神分析技法論である。「罪の意識の精神分析」「転移の理解と分析」「治療者論」「行動化」「精神療法の副作用」「S. フロイトの治癒像」「精神分析技法の修正と発達」「解釈することの意味」「治療抵抗性病態へのアプローチ」「癒しの文化性—伝統的治療と精神医学的治療—」が論じられている。そのような治療実践から著者はわが国の対象関係論者と評されることとなった。著者の第3の関心は発達論であり，また文化論である。前者に属すものとして，「身体的自我の構造」「精神分析療法における父親」「甘えの二重構造—母子関係理論への提言—」が論じられているが，母子関係の中にも母親を通して父親との関係が存在することが主張されている。後者に属すものとして，「精神分析の最近の動向—東洋と西洋との対話の可能性—」「精神療法—東洋と西洋—」が収められている。

●西園昌久

［詳細データ］西園昌久『精神分析治療の展開』金剛出版，1983．『精神分析治療の進歩』金剛出版，1988．『精神分析技法の要諦』金剛出版，1999．

西丸四方（にしまる／しほう）
『臨床精神医学研究』　［1971年］

　西丸四方の学術論文集で，脈なし病の本邦第1例とされる症例報告［1938］，脳の形態学的研究である「大脳表面の展開と細胞構築」［1947］の他に，彼の主要論文とされる「非定型的分裂病に関する臨床的研究」［1962］，「分裂性体験の研究」［1958］，さらには，単行本として刊行された『幻覚』［医学選書24，学術書院，1948］などを収める。「分裂性体験」や『幻覚』で，正常人において諸体験は前景体験と背景体験とに分けて観察することができるが，分裂病においては，幻覚，作為思考，妄想知覚，体感幻覚，離人症などは背景体験の前景化として，さらにそれに伴う前景体験の被圧迫による不全化としてみることができると主張した。これは，ヤスパース，ゴールドシュタイン，ジャクソン，とくにゲシュタルト心理学に基づく論であり，これにより西丸は日本におけるゲシュタルト理論に基づく精神医学者のひとりとされるようになった。とくに，『幻覚』は一般向きに書かれたものではあるが，もともとは独文 Das Feld des Halluzinierens として発表され，ヨーロッパの精神医学界にも広く紹介された。彼の代表作である教科書『精神医学入門』につながる論文としてきわめて重要である。また，その教科書の序にあたる「精神障害の組立て」と「心理派の精神医学と各国の精神医学」の章が本学術論文集にも収録されているし，1964年にアメリカの学会で報告され，のちに『異常心理学講座』に掲載された「心理療法」は英文タイトルのように，精神的風土と東洋的心理療法が論じられ，中国の老荘思想の影響を受け，人間存在は無常であるという現実に身を委ねて，「人間は自然に，今ある不条理を不条理として受け入れ，ただあるがままに生き，中途半端なさかしらなど加えない」心理療法をよしとした。他に，「Praecox Gefühl と無」「ヤスパース」「精神医学的にみた夏目漱石」「島崎藤村の秘密」の諸論考が採録されている。

●松下正明

［詳細データ］西丸四方『臨床精神医学研究』みすず書房，1971．

西丸四方(にしまるしほう)
『狂気の価値』　　　　　　　　[1979年]

　西丸四方は個性豊かな精神科医である。個性とはその人独自の文体を持っていることであるが，彼の文体は，難しい専門語は使わずにできるだけ平明な言葉を用い，しかも彼のフィルターにかけられ濾過されてきたあらゆる経験や思想はすでにして彼自身に身体化されているといった類いの文体である。それだけに，西丸の個性は，精神医学の専門的な論文よりも教科書とか一般向けの通俗書に，より輝いて発揮されるかのように見える。なかでも，本書は彼の代表作のひとつとしてよいだろう。

　身体の病気と違って，「狂気，精神病は，人間の存在にとって価値があるものである。主観的に自己の価値が高くなったものと感ずるものも多いし，客観的にも高く評価されるべきものがいくらもあり，個体の存在や活動に有利なことがある」という立場から，狂気の種々相を孔子や荘子の狂，あるいは宗教や文学における狂気を取り上げて語源的，歴史的に論じ，狂を生きる人物として大川周明，ニーチェ，フロイト，青山半蔵を談じ，狂を真似るものとして佯狂に関する精神医学的問題を提示している。

　狂気や精神病を非とみるのではなく，むしろ狂気にこそ人間存在としての積極的な意義をみようとする根底には，もちろん，社会における精神病者への偏見や差別に対する苦々しい思いがあるが，西丸はそのようなことは決して声高に語ろうとしない。有名人物の病跡や自らの臨床における患者さんの事例を示しながら，狂気の価値を静かに主張することによって社会における偏見に対峙しようとしている。それだけでない。西丸の思想の根底には荘子がある。精神病者の示す病状にはどのような意味があるのかと自問して，死ぬことを知っている唯一の生物である人間が思い及ぶ死後の存在様式を啓示していると述べている。
●松下正明

[詳細データ] 西丸四方『狂気の価値』朝日新聞，1979．

西丸四方(にしまるしほう)
『精神医学の古典を読む』　　　　[1989年]

　日本の精神医学のなかでは独自の立場にたつ西丸四方は精神医学史にも造詣が深かった。とくに，19世紀を中心としたドイツ精神医学，就中，ロマン主義精神医学への思いが強く，ハインロートの「精神生活の障害，あるいは精神障害とその治療に関する教科書」の翻訳がなかでも最大の業績であろう［『狂気の学理』中央医書，1990］。

　本書は，1985年から3年間，雑誌『こころの科学』［日本評論社］に同じタイトルで連載されたものを1冊にまとめたものである。著者の述べるように，体系的に，あるいは精神医学史上最重要なものを取り上げたというのではなく，戦時中から古本屋めぐりをしておもしろそうな本を買い集めたものから選んだという。たしかに，オカルト小説『ゴーレム』から書が始まっていることに著者の面目躍如がある。

　精神医学の古典を読むとは言いながら，実際には精神医学史上名だたる精神医学者の略伝集に近い。取り上げられている人物をあげれば，カント，ハインロート，グッデン，ラッシュ，アウテンリート，ヘルダーリン，ピネル，エスキロール，フロイト，ジャクソン，マイアー，グリージンガー，ウェルニッケ，ノイマン，クレペリンなどとなる。あるいは古典としては，『魔女の槌』の他，日本の古い精神医学書（土田獻の『癲癇狂経験論』，許浚の『東医宝鑑』，永富独嘯庵の『漫遊雑記』，神戸文哉の『精神病約説』），平安時代の『医心方』が述べられている。その多くは，西丸が他のところでも，その著を訳するなどなんらかのかたちで取り上げた人物や古典で，この一覧を見ていると，彼の好みが強く反映されており，西丸なりの精神医学史観がうかがわれ，おもしろそうな本をただ並べただけという著者の韜晦にだまされてはならない筋書きがある。
●松下正明

[詳細データ] 西丸四方『精神医学の古典を読む』みすず書房，1989．

西山 詮(にしやま／あきら)
『民事精神鑑定の実際』 [1995/98年]

三宅鑛一はその『精神鑑定例』[1937]*において，刑事鑑定と民事鑑定に公平な価値を割り当てていた。ところがその後の日本の司法精神医学は，刑事責任能力の鑑定にもっぱら力点を置いてきた。

本書はこのような偏向を正し，日頃治療に忙しい臨床家を，一夜にして自主独立の民事精神鑑定人にするために作られた。

第1部では，「精神鑑定の仕方」において，鑑定人が民法上の判断についても意見を述べることを勧めている。そうして初めて，法律家と精神科医との対話が成立するからである。「民事精神鑑定とその周辺の諸問題」では，高齢社会を迎えて，成年後見制度，遺言，養子縁組等の利用が増え，鑑定等の必要も高まっていることを述べている。「鑑定に必要な民事法」については，若干の条文を引用しつつ，必要最小限の法的知識を展開した。「精神障害者の意思能力」においては，一般に法的能力の判断基準と呼ばれているものが，実は判断構造を示すものであること，判断基準は法律行為によって異なるので，問題になる法律行為毎に個別的に検討しなければならないことを力説した。財産行為，身分行為（遺言，養子縁組等），訴訟行為（調停を含む）における意思能力またはそれに相当する能力につき，学説を紹介しつつ簡単な解説を付した。

第2部は6事例に関する8鑑定書を省略なしに提示して，解説を試みたものである。初心の読者は，まず第2部の関連のありそうな事例から読むのがよかろう。センスさえあれば，若干の事例に依って，作成すべき鑑定書の本質をつかむのは容易なことだからである。事例Bの3鑑定書を通読すれば，今日の民事精神鑑定の水準を知ることができる。

●西山 詮

[詳細データ] 西山詮『民事精神鑑定の実際』新興医学出版社，1995；追補改訂版，1998.
＊ 三宅鑛一『精神鑑定例』南江堂，1937.

西山 詮(にしやま／あきら)
『精神分裂病者の責任能力―精神科医と法曹との対話―』 [1996年]

これは，精神分裂病者の刑事責任能力判断につき向後の指針になるという，最高裁判決（昭和53年）と最高裁決定（昭和59年）の基になった1事例を取り上げて作成されたほぼ完全な資料集であり，これに著者の忌憚のない考察を加えて成った研究書である。犯行は昭和44年1月であるが，裁判に15年余を要し，この間に精神鑑定が5回施行され，うち3名の鑑定人に対しては鑑定人尋問が行われた。被疑者・被告人に関する全裁判資料のうち，精神鑑定に関連のあるほとんどすべての文書を収録してあるから，精神科医のみならず法律家の事実認定の訓練にも事欠かないはずである。そして鑑定書と鑑定人尋問調書を読めば，わが国の精神鑑定と裁判の実情と水準がよく分かる。

犯行の動機に関連して，恋愛妄想の司法精神医学的意義を遺憾なく展開した。恋愛妄想の危険性がようやく認識されるようになったが，クレランボーが早くから指摘していたことである。友人から侮辱を受けて1年後に衝動犯罪に至るというのは司法精神医学の常識に反する。このような持続性を示すのは妄想をおいてほかにない。

犯行の奇異さにも十分な注目が必要である。妄想病者が友人の姉から情動表出を浴びせられ，緊張病性シューブに陥ったことがまず考えられる。実行行為における途絶と精神運動興奮がこれを示している。犯行の計画性は妄想に基づくが，隠蔽工作は上記シューブの影響を受けて，無意味なほどに拙劣化している。

訴訟上の説明は厳密には経験科学的証明ではなく，歴史的証明であることは，すでに最高裁が認めている。精神鑑定の証明も同じである。精神鑑定における事実認定は，単に経験科学的認識のみならず，歴史学的認識を用いることの重要性を明らかにしたのが，本書の画期的な所以である。

●西山 詮

[詳細データ] 西山詮『精神分裂病者の責任能力―精神科医と法曹との対話―』新興医学出版社，1996.

ニーチェ　Friedrich Wilhelm Nietzsche
『ツァラトゥストラはこう語った』
[1883-85年]

これはひとつの哲学的文学作品であって、それ自体は精神医学の学術論文ではないので、ここでは、この作品が精神医学の研究対象としてよくとりあげられる、その理由とその意義について述べておくことにする。

しかし、ニーチェの数ある作品の中でも、これほど名だけはよく知られているが、またこれほど難解とされているものも少ないのではないか。それはニーチェの他の大部分の作品が断片的アフォリズムの寄せ集めであるのに対し、この作品だけが唯一ひとりの中心人物のいる物語形式をとっており、しかもここではこの古代ペルシャの偽神話的予言者の口をかりて、ニーチェの思想がおおむね比喩的表現によって語られているためであろう。これがニーチェの代表作とされるのも、「神の死」と「超人」と「永遠回帰」というニーチェの三大根本理念がここに展開されているからであるが、その文体も、ニーチェ自身によって「未来の聖書」と自負されているように、また事実 wahrlich（まことに）の多用に見られるように、明らかに聖書を模倣したものであり、これを超越神のないひとつの宗教であるという評者もいる。しかし、この作品の真価は「神の死」は別として、とかく疑義の多い「超人」とか「永遠回帰」の理念にあるのではなく、むしろ各所にちりばめられたアフォリズムと若干の詩にあるのではないか。前者の例としては、「評価は創造である」、「血をもって書け」、「汝は子どもを持つことが許されている人間か」など。後者の例としては、ルー・サロメと別れたあとローマで作られた「夜の歌」など。

さて、ポイントをこの作品の精神医学的問題にしぼると、これまでの代表的病跡学的研究のすべては、その第1部・第2部・第3部までがそれぞれわずか10日間くらいで書きあげられたという、その異常な Rausch（陶酔）と Euphorie（多幸症）が病的なものではないかという一点に集中する。この状態はニーチェ自身によって「ひとは人力を超えたある力の単なる化身、単なる語り口、単なる仲介者となったようなもので、ほとんどそれは避けることができない。突然言い難い確実性と洗練性をもって、なにかが見えて来たり聞こえて来たりする。（中略）自分のほうから求めることなく聞こえてくるので、誰がそれを言うかは問題ではない」と表現されているが、P. J. メービウスはこれが梅毒スピロヘータの毒素による刺激作用で脳機能が一時的に促進された結果であるとし、K. ヤスパースはこれと詩人一般の霊感状態との区別は難しいが、ニーチェの場合それが発作にくり返されていることなどから、やはり外因性の脳疾患を想定せざるをえないとしている。K. ヒルデブラントなど、ツァラトゥストラにはまだなんの異常も見られないというものもいるが、K. コッレはもちろんここにニーチェの躁病期のひとつの頂点を見ている。

ただ、ここで注意すべきは、ニーチェ自身が「誰がそれを言うかは問題ではない」と言っていることで、これはこの状態が分裂病の幻覚妄想状態と完全に異なることを示す。分裂病の幻聴では通常聞こえてくる声の持ち主が特定されているからである。

また前3部とは別にその成立に数カ月を要した第4部については、そこに見られる繊細な道徳的および美的感情の鈍麻を指摘して、これがニーチェの進行麻痺のはじまりを示すという病跡学者も少なくない。

ちなみに、C. G. ユングはその『オカルト現象の心理学』の中で、ツァラトゥストラ第2部の「至福の島」滞在中の一節をとりあげ、ニーチェの妹エリーザベトの証言にもとづいて、それを Kryptomnesie（潜在記憶）の一例として引用していることを付記しておく。

●小林　真

[詳細データ] F. W. Nietzsche, Also sprach Zarathustra. 1883-85（氷上英廣訳『ツァラトゥストラはこう語った』岩波文庫, 1967/70; 竹山道雄訳, 新潮文庫, 1953; 手塚富雄訳, 中公文庫, 1973 ほか．「ニーチェ全集」第2期第1巻, 白水社, 1982;「ニーチェ全集」9・10, ちくま学芸文庫, 1993）.

ノイメルカー　Klaus-Jürgen Neumärker
『カール・ボンヘッファー』　［1990年］

「外因反応型」学説で知られるボンヘッファーの詳しい伝記である。著者のノイメルカーはベルリン・フンボルト大学精神科主任教授であり，ボンヘッファーの後継にあたる。

ボンヘッファーは生前自叙伝を書いており，弟子たちによって彼の生誕100周年［1969］に公刊された。それには「家族のために」と副題がつけられていて，自分の学問的業績の話にはほとんど触れられていない。ノイメルカーはそれを補うために，ボンヘッファーの社会的活動，学問的業績，同時代人との関わりなどを詳細に書いた。関係する77枚もの写真が掲載されている。

ノイメルカーは現在の国際疾病分類（ICD）の器質性精神障害がボンヘッファーによって明らかにされた状態像から成り立っていることを指摘する。ボンヘッファーは師ウェルニッケと同じく，状態像の臨床把握を最重視した人であり，その点で経過にも重点をおいたクレペリンと対照的に比較されるが，ノイメルカーが本書の中で記す次のような事実も，歴史を考える時重要なことに違いない。すなわちノイメルカーによれば，クレペリンがいたハイデルベルク大学の精神科では当時平均入院期間は4カ月であったのに対して，ウェルニッケのブレスラウやボンヘッファーのケーニッヒスベルクでは州の経済的事情のため平均して2カ月しか入院させておけなかった。この観察期間の長短の相違がクレペリンをして早発性痴呆と躁うつ病の違いを発見することになった。

本書では特に"あの時代"ベルリン大学精神科を主宰していたボンヘッファーの苦悩，なかでもナチの安楽死や断種法に対してボンヘッファーがとった消極的ではあるが明らかに抵抗的な行動が詳しく述べられる。そしてまた，反ナチ運動のために殺害されたボンヘッファーの2人の息子と2人の娘婿たちのこと，国会放火事件［1933］の犯人ルッベの精神鑑定のことも立ち入った記述がある。

●原田憲一

[詳細データ] K.-J. Neumärker, Karl Bonhoeffer: Leben und Werke eines deutschen Psychiters und Neurologen in seiner Zeit. S. Hirzel Verlag, Leipzig, 1990.

ハイデガー　Martin Heidegger
『存在と時間』　［1927年］

1927年，フッサールが編集する『哲学および現象学年報』に『存在と時間　前半』が掲載された。構成は「序論」，第一部第一編「現存在の準備的な基礎的分析」ならびに第二編「現存在と時間性」である。これに続く『後半』では第一部第三編「時間と存在」，および第二部第一編から第三編までが構想されていた。しかし第一部第三編は原稿が書かれた形跡があるが，破棄された（その内容と意図を推測することはできる）。また第二部に相当する部分は，別の著作の形で展開された。結果的に『存在と時間』は前半のみが独立の著作として刊行された。

『存在と時間』は「存在の意味への問い」を通じて，「存在が時間から理解される」ことを示そうとする。われわれは日常「である」や「がある」などの表現を用いているが，それはなにかを「存在者」として了解していること，すなわち存在了解を持っていることを意味する。存在了解においては，単に「存在者」に関わる（ontisch 存在的）あり方のみならず，存在者を存在者として了解する可能性に関わる（ontologisch 存在論的）あり方を考察することができる。そこで「存在了解」を持つ特別な存在者，すなわちそのつどのわれわれ自身である「現存在」を分析することから問いが着手される［「序論」］。

「現存在」とは「そのあり方からして自らの存在へと関わらされている」存在者であり，このようなあり方を「実存」という。現存在に固有な存在体制を「世界-内-存在」という。「世界-内-存在」の分析を通じて，「存在者」は単に事物的存在（Vorhandenes）としてよりも先に，「何々のため」という指示連関に組み込まれている道具的存在者（Zuhandenes）として出会われることが示される。そして，その指示連関の適所性を配慮することは，世界の内に投げ出されている現存在が自らの存在可能を引き受け，企投するというあり方（Sorge 気遣い）の現れである

ことが明らかにされる。かかる配慮はさしあたりは慣れ親しんだ他者や事物との交渉として，日常性に埋没した「ひと (das Man)」が行う平均化されたものである。しかし平均的日常的なあり方が崩れ，不安という根本情態性に陥るとき，不気味さの中で世界が世界として開示される。これを通じ，気遣いが，世界内部的に出会われる存在者のもとでの（日常的）存在として（＝現在），おのれに先んじて（つねにすでにおのれの可能性を了解（企投）しつつ）（＝将来），（世界のうちに）すでに存在していること（＝既在），という現存在の全体構造として取り出される。これが現存在の存在としての気遣いであり，現存在の存在は時間性であるという展望が得られる［「第一部第一編」］。

第一編では現存在の分析は「ひと」という非本来的なあり方から出発したが，第二編ではもう一つの可能性である本来的なあり方，現存在の全体性と本来性へと向けて進む。まず現存在が「死に臨む存在」であることを通してその全体性が，「良心の呼び声」に応答することとして本来性が語られ，これらは統一されて先駆的決意性として取りだされる。

それはあるがままの自己（既在）を引き受けつつ，自己の死まで先駆け，そこから自己へと到来しつつ（将来），自己の置かれている状況に直面する（現在）することである。そしてその構造自体あるいはそれが成り立つ地平を時間性（Zeitlichkeit）として取りだす。そして時間性とは自己を時間化すること（sich zeitigen）であり，その時熟（Zeitigung）から逆に日常性や歴史性が解き明かされ，さらにこれら根源的時間概念の派生態として通俗的時間概念（過去，現在，未来）が，時間内部性と世界時間から解明される。

●加藤直克

[詳細データ] M. Heidegger, Sein und Zeit. Gesamtausgabe Bd. 2, Vittorio Klostermann, Frankfurt, 1977（原佑・渡辺二郎訳『存在と時間』中央公論社，1980．細谷貞雄訳『存在と時間』ちくま学芸文庫，1994．辻村公一／ハルトムート・ブフナー訳『有と時』創文社，1997．ほか）．

■ハイデガー Martin Heidegger／著
ボス Medard Boss／編
『ツォリコーン・ゼミナール』［1987年］

ハイデガーは1927年に発表した『存在と時間』で，古来の「存在論」が「存在 (Sein, 存在すること)」を「存在者 (Seiendes, 存在するもの)」と明確に区別せずに論じてきたことを批判し，この両者の差異（存在論的差異，ontologische Differenz）をふまえた「基礎的存在論」を展開した。彼は「自らが存在することに関心を向けている存在者」としての人間を「現存在 (Dasein)」となづけ，これを存在の明るみの場である Da すなわち世界に住み着くこと（「世界内存在, In-der-Welt-sein」）とみなして，その分析論（現存在分析論，Daseinsanalytik）を存在論への通路とした。

この思想は当時の精神科医に大きなインパクトを与え，とくにルートヴィヒ・ビンスワンガーとメダルト・ボスは自らの研究方法を「現存在分析 (Daseinsanalyse)」と呼んで，これがその後の人間学的精神病理学の主流となった。

本書はその1人のボスが，1959年から69年までの11年間，スイスのツォリコーンにある自宅にハイデガーを定期的に招き，精神科医や心理療法家を集めて開催したゼミナールの記録に，ハイデガーとボスとの対話記録，ハイデガーからボス宛の手紙などを加えて編集したものである。

ここでハイデガーは，哲学の門外漢である出席者1人ひとりとの問答というかたちで，現存在分析の出発点となった『存在と時間』だけでなく，一般にきわめて難解なものと見なされている彼の後期の思索についても，嚙んで含めるように「解説」していて，その意味でも貴重な書物といえる。

●木村 敏

[詳細データ] M. Heidegger (hrsg. von Medard Boss), Zollikoner Seminare. Klostermann, Frankfurt, 1987（木村敏・村本詔司訳『ツォリコーン・ゼミナール』みすず書房，1991）．

バイヤー　Walter Ritter von Baeyer,
ヘフナー　Heinz Häfner,
キスカー　Karl Peter Kisker
『被迫害者の精神医学』　　　[1964年]

　第2次世界大戦中，不幸にもナチスによって迫害され強制収容された人々がいた。彼らは人間的実存が根底から脅かされる体験をした。本書は，損害賠償訴訟手続きのため行われたおよそ700例の被迫害者の鑑定例に基づき，強制収容所における恐怖の体験と精神障害との関連を詳細に論じたものである。

　被迫害者では，人間関係の持続的な不安定化が起こる。つまり，共同体を支える基盤の破壊から，共同世界に対する不信が一般化され，その後，克服されない不全や侮辱，恥や嫌悪の感情，被迫害者と非被迫害者の社会的落差によって，迫害の負荷が加工される。

　被鑑定者の臨床的・統計的調査と精神力動的考察によると，75％の症例で迫害と関連した広義の体験反応症候群（主に不安・神経症的行動や慢性反応性抑うつ）が認められた。その中で，被迫害者の部分的で可逆的な体験反応（外傷的不安反応，可逆的不安神経症的恐怖症症候群など）と，無力性ないし抑うつ・不安構造を持った慢性の人格変化（比較的高齢の被迫害者では慢性の抑うつが多く，若年，中年期の被迫害者では，不安神経症や自閉的・敏感ないし非社会的な問題行動が多い）が区別できる。後者は生来の精神病質的，性格神経症的問題行動から厳密に分離されねばならない。一過性の体験反応症候群と慢性の人格変化との比は1：3.4である。

　人格変化の際立った類型は，慢性反応性うつ病によって形成される。一時的で可逆的な根こそぎうつ病が，圧倒的な孤立や喪失から生じるのに対し，慢性悲哀症候群や抑うつ・不安人格変化は，「内的な」根こそぎ状況が原因とされる。慢性反応性うつ病は，それほど過酷な迫害の負荷がなくても公民権剝奪や差別，故郷や財産の喪失から起きる。

　妄想的な問題行動（paranoide Fehlhaltung）は非常にまれであり，特異的な体質の上に生じるが，子どもや少年が社会的関与を始める臨界期に重度の負荷に見まわれたり，保護を与える家族との結びつきが長期にわたって失われる時に起こりやすい。同じことは，迫害を受けた子どもたちや少年の体験反応症候群一般にも当てはまる。迫害が始まったときの発達年齢が高ければ高いほど，性特異的な社会役割ないし性格発展が不安定化する可能性は低くなる。

　不安症状は迫害時の年齢と関係しないのに，慢性抑うつ的気分変調は，年齢とともに増加する。逆の方向を示すのは，自己不確実性である。より重篤な負荷を受けたものに，症状の累積が一般に確認される。ヒステリー的演技的な行動が文化特異的な症候群であるということは，下位の社会階層や家父長制の大家族出身の被迫害者に多いことから明らかになる。移住した被迫害者においては，自律神経的・精神身体的愁訴や情動不安定性がより強く現れる一方で，故郷にとどまったものではまれである。

　精神病の71症例のうち，迫害との関連は29例で認められた。分裂病は，他の精神病よりも多く認められた。負荷状況は，その際，精神病の共同原因でありうる。それまで比較的適応していた人間が，それによって身体的な統合や人格の核，共人間的な確実性が持続的に震撼させられる体験をして，その帰結に安定的に適応できず，精神病の発症までに至ったのである。分裂病者の負荷特徴は，共人間的な秩序の完全な崩壊や，身体的人格的確実性の長期間の脅威であった。循環病者では，発病の契機として，主に名声や財産，故郷の喪失があった。

　極度の負荷によって生じた精神障害は，迫害によって引き起こされたか共同原因づけられた健康障害と理解するべきで，（まれな）傾向的に形成され願望に条件づけられた問題行動とみてはならない。本書は，心的外傷や問題行動一般の社会・精神力動的背景を分析するために，また現在や未来の根こそぎ，恐怖状況における精神衛生を考えるために，さらには迫害による精神障害の賠償について統一的な判断を下すために参考になるところが大きい。

●阿部隆明

［詳細データ］W. R. v. Baeyer, H. Häfner, K. P. Kisker, Psychiatrie der Verfolgten. Springer, Berlin, 1964.

バイヤー Walter Ritter von Baeyer
『妄想の現象学』
（原題『妄想するものおよび妄想』）
[1979年]

　本書は，1955年から1972年まで，シュナイダーの後任としてハイデルベルク大学精神科主任教授の地位にあったバイヤーの代表的論文集である。

　ドイツの精神病理学は第2次世界大戦後，大きく変貌を遂げたが，その中心的役割を演じたのがバイヤーである。彼はそれまでのハイデルベルク大学精神病理学の伝統——現象学的・記述的精神病理学——を乗り越えて，ハイデルベルク大学を人間学的・現存在分析的な精神病理学の中心地に脱皮させた。

　彼のもとにはテレンバッハ，マトゥーセック，ヤンツァーリク，ブロイテガム，キスカー，ヘフナー，ブランケンブルク，パウライコフらの俊秀が集まり，人間学的・現存在分析的精神病理学，被迫害者の精神医学的研究，社会精神医学的研究などについて重要な論文を多数発表した。

　さて本論文集の中でとりわけ名高いのは，「精神医学における出会いの概念」である。出会いという現象を通して患者の病めるあり方がよりよく理解され，解明されること，またその現象が医師と患者との相互作用的な関わりにおいて本質的な意味があることなどについて，臨床的・人間的な立場から平易に，しかし味わい深く書かれている。この「出会い」の概念は，多くの精神科医を魅了し，現在では精神病理学のキーワードになっただけではなく，さらには精神療法や社会精神医学の領域においても重要なキーワードになっている。

　バイヤーは本論文発表後も，人間学的・現存在分析的立場から，出会いの概念を多角的に論究している。1978年には出会いの歴史性を論じつつ，その現象の実存的意義を改めて強調し，彼の死後発表された1991年の論文では，出会いの人間学的基本構造を，自己と他者（Ego と Alter）という二人の関係としてではなく，Ego-Alter-Neuter という3つのインスタンスからなる関係として呈示し，出会いの失敗あるいは欠落の様態としての妄想もこのような3者の関係から論じていることは注目に値する（なお Neuter とは，自己および他者に対する自己の調節機能の自立的なインスタンスをさしている）。

　もう1つはナチスによる迫害という脅威的体験後に精神病を発症した鑑定例をもとに行った，彼の人間学的立場からの内因性精神病の状況分析（Situationsanalyse）である（本書の「内因性精神病の成立に対する心理・社会的極限負荷の病態発生的意義」「妄想への道」「状況，〔発病が〕今であること，精神病」などの論文参照）。彼は Warum gerade jetzt と問い，つまり精神病の発病が，ある状況下で起こり，他の状況ではなぜ起きないかを問いながら，状況因（Situagenie）そのものを病因としてではなく，病因的連関においては補完的役割を担っている——つまり補完的状況因（komplementäre Situagenie）——と考える。

　彼の状況分析では，身体因か精神因かという二者択一的対立を解消すべく，発病前の負荷状況から前駆期を経て，非特異的な不安定さを露わにしながら発病に至る力動的軌跡の解明を目指している。この経過の中で彼はとりわけ持続状況を重視し，精神病発病とは，このような状況的時熟であるとする見解は現在の状況分析の平均的な意見であろう。

　彼の初期の論文である同形妄想にもふれたい。この論文は，当時現象学的-記述的方法に支配されていたハイデルベルク大学精神科にあって，内因性（Endogenität）の教義にもふれる問題を扱っているにもかかわらず，ヤスパースも純現象学的立場から，この夫婦の異常な世界変遷（abnorme Weltverwandlung）に関心を示した［ヤスパース『精神病理学総論』］。

　その他本論文集には，魔女妄想，政治妄想などの論文も収載されており，今日なお読むに値する論文も多い。　●大橋正和

[詳細データ] W. R. v. Baeyer, Wähnen und Wahn. Ferdinand Enke, Stuttgart, 1979（大橋正和・迎豊訳『妄想の現象学』金剛出版，1994）.

バイヤルジェ
Jule-Gabriel-François Baillarger
「二重精神病について」　　　　[1854年]

クレペリンが躁うつ病の疾患概念を確立するにあたり重要な先駆とした研究である。バイヤルジェはエスキロールに学び、ビセートル、サルペトリエールで臨床に携わった。神経解剖、進行麻痺、精神幻覚など多方面に業績を残し、精神医学雑誌『アナル・メディコ・プシコロジック』の創刊者の1人である。

本論文は二重精神病について彼が最初に行った報告である。それまで対照的で異質な状態とみなされていたマニーとメランコリーのつながりを臨床観察をもとに明らかにした。これら2つの病を「あたかも秘密の紐帯が結合している」と述べ、「発作（accés）が興奮と抑うつの2つの規則的な病期（période）により特徴づけられる精神病」を新たに二重精神病と呼んだ。

彼自身が診察した3例、エスキロールなどから引用した3例がくわしく記述されている。男女各3例で、発病は20代が多い。病像はメランコリー（抑うつ、昏迷）、マニー（興奮、高揚）、中間期（intermitence）から構成されている。各期間は数週から数カ月であり、経過の様式は症例により若干異なっている。第1、2、3例：メランコリー→急激にマニーへ→鎮静→中間期。第4、5例：メランコリー→中間期→マニー。第6例：マニー→徐々にメランコリーへ。発作が短期間の症例では「メランコリックに床に就いた患者がマニアックに目覚める」というように移行は突発的である。個々の発作においてメランコリーとマニーの強度と持続が釣り合っている。すなわち発作の二面的な構成が本質をなす。

本論文が医学史に名をとどめた理由の1つは、同じくエスキロール門下のファルレとの論争である。ファルレもほぼ同時期に循環精神病（folie circulaire）という類似の概念を提唱し、バイヤルジェとの間にプライオリティ論争が繰り広げられた。しかし両者とも経過の視点を取り入れたという点でクレペリンから等しく評価された。
●中谷陽二

[詳細データ] J.-G.-F.Baillarger, De la folie à double forme. Annales médico-psychologiques 6, t.2: 369-391, 1854.

ハインロート
Johann Christian August Heinroth
『心的生活の障害およびその治療についての書』
（邦訳名：『狂気の学理』）　　　　[1818年]

ドイツで最初の精神医学の大学教授による教科書。著者のいう健康な心の生活とは、人間の意識の最高段階としての理性と自由のなかに生きることであり、心の障害とは、持続的な自由性の喪失ないし理性喪失が独立してそれだけで存続している状態とされ、身体的に基礎付けられた疾患やヒステリーなどは除外される。一般に、心の障害は、内的要素としての心の調子（Seelenstimmung）に、外的要素としての刺激が、前者を女性原理、後者を男性原理として、あたかも生殖のように融合することによる産物だとされる。

注目すべきは、リンネの生物分類法にならったその心的障害の分類である。綱（Klasse）とされた心の障害を捉える基本的な座標軸として、目（Ordnung）としての心の調子と属（Gattung）としての冒される心の性質（領域）が提出される。心の調子の変化の方向としては、昂揚（Exaltation）、沈うつ（Depression）、およびその混合（Mischung）という3つの区分がある。冒される心の性質（領域）としては心情（Gemüt）、知性（Intelligenz あるいは悟性 Verstand）、意志（Wille）の3つの区別が挙げられる。この目の3区分と属の3区分の組み合わせによって、9つの大区分ができる。さらに、この9つの区分の各々いくつの心の領域（属）の活動の障害を合併しているかによって、さらに4つの種に区分され、その各種が実際の実体ある病気の諸型となる（計3×3×4＝36種を挙げられる）。この36の種（Art）ないし形のそれぞれに対し、特色、前駆、経過、転帰、症状学的、診断学的、予後論的要因に分けて、具体的で生き生きとした叙述がなされる。

興味深いのは、悟性の過度の緊張を示すParanoia（妄想症）の属においてのみ、種の構成の仕方に特徴がある点である。すなわち、

妄想対象の違いと悟性の活動の方向に応じて，熱中妄想症（Wahnwitz），宗教妄想症（Aberwitz），誇大妄想症（Narrheit）の3種にわかれる。これは純粋な形の3つの種である。この属では併発症は亜種の形をとる。

これらの36の種あるいは形の間に，混交や移行を認めており，この発想は単一精神病論の端緒をなすもので，後のW.グリージンガーの体系にも影響を与えている。著者は心的障害の本質を，人間の心が，神性の発露である理性の導きを離れて，破壊的な悪の原理に縛り付けられていることと規定する。これは，言い換えると，本来，非物質的で精神的存在である人間の心が，物質的原理に支配されてしまうことだという。この際，心の調子は，自由のない状態への愛好として狂気の母胎となるとされる。

狂気を個人の罪の結果とするロマン主義的で神学的な主張はともかく，その発生についての解釈学的な接近は，精神病になることをその個体を外から襲う無意味な自然現象の結果ではなく，生活史的に生成した精神的‐心的意味構成物として理解するもので，後の精神分析や人間学的精神病理学につながる発想を含んでいる。また，精神病の成因論における心情や感情の重視，心の存在の本質を力とし，心の担い手あるいは器官としての身体と精神を同一の形成力の異なったあらわれとして，両者の不分離や交互作用を説く姿勢に，今日の力動精神医学や心身医学的立場の先取りをみることもできよう。　　　　●大塚公一郎

[詳細データ] J. C. A. Heinroth, Lehrbuch der Störungen des Seelenlebens, oder der Seelenstörungen und ihrer Behandlung. 2 vol., F. C. W. Vogel, Leipzig, 1818（西丸四方訳『狂気の学理―ドイツ浪漫派の精神医学―』中央洋書出版部，1990）．

バーウェル C. Sidney Burwell ほか「ピックウィック症候群」　　［1956年］

ディケンズの小説 The Posthumous Papers of Pickwick Club ［1837］に，著しく肥満し赤ら顔をした眠気の強い少年ジョーが登場する。ジョーの描写を紹介し，顕著な肥満，傾眠，筋れん縮，チアノーゼ，周期性呼吸，二次性赤血球増加症，右室肥大，右室不全の8症状からなる症例を「ピックウィック症候群」と命名したのが本論文である。論文は症例報告であり，体重増加により各種症状が出現し，食事制限による体重減少で症状が軽減した症例が提示されている。さらに，肥満が浅呼吸をもたらし肺胞低換気となるメカニズムが考察されている。

その後，終夜睡眠ポリグラフィによりピックウィック症候群患者に様々なタイプの睡眠時無呼吸が認められ，また，ピックウィック症候群でなくても無呼吸があることが分かり，今日の睡眠時無呼吸症候群の概念に発展していく。睡眠時無呼吸症候群の有病率は一般人口の少なくとも1～2％とされ，眠気による事故など社会的にも大きな課題となっている。

閉塞性無呼吸症候群が肥満者に多いことから，ピックウィック症候群＝閉塞性無呼吸症候群と誤解されている場合があり，注意を要する。本論文の原題を見てもわかるように，ピックウィック症候群（肥満低換気症候群）は肥満を伴う肺胞低換気のもの（覚醒時でも高$PaCO_2$）をいう。ピックウィック症候群は睡眠時無呼吸を伴うことも伴わないこともあり，閉塞性睡眠時無呼吸がある肥満者の10～15％のみがピックウィック症候群に相当する。睡眠障害国際分類［1990］ではピックウィック症候群という用語は用いるべきでないとされ，死語となりつつあるが，本論文の価値は色褪せるものではない。　　●碓氷 章

[詳細データ] C. S. Burwell, Eugene D. Robin, Robert D. Whaley, Albert G. Bickelmann, Extreme obesity associated with alveolar hypoventilation: A Pickwickian syndrome. Amer. J. Med. 21: 811-818, 1956.

パウライコフ Bernhard Pauleikhoff
「2種類の人物誤認」　　　　［1954年］

　パウライコフは人物誤認について，その原因を既知性の体験（Bekanntheitserlebnisse）の障害ないし変化に見た上で，未知の人を既知の人と，既知の人を未知の人と誤認するという2種の様式があることを指摘した。この既知性の体験が成立するためには，ある人物の視覚的把握と正しい分類という2つの行為が前提となる。その際，知覚，解釈，判断能力，記銘力，記憶といった様々な心的機能が関与していて，いずれの障害によっても人物誤認が引き起こされる。

　人物誤認は，身近な知人よりも，未知の人と遭遇した場合におこりやすく，よく似た他人を知人と取り違えることは経験的によく知られたことである。このように，未知の人を既知の人と見誤るケースは比較的多く，非精神病性疾患，器質性精神病，精神分裂病のいずれでも生じる。他方，既知の人を未知の人と誤認するのは，錯乱状態や一過性の錯覚，記憶障害をのぞけば，もっぱら精神分裂病の患者で見られる。この場合，よく知っている人の既知性という性質の変化が比較的長く持続するが，これは錯覚的誤認や記憶の欠落の結果ではなく，それ以上意味的に導出されない1次的な精神病的障害に由来し，分裂病の経過中のみに見られる。こうした既知性の変化は，妄想既知性と呼ぶことができ，体験様式の精神病的変化と結びついている。

　このように，分裂病における妄想的人物誤認は，妄想確信や妄想意味と比較される妄想既知性ないし妄想未知性によって特徴付けられる。妄想既知性は，主に知覚領域の障害と結びつくと，妄想知覚の現象に組み入れねばならないだろう。しかし，これは直接に知覚と結びついて与えられる1節性の行為であり，知覚と解釈という2節性の構造を示す妄想的意味を伴う妄想知覚とは区別される。既知性という性質は，意味のそれよりも密接かつ直接的に知覚と関連しているのである。

●阿部隆明

　詳細データ　B. Pauleikhoff, Die zwei Arten von Personenverkennung. Fortschr. Neurol Psychiatr. 22: 129-138, 1954.

パウライコフ Bernhard Pauleikhoff／著
曽根啓一（そね/けいいち）／編訳
『人と時間』　　　　［1982年］

　パウライコフは，シュナイダーに代表される厳格な記述現象学（ハイデルベルク学派）とクレッチマーに代表される力動精神医学（チュービンゲン学派）の影響を受け，両者を止揚しようとしている精神医学者である。彼は，現代精神医学が「科学」として認められようとする余り，空間的物質的自然科学的因果律的思考を偏重し過ぎ，本来，人を対象とすべきであるのに逆に人を締め出しているという懸念から本書を著している。

　人を対象とすることは，「心的実在」を対象とすることに他ならず，そうすることによって病んだ人を再び精神医学および精神病理学研究の中心へと戻さなければならないと強調している。「心的実在」を捉えるには，「実在」＝人およびその人の心的生活が「時間」の中で生起，展開している以上，私たちは，「時間」と取り組まなければならない。その人の全生活史はその人の全時間であるが，その最小単位は日内経過である。日内経過には，その人の心的実在が節目をもって刻印されている。つまり，そこには「身体，心，人格」から成る「生活史の時間形態」ないし「時間形態と意味形態」がつねに存在しており，それゆえに日内経過はその人を理解する重要な鍵となる。神経症やいろいろな精神疾患もその人の「時間形態と意味形態」の変調や崩壊＝時間障害として捉えることができるし，したがって，精神療法は時間療法である。人はもはや変えることのできない過去を内部に蓄え，現在に生き，そして未来へと進む。自己の時間の中で自由に自己を展開できるのか，自由に決定できるのか，あるいはそうでないのかという点が精神的に健康な者とそうでない者とを峻別するのである。現在と未来の中に「自己を時間形態と意味形態として構築」できずにいたずらに空費していると思う者，彼らが精神的に病んで何の不思議があろう。

●曽根啓一

　詳細データ　B. Pauleikhoff（曽根啓一編訳）『人と時間』星和書店，1982．

パヴロフ　Ivan Petrovich Pavlov
『大脳半球の働きについての講義』
[1926年]

　イヌの条件反射実験を通じて，大脳皮質の活動法則を客観的に体系化し，あわせて精神活動をも考察した最初の試みである。

　パヴロフは消化器の各部に瘻（ろう）形成手術を行い，新鮮な消化液を連続的に採集分析できる方法を開発し，摂食に伴う消化器活動の動態を解明してノーベル賞を得た。この間に，餌の運搬人の足音（本来唾液分泌と無関係な聴覚刺激）によるイヌの唾液分泌開始を観察し，これを心理的分泌となづけた。

　パヴロフは心理的分泌を脳の最高次の活動（高次神経活動）としてとらえ，この解明が精神活動の生理学的基礎となると考えた。

　同時代にはじまる行動主義心理学も恣意的な心の解釈を排し，計量可能な行動の体系化をめざしたが，パヴロフは意識体験を無視すればヒトをも含めた進化的な真の脳活動の分析にはなりえないと批判していた。

　なおパヴロフの条件反射は，本来動物にとって無関係な環境刺激が，身体活動に作用する無条件刺激と反復組合せの結果「条件刺激」となり，無条件刺激抜きでその反射がおこることをいう。近年，学習に伴うシナプスの変化が研究されている脳幹や，下等生物の神経などの電気刺激による「条件反射」形成は記憶形成機構の研究上重要ではあるが，パヴロフのいう条件反射とはやや次元が異なる。

　条件反射は大脳皮質の広範な切除後に完全に消失するので，その形成と変動は基本的に大脳皮質の活動法則を示すとされる。

　皮膚の特定部位刺激と給餌とを組み合わせて形成した条件反射（唾液量を測定）が他の部位の刺激に影響し類似の効果を生ずる一般化（般化）や，それらを区別する分化の形成も観察された。さらにその影響が時間的，空間的に放散または集中する現象も存在する。

　餌をあたえずに条件刺激を反復すると条件反射は消失するが，このとき周辺の刺激効果も抑制され，能動的な抑制過程の発生が示された。また抑制刺激により遠隔部位の刺激効果が逆に増強される正の誘導や，ある物事に注目すると他の刺激を感じなくなる，つまり視覚野の特定部位の強い興奮が他の皮質領域を抑制する負の誘導現象も記載された。

　パヴロフはこれらの興奮と抑制の動きの法則に従った脳の働きが意識を含む精神活動と表裏一体のものと考え，精神活動や意識を他からの不可解な力によって動かされるもの（二元論）でなく，脳の生理的活動によって生ずるとした（一元論）。

　パヴロフはヒトの言語が進化の産物で，動物のそれとは質的に違うと考える。例えば言葉の原型は類人猿にもあるが，それは基本的に通常の条件反射として理解できる範囲にあり，複雑な抽象概念を駆使できるレベルではない。言語は動物とも共通の自然刺激に加えてヒトに特有な第2の信号系であり，それがヒトの自己意識の発達を支えている。

　動物には自由を求める反射や随意運動の原型（オペラント条件づけに相当）がある。オペラント条件づけは自発行動の強化として働き，一方，古典的な条件反射は受け身の学習となる。意識，無意識の変動は脳全体における興奮と抑制の動きとして考察される。精神の異常活動の原因として異常刺激による条件反射の破壊から生ずる「実験神経症」について解析し，精神病患者の症状観察から類似点を求めようとした。これは，ヒトの心の活動を脳活動の実験生理学的研究の立場から洞察しようとするパヴロフの試みであった。

　脳の機能活動が，将来さらに進歩した高分解能のfMRIやPET等で連続的に研究され，パヴロフのいう大脳皮質における興奮と抑制の力動が大脳細部の活動と比較可能となれば，本書は単なる古典から，重要な参考文献として再生する可能性も考えられる。　●川村　浩

[詳細データ] Иван Петрович Павлов, Лекции о работе больших полушарий головного мозга. ソ連邦科学士院出版所，モスクワ／レニングラード，1926（林髞訳『条件反射学』三省堂，1937；創元文庫版，上・中・下，1953；川村浩訳『大脳半球の働きについて』上・下，岩波文庫，1975；復刊，1994）.

バーカー Philip Barker
『家族療法の基礎』　　　　　　　［1986年］

　家族療法は数多の既存の心理療法理論を背景に持ち，さらに一般システム理論，ジェンダー論，生物学理論，数学理論など数多くの新しい理論を他分野から吸収しつつ発展している。本書はその表題からもわかるように，こうした幅広い理論的な体系を持つ家族療法を，特に初学者が混乱なく必要最低限の知識を習得し，さらには実践的な指針まで学びとれるようにもくろまれている。
　家族療法の発展の歴史を概説することに始まり，家族の機能と家族ライフサイクル，主な家族療法理論の骨子を簡明に示し，他の治療法に比してはるかに広範かつ多種多様に分岐してきた家族療法の諸学派を等しく吟味し，それらのエッセンスを過不足なく鳥瞰している。さらに定評ある家族アセスメントの理論と具体的な手順が説かれ，治療目標の設定の仕方と適用と禁忌が示されている。さらに各種の流派を統合し，いかに家族との面接を効果的にマネージしていったらよいのかを著者の臨床経験を加味しながら丁寧かつ具体的に論じている。後半は夫婦療法や家族療法の教育法，学習法，研究の方向性について割かれている。
　この著書の翻訳が出版されて以来，本書は家族療法を学ぼうとする多くの学生たちのテキストとして使用されたり，多くの臨床家たちのオーソドックスな手引書として活用されているようだ。
　最後に著者が序文で述べている言葉を引用したい。これは常識的ではあるがこのように優れた教科書を書いた著者だけに重みのある言葉でもある。「家族療法は適切なスーパービジョンのもとでの実践においてのみ修得できるものであり，この書を"料理書"にしてはならぬ。」　　　　　　　　　　●中村伸一

　　［詳細データ］P. Barker, Basic Family Therapy. Blackwell Scientific Publications, London, 1986（中村伸一・信国恵子監訳『家族療法の基礎』金剛出版，1993）.

バシュラール Gaston Bachelard
『火の精神分析』　　　　　　　［1938年］

　バシュラールは生存中に23冊の著作を公刊したが，その全著作をふりかえってみると，ふた筋のくっきりと異なった思考の軌跡を認めることができる。1つは『近似的認識試論』［1928］から『合理的唯物論』［1953］に至る科学の哲学と，もう1つは『水と夢』［1942］から『蠟燭の焔』［1961］に至る想像力の研究がそれである。
　バシュラールが生涯にわたって歩みつづけたこのふた筋の道の分岐点に位置するのが，1938年に相ついで世に問われた2著『科学精神の形成』と『火の精神分析』である。この2著は素材で重なり合いながら，はっきりとパースペクティヴを異にしている。
　前著には「客観的認識の精神分析のために」という副題が添えられているが，その主題は科学的認識のまえに立ちはだかるさまざまな認識論的障害（obstacles épistémologiques）の原因を明らかにし，それらを精神分析にかけることによって抽象的，科学的思考へ至る過程で必ず生ずる遅滞，混乱，逸脱といった障害をどのようにして乗り越えてゆくかを示すことにあった。バシュラールにとって，ここでいう精神分析とは，「新しい人間のうちに古い人間の痕跡を嗅ぎ出し，明晰な精神のうちに不分明な地帯，影を生かしつづける洞窟が存在することを明かす」こと，つまり障害の心理的条件を探り出す方法であった。
　科学的認識は最初の経験によって得られるものではなく，その逆で，当初に抱かれた錯誤を切断し，たえず修正し，非主観化（désubjectivation）へのふだんの努力によってのみ獲得されるというのがバシュラールの考え方であった。精神分析は直観からの離脱，まといつくイメージの払拭，自己閉鎖的なこうした認識の領野から精神をより力動的な野へと解き放つ手立てでもあったのである。
　「科学的精神はたえずイメージ，類比的思考（アナロジー），隠喩を相手に戦わねばならない」

とバシュラールはいう。ところがこうした科学精神に逆らい、「このうえもなく剛直な精神でさえ歪められ、夢想が思考にとってかわり、詩の故郷へとつれ戻してしまう問題」がある。それが「火の現象」である。火をみつめるとき、人はだれでも思索する人から物思う人へと変貌する。火が直接もたらすこの軽い催眠作用はいったいどこからくるのであろうか、火をめぐる無意識の夢想は客観的認識にとっては負荷であっても、ポエジーにとっては限りなく豊かな宝蔵ではないのか、『火の精神分析』はこの問いに答えることによって、客観軸に力点を置いた前著に対し、明らかに主観軸へとその視座を移行させている。精神分析という副題が主題へと移し替えられた理由もそこにある。

『火の精神分析』では、「練りあげられた思想が勝利しているにもかかわらず、科学的実験の成果に逆らって、夢想がたえず原初の主題を奪い返し、たえず原初の魂としてたち働くという事実」を呈示し、なぜいつまでも「少年の中に老人、老人の中に少年、技術者の中に錬金術師」がひそみつづけるのか、その意味が追求される。それは「精神を最初の明証が与えるナルシシズムから解き放つ」ことであると同時に、「夢想の無限の活動分野」を指し示すという対極的な地平を明らかにすることとなった。

『科学精神の形成』が「精神分析」を通して、科学を「知の美学」へと昇華させようとするものであれば、『火の精神分析』は、認識論上の障害の摘発という客観化の軸から「火の詩学」への飛翔、イメージの分析と夢想の研究へと向かう主観性の軸へとパースペクティヴを逆転させた記念碑的著作といえよう。

バシュラールの場合、精神分析といってもフロイト理論に直接依拠しているわけではない。前著では主としてアーネスト・ジョーンズの『精神分析の理論と実際』が、後著ではユングの『リビドーの変容と象徴』が援用されている。

●前田耕作

[詳細データ] G. Bachelard, La psychanalyse du feu, Gallimard, Paris, 1938（前田耕作訳『火の精神分析』せりか書房、1968; 改訳版、1999).

バーダー Alfred Bader, ナヴラチル Leo Navratil 『妄想と現実のあいだ』 [1976年]

ドイツ語圏の表現精神病理学の分野では、1922年にプリンツホルンによって刊行された『精神病者の描画』が、古典的著作として名高いが、それから半世紀を越えてスイスとオーストリアの代表的表現精神病理学者2人が歴史、精神分裂病的な形態、精神病理学的な絵画、診断と治療的視点などから芸術と精神疾患とに関わる領域を包括的に取り扱い、精神病者の内的体験と表現行為についての新たな価値観を提示している。

プリンツホルンは分裂病者の描画特徴として正面性・装飾性・抽象性などの6つの標識を挙げ、また、子どもや古代人そして原始人の描画と比較してその類似点や相違点を指摘している。これに対して芸術−精神病−創造性という副題が示すように、精神病の過程のなかで創造性が賦活されるとき、状況によってはそれが芸術の領域に達することもある。精神病は新たな芸術表現の登場を可能にもし、また妨げもするという視点である。

歴史的展望では、フランスの画家デュビュッフェが「アール・ブリュ (art brut)」を提唱した1940年代終わりから精神病者の作品に対する評価が変わったことに着目している。すなわち外的な影響や教育から自由な、ある素材に結びつくことのない自発的な芸術を集めた美術館が彼によってローザンヌに建てられたとき、精神病者の描画も美しさの基準だけから芸術として認められて展示されていたからである。

分裂病性造形では、内容的なものよりも形態的な特徴が強調されてきている。すなわち、描画の主題はたいていありふれていて、内容的には限界があって同じテーマが繰り返される一方で、形態は自由にデフォルメし、年々美的に変化しつづける。そこに着目して精神病理学者は形態的な独自性のなかに診断的に有効な徴候を見出そうとしてきた。しかし疾患特異的な徴候はないと判明した。また、個々の事例における描画内容についての力動

的な解釈が試みられたが，そこからも病気全体の特徴を見出すことはできなかった。

分裂病の経過に伴う描画特徴ではミュラー－ズーアが引用され，病初期には何か秘密のものへの不安などが描かれ，その後の経過や病態の程度に応じて固有のシンボルが出現し，抽象化の傾向が強まる。その場合3つの表れ方がある。すなわち，神話や童話・説話のような集合無意識から主題が選ばれるもの，力動性に欠けた意識的・構成的な抽象形態が用いられるもの，描画された形態に意味を持つ言語要素を加えたものの3つである。

創造性の理論では，フィッシャーにしたがって脳の神経の興奮過覚醒状態に着目し，その状態においては正常者も分裂病の場合と同じような創造的意識状態が出現し，自動的に超越した図形が加工され，予兆も制限されることなく出現するという。

精神病理的芸術と題する章では，精神分裂病に罹患した職業画家の5人が取り上げられて，その描画形式の変遷が示されている。また，13人の患者が精神病の経過ののちに画家となった過程が詳細に記載されている。アドルフ・ヴェルフリィやアロイーズ，ゾンネンスターンなど，アール・ブリュの作家としてすでによく知られている名前がみえる。

その芸術的特異性については500枚以上の挿絵と100枚を超える大型図版によって，視覚的，図像学的な理解を深めることができる。そしてヨーロッパ各地の病院の協力によって集められたこれらの図版が「空想の美術館」を構成している。標題の『妄想と現実のあいだ』とは，これらの図版からみてとれるように，病気の中でもしくはそれに限ることなく芸術を生み出す人間の状況を示しているわけで，図像学的にも重要な文献である。

最後の章は診断と治療の局面についてであるが，ここではアメリカや日本の操作的な関わりとは異なり，自発的な描画に重点を置いての関与であることがうかがえる。　●吉野啓子

[詳細データ] A. Bader, L. Navratil, Zwischen Wahn und Wirklichkeit: Kunst-Psychose-Kreativität. Verlag C. J. Bucher, Luzern/Frankfurt a. M., 1976.

▍**バックニル** John Charles Bucknill,
▍**テューク** Daniel Huck Tuke
『**心理学的医学便覧**』　　　　　　［1858年］

19世紀中葉の英語圏を代表する教科書である。4版［1879］まで改訂され，この間，心理学的医学（精神医学）書のスタンダードの位置を保った。

はじめの4章は，古代文明における狂疾（insanity）の歴史的素描，狂疾の治療に関する古代の医学的著作家の見解，現代文明と狂疾の関係，現代における狂者の処遇改善，というように歴史的俯瞰に当てられる。以下，狂疾の定義と分類，精神疾患の諸型，狂疾の統計，狂疾の診断，狂疾の病理，狂疾の治療，で10章をなす。さらに，症例集（典型的症例の記述，治療を示した症例，病因と病理を示した症例）の付録が付く。

疾病分類についてはテュークが執筆し，ひとまず精神機能からの分類を試みる。(1)知性の障害，(2)道徳感情の障害，(3)性癖（propensities）の障害である。その上で学生向けに次のような分類を提唱する。(1)白痴（idiocy），クレチン症（cretinism），魯鈍（imbecility），(2)痴呆（dementia）（原発性，続発性），(3)妄想性狂疾（delusional insanity）（メランコリー性，高揚性，破壊性），(4)メランコリー（melancholia），(5)情動性狂疾（emotional insanity）（背徳狂，殺人狂，自殺狂，盗癖狂，色情狂，放火狂，渇酒狂），(6)マニー（mania）（急性，慢性）。ただし，列挙したすべての形態に全般性麻痺（進行麻痺）やてんかんを伴うことがある，とされる。

治療についてはバックニルの筆により，瀉血・表面刺激や水浴などの理学療法，あるいは甘汞（塩化第1水銀），阿片，トニックなどいくつかの薬物療法が批判的に記述されているが，やはり道徳療法に関する記載が大きい。　●小林聡幸

[詳細データ] J. C. Bucknill, D. H. Tuke, A Manual of Psychological Medicine. Churchill, London, 1858; 復刊, Hafner, New York, 1968.

パトナム　Frank W. Putnam
『多重人格性障害―その診断と治療―』
[1989年]

多重人格性障害（MPD）は，1994年刊行のDSM-IVで解離性同一性障害（DID）と言い換えられたが，これはMultiple Personality Disorderの名称では，Ⅱ軸診断でいう人格障害と誤認されるのを避けるためである。解離研究は1980年刊行のDSM-IIIでMPDが公式に認められてから，ジャネ以来100年の遅れを取り戻すかのような隆盛期を迎えた。本書は，この時期の知見と再評価されたジャネの業績を総括して，MPDの診断と治療のためにパトナムが著した単行本の全訳である。彼はその後90年代中期までの知見を総括し，本書の続編，DID臨床の児童青年期版として『解離―若年者における病理と治療―』＊を1997年に出版している。最近，本邦でもDID患者の受診が増え，治療に苦労する臨床家は少なくない。本書はDIDの診断と治療の成人版で，本邦初の専門書である。まず解離について，その隆盛と衰退とを繰り返した研究史を概述し，定義と機能，そしてMPDの病因，症候学を実際に役立つ生の描写を加えながら述べている。MPDと診断できても，治療者はあまりの変化に圧倒され，時には治療者自身の外傷化という独特で複雑な逆転移を生じやすいが，本書の記載はこの病態の臨床に携わる臨床家を救ってくれる。

パトナムは本書では診断に際して，積極的な交代人格の確認を強調しているが，1997年には交代人格の存在を疑わせる態度や行動に注意を払うように認識を変えている。交代人格よりも，健忘，離人症／現実感喪失，日常の生活体験，シュナイダーの1級症状などの解離症状の重要性を強調している。本書の半分以上は治療論であり，詳細で具体的なアプローチが紹介されている。文化的背景の違いのためにそのまま利用することには抵抗があるかもしれないが，本書は解離の理解を深め，治療に大いに役立つ文献である。　●大矢　大

［詳細データ］F. W. Putnam, Diagnosis and Treatment of Multiple Personality Disorder. Guilford Press, NY, 1989（安克昌・中井久夫訳『多重人格性障害―その診断と治療―』岩崎学術出版社，2000）.
＊ Putnam, Dissociation in Children and Adolescents: A developmental perspective. Guilford Press, NY, 1997（中井久夫訳『解離』みすず書房，2001）.

バートン　Robert Burton
『メランコリーの解剖学』
[1621年]

精神医学史上で，バートンの本書ほど人口に膾炙したものは他にない。1621年に初版本の版行後，版を重ね，1800年以降20世紀に至るまで，60版以上の刊行がなされているという。本書は，『メランコリーの解剖学。それは何か。メランコリーの分類，原因，症状，予後，治療について』とあるが，当時のメランコリーは，現在の，うつ病に加えて，統合失調症や妄想型障害，神経症，あるいはうつ病性の気質，性格までも含まれており，いわば精神疾患一般の記述ともなっている。古代ギリシア以来17世紀初頭までの精神疾患についての論著からの引用も多く，本書が精神疾患の百科事典と言われる所以であろう。また，バートン自身がメランコリーに罹患しており，自らの症状の記載とともに，「それから抜け出すために書いた」と述べている。

1000頁に及ぶ大著で，簡単に要約するわけにはいかないが，目次を辿ってみると，まず，精神疾患一般の種類や原因，身体の解剖，魂，知性，意志などについて古代ギリシア以来の疾病理論が述べられ，次いで，メランコリー論に移り，定義，侵される身体部位，種類，原因が論じられる。とくに原因として，悪魔や魔女や天体（星）の仕業，老年，食事や食生活，恐怖，束縛，貧困などさまざまな説が紹介される。また，メランコリーにみる身体症状についても言及される。第2部として，治療について詳述され，第3部では「恋いのメランコリー」（恋いわずらい），「嫉妬」，「宗教メランコリー」が詳しく述べられる。

言うまでもなく，古代から中世にかけてのガレニズム医学観に基づく論考であり，それ以上の近代的な記述があるわけではないが，第3部で扱われているメランコリーの特殊なタイプについての記述は中世の精神医学観を示すものとして精神医学史的に非常に重要な資料となっている。　●松下正明

［詳細データ］上記のように数多くの版があるが，筆者が参照しているのは，R. Burton, The Anatomy of Melancholy. Edited by Floyd Dell & Paul Jordan-Smith, Tudor Publ., New York, 1951版で，本文中に夥しく引用されるラテン語をすべて英訳した最初の版と特記されている。

ハナー Barbara Hannah
『評伝ユング―その生涯と業績―』
[1976年]

ユングは1875年に，スイスで生まれた心理学者である。彼は1900年から1909年まで，ブルクヘルツリ精神病院に精神科医として勤務した。この間に，言語連想実験に関する研究や臨床経験を通してフロイトに傾倒し，初期の精神分析運動発展のための協力者となった。しかしユングは，フロイトにおけるいわゆる性欲説や個人的無意識の重視に反対し，1913年に彼と訣別する。それ以後ユングは，ほぼ半世紀をかけて，個人的無意識を深層で基礎づける，普遍的無意識や元型（原型）の存在を仮定する，分析心理学の確立とその発展に尽くした。

本書は，1891年にイギリスで生まれた，ユング派分析家ハナーによって書かれた，ユングに関する伝記である。ハナーは，1929年初めてユングに出会い，彼から分析を受けて門弟になり，1961年ユングが死を迎えるまで，30年にわたり弟子として身近な存在であった。1948年，チューリッヒにユング研究所が設立されてからは，彼女は能動的想像に関する講義を担当した。

ハナーによるユング伝の特徴のひとつは，記述が具体的で，出来事の1つ1つに臨場感がある点であろう。読者は本書をひもとくことによって，ユング個人のきわめて個人的な歴史や体験を，分析心理学の誕生とその発展経過と重ね合わせて知ることができる。それはユングの，牧師であった父親に対する反発，フロイトとの訣別，アフリカや東洋など異文化との出会い，二度にわたる世界大戦との遭遇，そして錬金術研究であった。

ユングの門弟ハナーによる本書は，彼の限界を十分明らかにしていないという点で限界もあるが，『ユング自伝』とともに，人間ユング研究のため欠かせないものとなっている。

●織田尚生

[詳細データ] B. Hannah, Jung: His life and work, a biographical memoir. A Perigee Book, G. P. Putnam's Sons, New York, 1976（後藤佳珠・鳥山平三訳『評伝ユング―その生涯と業績―』Ⅰ・Ⅱ，人文書院，1987）．

バニー William E. Bunney,
デイヴィス John M. Davis
「抑うつ反応におけるノルエピネフリン」
[1965年]

うつ病の病態生理は未だ不明であるが，抗うつ薬の薬理作用としてモノアミン（ノルエピネフリン：NEとセロトニン：5-HT）再取り込み阻害作用の発見以来，うつ病のモノアミン仮説が提唱され今に至っている。本論文はNEに焦点を当て，抑うつ反応の病態生理を考察した初期（1965年発表）の代表的レビューである。本論文でうつ病のNE仮説の根拠として挙げている事象は以下のとおりである。

(1)脳内NE減少作用を持つ薬剤による抑うつ惹起作用：降圧剤治療薬としてレセルピンを投与した場合，約15％の患者が抑うつ的になるとの報告，レセルピンをラットに投与すると鎮静化し，レセルピンが脳内モノアミン特にNEを減少させることを挙げ，脳内NE減少と抑うつ惹起作用との関連に注目している。同じく降圧剤であるメチルドーパも脳内NEを低下させ，メチルドーパを投与されている患者もまた抑うつ的になるとの報告を挙げている。

(2)抗うつ剤の作用機序とNE：イミプラミンを初めとする抗うつ剤の薬理作用としてNEのシナプスにおける再取り込み阻害作用を持つことが明らかにされ，しかもイミプラミンを前投薬しておくと，レセルピンによる鎮静化がラットで生じない点を紹介している。ついで，抗うつ剤モノアミン酸化酵素阻害剤もNEの代謝を抑える作用を持ち，さらにNEの前駆体であるドーパ投与によってラットにおけるレセルピン誘発性鎮静化が消失し，一部の抑うつ患者にもドーパが有効であることを付記している。

(3)抑うつ患者のNE所見：抑うつ患者の血中，尿中のNEおよびNEの代謝産物が抗うつ剤および電気けいれん療法による治療前後で測定され，治療によって変動することが紹介されている。

以上の研究を紹介して，脳内NE減少がう

つ病の病態生理と関与しているのではないかと推測している。ただし，この推論の限界は，うつ病患者の脳内 NE を計測していないという点であり，間接的な証左しかないことを強調している。また，レセルピンもメチルドーパも脳内 5-HT を減少させ，抗うつ剤が 5-HT 再取り込み阻害作用があることを述べ，NE と同じく 5-HT も抑うつ状態の病態生理に関与する可能性が高く，NE と 5-HT の相互作用に着目する必要にも言及している。

今日的視点から考えると，本論文が紹介している研究は，さらに問題点を含んでいる。例えば，臨床的報告に関して言えば，操作的診断基準が導入される以前であり，バニーらも「うつ病」という診断名を使用せず，「抑うつ状態」という表現を使用しているとおり，どの程度均質な対象について述べているか不明である。また，薬理作用という点で言えば，後シナプスに対する作用については触れられていない。薬物の臨床作用に関しては，無作為割付試験によるものがエビデンスの質が高いものとされるが，症例報告やオープン試験による結果ばかりである。

今日，操作的基準とそれに基づいた構造化面接法，後シナプスの受容体とそれより下流における抗うつ剤の薬理作用の研究，無作為割付試験と構造化された症状評価を使用した臨床的治療効果や副作用の検証といった方法論が導入されている。また，死後脳，髄液および PET などによって脳内 NE 所見も手に入りつつある。ところが，うつ病の病態生理は今に至るも不明であり，うつ病病態生理解明は遠くないといった雰囲気が漂う本論文と，混沌としたうつ病病態生理研究の現状との落差に驚かされる。　　　　　●尾崎紀夫

詳細データ　W. E. Bunney, J. M. Davis, Norepinephrine in depressive reactions. Arch. Gen. Psychiatry 13: 483-494, 1965.

濱田秀伯（はまだ／ひでみち）
『精神症候学』　　　　　［1994年］

「何か知りたいことがあるなら本を書くべし」という箴言がある。本書は著者が自分の勉強のために，1986-89年『精神科治療学』誌に連載した内容に大きく筆を加えたもので，教科書でもマニュアルでもない小事典風の書物である。一通りの臨床経験を積んだ卒業後 4～5 年目の精神科医を対象に，序説，外観・行為の異常，異常体験の 3 部から構成されている。序説にはフランス，ドイツにおける精神症候学の成立に始まり，力動精神医学，機械・局在論，精神病理学，戦後の新フロイト学派，自我心理学，現存在分析，人間学，反精神医学，70年代以降の再医学化の流れを簡略にまとめた。外観・行為の異常とは，精神障害の年齢，性差，人格，経過，身体，社会との関連などのマクロ的な症候学である。異常体験には，意識，自我，知覚，思考，記憶，知能，感情，意欲など内面の諸領域に現れる症状と疾患が取り上げられ，一読することで臨床に必要な用語，類語，歴史，病像のとらえかたが身につくように書かれている。

アルファベット順に項目が並ぶ引く辞典ではなく，通読する事典，考える用語集というスタイルが珍しく，海外にもあまり類書がない。各項目の記述は偏りと突出を避け，均等，簡潔に徹した。専門化の進んだ今日に，一人で全項目を執筆したところに良くも悪くも意味があるが，全体の目配りや項目の配列に著者なりの考えが反映されている。例えば知覚の障害の項目は以下の通りである。知覚の量的な障害（異常感覚，慢性疼痛，大・小視症，時間体験の異常），知覚の質的な障害（錯覚，パレイドリア，知覚変容，既視感，未視感，人物誤認），幻覚（要素幻覚，有形幻覚，幻聴，幻視，幻味，幻嗅，幻触，セネストパチー，仮性幻覚，精神幻覚，精神運動幻覚，機能幻覚，反射幻覚，経験幻覚，実体意識性，幻(像)肢，幻覚症，エイドリー），失認。

　　　　　●濱田秀伯

詳細データ　濱田秀伯『精神症候学』弘文堂，1994.

ハーマン Judith Herman
『心的外傷と回復』 [1992年]

　外傷後ストレス障害（posttraumatic stress disorder；PTSD）は，日本では1995年の阪神・淡路大震災を契機に広く知られるようになった．その後，大災害や大事件が起こるたびに，この医学用語は茶の間に報道され，今ではすっかり市民権を得た感がある．震災の翌年1996年に訳出された本書は，PTSDと心的外傷（トラウマ）についての社会的理解を深めることに大きく寄与した．

　本書は2部によって構成されており，第1部では，PTSDという疾患概念が形成された過程と，主要な症状の内容について論じられている．その筆致はアグレッシブで時に挑発的とさえ感じられるが，その主な理由は序文で高らかに宣言されているように，著者ジュディス・ハーマンのよって立つ基盤のひとつが，フェミニズムであることによる．

　第1部ではまず，19世紀後半のヒステリー研究の中でフロイトによって，心的外傷とりわけ幼児期の性的虐待の存在が一旦は光を当てられながら，後年その同じフロイトによって否定されたことを痛切に批判する．また，20世紀前半の世界大戦の体験から，PTSDと同じ病態は一時的には注目されるものの，その概念が正式に認知されるのは，アメリカがベトナム戦争という敗北を経験し，反戦運動の高まりと帰還兵への補償の要請という社会的政治的理由からであったという経緯が，明快に描き出されている．同時にハーマンは，PTSD概念の形成には1970年代以降のフェミニズムの隆盛の中で，レイプや性的虐待といった事象への社会的関心が高まったことが，大きな貢献をしたと述べ，戦争を通して男性の心的外傷が認知されたように，「性戦争」を通して女性の心的外傷がようやく正当に光を当てられたのだと強調する．

　第1部後半では，PTSDの中核的な諸症状について詳細に論じている．この部分は，臨床家ハーマンの面目躍如であり，レイプ被害者などの重たいケースの観察を通して，心的外傷に関する病理の本質が描かれている．さらに，児童虐待などの，反復される心的外傷の及ぼす人格形成への影響について述べた後，現在のPTSD基準の不備を指摘し，新しい診断名「複雑性PTSD」を提案する．この診断名は，その後のDSM-Ⅳでは採用されなかったが，長期反復性の外傷体験がもたらす症状を理解する上では，非常に有用な概念であろう．

　第2部では，回復の諸段階と治療上の指針が，実際的かつ端的に記されている．まず，外傷被害者に対する治療の基本原則が，有力化（エンパワメント）によって自己統御能力を回復させることだとする．その上で，治療関係で陥りやすい転移と逆転移や，限界設定の重要性について言及されている．この辺りには境界性人格障害の多くに外傷体験の存在を認めようとする主張が見え隠れし，議論の分かれるところではあるが，外傷被害者の臨床に携わる者にとっては身につまされることばかりである．PTSD治療はその後発展し，現在では薬物療法や認知行動療法などにおいて，洗練された技法が確立されつつある．しかし，ハーマンの述べる治療的関係はすべての治療の基盤になるといえよう．

　こうした治療関係を背景にして進んでいく回復の課程を，安全の確立，想起と服喪追悼，通常生活との再結合の3段階に分け，それぞれを事例を交えながら鮮明に描きだすことに成功している．もちろんハーマン自身も指摘するように，これらは行きつ戻りつしながら進んでいくものであるが，最重症の外傷被害者を長年見続けてきた臨床家ならではの記述が散りばめられている． ●加藤 寛

　[詳細データ] J. Herman, Trauma and Recovery. Basic Books, New York, 1992（中井久夫訳『心的外傷と回復』みすず書房，1996；増補版，1999）．

林峻一郎（はやし／しゅんいちろう）
『「ストレス」の肖像―環境と生命の対話―』　　　　　　　　　　[1993年]

　本書は一般語「ストレス」の氾濫とその精神医学的にも多義的な概念を整理し研究の現状までの概観である。啓蒙書の形ではあるが類書の無い現在十分な学術的意義を持つ。医学用語として最初に使用した米生理学者W. B. キャノン（危急反応）から，ストレス概念の本格的提唱であるカナダの生化学者H. セリエのストレス論に移る。マウスに物理化学細菌的等のあらゆる有害刺激を与えた場合，刺激への反応（局所適応症候群）以外に常に同一の全身反応（一般適応症候群：副腎皮質腫大，胃十二指腸潰瘍，リンパ節胸腺萎縮）が見られこれをストレスと呼んだが，"病気らしさ"を意味し従来の疾病研究中心の医学そのものを逆転する新医学観（ストレス概念）を生んだ。この基礎医学上の新見解はただちに一般臨床に応用され，米の内科医H. G. ウォルフの心身症発病前に多くは何らかの生活上の困難が先行する経験から，T. H. ホームズとR. H. レイ等はこれら先行事件を定量化し実際の疾患予測を試みた。43項目の生活事件（life event 社会再適応評価尺度）遭遇時の生活変化の大きさを旧に復すのに必要な努力の点数（ストレス値）を普通市民の意見調査で求めた。米心理学者R. S. ラザルスによれば事件そのものよりそれへの感じ方（1次認知）の方が個人差や実際情動を反映する（日常ストレス）；刺激と行動間の心理過程として1次認知に対する2次認知としてストレス対処（coping）を想定し；これは刺激と行動の間の心理的過程で適応的な対処なら1次認知を軽減し非適応的な対処ならその逆となりストレス結果（健康や社会活動）を左右する鍵であり；結局ストレスは情動に帰し，精神神経免疫学もその例として言及する。外界刺激－ストレス認知－情動－対処－結果の連鎖（ストレス概念）はC. ベルナールの「外部・内部環境」と生命の絶えざる相互関係という生命法則に匹敵すると結論する。　　　　　　　　　　　●林峻一郎

　[詳細データ] 林峻一郎『「ストレス」の肖像―環境と生命の対話―』中央公論社，1993；同社電子ブック，2000．

原田憲一（はらだ／けんいち）
『器質性精神病』　　　　　　　　[1976年]

　四半世紀前に書かれた本書は期せずして，今日広く知られている国際疾病分類（ICD）10版の「症状性を含む器質性精神障害」とその枠組みをほぼ等しくしている。ICD-10のこのグループをより深く理解する上で，本書の内容はまさにぴったりのテキストブックになっている。総論と各論から成る。

　総論のうち第1章の1「精神症状」は本書の最大の眼目である。特に軽度意識混濁の臨床把握，せん妄と意識障害の2用語の概念変遷，痴呆の可逆性問題，痴呆の臨床類型，痴呆とせん妄の精神病理学的，臨床的鑑別，ヴィークの通過症候群など，器質性の精神症状をめぐる臨床的課題が立ち入って説明されている。これらの問題については本書に書かれている内容が，今日ますます考究され議論されるに値するものばかりである。

　ただし第2章の中の「記憶障害」には，エピソード記憶と意味記憶，叙述記憶と手続き記憶，作動記憶などの記述がなおなされていないし，またCT，MRIのない第3章の「臨床検査」の記述も医学史的意味しかない。総論第5章の「心因性と器質精神病」では今日の精神医学でいっそう重要性を増している問題が論じられる。

　各論では急性感染症，心，肝，肺，腎など内臓疾患や血液疾患，内分泌疾患や中毒の時の症状精神病，そして脳の炎症，脳腫瘍，脳血管性障害，変性疾患や脳萎縮症などが，16章に分かれて個別的に記述される。

　本書で取り扱われている疾患の多くは今日でもなお重要な医療対象であって，考え方の基本は少しも変わっていないし，それらの精神症状についての知識は今日でも充分に役立つ。各論の中で，「医薬品による精神病」の向精神薬のところで記述されているパラドックス反応は，アカシジアと大幅に重なる症状であるが，この向精神薬副作用と症状悪化との臨床鑑別は，本書において初めて明確になされたものである。　　　　　　　　●原田憲一

　[詳細データ] 原田憲一『器質性精神病』医学図書出版，1976．

■原田憲一(はらだ／けんいち)／ほか
『医心理学—現代医療における人間心理—』
[1986年]

　本書は信州大学医学部の教養課程に1983年から必修科目としてとり入れられた講座のテキストブックである。執筆者4名は精神科医だが、医学的立場にとらわれず、より広く臨床心理学、医療社会学、医療人類学などの視点をとるよう努めた。

　序にあるように、「医療というひとつの特殊状況における人間心理」を取り扱っている。今日、医療の現場では技術の進歩からくるさまざまな問題が噴出している。そしてその問題の中心のひとつは患者および医療者の心理問題である。

　総論と各論に分かれる。総論は「医心理学序論」、「心理力動と発達」、「人間、社会、文化と現代医療」の3章からなる。心身問題、精神の健康・不健康、病気の社会的、文化人類学的意味などについて論述される。

　各論は「医療技術の進歩と患者心理」、「薬をめぐる人間心理」、「疼痛と患者心理」、「老化と老人問題」、「死の臨床」、「リハビリテーション」、「治療者‐患者関係」、「医療と家族」、「医療チームの人間関係」の9章。

　これらは今日ますます重大な論題であり、社会的に熱い議論の中にある。ただその後新しく私たちの前に立ち現れた大きな医療問題もある。臓器移植に関して脳死問題や自己同一性の問題、高度に人工的な生殖医療、クローン人間のこと、遺伝子医療など。

　これらすべては単に心理学的問題というに止まらず、哲学的、倫理的問題でもある。人間存在、人類の生存、世界観の根本に関わる。すべての人の関心と熟考と正しい判断が求められている。

　本書はその重要な問題を考える基礎を提供している。ひとつひとつの具体的課題をめぐって対立意見や撞着や葛藤が示されている。決定的な答えは簡単にはない。考える大切さを示しているのが本書である。
　　　　　　　　　　　　　　●原田憲一

[詳細データ] 原田憲一・小片寛・湯沢千尋・巽信夫『医心理学—現代医療における人間心理—』朝倉書店、1986.

■パリー‐ジョーンズ
William Ll. Parry-Jones
『商業と精神医療』　　　　　　　[1972年]

　本書の著者のパリー‐ジョーンズは、優れた精神科医でありつつ、歴史家としても一流の仕事を多く残した。本書の主題である「私立狂人収容院（Private madhouse）」、あるいは営利企業としての精神病院は、イングランドのみならずヨーロッパそして日本の精神医療史を考える上で、きわめて重要な現象である。このタイプの精神医療施設に関する最初の本格的な研究が本書である。

　本書はイングランドの私立収容院の役割の変遷を平明に記述している。18世紀から19世紀の前半にかけて、イングランド各地において私立の収容施設が数多く設立された。ピーク時の1840年代には全国で140の施設が存在した。経営者が必ずしも医者でないこと、「営利企業」であることに対する不信感、18・19世紀を通じてこれらの施設で散発した不法監禁事件によって固定した悪いイメージ、富裕な患者だけを対象にしたサーヴィスであるという誤解などから、これらの施設の役割は長いこと軽視されてきた。これらの偏った理解を正して本書が示したことは、私立収容院こそが長いことイングランドの精神医療の主たる担い手であったということである。しかし、1845年の立法はこの状況を大きく変化させた。この法律により、各州は公立の貧民狂人収容院の設立を義務付けられ、公立収容院の建設ラッシュが始まった。このため、経営基盤を公費患者に頼っていた多くの私立収容院は廃院に追い込まれ、生き残ったものは富裕な患者に特化したサーヴィスを行うようになった。精神医療の混合経済の主たる担い手は公立の収容院に移ったのである。

　本書は高い水準のリサーチに支えられた歴史研究であるというだけではない。戦前の「代用精神病院」以来、日本の多くの精神病院もほぼ同じ原理の経営基盤を持っていることを考えると、すぐれて現代的な問題提起をしている書物である。
　　　　　　　　　　　　　　●鈴木晃仁

[詳細データ] W. L. Parry-Jones, The Trade in Lunacy: A study of private madhouses in England in the eighteenth and nineteenth centuries. Oxford University Press, Oxford, 1972.

ハリス Ruth Harris
『殺人と狂気―世紀末の医学・法・社会―』 [1989年]

　世紀末のフランスでは法律家と医学者の間で狂気と犯罪の関わりをめぐって論争が展開された。本書は1880年代から第1次世界大戦前夜までのパリを主な舞台として，ヒステリー，夢遊症，催眠術，激情犯罪，群衆の暴力，情死，アルコール症などの病理現象を通して，社会・文化・政治状況を浮き彫りにしている。著者のハリスは1890年にパリで起きたある事件――殺人罪で訴えられた女性が，愛人に催眠をかけられて殺人を犯したと証言した――の研究から出発し，パリの公文書館で訴訟記録や報道記事を掘り起こすことによって本書を完成させた。予審調書，法廷でのやり取り，被告人が残した文章などの豊富な資料をもとにした叙述は読者に生き生きとした臨場感を与える。さまざまな事件について，法医学者，精神科医，裁判官らによって多様な言説が織り上げられていく様が分析され，その背景にある19世紀の科学的知が解説されている。

　主題をなすのは異常な犯罪をめぐる法律と医学の交錯であり，自由意志と責任の概念に基づく古典的法理論と，実証科学の発達に裏づけられた決定論的人間観の対立である。その争いの中から，犯罪者の医学・心理学的特性を重視する新しい犯罪と処罰の理論が生まれた。本書の特色は，著者が女性の歴史家としてフェミニズムの視点を導入し，ヒステリーや激情犯罪の中に女性性を，アルコール症や決闘の中に男性性を見た当時のジェンダーの認識に光をあてたことである。もう一本の軸として，ブルジョワと労働者階級という社会階層の対立が据えられている。このようにして，世紀末のパリにおける狂気と犯罪というセンセーショナルな題材を通して，近代の人間科学の一断面が描かれている。　●中谷陽二

　詳細データ　R. Harris, Murder and Madness: medicine, law, and society in the fin de la siècle. Oxford University Press, Oxford, 1989（中谷陽二訳『殺人と狂気―世紀末の医学・法・社会―』みすず書房，1997）．

バリント Michael Balint
『一次愛と精神分析技法』 [1952年]

　本書は，ハンガリー生まれの精神分析家マイケル・バリントの最初の著作である。邦訳は1956年の増補版による。バリントは，師にあたるフェレンツィとともに，かつての重症神経症から今日の人格障害にあたる症例の心理療法を早期から試みた治療家である。本書には，1930年代にはじまる初期から，後期への過渡期に位置する戦後の論文までが含まれる。受身的対象愛（passive object love）の概念が，土居健郎の「甘え」論に影響を与えたことでも知られる。

　バリントの技法，理論の出発点は，「新規蒔き直し（new beginning）」の現象である。治療者の中立性と言語的解釈という精神分析の技法を基本に置きながらも，「深刻な障害を持つ」「自我発達が早期の心的外傷によって歪められた」患者には，解釈技法によってだけでは接近できない何らかの機制が働いている。患者の願望を直接に満足させることで，深い退行を導き，「静かで穏やかないうことなし」の感覚を患者が体験したときはじめてその機制が変化する。深い退行を通して，それまで不可能であった従来の性格特性，防衛機制の認識から，その放棄までが可能になる。この一連のプロセスが，「新規蒔き直し」である。

　「新規蒔き直し」の過程で体験される退行現象を検討することで，幼児期早期の発達過程の問題に導かれる。フロイトが，性的目標への到達を抑止されたときに起こると考えた「やさしさ（tenderness）」の現象を，バリントは，出生直後から存在する根本的目標であると考える。これは，フェレンツィが晩年の諸論文や『臨床日記』に書き残した外傷理論を継承したものである。「やさしさ」への欲求は，前駆快感のレベルの欲求と見なされ，最終快感を志向する「情熱」と対比される。ここでの患者の願望は，「わたしはいつも，どこでも，あらゆる形で，私の全身体を，全存在を愛してほしい」である。他者に対する

顧慮をまったく必要としない体験への願望である。バリントは，この「受身的」な願望を愛の最も原始的な形と考え，はじめフェレンツィの「受身的対象愛」の用語でそれを表わす。後には，欲動よりも対象関係に注目するようになり，「一次対象関係」「原始的・太古的対象関係」などの言葉が用いられる。イギリスに移住した戦後の論文では，クラインの理論との比較検討が行われ，クラインの妄想分裂態勢や抑うつ態勢よりもさらに早期の最も原初的な対象関係と位置づけられる。

退行患者には，言葉ではなく，環境としての治療の場の働きが重要であり，「分析家による患者のための適切な雰囲気の創造」が要求される。「新規蒔き直し」は，一次対象として自らを差し出す治療者との関係で防衛を放棄し，新たな成人としての対象関係が育つ過程である。「やさしさ」にいたるまでに発生する怒りや憎悪の反応，あるいは強い依存などは，一次対象関係に身をゆだねることへの強い不安と，「憎しみの防壁」などの防衛に由来する。退行のコントロールという複雑な作業がここで求められる。解釈を用い，治療の枠の限界設定を注意深く行いながら，相互の信頼感を維持し，退行が「やさしさ」のレベルのものかどうか見きわめながら危険を回避しなければならない。バリントは退行の治療的意義に対して決して楽観的ではなく，「新規蒔き直し」に到達しない症例をどう理解すればよいか，治療的な退行に入る症例とそうでない症例はどう違うのかなどの問題は，彼の生涯の課題として残った。

その他，フェレンツィの性理論（『タラッサ』）の発想を生物学的に基礎づけようとする最初期の試みから，精神分析史上，最も早く逆転移分析を論じた試み，教育分析を中心とした分析家の訓練に関する論議まで，精神分析の理論，技法，訓練にわたる広範な主題が論じられる。　　　　　　　●森　茂起

　　[詳細データ] M. Balint, Primary Love and Psycho-analytic Technique. Tavistock Publication, London, 1952（森茂起・枡矢和子・中井久夫訳『一次愛と精神分析技法』みすず書房, 1999）．

バリント　Michael Balint
『実地医家の心理療法』
（原題『医師，その患者と病気』）［1957年］

この本は，バリントが，ゼミナールを通して，実地医家の心身医学的療法を指導したレポートである。診断，心理療法について症例を通して具体的に書かれている。

英国のバリント［1896-1970］はハンガリーに生まれ，そこの医学部を終えた後，内科医になった後，精神分析学を学んだ。その後，一般開業医として，ロンドン市内で開業した。同時に彼はロンドン大学の非常勤講師を勤めながら，週に1回，ロンドン市内の開業医を集め，全人的医療を学習するバリント・グループを組織した。彼の教育の重点は，患者に対する傾聴の能力を養わせるところにあり，彼は「患者の一見，不合理・不道徳に見える行動の奥に潜むヒューマニズムへの限りなき挑戦こそが，傾聴である」と述べている。このような傾聴によって，患者の症状の背後にある精神生活，生活環境を含めた全人的な病態理解に達することを，より深いレベルの診断と称した。そして，医師が患者の病態を全人的に理解する過程の中で，患者自身が自分の病態を全人的に理解するようになる。それは，自らについて多くの情報をもつ患者と，それらを分析する方法をもち，種々の問題の複雑な絡みについて評価できる治療者との共同作業である。そうした作業の中で，問題は分析され，整理統合され，治療者・患者双方に理解されるようになる。その結果，患者は自ら全人的な自己理解を深めるようになり，かつ自ら問題解決に至るようになる。

こうした面接法を，一般の外来でもできるように治療者を訓練するのがグループワークである。そこでは，治療に難渋している症例の問題の所在を，患者の心理・身体・社会・倫理の各視点のみならず，治療者-患者関係，または治療者側にまで求めている。●久保千春

　　[詳細データ] M. Balint, The Doctor, his patient and the illness. M. J. Pitman Medical Publishing Co., London, 1957（池見酉次郎ほか訳『実地医家の心理療法』診断と治療社, 1967; 改題『プライマリ・ケアにおける心身医学—バリント・グループの実際—』診断と治療社, 1971）．

バリント Michael Balint
『治療論から見た退行—基底欠損の精神分析—』
[1968年]

ハンガリー出身で，後半生をイギリスで活躍した精神分析家，バリントの最後の著作。エディプス水準より原始的な心的水準を表現するために対象関係論的観点から立てた概念，基底欠損（basic fault）を鍵概念として，バリント後期の理論が集約されている。

基底欠損理論は，『一次愛と精神分析技法』『スリルと退行』で展開してきた理論を体系化しようとして生まれた。基底欠損領域に位置づけられる代表的対象関係は，フロイトの一次ナルシシズム理論への批判から生まれた一次愛（primary love）と，オクノフィリア（ocnophilia）およびフィロバティズム（philobatism）である。エディプス領域が三者関係で特徴づけられるのにたいし，これらは二者関係で特徴づけられる。さらに一者のみからなることを特徴とする創造領域を加えた3領域でバリントの理論は体系化された。

基底欠損領域の特徴としては，(1)二者関係，(2)エディプス水準と異なった人間関係，(3)葛藤に由来しない力動，(4)成人言語の無力，があげられる。対象の存在が当然のこととされ，対象を協力的パートナーにするために「わがものにする作業（work of conquest）」が必要であるという認識がない。満足と欲求不満の落差が大きく，主体対象間に調和状態が維持されているときには目立たない穏やかな反応が生じるが，障害があれば，激烈な反応が生じ，攻撃破壊的，ないし主体解体的な過程が出現する。

欠損（fault）という言葉が用いられるのは，1つには患者自身が自分の内部に欠損があると感じ，第2には，衝動でも葛藤でもなく，欠失がこの水準の力動を形成しているからである。基底欠損は完全に消失することはなく，たとえ治療に成功しても，傷跡を残すという。基底欠損は，心身をあわせもつ，全心理学的・生物学的構造および，心身症から，一般の身体疾患までを視野に入れている。基底欠損の起源については，個体形成初期における欲求と供給の落差にあるとし，対象関係論的視点から，環境を代表する人々と子どもとの適合関係の存否に注目する。

基底欠損領域の各対象関係は，発達的観点から理解される。一次愛は，調和渾然体（harmonious mix-up）で特徴づけられる。水に浮かぶ魚のように環境と境界なく接している状態であり，最も原初的な対象関係に位置づけられる。オクノフィリアおよびフィロバティズムは，対象の出現によって一次愛が失われたときの反応と理解される。前者は，対象に触れている限り安全という幻想にもとづき対象関係にリビドーを過剰に備給して対象にしがみつくことである。フェレンツィから引用した受身的対象愛（passive object love）の語から発展した概念である。後者は，逆に，対象を危険なものと認知し，対象のない空間を志向する心性である。現実検討が未熟であり，幻想に支配されている点ではいずれも共通する。

治療が基底欠損領域に達すると，言語が信頼できるコミュニケーションの手段ではなくなる。退行患者に対しては，解釈によって介入せず，当面患者の退行に耐えることが求められる。「良性の退行」を経て，「新規蒔き直し（new beginning）」にいたることがバリントの治療論の骨子である。一次愛への退行においては，水や空気のような破壊不可能な一次対象として治療者，あるいは治療の場が機能することが求められる。バリントは患者の欲求を一定の範囲で充足させることをよしとするが，充足がさらなる欲求を刺激せず，静穏効果によって「万事よし」の状態に向う場合に限られる。

バリントの仕事を，心的外傷の観点から見なおすことも必要である。基底欠損理論は，フェレンツィの心的外傷論を対象関係論の枠組みによって欲動論と統合しようとしたものという見方ができるからである。　●森　茂起

詳細データ　M. Balint, The Basic Fault : Therapeutic aspect of regression. Tavistock Publications, London, 1968 (中井久夫訳『治療論からみた退行—基底欠損の精神分析—』金剛出版, 1978).

ハリントン Anne Harrington
『医学，心，二重脳』　　　[1987年]

　ガルやシュプルツハイムに始まる精神機能局在論は19世紀を代表するひとつの思想でもあったが，とりわけ，脳の2つの半球がそれぞれどのような機能をもっているのか，18世紀のウィーガンが言うようにまったく異なった器官なのかどうか，といった問題は19世紀後半の医学における大きな論争であった。

　本書の構成を簡単にまとめれば，第1章では1860年以前の考え，とくに魂の座としての脳，狂気と二重の脳，ウィーガンの2つの心説などが紹介され，第2章以下，言語と脳の非対称，心と脳の左右差，ブローカ後の脳の二重性，脳梁問題，実験的証拠，ジャクソンの理論，フロイトの失語論が論じられ，最後に，その後の脳の左右差問題や分離脳問題を掲げるということになる。膨大な資料や文献をもとに，ハリントンは，神学，道徳，フランス政治，精神哲学，進化論，人種差別や性差別論，ヒステリー論，催眠術，犯罪学，教育，オカルトなどを視野に入れながら，脳のもつ二重性，非対称性などいわゆる脳のラテラリティを論じている。とくに，ガル，ブローカ，リープマン，シャルコー，ジャクソン，フロイトらを取り上げ，19世紀における二重脳に関する思想を社会的，哲学的観点から考察し，その世紀でしばしば関心の的になっていた科学的世界像のなかで人間という動物を如何に位置づけるかという試みのなかで2つの脳が果たす役割について強調している。

　精神機能局在論についての論考は数多いが，本書は，一方で社会や教育やフェミニズム，他方では精神病など精神医学固有の問題にも関心が広げられており，専門家の間で高い評価を得ている。著者は，刊行時，ドイツ・フライブルグのアルバート・ルードウィッヒ大学医学史研究所のリサーチ・フェロー。

●松下正明

[詳細データ] A. Harrington, Medicine, Mind, and the Double Brain. Princeton University Press, Princeton, 1987.

ハルトマン Heinz Hartmann
『自我心理学と適応問題』　　　[1939年]

　「自我とエス」（フロイト［1923］）により始まった精神分析的自我心理学に，新たな時代を拓いた古典的名著。1939年にドイツ語で出版されたが，アメリカ精神分析協会のモノグラフシリーズの第1巻として，1958年英訳された。本書は，一般心理学との統合を視野に入れ，パーソナリティの正常，異常発達を包括する全体的理論の可能性を基礎づける試みであり，難解かつ抽象的な論理が展開される。著者の主張のポイントを以下に列挙する。

　(1)内因性要素が重視された欲動に対し，自我は，主に，環境との衝突を通し，内的葛藤の防衛活動として分化すると考えられてきた。それに対し，非葛藤由来の諸機能＝知覚，思考，言語，記憶，等に注目し，これを「葛藤から自由な自我領域」と名づけ区別した。(2)上記の自我領域は，欲動，外界の影響から独立した自律的発達が保証されていると考え（一次的自我自律性），脳の成熟という生物学的基盤と結びつけた。(3)生得的な自我装置の存在により，誕生直後より，未分化な状態にある自我は機能している。彼の主張する「平均的，期待可能な環境」と正常な子どもとの間に，当初より存在すると想定される適応状態は，葛藤を常態として理解された心のモデルに変更を迫った。(4)発達 development を，先天的に与えられたプログラムに従っておこる段階的変化＝成熟 maturation が，環境との相互作用と密接に絡み合いながら，各発達時期に応じた欲動活動，自我機能を発現させてゆく過程として定式化し，その後の実証的，理論的発達研究への道を開いた。(5)自我は，内外の環境変化，刺激に対応しつつ，心的平衡と統合性を維持する中心的調整機関，精神的健康の拠り所と見なされた。著者が精神分析を自我化 egotization したと言われる所以である。

●満岡義敬

[詳細データ] H. Hartmann (trans. by D. Rapaport), Ego Psychology and the Problem of Adaptation. International Univ. Press, New York, 1958. (独語版): Ich-Psychologie und Anpassungeproblem, in: Internationale Zeitschrift für Psychoanalyse und Imago. 1939.

バレ　Gilbert Ballet
「慢性幻覚精神病」　　　　　　［1911年］

　20世紀初頭のフランスではマニャンの変質理論に基づく分類に批判が生じ，ドイツからクレペリンの早発痴呆概念が導入され，痴呆に至らない偏執狂あるいは慢性妄想の位置付けをめぐる議論がなされた。バレの慢性幻覚精神病は，セリューとカプグラの解釈妄想［1909］，デュプレの空想妄想［1910］とならぶ古典的な慢性妄想のひとつである。
　バレには慢性幻覚精神病に関する論文が2つある。1911年の第1論文では，仮説に基づかない臨床単位として提唱され，記載も臨床的である。家族に精神病の遺伝負因を認めたり，発病前に性格偏奇を示すものが多い。苦しい体感異常や漠然とした不安に始まり，引き続いて幻覚とくに幻聴と被害妄想が出現するが誇大妄想は必発ではない。経過は多様で，マニャンの慢性妄想病のように4病期をたどるものもあるが，一般に不規則である。予後は不良で，知的荒廃に至るか症状が常同化する。1913年の第2論文*では病因論に移行し，幻聴や考想化声は基本障害である人格解体から生じた臨床表現であり，被害妄想や誇大妄想は二義的なものとされている。
　バレはシャルコーの弟子でパリのサルペトリエール病院に勤務し，後に教授資格をえてサンタンヌ病院精神病クリニックの正教授を勤めた。神経学会，医学心理学会の会長を歴任し，医学アカデミー会員にもなっている。慢性幻覚精神病は幻覚が優勢でくずれの少ない妄想性精神病として，フランスでは今日なお臨床で用いられている。クレランボーの精神自動症が慢性幻覚精神病をもとに築かれたことはよく知られている。クレペリンの8版の系統パラフレニー，ICD-9のパラフレニーがこれに近いが，ICD-10，DSM-IVには相当するものがない。　　　　　　●濱田秀伯

　　詳細データ　G. Ballet, La psychose hallucinatoire chronique. Encéphale 6, T2: 401-411, 1911（三村將・濱田秀伯訳「慢性幻覚精神病」『精神医学』28: 1185-1191, 1986）．
　* Ballet, La psychose hallucinatoire chronique et la désagrégation de la personnalité. Encéphale 8, T1: 501-508, 1913.

ハンター　Richard Hunter,
マッカルピン　Ida Macalpine
『精神医学の300年，1535-1860』
　　　　　　　　　　　　　　　　［1963年］

　1535年から1963年までに英語で書かれた精神医学に関する著書，論文，パンフレット，法律，手紙，未刊の草稿，精神病院関連文書等をできる限り網羅したイギリス精神医学史関係の資料集である。資料の全文が収められているわけではないが，著者，著書名，書誌的事項が見出しに書かれ，本文では最初に編者による簡単な解説，ついで，オリジナルの資料のごく一部が例示されるという構成をとり，資料によっては，表紙や頁の一部などの図が添えられている。それぞれの資料は刊行の年代順に配列されている。本文全体で1085頁，図204，それに事項や著者名の索引20数頁が付記されているといった大著である。
　すべて著者らが集めた資料であるが，その数たるやすごいもので，16世紀刊行の20編，17世紀79編，18世紀94編，19世紀137編，計330編を数える。珍しい文献が多数含まれており，とくにイギリスの精神医学史を学ぶものにとっては必読の資料集となっている。事実，刊行後現在に至るまで，精神医学史のさまざまな研究報告で本書は盛んに引用されるようになった。本書なくしてイギリスのみならずヨーロッパの精神医学史は語れないといっても過言ではない。
　本書の頁をめくっていると，いろいろと興味を喚起する事実に出会う。たとえば，16世紀の項で，1591年のベスレム病院におけるある精神病者の入院費支払いに関する，出納係，3人の管理者，付き添い人の署名入りの領収書の現物が写真として掲載されているのに驚いたりする。また，著者らの解説で知ったことであるが，16世紀では，公認の医師として，医学校出身，理髪師・外科医協会員，薬剤師協会員，管区主教による免許医の4つのグループの医師がいたといわれているが，その最後のグループは，1511年の議会法で決められた法律によるという。その例として，17世紀の項で，ケント州のジョン・フリーマンとい

う人に対して，「メランコリーと狂気」の治療を行ってよいというカンタベリーの大司教による1600年付けの免許証が図示されている。このような資料をみると，16世紀から17世紀にかけてイギリスでは，すでに精神医療という専門科が存在していたのだろうかという疑問が浮かんでくる。

もちろん原著者はイギリス人だけでない。デカルトやピネルやエスキロールの著書は英訳され，それが紹介されることになる。たとえば，デカルト。1650年にロンドンで翻訳された『情念論』を紹介し，脳のなかに小さな果実のようなものがあって，そこでは他の部分よりはつよく魂の働きがみられる，という文章で始まる「魂の座としての松果体」の節が引用されている。18世紀では，1714年の浮浪者法の資料も珍しい。正確には，「ならず者，浮浪者，頑強な乞食，宿人に関する法律を1つの議会法にまとめ，またこのようなならず者，浮浪者，頑強な乞食，宿人を罰して効果あらしめ，彼らを送るべきところに送るための議会法」は，そのような一群の放浪者から精神障害者を選り分け，かれらを保護しなければならないという精神障害者のための法律としてイギリスで最初のものとしてよく知られている。18世紀から19世紀にかけ，イギリスは精神障害者のための法律を矢継ぎ早に成立させていくが，そのいくつかが本書で紹介されるのも有り難い。19世紀では集められた資料は数多くなる。ベドウのメランコリアとマニアとの区別に関する論文，モリソン卿の灌水器，回転装置の論考，ハスラムの狂気論，有名なテュークやコノリーの論文，プリチャードのモラル狂，シュプルツハイムやクームの骨相学，バックニルの教科書，博愛主義者シャフツベリー卿の活動報告など，興味をよぶ資料が多数紹介されている。

以上挙げた名前を見るだけで，実はこの資料集は，単なる資料の寄せ集めではなく，ひとつのストーリーをもっていることに気付く。この大著を通読するのは大変であるが，全体に目を通すことによって，実は，イギリスのみならずヨーロッパの精神医学の歴史全体を概観できることになる。　●松下正明

[詳細データ] R. Hunter, I. Macalpine, Three Hundred Years of Psychiatry, 1535-1860: A History Presented in Selected English Texts. Oxford University Press, London, 1963.

ピアジェ　Jean Piaget
『知能の心理学』　［1947年］

生物学の素養をふまえながら科学的認識の発達の解明を志したスイスの心理学者ジャン・ピアジェが，その手がかりをうるために，子どもの知能のはたらきとその発達の研究に着手したのは，1921年であった。それ以降，子ども特有の行動から論理的思考が構成されていく過程について，誕生時から青年期に至る子どもの知能の発達をたどりつつ，臨床法という彼独自の研究方法を用いて，きめ細かな研究を展開していった。本書はそれらの研究の集約であると同時に，知能に関する彼の理論的立場を鮮明に打ち出した書物であって，1942年にパリのコレージュ・ド・フランスでなされた講義が，その土台となっている。

本書は3部に分かれているが，その第1部では「知能の性質」について論述されている。彼によれば，知能とは生物学的適応の延長である。それは完成された形の生物学的適応であって，心理的レベルで個体が環境と有効に相互作用することを可能にする。知能は，相互に作用し合う個体と環境との距離を，時間的にも空間的にも無限に延長させていくことができる。そこに科学的思考が結実する。

この相互作用的知能観に立つと，環境からの一方的作用により知能が発達するとみなす環境説的知能観や，遺伝や自然成熟により知能の発達が決定されるとみなす生得的知能観は，否定されることとなる。知能は，個体と環境との相互作用を通して，構成されるものだからである。

この視点をふまえて，第2部では「知能と感覚運動的機能」の論述が展開される。生物は最初，遺伝的プログラムを受け継いだ行動様式（反射）に従って，環境との相互作用を営むが，その結果，環境の変化に適応する上でいっそう好都合な行動様式（習慣）ができ上がる。そしてこの行動様式を用いて環境との相互作用を続けることにより，さらに安定した行動様式が作られていく。これらの行動様式をピアジェは「感覚運動的知能」とよん

でいるが，生後2歳ごろまでに基本的な形での論理構造がこれに付与されることとなる*。そしてこのようにして仕上げられた感覚運動的知能は，2歳ごろから内面化しはじめ，思考という新しい知能のはたらきを開始する。

本書の第3部は，「思考の発達」の解明に当てられている。子どもの思考は，不在物を現存するものから呼びおこすことのできる「象徴的思考期」（2～4歳），判断が知覚的外観に左右される「直観的思考期」（4～7，8歳），具体物に即してのみ論理的推論がなされる「具体的操作期」（7，8～11, 12歳），命題のみで推論できる「形式的操作期」（11，12歳～），の4段階を経て発達する。この発達過程で不可欠なのは，知能の社会化である。そしてそれを実現する上で，個人同士の知的相互作用（協同操作）が重視されているのも，ピアジェの知的発達理論の特色といえる。

これらの思考の発達を，ピアジェは思考構造の変化としてとらえ，思考構造のはたらきの説明にあたり，現代数学から援用された論理模型を用いている。こんにちの人工知能の理論にみられるような厳密な概念的道具がまだ用いられていなかった時代に，このように知能を説明する数学的理論模型を提示したことの意義は，きわめて大きい。

もっとも本書が刊行された時期は，彼がまだ知能の発達研究を続行していた時代であり，とりわけ最も完成された思考構造を備えた形式的操作の思考についての説明は十分になされていない。この研究は続行され，1955年に刊行された『児童の論理から青年の論理へ』**でひとまず完結をみることとなる。●滝沢武久

詳細データ J. Piaget, La psychologie de l'intelligence. A. Colin, Paris, 1947（波多野完治・滝沢武久訳『知能の心理学』みすず書房，1960）．
* Piaget, La naissance de l'intelligence chez l'enfant. Delachaux et Niestlé, Neuchâtel/Paris, 1936（谷村覚・浜田寿美男訳『知能の誕生』ミネルヴァ書房，1978）．
** B. Inhelder et Piaget, De la logique de l'enfant à la logique de l'adolescent. PUF, Paris, 1955．

ピアジェ Jean Piaget
『発生的認識論序説』 ［1950年］

スイスの心理学者ジャン・ピアジェによって創始された発生的認識論は，次のような特徴を備えている。

(1)伝統的認識論は，人間の高次の精神形態である科学的認識をそれ自体として分析しているが，発生的認識論は，人間が事実と接触して科学的思考を発展させ仕上げていく過程と，その発展の基盤となる心理的要因を研究対象とする。そこで科学思想の歴史的展開（認識の系統発生）と，子どもの認知発達（認識の個体発生）との両面から，科学的認識の成立のすじ道を一歩一歩たどりつつ，認識の構造の解明へと迫ることとなる。

(2)伝統的認識論は，人間の認識をもっぱら内省と思弁により研究するのに対し，発生的認識論は，実証と実験に訴えて研究を進めていく。

(3)発生的認識論は科学的論証に依拠するという点でも，哲学としての伝統的認識論とは異なっている。実際，事実の分析にとり組む科学は，その成果を論理・数学的に意味づけることにより，進歩をとげてきた。発生的認識論も，その発生的研究を説明する論理・数学的理論模型を必要とする。その理論模型として採用されたのが，現代数学における構造の概念である。

以上の立場に立って，本書の第1巻では数学思想，第2巻では物理学思想，第3巻では生物学思想，心理学思想，社会学思想が分析されている。その結果，これらの諸科学は，それぞれ独自の認識形態を持つが，決して相互に無関係なものではなく，相互依存の関係にあることが明らかにされた。この関係をピアジェは諸科学の円環的連結によって説明する。この点で，発生的認識論は，学際的科学だといえる。●滝沢武久

詳細データ J. Piaget, Introduction à l'épistémologie génétique. 3vol. PUF, Paris, 1950（田辺振太郎・島雄元訳『発生的認識論序説』第I-III巻，三省堂，1975-76）．

ビーアズ　Clifford W. Beers
『わが魂にあうまで』　　　　［1907年］

　本書は，アメリカの精神衛生運動の創始者C. ビーアズの自叙伝である。彼自身の前後4回，計3年間に及ぶ精神病院での残虐で悲惨な入院生活を原体験として，精神障害者の介護と治療を改善し，精神疾患を予防する運動を展開するために書かれたものである。その意味で，本書はアメリカ精神衛生運動の歴史的原点となった。出版当時から，一身上の秘密を公開して精神衛生運動の必要を説いたビーアズの勇気と情熱のためばかりではなく，その語りかけるような美しい文体によって古典の1つとなることを約束された。その後，再版を繰り返して現在に至っている。

　彼はエール大学を卒業後，しばらくニューヘブンの徴税事務所に勤めていたが，実業界へ進出したいという夢は捨て難く，まもなくニューヨークのウォール街近くにある保険会社へ勤めた。ビーアズにとって精神障害が身近なものとなった最初は，彼がエール大学在学中のことであった。彼の兄がてんかん発作を発病したからである。その当時のビーアズは，兄のてんかん発作が人々の面前で起こらないようにひたすら乞い願う平凡で臆病な一市民であった。

　精神病院に入院したビーアズは，その悲惨な環境と虐待の中で，次第に自らの精神疾患を克服し，ついに「わが魂にあう」のである。もはや彼の人生の目的は，実業家として成功するという世俗的なものではなくなり，精神障害者の処遇と治療を改善し，精神疾患を予防することであった。ビーアズが1943年7月9日に亡くなるまで，その一生は精神衛生運動に捧げられた。

　アメリカの精神衛生運動は，自ら精神病に罹患しながら，見事にそれを克服し，勇気と行動力と組織能力を兼ね備えたビーアズによって創始され発展した。元患者としての彼の存在と行動自体が精神障害者に対する一般の人々の誤解と偏見を打破するのに大きな貢献をなした。彼の創始した精神衛生運動は，その当初よりA. マイアーやW. ジェームズなどから全面的支持を得た。精神衛生（mental hygiene）という言葉は，マイヤーによって選ばれたものである。その言葉には，ビーアズの始めようとしている運動は，単に精神障害者の処遇を改善するだけではなく，精神疾患の予防を含んでいる，という意味が込められていた。マイアーはまた，他の精神科医たちに精神衛生運動への協力を呼びかける手紙をビーアズに託すなど協力を惜しまなかった。『わが魂にあうまで』が出版されると，それはアメリカ国内のみならず国外にも好意的な反響を呼び起こした。1908年に，まずビーアズの出身地に，コネチカット州精神衛生協会が組織された。その発起人には，元患者としてのビーアズを含めて，患者家族としてのビーアズの父と兄，その他，教会，学校，大学，判事，弁護士，病院，医学，精神医学，ソーシャルワーカーの各分野から合計14名が参加した。翌1909年には全国精神衛生委員会が設立され，海外の諸国にも精神衛生委員会が設立されるようになった。さらに1930年には，ビーアズのかねてからの念願であった第1回国際精神衛生大会をワシントンで開くことができた。1937年には，第2回国際精神衛生大会がパリで開かれた。第3回大会は，第2次大戦後の1948年にロンドンで開かれた。その大会において，世界精神衛生連盟が結成された。その後，隔年に世界精神保健連盟大会が世界各地で開催されている。このようにビーアズの創始した精神衛生運動は世界に拡がったのである。

●江畑敬介

　詳細データ　C. W. Beers, A Mind That Found Itself. An Autobiography. The American Foundation for Mental Hygiene, Inc., 1907（江畑敬介訳『わが魂にあうまで』星和書店，1980）.

▌ビオン　Wilfred Ruprecht Bion
▌『セヴン・サーヴァンツ』
（邦訳名『精神分析の方法』）　　［1977年］

　ビオンは，フロイト以後の精神分析においてきわめて独創的だったメラニー・クラインの学派の中でも，さらに独創性を発揮した英国の精神分析者である。本書は，『経験から学ぶこと』*，『精神分析の要素』**，『変形』***，『注意と解釈』****の4冊をまとめたものである。

　彼はクラインによる精神病的世界の理解を拡充したばかりでなく，それを超えて心の世界の成立を探究し，精神分析の営為をメタ心理学的に再構成しようとした。

　1940年代から50年代にかけて精神分析者たちは，精神分析の標準的な設定と技法（すなわち週5回一定時間の定期的面接をし，中立性を保ち転移解釈をする）を守りながら，精神病者の言動と世界とを理解しようとした。フロイトは精神病を自己愛神経症と呼んで，転移を発展させないので分析治療に不向きとしたが，ビオンは，パーソナリティの精神病的部分がむしろ即座に執拗かつ不安定で脆い対象との結びつきを発展させることを指摘した。彼はさらに，精神病的部分が現実を否認するばかりでなく，それを知るのを可能にする自分の心的装置を破壊しようとすると論じた。彼によれば精神病的な幻覚体験は，患者が自己の知覚装置を攻撃破壊して，迫害的な超自我を含むその断片が感覚入路を逆行し感覚器官から排泄されたためである。

　この研究はさらに，意味のある心の世界がいかにして成り立つか，その構成要素は何か，精神分析はそもそも何を行っているのか，などの考察へと進んだ。彼はクラインの「投影同一化」概念を踏まえて，情動の前言語的な投影を認め，それが早期母子関係において中核的な役割を果たしていると論じた。母親が乳児の原始的情動を受容し，それを咀嚼できる形にして返せば，乳児は自分の経験を受け入れ，それを意味ある心の世界の一部とすることができるようになる。ビオンは母親のこの役割を「夢想」と呼び，メタ心理学的には「アルファ機能」と名づけた。逆に，母親が乳児の投影を拒絶したり無視したりすると，乳児には「言いようのない恐怖（nameless dread）」が返され，経験を消化できないばかりか否認する傾向が生まれる。彼はこれらの過程のメタ心理学的表現として，アルファ要素・ベータ要素・アルファ機能などの概念を提出した。それから彼はこの関係を，容器と内容の関係としても抽象し，投影を受け取る治療者と投影する患者との関係に同質のものを認めて，治療関係における治療因子の研究に寄与した。

　『精神分析の要素』では，彼はクライン派精神分析の基本的諸概念を記号化し，オイディプスの神話を再び取り上げてそれを心の構造の理解に結びつけた。『変形』ではさらに記号化を進め，精神分析および精神病過程の考察を展開した。

　彼は『注意と解釈』で心の変化や成長についても考察し，精神分析行為の本質はあれこれ知ること（K: knowing）にではなく，自己の内的現実（ビオンはOと表した）に近づくことにある，とした。彼はそれを実践する精神分析的な方法として，「記憶なく欲望なく」と提唱した。この表現は物議を醸したが，過去や将来，あるいは現時点での理解にさえ囚われることなく関わる方法として，フロイトの言う「平等に漂う注意」を実践していると言える。本書はその後の精神分析の臨床と理論的展開に，発想の源泉として大きな影響を与えている。　　　　●福本　修

　［詳細データ］　W. R. Bion, Seven Servants. Jason Aronson, New Jersey, 1977（福本修・平井正三訳『精神分析の方法—セヴン・サーヴァンツ—』I・II，法政大学出版局，1999, 2002）．
　＊　Bion, Learning from Experience. William Heinemann Medical Books, London, 1962.
　＊＊　Bion, Elements of Psychoanalysis. William Heinemann Medical Books, London, 1963.
　＊＊＊　Bion, Transformations. William Heinemann Medical Books, London, 1965.
　＊＊＊＊　Bion, Attention & Interpretation. Tavistock Publication, London, 1970.

樋口　進（ひぐち／すすむ）ほか
「アルコールおよびアルデヒド脱水素酵素多型とアルコール依存症のリスク」
［1995年］

非活性型の2型アルデヒド脱水素酵素（ALDH2）は飲酒後のフラッシング反応を引き起こし，大量飲酒・アルコール依存症の発症を抑制する。この点に関し，蛋白レベルではすでに報告されていた。一方，アルコール脱水素酵素（ADH）にも遺伝的多型の存在することは知られていたが，アルコール依存症への影響に関しては必ずしも明確ではなかった。本研究は，遺伝子レベルでADH，ALDH2とアルコール依存症との関係を明らかにした。

実際には，日本人アルコール依存症者655名と正常者461名のADH2，ALDH2遺伝子の遺伝子型を決め，その遺伝子頻度および各遺伝子型の組み合わせを2群間で比較した。その結果，ALDH2のみならず，ADHもアルコール依存症のリスクに関与していることが明らかになった。すなわち，アルコール代謝活性の高いADHを有する個体はアルコール依存症のリスクの低いことが明らかになった。また，非活性型ALDH2を有していても，代謝活性の低いADHを有していれば，リスクはむしろ高くなることも明らかにした。

本研究の意義は，ADHのアルコール依存症発症への関与を確立したことにある。その機序は未だに明確ではないが，ADHはALDH2同様に，アルコール依存症の発症を抑制することで，そのリスクに影響していると想定されている。その後の研究で，ADHはさらにアルコール離脱症状の重症度にも影響を与えていることが明らかにされている。

●樋口　進

詳細データ　S. Higuchi, S. Matsushita, M. Murayama, S. Takagi, M. Hayashida, Alcohol and aldehyde dehydrogenase polymorphisms and the risk for alcoholism. Am. J. Psychiatry 152: 1219-1221, 1995.

ピショー　Pierre Pichot
『精神医学の一世紀』
（邦訳名『精神医学の二十世紀』）［1996年］

過去100年間の精神医学の潮流を世界的な展望に立って記述するとともに，21世紀の動向をも示唆する，未来に向かって開かれた精神医学の通史である。第1章は，近代精神医学が成立した1880年における実情を，仏・独・英の各学派に分けて概観し，さらにイタリア・スペイン・ロシア・米国の現状も付記している。第2章では，その後第1次世界大戦までの発展が，神経解剖学・神経生理学・神経症の精神病理学・臨床精神医学・一般精神病理学の各側面から詳述される。さらに台頭してきた米国精神医学や実験心理学，進行麻痺の原因究明に象徴される生物学的研究の萌芽が通観される。第3章の主題は，1914年から1945年における精神医学の発展である。ドイツ学派による診断学の確立，フランス学派による精神病理学的記載，フロイトの精神分析学やパヴロフの条件反射学の拡大，米国での行動主義の創始が語られる。さらに生物学的精神医学の進歩と身体的療法の普及も叙述するのみならず，ナチスの精神障害者に対する蛮行を断罪する。第4章は，第2次世界大戦後から1983年までの精神医学のめざましい発展ぶりを，多方面から概観している。さらに第2版で補遺されたあとがきの章では，研究面での米国の優位，DSM-Ⅲの影響，精神科医数の減少，向精神薬の消費量の増加など，その後の状況が簡潔にまとめられている。

本文とほぼ同量の脚註が充実しており，さまざまな逸話が織り込まれて，さながら副読本の観がある。巻末の人名索引は約800名を網羅し（邦訳では10分の1に割愛），それだけでも手軽な精神医学人名辞典となっている。現代フランス精神医学界の重鎮である著者［1918-］は大の親日家で，パリ留学した日本人精神科医の多くが師事している。1977年～83年WPAの会長を務めた。

●森山成彬

詳細データ　P. Pichot, Un Siècle de Psychiatrie. Synthélabo, Paris, 1996（帚木蓬生・大西守訳『精神医学の二十世紀』新潮社, 1999）．

ピック Arnold Pick
「精神疾患における病覚について」
[1882年]

　A．ピックの名声はピック病に関する業績によるが，彼の研究には解剖学，精神病理学，神経学と広い範囲に及んで数多くの業績がみられる。この論文は，精神病にみられる病覚に関する歴史的，臨床的な研究と題されたものであり，このような内容の研究が見当たらないことが彼の発心でもあった。さまざまな研究者によって病覚，病感，病識などと言われてきた現象があるが，彼は本論の展開のなかで，「病覚とは病人が自分の心的事象やその一部分の不健全性を，多かれ少なかれ明瞭に自覚または感知している事象である」と記述している。この病覚という事象は，精神病そのものと同様に古来より知られており，その時の文化的背景を強く反映する。歴史的な展開では，ヒポクラテスの強迫観念の例，シェイクスピアのリア王のくだりが引用され，精神病患者をより正確に観察する道を開いたピネル以降の研究者の論考が数多く述べられている。本論は2つの脳半球に言及し，片側または両側の脳半球における部分的病巣の存在を想定するという立場を強調した。終盤にある主旨を要約すると，「本稿で取り扱った現象全体を総称すると病覚で括ることができるが，この病覚はさらに病感と病識とに分けられる。病識は厳密にみると，病感やその後発現象と完全に対峙しているわけではない。なぜなら，ある程度の平静さが存在する場合には，病感が結果的に多かれ少なかれ明白な病識に帰着するからである。ただ，この病識という表現は，病感の根源ともなっている感情的事象とは対照的に，理性的成因が支配的なタイプの病覚のために特別に運び出されたものである」とある。精神病者が自分の心理現象や疾患に対してどのような考えを抱いていたのかという彼の根源的な探究は，脳半球の障害論も取り入れながら，神経症，うつ病，統合失調症，痴呆性疾患などに言及した。

●天野直二

　詳細データ　A. Pick, Über Krankheitsbewußtsein in psychischen Krankheiten. Eine historische-klinische Studie. Arch. Psychiat. Nervenkrn. 13: 518, 1882.

ピック Arnold Pick
「老化性脳萎縮と失語症との関連」
[1892年]

　アルツハイマー病とともに初老期痴呆症を代表するピック病の最初の報告例である。当時，ドイツ精神医学界の大御所であったブレスラウ大学のウェルニッケ教授による「老化性脳萎縮は脳全体に瀰漫性にみられるもので，老年痴呆には失語症のような巣症状はみられない」という説が広く受け入れられていた。プラハ大学の精神医学のピック教授はそれに反論し，老化性脳萎縮が限局性に強調されることがあり，そのような症例では巣症状が出現することを主張した。その証拠として示された最初の例が本例である。以後，同様の症例が，ピック自身によって，自らの精神医学論文集［1898年］やいくつかの専門雑誌に矢継ぎ早に報告されることになる［1901, 1903, 1904, 1906年］。のちに，これらの症例は老年痴呆と異なったピック病と命名されることになる。

　症例は，アウグスト・Hという71歳の男性で（日本でのある紹介文に，最初の症例はのちの論文集に採録されたアポロニア・フリッチュであるとされているが，それは間違い。その例が1894年に発症していることからも明らか），2，3年前から記憶障害，妻に暴力を振るうような異常行動がみられるようになった。1889年11月に失神発作。1890年1月に重篤なインフルエンザに罹患。せん妄状態になるとともに言語障害が出現し，その後言語障害は徐々に悪化してきた。1891年11月11日に入院。高度の記憶障害に加えて，日常的な簡単な言葉しか理解できない高度の言語理解障害がみられ，文字理解，書字，模倣書字も不可能であった。この状態はウェルニッケ＝リヒトハイムによる超皮質性感覚失語と考えられた。同28日に死亡。剖検で，脳重は1150g。左半球，とくに側頭回の萎縮が著明であった（病理組織像の記載はない）。さらに考察で，すでに同様の症例の報告がなされていることを指摘している（ルイス，およびマニャンの例）。

●松下正明

　詳細データ　A. Pick, Über die Beziehungen der senilen Hirnatrophie zur Aphasie. Prag. med. Wschr. 17: 165-167, 1892.

ピック Arnold Pick
『失文法性言語障害』　　[1913年]

　現象としてはクースマウル[1877]らによってすでに記載されていた「失文法」について，いわば最初に系統的な記載を行って，その発現機序についても立ち入った考察を加えたのが本書である。間をおかずにクライスト[1916]がやはり失文法について論じ，これを「錯文法」と対比したが，イサリーン[1922]の失文法論にはピックの影響が大きい。

　ピックは，失文法という症状を通して，思考障害と言語障害との関係を深く考えた人である。このことは，本書の副題が「失語学の心理学的基礎付けについての研究」となっていることからも窺える。彼は，本書の第3章において「言語という表現手段」を論じ，第4章では「思考から言語へ」という重大なテーマを扱っている。ピックにとって，失文法という症状は「思考と言語」の問題と切り離しえないものであった。

　思考から言語へは，いくつかの段階を経なければならない。最初に，後に展開され，形成されるものの萌芽があらわれる。ついで，内容は十分意識されているが言語的表示のない段階がある。さらにそこから，「構想から文章構造」への移行が起こらねばならない。ここで重要なのは，文章の図式的形成が，語選択に先行するということである。ここにおける「図式」の賦活による心理的枠組みは，実際に語句の選択が起こる前に，文法関係のなかでは完了していなければならないと彼は考える。統辞論の問題として論じられることが一般的である失文法が，「言語と思考」の病理学における中心課題の1つであることを示した点で本書の意義はきわめて大きいと考えられる。

●大東祥孝

[詳細データ] A. Pick, Die agrammatischen Sprachstörungen. Studien zur psychologischen Grundlegung der Aphasielehre. Julius Springer, Berlin, 1913.

ピネル Philippe Pinel
『哲学的疾病論』　　[1798年]

　現代において科学的精神医学の創始者として名高いピネル[1745-1826]は彼と同時代人にとっては病理学者として知られていた。事実，1822年の王政復古の政変によってその職を解かれるまでピネルはパリ大学医学部内科病理学教授として講義を続けた。本書は当時の医学教育の国家的改革，再建に応じたこの講義用の教科書として執筆，出版されたもので，出版と同時に大きな反響を呼び，3巻本として1818年までに第6版を重ねた。この間四半世紀もの間欧州各国にも翻訳されるなどその評判はフランス本国にとどまらなかった。本書は彼の『精神病あるいはマニーに関する医学・哲学論』とともにピネルの代表作となっている。

　リンネやド・ソヴァージュの疾患分類に代表されるように18世紀は分類の世紀であった。ピネルは紛れもない疾病学者であった。「1つの疾患が定まるということは，治療法が定まる」という先人の教えを認めつつも，科学的方向として，「1つの疾患が定まるということは，疾病分類表の中で占めるべきその真の性格と位置とが決定される」という言葉に彼の医学，疾病論に対する理想が現れている。とはいえ熱病などの疾病は一種の抽象的観念であり，過度の現実性を与えることを戒めている。彼はソヴァージュ同様疾病実在論というよりも唯名論に近い立場を示している。その疾病分類は英国のカレンなどの影響を受けている。初版当時に疾患は6綱に分類され，精神疾患は第4綱 Névroses において第1目 Vésanies において Hypochondorie, Mélancholie, Manie, Hystérie などの属に分類されている。これは『医学・哲学論』とは異なっている。本書の歴史的意義は精神医学よりも病理学において重要である。彼はここでモルガーニの器官病理学に対して組織病理学の土台を提唱し，これが近代病理学に大きな足跡を残したビシャの組織病理学，膜病理学に決定的発想の源を与えたことにある。

●影山任佐

[詳細データ] P. Pinel, Nosographie Philosophique, ou la méthode de l'analyse appliquée à la médecine. 3vol. (1-6ed.), J-A Brosson, Paris, 1798-1818.

ピネル　Philippe Pinel
『精神病あるいはマニーに関する医学・哲学論』
（邦訳名『精神病に関する医学＝哲学論』）
[1800年]

　科学的，近代精神医学の創始者と呼ばれるピネルの代表的著書である。出版直後から反響は大きく，ヘーゲルが賞賛をもって引用し，英国では5年も経ないで翻訳，出版されている。初版は革命歴IX年に，増補改訂版である第2版は初版のタイトルからマニーを除いた形で1809年に出版された。マニーは当時代表的精神病で，精神病一般の代名詞として使用されていた。また本書はビセートル時代の草稿をまとめたもので，男性患者のみの事例から成り，それ以前の彼のマニー論などの論著をも収めたものである。またここでの哲学的というのは科学的と同義語であり，医科学の意味である。そしてピネルにあって医科学とは「自然誌（histoire naturelle）」であり，これは現代ではH. エーの理念ともなっている。ピネルは形而上学，ドグマの医学への導入には批判的であった。タイトルの「精神病（aliénation mentale）」は当時の狂気（folie）の通俗語に換えて，科学用語として採用したもので，直訳すれば，「精神の疎外」となる（ラテン語のalinatio mentisはプラッターがすでに使用していた）。革命歴IX年は西暦1800年9月23日より翌年9月22日に該当する。このため初版出版年度は1800年の少数説と1801年の多数説に分かれていたが，最近1800年秋との説が出されている。
　本書の重要な意義は2点に絞られる。第1は主として疾病論，疾病記述学に関するものである。第2は治療論，処遇論に関するもので，これはピネルのいう「心的療法」，traitement moralに集約されよう。このための理想的治療の場として追求されたのが「保護院（asile）」構想であり，後年弟子たちによってようやく実現されたものである。またこの具体的実践が患者の人道的処遇であり，その象徴が，フーコーに「ピネル神話」として批判された「鎖からの解放」である。
　ピネルはドグマを排し，先入観にとらわれない観察と精緻な記述を重視した。この「臨床的方法」論はフランス精神医学の伝統ともなり，ドイツではるか後年にカールバウムへと継承されることとなった。ピネルは「体系的精神」に批判的で，矛盾のない学理よりも実践を重んじ，その疾病論も整合性を求めるよりも実際的なものであったと思われる。このため分類には種々の矛盾があり，エスキロール以降の弟子たちによる批判的改訂がなされることとなった。彼は疾病分類学者というよりも疾病記述学者であった。畢竟彼にとって疾病分類上の病種は抽象的なもので，疾病を位置づけ，治療の原則的指針となる実践的価値を有するものであった。このためか彼の精神病分類はきわめて単純なもので，英国のカレンの分類，マニー，メランコリー，痴呆に白痴（idiotisme）を独自に追加したもので，症状，症候論を分類の基本としたものであった（本書初版ではマニーをデリール〔悟性の混乱〕を伴うものとそうでないものとの2種に分け精神病は計5種であった）。痴呆と白痴の区別は曖昧なままで，後者がより重篤で，程度の差によるものとされていた。当時疾病分類は混乱し，精神医学用語も曖昧かつ不十分であった。彼は「科学とは秩序だった言語」であるというコンディヤックの信奉者にふさわしく，精神症状などの概念と用語の確立に尽力した。精神医学の「科学的言説の誕生」である。病因論は遺伝・体質性のものと「外界の事象や熱情による」偶発性のものとに分け，精神障害の座は必ずしも脳だけではなく，腹部など他の身体臓器にも求め，脳器質性，脳原発性障害については否定的であった。熱情は腹部障害を起こし，「交感性」的機序により精神障害をもたらすとしたが，この「交感性」機序は曖昧なものであった。
　ピネルの提唱する「心的療法」とは「薬物治療」や当時頻繁に乱用されていた非人道的なショック療法，非医学的な瀉血療法などの「医学的」治療以外の主として非身体的治療全体を指している。その記述内容からは現在でいう音楽や演劇などの芸術療法，作業療法，患者への共感を基本とする支持的精神療法などが実践されている。ピネルの活動は彼のよき片腕であったピュサンとの共同作業であった。精神医療黎明期にしかも革命の嵐の中，手探りで最前の精神医療を求め，実践した苦闘の記録が本書である。　●影山任佐

[詳細データ] P. Pinel, Traité médico-philosophique sur aliénation mentale ou manie. Richard, Caille et Ravier, Paris, 1800（影山任佐訳『精神病に関する医学＝哲学論』（初版）中央洋書出版部，1990）．

ヒポクラテス Hippocrates
『神聖病について』　　［紀元前5-4世紀］

　古代でもっとも高名な医師ヒポクラテス［前460頃-337頃］は，地中海のコス島に生まれ，ギリシア各地で名声を博し，テッサリア地方のラリサで亡くなった。ヒポクラテス全集 Corpus Hippocraticum には約70の著作が含まれるが，これらはもともと，ヒポクラテスを中心とした医学校に集められた書籍や覚書であり，後に彼の名を冠して再集成された著作群であるとされている。したがって，その中にヒポクラテス自身が書いたものがどのくらいあるのかについてはまだ意見の一致を見ていない。

　Loeb 古典叢書に収められたヒポクラテス全集の第1巻は，W. H. S. ジョーンズによって1910年から準備され，1923年に英訳が出版されている。同年第2巻，1928年と1931年に，それぞれ3巻と4巻が出版されている（第3巻の翻訳は E. T. ウィジングトン）。さらに，第5［1988］，6［1988］，7［1994］，8［1995］巻が近年になって P. ポッターと W. D. スミスの手で世に送りだされている。

　てんかんについて述べたものとされる「神聖病について」は，ヒポクラテス全集の中ではもっとも有名な著作の1つであり，精神医学史的観点からもきわめて重要な著作である。作者についてはさまざまな説があるが，ヒポクラテス自身の書いたものではないとする説が有力である。本作品には，つぎの注目すべき3点が明言されている。1つは，この神聖病という病気がその本性からして何ら神聖ではなく，自然的な原因で起こること，第2に，この病を「神聖」としたのは魔術師やいかさま師であって，彼らには治療能力がないこと，最後に，この病気の原因が脳にあること，などである。発症条件や発症機序は体液説で説明されているが，その症候論的記述は具体的で，今日見られるてんかんの症状とほとんど変わらないものであり，鋭い観察眼を持った著者の存在を思わせる。たとえば本書にはつぎのような記述がある。「……声が出せなくなり，息がつまり，口から泡を吹き，歯をくいしばり，手が痙攣をおこし，目を反転させ，分別を失い，人によっては大便をもらすこともある」（石渡隆司訳）。

　また本篇には，この病気が親から受け継がれたもので，まだ母体内にいるときに始まり，20歳を過ぎるとほとんど発症しないこと，発作を何回も経験すると「予感」が生じてくることなど，遺伝要因の強いてんかんに合致するような記述も見られる。

　こうした「てんかん」に関する正確な記述に加え，本書には，今日とはその概念は異なるものの，paranoia という語彙や，恐怖や狂気に関連した言葉（phoboi, mainomenous）がいくつか登場するという点でも，精神医学史的にきわめて興味深いテクストと言える。

　さらに，この小篇は，脳がこの病気の座というだけでなく，一般的に精神の座であることも明言しているという点で，重要な意味を持つと言えよう。「人々は，われわれの快楽も喜びも笑いも戯れも，また苦しみも悲しみも不安も泣くことも，脳以外のどこからも生じてこないということを知らなければならない。われわれはとりわけ脳によって思考したり理解したり見聞きしたりし，醜いものや美しいもの，わるいものやよいもの，さらに快不快を知るのである」（石渡隆司訳）。

　精神医学史に関連のある語彙からヒポクラテス全集を俯瞰してみれば，たとえば mania は『疾病について第1巻』，『流行病第1巻』，『腺について』，『予後』など，51カ所の文脈に登場し，その関連語を含めれば100回以上用いられている。また『箴言』だけをとってみても，そこには mania, melancholia, あるいは今日では delirium と考えられる paraphrosyne などの語彙が重要な文脈を形作っている。

●酒井明夫

　詳細データ　Hippocrates, Works (Hippocrates) I-VIII. (trans.) W. H. S. Jones, E. T. Withington, P. Potter, W. D. Smith, Harvard University Press, Cambridge, Massachusetts, 1923-95（大槻真一郎ほか訳『ヒポクラテス全集』第1～3巻，エンタプライズ，1985）. Œuvres complètes, édition, traduction, 10 vol., par Littré, E., Paris, Baillière, 1839-61.

ヒューベル David H. Hubel,
ビーセル Torsten N. Wiesel
「マカクサル視覚野の機能構造」
[1977年]

　1981年度のノーベル医学生理学賞に輝く画期的論文である。網膜の視細胞と神経節細胞では受容野（反応する視野領域）は円形であり，そこに光が有るか無いかによって細胞が反応することは知られていた。ヒューベルとビーセルは，大脳の第1次視覚野（V1）の細胞は受容野に光があるかどうかだけでは反応せず，受容野内の特定の視覚的特徴に選択的に反応することを発見した。V1細胞は長方形受容野内の特定方位に傾いた線分に反応する。この方位選択性は視覚野で大脳表面と平行方向へ0.05mm移動すると10度回転する。したがって0.9mm移動で180度回転し，元に戻る。大脳表面と直角方向では皮質の厚さ約2mmの深さで方位選択性は変化しない。彼らは，幅約1mm深さ約2mmを単位とするこの機能構造を方位コラムと名づけた。一方，方位コラムと水平方向に直行して右眼と左眼の網膜から主な入力を受ける細胞が0.4mmごとに交代する。彼らはこれを眼優位コラムと名づけた。以上よりV1は幅約1mm深さ約2mmのコラムを基本単位構造として形成されることが明らかとなった。さらに生後まもないネコの一眼を一時期（臨界期）だけ遮蔽すると遮蔽された眼からの眼優位コラムは成ネコとなっても，もはや形成されず，非遮蔽眼よりの入力を受けるコラムのみとなってしまうことを発見した。大脳の機能構造には可塑性があり遺伝的素因だけではなく環境因子も大脳の形成に重要であることが明らかとなった。

　その後，彼らのV1コラム構造は，ワンリレイ[1979]*，リヴィングストンとヒューベル[1984]**によって，修正が加えられた。すなわちコラム内はすべての細胞が方位選択性を有する均一構造ではなく，チトクローム酸化酵素によって染色されるブロッブとよばれる円柱構造が存在し，ブロッブ内の細胞は方位選択性を持たず波長選択性を有する。さらにシップとゼキ[1989]***によれば大脳皮質の層によっても細胞の反応性は異なり4B層には方位選択性だけではなく方位と直行する一方向への運動方向選択性を有する細胞の存在が明らかとなった。V1のコラム内には少なくとも4種類の細胞（方位選択性細胞，方向選択性細胞，波長選択性細胞，および両眼視差選択性細胞）〔ポッギオとポッギオ[1984]****〕が存在する。隣のコラムは隣の視覚領域を受容野とし，その受容野内の視覚属性情報は同一コラム内で並列分散処理される。

　その後の研究によりV1の前方にはV2，V3，V4，V5とよばれる視覚前野が存在しそれぞれ特定の視覚属性の情報処理を行っていることが明らかとなった。大まかにいってV3はV1の方位選択性細胞を基礎とする形態視，V4はV1の波長選択性細胞を基礎とする色彩視，V5はV1の方向選択性細胞を基礎とする運動視のための情報を処理する専門領域である。視覚前野のさらに先には大脳連合野があり，大脳連合野の背側部位は運動視，両眼立体視に関与し，腹側部位は形態視，色彩視に関与する。現在，大脳の視覚関連領野に関する研究は活発に行われ，何十という視覚関連領野に細分化されつつある。研究進展に対するヒューベルとビーセルの貢献は大きく，細胞は知覚属性の特定の特徴を好む，基本機能単位はコラムである，という彼らの基本的発見が研究の基礎であることに今も変わりはない。

●佐藤 悠

[詳細データ] D. H. Hubel, T. N. Wiesel, Functional architecture of Macaque Monkey visual cortex. Proc. R. Soc. Lond. B. 198: 1-59, 1977.
＊　M. Wong-Riley, Changes in the visual system of monocularly sutured or enucleated cats demonstrable with cytochrome oxidase histochemistry. Brain Res. 171: 11-28, 1979.
＊＊　M. S. Livingstone, D. H. Hubel, Anatomy and physiology of a color system in the primate visual cortex. J. Neurosci. 4: 309-356, 1984.
＊＊＊　S. Shipp, S. Zeki, The organization of connections between areas V5 and V1 in macaque monkey visual cortex. Eur. J. Neurosci 1: 309-332, 1989.
＊＊＊＊　G. F. Poggio, T. Poggio, The analysis of stereopsis. Annu. Rev. Neurosci. 7: 379-412, 1984.

ビュルガー-プリンツ
Hans Bürger-Prinz
『ある精神科医の回想』　［1971年］

原著者［1897-1976］はボン大学卒業後ケルン大学精神科に入局（主任：クレペリン門下のアシャッフェンブルク，医局長：クルト・シュナイダー）。当時の精神医学のメッカ，ハイデルベルク教室の助手を経てパリに留学［1928］。1930年2月ケルン大学講師・筆頭医長。翌1931年ライブツィヒ大学（シュレーダー教授）の筆頭講師。1937年ハンブルク大学精神科初代教授に就任，1965年同名誉教授。半自伝風の本書は第1次世界大戦直後から第2次大戦後を含む半世紀余のキャリアの回顧が中核になっている。駆け出しの頃に経験した精神医学のメッカ，ハイデルベルク教室はウィルマンスを頂点にベーリンガー，グルーレ，マイアー-グロースらの大御所をはじめヤスパースもいた時期であった。"生涯を通じて最高水準の教室であった"と著者が評する毎朝の医局カンファレンスの詳細，ベーリンガーの創案によるメスカリン実験精神病の被験者の1人としての体験記などが生々しく描出されている。序章・終章を含む計30章は見出しからして大事件の鑑定医の実際をはじめ，芸術・文化にも幅広く精神科医として厳しいが温かい洒脱さを感じさせる大家言を書き並べている。得意とする司法精神医学は恐らくアシャッフェンブルクの影響を受けたものと思われるが，人道的な立場を前面に打ち出しており，詳細を極めた事例の紹介は専門家はもちろん，一般の読者にも十分興味を抱かせる。著者の高名さもあり，マスメディアの宣伝も手伝ってか，本書は前評判が高く，出版後はドイツ語圏でのベストセラーを続け，3年後にクナウール（Knaur）社の文庫本となった。邦訳は当時大阪医大神経科に在籍した同門会員の大半30人の協力によっている。こちらも数版を重ねたと書店側の話である（邦訳版は現在絶版。書店の自己破産宣告によるという）。　●福田哲雄

　［詳細データ］H. Bürger-Prinz, Ein Psychiater berichtet. Hoffmann und Campe, Hamburg, 1971（福田哲雄監訳『ある精神科医の回想』全2巻，佑学社，1975）．

平澤　一（ひらさわ／はじめ）
『軽症うつ病の臨床と予後』　［1966年］

本書は，昭和33年からの5年3カ月の間に筆者が直接診療し，経過を外来で観察しえた573人のうつ病の患者に関するモノグラフィーである。資料的には2部構成となっており，前半には患者の経過，予後，うつ病の精神病理学的分類などが詳細に記載され，後半ではうつ状態が何らかの形で2年以上遷延した20例の慢性軽うつ状態の多症例報告が行われている。症例記載の精緻さに加えて，テレンバッハを徹底的に咀嚼した内因（Endon）の概念の展開は，本書が高踏的な精神病理学の書ではなく徹底した臨床的モノグラフィーとして書かれているだけにかえって鮮明に当時の京都学派ないしはドイツ精神病理学の雰囲気を浮き彫りにしており，DSMに席巻された今日の目から見ると新鮮な驚きがある。「人間という存在に，その様式では実存することもできず，避けることもできない様式が強いられると，震撼されたEndonの表現として内因性精神病が生ずる。したがって，メランコリイ型はEndonの健康な表現形式であり，内因性うつ病はその病的な表現形式である」というテレンバッハから引用された有名な一節が，この地道で膨大な臨床的資料の中に置かれるときわめて今日的な響きを持つ。また，20症例の慢性軽症うつ状態の精緻な記載と考察は，新たな概念が構築される際の科学的方法論として，多症例報告を通しての個別者から普遍的な典型を直観するという，既に完成された概念の妥当性を検討する操作的診断とは別個の手法が不可欠であることを具体的な形で提示している。しかもゲーテの根本現象の概念を援用しつつこうした方法論に理論化が試みられている。本書は，貴重な臨床的データとしてだけでなく，二元論に抗して人間を精神と身体が不可分に統一されたPhysisとしてとらえる人間学的立場が，いかに深く当時浸透していたかを示唆する一級の資料としても読むことができる。　●兼本浩祐

　［詳細データ］平澤一『軽症うつ病の臨床と予後』医学書院，1966．

昼田源四郎（ひるだ／げんしろう）
『疫病と狐憑き』　　　　　　　［1985年］

　わが国の精神医療の歴史については研究の歴史が浅いうえに，これまで研究史料が医学書・古典文学・随筆集などに偏っていたため，精神障害者に対する実際の処遇や医療の状況については不明な点が多かった。本書は守山領『御用留帳』という地方帳簿142冊［1703-1867］という第1次史料を用いることで，江戸時代中期～後期における狂気に対する人びとの認識・態度・処遇と医療の実態を明らかにした。

　『御用留帳』には狂気の事例が59例記載されていた。精神病を表す言葉としては乱心，乱気，狂気，狐付，酒狂などが用いられた。乱心・狂気は「本心」「本性」の失われた例外状態で病気であると認識され，漢方医による治療や湯治が試みられた。狐付や物付などの憑依も信じられ，その場合には僧侶や修験者が狐落しのため活躍した。狐付の事例は意外に少ないが，稲荷祭礼の際に狐付となり宗教的な誇大妄想を呈した発端者を中心に，村人が次々と「伝染」し集団ヒステリー状態となる事件もあった。

　乱心者を「指籠（さしこ）」と呼ばれた座敷牢に入れる場合には，指籠入の願書を親類・五人組が連名で提出した。奉行所から役人が出向き，乱心に相違ないと確認されると許可がおり，錠前が貸し出された。指籠から出す場合にも，奉行所の許可が必要で，不法拘禁への歯止めがあった。乱心者が殺人・傷害などの事件を起こした場合には，「御定書百箇条」にそって責任能力が考慮されたが，減刑には被害者側の同意を要件とした。単純酩酊は減刑されなかったが，病的酩酊の場合は「乱心」に準じて減刑された。狐付の場合も「本性」がなかったと減刑された。他人に狐などを憑依させる「飯綱（いづな）の法」という黒魔術が信じられ，その法を行ったと裁断された者は処罰された。

●昼田源四郎

［詳細データ］昼田源四郎『疫病と狐憑き』みすず書房，1985.

広瀬徹也（ひろせ／てつや）
『抑うつ症候群』　　　　　　　［1986年］

　本書は広瀬徹也の1977年から1980年までの気分障害に関する代表的な論文をまとめた論文集である。「抑うつ症候群の概念」「不安と抑うつ――"不安発作・抑制型うつ病"をめぐって――」「逃避型抑うつ」「老年期うつ病」「うつ病と自殺」「うつ病の精神療法」「躁うつ病の経過類型」「躁うつ病の慢性化と遷延化」「躁うつ病の残遺状態と人格変化」の9章から成る。いずれも今日でも有益な内容を持つが，とりわけ「逃避型抑うつ」と「躁うつ病の経過類型」がオリジナリティがあり，本書の価値を高めている。不安発作・抑制型うつ病も新しい類型の提唱であったが，DSM-Ⅲ-R以降のcomorbidity概念の普及により，一元論的見方の苦心の提唱という歴史的価値に留まるに至った。

　「逃避型抑うつ」は特に産業精神医学の分野で今日でも注目されている類型で，1970年代職場不適応や，性格障害などとみられた者の中に弱力性のヒステリー性格の特徴を示すうつ病があることをつとに指摘したものである。社会人になるまで恵まれた環境で過保護に育ってきたエリートサラリーマンが様々な誘因で，寝込みを主体とする抑制の目立つうつ状態となって欠勤に至る。プライベートの生活ではそれなりに楽しめるものの，出勤に際して強い不安から失立・失歩がみられたり，出勤途上でエスケープするなどの特徴がある。

　「躁うつ病の経過類型」は1967年の論文を発展させたものであるが，経過類型でこれを超える研究は未だみられず，古典といえる。発症年齢で早発，遅発，晩発，間欠期の長さで頻発型，持続型，周期型，移行型，間欠型に分けて組み合わせるものである。移行型は近年のラピッドサイクラー化に相当するが，間欠型はなおオリジナリティを保っている。

●広瀬徹也

［詳細データ］広瀬徹也『抑うつ症候群』金剛出版，1986.

ビンスワンガー　Ludwig Binswanger
『現象学的人間学』　　　　　　　［1947年］

　ビンスワンガーは，当時の先進的思潮の影響を絶えず受けながら思想的発展を成し遂げている。本書には，1922年から1945年にわたり発表された代表的論文と講演が収められており，その足跡を辿ることができる。この時期は，彼が精神分析の人間学的限界を認識し，現象学的研究方法を主唱した時期から，現存在分析の確立にいたるまでに相当する。全体を貫いている主題は，19世紀の自然科学的認識に対する現象学的認識の反立である。

　劈頭の「現象学について」においてすでに，こうした方法論的態度が明確に表明されている。すなわち，自然科学的方法に対比して，現象学にとって固有の認識方法である「範疇的直観」あるいは「本質直観」が述べられる。精神病理学的現象学は，言葉の意味のなかへはいり込み，個別体験をとおして体験する個人（ゼルプスト）そのものを直観しようとする。ついで「生命機能と内的生活史」において，前記2つの方法論に対応する領域ないし対象が論じられる。ボンヘッファーは，たとえば一過性の血管運動症状をともなう急激な情動反応のような純粋に機能的な心因性病態から，ヒステリー性病態を区別した。ビンスワンガーは，前者が直接的な心情的・身体的な機能障害であるのに対し，後者は心情的な体験の特定の志向的ないし精神的加工が関与することによる心情的障害であるという。このような体験の中心が「個人的（精神的）人格（ゼルプスト）」であり，その体験内容の内的・歴史的関連こそ「内的生活史」にほかならない。

　こうした対比的考察は，「夢と実存」にいたり，夢と覚醒意識の対比に発展する。ビンスワンガーは，フロイトが充分に解明しなかった夢における心像に注目し，上昇あるいは落下といった，人間存在の存在論的構造にそなわっている本質特徴を取り出す。ヘラクレイトスによれば，眠れる者は自分だけの固有の世界にむかっているが，覚醒者はロゴスにしたがう普遍的な共通の世界をもつ。覚醒の瞬間においてかれは，出来事の動きのなかに自分自身を関与させることを決意する。こうして，「人間は夢みるとき『生命機能』で『ある』が，覚醒するとき『内的生活史』を創る」という命題に逢着する。そして，両者はひとつの共通の基盤をもっており，これこそがほかならぬ「実存」である。

　ビンスワンガーの精神医学的思想はその出発点を精神分析にもつが，現存在分析の方法論を確立するにいたり，いまやフロイトの自然人（ホモ・ナトゥーラ）の理念からする人間観との対決が前面に出る。すなわち，「人間学の光に照らして見たフロイトの人間理解」において彼は，衝動原理と快楽原理にもとづく自然科学的な人間理解は，人間の実存ないし世界内存在のひとつの在り方しかみていないと批判する。

　最後におかれた「精神医学における現存在分析的研究方向」において，ビンスワンガーは現存在分析をひとつの経験科学として位置付けたうえで，精神病のなかに世界内存在の根本的構造の変転（Abwandlung）をみとめる。病者がどんな「世界」にいるのか，とくにその世界投企の在り方が，いくつかの臨床例をとおして述べられる。このようにして，病者の相互理解の障害や困難を科学的に理解することは，精神医学にとって治療的な要求をもまた満たすという。

　本書で示された現存在分析の方法は，戦後のヨーロッパ精神医学に大きな影響を与え，ビンスワンガーの研究はその後の人間学的精神医学に範例を提出し続けた。そのため，人間学派は1950年代半ばには第2の隆盛期を迎え，この流れは新ハイデルベルク学派へと受け継がれていく。　　　　　　　　●永野　満

　［詳細データ］ L. Binswanger, Ausgewählte Vorträge und Aufsätze. Band I. Zur Phänomenologischen Anthropologie. Franche Verlag, Bern, 1947（荻野恒一・宮本忠雄・木村敏訳『現象学的人間学』みすず書房，1967）．

ビンスワンガー　Ludwig Binswanger
『失敗した現存在の三形式——思い上がり，ひねくれ，わざとらしさ——』［1956年］

　本書は，同時期に発表された『精神分裂病』とともに，ビンスワンガーの分裂病論の双璧をなし，哲学者ハイデガーの影響のもとに彼が確立した現存在分析の到達点を示すものである。ここでいう「失敗した現存在の三形式」すなわち，思い上がり，ひねくれ，わざとらしさは，いわゆる分裂病性自閉の基底にある現存在構造を広汎に形づくっているとされる。

　思い上がり（Verstiegenheit）は，高くのぼることと遠くへあゆむこととのある特定の不釣合にもとづいている。両者の「うまくいった」関係を「人間学的均衡」というなら，思い上がりのほうは人間学的不均衡の一形式である。演劇の分野からの古典的な例として挙げられたイプセンの建築師ソルネスは，「自分でのぼれる以上に高く建てる」。分裂病質者や分裂病性の世界内存在における思い上がりは，「経験」の広がりを超えての決断の高さの不釣合な優勢にもとづいているという。

　ひねくれ（Verschrobenheit）の研究の主要な力点は，ひねくれた現存在に特有の指示連関の分節化の仕方におかれる。ビンスワンガーは，癌にかかった死期の間近い自分の娘に，クリスマスに棺をプレゼントした分裂病質の父親を例にとる。棺は父親の観点からは「クリスマス祝い」という帰趨全体に接合している。しかし，すべてのものに共通な場所性としての自然な経験の「われわれ（Wir）」からみると，その接合は「事象の自然にふさわしい」順応の意味での接合ではない。ここでは，「クリスマスプレゼント」という主題の一貫性が，相互性がまだ守られている限界を超えてねじ曲げられている。ひねくれとしての現存在は，徹底的に「のため（um-zu）」を頼りにしており，徹底的に世界から，その限りで非本来的に自らを理解している。

　わざとらしさ（Manieriertheit）の範例となるのは，ビンスワンガーが『精神分裂病』で取り上げた症例ユルク・チュントである。彼は早期から3つの世界のあいだを動揺していた。すなわち，プロレタリア的で自由で無秩序な世界，両親のもとでの窮屈な世界，祖父と2人の姉妹の住む階下の貴族的な世界である。ユルク・チュントはこれらの世界の食い違いを階下の世界の模倣によって，つまり「上品な」仮面をつけることによって克服しようとする。ここから彼の特有の動作や態度，つまり常同的でひきつった身のこなしが生ずる。わざとらしさは，現存在が「ひと（Man）」のなかで自らを失うことによって特徴づけられる「基盤喪失への頽落」という際立った様態を表している。そこでは，現存在は自分自身の基盤の上に立っておらず，「ひと」の公共性，そのつどの模範という基盤の上に立っており，こうした「にせの自立」に順応しているという。

　これら三形式は，現存在の本来の歴史的運動性の「硬化」あるいは「行き詰まり」の様式としての分裂病の現存在様式のもっとも近くにある。ビンスワンガーは，本書の意味と目的は，分裂病性の基本障害としての「自閉」という硬直した概念を，人間的現存在の生起の流れのなかに再び変化させることによって解明することにあった，と述べている。『精神分裂病』でも，顕著な妄想症状をみとめない，いわゆる「多形型（polymorphe Form）」が重視されたが，ここでは分裂病の中核症状ともいえる「自閉」の問題に新たな人間学的照明があてられたといってよい。その意味で本書は，のちにブランケンブルクらによって展開された寡症状性分裂病に関する人間学の先駆的な業績をなしており，今もなおその価値はいささかもゆらいではいない。

●永野　満

　［詳細データ］L. Binswanger, Drei Formen mißglücken Daseins. Verstiegenheit Verschrobenheit Manieriertheit. Max Niemeyer Verlag, Tübingen, 1956（宮本忠雄監訳／関忠盛訳『思い上がり，ひねくれ，わざとらしさ』みすず書房，1995）．

ビンスワンガー　Ludwig Binswanger
『精神分裂病』　　　　　　　　［1957年］

　本書はハイデガー哲学を精神医学に取り入れた「現存在分析（Daseinsanalyse）」の生誕を告知する記念碑的な書物である。

　第1の症例イルゼ（Ilse）は39歳の女性。暴君的な父と優しい母の関係に悩んでいたが，愛の力でどんな大きなことができるかを父に示すため，燃えさかる暖炉に手を突っ込んで火傷を負い，そのころから関係妄想，恋愛妄想，人物誤認を伴う急性緊張状態に陥った。

　第2の症例エレン・ウェスト（Ellen West）は，王者かしからずんば無かをモットーとする気性の激しい女性で，20歳頃から摂食障害が始まった。抑うつ的な時期には「穴ぐら」の世界，躁的な時期には「空気の精（エーテル）」の世界という2つの世界を往き来しながら28歳で従兄と結婚し，精力的に社会活動を行っていた。病状が悪化して32歳で入院，2カ月後に自殺によってその生涯を閉じた。

　第3の症例ユルク・ツュント（Jürg Zünd）は幼時から神経質で，曝されている感じをもっていた。自宅は2階で，1階には母方の祖父一家が住んでいたが，彼は1階の方が気楽だと感じていた。自慰の悩みで，曝され辱められている感じが強くなり，外套を着ないと落ち着かなかった。これに抑うつ，不眠，鎮静剤の多用などが加わって37歳で入院，4年間著者の観察下にあった。

　第4の症例ローラ・ヴォス（Lola Voss）はドイツ系南米人である。22歳頃から奇妙に迷信的になり，母語のスペイン語に英語やドイツ語をからめて強迫的に語呂合わせを行って彼女に不幸をもたらす敵の意図を読みとり，特定の衣服に対する関係妄想的な嫌悪感を示した。24歳から1年あまり著者のもとに入院している。

　第5の症例シュザンヌ・ウルバン（Suzanne Urban）は，入院時48歳。21歳で結婚したが，47歳のとき夫の膀胱癌が確認されて以来，沈うつな気持ちが続き，いたるところに危険な気配を感じ，病的な自己関係づけや迫害観念が増大し，家族が殺されたり残酷な目に遭っていると確信している。

　ビンスワンガーはここに示した「多形型分裂病（polymorphe Form der Schizophrenie）」を，疾患単位ではなく，現存在構造と現存在経過が示す現存在分析的な単位と考え，それを構成するいくつかの基礎概念性（Grundbegrifflichkeiten）を取り出している。最も重要なのは「自然な経験の非一貫性（Inkonsequenz der natürlichen Erfahrung）」で，これは事物を直接的な出会いの中にあらしめることの不可能さである。そこで現存在は「あれかこれか」の二者択一に支配され，自由と「原本性（Eigentlichkeit）」（本来性）を失って「頽落世界化（Verweltlichung）」をこうむる。現存在はそれを「庇覆」しようとして「消耗」し，結局それを「あきらめ」て，愛のコムニカツィオ／コムニオという両義的な「世界内・世界超越存在（In-der-Welt-über-die-Welt-hinaussein）」から「退却」せざるをえなくなる，という「世界内存在の変容」が全例について語られる。

　本書は現象学的精神病理学の出発点として，ブランケンブルクの『自然な自明性の喪失』を始めその後の研究者に与えた示唆は大きいが，現在から見ると多くの問題を含んでいる。そのひとつはこの5例すべてについて，それが真の分裂病といえるのかという問題であり，いまひとつは分裂病者の世界内存在について，それを単純に本来性の喪失や「頽落」として論じてよいのかという問題である。●木村　敏

　［詳細データ］L. Binswanger, Schizophrenie. Neske, Pfullingen, 1957（新海安彦・宮本忠雄・木村敏訳『精神分裂病』Ⅰ，Ⅱ，みすず書房，1960, 61）．

ビンスワンガー Ludwig Binswanger
『うつ病と躁病―現象学的試論―』
[1960年]

本書は著者78歳時の労作である。かれがその現存在分析による大著『精神分裂病』を発表してわずか3年後である。ところがここで著者は，方法論上で大きな変化を見せ，精神医学的研究をさらに深めたのである。つまり，副題のように，フッサールの超越論的現象学(transzendentale Phänomenologie)に基づいた現象学的方法が採られたのである。著者は，「精神医学における現象学的ないし現存在分析的研究は」「精神病者の『世界』，すなわち精神医学的『実存形式』の『人間学的構造』の性格づけのみでは不十分であって」「それらの世界を構成する構造諸契機を研究し，その世界の構造を決定している構成上の差異を取り出すことが本質的に重要であることが明らかになった」からであるという。

かれは，出発点をフッサールの「実在世界は，経験がつねに同一の様式で続くであろうという推定を，つねに前提することにおいてのみ存在する」という命題におき，うつ病と躁病においてこの前提がいかに変貌するかを問う。その変貌の地平をフッサールの時間性にとり，これに基づいて病者の世界を構成する構造諸契機を論じる。ここで，フッサールは未来，過去，現在という時間対象の構成的志向的構造契機を，未来志向(protentio)，過去志向(retentio)，現表象(praesentatio)と名付けるが，これらは絶えず相互に入りくんで働いている。例えば，現在話をしている時，未来志向がなければ話は続けられないし，過去志向がなくてはなにを話しているか分からないであろう。そこでこれらを追求した結果，うつ病と躁病の世界の構造はこれら時間の志向的構造契機において機能停止に陥っている，と結論される。

まずうつ病では，自責が「……でなかったら」「……すべきでなかったのに」等よく条件法で語られる。つまり過去が可能性として語られる。これは空虚な可能性であり，自由な可能性が過去に引きこもっている。すなわち過去志向が未来志向に取って替わっている。

他方うつ病の喪失の妄想では，よく「明日破産する」「明日は追放される」等と，未来のことが既定の事実として確言される。ここでは自責と逆に過去志向的契機が未来志向に滲透している。

こうしてうつ病では，時間的客観性の総合的な構成作用の統一が「弛緩」し，総合の「織物」の糸がほぐれ，もつれ合う状態となり，経験の全体的「様式」，ひいては世界の実在性の「様式」も変化する。経験が「喪失様式」で続くという推定を前提にするようになる。

次に，躁病者はよく，症例にある，通りすがりに突然子どものサッカーに入りプレーし始め，子ども達の失笑を買うような行動を取る。われわれは物や人を知覚する時，同時知覚として裏面や内部等を類推による統覚，すなわち代表象（Appräsentation）をしている。そうして他者と同一の代表象を持つことにより，共同客観世界を共に構成する。ここで病者は，子ども達の今日ここで皆でプレーするという代表象を，全然共にしていない。そもそも自分の地位，立場，これからなにをしようとしているのかなど，自己自身の代表象ができていない。ここでは過去志向も未来志向も機能を停止している。躁病者が，唐突，移り気，刹那のみに生きている，といわれる所以である。

終わりに躁うつの背反性の本質が問われる。フッサールによれば，純粋我は，世界的経験的自我と超越論的自我の統一を構成する。ところが，うつ病も躁病も時間の構成の機能停止に由来し，両者の差異もこの機能停止の差異にある。このため，いずれにおいても経験的経験も超越論的経験ももはや「非問題的」「非反省的」な自然的経験ではなくなり，純粋我は両者の構成の統一ができなくなる。つまり両気分変調は構成作用の障害された純粋我に由来するのである。

以上がビンスワンガーの論であるが，現存在分析がハイデガーの用語をかれのコンテキストにおいて用いているように，ここでもフッサールの用語がかれのコンテキストにおいて用いられているところがあり，これを受け容れながら読んでいただければと思う。

●山本巖夫

[詳細データ] L. Binswanger, Melancholie und Manie: Phänomenologische Studien. G. Neske, Pfullingen, 1960（山本巖夫・森山公夫・宇野昌人訳『うつ病と躁病―現象学的試論―』みすず書房，1972）.

ビンダー Hans Binder
「アルコール酩酊状態」　　　［1935年］

　酩酊犯罪の研究が成立するには2つの重要なできごとがその前提となっている。その1つは酩酊の精神病理学の成立であり、もう1つは犯罪学の誕生であった。酩酊状態は人間の歴史とともに知られていたが、これが「意識障害」として把握され、その精神病理学的基盤が与えられたのは、19世紀の初頭から後半にかけてである。ピネルなどの著書には意識障害の概念も用語も完全に欠落している。モロー・ド・トゥールの大麻中毒の研究に始まり、クラフト-エービングらのもうろう状態の研究がなされた。この確定には19世紀終末から20世紀初頭にかけてのボンヘッファーらの意識障害の研究と分類をまつ必要があった。酩酊状態の分類は19世紀後半にガルニエ、クラフト-エービングらによって症候学記載や分類がなされた。一方犯罪学は19世紀末にロンブローゾによって創始された学問である。こうして酩酊状態の精神病理学的研究そして犯罪学の創始という、酩酊犯罪の学問的基礎となる前提条件が整ったのは共に19世紀末である。

　世界的な評価が定まっているビンダーの酩酊分類はヤスパースらの記述現象学的成果を基礎にしている。従来の酩酊分類の正常酩酊と病的酩酊の二分法による分類では病的酩酊の概念が広すぎ、ビンダーはハイルブロンナー［1901］*以降の三分法による分類を決定づけた。彼は通常の単純酩酊、これと量的に異常な、生気的興奮の強い、平素の人格とは異質な複雑酩酊、意識障害の点で質的に異常な病的酩酊（もうろう型とせん妄型）の概念を明確にして、病的酩酊の概念の混乱を一掃した。刑事責任能力は原則的には単純酩酊は完全、複雑酩酊には限定、病的酩酊には無能力が認められるとした。

●影山任佐

　[詳細データ] H. Binder, Über alkoholische Rauschzustände. Schweiz. Arch. Neurol. Psychiat. 35:209-228; 36:17-51, 1935（影山任佐訳・解説「アルコール酩酊状態」『精神医学』24: 855-866, 999-1007, 1125-1140, 1982）.
　* K. Heilbronner, Über pathologische Rauschzustände. Münch. med. Wsch. 48: 962-965, 1013-1016, 1901.

ファウスト Clemens Faust
『脳外傷後遺症』　　　［1956年］

　第1次，第2次大戦で頭部外傷を受けた人が多く出現したが，ヨーロッパではこれらを契機として，大脳病理学的知見が大きく進展した。筆者のファウストは，クライストやレオンハルトの弟子であり，本書は著者のフライブルク大学神経科での多数の頭部外傷例の経験をもとに，その後遺症についてまとめたものである。この書のもっとも大きな特徴は，頭部外傷後遺症の大脳病理学的側面に深く立ち入って論及されているところにある。ファウスト自身，当時の著名な大脳病理学者の1人であって，視覚失認を主とする多くの業績がある。本書の第3部「巣病性障害」においては，後遺症としての失認や失行あるいは失語について，当時としては最先端の知見が紹介されており，また脳の局所損傷による人格や性格変化についても詳しく述べられている。特殊感覚領域の障害の中では，視覚領域の記載が群を抜いてすぐれている。頭部後方領域の外傷のあと，どのように視覚が快復してくるのかについての描写や後遺症としての視覚失認（物体失認，相貌失認，色彩失認，同時失認，バリント症候群など）についてもよく論及されている。視覚失認のみならず，観念失行，観念運動失行，構成失行などの失行性障害や，おおむね古典論にそった失語症状の記載が行われており，当時の知見を適切にまとめている。本書の翻訳とほぼ並行して，大橋博司の『失語・失行・失認』［1960］が本邦で発刊され，いよいよ日本でも「大脳病理学」（神経心理学）の本格的な研究が開始されてゆくことになる。

●大東祥孝

　[詳細データ] C. Faust, Das klinische Bild der Dauerfolgen nach Hirnverletzung. Georg Thime, Stuttgart, 1956（太田幸雄・元村宏訳『脳外傷後遺症』医学書院, 1959）.

ファノン Frantz Fanon
『黒い皮膚・白い仮面』 ［1952年］

　カリブ海に浮かぶアンティル諸島の仏領マルチニック島で生まれた黒人精神科医フランツ・ファノンの処女出版。彼は最終的にアルジェリア解放運動に身を投じるが、本書にはそうした行動の原点が示されている。

　著者は、「黒人が白人文明を前にしてとるさまざまな態度」を明らかにすると言う。しかし、本書は決して客観的な観察や分析の記述ではなく、彼自身の実存的な体験にもとづく問題提起という性格が濃い。ここに描かれているのは黒人一般ではなく、アフリカ黒人よりも「開化」しているとファノンの言うアンティル人である。彼らは白人文明を吸収して自分をそれに同化させ、その立場でアフリカ黒人を見下しながら、しかし白人に接するたびに自分の黒い皮膚を否応なく意識させられる。こうした「開化黒人」独特の疎外を、ファノンはユングに倣って「集団的無意識」と名づける。彼の試みはその「集団的無意識」を意識化して、そこから自己を解放する企てである。

　全体は「はじめに」と「結論に代えて」を除いて7章に分かれる。第1章「黒人と言語」では、フランス語を母語とするアンティル諸島の黒人が、よりフランス人らしい発音を習得して優越感を抱いたり、逆にクレオール語に閉じこもって白人文化を拒否したりするのを、「開化黒人」特有の疎外と見なしている。また第2、3章では黒人作家の作品を素材に、黒人の男女が白人の異性に対して持つ歪んだ心理を精神科医の目で分析する。

　第4章は、全体がO.マノーニの著書『植民地化の心理』の検討にあてられている。ファノンはマノーニの研究を評価しながらも、植民地の黒人の劣等コンプレクスを植民地化に先在するものと見なす態度を厳しく批判し、「劣等コンプレクス症を作るのは人種差別主義者である」として、ヨーロッパ文明とその代表者たちを、植民地の人種差別の責任者として糾弾している。

　第5章「黒人の生体験」は、本書の中核をなす部分で、ファノン自身の自覚の過程を綴ったものであり、また彼に深い影響を与えたサルトルの著作との対決と、その苦い受容のプロセスを語ったものである。ファノンはここで、白人から「ニグロ」と差別された存在が、まず理性的にその不当さを克服しようと試みて失敗した後に、非合理的なもの、たとえば黒人固有のリズム感や価値（ネグリチュード）に最後の救いを求めることを指摘する。しかし、サルトルは「黒いオルフェ」という文章で、そうした黒人の態度を正確に理解した上で、そのネグリチュードもまた超克されるべきことを主張している。拠り所とするものを奪われたファノンは、悲嘆にくれながらも、それを超えてさらに先にある普遍的なものを目指そうとする。

　第6章以後は、そうした普遍への志向が感じられる部分で、ファノンはユング、アードラー、ヘーゲルを引きつつ、「黒人問題」とは「資本主義的、植民地主義的な、そしてまた白人のものである社会によって搾取され奴隷化され蔑視されている黒人の問題」であると言明し、それを明らかにしつつ黒人と白人の相互の認知のために戦うと宣告している。ここから後の革命家ファノンの姿を予想することは容易だろう。

　本書はこのように、ファノン自身の自覚の過程を語る書物であり、その後の彼の活動の基盤を据えたものだが、決して個人的な経験に限定されるものではない。むしろ、どこまでもアンティル諸島という地域の黒人の意識や心理を対象にしながら、すべての差別社会に通じる行動への呼びかけにもなっているところに、本書の独自の価値がある。

　なお、1952年の初版と1965年版に、序文と跋文を寄せたフランシス・ジャンソンは、長くサルトルの側近にいた哲学者であり、またアルジェリア戦争当時［1954-62］にはファノンの属する民族解放戦線を積極的に援助した人物である。この序文と跋文は、西欧におけるファノン受容の姿を示すものであろう。

●鈴木道彦

[詳細データ] F. Fanon, Peau Noire Masques Blancs. Ed. du Seuil, Paris, 1952（海老坂武・加藤晴久訳『黒い皮膚・白い仮面』みすず書房, 1970; みすずライブラリー, 1998).

ファノン Frantz Fanon
『地に呪われたる者』　［1961年］

著者の精神科医フランツ・ファノンが，死の直前にわずか10週間で書き上げたと言われる著作。

著者はマルチニック島生まれの黒人だが，この当時はフランスからの独立を目指すアルジェリア民族解放戦線（FLN）のメンバーだった。本書はその立場から，第三世界の革命における暴力の役割を明らかにしつつ，アルジェリア独立運動をアフリカ統一という目標に組み込もうとして書かれたものである。

全体は5章から成り，第1章から第3章までは非植民地化の過程の記述にあてられている。とくに「暴力」と題された第1章では，奴隷状態におかれた植民地原住民が，まず抑圧者の暴力を内部に蓄えること，それは初め原住民同士のあいだでさまざまな形をとってあらわれるが，やがて植民地主義に対する闘争のなかで炸裂し，とくに解放闘争の時期にはそれが農村から都市へと伝播してゆくことが詳述されている。第2章「自然発生の偉大と弱点」では，非植民地化の主体として，農民，ごく一部の知識人，そして都市周辺のルンペン・プロレタリアートなどが挙げられ，さらに第3章「民族意識の悲運」では，民族意識の形成の重要性とその限界，これを政治的ないしは社会的意識に移行させる必要性が力説される。それらをふまえた第4章「民族文化について」では，原住民作家のさまざまな芸術表現の段階が検討された後に，解放闘争そのものも最終的には文化的表現であるという結論が導き出される。

しかし何と言っても精神科医としての著者の特徴があらわれるのは，「植民地戦争と精神障害」と題された第5章である。ここで彼は，過酷な植民地の抑圧体制と，それを打ち破る解放闘争に加えられる弾圧とによって，多様な症例が作られることを報告している。たとえばフランスの軍人によって妻を強姦された夫や，フランス軍による大量殺戮から辛くも生き残った者にあらわれる症状，アルジェリア人を拷問したヨーロッパ人刑事に見られる症例，アルジェリアにみなぎる全面戦争の空気が原因で発症した少年少女たちの例，拷問を受けた者にあらわれる種々さまざまな感情的・知的変化や精神障害の例などが，克明かつ冷静に語られている。

この第5章には，「民族解放戦争における北アフリカ人の犯罪衝動性」という一文がつけ加えられているが，これは30年以上にわたってアルジェ大学で精神医学を講じてきたポロ教授と，彼をリーダーとする精神科医たちに対する，全面的な批判と対決の文章である。ファノンは，ポロ教授以下の「アルジェ学派」が，原住民を先天的に大脳皮質に問題を持っている生まれながらの犯罪者と信じこんできたことを，実例を挙げて指摘する。さらに彼は，アフリカ人が前頭葉をほとんど使用しないなどと言っている別な専門家を挙げて，精神科医に見られる馬鹿げた偏見を暴露している。ファノンによれば，アルジェリア人の犯罪性とか衝動性などと言われるものは，神経系組織や性格的特異性のもたらすものではなくて，単なる植民地状況の直接の所産にすぎない。

そうだとすれば，植民地の解放なくして状況の改善がないのは明らかだろう。ここにおいて，精神科医ファノンは，革命家ファノンと完全に重なりあう。もともと彼は，アルジェリアのブリダにある病院（現フランツ・ファノン病院）に勤務したときの経験で，精神科医を訪れる患者の問題を知ったからこそ，革命運動に身を投じたのであった。彼が歴史も文化も異なるアルジェリア人の独立運動に参加したのは，処女作『黒い皮膚・白い仮面』以来の解放を目指す人間としての決断だが，同時に精神科医としての最終的選択でもあった。

なお，本書にはジャン-ポール・サルトルが序文を寄せており，ファノンが結論において言う「全的人間（Homme total）」といった理念には，明らかにサルトルの影響を窺うことができる。　　　　　　　　　●鈴木道彦

詳細データ　F. Fanon, Les damnés de la terre. François Maspero, Paris, 1961（鈴木道彦・浦野衣子訳『地に呪われたる者』みすず書房, 1969; みすずライブラリー, 1996).

ファリス Robert E. L. Faris, ダナム H. Warren Dunham
『都市部における精神障害―精神分裂病とその他の精神病の生態学的研究―』 [1939年]

本書は，2人の社会学者によるもので，精神障害と大都市の成立にともなって出現した様々な社会学的相貌をもつ居住地区との関係を疫学的データにもとづいて報告した最初の研究である。1929から1934年までのシカゴ市における公立および私立精神病院の入院患者統計（診断は精神分裂病，躁うつ病，アルコール精神病などを含む）から，患者が入院前に市のどの地域に住んでいたかを調べたところ，ある特定の精神病は，住民の経済力，学歴，世帯構成人数，永住率や外国人居住率などの指標において特徴をもつ特定の地域に集中することが示された。たとえば，妄想型分裂病は，匿名性と孤立が特徴的で住民が頻繁に入れ替わる都心の下宿街に多く，緊張型分裂病は，移住してまもない外国人や黒人が多く住む地区に多いこと，アルコール精神病もこの両地区に多いこと，それに対して，躁うつ病は，長期にわたって居住する住民の多い家賃の高い地域に多く認められるなどの所見が得られた。概して都心のスラム街に精神分裂病の有病率が高く，郊外に出るほど減少するという疫学的結果から，ファリスとダナムは，低い社会階層や社会的孤立を含む劣悪な生活環境にあることが疾患の発生原因のひとつになるとする精神分裂病の「社会孤立説（isolation theory）」を提唱した。その後の多くの研究は，むしろ，疾病の結果として劣悪な環境や低い階層に移動する「社会流入説（drift theory）」が正しいことを証明している。しかし，都市化や社会階層などの要因と精神障害との関係の究明を目標とする諸研究を生むきっかけとなった本書の歴史的意義は大きい。　　　　　　　　　　●大塚公一郎

[詳細データ] R. E. L. Faris, H. W. Dunham, Mental Disorders in Urban Areas. An ecological study of schizophrenia and other psychoses. Chicago University Press, Chicago, 1939.

ファルデ Lars Farde
「PETによる人脳のドーパミン D_2 受容体の量的解析」 [1986年]

ヒト脳のドーパミン D_2 受容体の画像化は1983年5月25日アメリカのジョンズ・ホプキンス大学のワグナーが ^{11}C-methylspiperone を用いて，自らの脳の D_2 受容体を画像化したことより始まっている。本項では精神分裂病のドーパミン D_2 がどのようになっているのか，その初期のファルデの仕事の評価を含め解説することにある。

ジョンズ・ホプキンス大学のウォングは ^{11}C-methylspiperone を用いて，精神分裂病患者のドーパミン D_2 受容体数を調べ，その総受容体数（Bmax）が尾状核で正常対照者に比べ2.5倍となっていることを発表 [1986] し，知られているが，その前年の1985年ウォングはアメリカの Neuroscience 学会で精神分裂病患者のドーパミン D_2 受容体数は正常対照者と変わらないと発表し，カナダ・トロント大学のシーマンと激しい論争となった。その学会でのシーマンの主張は精神分裂病者のドーパミン D_2 受容体数分布には二峰性の山があって，ウォングの調べた ^{11}C-methylspiperone（トレーサー）の低い濃度では，正常対照者との間に差は出ない。10pmol/g 前後の総受容体数（Bmax）で現される山を抗精神病薬によってマスクすることによって，精神分裂病者と正常対照者の間にドーパミン D_2 受容体数の差が出てくるはずだと主張した。シーマンの研究によれば，10pmol/g 前後の総受容体数（Bmax）の山では精神分裂病者と正常対照者の間に差はなく，20pmol/g 前後の総受容体数（Bmax）の山の時に精神分裂病者と正常対照者の間に総受容体数（Bmax）の差が出て来るとの死後脳の研究結果があったからであった。翌年ウォングは ^{11}C-methylspiperone をトレーサーとして用いて，精神分裂病患者のドーパミン D_2 受容体数を再び調べ，今回は事前に7.5mgのハロペリドールを投与し，先に記したように精神分裂病者と正常対照者の間に総受容体数（Bmax）の差があることを発表し

たのであった。

1987年スウェーデン・カロリンスカ研究所のファルデは ^{11}C-raclopride をトレーサーとして用いて,精神分裂病者と正常対照者のドーパミン D_2 総受容体数（Bmax）を調べその間に差はないと発表した。これによってシーマンとファルデとの間に国際論争が再現し,ウォングもそれに加わってその後激しい国際論争が繰り広げられた。それは現在まで続いていると考えてよいが,それぞれの精神分裂病の症例が病型（例えば陽性,陰性の差）が違っていた可能性,治療期間の差,年齢差,トレーサーの違いによる差,分析方法（例えばファルデの1986年と1987年の論文*ではドーパミン受容体の結合総数（Bmax）と親和性（Kd）が異なっている）の差などが考えられている。

最近日本の大久保,須原らによって精神分裂病者前頭葉のドーパミン D_1 受容体の研究や線条体以外のドーパミン D_2 受容体の研究が進んでおり,期待がもたれる。ドーパミン D_2 受容体に関しては,患者に投与されている抗精神病薬の線条体受容体占有率とその治療効果との関連,また線条体受容体占有率と錐体外路系の副作用の出現等から考えて,抗精神病薬がドーパミン D_2 受容体を含めて治療効果を持っていることは間違いなく,今後の研究が期待されている。

ファルデの1986年の論文の意義はヒト脳のドーパミン D_2 受容体の結合総数（Bmax）と親和性（Kd）がどのくらいのものであるのか,また種々の抗精神病薬が通常の臨床投与量で,どの程度ドーパミン D_2 受容体を占有しているか示したことにあるのであろう。

●岸本英爾

詳細データ　L. Farde, Quantitative analysis of D_2 dopamine receptor binding in the living human brain by PET. Science 231: 258-261, 1986.
＊ Farde, No D_2 receptor increase in PET study of schizophrenia. Arch. Gen. Psychiatry 44: 671-673, 1987.

ファルレ　Jean-Pierre Falret
『精神医学臨床講義』　［1854年］

ラ・サルペトリエール学派を継承,発展させたファルレ［1794-1870］は臨床精神医学固有の研究方法論を主張し,疾病論などにも,恩師たちとは異なる新しい歴史を開いた。卑見ではあるが「19世紀における器質力動論」を主張していると考えられる。晩年に彼は本書も含め,主要著作を1巻にまとめている＊。

この著作集によると,彼の精神医学批判はまず心理学を欠いた,身体学派にむけられる。ついで,エスキロール学派の方法論,心理主義,心理機能の知情意の三分法,当時支配的であった機能心理学という正常心理学に基盤をおいた心理学的方法,その単純な病理学（正常機能の高進,低下,混乱）,植物学,化学をモデルとした要素的,分子論的心理学,診断,治療に無益な,非医学的「病態心理学（p. pathologique）」が批判されている。これら両派の行き過ぎを是正した心身一元論に基づく第3の方法論,純粋に「精神医学（médicine mentale）」的な,臨床的方法を提唱した。「現象の進行と連携」,疾患の全体を基盤とする「精神病（maladie mentale）」の病理学,「近接諸科学からの借り物でない精神病者に直結した」「臨床的研究」,「固有の方法と原則」をもった「精神の病理学（pathologie mentale）」を提唱した。本格的な「精神病理学」とその方法論がここに誕生したといえよう。

彼の「臨床的研究」に基づく精神病理学は後年のカールバウム,クレペリンにも通じる先駆的方法論である。彼は身体学派,心理学派に代表される完全な心身二元論に否定的で脳の器官としての特殊性を強調し,フランス精神医学のパラダイムとなっていたデカルト的心身二元論の桎梏から解放された心身一元論的立場を明確にした。病態発生論として原因不明の脳器質因（これが彼のいう「デリール〔妄想〕する力〔aptitude à délirer〕」を生み出す）とこれから派生する心理連関（la résultante psychique）論,「デリールによるデリールの創出」を主張し,精神病の器質因とこれに続く症状構成の心的力動を論じている。病因論,症状構成論においてはまさし

く器質力動論そのものである。さらには，急性精神病と慢性精神病の病態発生的区別をし，陰性と陽性症状までも論じている。現代のエーの学説との違いは，ジャクソン的，進化と解体，精神機能の層構造の欠如であり，心的存在の組織化，意識野と人格の病理の区別の欠如である。これにはファルレ以降の，19世紀後半の進化論と「意識障害の発見」を待たねばならない。ファルレこそ「非ジャクソン的」，「前ジャクソン的器質力動論」，Paléo-organo・dynamisme の提唱者であった。

本書は1841年以降開講されたラ・サルペトリエールでの当時評判となった講義をそれまでに出された講義録**に加えて，2部構成（1部「症状総論」，2部「病理学総論」）にまとめたもので，第1部は序章を含め，全11講から構成される。症候論総論との副題が添えられ，幻覚などの症状記載以外に精神病の経過に後半で3章がさかれ，経過全体の観察を重視した著者の面目躍如の構成となっている。彼は幻覚論の機械論的説明を排除し，知性障害説，幻覚をデリール説と捉えるエーに代表される現代的幻覚理論に通底する考察を行っている。臨床観察の重要性を説き，狂気の基盤，「全体 (états généraux)」の概念を提示し，「疾患全体と根底を認識する」ことを教えた。注目すべきは第2講において妄想（固定観念）の発展を3段階（揺籃期，体系化の急性期，常同化の慢性期）に分け，後年の慢性妄想病の礎を記載していることである。バイヤルジェとの優先権論争に至ったが，マニーとメランコリーの相互交代，症状の継続的存在をピネルなどのように独立した2つの病気の交代ではなく，「精神病の1つの特別な型 (une forme particulière de maladie mentale)」である「循環性精神病 (folie circulaire)」の記載 (p. 249) に至ったのも彼の方法論的立場からの必然的帰結であった。

●影山任佐

[詳細データ] J.-P. Falret, Leçons cliniques de médecine mentale faites à l'hospice de la Salpêtrière. Baillère, Paris, 1854.
＊ Falret, Des maladies mentales et des asiles d'aliénés Leçons cliniques & considérations générales. Baillère, Paris, 1864.
＊＊ Falret, Cours des maladies. Gazette des hôpitaux, Paris, 1850,51.

ファルーン　Ian Robert Holmes Falloon,
ファッデン　Gráinne Fadden
『インテグレイテッド・メンタルヘルスケア―病院と地域の統合をめざして―』
［1993年］

本書はファルーン教授らの主導で1984年よりイギリスのバッキンガム州で開始された包括的精神保健チームをプライマリー・ケアと統合させる試みであるバッキンガム・プロジェクトの実践体験をもとに執筆されたものである。脱施設化の流れの中で，必ずしも地域ケアが当初期待されていた成果を挙げられないでいた時，この統合的ケアは地域に住む人達ができるだけ早い時期に治療にアクセスできるようにし，ケースマネージメントの方法で継続的にフォローしながらすべての機能障害・生活障害・社会的不利が解消されるまで，その時点で提供できる最適の治療を病院に替わって地域で供給する体制を構築しようとする試みを記録している。それまでは別々に機能していた各種専門のメンタルヘルスサービスを多職種チームとしてまとめ，既存のプライマリー・ケアに統合し，サービスを提供している。実践の理論的根拠として，精神分裂病の脆弱性－ストレス・モデルがあり，その他に最新の精神薬理学から疫学に至る幅広い精神医学の分野で，有効性が検証されたさまざまな理論とデータが提示され，それらを元にして戦略がたてられ，実践された記録が体系的にまとめられている。実施するにあたっては，従事するスタッフの技術的な質をつねに担保するために教育と訓練が重要であることが強調されている。基本的な技法は行動療法的家族介入療法であり，その中で示されている，問題解決技法，個々の問題に対する対処機能の強化，再発のための早期発見等は精神保健専門家が働いている状況がどのようなものであれ，実用的でただちに臨床現場の中に取り入れることができる。また，費用対効果に関しても注意を向けており，日本の精神医療にとっても示唆に富む重要な視点であるといえる。

●村上雅昭

[詳細データ] I. R. H. Falloon, G. Fadden, Integrated Mental Health Care. Cambridge University Press, Cambridge, 1993 (水野雅文・丸山晋・村上雅昭・中野猛監訳『インテグレイテッド・メンタルヘルスケア―病院と地域の統合をめざして―』中央法規出版, 1997).

ファン・デン・ベルフ
Jan Hendrik van den Berg
『現象学的にみる精神医学』 [1955年]

ある晩，著者の診察室を訪れた，若い男性患者が紹介される。彼には，通りは恐ろしいほど広く空虚にみえ，建物に押しつぶされるようで，外出も困難である。動悸などの身体症状を呈するが，検査しても異常がない。親しくつきあう友人もおらず，つきあいたいとも思わない。そして，両親の自分に対する過去の仕打ちを恨む。心理学や精神分析は，「投影」「転換」「転移」「神話化」などの概念でこの患者を説明するだろう。しかし，現象学が答えようとする問いは，人と世界，人と身体，人と他の人々，人と時間の関係がどうであり，それが精神疾患によってどう変化するかである。

人と世界の関係は深く，両者を分かつことはできない。そんなことをしたら人は人でなくなり，世界は世界でなくなる。ところが，この患者の存在は崩壊に瀕しており，彼に関係したすべては老衰している。彼は孤独で，生きた現実との接触を失い，事物は遠く，異質で，敵意を持っている。身体については，医学教科書にあるような，われわれが「所有する」身体という局面と，非-科学的で，もとより認識外の，格別にパトス的で，「前-反省的」な，われわれ「である」身体の双方の局面がある。患者が病んでいるのは前者ではなく，後者なのである。そして，人と人との関係は，世界や身体の相貌，その近さや遠さにおいて，現実のものとなる。患者は人々との関係を失っているのである。すべてこうしたことは，人と時間との関係に起因している。過去とは今日われわれにそのようにみえるもの，未来とは，今われわれに出会うべく来たるものである。現在とは，そうであったものの，来たるべきものへの投機である。この患者は過去との障害された接触を，「選んで」いるのである。　●小林聡幸

[詳細データ] J. H. van den Berg, The Phenomenological Approach to Psychiatry. Charles C. Thomas, Springfield, 1955.

不安・抑うつ臨床研究会／編
『不安症の時代』 [1997年]

本書は，精神医学，心身医学，臨床心理学を専攻する5人（貝谷久宣，久保木富房，坂野雄二，野村忍，樋口輝彦）のメンバーが，不安・抑うつ障害についての新しい知識を一般の人々および専門家に啓発することを目的の1つとして研究会を結成しなされた作業の最初の成果である。クライン［1964］によりイミプラミンがパニック発作に有効であることが記され，DSM-III［1980］によりパニック障害の臨床的輪郭が示され，さらに，同じグループのゴーマン［1984］によるパニック発作が炭酸ガスにより誘発されるといった研究を嚆矢として，パニック障害の生物学的研究が爆発的に発展した。その結果，神経症概念は崩れ去ることとなった。これは精神医学の革命的な事態の1つとして考えられるだけでなく，この障害に悩む人々にとっては大きな福音となった。パニック障害の生物学的研究の成功に触発され，その他の不安障害の生物学的研究も活発となり，多くの成果が提出された。とりわけ，脳画像診断は強迫性障害の発症についての脳内機構の解明に大きく貢献している。また，海馬の神経科学的研究は心的外傷後ストレス障害の理解を深めている。社会不安障害を性格としてではなく病気としてとりあげた生物学的研究が活発になった。このような疾病概念の変遷と研究の発展に伴って，治療法も大きく進歩した。心理・精神療法の領域では認知・行動療法が不安障害に対して大きな威力を発揮するというエビデンスが示された。薬物療法の進歩もこれら不安障害の理解に大きく貢献している。とりわけ，1999年にフルボキサミンが強迫性障害の，2000年にパロキセチンがパニック障害の適応を本邦の健康保険医療で取得したことは，不安障害概念が日本の医療に導入されたことを示し，意義が深い。本書は，神経症から不安障害への疾病概念の変遷を示す精神医学の歴史の1頁を埋めるものである。　●貝谷久宣

[詳細データ] 不安・抑うつ臨床研究会編『不安症の時代』日本評論社，1997.

フェアベーン W. Ronald D. Fairbairn
『**人格の精神分析学的研究**』　［1952年］

　イギリスの精神分析学者フェアベーンの代表的論文を網羅した本書は，著者自身の手になる唯一の書物となったが，精神分析学の歴史のなかで「対象関係論」という考え方を初めて定式化して，精神分析学の世界に新しい地平を切り拓いたものとして，早くから古典的名著の名を揺るぎないものとしてきた。

　本書は全3部から成り，第1部は「人格の対象関係論」，第2部は「臨床的論文集」，第3部は「その他の論文集」（邦訳「社会心理学的論文集」）となっている。収録された論文は，いずれも独創的な視点と鮮やかな思索によって読者を魅了してやまないものがあるが，すべて著者自身の臨床的体験をベースにしている。

　フェアベーンの理論の第1の特色は，自我を本能満足というフロイト的な考え方から解放して，これを徹底して対象希求的なものとして捉えた点にある。彼はまず，リビドーを盲目の快楽希求的エネルギーとしてではなく，どこまでも対象希求的なものと見なすことで，フロイトおよびアブラハムによるリビドー理論の公式を新しく塗りかえ，リビドー発達の図式に根本的な修正を加えた（第2章）。

　さらに彼は，人格の構造を全面的に対象関係の視点から記述し直すことで，きわめてユニークな「基底的・内的精神状況」の図式を提出し，イド・自我・超自我からなるフロイトの心的装置論に代わる新しい力動的自我構造論を打ち立てた。フェアベーンによれば，自我は己れのうちに自我分裂をはらみ，人生最早期に取り入れられた内的対象と1つに結びついて，緊張に満ちた葛藤構造を呈している（第4章）。

　また彼は，フロイトによる自我とイドの区別を廃棄して，自我をもともと力動的構造と1つになったものと捉えることで，自我は自我それ自身の構造からエネルギーを汲んでいると解する道を拓いた。リビドーも攻撃心も，独立した盲目の本能ではなく，自我が自我それ自身および対象との関係のなかで自己を表現するときの相異なる2つの姿勢だと解することで，従来の衝動心理学を新しい力動的構造の心理学によって書きかえる道を拓いたのである（第5章「対象関係と力動的構造」）。

　だがこれらの論文はすべて，「分裂的パーソナリティ」についての水際立った記述を通じてフェアベーン理論に最初の礎石を据えるとともに，その後のいわゆる「境界例」の研究に先鞭をつけることにもなった論文「人格における分裂的要因」の，延長に立つものと見ることができる。

　本書の「第1部」を構成するこれら一連の論文は，「すでに出来上がっていた視点の推敲の跡ではなく，むしろ一筋の思考が発展的に展開していくさま」を表している。ここで明らかになるのは，第1章「人格における分裂的要因」における，人格の根底に潜む「分裂的態勢」についての洞察が，第2章の「人格の〈発達的〉対象関係論」へと発展し，さらにまた，第3章の「抑圧と，悪い対象の回帰」における「内的対象」についての洞察が，第4章「対象関係から見た内的精神構造」に見られるような「人格の〈力動的〉対象関係論」へと結実していく様子だと言ってよい。

　これに対して本書の「第2部」と「第3部」では，それぞれに関係のある論文が発表年代順に配列されているに過ぎないが，ことに第2部の論文「1人の生殖器に異常のある患者に見られたいくつかの特徴」では，フェアベーンの臨床的理解のきめ細かさと鋭さが遺憾なく発揮されて，多重人格構造論の臨床的解釈のはしりともなっており，また第3部の「戦争神経症―その本質と意義―」では，さまざまなタイプの神経症が対象希求的依存欲求（甘え）のバリエーションとして数多くの症例を通してきわめて説得的に語られている　　　　　　　　　　　　　●山口泰司

　詳細データ　W. R. D. Fairbairn, Psychoanalytic Studies of the Personality. Routledge & Kegan Paul Limited, London, 1952（山口泰司訳『人格の精神分析学的研究』文化書房博文社，1987．山口泰司抄訳『人格の精神分析学』講談社学術文庫，1995）．

フェニケル Otto Fenichel
『神経症の精神分析理論』 [1945年]

　オットー・フェニケル著の The Psychoanalytic Theory of Neurosis は，最も代表的な精神分析学の古典的な教科書である。フロイト以来，1945年当時までのほとんどすべての精神分析学の文献は，系統的に網羅され，特定の領域の研究をする前に，まず一般的な基礎知識を得ておこうとする研究者たちに多大の便宜を与える。しかも本書は，「神経症の……」というタイトルにもかかわらず，精神分裂病から性格障害まで，実はすべての臨床対象の精神病理に関する精神分析理論を系統的に整理して体系づけている。

　中でも，神経症のみならず，性格障害の章にきわめてオリジナルな精神分析的性格論が述べられている。そこでは，フロイト時代の治療対象の中心が神経症であった時代から，性格障害がその中心に移ってきている事実を，神経症の臨床像の時代的変化として強調し，今日の精神分析が人格障害を主題とするに至る時代の到来を予言している。さらにフェニケルは，W. ライヒの性格分析がこの性格障害論の臨床的方法の基礎になると述べている。そして，性格傾向を，昇華型，反動（形成）型に分け，エスに対する病理的な行動の観点から，いつも冷たい型と仮性情緒型，条件によって冷たくなる型をあげ，超自我に対する病理的な行動の観点から，罪悪感に対する性格防衛として，道徳的マゾヒズム（Moral Masochism），ドンファンのように目的達成を追い求めるもの，罪悪感が欠如しているように見えるもの，犯罪性と誤った同一化，"行動化"性格，運命神経症，事故頻発患者など，ユニークな性格論を提示している。

　著者オットー・フェニケル［1897-1946］は，オーストリアのウィーンに1897年12月2日に出生。17歳の医学生時代にすでに精神分析医になる決意をし，21歳時には「近親相姦葛藤の派生物」と題する論文をウィーン精神分析協会に提出している。そのころからライヒと友人になっている。24歳で医師となり，翌年，精神分析の研修を受けるためベルリンに行き，そこでラドの指導を受けた。28歳で彼自身が指導分析医となり，ジェイコブソンやグリーンソンら，多くの精神分析医を育てている。1933年（35歳）でベルリンを離れ，ノルウェーのオスロに行き，チェコのプラハを経て，第2次世界大戦が開始される1年前の1938年（40歳）にアメリカのロサンゼルスに亡命移住。そこで精神分析医としての確固たる地位を得ていたが，アメリカでの医師免許取得のためインターン研修中に，その無理がたたって，1946年1月22日に48歳で急死した。

●小此木啓吾

[詳細データ] O. Fenichel, The Psychoanalytic Theory of Neurosis. W. W. Norton, New York, 1945.

フェリエ David Ferrier
『脳の機能』　　　　　　　　[1876年]

　J．ヒューリングス・ジャクソンに献呈された初版が出版された年，「大脳機能の法則についての長年にわたるもやもやとした混乱がやっと鮮明に解決された」との非常に好意的な書評 [Boston Med. Surg. J. 96:18, 1876] と，当時有名であったジョージ・ヘンリー・レーヴィスのきわめて批判的な長文の書評 [Nature 23/Nov.:73-74, 30/Nov.:93-95, 1876] が出たが，後者はそのうちに省みられなくなった。本書の目的は，脳の機能についての彼の実験の内容を生理学および心理学の研究者に提示することであると序文にあるが，これは彼の研究の集大成であり，最初の著書である。10年後の1886年ほとんど完全に書きかえられて第2版が出たが，大脳機能の局在に関する部分の内容は本質的には変わっていない。

　中心になるのは，大脳運動野の刺激実験による身体各部位の運動中枢の同定である。フリッチュとヒッツィヒによる1870年のイヌの大脳運動野刺激実験の記載からはじまり，彼自身のカエル，魚から鳩，ラット，ウサギ，イヌ，ネコなど，さらにサルにおける実験結果が詳しく紹介されている。彼は動物の種によってその結果にはかなりの違いがみられるものであると述べているが，本書は動物実験で得た原則をヒトの臨床症状と比較した最初の書である。彼はエッカーのヒト脳の解剖図にサルの脳で得られた電気刺激実験結果の機能局在を対比して記入している。中心前回の身体各部の運動中枢の位置はその後のヒトでの刺激実験で得られた結果と一致していて現在の知識からみても正しいが，縁上回と角回の刺激によりサルで眼球が対側を向いたことからこの部位（13，13′領）を視覚中枢としているのは誤りである。彼はフルーランの研究を詳しく引用し，結局はフルーランを批判する立場をとることになる。局在論の立場として，有名なビゲローの症例（左下顎から左大脳半球前部に棒が突き抜けたが，患者はすぐ回復し以後13年間無症状で生存した例）も掲示されている。ブローカからによる失語の研究に関しても述べ，左右対称性に作られている大脳半球において，ある機能の中枢が片側のみに局在するのは謎であり議論を呼ぶところであると述べている。さらに剖検で左の言語中枢の完全な破壊が確認された症例で，徐々に言語機能の回復がみられたのは右側の言語中枢が働いたためであろうと推論している。ヒトの行動に関して，活発な随意的な目的に適った行動には大脳半球が必要であるが，非常に込み入った複雑な反射的な行動には必要がないとしている。除脳動物の反応は正常に近いものがみられるが，ヒトにおいては中脳に意識の座はないとしている。延髄の機能については，無脳児においても口先に食物を持っていけば飲食は可能であることを述べている。最後に脳回と頭蓋骨の部位との対応関係を詳しく述べているのは，ガルの骨相学の影響もあるのであろうか。筋感覚についての記載もある。

　フェリエ［1843-1928］は，アバディーン大学哲学科を卒業し，ハイデルベルクで心理学を学んだあと，エジンバラで医学を修得，1868年開業医をしながら四丘体に関する論文で医学の学位を得た。その後ロンドンに出て生理学の講義をし，第一流の神経生理学者となった変わった経歴の持ち主である。大脳の局在に関する彼の多くのすぐれた動物実験は，動物虐待防止法が制定された1876年前に行われた。1881年の国際医学会で，反大脳機能局在論者フリードリヒ・ゴルツは両側大脳半球を切除しても麻痺を示さない犬を呈示，フェリエは大脳の一部を切除して片麻痺を呈した猿を呈示して論争したが，結局フェリエに軍配が上がり，局在論は確固たる地位を築くに至った。彼はジャクソンからシェリントンらによる大脳皮質の近代的研究への橋渡しをした人物であり，シェリントンは著書*をフェリエに献じている。

●古川哲雄

[詳細データ]　D. Ferrier, The Functions of the Brain. Smith, Elder, & Co., London, 1876.
＊ Charles Sherrington, The Integrative Action of the Nervous System. Yale University Press, New Haven, 1906.

フェレンツィ Sándor Ferenczi
『精神分析の問題と方法についての最後の寄与』　　　[1955年]

　シャーンドル・フェレンツィは，1908年にフロイトに出会って以降，悪性貧血により亡くなるまでの約25年間，フロイトにとっての最も重要な弟子であり，理論家，治療者としても傑出した仕事を残した。しかし，晩年には狂気に陥っていたという風評や，フロイトとの決別の原因となった治療技法における「逸脱」などにより，精神分析の歴史において，フェレンツィの名は長年にわたり不当な忘却に晒されていた。だが，事態は1980年代後半になって変わる。『臨床日記』を始めとするフェレンツィの晩年の著作やフロイトとの書簡集などの仏訳，ドイツ語訳，英訳が一挙に出版され，精神分析界は「フェレンツィ的転回」とも呼ばれる状況を呈することになる。フェレンツィはフロイトとは全く異なった感性で精神分析を経験し，理論を構想した分析家であり，この感性は後にメラニー・クラインの思考などに引き継がれている。フェレンツィへの関心の高まりの背景にあるのは，フロイトの仕事の影となっていたもう１つの感性への注目である。

　フェレンツィの仕事は概ね３つの時期に分類できる。第１期［1908-14］は，「取り入れ」という概念となって結実する一連の理論的仕事である。第２期［1914-26］は，生物学と精神分析の結合を試みた『タラッサ』が理論的な成果であり，理論と連動した形で積極技法が提唱されている。第３期［1926-33］においては，理論よりも技法が重要となり，彼は積極技法からリラクセーション，さらには相互分析へと向かう。フェレンツィの歩みは，体内感覚が豊かな理論の構築と，患者を治すことへの熱意から導かれた技法にその独自性が示されている。本書は，主として第３期の論文と，死後出版となった断章や論文，以前の著作からは零れていた論文などが収められた論文集である。

　本書では，チック，ガリバー幻覚といった臨床的事象から精神分析の教育的価値といった社会的問題まで幅広い主題が取り上げられている。なかでも重要な主題の１つは，分析の終了と教育分析という問題提起である。フロイトが『終わりある分析と終わりなき分析』［1933］を書いたのは，本書の「分析の終結の問題」［1927］に触発されてである。また教育分析の重要性を最初に論じたのもフェレンツィであり，彼は実際，アーネスト・ジョーンズに史上初の教育分析を行っている。フェレンツィは，分析は終わりのない過程ではなく，分析家の技術と忍耐によって終結をもたらすことができると考える。しかし一方，彼自身はそのような終結には達していないと告白している。

　「大人と子どもの間の言葉の混乱」［1933］は，当時，精神分析界で不評を買ったが，近年の心的外傷の見直しにより，再び注目を浴びた論文である。この論文で，すでに彼は，虐待を受けた者が攻撃者へ同一化するという病理を指摘している。そして精神分析家の側の自己分析が不十分で，患者に対して的確に反応できない場合，精神分析状況そのものが外傷体験の再体験になると論じる。彼が批判するのは，分析家の職業的欺瞞や分析的枠組み自体の堅さが持つ外傷的作用である。それゆえ彼は中立的で形式的な技法を捨てて，患者に深く関与する自由な技法を編み出していく。そこに込められているのは「もっと早く，徹底的に患者を治さなくてはならない」という，かつて心的外傷の患者でもあったフェレンツィの焦りであり願いでもある。しかしフロイトにはそれは精神分析を精神分析でなくしてしまう危険な情熱に思えた。だが，この情熱なしには精神分析は精神分析でありえないということも，また忘れてはならない事実なのである。　　　●十川幸司

[詳細データ] S. Ferenczi, Final Contributions to the Problems and Methods of Psycho-Analysis. Judith Dupont, London, 1955.

フォルシュタイン
Marshall F. Folstein ほか
「ミニ-メンタル・ステイト」［1975年］

本論文で紹介されている Mini-Mental State（MMS）は入院患者用の認知機能障害を質問法によってベッドサイドで簡便に測定することを目的としてボルチモアのジョンズ・ホプキンス大学精神科のフォルシュタイン教授らによって開発された。現在，本検査は高齢期の痴呆を対象とした疫学調査，抗痴呆薬の選択基準などを含めて国際的に最も広く用いられる質問式の簡易認知機能検査法となっている。日本語版を始めとして，各国版が作成されている。本検査は①時間と②場所の見当識，③物品名の再生と④遅延再生，⑤計算，⑥物品呼称，⑦文章の復唱，⑧3段階の命令，⑨口頭命令に従うこと，⑩文章の記述，⑪図形模写の11の設問から構成され，それぞれの設問の得点を単純に合計して得点を算出する。本検査の日本語版を用いる場合に留意すべき点として，いくつかの設問では原法とまったく同じ設問ではないことがある。つまり，⑤の計算ができない場合には原法では world という単語の綴りを逆に言うように教示されるが，日本語版では「フジノヤマ」の逆を言うように指示される。また，⑦文章の復唱では，原法では "No ifs, ands or buts" を繰り返すことになるが，日本語版では「みんなで，力を合わせて綱を引きます」という意味のある文章になっている。得点が低いほど認知機能障害を有する可能性が高くなる。痴呆，せん妄，うつ状態では得点は低下するが，高学歴のものでは MMS の検知性は低い。カットオフポイントを23／24とすると検知性は0.76～0.87，特異性は0.82～0.973，であり，日本版を用いた結果ではそれぞれ0.83と0.93である。いずれにしてもほぼ十分な値である。また，縦断的研究結果より1年間の得点変化が5点以上変化した場合に真の認知機能の変化と考えられる。1974年にはわが国で長谷川式簡易知能評価スケールが発表されていることを考えると興味深い。

●本間 昭

[詳細データ] M. F. Folstein, S. E. Folstein, P. R. McHugh, "Mini-Mental State": A practical method for grading the cognitive state for the clinician. J. Psychiatr. Res. 12: 189-198, 1975.

フォン・ドマールス
Eilhard von Domarus
「正常思考の分裂病性思考との関係について」［1925年］

分裂病性の思考において，正常の思考の形式的原理に原則的に一致しながらも，疑いもなく分裂病性疾患の印象を強く与えるような形式的原理が見出されるかどうかという問いを著者は立てるが，結論として正常の思考と分裂病性思考とは同じ形式的原理を持つとする。それは，図式化，類比，因果付与，同一視である。図式化は，ある特徴を持った単語や概念がひとつの統一体として抽出され，図式化される作用である。幼児が言葉を覚え始める段階で，例えば食事に関するものすべてを「パパパップ」と呼ぶといった現象があげられ，分裂病者が「パ」を語頭とする言葉を同一視する例が引かれる。

類比，因果付与，同一視の説明には，インド哲学が引かれる。ウパニシャッドでは，ブラフマン（梵）もアートマン（我）も，非本質的なものと対立する存在，つまり本質的なものを意味したため，両者は互いに類比的な位置におかれ（類比），異なる2つの概念が現象世界の「原因」とみなされた（因果付与）。それから，両者が本質的なものであるという点から同一視されて，インド哲学の有名な「定式」，ブラフマン＝アートマン（梵我一如）が生まれることとなった。

分裂病患者では，概念や単語について，健常者では決して生じえない，その時その時の統一体が図式的に抽出され，そうして，抽出された異常な統一体が互いに結びつけられ，別の語と類比され，そのうえ同一視さえされる。例えば，ヘルツツベルゲ精神病院，サメ，田舎水夫，包茎，コーヒーが同一視される。

何が正常思考と分裂病性思考とを分かつかは本稿では，当面，不問とされている。

●小林聡幸

[詳細データ] E. von Domarus, Über die Beziehung des normalen zum schizophrenen Denken. Arch. Psychiat. 74: 641-646, 1925（小林聡幸訳「正常思考の分裂病性思考との関係について」『臨床精神病理』22: 177-186, 2001）.

福島　章（ふくしま あきら）
『宮沢賢治』　　　[1970年]

　詩人，童話作家として知られる宮沢賢治 [1896-1933] の病跡学的研究。

　著者はまず，メビウス，クレッチマーのゲーテ研究を範として，賢治の生涯に見られた不思議な光と影に注目し，これが 6 ～ 7 年周期で起こった躁うつ性の気分変化であることをつきとめ，チクロチミー (Cyclothymie, 現在の DSM でいえば，双極性気分障害と気分循環性障害を包括する概念）と診断した。

　生活史上の身分の大きな変化，創造性の量と方向・性質の変化，信仰の姿勢の変化などがすべてこの躁うつの病相に一致していた。賢治の軽躁状態では作品量が著明に増加し，幻想的・観念奔逸的な作品が一気呵成に創作された。特に，青年期の躁～軽躁状態における共感覚，有情体験，アニミズム的心性，万能感，感覚強度の上昇などは，賢治作品の独自の表現の母胎となった。一方のうつ状態では，想像力は枯渇・抑制されたが，倫理感情の深化が見られた。また時には，以前の作品の緻密・執拗な推敲・改変等の作業を通し，完成度の高い名作の完成に貢献した。

　また，精神分析学の視点から童話の内容分析を試み，賢治は両親に甘えられず，妹を自分の唯一の理解者として親しんだが，青年期のその妹が病死した喪失体験で傷ついたことが，作品の中には，親しくかけがえのない同胞や友人との関係とその喪失とが反復して表現されることに投影していると解釈した。

　賢治には，入眠時幻覚，意識変容，幻聴，注察妄想など，躁うつ圏の障害では通常あらわれない精神病的症状もエピソード的に出没していたが，その考察と理解は，天才における「天才の広大な体験領域」と概念化され，後の『不思議の国の宮沢賢治』*において展開された。

●福島　章

　[詳細データ] 福島章『宮沢賢治―芸術と病理―』パトグラフィー双書 3，金剛出版，1970；『宮沢賢治―心の軌跡―』学術文庫版，講談社，1985．
　* 同『不思議の国の宮沢賢治』日本教文社，1998．

福島　章（ふくしま あきら）
『現代人の攻撃性』　　　[1974年]

　犯罪心理学の領域における著者の第 1 論文集。「状況」「ケース」「理論」と題された 3 部にまとめられている。

　第 I 部は，現代社会の社会精神病理学的考察で，「現代人の不安」では，管理社会化とボーダーレス化の中で，物理的な過密の進行と並行して「人間的な過疎」というべき状況が起こりつつあり，若者がアイデンティティ拡散に陥りやすく，それは時に不条理な攻撃性が誘発されやすいことが，象徴的な数例を通して指摘した。これは図らずも，その後四半世紀の特異な犯罪の続発を予言する一文となった。

　「拘禁状況」では，刑務所の拘禁状況の特異性と，その中における人間性の変容の姿を，管理社会のアナロジーとしてとらえ，現代社会の危機的状況を問い返した。

　第 II 部の「ひかり号爆破未遂事件の精神鑑定例」は，生物 - 心理 - 社会的などの多次元の要因を緻密に検討した上で，これを総合的に診断する独自の方法を示した。これは著者が後に『犯罪心理学入門』*の中で展開した「犯罪者の多次元的診断」論の胚芽ともいうべき論文となった。

　また「甘えと攻撃」は，発達的に未熟な心理を持つ人々の攻撃行動を理解するために，精神分析学（特に土居健郎の「甘え」理論）を応用した考察で，多くの犯罪者の理解に寄与するだけでなく，一般の臨床場面での精神療法においても生じる陰性転移の理解にも貢献する視点をもたらすものであった。

　第 III 部は「攻撃性の精神力学」で，攻撃性の起源と構造を，フロイト以来対象関係論に至る精神分析学の視点を中心に，動物行動学，心理学理論，文化精神医学などの視点もあわせて紹介した文献展望である。

●福島　章

　[詳細データ] 福島章『現代人の攻撃性―なぜ人は攻撃するのか―』太陽出版，1974．
　* 同『犯罪心理学入門』中公新書，1982．

福島　章（ふくしま あきら）
『精神鑑定―犯罪心理と精神鑑定―』
[1985年]

著者は，精神鑑定の経験を重ねるうちに，精神医学者と法律家の双方が正しい犯罪学と司法精神医学の知識を身につける必要性を痛感し，検察庁の部内誌『研修』に12回にわたり「総論―古典的司法精神医学からの出発―」「酩酊」「精神分裂病」「幻覚と妄想」「覚せい剤乱用」「躁うつ状態」「てんかん」「精神遅滞」「人格障害」「神経症と心因反応」「精神医学と法律」と題する論文を連載した（「通り魔事件の精神鑑定」のみは，別の論文集*に収載）。

当時は，日本でもDSM-IIIを使用する医師も多くなり，伝統的診断やICD-9との関係が錯綜しており，これを整理する必要もあった。

本書には，通常の概論書の枠を超える，著者独自の視点が多く提出されている。

(1)病的酩酊で心神喪失と判断する場合には，ビンダー，グルーレ，中田修らの症候学的微候を列挙した診断基準ではなく，脳波異常など脳の異常の証明が必要である。

また，心理学的には，人格と行為との距離（自我親和的行為，疎遠，無縁など）によって，責任能力の程度を判断すべきである。

(2)精神分裂病者なら，症状と動機が無関係な軽症者の犯罪でもすべて心神喪失と主張する中田修らの「慣例」は妥当でない。

(3)精神分裂病者の犯行動機には，病的体験に支配されたものの他，常識的に了解可能なもの，深層心理学的な解釈によって初めて了解可能なものなど，さまざまなものがある。そこで，使われていた防衛機制の病態水準に応じて責任能力を評価すべきである。

(4)覚醒剤による幻覚妄想状態については，60年代までは心神喪失と評価する慣例があったが，詳細な臨床的観察によれば覚醒剤精神病と精神分裂病の幻覚妄想状態にはかなり違いがある。ゆえに前者は「不安状況反応」と見て心神耗弱と評価すべきである。●福島　章

　［詳細データ］福島章『精神鑑定―犯罪心理と精神鑑定―』有斐閣，1985.
　*　同『犯罪心理学研究Ⅱ』金剛出版，1984.

フーコー　Michel Foucault
『精神疾患と心理学』
[1954年]

ミッシェル・フーコーは20世紀における「構造主義」を代表する思想家の1人であるが，彼の出発点は，精神疾患や精神医療に対する関心にあった。事実，『言葉ともの』[1966]によって大きく注目されるようになる以前に，彼は『狂気の歴史』[1961]という重要な著作を発表していた。そして『狂気の歴史』において主張されることになる基本的考え方は，彼の処女作ともいえる本書『精神疾患と心理学』にあきらかにみてとることができる。

フーコーは哲学者，心理学者として出発し，多くの臨床経験を積みながら自らの思想的基盤を固めていった。本書は，精神疾患や心理学についての解説書ではない。彼の時代の精神病理学および心理学の基盤に対する，認識論的な批判の書である。しかもこの書には，彼のその後の思想的展開においてみられることになる多くの側面を内包している。内容的には，第1部「病の心理学的次元」と第2部「狂気と文化」とからなっており，彼の認識論的批判の主要な側面は第2部において語られる。現代においてみられる精神疾患とは，ヨーロッパ17世紀中葉から，狂人を一般社会から隔離収容してしまったという事実がもたらした結果なのであると彼は考える。そして，「精神疾患とよばれているものは，たんに疎外された狂気にすぎない」のであり，現代の心理学は「疎外された狂気」を土台として打ちたてられたものであるから，真の基盤をもっているとはいえない。したがって我々はもう一度，疎外されない，あるがままの狂気に直面し，これに対する自己の関係を正さねばならない，と主張する。フーコーは，狂気というものを人間性の一部として復権させることを試みているのである。●大東祥孝

　［詳細データ］M. Foucault, Maladie mentale et Psychologie. PUF, Paris, 1954; 1966（神谷美恵子訳『精神疾患と心理学』みすず書房，1970）.

フーコー Michel Foucault
『狂気の歴史』　[1961年]

「歴史の裏面のにぶい物音」にたとえられ、詩人ルネ・シャールの強調する《正当な異常性》である狂気。医学的である以上に哲学的で文学的なこの狂気認識がフーコーに《狂気についての新しい見方》を書かせた。1961年、ソルボンヌ大学に博士論文として提出された本書の標題は『狂気と非理性——古典主義時代における狂気の歴史』である。著者は狂気と理性を単純に2項対立として分割するわけではない。むしろ、理性の対立項としての非理性（déraison）と狂気（folie）や錯乱（démance）が重なり合い、分離していく複合関係を、狂気の動的な構造として把握し、その源泉にさかのぼって記述する。《正当な異常性》たる狂気の探究と正当化を基調とするその立場は《理性の独白》に似た精神医学とはきわめて異質である。独創的なこの大作（初出のプロン版で約700ページ）は厖大であるだけではない。複雑な通時的で空間的な骨組が、制度・思想・文芸に取材した細部によって肉づけされ、精妙な対比によって色どられている。画期的な、と評されるその歴史記述はきわめて複雑なので、まずは概要と注目点をできるだけ詳しく述べる。

(1)著者の言う「古典主義時代」、つまり中世末からフランス大革命にいたる時代には、2つの大変革が起こっている。17世紀中期の一般施療院設置と19世紀初めの精神病院創設である。17世紀前半までは狂気の人々の多くは社会のなかでまだ市民権を得ていた。だが、人々になじみ深い狂気も2つの形式に分離しようとしていた。悪や暗黒の力に結びついた狂気（ボッシュなどの絵画）と死に結びついた狂気（セルバンテスなどの文学）。この悲劇的な狂気の形式の一方には、理性が対話する狂気の形式が活動していた（エラスムス『痴愚神礼賛』）。賢者の笑いの標的として距離を置かれていた狂気。前者の悲劇的な狂気は後にゴヤ、ニーチェの作品のなかに甦る。後者の飼い馴らされた狂気のほうは医科学のなかに再生する（第1部・第1章）。

ところが、フランスでの一般施療院設置［1676］に見られるとおり、17世紀には全ヨーロッパに大規模な監禁が定着する。君主制とブルジョア体制の所産たるこの施設に収容されたのは貧しい人と狂気の人だけではない。性病患者、放蕩者、浪費家、同性愛者、瀆神者など、これら雑多な人々が《非理性》の烙印を押されて一挙に閉じ込められた。理性と非理性とのこの分割こそは後に出現する、健康と病気、正常と異常、のあいだの分割を予告する（第3章）。第4章は、監禁対象としての狂気のほかに、少数ながら治療矯正の対象としての狂気が存在した点に注目する。第5章では、狂気と道徳、狂気と宗教、それぞれの関連から《狂気の動物性や狂暴性》が問われている。とりわけ次の見解は重要である。「古典主義にとって非理性は一種の実体的な機能をかたちづくっていた。非理性との比較によってのみ、狂気は理解されることができた。非理性が狂気の支えであった」。狂気の狂暴性も動物性も非理性の一環なのである。

(2)第2部は、17, 18世紀における狂気の分析と治療についての多様な議論を再構成する。たとえば第1章はプラッターからボワシエ・ド・ソヴァジュをへてリンネやヴァイクアルトにいたる医学者や博物学者が試みた、狂気の定義と分類を比較検討する。とりわけ、疾病記述と分類活動が出会った困難や問題点が後世の医学の場合との相違をとおして興味深く解明されている。第3章では、古典主義時代の人々が認知していた狂気の主要な姿が非理性経験のなかで位置づけられている。すなわち、①各種の痴呆（デマンス）、②躁病（マニー）と憂うつ病（メランコリー）、③ヒステリーとヒポコンデリー。第4章は、治療学上の主要な観念を再構成している。つまり、①強固にする、②浄化する、③水にひたす、④運動を調整する、という観念である。治療の目的は、悪としての狂気からの回復による社会復帰に存しているとの角度から、身体の治療と心の治療とのあいだの関連がつぶさに分析されている。とくに注目すべきは、フロ

イトへの賛辞である。この分析家は「医学的思考のなかで非理性との対話の可能性を復活したのだ」から。

(3)第3部序論はディドロ『ラモーの甥』の,非理性経験における位置づけから始まる。疎外されたその経験の悲劇,狂人/道化というその悲劇的存在は,後世のニーチェやゴッホの苦悩を先取りしている。だが18世紀の人々は,この新しい狂人像を全然理解できなかった。それどころか,監禁施設から発すると見なされた病魔におびえた。第1章の表題どおり,《大いなる恐怖》である。非理性は病気や悪や罪との類似性をますます強めたのである。事態を明確にする著者の決定的な文言は次のとおり――「医学人が監禁の世界に招かれたのは,罪と狂気との,病魔と病気との区分をおこなうための裁定者としてではなく,むしろ,監禁施設の壁をとおして漏れ出てくる正体不明の危険から他の常人たちを守るための守護者として,だった」。こうして18世紀後半には,病魔排除を企てる施設改良の動きがヨーロッパ各地で展開されていく。第2章《新しい分割》が指摘する第1の特徴は,《無分別》という新しい枠組の出現である。この包括的な措置によって狂人以外の者は単純に均一化され監禁が拡大する反面,狂気はますます個別化されて,新しい知覚の対象となり分類が細分化される。こうして,イギリスのテュークやフランスのピネルによって,19世紀初頭,それぞれの国で新規な狂人保護院が創設されるのである(第4章)。クェーカー教徒だったテュークの施設は,牢獄の面影はなく柵も格子も取り払われた大農園に似ていたが,その意図は,狂人に有罪性を自覚させて《自然》と《健康》を回復させることである。フランスでは,ピネルが旧来の施設で鎖につながれていた狂人を解放して新しい保護院に収容した。大幅に自由を導入したものの,彼の目標は狂人を既成社会へ組みこむことだった。道徳的な画一化をめざすその保護院は「観察・診断・治療を中心とする自由な領域ではなく,告訴され裁かれ有罪宣告をうける裁判の空間である」。より重要な特徴は医師の役割の拡大と過度の医師崇拝である。しかも医師の権威は医学の知にもとづくよりも法律と道徳によって保証されていたのだ。最後の第5章には,深刻な問題提起がある。狂人と自由の問題である。「エスキロールからジャネにいたる,またライルからフロイトへ,テュークからジャクソンにいたるあいだに,19世紀の狂気は倦むことなく自由に関するさまざまな変転を物語るようになろう」。

(4)著者ミシェル・フーコー[1926-84]はフランスの哲学者で,20世紀後半の西欧における最も重要な思想家のひとり。著作活動は3つの時期に大別される。本書はすぐあとの『臨床医学の誕生』とともに初期の代表作である。60年代後半の第2期には,新しい認識論たる大作『言葉と物』と『知の考古学』,70年代の第3期には,権力論を主題とする『監獄の誕生』や『性の歴史Ⅰ 知への意志』がある。最晩年を飾るのは,Ⅱの『快楽の活用』とⅢの『自己への配慮』であった。

歴史の裏面に隠されつづけた狂気経験の探査と構造分析を試みた本書は,方法論として比較神話学者デュメジルの神話分析や科学史家カンギレムの概念形成論に支えられているだろう。だが,はるかに重要なのは若きフーコーの心の体験である。これらの体験と共振し,その基底にあるのは,ニーチェとゴヤとヴァン・ゴッホの狂気に寄せる著者の共感である。この共感につらぬかれた独自の発想は50年代の,つまり20代の著者が傾倒していた同時代の前衛的な文学者や思想家との交流によって研ぎ澄まされた。この鋭いメスが前人未到の狂気空間を切開したのだ。その前衛作品とはアルトーの劇作,バタイユとブランショの思想,シャールの詩だ。①高等師範時代に自覚した自身の狂気と同性愛傾向,②精神病棟で医師にして患者だった自身の実体験,③『夢と実存』のビンスワンガーとの交際。この個人史が本書の底力であり魅力の源泉である。

●田村 俶

[詳細データ] M. Foucault, Histoire de la folie à l'âge classique. Plon, Paris, 1961; Gallimard, Paris, 1972 (田村俶訳『狂気の歴史』新潮社, 1975).

フーコー Michel Foucault
『臨床医学の誕生』　　　［1963年］

　ミシェル・フーコーが20世紀を代表するフランス「構造主義」の代表的思想家の1人であることはよく知られていることであり，この書も彼の「知の考古学」という大きな思想的文脈の中においてはじめて正当な理解が可能になると思われる。このことは，本書の副題が「医学的まなざしの考古学」となっていることや，序文の最初が「この本の内容は，空間，ことば，および死に関するものである。さらにまなざしに関するものである」というかなり謎めいた語りによってはじまっているところにもよく窺える。

　とはいえ，『言葉ともの』［1966］を発刊し構造主義の旗手として一般にも大きな注目を浴びるようになる以前から，フーコーは，精神疾患や精神医療，あるいは医学，医療に対して深い関心を寄せていた。『精神疾患と心理学』［1954］，『狂気の歴史』［1961］をへて本書『臨床医学の誕生』を世に問うたときに，とりあえずもっとも彼の関心の対象となっていたのは，「臨床医学的まなざし」というものがどのようにして生まれ，どのような構造的変化をへて，ついにはあらたな「人間」についての見方が生じることになったのであるか，ということであった。『狂気の歴史』がヨーロッパの古典時代とされる16～17世紀を扱ったものであるのに対し，この書は，18世紀後半から19世紀初頭という比較的限られた時期を対象としている。

　病人が横たわるベッドの傍らで医学を学び実践をする，という意味での臨床はむろん古くから存在していたが，それが「クリニック」としての性質を帯びるようになるのは，すなわち臨床医学的経験が組織化され，臨床医学講座が開かれ，臨床講義や臨床教育が大学の病院を中心に始められるのは，17世紀のライデンに端を発する。その流れはブールハーフェを経てヨーロッパ中に広がってゆき，18世紀には，臨床医学教育の制度化という方向をとって一般化してゆく。とりわけフランスの場合には，革命を契機として，臨床教育は医師の養成と医師の資格制度の問題に深く結びついて論じられてゆく。

　この時期における臨床的経験は臨床医学的「観察」に多くを負うことになる。その「観察」は，病院と教育の二領域にわたるものであった。病院における臨床講義においては，教師と学生は連帯関係にあり，ある医学的経験を共に行う集団的な主体となる。この時期を代表するのはイデオローグのカバニスやピネルである。その頃の臨床では，あらゆる疾患を平面におさめた図表を頭におきつつ医師は患者に接し，患者においてみとめられる症状をこの図表にてらしあわせ，その座標によって症状の位置を決定することができれば，その症状はそのまま徴候となり，患者の病気が何であるかを物語る記号となった。しかし，真の臨床医学的まなざしの誕生は，臨床医学教育に病理解剖がとり入れられ，「死というものによって生と病とを明るみにだす」ようになったビシャにおいてはじめて誕生する，とフーコーは主張する。この時期においてはじめて，我々の時代に通じる臨床のまなざしが生じ，そしてまたそこにおいて，新たな「人間」の概念が生じたと彼は考える。

　こうして，18世紀末から19世紀初頭において，西欧思想史のうえで人間についての見方に関してきわめて大きな変化の生じたこと，そしてそれが，とりわけ臨床医学的まなざしの変化という象徴的できごととして具現したことが明らかにされるのである。　●大東祥孝

［詳細データ］M. Foucault, Naissance de la Clinique: Une archéologie du regard médical. PUF, Paris, 1963（神谷美恵子訳『臨床医学の誕生』みすず書房, 1969）.

フーコー　Michel Foucault
『性の歴史』　　　　　　　[1976, 84年]

　第1巻『知への意志』(La volonté de savoir)は約200ページの小型本だから短い著作である。だが扱われている論点は多岐にわたっている。1年半前の『監獄の誕生』と同じ問題意識が基調になっていて、監獄論のなかで著者は、身体を拘束する《規律・訓練》(discipline)をとおして、どのように権力が社会総体を統御しているかを解明したように、本書では権力のメカニズムと性現象(sexualité)とが相関する複雑な仕掛けが詳しく究明されている。

　1968年の5月革命以降、解放を扇動したり謳歌するイデオロギーが増大する一方、J.ラカンらの主張に影響されて新しい精神分析が流行したが、両者の共通点の1つは《性に関する果てしなき多弁と告白》だった。性こそは人間を解放し幸福にするかもしれないのに、ブルジョア道徳は性を抑圧している、との主張である。この風潮を批判するフーコーは、性の抑圧は単なる仮説に過ぎないと考える。これが本書の出発点である。17世紀以来、性についての言説(語ること、書くこと)は、むしろ爆発的に増大した、という立場である。そして本書の目標は「人間の性現象についての言説をわれわれにおいて支えている《権力‐知‐快楽》という体制を、その機能と存在理由において明確にすること」である(第1章)。多くの論点のなかで注目すべきは、第3章で、中国や日本、古代ローマやアラブには性愛の術(ars erotica)があった反面、西洋ではその伝統がなかったかわりに、性の科学(scientia sexualis)があった、との指摘である。つぎの注目点は、この性の科学の基礎には《告白》の一般化があり、とりわけ性をめぐる告白がどのように人間を服従化し主体化したか、の分析である。著者独自の《権力》論たる第4章は、法律と王権を重視する従来の権力観を批判しつつ新しい図式を提示する。無数の点から発して、不規則な関係によって成立するゲームのなかで作られる権力。支配・被支配の二項対立によってではなく、生産機関や家族などで生じる力関係が作り出す《下からの》権力。この逆説以外にも興味深いのは、治療方法として精神分析が導入されるなかでの《エディプス・コンプレクス》の発見[1897]は、父親の父権剝奪を決めた法律の制定[1898]と同時代だとの指摘である。

　この第1巻のつづきとして著者は当初の構想では、以下の5巻を予定していた。②肉体と身体、③少年十字軍、④女性と母とヒステリー患者、⑤性的倒錯者たち、⑥住民と種族、である。だが実際に刊行されたのは、第2巻『快楽の活用』(L'usage des plaisirs)と第3巻『自己への配慮』(Le souci de soi)だけだった。表題も内容も当初の計画とは完全に異なっていただけでなく、著者の死[1984年5月25日]の直前に出版された。第1巻刊行から8年後のことであった。

　その間に《性に関する言説》の究明という当初の計画から、問題構成は《自己のテクノロジー》の考察へと移動した。研究対象はキリスト教以前へ、古代哲学へとさかのぼっていったのである。『快楽の活用』のなかで著者はギリシアの思考が性に関する行動を道徳上どのように論じているかを解明する。医学と哲学の領域で《快楽の活用》がどのように磨きあげられたか、についての綿密な分析である。『自己への配慮』は西暦の最初の2世紀の原典(プルタルコス、エピクテトス、セネカ、ガレノス)の精密な読解を試みたうえで、《自己のテクノロジー》、つまり自己への具体的な専念が構成する《生の技術》を復原する。『性の歴史』全3巻は、性愛の歴史や性の風俗史ではない。権力や倫理を問う《性の考古学》なのである。　　●田村 俶

[詳細データ]　M. Foucault, Histoire de la sexualité. Gallimard, Paris, 1976, 84（渡辺守章訳『性の歴史I 知への意志』新潮社, 1986. 田村俶訳『II 快楽の活用』新潮社, 1986. 田村俶訳『III 自己への配慮』新潮社, 1987）.

藤縄　昭（ふじなわ／あきら）
『臨床精神病理研究』　　　［1982年］

　本書は藤縄昭の1960～76年の間に書かれた主要論文を集めた論文集である。3部からなり，Ⅰ精神症状論，Ⅱ家族研究，Ⅲ精神療法その他に分かれ，11の論文から成り立っている（以下(1)(2)…は本書中の論文の順序）。これらは記述現象学の立場から書かれており，(1)「精神症状論」は教科書［村上仁・満田久敏編『精神医学』医学書院，1963］のために書かれた伝統的・古典的なドイツ症状論である。古い所見も多いが，新しい視点も散見される。(2)「病院内寛解について」［精神医学 4 巻 2 号，1962］は，後日「院内寛解」と略称され，精神病院医の業績としては，比較的広く受け入れられたように思う。病院内と病院外という状況変化が分裂病者の主観体験に及ぼす影響を概念化したものである。(3)「自我漏洩症状群について」［『分裂病の精神病理 Ⅰ』東大出版会，1972］で自我漏洩症状という概念は日本では定着したと思われる。「自分のなかのなにかが，自分から漏れて他人に知られ，あるいは他人に影響を及ぼす」という公式で一括できる体験構造を概念化したもので，影響症状群と対比した。(5)「自己像幻視とドッペルゲンガー」［臨床精神医学 5 巻13号，1976］はこの主題の総説として，当時は最も詳細であった。(7)「精神分裂病者の家庭に関する臨床的研究」［精神経誌62巻 9 号，1960］は心理的環境としての分裂病家族を研究した，先駆的な仕事であった。今日顧みる人はいない。(8)「精神分裂病者の家族の臨床的類型化のこころみ」［精神医学 8 巻 4 号，1966］はまったく臨床的研究であったが，日大グループ（井村恒郎ら）の実験的研究と，ほぼ同様の結果となった。しかし，いずれも過去のものである。(9)「精神病の精神療法」［『異常心理学講座 3 巻』みすず書房，1968］は当時の欧米，および日本の分裂病精神療法を通観し，私見を述べたものである。(10)「精神分裂病性精神病者と自画像」［『分裂病の精神病理 2 』東大出版会，1974］はその後の表現病理研究における自画像研究の嚆矢となった。

●藤縄　昭

　［詳細データ］藤縄昭『臨床精神病理研究』弘文堂，1982．

藤森英之（ふじもり／ひでゆき）
『精神分裂病と妄想―精神科臨床と病床日誌から―』　　　［1998年］

　本書は著者の都立松沢病院時代の論文のほかに，書き下ろしの論考「ある分裂病者の経過と予後―病態像の変遷と加害妄想―」などを収めた論文集で，とりわけ妄想主題の時代変遷と比較文化精神医学的検討の 2 編が注目される。

　巻頭論文「精神分裂病における妄想主題の時代的変遷について」では妄想と時代状況や社会変動との関連を検討している。明治34-38年［1901-05］，大正 5 - 9 年［1916-20］，昭和 6 -10年［1931-35］，昭和21-25年［1946-50］，昭和36-40年［1961-65］に巣鴨病院および松沢病院に初回入院した分裂病者2435名のうち，妄想のある症例1283例を対象とし，妄想主題の変遷を第 2 次大戦前と現代とで比較している。転変型の主題のうち憑依と誇大妄想は減少し，被害・関係・注察・迫害・物理的被害・心気妄想は増大傾向にある反面，被毒・嫉妬・罪業・宗教・血統妄想は恒常型であった。転変型の主題は現代の社会・文化的状況の変化に呼応して変遷し，恒常型の主題には人が生きるための普遍的で基本的な課題があり，天皇制や超越者としての神の不在など本邦の対人関係の基調が示唆された。

　鄭胆培・木崎康夫・蔡正杰との共著論文「日本と中国における精神分裂病の妄想主題―比較文化精神医学的検討―」における検討では，核家族化の著しい日本とくらべ中国に被毒妄想が多く，それは，地縁・血縁の濃密な大家族制度や共食の伝統における人間関係の破綻に求められ，日本の誇大妄想の内容にタテの垂直方向の結びつきが弱く，中国の場合，身分や階層などタテの人間関係が多くみられた。この日中の妄想内容を規定するのは，社会体制における集団と個の役割や社会文化的な伝統の相違にあると著者は考えた。両論文は妄想と時代思潮や社会文化的背景との関連を解明し，分裂病の妄想研究に新局面の展開を図ったことに意義がある。

●藤森英之

　［詳細データ］藤森英之『精神分裂病と妄想』金剛出版，1998．

フッサール　Edmund Husserl
『ヨーロッパ諸学の危機と超越論的現象学』
[1954年]

この『危機』書には，エドムント・フッサール［1859-1938］が1935年プラハでの講演を展開した論考ほかが収められており，フッサール最晩年の哲学を代表する著書である。

フッサールは，哲学の始まりを根源的に明証的な事象に求めて，われわれの意識の生き生きした経験の場面を捉えようとした。そのための方法が現象学的還元である。現象学的還元によって，意識の志向性に基づいて意識するものと意識されるものとの相関的関係を分析する静態的分析がなされ，その後この相関的事象の発生する基盤を分析する発生的分析へと遡及的な探求が続けられていった。その過程で，われわれの経験のさまざまな層的な構造および基礎づけの構造が掘り起こされ，さらに経験を可能にする条件として，時間性，自我と他者および相互主観性（間主観性），世界という超越論的問題系が取り出されていった。

『危機』はそうした成果を踏まえた論述であるが，この書のとりわけ特徴的な点は，近代以降の哲学と科学を批判し，現象学を哲学が本来めざすべき歴史的展開のなかに位置づけた点にある。背景には1930年代のナチズムの台頭という政治的文化的社会的な危機があるが，それを直接扱ったものでなく，ヨーロッパ諸学のあり方のうちにヨーロッパの人間性の危機を見ている。

フッサールによれば，「理性的な自由な主体として自己を形成する」というヨーロッパの人間性の理念は，理性の営みである哲学のうちに実現され，哲学は人間に「この人間の生存全体に意味があるのか，それともないのか」という問いに答えるべきものでなければならなかった。しかるに，近代以降の哲学は生存の意味という焦眉の問題を原理的に排除しているのである。なぜなら自然科学の知とわれわれの生が分断されているからである。ガリレイに始まる近代自然科学は自然を客観化し，その結果19世紀の後半には世界はもっぱら実証科学によって徹頭徹尾規定されるものと考えられるようになってしまった。しかし自然科学の知は実はわれわれの直接的な経験の世界である「生活世界」を基盤として生じてきたものである。ガリレイは客観化の過程で直接的知覚経験を排除し，本来問うべき生活世界を「理念化された自然」という衣で覆ってしまったのであるが，われわれは生活世界へこそ立ち帰らなければならない。この生活世界への還帰によって，生活世界がたんに客観科学の成立基盤であるだけではなく，実はそもそもわれわれが生きながらすべての存在の意味と妥当を汲み取ってくる場であり，知が発生してくる意味の世界であることが明らかになる。

他方，デカルトに始まる近代哲学は，理性的で自由な主体である人間の根源的な機能を明らかにすることをめざしながらそれに失敗したと批判される。現象学の考え方では，生活世界はそれ自体で存在しているのではなく，われわれが具体的に経験することによってはじめて生活世界と言えるのであるが，近代哲学はこの具体的生を捉えそこなってしまったのである。フッサールはこの経験する意識，あらゆる客観的意味と存在妥当を認識する意識を超越論的主観性とよび，近代哲学がめざしたものは超越論的主観性を探求する超越論的現象学として成立しなければならないと主張する。超越論的主観性の捉え方はフッサールの思索のなかで大きく変化したものの1つであるが，『危機』で論じられる超越論的主観性はデカルト的なコギトではなく，習慣性と歴史性をもつ共同的主観性と解釈されうるものである。フッサールは生活世界をへて哲学のもつ歴史性へ沈潜することによって主観性の意味を深めていったと言えよう。

『危機』は上述のように，客観主義の発生と科学によってもたらされた危機の問題，生活世界論，他者問題，歴史性の問題などを論述しており，たんに哲学だけではなく，精神医学，科学論，社会学等にも多大な影響を与えた。
●田村京子

[詳細データ] E. Husserl, Die Krisis der europäischen Wissenschaften und die transzendentale Phänomenologie. Husserliana, Bd Ⅵ, Martinus Nijhoff, Den Haag, 1954（細谷恒夫・木田元訳『ヨーロッパ諸学の危機と超越論的現象学』中央公論社, 1974; 復刊, 1995）．

フーバー Gerd Huber
「体感症性分裂病」　　　　［1957年］

　第2次大戦後ドイツでは，人間学的精神病理学が花開いた一方で，記述精神病理学の研究者たちは精神疾患の客観的記述に踏みとどまりつつ，その生物学的背景を探り続けた。フーバーはこの立場を代表する1人であり，本論文は彼の姿勢を端的に示すものである。

　著者はまず，妄想型，緊張型，破瓜単純型に続く分裂病第4の病型として，多様な身体感情障害を主徴とする一群の患者を独立させることを主張し，これを「体感症性分裂病」と名づけた。彼は250例の内因性精神病の診療録から50例の体感症性分裂病を抽出し，その臨床的特徴を明らかにする。まず病像の前景に出るのは感覚麻痺や異質な知覚，運動機能の衰弱感，限局性の疼痛，または生命感情一般の低下や運動の感覚障害など多様な体感症状である。こうした症状は経過により変動し，作為性を帯びた体感幻覚に移行しうるという。体感症状にはしばしば情動の変化が随伴し，特に生き生きとして感情移入しやすく，自らの状態を客観視しうる状態と，無関心で不適切な感情を示し，人格欠陥を認める状態との2つの極の間を揺れ動いて，長い経過の後に活気を失い，自らの身体にしか関心を示さない欠陥状態へ至る。患者たちは横断像では診断が困難で，何年かの経過ののち短期間の急性精神病状態が生じてはじめて分裂病診断が確定することが多い。さらにフーバーは，間脳の器質的病変において同様の身体感覚障害が生じることに着目し，体感症性分裂病の症状の間脳視床機能との関連を示唆する。特に気脳写の所見によると，50例中47例に第3脳室の拡大を認め，気脳写の重症度と欠陥症状の度合いとが相関を示したという。

　こうしたフーバーの構想は後年さまざまに批判され，第3脳室拡大もその後確認されるには至っていない。しかし，分裂病症状が出現する以前の多彩な身体症状の詳細な記載は，のちの基底障害の提唱を経て，分裂病の早期発見のうえで現在も意義を失っていない。

●岡島美朗

　［詳細データ］G. Huber, Die coenästhetische Schizophrenie. Fortschr. Neurol. Psychiat. 25: 491–520, 1957.

フーバー Gerd Huber
「純粋欠陥症候群と内因性精神病の基底段階」　　　　［1966年］

　分裂病第4の病型として体感症性分裂病を提唱し，分裂病の非特異的な体感症状が脳器質疾患のそれと同質のものだと主張したフーバーは，9年後の本論文ではやはり非特異的な現象である欠陥症候群を取り上げた。著者は，慢性期の分裂病を欠陥の様態から4種に分類している。まず典型的な分裂病症状が消褪し，非特徴的な陰性症状のみを示す純粋欠陥と，反対に精神病症状のみで欠損をもたない純粋精神病が対置され，両者の中間に非特徴的な欲動低下が個々の精神病症状によって分裂病性のものと認識できる混合欠陥と，精神病性の体験や表出症状によって欠損が覆い隠されてしまう典型的分裂病性欠陥精神病の2形態が区別される。純粋欠陥においては，多くの研究者が指摘する慢性期の分裂病独特の人格変化という印象はみられず，横断面では器質性精神病のエネルギーレベルの低下と区別できない。また，欠陥が経過と共に常に進行するとは限らず，軽快をみせることもある。したがって，分裂病症状発現以前に非特徴的な欠損症状のみが示される可逆的な基底段階（Basisstadium）と異同のない横断像を示すことになる。著者による寛解後分裂病の追跡調査では，64例中29例が純粋欠陥，35例が混合性欠陥に至り，大半の患者は健康状態の全般的な不具合や生命感情の低下，全般的衰弱感や易疲労感を訴えたという。こうした純粋欠陥と基底段階においては，現象面では無力性，体感症，気分変調の組み合わせを示すことが多く，薬物療法によってもその中核は改善しない。さらに，純粋欠陥を呈する患者の多くに気脳写の異常所見があるとされ，脳波の律動異常との関連も示唆されている。

　この純粋欠陥の構想は，後年より精緻に検証され，ボン基底症状調査表（BSABS）として結実した。そして今日，フーバーの理論的後継者といえるクロスタケッターにより，分裂病早期発見・早期介入への適用が試みられている。

●岡島美朗

　［詳細データ］G. Huber, Reine Defektsyndrome und Basisstadien endogener Psychosen. Fortschritte der Neurologie, Psychiatrie und ihrer Grenzgebiete 34: 409–426, 1966.

フーバー Gerd Huber,
グロス Gisela Gross,
シュットラー Reinhold Schüttler
『精神分裂病―経過精神医学および社会精神医学から見た長期研究―』　　［1979年］

　著者らは分裂病者のたとえば血縁関係・負因，病前性格，家庭環境，社会的階層，前哨症候群，罹患年齢，きっかけ状況，症状と治療など，さまざまな要因と分裂病の経過との関連を共同研究してきた。調査資料は膨大でしかも症例選択の偏りを避けるため，精神科医療の援助を受けていない院外分裂病者も含むから，分裂病の生涯にわたる全経過を後期の病歴盤から鳥瞰図のように展望できる。この資料の主要部分は1945年から1959年の間にボン大学神経科に入院した758例の分裂病者で，78.5％にK.シュナイダーの一級症状が，20.5％に二級症状や表出症状があり，1.0％の6例のみが広義の表出障害のある事例である。これら患者のうち502例について著者らは1967年から1973年まで再診をつづけている。
　長期予後からみて発症後5年目の時点で事例の73％が寛解・安定状態にあり，20年では13.3％が10年では39.8％であった。この点から精神病症状の寛解・安定の期間と良好な社会的寛解状態には相関がある。また56.2％が社会的治癒とみなされ完全就業し，そのうちの38.6％は以前と同水準の職場で働き，17.6％は以前より低いレベルである。
　分裂病の長期経過の状態像には微妙な差異があり，産出性の精神病で明白な分裂病症状のある種々の状態，寡症状性で非特異的な多くの状態（「純粋ポテンシャル・エネルギー低下」や「非特異的欠陥」など）が区別される。これら後者の状態像は明らかに脳疾患に起因する多くの精神病像と鑑別しえない。産出精神病で分裂病症状のある状態は，非特異的な欠陥状態より予後良好ではあるが，この欠陥状態も究極的なものとはいえない。著者らの示唆はあくまで実証的で，分裂病の身体因とただちに結びつくものでないが，分裂病の経過研究に新たな領域を開く一転機となっている。　　　　　　　　　　●藤森英之

　詳細データ　G. Huber, G. Gross, R. Schüttler, Schizophrenie: Eine verlaufs-und sozialpsychiatrische Langzeitstudie. Springer, Berlin/Heidelberg/New York, 1979.

ブムケ Oswald Bumke
『精神病教科書』　　［第7版：1948年］

　20世紀中葉ドイツ精神医学の代表的な教科書であり，おそらく世界的にみても最も信頼できる，バランスのとれた標準的教科書であったろうと思う。
　初版が1919年（初版のタイトルは『精神病の診断』Die Diagnose der Geisteskrankheiten. 第2版より上記の表記に改まった），以後数年毎に版を重ねて，ナチ時代の1944年に第6版，そして戦後1948年に第7版が刊行され，それが最後となる。版を重ねる毎に頁数が少なくなり，第7版は607頁である。第7版では第6版の中の「国家と精神疾患」の章が削除された。ナチ時代が終わった戦後間もない時期である。序言の中でブムケは「なお，いかなる法律が残り，いかなる法律ができるか，確定していないから」と述べる。その他は治療の章にインシュリン，カルジアゾール，電気けいれん療法が新たに書き加えられた（もっともこれらの治療について第6版でもすでに分裂病のところで記載されていた）以外，第6版と同じである。
　短い序論で著者は精神医学がもつ特異な，二重の重荷，すなわち身体‐精神問題について概観する。そしてエミングハウスとウェルニッケの両者をとくにあげて，前者の精神病理学と後者の脳生理学的精神医学とを精神医学の両極の典例とする。ブムケはカールバウム，クレペリンの精神疾患単位学説とホッヘの症候群学説の両方の重要性を受け入れる。そして器質性と機能性の精神疾患について中庸的な考えを示した。性格や体質の問題を含めて著者の考えの枠組みは，20世紀精神医学のバックボーンであり続けた。
　総論（128頁）と各論（480頁）に分かれる。総論は「精神疾患の原因」，「症状学総論」，「治療」からなる。総論の大部分を占める症状学は次の各項目の障害として列記される。すなわち，知覚，記憶，思考，意識，衝動，感情，知能・性格・人格，意志と行動，会話と書字。

各論は3つの群に大別されている。第1は「精神病質性素質，反応，心構え（Einstellung）と発達」である。ここでは精神病質と神経症・心因反応が一群として述べられる。神経症における性格的側面の重視は，心理力動の軽視という弱点をもつけれども，神経症の理解に欠かせないものであろう。各論第2は「肥満－感情病質性（pyknisch-thymopathisch）体質と躁うつ病」が述べられる。そして第3の群として「器質性（異質性heteronom）の疾患諸状態および諸疾患」がまとめられている。第1と第2の群が同質性homonomということである。この第3群の中に症状精神病や中毒性精神病，梅毒性精神障害，退行期の精神病，てんかん性障害，精神薄弱と並んで，分裂病性疾患が挙げられていることは注目してよい。ブムケは，精神分裂病が器質性とは別に内因性として分類される立場にも理解を示しつつ，しかしより強く物質代謝などによる器質性疾患とみなす考え方をとった。

本書には132枚もの図がある。古典的，定型的な精神症状を如実に示す患者の表情や姿態が鮮明な写真で載せられている。緊張病の昏迷状態，衒奇症，蠟屈症，常同姿勢など，今日ではほとんど見られなくなった症状が収められている。なお梅毒性，退行期精神病などの病理解剖学的記述（計約50頁）はシュパッツが執筆した。

ブムケは症候群仮説のホッヘへの弟子であり，クレペリンのあとミュンヘン大学の教授として20年以上にわたってドイツ精神医学の指導的立場にあった。彼が編纂した『精神疾患ハンドブック』全10巻［1928-29］，およびフェルスターとともに彼が編集した『神経学ハンドブック』全17巻［1935-37］は長い間この領域の専門家にとって知識の宝庫であった。ブムケはナチには批判的であり，追従しなかった。
●原田憲一

[詳細データ] O. Bumke, Lehrbuch der Geisteskrankheiten. 7te Aufl., J. F. Bergmann, München; Springer-Verlag, Berlin/Göttingen/Heidelberg, 1948.

ブラウン George W. Brown,
ハリス Tirril Harris
『うつ病の社会的起原―女性の精神障害研究―』
［1978年］

英国を中心に英語圏においては，1950年代後半からうつ病の誘発因を疫学的に研究しようとする動きが始まった。1959年，パーカーらは内的，外的な情動的体験がうつ病を誘発する場合があることを報告した。1965年，フォレストらは，うつ病発病前3年間の外的ストレスに関しては，うつ病者と対照群との間で有意差は無いが，社会的孤立や社会的役割の喪失はうつ病者に多いと報告した。1967年，ホームズとラーエは，生活上の変化に再適応する際に要するストレスを相対的に数量化しようと試みて，人生変化単位（Life Change Units: LCUs）なる示標を考案した。彼らは43のライフイベントを選び，年齢，文化，階層の異なる様々な人々にそれを評価させて，配偶者の死を最高の100とし点数化した。このライフイベントリストはその後，様々に修正が加えられてストレス研究や精神障害の誘発研究に利用されてきているが，それとともに，厳密な方法論上の問題点の吟味をも促した。

1973年，本書の著者のブラウンとハリスらは，この方法論上の問題点を用意周到に克服した実証的疫学研究を報告し，著書の基礎を作った。彼らは，患者がイベントの重大性を誇張して病気と関連付けようとすること（effort after meaning）や患者の主観による影響を避けるために，あらかじめ用意したイベントリストを用いて，半構造化面接によって情報を得ることとした。また既に発症していた結果起こったイベントを除外し，イベントの重大性を患者の主観によらず4段階に区分した。さらに，発病やイベントの日時を確定するようにした。ブラウンらは114人の女性のうつ病者と152人の対照群との比較を行った。その結果，発病前3週間に少なくとも1つのイベントを経験した者の比率はうつ病群で51％，対照群では16％であったが，発病前1年間における両群の比率には有意差が認め

られなかった。しかし，重大なストレスイベントだけに注目すると，発病前1年間においてうつ病者は対象群の5倍（95％対19％）のイベントを経験していることがわかった。この事実より，重大なストレスイベントがうつ病を起こしていくことを実証したが，ブラウンはさらにそれを数量化する試みとして，"もたらされた前進時間 (brought forward time: T_{BF})"という概念を考案した。T_{BF}とは，自然発症 (spontaneous onset) がライフイベントによって早められたと推定される期間である。ブラウンによれば，T_{BF}が12ヵ月以上ならば，そのイベントは重要な疾病形成要素 (formative role) を果たしており，12ヵ月以下なら，そのライフイベントは引き金としての役割 (Triggering effect) を有するとした。ブラウンによる概算では，うつ病誘発に対して著明に影響を与えるイベント (marked threatening events) の T_{BF}は2年であり，疾病形成要素を成す。例えば，社会的離別体験 (exit event) の T_{BF}は2.7年，家族の喪失体験の T_{BF}は2.5年になるという。

本書は，その基礎的事実を記載し，ふまえた上で，対照群を458人の地域住民に増加し前出の114人の同一地域 (Camberwell) のうつ病者と厳密に比較検討し，うつ病の社会的起原に基づく発症過程を提示した。この疫学比較調査により，地域住民の8％が過去1年間に精神障害（主にうつ病）に罹患していることを見出し，これを発症症例 (onset case) と称した。この発症症例とうつ病者群を比較したところ，両群においてうつ病発症には重大なライフイベントと長期間にわたる生活上の困難が大きく関与していることを報告した。"脆弱因子 (vulnerability factor)"と名付けられたこれらの困難には，幼い子どもが数人いること，悩みを相談する相手がいないこと，職業がないこと，11歳以前に母親と死別または別居していることなどの因子があることを見出した。　　●山田和夫

> 詳細データ　G. W. Brown, T. Harris, Social Origins of Depression: A study of psychiatric disorder in Women. The Free Press, A Division of Macmillan, Inc. New York, 1978.

フランクル　Viktor Emil Frankl
『夜と霧』
（原名『―心理学者の強制収容所体験』）
［1947年］

ウィーンのすぐれた精神科医が述べたナチスのアウシュヴィッツ強制収容所の限界状況の記録。この件に関する文献は多数あるが，最も感動的なもの。「夜と霧」というのは，一般のドイツ国民自身にも，その実状がほとんど知られなかった「ユダヤ人種の組織的な極秘絶滅作戦」の通称的な暗号名。最初ナチスが政権をとった1933年に「遺伝子孫予防法」という名で，さらに1935年には「帝国市民法」と「ニュルンベルク法」（「血統保護法」）が成立し，そして1942年には，極秘にユダヤ人種絶滅のきわめて組織的な関係部局がつくられ，きわめて精力的にその活動を開始した。秘密につくられたその最大のものがアウシュヴィッツその他の絶滅強制収容所である。400万人ともいわれるユダヤ人が殺された。

著者フランクルは1905年にウィーンに生まれ，フロイト，アードラーに学び，精神医学を専攻し，またウィーン市立病院神経科部長を兼ねていた。戦後，ウィーンで，彼の臨床をしばらく見せてもらったが，臨床家としてのエネルギーのすばらしさと，治療技法の巧みさはまったく見事。理論家としては精神分析のいわゆる第三学派に属し，独自の学風を持つ。またあまり注目されていないことだが，マックス・シェーラーから強い影響を受けている。いわゆる次元存在論に立つ実存分析の立場。実存分析というのは，M. ハイデガーそれに L. ビンスワンガーの立場に立ついわゆる現存在分析（この両者は友情によって結ばれているが）すなわち，いわゆる現象学的，フッサール的なものとは異なる，より臨床的，実際的な次元存在論による人間解釈である。（なお E. シュタインはアウシュヴィッツで殺され，フッサールは彼のすぐれた後継者を失う。）

フランクルの平安は，ナチスがオーストリアを併合して以来破れてしまった。なぜなら

ば彼は，ヘブライズムとは遠くはなれていたが，ユダヤ人であるというそれだけの理由で一家すべて逮捕され，両親，妻，子どもはチクロン・ガスで殺された。彼だけが凄惨な強制労働の日々をへて，終戦でほとんど偶然に生きのびる。

フロイトは，世の中には多様な人間がいるが，それを1カ所に集めてとじこめ，食物と水を与えないでおくならば，最後にはあらゆる人間的教養は消えて，飢餓だけに駆られるただ一種類の人々になるであろうと述べた。アウシュヴィッツはそれを実際に実験したようなものであった。しかしフロイトの予言したようになったかというと反対であった。たしかに囚人たちの内には飢餓と生存欲のみにかられ，あらゆる人間性を失った人が多かった。しかしまったく別な高貴な行動をする人々もまたいた。飢えと疲労で苦しみながら，こちらのバラックから他のバラックに，飢えと疲労の内でよろめきながら赴き，そこで死にかけている人々を優しくなぐさめ，自分の乏しいパンをすべて与え，はげましと勇気づける言葉をかけて廻る人々がいた。フランクル自身も，自分が衰弱の果てにいながらも，生死の境にいる人々をはげまし，人生の意味を語りきかせて，勇気を与えている。また没収された書きかけの未完の学術論文を，発疹チフスの高熱を利用して，隠し持った数十枚のよごれた紙片にびっしりと速記記号で完成させている。そこには，人間の精神的な高さと人間の善意への限りない信仰があり，学問への情熱があふれている。彼はその後は精神医学界ばかりでなく，教育や宗教の各方面で大きな影響を残している。　　　　●霜山徳爾

[詳細データ] V. E. Frankl, Ein Psycholog erlebt das Konzentrationslager. Verlag für Jugend und Volk, Wien, 1947 (霜山徳爾訳『夜と霧』みすず書房，1956)．

フランクル　Viktor Emil Frankl
『神経症』　　　　　　　　　　[1956年]

フランクルのロゴテラピーと実存分析の方法を臨床精神医学の領域にもっとも体系的に展開したのが本書である。フランクルはオーストリアの精神医学者でウィーン大学の医学部を卒業後，フロイトおよびアードラーの教えを受けたが，第2次世界大戦中ユダヤ人であるという理由でアウシュビッツの強制収容所に送られて凄惨な限界状況を体験する。戦後，実存分析（Existanzanalyse）を提唱し，心理療法の技法としてロゴテラピー（Logotherapie）を創始し，その影響下にある人たちと共に新ウィーン学派，または第3ウィーン学派と呼ばれた。『神経症』はわが国でみすず書房から訳出版された「フランクル著作集」の中でももっとも精神医学書として体系的であって，彼の神経症理論が詳説されている。フランクルの立場はM.シェーラーや，R.メイと共に有神論的実存主義の立場をとり，カトリックに改宗した彼の有神論的立場，実存主義，およびフロイトとアードラーを止揚した力動心理学的な見地に立脚している。

彼はその人間観として，人間存在は生物学的・心理学的・精神的の3次元からなる，とする。この3次元は生物学的次元を下部構造として，層状に重なるのではなく，立体的に投影しあう。精神的次元が存在するのは，人が神の似姿であるからであり，生物学的次元における内分泌や自律神経の失調，心理学的な次元におけるコンプレクスやトラウマによって必然的に支配されているわけではない。精神的次元は心身的次元に対して相対的に自由であり，人が自分の病態に対してとる態度は，病気のかたちを変え，これを克服できることもある。この意味での自由と自己決定を重視するところが実存主義的なのである。

本書では次元的存在論に基づいて，神経症といわれてきた病態を(1)身体因性偽神経症，(2)心因性神経症（これがフロイト，アードラー的意味における神経症），(3)精神因性神経症（実存神経症）の3種類に分類する。身体

因性偽神経症とは甲状腺（類バセドー偽神経症），副甲状腺（類テタニー偽神経症），副腎皮質（類アディソン偽神経症）等内分泌障害が神経症の病態の背後にあるもので，身体面と心理面に対する心身同時療法がすすめられる。彼はフロイトの「快楽への意志」，アードラーの言う「権力への意志」に対置して，人間の基本的欲求として「意味への意志（Wille zum Sinn）」があるとし，この「意味への意志」が満たされない実存的欲求不満に基づく実存的危機に由来する神経症を精神因性神経症（noogene Neurose）と呼ぶ。これらは宗教心や精神性の抑圧から来ることが多く，そういう意味での実存的神経症が現代人の病理として拡まっている。スピード酩酊（暴走族）やギャンブル癖，働き中毒等は実存的空虚感からくる現代人の病理である。ロゴテラピーはこのかくされた「意味への意志」を発見し，人生の意味を見出すことを助けることを主眼とする。神経症に対するロゴテラピー的な治療技法としては逆説志向（paradoxe Intention）と反省除去（Dereflexion）があげられる。前者は患者が不安に思っていること，つまり閉所恐怖や赤面恐怖，パニック発作などに対して不安の対象からのがれるのではなく，逆にその症状を引き起こすことに努力させる。赤くなろうと努力すれば赤面するものではなく，かえってなんだかおかしくなって症状は退く。ユーモアは神の似姿である人間独特の機能で，これによって神経症の症状の即時消失が可能になることさえある。反省除去はたとえば観察強迫や計算強迫に対し，自分の人生に意味と価値を与えてくれるような事柄に専心することによって過剰な注意から解放することである。これらはいずれも自分の苦悩に対する態度の支援を求めるもので，主体的な態度の価値とそれによる症状からの解放を志向するという意味でこれは「実存的」な療法なのである。

●小田　晋

[詳細データ] V. E. Frankl, Theorie und Therapie der Neurosen. Urban & Schwarzenberg, Wien, 1956（霜山徳爾・宮本忠雄・小田晋訳『神経症』Ⅰ，Ⅱ，みすず書房，1961）．

フランクル　Viktor Emil Frankl
『フランクル回想録』　　　　　[1995年]

本書は『夜と霧』（原題『一心理学者の強制収容所体験』）の著者であり，ウィーン第三学派とも称されるロゴセラピーの創始者であるフランクル［1905-97］の自伝である。

ロゴセラピーとは「意味を志向する精神療法」であるが，その基礎には「実存的空虚感」の蔓延という彼の時代認識および「意味への意志」という無意識への洞察がある。少時より人生の虚無に苦悩した彼自身の人生の意味は，各人の内なる「意味への意志」を気づかせることによって，各人が「それぞれの人生に意味を見いだすのを手助けすること」にあった。ここに彼の全人生があった。

彼は「すでに3歳の時に医者になろうと決心」し，また4歳の時には「人生の無常さが人生の意味を無に帰してしまうのではないかという恐怖に苦しめられた」と述べている。そしてこの医学と哲学の接点が精神医学であった。高校卒業論文のテーマはショーペンハウアーの病跡を扱った「哲学的思考の心理学について」であった。彼は「私のすべての研究の主動因」は「特に精神療法における意味と価値の問題に重点を置いた，精神療法と哲学の間の境界領域の解明」にあったと述べている。この関心がやがてロゴセラピーとして結実するのであるが，それに影響を与えたものとして，哲学面では両親のこと（母はユダヤ教のラビの末裔）やマックス・シェーラーなどの書物が，また精神医学面ではフロイトやA.アードラーなどとの交流が語られ，さらにこれら両者のフランクル的総合とも言うべきロゴセラピーを彼に確信させた強制収容所体験などが語られている。本書の後半では，ロゴセラピーの体系化と普及の努力が，ハイデガー，ヤスパース，ビンスワンガーなどとの交流と共に描かれている。

●山田邦男

[詳細データ] V. E. Frankl, Was nicht in meinen Buchern steht: Lebenserinnerungen. Quintessenz MMV Medizin-Verlag, München, 1995（山田邦男訳『フランクル回想録』春秋社，1998）．

ブランケンブルク
Wolfgang Blankenburg
『自明性の喪失』
(原題『自然な自明性の喪失』) [1971年]

「あたりまえということがどういうことか分からない」と若い女性が語る。普通は聞き過ごされるか、この人正気なんだろうかと不審に思われるのがおちであろう。だが語り手のアンネは必死に問う。医師も患者の言葉を真剣に受け止め、彼女の問いの意味するところはなにかを探る。なんとか力になろうとする主治医として、優秀な精神病理学者として、現象学に通じた哲学者として、そして何より普通の生活人として。アンネと著者が提出する、答えの出ない場合がほとんどの疑問の渦の中から本書は生まれた。「私に欠けているものは最も簡単でありふれたことですが、同時になにかとても大切な根本的なことです。些細なことであっても、それがなければ生きていけない、人としてやっていけないような……」。

学者としての著者はこの「欠けているもの」を分裂病の基礎障害につなげていく。基礎障害は彼女のような（陽性）症状の目立たない症例の方が見えやすい。「自然な自明性の喪失」、これはアンネ自身の言葉である。そこに名指されている「非自明性」が即座に病的な「欠陥」だというわけではない。健康な人生をも構成している「非自明性」が自明性との間に維持している弁証法がこのケースで解体を見せていると考えるべきだ。アンネとは違って、異常な振舞いを見せながら、その自明性をまるで疑おうとせず平然と生きる患者の方が数としては多い。著者が不自然な（過剰な）自明性と呼んだケースである。アンネのような例とは自明性の弁証法の解体方向が違うだけで、分裂病性疎外の深さは劣らない。

あたりまえ（自明）なことが分からないというときの「分からなさ」は頭の知識のことではない。むしろ「ルールが、道筋が分からない」というアンネの訴えにつながっている。彼らが日常世界に親しみ、根を下ろすことができないでいるところからくる分からなさなのだ。こうした不如意はハイデガーの現存在分析論で言われる「情態性」の領域に深く関わっている。だがいわゆる「気分」の問題と見なすのは当らない。言語化が至難の微妙な感覚＝機微のような事柄への接近が阻まれていると言った方が近かろう。それゆえ著者は常識、共通感覚といった問題圏の議論に立ち入ることになる。フッサールの表現を用いるなら、「生活世界の間主観的構成」の変化が問題になろう。自然な自明性の喪失は現象学的エポケーになぞらえられるが、前者は後者のように「生の落差」によって守られていないという。

以上のような論点を十分に理解するには現象学の基礎知識が要求されるのは事実である。しかし専門用語にあまり神経質にならずに読み進めるならば、本書が、臨床家が必ず膝を打つような分裂病に関する問題項目の宝庫であると気づかされることであろう。超越論的自我と経験的自我、人格と体力の代償関係、経験が痛みのレベルにまで制限される過程、自明性と自立のつながり、「うしろだて」の存在論的・時間論的解釈、分裂病性疎外にとって「外部にある」ことの意味の種々相など、教えられるところの多い記述を数え上げるとしたら限りがない。行間に感じ取られる著者のヒューマンな人柄と併せて、本書の邦訳がこの種の出版物にしては珍しく、読者に広く迎えられている所以であろう。

この著作は邦訳の刊行に先だち、著者のわが国における学問上の盟友というべき木村敏によって幾度となく紹介されていた。本訳書刊行後はほかの論文も知られるようになり、研究者、臨床家を触発し続けている。しかし影響力の大きさという点では、本書、とりわけ考察の経糸の地位を占める症例アンネに如くものはない。分裂病の精神病理学という難題にとってこのような生きた参照軸を共有しえたことの意義は小さくない。　●岡本 進

[詳細データ] W. Blankenburg, Der Verlust der Natürlichen Selbstverständlichkeit. Enke, Stuttgart, 1971 (木村敏・岡本進・島弘嗣訳『自明性の喪失』みすず書房, 1978).

プリゴジン Ilya Prigogine, スタンジェール Isabelle Stengers
『混沌からの秩序』 [1984年]

プリゴジンは自己組織化の典型的な機構である散逸構造を定式化し，1977年にノーベル化学賞を受賞した。本書は女流科学史家スタンジェールとともに，ニュートン力学から統計熱力学までの物理学史を描き，自己組織化の意義を一般向けに解説している。

熱力学第二法則は，自然界がエントロピー（均質さの指標のひとつ）の増大方向にしか進行しないことを示した。そこでは運動法則に見られる可逆性がなく，すべての自然過程には方向性が生じる。この法則は，分子の巨大集合に当てはまるマクロ法則である。個々の分子の力学的運動に注目し，分子運動の総和として熱現象を扱う場合，個々の分子はただランダムに動いているはずである。ランダムな分子運動の集合から，どうして特定の方向性が生じるのか。ここに確率解釈が関与する。極端な動きは相互に打ち消し合って，全体として一定の傾向が出現する。これは確率的な最大多数値に対応する。とすると逆に確率的にはたとえ少数であっても，非平衡状態であればこの多数値が示す特定の方向に逆行する可能性が含まれていることになる。これがゆらぎである。熱力学第二法則は，かつて開放系では成り立たないと言われていた。生命系や太陽表面の核融合反応では確かに成り立っていない。しかしゆらぎは論理的には閉鎖系であっても生じる。だが系全体が平衡状態に近くなると，たとえゆらぎが含まれていたとしてもただちにかき消される。

平衡から遠くはなれた状態では，ゆらぎが解消されないまま新たな秩序へ向かって動き出し，系全体をそこに巻き込んで別様の秩序を作り出すことがある。これが自己組織化の機構であり，混沌からの秩序形成と呼ばれる事態である。平衡から遠く離れていれば，系はつねにエネルギーの流れにさらされている。このエネルギーを特定の方向へと組織化し，同時に動きの継続そのものが組織化される。溶液のなかから突如結晶が出現するさいも自己組織化であるが，この場合ひとたび形成された結晶は，そのままで壊れることはなく平衡構造と呼ばれる。他方渦巻きや積乱雲は，動きが停止すれば壊れてしまい，動きを続けることで初めて維持される構造である。これを散逸構造という。

散逸構造の代表が，お湯を沸かすさいに出現する熱対流である。液体の底と上部の熱勾配が一定以上になると，熱の伝達だけではなく液体部分に熱流速が起こり，系全体に特定の動きが始まる。ベルーソフ＝ジャボンチンスキー反応では溶液にあらかじめ入れておいた試薬の色が，赤，青，赤，青と周期的に変わる。周期性が出現するところでは，化学時計が形成されている。細胞性粘菌類であるタマホコリカビは，それが生息している環境が貧困栄養状態になると，ばらばらの細胞が結合しあって数万個の細胞からなる集塊を形成する。この細胞群の一部が柄を形成し，ここに胞子が蓄えられる。個々のガン細胞もゆらぎと考えられる。発生を制御できず，一定頻度でおのずと出現するからである。また物流が一定以上になり，物流の係留点を中心として都市が形成されるさいも自己組織化を応用できる。

プリゴジンの主要な理論的な関心は，時間の方向性についての物理的な説明に向けられている。力学的に考えると，物質には運動と相互作用だけが認められる。これらは基本的に可逆的である。ところが系が一定の傾向を示すところでは，部分間に同期が起きている。この同期の発生を説明するためには，相互作用だけではなくなんらかの情報伝達のような力学的な要素以外の要因を考えざるをえなくなる。物質がコミュニケーションしていると言われる場面である。情報はひとたびそれが発生すれば，過去と未来を非対称にする。こうして時間の非対称性が生まれる。●河本英夫

[詳細データ] I. Prigogine, I. Stengers, Order out of Chaos: Man's New Dialogue with Nature. Bantam Books, New York, 1984（伏見康治・伏見譲・松枝秀明訳『混沌からの秩序』みすず書房，1987）．

ブリス Timothy Vivian Pelham Bliss, レーモ Terje Lømo
「シナプス可塑性―海馬歯状回における長期増強現象の誘導―」　[1973年]

1973年に発表されたこの論文は、カハールによって発見された脳の組織構造［1911］に基づきヘッブによって提案された、神経回路における情報伝達の基本的働きに対する仮説［1949］の正しさを実験的に証明し、その後のシナプス可塑性の研究の端緒となった記念碑的論文である。カハールは脳の膨大な解剖学的データを詳細に検討し、信号の伝達は一方向に限られ、また情報が蓄積されるためには神経細胞間の結合に変化が生じなければならないと考えた。その後この結合は一方的に情報を伝える固定された線維連絡（hard wire）の形成によると考えられてきたが、ヘッブは情報の蓄積は神経細胞の結合が変化して作られるという仮説を提唱した。ヘッブの仮説はヘッブの法則として知られ、要約すると「信号を与える神経細胞と信号を与えられる神経細胞が刺激を受けて同時に発火するとその間の結合に何らかの形態的変化や代謝の変化が生じ、細胞間の信号の伝達効率が向上することによって情報が蓄積される」。これは伝達効率の上昇によって、以前よりも弱い刺激で信号を伝達できることを意味し、より高感度に入力信号を伝達できるようになることと同時に、複数の入力刺激が必要であった伝達が単純な入力刺激でも可能となることを意味する。たとえば音刺激と味覚刺激を学習させると音刺激だけでも同様の反応が起こるというパヴロフによって示された条件反射は、細胞レベルのメカニズムとしてこれらの原理で説明できる。

レーモとブリスはラビットの新皮質に高頻度刺激を与えるとシナプス反応が上昇することを発表し［1970］、その後海馬歯状回において同様の現象を観察し、詳細に検討して本論文を発表した。麻酔下のラビット海馬歯状回に記録電極を挿入し、貫通路に高頻度電気刺激を与えると、顆粒細胞のシナプス反応が一時的に急上昇しその後やや減衰するが刺激前よりも高い状態に安定し、この反応亢進が数週間続くことを観察した。このシナプス反応の変化は長期増強（long-term potentiation: LTP）と命名され、シナプスにおける記憶のメカニズムであると考えられた。その後NMDA受容体の発見や細胞内カルシウム増大の必要性などの知見が得られるにともない、シナプス可塑性はその後の神経研究の中心的課題となった。LTPを誘導するためには高頻度刺激が必要であるが、この刺激によって伝達物質として前シナプスより放出されたグルタメートが、後シナプスのNMDA受容体に作用しシナプス後膜を脱分極させることによって、大量のカルシウムを細胞内に流入させる。後シナプスのNMDA受容体を薬理学的に阻害するとLTP誘導が阻害されることや、また高頻度刺激でなくとも細胞体の脱分極刺激と入力刺激の組み合わせでLTPが生じることから、ヘッブの仮説にみられるように情報の与え手と受け手の細胞が同時に刺激されることによって可塑性が誘導されるという条件がみたされることになる。シナプス可塑性は小脳など中枢神経系に幅広く認められ、その後、リン酸化、脱リン酸化酵素や、細胞骨格蛋白質の関与など細胞内メカニズムの研究へと展開され、利根川進、キャンデールらによる遺伝子欠損マウスの導入など分子生物学的手法を駆使した新しい研究方法の開発へと発展した。

記憶は精神機能における基本的な機能であり、記憶の障害は臨床的には痴呆症や健忘症として知られている。海馬は記憶現象の入出力を司る場所として知られ、アルツハイマー病では海馬が主要な変性部位のひとつである。保持された記憶をまとまった意味のある情報として想起することが、思考や認知機能の基礎的メカニズムであるとも考えられているので、シナプスの可塑性の研究は記憶のみならずせん妄や思考障害など、さまざまな精神疾患のもつ症状を細胞レベルのメカニズムで説明し、治療への貢献の可能性が期待できる。

●加藤邦夫

[詳細データ] T. V. P. Bliss, T. Lømo, Long-lasting potentiation of synaptic transmission in the dentate area of the anaesthetised rabbit following stimulation of the perforant path. J. of Physiology 232: 331-356, 1973.

プリチャード　James Cowles Prichard
『狂気論』　　　　　　　　　　　［1835年］

　イギリスにおける最初の精神医学教科書として，1858年にバックニルとテュークの教科書が刊行されるまで，広く用いられた。エスキロールに献呈されているように，フランスの臨床学派に強く影響を受けているプリチャード［1786-1848］だが，彼の長年の臨床経験をもとに書かれた本書は，フランスのみならず，イギリス，ドイツ，イタリアなどの文献を広く集めて，精神疾患の最新の知識をもとに記述され，当時の代表的な教科書として名高い。それとともに，本書において初めてmoral insanity という疾患概念が提唱されたことでよく知られている。

　Moral insanity は，理性や知能は侵されず，感情障害と異常行動が特徴である疾患とされた。彼の記述によると，「このタイプの精神障害は，感情，情愛，活動力の病的逸脱からなり，理解力の障害や間違った確信への幻想はみられない。多くの例では遺伝的傾向がみられ，患者の身内に脳疾患を病んでいる人がいる。Moral insanity の多様性はおそらく人間の心にある感情や情熱が多彩であるのを反映している。もっともしばしば見られるタイプは興奮とそれの反対であるメランコリーとで特徴づけられる。多くの場合，状態は永続的であるが，他の例では，興奮とメランコリーの2つの状態が互いに交代する。つまり，1つの状態がながく続き，原因なしに他の状態に変わる。また，憂うつと悲嘆への傾向を主とする例も多い。この憂うつと悲嘆の状態はしばらく経つと，異様な興奮という対極の状態にとって変わられる」。おそらく，これは双極性の躁うつ病，あるいはうつ病，躁病のことを指している。

　それまでのヨーロッパにおける精神病観は，精神病は主として理性が侵される病であって，感情や情念は正常であるものとされた。それに異を唱えたのが，ピネルであり，エスキロールであった。エスキロールのいうモノマニーの1つの "monomanie raisonnante 理性的狂気"という概念は「理性が保たれている狂気」，あるいは「理性が保たれている理性の病気」を意味し，言葉自体に矛盾をもつ概念ということでその特殊性がいっそう強調されたのであった。そのような時代にあって，プリチャードは，エスキロールの疾患概念に強い影響を受けて，理性が保たれ，感情や情念のみが障害を受けるタイプの精神疾患があることを指摘し，それに moral insanity という病名をあてることにしたのである。そのような意味で，プリチャードは，のちにクレペリンが提唱する躁うつ病概念の先駆けをなしたものとして精神医学史的に重要な人物と考えられるが，病名に多義的な moral という言葉を使ったがために，その概念は後世から軽視され，注目されることなく消え去っていった。

　しかし，プリチャードによる moral insanity の記述には種々の疾患におけるうつ状態や躁状態，あるいは性格異常などが含まれており，きわめて曖昧な概念であるとしてその後大方の注目を浴びずに忘れ去られ，ただ，精神病質の1つのタイプとして後世に生き残るのみとなった。また，moral という言葉は，当時は，道徳的という他に，感情的，心理的という意味があり，プリチャードは感情的という意味でこの言葉を用いたが，それにもかかわらず，一般には道徳的，倫理的という意味にとられ，この疾患概念が受容されなくなった一因となった。

　日本でも1876年（明9）の神戸文哉訳の『精神病約説』でプリチャードの moral insanity 概念は紹介されたが，そこで，これはエスキロールの monomanie raisonnante と同一のものであるとしながらも，日本語では徳行狂と訳されてしまった。その後，悖徳狂，徳義狂などとも訳され，道徳感を喪失し，反倫理的な行為を行う精神障害として解釈されるようになった。

●松下正明

[詳細データ] J. C. Prichard, A Treatise on Insanity and Other Disorders Affecting the Mind. Sherwood, Gilbert, and Piper, London, 1835.

プリブラム　Karl H. Pribram
『脳の言語』　　　　　　　　　　［1971年］

　本書は，脳と精神活動や行動との関係について論じたものである。テキストブックというより著者の見解が強く述べられた個性的な書物である。原書は1971年に出版されている。当時，米国では脳に関する研究が大きく進展し，その総合的な解明をめざした「北米神経科学会」が発足するまでになっていた。本書はしたがって，専門家のみならず一般の人びとの間にも，脳研究への期待が一段と高まってきた時期における出版であると言える。

　もともと脳と心，行動の関係を研究の対象とした専門分野として生理心理学や神経心理学があるが，この分野でも1950年代半ばころから研究が活性化しはじめ，60年代にはその成果をまとめた専門書が数冊出版されるほどになっていた。しかし，そうした書物はいずれも，実験的な事実を記載するのみで，それと主観的な精神活動とのつながりについては多くを語っていない。

　本書の構成は，こうした書物の編集にみられる姿勢と対照をなすといってよい。著者は実験事実をふるいにかけ，具体的な行動や精神活動がどのようにして生み出されるかをかなり大胆に推論する。その代表的論述は，視覚的パタンの知覚がどのように作られ，またその記憶がどのように貯蔵されるかを説いた脳のホログラフィー理論である。この理論は，同じ著者が1991年に出版したBrain and Perception: Holonomy and structure in figural processing*において，さらに詳しく展開されている。

　本書は，出版の当初から，専門家のみならず光学やコンピュータ・サイエンスの人びとにも多大な興味をもたれ，脳研究への学際的な関心を広げるのに大きく貢献した。精神医学の分野では，デジャビュの説明にこのアイデアを利用する者も現れている。　●酒井　誠

　　［詳細データ］K. H. Pribram, Languages of the Brain: Experimental paradoxes and principles in neuro-psychology. Prentice Hall, Englewood Cliffs, N. J., 1971（須田勇監／岩原信九郎・酒井誠訳『脳の言語』誠信書房, 1978）.
　＊ Pribram, Brain and Perception: Holonomy and structure in figural processing. Erlbaum, N. J., 1991.

プリンツホルン　Hans Prinzhorn
『精神病者の描画―造形の心理学と精神病理学への一寄与―』　［1922年］

　創造性の探究や芸術療法の実践を課題とする表現精神病理学（psychopathology of expression）は戦後ヨーロッパを中心に発展したが，本書はその先駆となった重要な著作である。著者のハンス・プリンツホルン［1886-1933］は美術史や声楽の修練を経て医学を志し，ハイデルベルク大学精神医学教室のカール・ウィルマンスのもとで助手を務めた。オイゲン・ブロイラーの影響を受ける一方，表現学の創始者であるルートヴィヒ・クラーゲスに心酔した。精神療法や人格心理学にも関心をもち，多方面にわたる才能を発揮した異色の人物である。

　19世紀後半からすでにヨーロッパではいくつかの精神科医が病院の入院患者の制作物に関心を向けていた。プリンツホルンはハイデルベルクでの学位論文「精神病者の造形作品」［1919］の中でそれらの先行研究を参考とし，患者の制作物を診断の素材としてよりも表現（Ausdruck）の一形態とみる方向に向かった。ドイツおよび周辺各国の病院で，およそ450人の患者によるスケッチ，絵画，塑像など約5000点の作品を収集し，それをもとに本書を執筆した。収集品はプリンツホルン・コレクション（Prinzhorn-Sammlung）の名で知られ，表現精神病理学の貴重な資料となっている。

　本書は，天才と称される芸術家のみを題材とする病跡学（Pathographie）とは明確に一線を画し，美術の素養をほとんどもたない無名の患者たちが制作した作品ばかりを対象としている。そのため芸術（Kunst）や絵画（Malerei）に代えて描画（Bildnerei）という言葉を用いている。疾病学の観点よりも美学や芸術科学とくにクラーゲスの表現学の観点から患者の作品を分析し，表現の普遍的構造を解明しようと試みた。患者が自発的に制作した作品を純粋な内的衝動にもとづく創作物，文明の統制をまぬかれたプリミティヴな造形衝動（Gestaltdrang）の所産とみなした。

小児の描画や未開人の民芸品，古代人の美術も同じ視点から分析され，精神病者の描画と比較されている。これらには共通して，無意識的層から発して人間を創作へと駆り立てる力，すなわち表現欲求，遊戯・装飾欲動，秩序化への傾向，象徴欲求，模倣への傾向が見出されるとしている。資料は大半が精神分裂病患者によるもので，患者のプロフィルとともに多数の描画が引用されている。これらの典型的な制作物には健康人のそれと本質的に異なる精神分裂病のメルクマールが認められる。それは見る側の心に反響しない自閉的な孤立性，不気味な独我性であり，著者はブロイラーの理論に依拠しながら，これらの特徴を自閉の殻を破って噴出する表現欲動として理解している。

プリンツホルンの業績は精神医学界では注目されなかったが，他方で美術の発展に強いインパクトを及ぼした。1920年代にヨーロッパを支配した表現主義の風潮のもとで，精神分裂病患者の作品は時代精神を鋭くとらえたものと評価され，反自然主義的な造形表現の1つの源泉となった。パウル・クレー，アルフレート・クビーンなどの当時の前衛的な画家がプリンツホルン・コレクションからインスピレーションを受け，モチーフを取り入れたことが知られている。戦後，1950年のパリでの第1回世界精神医学会で病的芸術の最初の展示会が催され，さらに1959年には国際表現精神病理学会が結成された。このような機運を背景として，精神医学界では忘れられた存在であったプリンツホルンが再び脚光を浴び，プリンツホルン・ルネサンスと称される関心の高まりが生まれた。1965年にドイツ語圏表現精神病理学会がプリンツホルン・メダルを制定し，また1968年には本書が再版された。　　　　　　　　　　　　●中谷陽二

[詳細データ] H. Prinzhorn, Bildnerei der Geisteskranken: Ein Beitrag zur Psychologie und Psychopathologie der Gestaltung. Springer Verlag, Berlin, 1922; Neudruck der 2 Auflage, Huber, Bonn, 1968.

プルシナー　Stanley B. Prusiner
「スクレイピーを起こす新しい感染性タンパク粒子」　［1982年］

初老期痴呆症に分類されていたクロイツフェルト＝ヤコブ病（CJD）が，クールーに続いて1968年にチンパンジーに伝播され，感染性があることが判ったが，その病原体はまったく不明であった。プルシナーはCJDと同一疾患群に属する羊のスクレイピー感染動物脳から感染性の高い分画を抽出し，それが単一の高分子量タンパクから成り，核酸を持たないところから「感染性タンパク粒子」（頭文字をとり prion）と命名し本論文で発表した。

このプリオン仮説は，核酸の指令によってタンパク質が作られるという分子生物学の中心命題に反するとして非難をあびたが，のちに細胞固有の遺伝子により正常型のプリオンタンパク（PrP^C）が作られ，これがスクレイピー感染後は感染型タンパク（PrP^{Sc}）に変わり，両タンパクの1次構造に差はないが，立体構造的に PrP^C は α-helix 構造に富み，PrP^{Sc} は β-sheet 構造が多くアミロイドの性質を持つことが判明した。さらに PrP^C のないノックアウト・マウスでは PrP^{Sc} を接種してもふえず，また宿主細胞の PrP^C と外来性の PrP^{Sc} の塩基配列に差があれば感染が起こりにくい「種の壁」となり，羊のスクレイピーが200年以上ヒトには感染しなかったが，配合飼料を通じて牛に狂牛病を起こしてからヒトにも感染し，新変異型（new variant）または変種（variant）CJDの発生をみるにいたった。わが国の全国調査では変種CJDは発見されなかったが，乾燥脳硬膜移植後CJDが約70症例に見出された。

一方PrP遺伝子の変異を持つ家系に発生する遺伝性プリオン病は，各変異群に特有な病像を示すが変異型 PrP^C が感染型に変わる機序は不明である。さらにヒトプリオン病の80％以上を占める散発性CJDについては，発病の原因も治療法もいまだ不明である。

　　　　　　　　　　　　●立石　潤

[詳細データ] S. B. Prusiner, Novel proteinaceous infectious particles cause scrapie. Science 216: 136-144, 1982.

ブレイン Sir Russel Brain
『経験の本性』　　　　　　　　［1959年］

　『失語症』の著者 Lord Russel Brain [1895-1966] と本書の著者 Sir Russel Brain はもちろん同一人物である。本書出版当時はサーの称号を持っていたが，その後准男爵，ついで男爵となった。

　本書はブレインがイギリスのダールム大学のリデル記念講演に招かれ，3回にわたって行った講演の記録である。

　主題は視覚と視覚経験で，神経学的立場から，その本態について，興味ある思想を展開している。まず，第1章「視覚と幻想」では，知覚を介して世界を了解するとはどういうことであるかという問題が扱われている。そして感覚データ説が紹介される。すなわち，感覚に直接的に知られる感覚データ (sense-data) と，これらを直接意識する経験である感覚 (sensation) の区別を述べ，知覚経験の世界は大脳活動が作るものである，という大原則を提示する。第2章「知覚の本性」では，感覚データが知覚経験の基礎にある，という事実を受け入れず，知覚は客観世界がそのまま現前するのだ，というタイプの認識論を展開する哲学者たちが批判される。第3章「シンボルとイメージ」では，感覚データ説が芸術に適用され，シンボルとイメージの違いが考察される。芸術とは芸術家の心に生成する感覚データ，観念性感情，無観念性感情が捕捉されたものである。つまり，芸術作品はシンボル（人為的な記号）でなく，イメージ（なにか別のものに類似し，その類似性のためになにか別のものを表すもの），それも感情のイメージである。イメージは対象，思考，感情などが融合したもので，ある経験を了解する (apprehend) ことを可能にし，シンボルは物理世界の構造を理解する (comprehend) ことを可能にする，と結論している。

　脳と心の相関について語った本書は，その主題へのアプローチの独自性，その切り口の鮮やかさ，その展望の広さにおいて，ほとんど半世紀を経た今もなお，その魅力を少しも減じていない。　　　　　　　　●山鳥　重

　［詳細データ］ R. Brain, The Nature of Experience. Oxford University Press, London, 1959（山鳥重訳『経験の本性』みすず書房，1979）.

ブレイン Lord Russel Brain
『失語症─失語・失行・失認─』
　　　　　　　　　　　［第2版：1965年］

　ラッセル・ブレインはイギリスの神経学者で，その学会に対する大きな貢献のため男爵の爵位を授けられている。名前が Lord Russel Brain となっている所以である。彼は神経学領域全般にわたって多くの著作を残しているが，中でも教科書 Diseases of the Nervous System [1933年初版] は何度も版を重ねている。

　その彼が高次機能障害に対して与えた1つの解答が本書である。失語，失行，失認が扱われているが，題名の通りその主要部分は言語障害に当てられている。まず，人類における言語の起源が扱われ，ついで小児における言語の発達が取り上げられている。それを受けて，利き手と言語機能の大脳優位性が論じられる。これだけの準備をした後，失語症の問題に入る。最初にこれまでの失語研究の歴史が簡潔に概観されている。ついで本書発刊当時の失語研究の現状が紹介される。その後で言語の解剖学，さらに言語の神経学についての章が立てられている。こうした周到な準備の後，始めて失語，失語関連の言語障害，失書，失読などの症候学，検査方法，経過・予後が取り上げられている。さらに小児の失語，失行，失認にもそれぞれ独立の章が立てられている。

　本書の特徴は著者が再三強調しているようにその生理学的立場にあり，それまでの失語症学が心理学に偏ったり，解剖学に偏ったりするのを正そうとする姿勢で貫かれている。その立場が特に鮮明なのは第7章の言語の神経学で，ここでは言語をヘッドとホームズ以来の schema（図式）という生理学的概念を中心に据えて理解しようとする試みが展開されている。

　原書は菊判200ページの小ぶりな本であるが，簡潔な表現，正確な要約によって，実に豊富な内容を持っている。特に当時までの言語研究と失語症研究の流れの全貌を知るには最適の書であるといえる。　　　　●山鳥　重

　［詳細データ］ R. Brain, Speech Disorders: Aphasia, Apraxia and Agnosia. Second Edition. Butterworths, London, 1965（秋元波留夫監訳『失語症』東京大学出版会，1978）.

フロイト　Anna Freud
『自我と防衛』　　　　　　　[1936年]

　ジグモンド・フロイトの娘であるアンナ・フロイトが1936年に公刊した自我心理学に立脚した精神分析を代表する著作である。その後数十年を経て自我の研究は大きく進んだにもかかわらず，公刊当時の内容そのままでもフロイト理解の1つの典型としての価値をもつ古典的作品と称されている。

　第1編は「防衛機構（制）の理論」である。精神分析の歴史において1920年以降，自我の位置と役割を明らかにすることが課題となった。人格の構造をエス（イド）・自我・超自我に分けて，自我の持つ意味を考えると，他の2領域を理解するためにも自我の研究が必要となる。心理過程とはエスと自我，超自我のあいだに作られた妥協の過程だからである。

　精神分析的な心理療法では，自由連想法，夢の解釈，転移の研究などが用いられる。催眠療法から発展した自由連想法では分析者と患者のあいだで転移という対人感情が生じやすい。この自由連想の特殊な催眠状況を研究することが治療効果を大きく左右する。

　自我の防衛活動は自由連想において示す抵抗や，感情や情緒の変化を手がかりに探るが，とりわけ偏った性格の発達過程や，神経症者の症状のなかに見いだされる。

　防衛機構（制）には退行，抑圧，反動形成，打消し，投影，取り入れ，転倒，昇華あるいは置きかえなどがある。これらのうちのいくつかが同時に組み合わされる場合が多いが，特定の症状と特定の防衛法には緊密な結びつきがある。

　自我が衝動を防衛するのは，高位の超自我の命令，幼児期の場合は超自我の代理である両親の命令という現実の不安，そして衝動が大きすぎて自我が統制できない場合などがある。

　第2編の「現実の不快や現実の危険をさける例」では幼児期の防衛機制に焦点をあてている。子どもは現実の脅威を回避するためにたとえば父親を動物に置き換えて，自分がその動物を支配するという空想を用いて，現実の不快な体験を快の体験に変えようとする。また，うそを言ったり，まねをする，冗談を言うなどの現実否認によっての不快な環境から逃れようとするが，ときにそれは強迫的性格を帯びる。さらには現実生活がうまくいかないと環境が変わるまで，すべてにおいて自我機能を制限して無力・無関心になったり，他の面ではうまくいくように努力する場合もあるが，いずれも神経症性制止のような病的なものとは考えられない。

　第3編「防衛の2つの類型（タイプ）」では同一視と投影の機制が組み合わされた具体的な行動類型を2つ挙げている。そのひとつは不安を克服するために不安を引き起こすものを模倣し攻撃者と同一視する過程であり，超自我が形成される前段階である。もうひとつは葛藤を経験せずに，道徳的な愛(利)他主義が形成されることがある。女性に多いこの過程は自分の衝動をそれにふさわしい資格を持つ人に譲り渡して，その人に尽くす形を取る。

　第4編の「衝動の強さ（への恐れ）に基づく防衛」では思春期を中心に取り上げている。思春期は性衝動が成熟し発現してくるが，幼児初期，更年期とともに比較的強いエスと比較的弱い自我が対立する時期と考えられる。性衝動が増大する思春期にはそれを克服しようとする自我の努力も強くなる。そのひとつである禁欲的な態度は性衝動に留まらず生活全般に及ぶ。性衝動を知性化することで克服しようとする試みは実生活と無関係に空想的に遊離している。対人関係も孤立する一方で，新たに多くの対人関係を結ぶようになるが，長続きせず，また相手に同化する傾向が強いという特徴を示す。　　　　　　●吉野啓子

|詳細データ| A. Freud, Das Ich und Abwehrmechanismen. Internationaler Psychoanalytischer Verlag, Viennna, 1936（外林大作訳『自我と防衛』誠信書房，1958；第2版，1985）. The Ego and the Mechanisms of the Defense. International Universities Press, Inc., 1966. The Writings of Anna Freud. Volume Ⅱ（牧田清志・黒丸正四郎監修／中野良平・奥村武久・大塚兼正・村田思良・島田昭三訳『自我と防衛機制』アンナ・フロイト著作集2，岩崎学術出版社，1982）.

フロイト Anna Freud
『児童分析』　　　　　　　　　［1946年］

　1895年にウィーンに生まれた著者のアンナ・フロイトは1920年代から始まった児童分析の開拓に努力した1人であり，とりわけ教育と精神分析との積極的な関係の研究とその実践を進めてきた第一人者である。児童分析が生み出されていく過程についての考察や基本的な技法と概念など1926年から1945年までのおよそ20年間の発表や講義がまとめられており，この分野における基本的な図書として第1に挙げられる。

　なお歴史的には精神分析への非難や批判が背景にある状況のなかで1920年代のアンナ・フロイトは，主にウィーンで研究や活動を行い，児童分析の適応範囲を2歳から青年期までへと拡大し，取り扱う対象も「発達を妨げるすべての非身体器官の問題」へと明確化した。その後1938年にイギリスへ亡命した後も，ハンプステッド保育院長として子どもの観察と研究を続けて，児童分析の指導者として研究と教育に専念した。その経験が最後の論文に活かされている。

　さて，第1部の「児童の精神分析技法入門」では児童分析の特徴が挙げられている。児童分析では，子どもが病気であることを周囲の人が認めることが大切であり，また児童のこころに分析者への信頼感を育てあげ，分析を自発的に受けようと決心させるための準備期間を設けることが有用である。

　児童分析の方法としては夢や空想の分析などが用いられ，成人の場合のように自由連想や感情転移は利用できない。だからといって，児童分析のもう一翼を担うクライン学派のように遊戯療法を自由連想と同等に扱い解釈を加えることには異議を唱えている。

　精神分析における感情転移の役割をみるとき，児童とのあいだには陽性の感情転移が生まれることが治療上不可欠であるが，成人の場合のような転移神経症は起こらない。また，児童分析を行う場合はつねに教育的配慮を念頭におく必要があり，両親と協力体制を組むことが肝要となる。

　続く第2部「児童分析の理論」では，精神分析によって形成された児童の精神生活に関する理論が実際の児童分析の経験によって肯定され，さらに児童の直接観察のなかから児童の精神生活についての新しい知見を精神分析理論に加えることとなった。そして精神分析理論を応用した児童の科学的な育て方や教育法へと児童分析の応用範囲が広がったことなどによって児童分析への関心が強まってきているという。それに続いて子どもの分析では自由連想以外の方法が必要であると述べ，豊富な自験例を提示しながら，子どもの分析における治療経過の特徴を挙げている。子どもの超自我はまだ，外界の影響から完全に独立しておらず現実の対象に依存している部分があるので，治療的見地と同時に教育的配慮をあわせもつ必要性があると結論している。

　第3部「児童分析の適応に関する諸問題」では，メラニー・クラインの創案した遊戯活動に対する象徴的解釈の方法が広く一般化している一方で，遊戯療法については，自由連想法や夢分析のように感情転移を示さないので本質的とはとらえずに，分析者と児童とがむしろ協力して，無意識から派生したものや抑圧・歪曲・置き換え・凝縮などの防衛機制を操作することに重きをおいた分析技法を選びたいとしている。

　児童分析の対象についても神経症的な現象は子どもの自我が成熟し発達する過程そのもののなかに存在していることを踏まえると，1つの症例を単に臨床的な側面からのみではなく，発達的側面からも見ていくことへと変化する必要がある。児童の症例の診断や判定に際しては心の正常な発達についても強い関心を示し，将来を展望しつつ評価する必要がある。親は子どもを客観的に判断して，治療の場に連れてくるのではなく子どもが厄介な存在になったときに連れてくるのである。児童分析では長期にわたる骨の折れる，暗中模索的な方法を一貫して取りつづけることが何よりも必要となる。

●吉原啓子

　[詳細データ]　A. Freud, The Psychoanalytical Treatment of Children. Imago Publish. Co., London, 1946（北見芳雄・佐藤紀子訳『児童分析—教育と精神分析療法入門—』誠信書房，1961）．

フロイト Sigmund Freud,
ブロイアー Joseph Breuer
『ヒステリー研究』　　　　　　　　[1895年]

『ヒステリー研究』は精神分析と精神医学の歴史にとって，きわめて大きな意義をもつ著作である。精神分析にとっては精神分析の誕生がどのように準備されたのかをもっとも端的に見せてくれる書物であり，精神医学にとっては幼児期体験のもつ病因的な力をはじめて明確な形で表明した書物である。精神分析はこの書物に現れた考え方が終わった地点から明瞭に姿を見せたのであり，現在の精神医学における大きな主題になっている外傷性精神障害についての認識もここに端を発している。

この本の構成は以下のとおりであり，ふたりはほぼ均等に分担している。

1．ヒステリー現象の心的メカニズム：予備的考察（ブロイアー，フロイト），2．症例，アンナ・O（ブロイアー），エミー・フォン・N（フロイト），ルーシー・R（フロイト），カタリーナ（フロイト），エリザベート・フォン・R（フロイト），3．理論的考察（ブロイアー），4．ヒステリーの精神療法（フロイト）

この書物のもっとも中心的な症例はアンナ・Oである。彼女は1880年から1882年にかけてブロイアーが往診での催眠によって治療したヒステリー患者である。彼女が治癒後ソーシャルワーカーの草分けとしてヨーロッパの婦人解放運動，ナチスからのユダヤ人救出などにおいて活躍したことで名高い，ベルタ・パッペンハイムであることは，よく知られている。彼女は青年期に父親の死後，多彩な身体症状と母国語の喪失や言語解体，ふたつの意識状態の交代といった症状を呈した。ブロイアーとの治療の過程で，彼女はしだいに催眠状態で話した後に感情とエネルギーを吐き出すことによって安らぎが得られることを自分で発見し，これを「お話治療（talking cure）」とか「煙突掃除」とか名づけた。たとえば彼女が飲水不能になったとき，催眠下で自分の嫌っていた家庭教師の飼っていた犬がコップの水をなめた，という外傷的体験を想起すると，すぐに症状の改善をみた。ブロイアーはここから催眠浄化法という技法を生み出した。

一方フロイトはこの時期まだ臨床を始めていなかったが，年長の先輩であったブロイアーから聞いたこの現象に興味を持ち，フランス留学のときシャルコーに話したが関心を得られなかったという。帰国後フロイトは何人かの自分の症例に対し，催眠浄化法を施行した。この書物はブロイアーとフロイトのこうした共同作業の結果であるが，ふたりのその後の方向性の違いがすでに露呈しつつあることが読み取れる。

この書物での基本的な論点は，ヒステリーが外傷性に起きるという理解である。そしてそれがヒステリーとして現れるとき，ブロイアーは類催眠ヒステリーと貯留ヒステリーという2種類のあらわれがあることを主張した。かなり素質的に規定される類催眠状態においておきる外傷的できごとを基礎として起きる前者と情緒のせき止めに由来する後者が区別されたわけである。しかし，フロイトは必ずしも類催眠状態がヒステリーと結びついていないことを主張し，やがて主体の側の抑圧（防衛）によって苦痛な観念（主に性的なもの）が無意識に押し込められることのほうを重視するようになっていく。つまりフロイトはより生物学的でない方向，心理的な方向へと歩みを進めようとしていた。

この書物は，無意識に心的な事象がおしこめられることが症状を生み，それが解放されることによって改善が起きるということを明確に表現した，という意味で，精神分析の基礎的なアイデアである抑圧や転換といったものを提起した。しかしここで重要視されていたのは，実際の心的外傷であった。一方，精神分析はすぐに違う方向に進展していくことになる。数年後フロイトは外傷説を放棄し，主体の「心的現実」の重要性を主張し，主体の欲望の側に病因を読み替えたのである。

●藤山直樹

詳細データ　S. Freud, J. Breuer, Studien über Hysterie. Gesammelte Werke, Bd. 1. Imago, London, 1895（懸田克躬・吉田正己訳『ヒステリー研究』選集9，日本教文社，1955；懸田克躬訳『ヒステリー研究』著作集7，人文書院，1974）．

フロイト Sigmund Freud
『科学的心理学草稿』　　　　　　　[1895年]

　『科学的心理学草稿』は、ベルリンの耳鼻科医親友フリースとの、1895年4月27日から1896年1月1日までの文通の中で書かれた未完の草稿である。この草稿は、フロイト自身、完成を断念し、放棄したままフリースの手に残されていたが、数奇な運命をたどって50数年を経た1950年に、『精神分析の起源』と題する独文でロンドンで出版されて日の目を見た。小此木による日本語訳も、タテマエとしてはこの独文に準拠している (S. Freud, Entwurf der Psychologic. 1950. In "Aus den Anfangen der Psychoanalyse" edited by Marie Bonaparte, Anna Freud and Ernst Kris)。

　しかし、この独文版のタイトルでは、ただ単に『心理学草稿』(Entwurf der Psychologic) となっている。やがてこの独文版の正確さについていろいろ疑問が出されるに至り、英訳版フロイト全集の訳者J.ストラッキィは、フロイトの息子のエルンスト・フロイトの協力を得て、その草稿を徹底的に再吟味して、独文版の判読の誤りを明らかにし、英訳版に綿密な脚注を付した。邦訳を行うに当たっても訳者小此木は以上の事情を特に考慮して、絶えず独文版と英訳版を照合し、邦訳の題名も、独文版によらず英訳版の"Project for a Scientific Psychology"に従った (S. Freud, Project for a Scientific Psychology. translated by J. Strachey. in "The Standard Edition of the Complete Psychological Works of Sigmund Freud" Vol. I, 1966)。

　若きフロイト(17歳)は、20歳のときにブリュッケ教授の生理学研究室に迎えられ、デュ・ボア・レイモンやヘルムホルツらの唯物論的生理学の力学的考えや、エネルギー恒存の法則とともに、ブリュッケを通してダーウィンの進化論に強い感化を受けた。フロイトがこの研究室で行った最初の研究は、下等動物の神経系の細胞は、高等動物の神経系の細胞と進化論的な連続性を示していることを実証する何千という業績の一つとなったもので、さらにフロイトは1878年、魚、高等脊椎動物、ヤツメウナギそれぞれの脊髄神経細胞が、2つの突起を持つ両極のもの、単極のもの、T型分岐を持つ両極のものを含む移行型のもの、という具合にそれぞれ特有な構造を備える事実を確証し、やがて神経細胞と神経突起がまとまった一単位をなす、という今日のニューロン(神経元)理論の基礎となった着想を彼独自の考えとして発表した。つまり、『科学的心理学草稿』の基礎になっているニューロン理論は、若きフロイト自身のこのような組織学的研究に発している。

　しかしフロイトは1882年、臨床神経学者となり、さらに、神経症の治療に関心を向け、『ヒステリー研究』[1895]、『防衛－神経精神病』で、精神分析的な諸概念——無意識、防衛、自我、抑圧、置き換え、隔離、否認を駆使しながら、未だに他方で、これらの心理学的諸概念の基礎に、神経系＝脳の構造と機能、そしてニューロン理論を仮定しないではいられない思いがうごめいていた。そして、この理論構成上の迷いの最中で執筆されたのが、この『科学的心理学草稿』である。本稿でフロイトは、慣性の原理に従う量(Q)の理論とニューロン理論を最も基本的理論とみなし、神経細胞に知覚細胞と記憶細胞を区別し、ニューロン間の亢奮の伝導に関する接触障壁理論を唱え、この見地から、知覚、記憶、意識、思考、苦痛などを理論づけた。本稿で論じられる心的過程は、1900年発表の『夢判断』の第7章「夢事象の心理学」に引き継がれ、やがては「メタサイコロジー」の体系化へと連なり、フロイトの精神分析理論の最初の誕生を意味している。

　それにもかかわらず、本『草稿』を、精神分析の論文とみなすべきかどうかには論議の余地がある。環境の影響とそれに対する生体の反応に力点が置かれ、内因的な亢奮、ひいては本能(欲動)は明確な位置づけを受けていない。つまり、本『草稿』は、人間の心の、エス以前的な記述 (a pre-id description of mind) で、防衛面の記述に終始している。しかし、その一方で、現実検討と現実標示の問題、スピッツが注目した空腹感の知覚と乳児の叫びと願望対象との結合関係、それに関する記憶の成立、記憶の事後性など、豊かな理論的着想が示されている。さらに、本『草稿』は、K. H. プリブラム, M. M. ギル[1976]による現代認知理論－神経心理学の分野からのその意義づけと再評価が行われている。　　　　　　　　　　　　●小此木啓吾

[詳細データ] S. Freud, Entwurf einer Psychologie. 1895 (小此木啓吾訳『科学的心理学草稿』著作集7、人文書院、1974)．

フロイト　Sigmund Freud
『夢判断』　［1900年］

　精神分析治療において自由連想が行われているとき、患者からしばしば夢の回想が報告され、連想と夢の間に共通の性質があることが示される。自己の観念に対する批判を控えて、観念と観念との間の関連を見出そうとすることが自由連想であるから、夢にもやはり、失われた観念と観念との間の関連を再現させようとする傾向があることが窺われる。ところで夢は精神病理的現象に苦しむ人だけが見るのではない。したがって、夢における精神作用を追求することは、病理的なものを取り出すための一般論的な背景を知ることになる。フロイトはこのような動機で、自分自身の夢を用いて夢の研究に乗り出した。その際に彼が克服しなければならなかった抵抗は、夢の研究は学問的な業績として認められにくいという気持ちであった。しかし彼は、それまでの夢の学問的研究がいかに粗雑であったかを見出す。生理学的に方向付けられた諸研究は、夢に意味を与えることを拒み、単に睡眠という減弱した精神状態が観念に反映されたものとして——たとえば部分的な覚醒という規定によって——それを片づけていた。こうした支配的見解に抗して、夢に意味があるということ、すなわち夢見る人の能動的な関与があるということを、症状に意味があることと同様に、ぜひとも明らかにしなければならなかった。フロイトはこの点で、学問的な定説よりも古来の言い伝えに分があるとさえ考えて、この著書に今あるような題名を付した。

　では夢において活動し夢に意味を持たせている精神的な能動性とは何だろうか。それを解明するためにフロイトが提示したのは、夢を個々の要素に区切り、そこから連想される諸観念を、批判によって押し込めることなく互いに関連づけてゆくという方法であった。夢はもともと覚醒生活では総合できないようないくつかの心の動きを、ある方向性に従って合成したものである。フロイトの方法によって、夢の意味、あるいは能動的な働きとは、覚醒時に経験されたことのすべてを、自分を中心にして纏め直そうとすることに向けられた切迫した努力のことであることが明らかになってくる。フロイトはこれを「夢の仕事（夢作業）」という。纏め直しの達成点を「潜在思考」と呼ぶとすれば、その中に含まれる論理の断層を埋め合わせる工夫を経たのちに実際に感覚的表象として現れた夢そのものを、「顕在内容」と呼ぶことができる。「夢の仕事」は前者が後者に変換される過程であり、フロイトがその過程で表象間に働くとした「圧縮」や「移動」の様式は、後にヤコブソンやラカンが示したように詩法に酷似したものである。夢の仕事は潜在思考を顕在内容として実現させることによって、夢見る人の自己価値を再確認するという願望を満たす。「イルマへの注射の夢」において、自分の医師としての技倆が擁護されているのを認めたフロイトは、「夢は抑圧された願望の偽装された充足である」という命題を採用した。

　しかし、その願望は自己自身をめぐるものだということを確認しておかなければならない。たびたび述べられる「夢は夢見る人自身を問題にしている」という発見こそが本書の底流を成している。フロイトは患者の自由連想に正しく対応するため、自分自身にもすでに自由連想を課しており、夢の自己分析はその延長線上にあった。患者において病理現象の底の方から湧き上がってくるもの、それは確かに患者にとっての自己自身であり、しかも子どもとしての、エディプスとしての自己自身であった。フロイトが夢の自己分析において出会ったのもまたエディプスとしての自己だった。この意味においてこそ、夢は夢見る人自身を問題にする。夢はこのエディプスという「資本家」の許でのみ、その「仕事」をするのである。

　現在のわれわれの知識からすると、ある知の系がその系自身を問題にするときには、そこに自己言及の構造が発生し、結論の真偽の価値は動揺してしまう。しかし人間はつねに自己を自覚することを求められ、さらにその自覚を誇りにして生活しているのであって、

夢はこのような人間の思考の矛盾を一手に引き受けている精神の部分なのである。夢が自己について語るというフロイトの認識は，こうした現在の考え方を先取りし，しかもそのことが人間に及ぼす苦悩を明るみに出している。自己について語ることが論理的な不整合を生むからこそ，夢はさまざまな「仕事」をしなければならない。夢は荒唐無稽であるが，それはむしろ，論理的な前提条件に忠実であることからくる帰結なのである。知の系が知の系の主体を自覚するとき，自己言及の逆説により，自覚の主体はその系から消去される。フロイトはこの現代的な事情を，「子ども時代はそのものとしてはもう無い」という言い方で明示している。そしてこの条件にも拘わらず，人が無くなった子ども時代にどれだけこだわるかを見るとき，子ども時代に形成されたエディプスとしての主体の態勢がいかに強力なものであるかが知られる。神経症の症状も夢の独自の論理も，消去されたはずの主体を再び現前させようとする情熱に支えられている。

精神分析においては「転移」という関係性の中でこの主体は再現する。それというのも，消去されてしまった自覚の主体は，言語学的には「言表行為の主体」と言われるものに相当し，孤立した言表の中では確かに消去されているとしても，言表が聞き手を持つ構造の中では，つねに事後的に背後の主体として復活するからである。夢の中で復活が期待されているのもこの主体に他ならず，夢は，夢が誰かに向かって語られるだろうということをあらかじめ取り込んだ構造として動いているのである。夢の分析は，夢を背後から動かすこの主体の存在を明るみに出してゆく作業である。フロイトをおののかせたのは，夢を操る主体が，あの悲劇の主人公エディプスとして姿を現すということであった。彼はそれを，不壊の欲望を担う「巨人族」に譬えてもいる。そして現在のわれわれは，言表行為の主体が，夢という言表内容の背後にも隠れていることを論理的に必然だと見なしうる。したがって，われわれは，フロイトの言う意味でのエディプスという主体を，言表行為の主体として捉え直さねばならないだろう。それは，言語を操って現実を言語に変えてしまい，自らは言語を用いても用いなくても存在できると嘯(うそぶ)いている不死の主体である。本書をこのように言語論との関連で現代的に読み直してみれば，なぜこれがフロイトの言うように病理的なものを考えるための予備的な作業になるのかが分かる。言語の備えている恒久性は，言語の主体を不死にする。夢から覚醒に至るとき，この不死の主体として目覚めれば，人は目覚めながら夢を見ているのと同じ精神状態となる。この状態は潜在的な幻覚である。一方その不死の主体との別れを惜しみながら目覚めたとしても，人は覚醒とともにすかさず魂の不死を信じる共同主観の中に入り，その不死を確実にするために儀式を行う神経症の主体となる。共同主観の中の生は，目覚めた主体に夢の代用物としての症状的行為を提供し，真の目覚めは回避される。

本書の最終章においてフロイトが到達した結論は，夢において願望充足を達成させるのは，言語の全能を専らにする無意識のエディプス願望であり，われわれは目覚めてもなおこのエディプス願望に引きずられながら覚醒の世界を生きているということであった。無意識が夢と覚醒を串刺しにして働き続けている以上，覚醒生活は実はまだ眠りの続きであり，現実はわれわれの目から隠され続け，われわれの生活は，自らの夢幻的認識を正当化する性向を帯びる。かくして本書は，精神分析が臨床においてエディプス願望の消尽を図るのは，真の現実に目覚めるためであるということを，われわれに教えているのである。

●新宮一成

詳細データ　S. Freud, Die Traumdeutung. Franz Deuticke, Leipzig/Wien, 1900. Gesammelte Werke II/III: 1-642, 1942（高橋義孝・菊盛英夫訳『夢判断』フロイト選集11・12，日本教文社，1954．改訂版；1969-70．高橋義孝訳『夢判断』フロイト著作集2，人文書院，1967）．初版の再版：Die Traumdeutung von Dr. Sigm. Freud. S. Fischer Verlag, Frankfurt am Main, 1999.

フロイト Sigmund Freud
『日常生活の精神病理学』　　　［1901年］

　1898年から1903年に専門雑誌に連載されたものを1904年にまとめ，注を付して出版された著書である（邦訳は1901年に出された論文を原本としている）。ジョーンズはこの著書をフロイトの著作の中で「一般大衆に最もよく知られたもののひとつ」と評している。確かに，日常生活上の言い間違いなど多くの実例を含んだ内容は読者の専門領域を選ばない興味深いものである。この著書は好評を博し，フロイトの存命中にすでに12ヵ国語に翻訳された。1900年に出版された『夢判断』とともに，フロイト40代前半の思索の集積であり，フロイト思想の基盤を作った著書と言っていいだろう。ヒステリー学説，夢学説に続く，フロイトの心理学に対する3つ目の学問的貢献である。

　1900年前後は，後にフロイト自身が「素晴らしい孤立」の時期と呼んだように，新しい学説への理解者はなく，ひたすら自己の思索を深めた時代と言ってよい。フロイトは「開拓した新しい分野に……いいかげんな知識を持った対抗者がいなかった」と述懐し，そのことが自身の独創性を高めたことを認めている。また，この時期は，フリースとの交友を通しての自己分析の時期でもあり，この著書も『夢判断』と同じように，その自己分析の体験と強く結びついている。自身の失錯行為や度忘れの例を多く挙げ，自身の無意識に耳を傾けていた様子が行間から豊かに伺える。エレンベルガーが『無意識の発見』で指摘しているように，この時代，すでに何人かの学者が言い間違いなどの失錯行為の意味に関心を示していたが，フロイトの独創性は，この現象を通して「人は自分が語っている以上のことを語る」（ラカン）という一般認識にまで深め，無意識への道を確実に開いたことにある。

　この著書では，日常生活上の度忘れ（Vergessen），言い間違い（Versperechen），読み違い（Verlesen），書き違い（Verschreiben），し損ない（Vergreifen）などの現象が取り上げられているが，ラカンはフロイトの著書にドイツ語の（ver）という，代理，通過，遮断，阻止，ズレなどを表す接頭詞がきわめて多く見られることに着目し，「le ver（仏語で虫の意）の繁殖」という言葉を残している。まさに，この代理，通過，遮断，阻止，ズレこそが無意識へと通じる鍵を用意していると言っていいだろう。フロイトは度忘れ，言い間違いなどが，単に記憶の表象が弱まった結果ではなく，意識と無意識の葛藤の結果であり，意識と抑圧されたものとの妥協形成によるものとするのである。フロイトの挙げる例は，たとえば「39歳のときに夫を失って再婚の見込みが全くない女性」がユング（Jung 若いの意）の名を思い出せなかったとか，"Breuer Freudsche Methode（ブロイアー・フロイト法）" と言うつもりで "Freuer Breudsche Methode" と言ってしまったフロイトの学説に好感を持っていない学者の例など，どれも興味深く，説得力のあるものである。

　「幼児記憶と隠蔽記憶」という章では，一見どうでもよいような幼時記憶が，抑圧された別の心理内容との連想関係によって保持されることに着目し，これを隠蔽記憶と名づけ，「幼児記憶は全て隠蔽記憶としての意味を持っており，また伝説や神話という形で伝えられている諸々民族の幼時記憶とのあいだにも類似性がある」と論じている。日常生活における隠蔽記憶の指摘とともに，文化に関するこの指摘は，後にフロイトが文化現象に言及しながら理論上の展開を示す際にきわめて重要なものとなる。

　この著書に挙げられた周囲の人々の失錯例を分析する際に，フロイトはしばしば「そのとき頭に浮かんでくることを，まったくそのまま何の批判も加えないで私に話してください」という指示を与えており，『夢判断』における分析とともに，これらの失錯行為の分析経験が「自由連想」という方法を生み出したことがよく分かる。　　　　●鈴木國文

[詳細データ] S. Freud, Zur Psychopathologie des Alltagslebens. Monatsschrift für Psychiatrie und Neurologie, Bd. X, Heft 1. u. 2. 1901; Gesammelte Werke IV（浜川祥枝訳『生活心理の錯誤』フロイト選集13, 日本教文社, 1953. 高橋義孝・池見酉次郎訳『日常生活の精神病理』フロイト著作集4, 人文書院, 1970).

フロイト Sigmund Freud
『性欲論三篇』　　　　　　　［1905年］

　この著書の初版は1905年に刊行されているが，その後，版を重ねるごとに注が加えられ，現在読むことのできる『性欲論三篇』は，フロイトの性に関する考え方の変遷を跡づける恰好の書となっている。この著書は1905年の段階ですでに，当時のヨーロッパの性に対する常識的姿勢に大きく挑戦する内容であった。フロイトは，倒錯と正常性愛との関係，幼児性愛の存在など挑戦的な指摘を含むこの著書をもって，「性についての広げられた観念」を鍵とするその後の主張を開始するのである。ジョーンズは，この著書は，当時の読者に「ギョッとするほどけがらわしいものと考えられた」と書く。この反応に抗して，フロイトはこの著書での主張を生涯にわたって発展させる。1908年，フロイトはこの著書に関し「本質的なことはこの本が，正常な性生活，倒錯，神経症の間に統一を置いたこと，すなわち人生の出来事の影響のもとで性的生活の多様な形態がそこから発展する多型倒錯的傾向という仮説である」（ウィーン精神分析協会記録）と言っている。

　フロイトは，この著書を公にするまでに，すでにヒステリー理論を展開し，ヒステリーと性愛との関わりについて論じていた。そこでの性に関する議論は，ヒステリーという疾患の特性上，主に女性の性愛に関するものであったが，『性欲論三篇』においては，議論の力点はむしろ男性の性愛に移っている。これは，1897年から1900年の間にあったとされるフロイト自身の個人的危機，そしてフリースとの交友による自己分析の経験を通して，フロイトが人間の精神生活における性の重要性に関し1つの洞察を得たためであると言われている。これ以降，彼の論考は，この「性に関する洞察」と「性という謎」とによって方向づけられることになる。

　三篇とは，性倒錯を取り上げた第1部「性的錯行」，幼児の性愛を取り上げた第2部「小児性愛論」，そして，自体愛的であった性欲動が性対象を見出すことになる思春期以降の変化を論じた第3部「思春期における変態」である。これらの論文で展開される主張のうち，その後の理論展開にとって重要ないくつかの点を挙げれば，以下のようなものがある。(1)性倒錯を単に異常な性愛と見る観点を離れ，むしろ人間の精神生活の本質の1つとした。(2)性倒錯と神経症との関連をとりあげ「神経症はいわば倒錯のネガティヴである」とした。(3)幼児は多型倒錯的な性欲動を持つとし，その性愛について，幼児はまだ性的対象を知らず，自体愛的であり，その性目標は性感帯の活動によって決定されるという三点を取り出した。(4)著書の冒頭で，性における「飢え」の等価物としてリビドーという概念を提唱し，第3部の「リビドー説」においてリビドー概念についてかなり詳細に論じている。特に「リビドーは男性に現れようと女性に現れようと決まって男性的な本性を持つ」という主張はフロイトにおける性概念の男女非対称性を示すものとして重要である。(5)第1部に「部分欲動と性感帯」という項目を設け，欲動概念を提唱しているが，欲動に関してはその後多くの概念上の変遷があり，いくつかの注が付されることになり，その後のフロイトの思想変遷を強く反映するものとなっている。(6)人間は元来両性具有的性向を持つとし，この視点から，本来男性的なものであるリビドーからいかにして男性と女性へと分化するかという問題が論じられる。

　性に関するこの最初の著書において，エディプス概念が触れられていないことは注目すべきである。エディプス概念が開花するのは，ここで性器期として論じられている事柄が，去勢不安の議論を経て男根期と呼ばれるようになる1920年頃以降のことである。この1920年以降，フロイトは，女性とは何かという問いへの関心を前面に出すことになる。

●鈴木國文

詳細データ　S. Freud, Drei Abhandlungen zur Sexualtheorie. 1905; Gesammelte Werke V.（懸田克躬訳『性に関する三つの論文』フロイト選集5，日本教文社，1953/69．懸田克躬・吉村博次訳『性欲論三篇』フロイト著作集5，人文書院，1969）．

フロイト Sigmund Freud
『機知―その無意識との関係―』 [1905年]

1905年,『性欲論三篇』と同じ年に刊行された著書である。フロイトはこの2つの著書の原稿を机に並べ,気が向くままに両方を書き進めたといわれ,この2篇がいかに深い関係にあるかが伺われる。第2版は1912年,第3版は1921年,そして第4版は1925年に刊行されている。フロイトは1897年にすでにこのテーマに取りかかったといわれ,1900年を挟む数年のいわゆる「自己分析」を通しての著作であり,『夢判断』『日常生活の精神病理学』に続く,無意識への開眼がもたらした第3の著作と言っていいだろう。しかし,ジョーンズは,この著書はフロイトの著書の中では最も読まれていないと書く。最も読まれた他の2冊と比べると実に好対照だが,ジョーンズによれば,それは,この書が「正しく理解するのに最も困難」なものであるからだという。確かに,ハイネやリヒテンベルクなどドイツ古典文学の知識を前提として書かれたこの書は,外国人にとっては難関である。そのこともあってか引用されることも少ない。しかし,この著書は,19世紀の後半に急激に人口の増加を見,ヨーロッパ最後のあだ花と言われたウィーンという都市の気質を最もよく伝える記述のひとつでもあり,この都市のもつ表と裏,皮肉,性への耽溺,芸術への志向を色濃く反映し,フロイト思想の温床が奈辺にあるかをよく伝えるものとなっている。ラカンは好んでこの著書の数々のエピソードを引用している。

フロイトはこの著書で,機知の中に技巧的なもの(形式的要素)と傾向的なもの(意図的要素)とを区別する。技巧的なものとは,圧縮,置き換え,反対物による思想の表現などで,他方,傾向的なものとは,猥褻,攻撃,そしてシニカルといった意図をもつものである。フロイトはこの両面から夢と機知との類似を見る。夢は論理から心像への退行であり,機知は論理的言語から遊戯的言語への退行である。夢も機知も,圧縮,置き換えをその作業の中で使う。夢と機知とは形式的にも機能的にも似た構造を持つのである。技巧的なものとしては,たとえばハイネの『旅さまざま』に登場する金持ちとの接触を自慢げに話す男のせりふ,「私はザロモン・ロートシルトの隣に座った。あの方は私をまったく同等に,まったく familionär に扱ってくださった」がある。これは familiär という言葉と milionär という言葉との圧縮によるハイネの機知であるが,フロイトは,この機知の背後に,ハイネ自身の伯父ザロモンとの関係が潜んでいることを解き明かしてみせる。一方,通常の思考からの逸脱による傾向的機知の例として次のようなものがある。2人のユダヤ人が会う。ひとりが聞く,「どちらへ。」他方が答える,「クラカウまで。」「おい。お前さんなんて嘘つきなんだ」と先の男が腹を立てて言う。「お前さんがクラウまでと言うとき,本当はレンベルクへ行くと私が思うように願っていたんだろう。ところがどうだ,お前さんは実際にクラカウに行くじゃないか。何でお前さんは嘘をつくのだ。」フロイトは,この機知が攻撃するのは「人物でも,制度でもなく我々の認識そのものの確実性である」と説く。

フロイトは,機知形成に際して,一瞬思考過程が欠落し,ついで突然に無意識から機知が浮かび上がる点に注目し,「人は何か名状しがたいもの――私はこれを一瞬の知的緊張の欠如,突然の欠落と比較したいのだが――を感じ,それから一挙に,……機知が生まれる」と書いている。フロイトはそこに無意識が一瞬姿を見せる「裂開」を見ているのである。

ラカンは,この「裂開」と無意味との関わりに注目し,セミネール11巻,『精神分析の四基本概念』の中で,こうした「裂開」が精神分析過程の中でどのように機能するかを論じ,「反復」「転移」などの諸概念との関わりへと論を発展させている。　　　　●鈴木國文

詳細データ　S. Freud, Der Witz und seine Beziehung zum Unbewussten. Verlag Franz Deuticke, Wien, 1905; Gesammelte Werke, VI (生松敬三訳『機知―その無意識との関係―』フロイト著作集4,人文書院,1970).

フロイト Sigmund Freud
「W・イエンゼンの『グラディーヴァ』における妄想と夢」　[1907年]

これは、ドイツの作家ヴィルヘルム・イエンゼンが1903年に発表した『グラディーヴァ。ポンペイの一空想小説』という短編小説をフロイトが分析したもの。考古学者ノルバート・ハーノルトは、ローマのある古美術展で古代ローマの娘が歩いている姿を描いた1つの浮彫を発見した。それは、足が衣服の下から見え、左足を前に踏み出し、それに続く右足はつま先だけで地面に触れ、足の裏とかかとは地面に対して垂直に立ち、軽快さと自信に溢れた動作を示していた。彼はこの浮彫にひどくひかれ、その複写を手に入れて、ドイツの大学町にある自分の書斎に飾って飽かず眺めた。そして彼はこの娘に軍神マルス・グラディウスのあだ名である「グラディーヴァ」、つまり「すばらしい歩き方の人」という名前をつけ、彼女についてあれこれと空想した。ある晩彼は、ヴェスヴィオ火山が爆発した日にポンペイに居合わせ、ポンペイの最後の光景を目のあたりに見た夢を見た。夢のなかで、彼がユピテル神殿のまえに立っているとき、突然グラディーヴァの姿を見つけた。それまで彼はグラディーヴァがそんな所にいるとは夢にも思わなかった。そのとき、彼女はポンペイの娘だから、生地に住んでいて、自分と同時代の人間であることを少しも不思議に思わなかった。彼は警告の声をあげた。しかし彼女はその声を気にかけず、アポロの神殿のほうへ歩いて行き、石段の上にひざまづき、頭をたれた。やがて彼女の顔は大理石のように青ざめて行った。彼がその場に駆けつけたとき、彼女は石段の上に倒れていた。まもなく灰が彼女に降り注ぎ、彼女を埋めつくした。ここで彼は目覚めたが、夢に見たことは実際にあったことだとかたく信じた。そして窓ぎわに腰かけて外を見ていたとき、夢に見たグラディーヴァそっくりの娘が歩いて行くのが見えた。彼はすぐにその後を追ったが、その姿を見失ってしまった。その後彼はイタリアに旅に出てポンペイに行き、グラディーヴァそっくりの女性にまた出会った。彼はこの娘があの爆発の日に死んだ娘がよみがえったものとかたく信じた。しかし彼女のほうは、彼と何回か会話をかわし、自分が幼い友達のツォエ・ベルトガングであることを彼にさとらせて、彼を妄想から解放する。

フロイトはこの小説を精神分析の手法で分析した。女主人公ツォエが物語の終わりで主人公に、「幼いときは親しかったのに、あなたはパーティーでときどき私に会っても、私とは気づかず、私のことをすっかり忘れていた」と語ることから、フロイトは、2人が幼児期に交際していた記憶はハーノルトの心では抑圧されていたと考えた。ところが、あの浮彫が、彼の心のなかにまどろんでいた性愛をよびさまし、彼女に対する幼児期の記憶を活動させた。しかしこの記憶は無意識のなかにとどまり、意識にあらわれることはできない。それゆえ、ハーノルトの心のなかで演じられるのは、一方では幼児期の記憶と彼の性愛、他方ではそれらを抑圧する力との間の葛藤である。この葛藤の結果あらわれるのが、グラディーヴァについての彼の妄想である。さきにあげたハーノルトが見た夢で、夢を引き起こしたものは、彼女に対する彼の性愛である。夢のなかでこの性愛が意識にのぼろうとするために、ポンペイ最後の日に彼女が死んだという不安の夢（悪夢）になる。しかしこの性愛は、見た夢（顕在夢）には、直接あらわれることはできず、偽装しなければならない。そこで「おきかえ」が起こる。この夢の場合は彼のほうが「おきかえ」られる。そこで、夢では、自分とツォエはドイツの大学町でなくポンペイに住み、現在ではなく、ヴェスヴィオ火山が爆発した紀元79年に生きているというふうに変形されたのである。フロイトは後に、イエンゼンは脚の不自由な女性に恋をした（アンティ・フェティシズム）ので、小説のなかでは美しい歩き方の女性に変えたのだと推測した。本論文は、文学作品の分析に精神分析が応用された最初として有名である。

●安田一郎

[詳細データ]　S. Freud, Der Wahn und die Träume in W. Jensens "Gradiva," 1907. Gesammelte Werke. Bd. 7, Imago. oder Der Wahn und die Träume in W. Jensens "Gradiva" mit dem Text der Erzählung von Wilhelm Jensen. Fischer Taschenbuch Verlag, Berlin, 1973（安田徳太郎・安田洋治訳『文学と精神分析』角川文庫, 1960. 池田紘一訳『イェンゼンの小説「グラディーヴァ」にみられる妄想と夢』フロイト著作集3, 人文書院, 1969. 安田一郎・安田洋治訳『妄想と夢』誠信書房, 1975. 種村季弘訳『妄想と夢』作品社, 1996）.

フロイト Sigmund Freud
「ある5歳男児の恐怖症分析」［1909年］

　フロイトが1909年に発表した少年ハンス（Kleiner Hans）として歴史的に高名になった症例の児童分析の最初の論文である。実はフロイトは，1906年から，精神分析の共鳴者である父親からその息子3歳のハンスの記録の報告を受けることになったが，この少年の母親は短期間のフロイトの患者であった。この記録の一部はフロイトの「小児の性に関する論文」［1907］と「幼児期の性理論」［1908］に紹介されている。そして4歳4カ月になったハンスは，1908年1月，幼児神経症の状態に陥り，父親を介しての治療が行われた。そして1909年に，フロイトは「ある5歳男児の恐怖症分析」を発表した。この論文は，子どもの分析治療の最初の報告ということになっているが，現代の治療構造の観点からすると，それは非常に特例的である。母はもとフロイトの患者であり，父母ともにフロイトの信奉者であった。そしてフロイト自身はハンスに1回会ったきりである。実際の治療は，ハンス少年の父親が，フロイトからさまざまな指導・指示を得て行ったものである。本論文でフロイトが主として述べたかったのは，『性欲論三篇』［1905］で論じた小児性愛とエディプス・コンプレクスであって，それに関する限りは，子どもを通して直接語られる素材そのものを取り上げている点，大変有意義なものであった。それ以前は成人の分析治療の中で幼児期の記憶として語られていたが，ここではいま，目の前で起こっていることとして語られたからである。

　ハンスは3歳以前から「おちんちん」に強い関心を持ち，3歳半のとき，「おちんちんを切られてしまうよ」と，母からのおどしを受け，「ママにもおちんちんがある？　大きいんだろうね」といっていた。3歳半のときに妹が家の中で産まれたということ，避暑地へ行ったときに，夜，夢を見たあと強い不安に襲われ，母のベッドに入れてもらったということ，そしてその地で14歳の娘に強い好意を持って，彼女と一緒に寝たいと言ったことなどがある。4歳3カ月のときに，おしっこするのを父に手伝ってもらいたいと願ったという夢を見ている。5歳少し前になって，馬が自分を噛むのではないかという恐れとともに，母に強く甘えたがるようになっている。そしてオナニーが頻発している。「パパのそばを離れるとパパはもう行ってしまって帰ってこないのではないかとこわいんだ」という。その他，馬が倒れるのではないか，倒れた馬が足をバタバタさせていたのがこわい，と言い，さらに重い荷馬車が倒れるなど，恐怖症の対象が変わっていく。また大便への強い関心が出現し，排便がお産と同一視されている。妹が母と入浴中，あやまって溺れ死ぬのではないかという不安が出現する。そして最後には鉛管工が浴槽の工事にやってきて，ねじを取り外し，浴槽とお尻とを取りかえて，より大きなのを取り付けていったという空想を語るところで治療は終わる。

　図式的に言えば，ハンスが示していた馬恐怖，その他さまざまの症状は，母親に対して性愛的な強い感情を持ち，父親をなきものにしたいという強い願望があって，そのために父親から去勢されるのではないかという不安・恐怖が生じ，この強い恐怖は，馬がこわい，噛みつかれるという不安・恐怖に置き換えられて恐怖症を形成していったのである。

　ハンスは深夜，両親のベッドに入ってきた。ハンスは，「夜，大きなキリンとぐしゃぐしゃのキリンが部屋にいたの。ぐしゃぐしゃのをボクがとったので，大きいほうがほえたの。それから大きいキリンがほえるのを止めたので，ボクはぐしゃぐしゃのキリンの上にのっかったんだ」と語ったが，この空想は，大きいキリンを父親，ぐしゃぐしゃのキリンを母親と考えると，母親を占有獲得し，父親に対する勝利を意味するものと解釈できる。フロイトによると，それは近親相姦願望のあらわれであるが，特に圧巻なのは，これらの空想が報告された後，ハンスと父親がフロイトを訪ねたときである。フロイトは，ハンスを特に悩ましている，馬が目の前につけているものと，馬の口のまわりの黒いものを父親の眼鏡と髭に結びつけ，馬恐怖を父に対する敵対的願望の投影として理解し解釈し，ハンスの症状は大きく変化した。

●小此木啓吾

[詳細データ]　S. Freud, Analyse der Phobie eines fünfjahrigen Knaben. 1909（高橋義孝・野田倬訳「ある5歳男児の恐怖症分析」著作集5，人文書院，1969）．

フロイト Sigmund Freud
「強迫神経症の一例に関する考察」
[1909年]

症例報告は一般論から外れたものを提示して理論に再考を促すものであると同時に、一般論の原理をさらに深め基礎づける役割をも担う。本論文は精神分析が個々の神経症をどのように理解しどのように治療するものであるかということを明らかにしているばかりではなく、1人の患者の人生のかけがえのなさが神経症の無意識の機構と諸症状の中にどのように埋め込まれているのかを描き出すことで、精神医学的症例報告のあるべき姿を体現している。

扱われている症例は大学を卒業したあと法曹界に入ることを目指して勉学を続けていた若い男性で、軍隊勤務期間におけるある出来事がきっかけで強迫神経症に陥った。彼は残酷なことの好きな上官から、受刑者の肛門に空腹のねずみを侵入させる「ねずみ刑」という刑罰の存在を聞かされる。彼はさらにこの同じ上官から、彼の眼鏡代を某中尉が立て替えてくれたので代金を返すようにと言われる。そしてこのとき彼の心に、「金を返すな、さもないとねずみ刑が父と婚約者に執行されるぞ」という強迫的命題が発生したのである（それゆえ患者は精神分析の文献中で後に「ねずみ男」と呼びならわされる）。これだけならば吝嗇と結びつけて理解することもできるかもしれない。しかし、フロイトの注意を引いた不合理さがそこにはさらに隠されていた。実は患者は、立て替えてくれたのはその中尉ではなく郵便局の受付嬢であったことを知っていた。したがって、中尉に金を返すという行為は、「上官の命令だから間違っていても実行しなければならない」という形式的義務への忠誠以外の何ものでもなかった。また、患者の父はすでに死んでいて、現に生きている婚約者と同列に刑の犠牲者となることを怖れる必要はないのであった。しかし患者は、命令だから何としてでも金を「返そう」とする行為を繰り返し、返せそうになると今度はねずみ刑の実行に怯えるという矛盾に疲れ果てた状態でフロイトを訪れたのである。

患者はこの強迫観念と強迫行為を発症する以前から、目立たないがすでに強迫的な性向を示しており、勉学には制止が掛かり、婚約者との結婚も実現に踏み切れない状態になっていた。したがって治療はそれらのすべてを対象とせねばならず、決して単純に強迫観念を除去することのみが問題になっていたのではない。この患者の無意識において活動していたのは、人間が何に従って自らの行動を決定すべきかという根本的な問いであり、その問いに応じて、父子関係、個人神話、そして歴史への関係さえも組み直されなければならなかった。父子関係に関しては、現在の敬愛という反動形成で覆われている昔からの敵対と殺意が想起されねばならず、個人神話に関しては、父が賭事が好きで借りた金を返さなかったことがあるために、子孫である自分がこのように金を返すことに苦しむのだという神話構造が解消されねばならず、また歴史への関係という次元では、不可能であるがゆえにますます尊ばれる命令を押しつけてくる高貴な形式的義務からの分離が、実現されねばならなかった。これらの課題は、ねずみという疎外された自己像が主体に承認されることによって、また、糞便からねずみを経て金銭に至る肛門期的欲動転換が、「フロイトの娘が目に糞便の塊を付けている」という転移の夢に表出されるとともに、果たされえたのである。この治療歴が示すのは、強迫神経症においては人間の無意識が死を認めず、彼岸において生き続けている対象との関係に主体を引きずり込んで離さないということ、そして精神分析治療は転移の内部に死せる対象を導入することによってその無意識を解決するということである。

●新宮一成

[詳細データ] S. Freud, Bemerkungen über einen Fall von Zwangsneurose. Jb. psychoanal. psychopath. Forsch. 1:357-421, 1909. Gesammelte Werke VII:381-463, 1941（小此木啓吾訳「強迫神経症の一症例に関する考察」フロイド選集16, 日本教文社, 1959/69; フロイト著作集9, 人文書院, 1983）.

フロイト Sigmund Freud
「自伝的に記述されたパラノイア（妄想性痴呆）の一症例に関する精神分析的考察」　　　　　　［1911年］

　1903年に刊行されたシュレーバーの『ある神経病者の回想録』をフロイトが入手したのは1909年，この論文の執筆を終えたのは1910年12月である。シュレーバーがライプツィヒの精神病院で重い精神荒廃に陥ったまま68歳で病死したのが1911年4月であるから，この重要論文はシュレーバーの死と交代するかのように世に出たわけであるが，冒頭の文章から明らかなように，フロイトは，シュレーバーの生存を前提として本論文を公表する覚悟をしていた。そこにはシュレーバーという人物に対するフロイトの尊敬の念すら感知される。

　フロイトは『回想録』の内容を要約的に紹介したのち，「主治医フレヒジヒを対象とした女性的（受け身的・同性愛的）願望」あるいは「同性愛的リビドーの爆発」が発病契機であると論じる。この愛情が迫害妄想に転じるのは抑圧の機制に基づく。迫害妄想は「私（1人の男）が彼（他の1人の男）を愛する」という命題を否認するため構築されるわけで，そこには「私は彼を愛さない・いや私は彼を憎む・それゆえ彼は私を憎む」という一連の無意識的命題変更が潜んでいる。この意味過剰の変更過程においてフロイトがシュレーバーの言う「基本の言葉」の特性との同質性を示唆している事実は，妄想と言語の関係を見抜いている点で興味深い。

　しかし迫害者は複数化してゆき，女性化願望も自我の受容する主題となってゆく。迫害者の複数化は「フレヒジヒ」から「神・フレヒジヒ」となり，さらに「神」となってゆく。「天上界」の構成も軌を一にして分割されてゆく。フロイトは「神」と「太陽」の背後にシュレーバーの「父」を透視する。「父」による去勢の威嚇，それに対する闘争，最終的な「脱男性化」の受容が起こる。迫害妄想はこうして「神」の「女」になって「シュレーバーの精神から生じる新たな人間たち」を「生む」救世主妄想へと展開してゆく。

　またフロイトは，厳格な禁欲者シュレーバーにおける夢精，手淫，同性愛的願望亢進が迫害や救済をテーマとする妄想だけではなく，重篤な心気妄想をも惹起する点に注目する。事実，『回想録』には著者自身の「悟性破壊（精神荒廃）」や身体の「腐敗」ないし「腐肉」化に関する夥しい記述が認められる。それゆえフロイトは「パラノイアの症例ではほとんど規則的に起こる心気症的な随伴症状をもパラノイアの発生機制の因果連関のなかに組み入れて，これを総合的に理解することに成功したときに初めて私は，パラノイア理論を，信頼すべき価値のあるものと考える」という重要な指摘に至る。

　他方，『回想録』には「束の間に組み立てられた男たち」に示される重度の離人症さらには世界没落が書かれているが，これはシュレーバーに外界からのリビドー撤収が起きた事実の証左であり，これは，早発性痴呆の病理に近く，シュレーバーの人格の破局に通じる動きである。それゆえ妄想形成は父親コンプレックスに淵源する自体愛への退行に抗する「回復の努力」ないし修復過程であって，単に疾患の産物と見なすのは軽率である。

　以上がフロイトの見解の極端な要約であるが，『回想録』は巨大な謎を秘めたドキュメントであり，フロイトの「非常に膨大な問題のほんの断片しか述べることができなかった」という言葉は，単なる謙遜ではなく，誠実な告白と見なすべきである。われわれがシュレーバーに興味をもつならば「どうか本研究を読まれる読者は，少なくとも一度は，あらかじめ彼の著作をお読みになってそれを頭にたたみこんでおいていただきたい」というフロイトの要請に従うべきである。●渡辺哲夫

　詳細データ　S. Freud, Psychoanalytische Bemerkungen über einen autobiographisch beschriebenen Fall von Paranoia (Dementia paranoides). Jahrbuch für psychoanalytische und psychopathologische Forschungen, Bd. III, Verlag Franz Deuticke, Leipzig/Wien, 1911（小此木啓吾訳『自伝的に記述されたパラノイア（妄想性痴呆）の一症例に関する精神分析学的考察』フロイト選集16，日本教文社，1959）.

フロイト Sigmund Freud
『トーテムとタブー』　［1912-13年］

　フロイトはシャルコーのもとでのヒステリー研究から出発し，精神分析学を生みだした。フロイトはかなり早期から，精神分析学は神経症についての新たな理解や治療技法という枠をこえた，革新的な1つの人間学（アントロポロジー）であるという信念をもっていた。そのことは彼が宗教・美術・文学・社会制度等々について，多くの著述を残していることに端的に示されている。

　1913年付の単行本のまえがきでフロイトは，『トーテムとタブー』は1912-13年にかけ雑誌『イマーゴ』に掲載された4編の論文，すなわちⅠ.近親性交忌避，Ⅱ.タブーと感情のアンビバレンツ，Ⅲ.アニミズム，呪術および観念の万能，Ⅳ.トーテミズムの幼児性回帰を1冊の本にまとめたものであり，「精神分析学の観点と成果を民族心理学の未解明の諸問題に適用しようという，私としては最初の試み」であると述べている。フロイトのこの意欲的な著作が，1910年に出版されたフレーザーの『トーテミズムと族外婚』に触発されたものであることは，『トーテムとタブー』の中でフレーザーの前書が再三，引用されていることでもわかる。大部の伝記『フロイトの生涯』を書いたアーネスト・ジョーンズ［1957］によれば，フロイトはこの著書を『夢の解釈』（『夢判断』）と並ぶ「私のもっとも偉大な，最上の，そしておそらくよい仕事として最後のもの」という自負をもって書いた。フロイトは，トーテムとタブーという一見，不可解な制度は，エディプス・コンプレクスの理論を適用することで解明できると主張し，本書で以下のような議論を展開した。

　トーテミズムは，あらゆる文化に通じて見られる発展段階の1つである。原始的社会では専制的で嫉妬ぶかい家父長が女たちをすべて独占し，ライバルとなる成長した息子たちを共同体の外に追放していた。ある日，追放された兄弟たちは父殺しを計画し，力を合わせて父親を殺しその肉を食べてしまった。

父親を殺したあとで息子たちは猛烈な罪悪感に悩み，殺害した父親の代理物としてのトーテム崇拝をはじめ，トーテム動物を殺し食べることを禁じ，部族内の女性と性的関係をもつことを禁ずる2つのタブーを作った。これはエディプス・コンプレクスにおいて，父殺しと近親相姦という2つの願望を抑圧することと一致している。

　集団のシンボルであるトーテム動物を殺し食べることの禁止は，父親殺害の行為の撤回を意味している。儀式的なトーテム饗宴の祝祭では，ふだん禁じられているトーテム動物を残酷な方法で殺し，血や肉や骨まで食べるが，これは記憶すべき父殺しという犯罪行為の反復であり，抑圧された原父に対するアンビバレントな感情の象徴的な開放である。すなわち暴力的な原父は，兄弟の誰にとっても羨望と恐怖をともなう模範だったが，父を殺して食うことで父との一体化をなしとげた，その記憶の儀式化がトーテム餐である。やはり父殺しの罪悪感から，いまや自由になった集団内の女たちを断念し，トーテム内での性交渉が禁じられたが，これがトーテムと結びついた族外婚の起源となった。こうして原父殺害は集団の無意識のなかに記憶として伝えられ，近親相姦の禁止など，その後の社会組織，道徳的束縛，宗教などの原初となった。

　発表後，本書は激しい批判とそれ以上の無視にさらされ，フロイトの自信も揺らいだ。しかし本書が隣接諸学，とくに文化人類学に少なからぬ影響をあたえた記念碑的な著作であることは疑いない。とりわけ1920年代のアメリカ人類学会はこの著書に大きな衝撃を受け，精神分析学がその後の文化人類学における「文化とパーソナリティ論」や「象徴論」の研究に影響をあたえる契機となった。

●昼田源四郎

　［詳細データ］S. Freud, Totem und Tabu. Internationaler Psychoanalytischer Verlag, Wien, 1913（吉田正己訳『トーテムとタブー』選集6, 日本教文社, 1953/70. 西田越郎訳；著作集3, 人文書院, 1969）.

フロイト Sigmund Freud
「想起，反復，徹底操作」　［1914年］

フロイトは，1904年から1920年にわたって，精神分析療法に関する13の技法論文を発表しており，これらは年代順に配列されて『技法論』と題してまとめられている。

最初，本論文は，「続精神分析技法論」として『国際精神分析学雑誌』に1914年に発表された。技法論文としての本論文の歴史的意義は，本論文が当時，フロイトに続く，フェレンツィ，ライヒ，ランクらによって発展せしめられたような画期的な洞察，想起より反復される行為へ，過去より現在への反復強迫に対する徹底操作へなどの認識を含んでいる事実にある。それだけに本論文は，それ以前の精神分析療法と，それ以後との歴史的転回点をなしている。

1914年にフロイトが本論文を発表した頃から，精神分析の仕事は，被分析者という1人の個体の中に潜在している無意識の葛藤と対象関係を，分析者との間に転移としていかにありのままに展開させるかにもっぱら意を注ぐものになった。その治療過程で転移神経症が起こって，この転移神経症を治療するのが精神分析だという治療論がはっきり語られるようになったのである。

「われわれはこう言うことができよう——要するに被分析者は忘れられたもの，抑圧されたものからは何ものも「想い出す」erinnern わけではなく，むしろそれを「行為にあらわす」agieren のである，と。彼はそれを（言語的な）記憶として再生するのではなく，行為として再現する。彼はもちろん，自分がそれを反復していることを知らずに（行動的に）反復 wiederholen しているのである」。

「われわれは，被分析者の病気を……一つの（過去的な）歴史的事態としてではなく，一つの（現在的な）現実の力として操作すべきことを明らかにした。病気は一部分，また一部分と少しずつ分析操作の水平線の下に，その効力範囲内に移されてゆく。そして患者がそれを現実なもの，実際的なものとして体験している間に，われわれは，主として過去へさかのぼることを根本とする治療操作を分析過程に加えていく」。

「患者の反復強迫を制御し，これを記憶想起を起こす手がかりとなす中心的な方法は，転移の操作である。……われわれは，反復強迫をほとんど全く自由に展開させることのできる広場，被分析者の精神生活の中に隠蔽されている本能をわれわれの前に展開させてみせる任務を負わされた広場として，転移を許すのである。患者が分析治療の存在意義を認め，これに敬意を払うほどの好意的態度を示すならば，われわれは必ず，病気の一切の症状に対して，転移性の現象という新しい（操作的な）意味を与え，通常の（起源）神経症 gemeine Neurose を転移神経症に置き換える操作に成功しうるわけであり，また，この転移神経症 Übertragungsneurose は，分析治療によって，操作的に癒すことができるものである。このようにして転移は，病気と健康な生活との間の中間領域 Zwischenreich をつくり出すのであり，前者から後者への移行はこの領域を通じて完成されるのである。この新しい状態は，病気としてのすべての性格を引き継いではいるが，しかもそれは人工的な病気であって，そのどの部分に対してもわれわれが手を加えることが可能なものである。それはまた同時に，（現在的な）現実体験の一部でもあるが，特にそれを生むのに好都合な諸条件によって生み出されたものであり，またそれは，一時的な状態 Provisorium であるという性質を有している。転移の中にしめされる反復行為には，やがて抵抗が克服された後になれば，何の苦もなく想起される記憶の覚醒に通ずる大道が開かれている」。

この治療論になると，いかに分析者との現実関係によって汚染されない個体論的観点から見て純粋な転移神経症を生起させるかが治療の課題になり，この認識はできるだけ被分析者の心の中にあるものをそれ自体として展開させていこう，そして，分析者はいつも同じ常数であるべきだ，というフロイト以後の中立性の理念になった。また理論上，本論文は，フロイトが『快感原則の彼岸』[1920]で展開した死の本能論の根拠の1つとした反復強迫（Wiederholungszwang）の概念を初めて明らかにした点に，最大の意義がある。

●小此木啓吾

［詳細データ］ S. Freud, Erinnern, Wiederholen und Durcharbeiten. 1914（小此木啓吾訳「想起，反復，徹底操作」選集15，日本教文社，1958；著作集6，人文書院，1970）．

フロイト Sigmund Freud
『悲哀とメランコリー』　［1917年］

　本書でフロイトは，病的なうつ状態としてのメランコリーを，正常な心理としての悲哀または喪の心理と比較しながら，一方では，病的なうつ状態，ひいては躁状態の精神病理をも，他方では，正常な喪の心理を精神分析的に解明した。

I　病的なうつ状態メランコリーと躁の精神病理

　(1)悲哀の仕事（mourning work）　フロイトは本論文で，対象喪失（object loss）に対する正常な悲哀（mourning）と病的なうつの比較を試みている。悲哀の場合，愛する対象を失った自我は，一方で現実検討によってその事実を認識しながら，他方で依然として失われた対象に愛着を向けて，対象喪失という現実を否認し続ける。この失った対象への思慕の情の実際にみたされないフラストレーションの感覚が悲哀の苦痛であり，この苦痛が自我の現実検討を促すが，この悲哀の苦痛の中での現実検討の営みをフロイトは「悲哀の仕事」と呼んだ。この仕事が完了することによって，自我は失った対象を断念し，その対象から自由になり，自我は悲哀による抑制と制限から解放される。

　(2)病的なうつにおける対象喪失と自己愛的同一化，そしてアンビバレンス　病的なうつも，対象喪失に対する反応であるが，しばしば患者は対象喪失に気づかないで自分を責める。これは，病的なうつの訴えの基本的な特徴を自責ないし自己非難に見出し，この自責の訴えが，本来は失ってしまった愛情対象に向くはずの非難が，自己自身に向けかえられたものであるという理解が，病的なうつを解明する手がかりにした（「自分のような働きのない女と一緒になった夫は気の毒だと自責する妻は，実は夫の働きのなさを責めているのである」）。

　なぜならば，病的なうつ状態では，自分を見棄てた対象と自我との間に自己愛的同一化が起こっていて，失った対象に対する攻撃性を自分に向けかえているからである。つまり，病的なうつ状態では，対象愛の段階から自己愛的同一化によって対象とかかわる段階へ心的な退行が起こっている。そして，このような攻撃性が生ずるのは，失った対象への関係の中に，喪失以前に，本来愛と憎しみのアンビバレンスがあるためである。そしてこの自己愛的同一化は，本来口愛期段階における，対象を自己の中に取り入れ合体し，食べてしまうことによって，対象を保持し続けようとする原始的な食人的機制（cannibalism）への退行である。その意味では，悲哀における対象喪失の否認と対象への固執は，こうした退行的な口愛的様式によって営まれるということができる。

　(3)病前性格としての自己愛的対象選択　対象喪失，対象に対するアンビバレンスとともにフロイトがあげたメランコリーの3大要因の1つは，病前の素質としての自己愛的対象選択の型の優勢である。つまりこれらの人物では，愛情対象とのかかわりそのものがすでに自己愛的であり，相手との間に現実自我による認識の上では自他の境界が確立しているにもかかわらず，快感自我による情緒面ではこの事実を否認した自己愛的同一化（幻想的一体感）による愛し方をする病前性格が顕著である。そうであるからこそ対象喪失の際に，その対象への固執が対象の取り入れを引き起こすのである。このフロイトのうつ病者の病前性格論が，その後の精神病理学におけるテレンバッハのメランコリー親和型性格論に受け継がれた。

　(4)メランコリーの仕事（melancholia work）　正常な悲哀から悲哀の仕事によって離脱するのと同じように，病者はメランコリーからメランコリーの仕事によって離脱する。つまり，一見して自然治癒するように見える過程で用いられるのがメランコリーの仕事である。悲哀の仕事は，本当の意味での愛情対象の断念と，対象から離れた自己自身の価値の回復をもたらすが，メランコリーの仕事は，対象に対する激しいアンビバレンスによる攻撃性が，失った対象に対する愛着の固執をゆるめ，対象を無価値なものにして打ちのめし，それを見棄てるか怒りを爆発させることによってメランコリーを終結に導く。こうして自我は自分を，失った対象よりもよいもの，より優れたものと見なして，メランコリーから抜け出す。この「メランコリーの仕事」に関するフロイトの認識は，M.クラインによって躁的防衛（manic defense）としてさらに概念づけられた。

Ⅱ フロイト自身の「喪の仕事」とその精神分析の発展

小此木は、父ヤコブの死を契機にフロイトが親友フリースとの間で進めた自己分析が、精神分析の起源であるとする。そしてそれは、二重の意味においてそうである。第1は、この自己分析によってエディプス・コンプレクスが発見されたこと。そして第2は、このフロイトの自己分析の内容は、その大半が『夢判断』[1900]に発表されたとはいえ、本書『悲哀とメランコリー』に至るまで、フロイトの研究と著作の多くがこの喪の営みの続き、いや喪の仕事そのものであるとみなしうる。つまり、この喪の仕事は精神分析の起源であるだけでなく、むしろフロイトの心の中で続けられた精神分析の発展そのものになっている。

この「喪の仕事」の洞察は、年老いた82歳の父ヤコブの1896年10月26日の死に対する、当時40歳だったフロイト自身の「喪の仕事」の主体的体験から生まれた。フロイトは『夢判断』の第2版の序文でこう書いている。「この本は、私自身の自己分析の一部であり、また、私の父の死——すなわち、一人の人間の生活の一番重要な事件、一番悲しい喪失——に対する反応である」。

自己分析の集大成というべきこの『夢判断』を経て、グラディーヴァ論[1907]では死と再生のテーマを論じ、症例ねずみ男[1909]では思考の全能による「父の死」の否認を扱って強迫思考を喪の心理の中で明らかにし、『トーテムとタブー——未開人と神経症者との精神生活における若干の一致点について——』[1913]では、殺害した原父の死を悼む心理、死者の悪霊に対する脅えから生まれる悔やみと罪悪感を考察し、やがて『悲哀とメランコリー』で、喪の仕事の概念を提示したのである。

このフロイトの喪の心理の研究は、M.クラインをはじめ、現代の精神分析の中心テーマになるとともに、その応用領域としての研究は、ジョン・ボウルビー、そしてキューブラー-ロスに受け継がれ、ガンの告知や臨死患者における死やハンディキャップ=障害を受容する心理の研究に受け継がれている。

●小此木啓吾

[詳細データ] S. Freud, Trauer und Melancholie. 1917 (井村恒郎訳『悲哀とメランコリー』選集10, 日本教文社, 1955/69; 著作集6, 人文書院, 1970).

フロイト Sigmund Freud
『精神分析入門』　　　　[1917年]

本書は、1915年から16年、1916年から17年にかけてのいずれも冬学期に、ウィーン大学において一般人を対象になされた講演にもとづいている。ここでは円熟期に入ったフロイトが、自らそれまでの精神分析学の発展と展開の跡を総括し、前半期（深層心理学の時代）の分析学を体系化して、神経症理論の確立を試みている。

本書は3部28講に分かれ、第1部では「失錯行為」、第2部では「夢」、第3部では「神経症学総論」が論じられている。いずれも堅苦しい論文調ではなく、適切な事例を挙げながら語りかける調子で論が進められ、読者もいつしか著者と共に考える態度に引きこまれてゆく。その意味で本書は、精神分析学の体系的知識を伝えるというよりも、人間の心を精神分析的に見る態度を教えているといえる。

今日から見ると、本書の圧巻ともいうべきは、精神分析を学ぶことの困難さと、精神分析の科学性を論じた「序論」と、「精神分析と精神医学」を論じた第16講にある。特に第16講ではフロイトは精神医学の側からの批判に応え、自らの立場と思想を鮮明にしている。それによれば、精神分析の最大の特質は、神経症にともなう症状が、夢や失錯行為などのすべての心的現象と同じように、ある隠れた動機、つまり当人には意識されない意味と意図をもち、表面に現れない重大な心的過程を背後にもつと考える点にある。これに対して旧来の精神科医は、失錯行為は偶然の産物であり、精神症状は遺伝的な素因によって決定づけられているのだから、その意味を探ろうとするのは不当なことだといって反対し、せいぜい疾病の診断と予後の判定を下すことで満足してしまう。これに対してフロイトは、自分の考えが単なる恣意的な思いつきなどではなく、25年間にわたる観察と研究の結果であり、批判者はむしろ経験と観察に由来する分析学の基礎を考慮すべきであると主張する。さらに反対者の態度は、「ふだん神経症患者

にあまり関心をもたず，その言葉を不注意に聞き流しているために，そこから貴重なものを汲みとる可能性を自ら失っていることに起因する」と述べて，旧来の精神科医の見かけ上の科学的態度や客観主義を批判した。そして，精神医学と精神分析学は，互いに矛盾し合うものではなく，一方が他を継承する関係にあり，やがては無意識過程についての知識のないところには，科学的に深められた精神医学もありえないという洞察が得られるだろう，と予見している。

第1部「失錯行為」においては，従来偶然の出来事として見過ごされてきた言い間違いやど忘れなどについて，それらが相反する2つの意向の無意識的葛藤の妥協形成の所産であり，日常行動の観察から，隠れた無意識心理を知ることができることを，多数の例を挙げて論じている。第2部「夢」においては，夢は願望充足であり，無意識に至る王道であるというテーゼのもとに，無意識的願望が「圧縮」「移動」「置き換え」「象徴化」「二次的加工」によって顕在夢に表現される過程を明らかにし，顕在夢を手がかりに無意識的なものを見出す「夢解釈」の技法を提唱した。第3部「神経症学総論」では，自我の防衛機制に着目する以前の，いわば前半期の理論を集成して，神経症の原因が，欲求阻止によるリビドーのうっ積を内向，空想へのエネルギー備給の増大と固着点への退行，自我に阻止された満足の代理物としての症候の形成，の3点にあることを明確にした。そして，神経症症状が無意識的な意味をもつこと，治療に対する抵抗と抑圧の存在，衝動とそれを意識すまいとする抑圧の間の力動的葛藤に神経症の病因があること，神経症の素因を形成する上での幼児期の重大な役割，特に幼児の性衝動に注目した精神 - 性発達理論を総括し，精神分析の基礎概念を確立した。　●馬場謙一

[詳細データ] S. Freud, Vorlesungen der Einführung in die Psychoanalyse. 1917 (井村恒郎・馬場謙一訳『精神分析入門』上・下，選集1，2，日本教文社，1970．懸田克躬・高橋義孝訳，正・続，著作集1，人文書院，1971．高橋義孝・下坂幸三訳，上・下，新潮社，1977).

フロイト Sigmund Freud
「精神分析療法の道」　[1919年]

本論文は，13の一連の技法論文の中で，精神分析療法の本質的な治療態度と治療機序を明確に提起した点で決定的に重要な論文である。まず神経症の研究の進歩に伴う治療対象の拡大，それに応じた技法の修正を具体的に述べ，ヒステリーの治療から誕生した分析技法が，恐怖症，強迫神経症に対象を拡大するとともに，その技法も一定の工夫修正を必要とすることが述べられている。さらに一般的な技法上の課題として，精神分析と精神綜合，分析医の能動性と受動性をはじめ，以下のフロイトの治療論を一連の技法論文の中で最も明確に述べている。

第1に，治療者が能動性（activity）を発揮する課題とは，抑圧されているものの意識化と，抵抗の発見および分析の2つである。

第2に，自由連想法の基本規則に加えて，第2の精神分析の基本原則は，分析療法はそれが可能である限り節制，禁欲のうちに行われなければならないという禁欲規則（abstinence role）である。

患者を病気にしたものは，欲求満足の挫折であり，患者の示す症状はその代理満足である。治療は，この代理満足に対する抑圧を解決し，症状を無意味なものにし，本来の満足を意識化させることにある。しかし，意識化はさせるけれども，その欲求を心的なリアリティの中で洞察し，自我の制御下に置くことが精神分析の目標である。フロイトは本論文でこの治療機序を明快に述べている。

第3に，分析医は，あくまでも「医師としての分別」を守って治療を行い，分析医との類似模倣ではなく，患者自身の本質の解放が目標であると言う。この「医師としての分別」の概念は，わが国の小此木によってはじめて定義づけられた。　●小此木啓吾

[詳細データ] S. Freud, Wege der psychoanalytische Therapie. 1919 (小此木啓吾訳「精神分析療法の道」選集15，日本教文社，1969；著作集9，人文書院，1983).

フロイト Sigmund Freud
『無気味なもの』　　　［1919年］

　人が抱く無気味さの感情についての精神分析の見地からの考察で，フロイトによる芸術・文学論のひとつに数えられる。美学においては，概して美しいものや崇高なものが考察の対象として扱われる。その点では，精神分析により伝統的な美学の限界を超えるあらたなパースペクティブが拓かれたといえる。人に無気味な感情を引き起こすものとして，フロイトは幻想的物語作家ホフマンの作品『砂男』を取り上げ，この作品が人に喚起する無気味な感情は，子どもの目玉を抜く砂男というモチーフに由来すると指摘する。さらに目を失う不安や失明は去勢不安の代理といえることから，この感情は小児の去勢コンプレクスに帰着すると解釈される。切断された手足や切られた首などが無気味なのも，これらが去勢コンプレクスに関連することから理解される。またフロイトは，いくつかの数字がたまたま一致するといった意図せざる繰り返しが無気味なものと感じられることをあげ，反復強迫が無気味な体験の要因となることも述べる。さらに，屍体や幽霊などに対する無気味な印象は，抑圧されていた原始的なものの回帰によると考えられる一方，てんかんや狂気の無気味さは，人がそこに思いがけないある隠秘な力の発現をみることによるとされる。また，少なからぬ神経症者が女性の性器を気味悪いと感じるのは，人がかつてそこにいたことのある場所で，人の故郷の入口だからである。

　以上のように，フロイトは無気味な感情を引き起こすさまざまな具体例について検討し，一般に無気味な体験は，かつて親しかったもの，なじみのものが抑圧され，これが再び回帰してきた場面において生じ，ドイツ語のunheimlich の un は抑圧をしるしづけると結論づける。

●加藤　敏

　　［詳細データ］S. Freud, Das Unheimliche. Imago, Bd. 5: 297-324, 1919; G. W. Bd. 12: 229-268, 1947（高橋義孝訳『無気味なもの』フロイト選集7，日本教文社，1970）．

フロイト Sigmund Freud
『快感原則の彼岸』　　　［1920年］

　この著作は，フロイトが晩年に至って様々な暗い背景の影響もあって「死の欲動」の存在に気づきそのアイデアを思弁的に述べたものである。暗い背景とは，戦争，ユダヤ人に対する迫害，娘の死，自身の癌などである。

　フロイトは，今までの自身の説に基づき心的装置が快感原則に従うものであることを主張する。快感原則とは，何か直接に快を求めるというものではなく，欲動の蓄積によって心的装置の中に存在する興奮量をできるだけ低くしようとする恒常原則に基づくものである。また，一見快感原則に対立するように思われる現実原則も，最終的に快を獲得する意図を放棄するものではなく，満足を延期し，快へ至る長い迂回路においてしばらく不快に耐えることを強いるだけのことだという。すなわち，これまでのところは，心的装置の根本原理として快感原則の一元論で説明できたのであった。ところがフロイトは，外傷神経症の患者が，夢の中で繰り返し事故の状況に立ち戻り，そのたびに驚愕とともに目覚めるという現象に注目し，このことが心的装置は快を求めるという快感原則からは説明できないのではないかと，問題意識を提示する。

　さて次にフロイトは，あの有名な子どもの糸巻き遊びの観察を語るのである。1歳6カ月になるフロイトの初孫，エルンストは，紐の端をもって，糸巻きをベッドの柵越しに投げ入れ，糸巻きが姿を消すと大喜びで「ないない」と声を上げ，それから紐を引っ張って糸巻きが現れるといかにも満足そうに「いた」という。「消滅と出現」がセットになった一組の遊びを倦むことなく繰り返した。この遊びについて，フロイトは，糸巻きの消失と出現は，子どもにとって母親の消失と出現を意味しており，母親がいなくなるという子どもにとって不快な体験を能動的に再現することで，被る事態を制御しようとしているのではないかと考察した。すなわち，母親の「在‐不在」は，糸巻きの「在‐不在」に置

き換えられ，さらには「ない-いた」の一対の言葉として反復されると見ることができた。しかし，この反復の動機は，事態を支配するという快感原則なのだろうか，あるいはそれを越えてただ反復そのものを求めるものではないだろうかとフロイトは論を進めている。

ここからフロイトは，心的装置を支配する原理として快感原則とは別の，快感原則を越えたものがあるという彼の直観を証明するために，転移として反復される「反復強迫」と，なにか宿命が自分を追いかけて来るというデモーニッシュな「運命の反復」の例を検討し，これは何ら快を伴わないただ反復のための反復の例であろうと考えた。こうしてフロイトは，反復強迫とはそもそも何なのかということについてさらに思弁的に考察した。もっとも単純な生命体についての知見や思考実験から，生命体には，早期の状態を反復しようとする欲動があり，そのもっとも根源的なものは無機物，すなわち死へと回帰しようとする欲動であろうという結論へ至った。またフロイトは，自身の「生の欲動と死の欲動」の二元論は，ユングの生命的エネルギー論の一元論とは基本的に異なることに注意を促している。フロイトは，この著作において「生の欲動」に対するこの「死の欲動」の存在に気づいてから，その後ますますその存在に対する確信を深めていった。

この著作の段階では，快感原則とは，上に述べたように興奮量をできるだけ低く保っておこうとする恒常原則のことであり，それはさらには，すべてが完全な休息，すなわち死へと向かうという涅槃原則へと結びついていて，それが死の本能とされた。すなわち，快感原則の目指すところは死であるとされたのであるが，『マゾヒズムの経済的問題』[1924]に至って初めてフロイトは，恒常原則と快感原則とを明確に区別し，恒常原則は死の本能に由来し，それが生の本能によって快感原則へと変容されると述べている。●小川豊昭

[詳細データ] S. Freud, Jenseits des Lustprinzips. Vienna, 1920（井村恒郎訳『快感原則の彼岸』選集6，日本教文社，1954/70；小此木啓吾訳，著作集6，人文書院，1970；中山元訳『自我論集』ちくま学芸文庫，1996）．

フロイト Sigmund Freud
『自我とエス』　　　　　　　　　［1923年］

この論文は，1920年の『快感原則の彼岸』で始めた考察を進めたものである。そして，後にアメリカにおける精神分析を支配した自我心理学の理論的基盤となったものである。まず，フロイトは今までの考察を進めて，自我の重要な部分が無意識的なものでありうることや，抑圧されない無意識の存在を想定している。次の「自我とエス」の章では，「自我と呼ばれるものは，生において基本的に受動的にふるまうものであり，未知の統御できない力によって生かされている」というG.グローデックのエスの概念を紹介して，そこから，個体とはそもそも一つの心的なエス，すなわち未知で無意識的なものであり，自我はその表面にのっているにすぎないと考察を進めている。これを図示したものが有名な「帽子をかぶった自我とエス」の図である。自我は外界とエスの仲介をして，エスを支配している快感原則の代わりに現実原則を適用させようとつとめることになる。しかし，自我はエスに対して，自分を上回る大きな力をもつ奔馬を御す騎士のように，あたかもそれが自分の意志であるかのように，エスの意志を行動に移すしかないという。さらにフロイトは，自己批判や良心といった高い価値を持つはずのものも無意識的であるという事実から，次の「自我と超自我」へと考察を進めている。

フロイトは，超自我の起源を考察するに当たって，幼児期の初期に生じた同一化の影響が永続的であることに注目し，両親への同一化から自我理想または超自我が生まれることを述べている。しかしこうして生まれた超自我は，自我に対して「おまえは父のようにあらねばならない」と手本として機能するだけではなく，反対に「父のようであってはならない」という禁止を行う。この禁止は，エディプス願望の禁止であって，後に超自我は良心としてあるいは無意識的な罪悪感として強力に支配することになる。自我は基本的に，現実である外界を代表するものであるが，超自我は内界，すなわちエスを代弁するものとして自我に対立する。この対立が，現実的な

ものと心的なもの，外界と内界の対立に相当する。

次にフロイトは，心的な存在をエス，自我，超自我に分けるというこの考え方をもとに，『快感原則の彼岸』で出した「死の欲動，生の欲動」という二元論を再検討している。すなわちフロイトは，愛と憎しみの間の転換の現象を検討して，そこに脱性化されたエネルギーの存在を見出した。自我は，常にはサイレントな死の欲動を用いてエロスを脱性化し，それを昇華されたエネルギーに変換する。例えば自我の思考活動なども，このようにエロス的な欲動の力の昇華によると考えられるのである。

最後に「自我の依存性」の章においては，自我に対する超自我の優位性の起源が論じられている。第1には，超自我は自我が弱々しく依存的であったことの記念碑であり，成熟した自我に対してもその支配を持続するからであり，第2には超自我は，エディプス・コンプレクスを引き継いだものであり，エスの中に深く根をもって自我に対してエスの代理人として行動するからである。結局自我は，3つの仕事を請け負わされていると同時に，3つの脅威に脅かされているという。すなわち外界からの脅威，エスのリビドーからの脅威，苛酷な超自我からの脅威である。そして自我は世界とエスの間を媒介し，エスを世界に順応させ，筋肉反応によって世界をエスの願望に応じさせる。つまり自我は精神分析の治療をしている医者のように行動するのである。

このことを，フロイトは，『続精神分析入門』[1933]において，「エスのあったところに自我が生じなければならない」と定式化した。ラカンは，この定式化をさらに考察して，生じなくてはならないのは，「疎外的な一連の同一化によってその核が構成されていく」自我ではなく，「無意識の真の主体」である「私」であると主張している。　●小川豊昭

[詳細データ] S. Freud, Das Ich und das Es. Gesammelte Werke XIII, S. Fischer Verlag, Frankfurt am Main, 1923（井村恒郎訳『自我とエス』フロイト選集4，日本教文社，1954/74; 小此木啓吾訳，フロイト著作集6，人文書院，1970; 中山元訳『自我論集』ちくま学芸文庫，1996）．

フロイト　Sigmund Freud
『制止・症状・不安』　[1926年]

1920年代前半に提出されたフロイトの死の欲動の概念や第二局所論は精神分析理論の大きな転回点となったが，これら新たな知見はそれまでの彼の理論とは様々な点で齟齬をきたすようになった。1926年に出版されたこの作品では，フロイトはそれら理論的諸矛盾に改めて取り組み，いくつかの分析概念に対して理論的修正を加えた。そして，この理論的修正の根底にあるのは，欲動（Trieb）という概念に対する新しい見方である。

欲動は抑圧され，抑圧されたものとしての欲動表象は無意識において作用するが，表象からは切り離された欲動の側面，すなわち欲動の情動価については，抑圧過程によって不快に終わる。つまり，欲動は快原則に違反する。この不快に終わる欲動満足は，ラカンの言う享楽に相当するが，フロイトがこの作品の中で論じたのは，防衛機能を介しての享楽に対する自我の3つの関わり方であり，それが制止，症状，不安であった。

これら3つの領域は互いに関係を持つが，理論的には峻別すべきものである。例えば，性的機能への不安を背景にした女性の不感症はそれ自体症状であると同時に，リビドーの方向換えという意味で制止であるが，制止という側面を強調するなら，制止とはリビドーの撤収による自我機能そのものの制限である。

症状については，フロイトは「抑圧によって侵害された欲動運動から生じる」と言う。抑圧とは，危険な状況を避けるための一種の防衛であり，抑圧はつねに多かれ少なかれ失敗に終わる。この過程で欲動は何らかの歪んだ代償を見出し，欲動満足は不快に転化するが，この歪んだ代償が症状である。例えば，強迫神経症の症状は，性的な欲動が退行によって攻撃的色彩を帯び，超自我による禁止という形でマゾヒズム的に満足される。したがって，症状は欲動の代理形成であり，症状の中に享楽がある。そして，自我にとって症状は本来異質なものであり，症状との2次的防

衛を行うが，これによって自我はより危険な状態に陥るのを免れている。

この危険な状態とは一体何なのか。それをフロイトは出産時の母体との分離体験になぞらえ，母という愛の原基的対象の喪失によって蒙る，無力状況（Hilflosigkeit）に求めている。これをフロイトは外傷的状況と呼び，この状況を知らせる信号が不安であるとした。母的対象の分離または喪失は去勢であるから，フロイトにとって全ての不安は究極的には去勢不安となる。しかし，ここで問題となっている原初的外傷状況は我々の体験の限界点にあり，この意味で去勢不安は死の体験に繋がる。ところで，かつてフロイトは現実神経症を論じた時に，不安はリビドーの過剰充当に由来すると主張した。その時，彼はなぜ欲動のリビドーの充当が不安を生じさせるかについては答えを留保していたが，この作品の中では再びこの問いに戻っている。フロイトも強調するように，欲動それ自体が危険なのではなく，欲動の要求は去勢という危険状況を招くからこそ，リビドーの過剰充当は不安を生じさせるのである。さらにフロイトによれば，不安を生じさせる2つの反応系がある。1つは，原初的外傷状況と同じ状況がエス内で生じることに対する自動的反応であり，これは現実神経症にあてはまる。他の1つは，原初的外傷状況から逃れるためにあえてエス内に危険な状況を引き起こし，その制止のために自我に不安の信号を上げさせる意図的反応である。この反応をフロイトは予防接種に喩え，いわゆる神経症に特有であるとした。しかし強調しておきたいのは，フロイトは2つの不安を語っているのではなく，すべての不安の根源には去勢という原初的外傷があるとしていることである。　　　　　　　●加藤 誠

[詳細データ] S. Freud, Hemmung, Symptom und Angst., G. W. XIV, pp 111-205, Fischer, 1926 (加藤正明訳『制止・症状・不安』フロイド選集10, 日本教文社, 1955; 復刻版, 1969: 井村恒郎訳『制止・症状・不安』フロイト著作集6, 人文書院, 1970).

フロイト　Sigmund Freud
「ドストエフスキーと父親殺し」
[1928年]

「ドストエフスキーと父親殺し」は，フロイトの論文の内では短いものの1つに属するが，フロイトが何らかの形でてんかんを主題的に論じている論文が実質的には他にないことから考えると，その短さにもかかわらず，父殺しというてんかんにおける古典的なテーマの源泉の1つとしてこの論文が重要な役割を果たしたであろうことは間違いない。しかしながら，この論文においてフロイトは，実際には心因性の発作と器質性のてんかん発作を峻別する立場に立ち，基本的論調としては，ドストエフスキーの発作は心因性であるという立場に立っている。すなわち，フロイトがこのテキストで論じているのは，神経症者としてのドストエフスキーについてであって，てんかん者としてのドストエフスキーについてではない。事の真偽を確実に判定する術は今となっては存在しないが，ドストエフスキーの発作が夜間睡眠中に集積していたことや，強直間代発作と推定される病歴が聴取されていることなどからは，むしろドストエフスキーの発作は真のてんかんであった可能性が高い。フロイトは，ドストエフスキーのエディプス状況の乗り越えに際して，母の位置に自らを置き，母に成り代わって父の愛を受けることで父の処罰を免れようとする女性化の構図を取り出した。フロイトは，ドストエフスキーが内と外の父に絶えず苦しめ続けられ，この父の死を無意識の内に痛切に望んでおり，それゆえ，実際に父が死んだ際には，父からの解放による歓喜と引き換えに，父を殺したのは自分であるという罪の意識に苛まれ，父の死を望んだ自らに対する処罰として，死の等価症状としての意識消失発作が生じてきたという図式を描き出している。しかし，父殺しを去勢の解除と読みかえるならば，フロイトのテキストは人におけるてんかん性を読み解くためのロゼッタ石としても今なお有効な射程を提供する潜在性を孕んでいる。
●兼本浩祐

[詳細データ] S. Freud, Dostojewski und Vatertötung. G. W. XIV, pp. 397-418, 1928 (高橋義孝訳「ドストイエフスキーと父親殺し」選集7, 日本教文社, 1953/70).

フロイト Sigmund Freud
「終わりある分析と終わりなき分析」
[1937年]

　精神分析が何を目標とし、何をもって終わりを迎えるのかということを一義的に言うのは難しい。症状の除去ということのみではそれらを定義できないからである。本論文はフロイトの存命中にすでにこのことが現実的な困難を引き起こしていたことを証言するとともに、精神分析が治療法の一種であるだけでなく、特殊な思考形式の内面的確立をめざすものであることを説く。その射程は個々の精神分析治療の終結の問題のみならず、精神分析が行われることによって、次の世代に何が伝達されるべきなのか、また精神分析家の養成はどのようにして可能になるのかを問いかけるところにまで及んでいる。ここでは、今日精神療法の実践の基本に横たわっていると考えられる問題が広範に扱われていて、フロイトの精神分析技法の発展が、現代的な精神療法の基礎付けそのものであったという歴史的事情を垣間見ることができる。

　フロイトが催眠法から精神分析に移った際の論点の1つは、精神分析は抑圧されていたものと意識作用との間の連関が確立されることによってより恒久的な治癒をもたらすということであった。しかしこの論文では、精神分析で治癒した神経症患者の再発の事例と、教育分析を受けてすでに精神分析家として活動していた人が、やがて自分の分析家に対して強い陰性感情を抱くようになってしまった事例が、議論の端緒として提示される。治療法としても教育法としても、精神分析はいっとき目標を達成したように見えてもそれで完成したと言えるような仕事ではないということが、あらたにフロイトの認識に付け加わった。

　フロイトはこの問題に、欲動の力の強さと自我の力の強さの量的関係を考えざるをえないと述べるが、ただちにそれでは分かり切ったことを確認したに過ぎないと認め、より困難な問題領域に入り込んでゆく。それは、幼年期に形成される自我と欲動の関係のあり方が、ある種の性格として定着するということである。幼い自我はその脆弱性のゆえに、欲動に対する一定の防衛の型を身につけてしまうが、精神分析は患者の成長した自我の協力を得て、この防衛を解除することができる。しかし、ときには自我はむしろ「死の欲動」に従って治癒を拒否し、病気のままでいることを選ぶことがある。これは必ずしも例外的ではなく、それ自体が防衛の形式と化してしまうような「自我の変容」として、治療上概念化しておかなければならないものである。

　現代の精神療法の途上でも、制止、症状、そして不安が静まればそこで治療を終わるべきか、あるいはより深い葛藤の存在を察知してそこまで治療の手を及ぼすべきなのかということがしばしば問題になる。このような問いの立て方それ自体が、精神分析理論によって切り開かれたものであることが分かる。その答え方の範例もすでにこの論文が示している。「自我の変容」が存在する場合は、精神分析は長く続く過程になることが予想される。フロイトは、精神分析を導くものは「真理愛」であり、その目標は「現実の認識」であることを確認した上で、精神分析は「去勢コンプレクス」という岩盤にぶつかり、それは容易には解消できないことを認める。だが、幼児期に設営されたこのコンプレクスに到達し、そこを作業の場として確保することができたなら、症状は真理愛をめぐる問題へと変形され、患者の生活はもはやそれに煩わされなくなり、分析は終了できる。ただ、分析家自身にとっては事情は異なる。こうした問題を扱うゆえ、彼は人間の隠微な欲動に知らず知らずのうちに影響される。したがって分析家は5年ごとに分析を受け直すべきだとフロイトはいう。精神分析が果てしのない（unendlich）過程であるという問題は分析家にとっては残り続けるのである。●新宮一成

　詳細データ　S. Freud, Die endliche und unendliche Analyse. Int. Z. Psychoanal. 23: 209-240, 1937. Gesammelte Werke XIV, pp. 59-99, 1950（小比木啓吾訳「終わりある分析と終わりなき分析」フロイト選集15, 日本教文社, 1969. 馬場謙一訳「終りある分析と終りなき分析」フロイト著作集6, 人文書院, 1970).

フロイト Sigmund Freud
『モーセと一神教』　　　[1939年]

　本書は膨大なフロイトの著作のなかで事実上の遺書の位置をしめるものであり，内容的にもきわめて特異である。この特異性は，感覚の学，官能の学，自然の学，生命論としての精神分析創始と発展に全精力を注いできたフロイトが，80歳を過ぎて突然に歴史家としての本性を顕わにしたという事実に基づいている。

　本書はナチのユダヤ人迫害が苛烈になりゆく状況のなかで3つの論文（「モーセ，ひとりのエジプト人」，「もしもモーセがひとりのエジプト人であったとするならば……」，「モーセ，彼の民，一神教」）が慌ただしく1冊に纏め上げられた経緯ゆえに全体としての著者の意図が見えにくくなっている。しかし公表断念を覚悟して書かれた第3論文を読むならば，著者の苦悩と超人的な統合力が理解される。本書は第3論文に尽きると言いうる。

　フロイトの紆余曲折を示す文章から浮かび上がってくる歴史の筋は次のように要約される。紀元前1350年ころエジプトに宗教革命が起こった。若くして即位したファラオ，アメンホーテプ4世（イクナートン）が古来エジプト民衆に信仰されてきた多神教を弾圧し，太陽崇拝を基礎とする厳格な一神教（アートン教）信仰を民衆に強いた。モーセはイクナートンにきわめて近い王族ないし聖職者であった。イクナートンの死後，弾圧されていたエジプト民衆の反逆が始まり，アートン教は徹底的に粉砕され，モーセは逃亡した。モーセはイクナートンよりも厳格な一神教徒であり，自身の夢の実現のために自分の民としてエジプトに居住していた1つの民を選んだ。そして出エジプトの偉業を果たし，この民から高度な精神性を帯びた一神教の民族を創造せんとした。しかしこの民はモーセの苛烈な掟と要求に耐え切れず，モーセを殺害し土着信仰に走って偶像崇拝に堕した。エジプトを脱出した民とパレスティナの南，カナンで地方神ヤハウェを信仰していた民は合体したが，前者はモーセ殺害の一件ののち潜伏期にあった外傷神経症者の群れであった。やがて抑圧されたものの回帰が起こった。モーセの掟とモーセ殺害にまつわる偉大な伝承がユダヤ民族の精神を支配し，ヤハウェは名ばかりの神となりその内実はモーセの神となった。モーセこそがユダヤ民族を創造したのである。パウロが原罪と名づけた事柄はモーセ殺害そして死せるモーセの位置をその精神史的息子たるキリストが独占してしまった事態を暗示している。

　しかしフロイトは本書執筆中に大きな困難に直面する。『トーテムとタブー』[1913]以来，原父殺害が事実として起こった，それゆえに超自我審級が発生してきたと彼は信じていたのであるが，ここに至って，原父（モーセ）は自力で超自我にはなりえず，超自我発生のためには，エスではなく，民族全体の精神性における進歩すなわち高度の歴史意識が不可欠の先行要件となる。そしてユダヤ民族における特異な精神性における進歩の背後には，神を感覚的に造形してはならぬ，という感覚性峻拒のモーセの掟が厳然と存在しているからである。ここに至ってフロイトは，超自我の根源的な力はエスに由来するのではなく，歴史的に制作されて持続している掟の力そのものではないかと考えるようになる。本書は無時間的なエスの力とモーセという歴史的力の緊張のなかでかろうじて成立した，問いの再生の書である。

　しかし本書は不当に軽視されたまま現在に至っている。モーセをエジプト人とすることに対するユダヤ民族の不快感，キリストをモーセ殺害者の化身とみなすことに対するキリスト教徒の反撥，超自我をエスから分断しかねない師に対する弟子たちの困惑と抵抗がこの不当な軽視の理由である。　　●渡辺哲夫

[詳細データ] S. Freud, Der Mann Moses und die monotheistische Religion. Verlag Allert de Lange, Amsterdam, 1939（土井正徳・吉田正巳訳『人間モーセと一神教』フロイド選集8，日本教文社，1954．森川俊夫訳『人間モーセと一神教』人文書院，1984．渡辺哲夫訳『モーセと一神教』日本エディタースクール出版部，1998）．

フロイト Sigmund Freud,
ユング Carl Gustav Jung
『フロイト／ユング往復書簡集』
[1974年]

20世紀の初頭のウィーンで，フロイトがまったき孤独の中，精神分析の仕事を始めていた頃，チューリッヒのブルクヘルツリ病院で精神分裂病（早発性痴呆）の治療に専心していたユングは，フロイトの『夢判断』を読み，その独創性を的確に見抜いていた。2人の交流は，1906年にユングがブルクヘルツリでの実験研究の結果である『診断学的連想研究』をフロイトに献呈したことから始まる。同年10月にフロイトは精神分析の論文集をユングに送り，以降1913年までの7年間，規則的な手紙の交換が行われる。その書簡類は長い間その存在さえ知られていなかったが，ウィリアム・マグァイアーの尽力によって，ようやく1974年に出版の運びとなった。その経緯については，編纂者序文に詳しい。本書簡集には『フロイト／フリース書簡集』とは異なり，精神分析の根幹に関わる事柄についての熱っぽい議論はほとんど見られない。ここに記録されているのは，すでに成熟した2人の臨床家の強い共鳴と緊張関係，学問的認識の一致と齟齬，同僚の評価と批判，精神分析運動の方向についての実務的議論，そして感情的対立と決別の過程である。

フロイトはユングを自らが生み出した精神分析の後継者として見なし，ユングもフロイトを偉大な父親として敬意を示す。ユングにとって，フロイトとの出会いは内なる精神世界への啓示であったが，一方フロイトにとってもユングとの議論は，精神分析を精神病の内的世界の理解へと拡大する契機となり，その成果は「シュレーバー論」となって結実する。だが，両者の理論的立場の違いは次第に先鋭化する。それはまずはリビドーという概念の解釈を巡ってである。フロイトはリビドーという概念をあくまで性的なものと限定して使ったのに対し，ユングはそれを精神的エネルギー全般と考えるべきだと主張した。フロイトにとってユングのこのような解釈は，幼児性欲論を否定する当時の一般的論調と同じく，性的なものの意味を不当に薄めてしまう拡大解釈に見えた。さらには象徴，神話，神秘主義についての理解において2人の意見に齟齬が生じる。ユングは象徴や神話をアナロジーとして使うのに対し，フロイトはそれをあくまで因果律に従った論理の中で把握する。ユングはいとも簡単に個的なものを普遍へと繋げてしまうが，フロイトにとって普遍への道は複雑な論理的過程である。またユングの神秘主義への傾斜は精神分析を科学の位置に置こうとするフロイトにとって，精神分析の意義を危うくしかねない考えと映った。ユングはフロイトの理論に限界を見て，それを乗り越えようと試みたのだが，彼が限界と見たものの中にこそ精神分析という特殊な治療法の最大の可能性があったのである。

本書簡集の背景には，ユングとフロイトを繋ぐ別の物語がある。ユングがフロイトに宛てた2通目の手紙に述べられている「厄介な症例」，ザビーナ・シュピールラインの事例を巡ってである。シュピールラインはユングの患者であったが，ユングとの治療の中で激しい転移と逆転移が生じ，やがて彼女はユングの愛人となる。シュピールラインとの経験はユングのアニマについての考えを展開させる。また彼女は後に分析家になり，ユングの影響のもと1912年に「生成としての破壊」という論文を発表する。この論文が後のフロイトに死の欲動という概念のアイデアを与えることになる。

ユングとフロイトの対立は1910年頃から始まり，12年にユングが『リビドーの変容と象徴』を出版することにより決定的となる。理論的対立に加えて，ユングにはフロイトの権威主義と「微量の神経症」が耐え難かった。この2人の友情は13年に，ユングからの「あとは沈黙」という言葉によって終止符を打つことになる。

●十川幸司

[詳細データ] The Correspondance Between Sigmund Freud and Carl Gustav Jung. edited by William McGuire, The Hogarth Press/Routledge & Kegan Paul, London/New York, 1974（平田武靖訳『フロイト／ユング往復書簡集』上・下，誠信書房，1979, 87）.

フロイト Sigmund Freud
『フロイト フリースへの手紙 1887-1904』 ［1985年］

　1887年10月，31歳のフロイトはヨゼフ・ブロイアーの紹介で，ヘルムホルツ学派の影響下で独自の研究を行っていた2歳年下のベルリンの耳鼻咽喉科医ヴィルヘルム・フリースに出会う。2人は急速に親しくなり，個人的な事柄から学問的な議論に至るまで約17年にわたって意見を交わし合うことになる。当時学問的に「栄誉ある孤立」の状態にあったフロイトにとって，フリースは「唯一の聴衆」であり，彼の同意が得られることこそが全世界の支持が得られることであった。この書簡集の公開については，生前のフロイトおよびフロイト没後はアンナ・フロイトからの強い「抵抗」にあうが，ジェフリー・マッソンらの根気づよい努力によってようやくほぼ「省略のない」形で出版されたのが本書である。フロイトには，ユング，フェレンツィを初めとする幾つかの書簡集があるが，精神分析の誕生に関わる時期のフロイトの息遣いを生々しく記している本書はその中でも圧倒的に重要な位置を占めている。

　この書簡は現在さまざまな角度から読むことができるが，まず第1に私たちはこれをフロイトの仕事に対する優れた脚注と見なすことができる。『夢判断』，『日常生活の精神病理学』などの初期の大作がどのような過程を経て書き上げられていくか，本書簡はそれを詳細に記している。またフロイトの「誘惑理論」の放棄［手紙139］やエディプス・コンプレクスの発見［手紙142］などのフロイトの思考の変遷も本書は明確に描きだしている。これらの理論上の展開は，1896年のフロイトの父の死，および97年夏から本格的に始まったフロイトの自己分析と密接な関係の中で起こっている。この書簡集の圧巻は，フロイトの自己分析に向かう恐ろしいまでの徹底的な意志であろう。その自己分析においてフロイトはさまざまな身体的・精神的苦痛を味わい，やがては「本来自己分析は不可能なのだ，そうでなければ病気など存在しないだろう」［手紙146］という断念にまで至る。この忍耐強い「英雄的な」（ジョーンズ）行為こそが，精神分析の土台を作り上げたと言える。

　また本書簡集は，それ自体独立したメタサイコロジーの論文としても読むことができる草稿（編者によってAからOまでのアルファベットが振られている）をも含んでいる。その中で最も重要な1895年秋に書かれた草稿（「科学的心理学草稿」）は，本書の50年版には付録として納められていたが，本85年度版には全集との関係で外されている。またこれらの草稿以外にも幾つかの手紙（とりわけ112）にはきわめて重要なメタサイコロジーの構想が書き留められている。そこでの知覚，記憶，意識，無意識さらに表象に関する考察は，後期のフロイト理論をすでに予見する理論構想を提示している。ここでのフロイトの理論は，1950年代半ばにフランスの精神分析家ラカンによって再検討され，70年代には神経生理学者のプリブラムによって神経科学的にも重要な論考として再評価されることになる。

　本書が示しているのは，精神分析を生み出したのはフロイト1人の力ではなく，フリースという他者への情動的な繋がり（いわゆる「転移」）が作り上げた特殊な力こそがそれを可能にしたということである。だがこの2人の関係は，オットー・ヴァイニンガーの『性と性格』の出版により悪化し，ついには決裂にまで至る。フリースは彼の両性性の理論を，フロイトがヴァイニンガーに伝えたために剽窃されたと考えたのである。

●十川幸司

［詳細データ］ The Complete Letters of Sigmund Freud to Wilhelm Fliess 1887-1904. edited by J. M. Masson, The Belknap Press of Harvard University Press, Cambridge, 1985（河田晃訳『フロイト　フリースへの手紙 1887-1904』誠信書房，2001）．

ブロイラー　Eugen Bleuler
『早発性痴呆または精神分裂病群』
[1911年]

　クレペリンが早発性痴呆の名のもとに総括した疾患群はいまだ確定的なものではなく，心理学も原初的な発達段階である。そのような困難な状況のもとで，ブロイラーは心理学的な諸関連に照明を与え，精神病の本質への新しい展望を開こうとした。クレペリンの早発性痴呆の精神病理学に追加した自分の努力の主要部分は，フロイトの思想を早発性痴呆に適用したものに過ぎないと謙遜し，さらにブルクヘルツリにおける共同研究者のユングに感謝の言葉を捧げる。ブロイラーは早発性痴呆の痴呆という言葉にまつわる誤解を避けるために，精神分裂病（Schizophrenie）という名称を提案した。精神機能の分裂が最も重要な特性の1つであると考えたからである。この精神病群を特徴付けるものは思考，感情，外界に対する関係の特異な変化である。そのために人格は統一を失い，感情強調性のコンプレクスが次第に自立性を獲得していき，心的機能が分裂する。

　その症候学は基本症状と副次的症状から成り立っている。基本症状は連想と情動性の分裂病性障害および現実から自己を隔絶する傾向，すなわち自閉である。患者は自分だけの世界に生きている。叶えられたいと思う願望や迫害されているという苦悩を携えて自己のうちに閉じこもっている。夢思考と分裂病的自閉思考は本質的に同一である。多くの幻覚は外界に対する投射である。コンプレクスと結びついた連想は妄想の発生に大きな役割を演じる。さらに両価性という精神傾向が見出される。1つの表象に対して同時に快と不快の感情を抱くことである。他方，障害を受けない機能として重要なのが二重記帳である。患者は情勢に応じて1つの方向か別の方向か，あるいは同時に2つの方向で返答する。自我も変化をこうむり，部分に解体される。自分の幻覚体験や行為を他人の体験とみなすところの転嫁症や他人が行為したり経験していることを自分が経験していると思うところの自他混同化が見られる。

　症状の理論は疾患過程から直接生じる1次性症状と患者の心性が反応して生じる2次性症状による機構を仮定した。それを骨軟化症を例にあげて説明する。骨の抵抗力低下は疾患過程の直接の結果であるが，骨折は外力が作用して初めて生じる。脳過程と心的刺激のあいだに完全な閉鎖的な結合が存在するわけではない。1次性症状として連想の障害を想定した。連想の選択は感情強調性のコンプレクスによって規定される。病状の改善も心理的影響を受ける。ブロイラーは分裂病という名称のもとに，1次性の連合の弛緩および特定のコンプレクスへの分裂という両方の意味を与えようとした。

　本書の現代的意義を考えるうえで，チューリッヒ大学精神科附属病院ブルクヘルツリの第5代主任教授であるブロイラーの息子であり，同じく第7代主任教授となったM. ブロイラーとブロイラーの孫にあたるR. ブロイラーとの共著論文「『早発性痴呆または精神分裂病群』再考」*は貴重である。

　ブロイラーは分裂性精神病という用語を，「痴呆化する」という誤った考えを取り除くために導入した。さらに精神分裂病群と表現されるように，疾患単位仮説への疑問を表明している。症候学は要素的機能（解体した連想，情動性，両価性）と2次性症状（幻覚，妄想，病的態度）に細分化される。これらは患者と一緒に過ごした時代の数万枚のメモに基づいている。本書の最も重要な特徴は，「人間的であり，直接的な観察に基づいていること」である。そして「精神病症状の心理的個人的背景を発見しようと努めること」。夢の内容が象徴であるように，症状も患者の感情的に付加された観念の象徴である。ブロイラーは患者がいかに両価性（現代用語では，二重拘束）に苦しんでいるかを記述している。これを克服することは人生の真実である。その後の研究により，本書の経過と結果および家族に関する章は重要性を失った。ブロイラーは完全な回復について語ることを躊躇した。病前性格の障害がすでに発病の徴候ではない

かと自問したからである。他方，患者は決して痴呆にならず，知的，感情的生活を失わないこと，多くは病院の外で健康な生活を送りうる可能性を示唆した。ブロイラーはフロイトの概念を取り入れて，分裂病患者の内的生活を神経症患者，健康者に対するのと同じ方法で研究した。分裂病の症状を人生経験，認知，感情，恐れと希望の反映として認識しようとした。これにより患者を「われわれの1人」として同じ社会的，医療的ケアに値する者として認識することができるようになった。この認識の重要性は，あらゆる文化，時代において，それに反するいかに強い傾向が存在するかを考えれば明白であろう。

しかし，ブロイラーはなぜ内的生活の英知的な部分が経験によるコントロールを失い，社会的立場を危うくするまでになるのかを理解できなかった。両価性は健康者のそれと同じものであり，感情的に矛盾した人生経験，すなわち二重拘束によるものとして理解したが，なぜ精神病的段階にまで「分裂」するのかを理解できなかった。こうしてクレペリンやフロイトと同様に1次性障害として脳障害を仮定した。しかし，他方では人格発展への素質の異常が1次性原因であると言及している。分裂（思考，感情，態度および行為の解体）が1次性症状に近いと信じたが，その他の大部分の症状は精神力動的な2次性症状として理解した。彼の1次性，2次性という用語は現在では用いられないが，その理論的概念は現代の精神科医たちの概念に驚くほど近い。彼らは1次性とは呼ばないが，脆弱性，マーカーと呼ぶものはブロイラーの概念と一致する。治療に関しては，ブロイラーの基本的声明が依然として価値がある。患者の症状は本質的に理解可能なものであり，深い共感を持つこと，個人的歴史と精神力動についての十分な知識を持つこと，人格の分裂した部分があっても健康な部分が依然として持続していることに気付かねばならない。以上がその内容である。

なお精神分裂病という名称は本書により有名になったが，歴史的には1908年に発表された論文「早発性痴呆（精神分裂病群）の予後」**によることは意外に知られていない。すなわち，この論文の中でブロイラーが「クレペリンの早発性痴呆においては痴呆が必須であるということも早発性が必須であるということも，いずれも問題にはならないということを再度力説しておきたい。このような立場から，早発性痴呆という表現では形容詞的に使用するにせよ名詞的に使用するにせよ，これ以上は明確化することから，ここではクレペリンの名称に対して精神分裂病という用語を用いることにしたい。すなわちわたしはさまざまな精神機能の解離あるいは分裂が，このグループ全体の顕著な症状であると確信しているからである」と宣言したことに始まる。その目的は「われわれは病因に関する研究，およびこれらの病状についての心理学的関連の研究こそが，新しい光明をもたらすであろうことを期待している」からである。そしてブロイラーは精神分裂病についての多くの事柄は，「本質的には一次性疾患過程ではなく，多くの精神現象とさまざまな外的影響との合成力によるものである」ことを指摘した。このような見解は発表から100年に近くなろうとしている現在においても新鮮なものである。

連想の障害，情動性の障害，自閉，両価性はブロイラーの"4A"として有名であるが，これは後の世代の精神医学者たちによって作り出されたものである。転嫁症と自他混同化はベネデッティによる分裂病の精神療法の鍵概念になった。　　　　　　　　　●人見一彦

[詳細データ] E. Bleuler, Dementia Praecox oder Gruppe der Schizophrenien. Franz Deuticke, Leipzig/Wien, 1911 (Ed. discord, Tübingen, 1988) (飯田眞・下坂幸三・保崎秀夫・安永浩訳『早発性痴呆または精神分裂病群』医学書院，1974)．
＊ M. Bleuler, R. Bleuler, Book Reconsidered; Dementia Praecox oder die Gruppe der Schizophrenien: Eugen Bleuler. Br. J. Psychiatry 149: 661-664, 1986.
＊＊ E. Bleuler, Die Prognose der Dementia praecox (Schizophreniengruppe). Allg. Z. Psychiatr. 65: 436-464, 1908.

ブロイラー　Eugen Bleuler
『ブロイラー精神医学書』　　［1916年］

　ブロイラーは1857年，チューリッヒ近郊の農村で生まれた。当時のチューリッヒ大学精神科附属病院の主任教授たちはドイツから招聘されてきていたが，スイス・ドイツ語の訛りが分からないうえに，専門領域がいずれも脳研究であった。そのために患者たちとの個人的な接触には関心が乏しかった。ブロイラーは彼らと同じ言葉で会話し，一緒に生活し，彼らを人格的に理解することのできる精神科医になろうとした。

　この教科書の初版の序の中でブロイラーは執筆の動機を述べている。「心理学的理解には非常に多くの価値がある。なぜならば，心理学のない精神医学は，生理学のない疾病学にほかならないからである。そしてまたそれゆえに，全体的人間像を把握する人だけが良き医師となりうるからである」。

　『ブロイラー精神医学書』第1版は1916年に出版され版を重ねたが，1939年の彼の死により，1943年の第7版からは彼の息子のマンフレット・ブロイラーに引き継がれて，現在の第15版に至っている。マンフレット・ブロイラーは，第15版の序文の中で次のように述べている。ブロイラーの生涯の課題と同様に，この教科書が何よりも患者の側の経験に基礎づけられているということ，患者の内面生活の多様な分裂性に深い印象を受けて「精神分裂病」という表現を選択したこと，フロイトの経験を考慮に入れたこと，この教科書が執筆されていた当時，フロイト学説は学会の激しい攻撃と非難にさらされていたが，その学説を論証し弁明して，それをこの教科書に持ち込もうとしたこと，心理過程についても熟考を重ねて自閉的思考，自閉，情動性，両価性（今日の概念によれば二重拘束）のような多くの概念を導入したこと，そして本書の大きな特徴はなによりも単著であることを挙げている。

　マンフレット・ブロイラーは「医学生への私的序言」として，精神医学は本質的に単純であり，人間的であること，精神疾患の一方の重要な部分は，健康者の苦悩と本質的に同じ苦悩によって了解され，精神的苦悩，精神的欠乏あるいは精神的緊張の自然的結果として了解できること，他方の重要な部分は，精神疾患は脳機能を障害する身体疾患によって左右されること，ただし躁うつ病性障害と精神分裂病性障害はこのような了解には簡単に組み入れられないこと，それを深化させようとすれば，遺伝的発達準備性と生活経験は緊密に錯綜しており，これらの状態成立に重要な役割を演じていることを知らねばならないということ，今日それでもなお根源の解明は不十分であること，最後に，精神医学においては技術的能力，実際的知識と並んで，全人格性，同情，献身への意志が求められることを強調している。以上の著者の姿勢と理念がこの教科書に凝縮されている。

　『精神医学書Ⅰ』では「精神医学の基礎としての生活経験に関連した人格発達について（生活経験の作用領域について，個人的経験と発達の間における協同運動の規則性，人格を形作る生活経験，人格発達の初めの生物学的にあらかじめ決定された行動様式）」「精神病理学的現象の記述（意識されている精神生活と意識されていない精神生活，思考，情動性，人格など）」「精神障害の分類，原因，治療」など，『精神医学書Ⅱ』では「身体疾患と密接に関係した精神障害（身体疾患における精神疾患の基本型，精神器質症状群，脳局所精神症状群，内分泌精神症状群，てんかんなど）」，『精神医学書Ⅲ』では「内因性精神障害（精神分裂病－精神病理学像，本態および原因に関する推測の今日的状況など）」「躁うつ病」「精神反応性あるいは心因性障害」「先天性人格変種と関係した人格障害」，そして「付録：司法精神医学―ドイツ，オーストリア，スイス―」から成り立っている。

●人見一彦

[詳細データ] E. Bleuler, Lehrbuch der Psychiatrie. 1.-6. Aufl., Springer, Berlin, 1916-1937. Bearbeitung der 7.-15. Aufl., 1943-1983, von M. Bleuler. 15 Auf., 1983（切替辰武訳『ブロイラー精神医学書』Ⅰ・Ⅱ・Ⅲ，中央洋書出版，1988, 1989, 1990）．

ブロイラー Manfred Bleuler
『分裂病性精神障害—長年にわたる病歴と家族歴の視点から—』　［1972年］

著者はスイスのブルクヘルツリで1942年から1943年まで治療した分裂病者208例のその後の成り行きについて、事例が死亡するまで、あるいは22年以上にわたって見守っている。本書は文献目録と事項索引を含めると673ページになる大著で9章から成り立っている。本論に入る前に研究の目的、調査資料の特徴や調査法などを述べた最初の第1章、第2章の家系では分裂病者の両親にみられる精神障害、早期に父か母を失った「崩壊家庭」、子どものときの境遇、分裂病の父母との共同生活や分裂病者の養父母について調べ、第3章の発病前の人格には病前性格、知能、職業や社会的身分、性衝動などが整理され、第4章はこの著作の核心部分をなす長期経過であるから後述する。第5章では兄弟姉妹、異父母の兄弟姉妹や兄弟姉妹の子どもについて検討され、子孫については第6章に記述がある。第7章ではこれまでの調査結果を従来の分裂病学説と照合しながら論じ、第8章の分裂病論の補遺には、分裂病は身体疾患か、遺伝か、人生経験における心的外傷かの問題に検討が加えられ、分裂病者のまともな面と健常者の分裂病的な面、精神病理や分裂性精神疾患をめぐって、分裂病の本体に関する著者の考えや推測を列挙している。終章の第9章では分裂病者の血縁にみられる分裂病類似のロールシャッハ所見の記載がある。

この著作はやはり第4章の「分裂病者の長期の疾患経過」を眼目としている。従来の経過研究の難しさと誤り、それに対する今日の指針、初発年齢、急性と慢性の発症、せめて5年間なんとか安定した状態にある「終末状態」、経過曲線、発症後23-35年の後期経過の傾向、入院の回数と期間や勤め口による長期経過の判定、経過と病前性格、血統、分裂病の家族頻度、父か母の死や発症後の家族との関係、その他の感情面の経過への影響、経過と治療、死因について詳述している。統計的な処理には急性か慢性の発症かといった判定基準のほかに、治癒、軽症、中等症や重症の終末状態という細分化がなされる。

分裂病は人の一生をつうじて進行性に悪化する疾病ではなく、平均して罹病5年後から回復傾向のあることを実証したのは意義がある。分裂病者の少なくとも半数は「分裂病質」の病前性格であるが、分裂病者の子どもたちには精神的に健常者が多く、これまでいわれていたよりも精神病質者は少ない。分裂病質の性格と子どものときの境遇が良くないことには相関性がありそうである。少なくとも半数から3/4は発症してから10年以上になると長年にわたってどうにか安定した状態が持続し、そのうちの1/4から1/3までは治癒するが、ほぼ1/10から1/5までが最も重症の慢性精神病となり、残りの事例は軽症の精神病であるという。先の「終末状態」ですら最後の状態でなく変わるというのが著者の見解である。破滅型分裂病はほとんどみられなく、慢性精神病もすべて軽症化しているが、治癒が以前より多くなったともいえない。

分裂病の成因論に臨床家の声が届いてないというブロイラーは、分裂病者には絶対的に新奇で了解不能なものはなく、健常者にも分裂病的な面があり、分裂病の形成過程には生来の人格と人生の心的外傷との関連が重要で、それは治療面でも無視しえないと語っている。

著者は観察者として分裂病者のほぼ生涯にわたる経過を追究するだけでなく、分裂病者との温情のこもった日頃の交流が、患者をより深く理解し確かな情報を提供すると確信していることに本書の最大の特徴がある。この臨床家としてのブロイラーの姿勢は、一方的に分裂病の遺伝に与することもなく、心因論に偏ることもない点にみてとれる。こうした視点は、客観性の基盤を揺るがせる疑念もある反面、従来の経過研究で見えなかった分裂病者の行動特性を逆に照射することになる。この労作の高い評価はここにも認められる。

●藤森英之

［詳細データ］ M. Bleuler, Die schizophrenen Geistesstörungen im Lichte langjähriger Kranken-und Familiengeschichten. Thieme, Stuttgart, 1972.

ブローカ　Pierre Paul Broca
「言葉の喪失―慢性脳梗塞による大脳前頭葉の部分的破壊―」　[1861年]

　1861年4月18日，南仏ジロンド県出身のパリの外科医ポール・ブローカ[1824-80]は，その前日にビセートル病院で死亡したタン氏と呼ばれる51歳男性の脳を，人類学会において供覧した。タン氏は21年前から言葉を喋ることができず，"タン"というたった1つの音節しか発しなくなっていたため，病院中の人達からタン氏と呼ばれていたのである。タン氏には右片麻痺もあった。その年の4月12日，右下肢の蜂窩織炎に罹患したタン氏は，ブローカの診察を受けた。ブローカは，タン氏が顔や舌の随意運動能力は保たれ，言語理解は良好であるのにもかかわらず，言葉を喋ることができないことに注目した。それは，この症例が，同年4月4日の人類学会でオーピュルタンが論じた，脳における言語の座は前頭葉にありとするブイヨーの説を検証するに足る，決定的な証拠になると思われたからである。パリ大学医学部の内科教授ブイヨーは，1825年からヒトの言語機能は前頭葉に存在するという大脳機能局在説を唱えていたが，充分な証明を得るには至らなかった。この大脳機能局在説は人類学会でも取り上げられるようになり，ブイヨーの女婿であるオーピュルタンと，これに反対するグラティオレとの間の激しい論争にまで発展していたのである。人類学会の事務局担当者ブローカは，この論争に直接加わってはいなかったが，タン氏に出会った時に，このことを思い出し，その議論に終止符を打つべき症例と見抜いたのである。

　剖検されたタン氏の脳では，左側前頭葉の中程に中心を持つ古い脳梗塞巣が認められた。この所見が，ブイヨー説を支持することに確信を得たブローカは，この発見の翌日，早速この脳を人類学会に供覧し，「したがって，これら全ての事を考えると，この実際の症例においては，前頭葉の病変が言葉の喪失の原因であったと信ずることができるのである」と述べた。この発表の記録が掲載されたのが，人類学会紀要の記事「言葉の喪失―慢性脳梗塞による大脳前頭葉の部分的破壊―」である。ここには，タン氏の脳はパリ大学医学部のデュピュイトラン博物館にて保存されること，また解剖学会紀要において詳細な論文が発表される予定であることも記載されている。

　人類学会紀要の報告は，ブローカの発表を報じた記事であって，論文ではない。この記事において予告されたように，同年に発刊された解剖学会紀要に，ブローカは，「口頭言語の能力の座についての考察，およびアフェミーの一観察例」*という本格的な論文を発表した。したがってタン氏の脳の原著論文としては，この解剖学会紀要の論文のほうが引用されるのが普通であるが，人類学会紀要のこの記録も，彼の発見の先取権を示す記録として重要である。

　ブローカは，タン氏が臨床的に示した言葉の喪失を，アフェミーと命名したが，後にトゥルーソーがこれをアファジー，すなわち失語症と呼ぶべきであると述べ，今日ではその語が定着した。したがって，失語症の本格的な臨床-病理対応研究は，ブローカによるタン氏の観察によって始まったと言うことができる。

　その後1865年，ブローカは，言語機能が左半球に局在することを臨床病理対応研究によって証明した。ブローカはまた，これらの言語機能の大脳局在の研究だけでなく，大脳辺縁系という名前の由来となった「ほ乳類における辺縁大葉と辺縁溝」の論文**や，クロマニョン人の頭蓋の研究でも歴史に残る業績を挙げている。

●岩田　誠

[詳細データ] P. Broca, Perte de la parole Ramolissement chronique et destruction partielle du lobe antérieur gauche du cerveau. Bull. Soc. d'anthropologie (Ire série) 2: 235-238, 1861.

* Broca, Remarques sur le siège de la faculté du langage articulé suivies d'une observation d'aphémie. Bull. Soc. Anatomique (2e série): 330-357, 1861 (萬年甫・岩田誠編訳『ブローカ』東京大学出版会, 1992, pp. 63-90).

** Broca, Le grand lobe limbique et la scissure limbique dans la série des mammifères. Rev. d'anthropologie (2e série): 385-498, 1878 (萬年甫・岩田誠編訳『ブローカ』東京大学出版会, 1992, pp. 153-258).

ブロードマン　Korbinian Brodmann
『大脳皮質の局在論』　　　　［1909年］

本書はブロードマンが細胞構築学的な観点から大脳皮質の比較解剖学的局在論を著したものである。体裁は150の図を載せた324頁の著書である。それらの図の中には，あの有名な「ブロードマンの脳地図」が含まれている。

本書では，序文でブロードマンがベルリン大学の神経生物学研究室で1901年から8年間この研究所の研究計画に関係していて，ヒト大脳皮質の細胞構築について局所的な解析に取り組んだことから書かれている。

ついで，まえがきでは大脳皮質の組織学的局在を検討する目的と，その方法についてかんたんに述べている。方法論としては，線維構築学，髄鞘の発生学的構築，細胞構築学，髄鞘構築学，細線維構築学などを取り上げ，Nissl染色を採用して成人および動物の大脳皮質について細胞構築学的検討を行ったことに触れている。

本文は3部で構成されている。第1部は比較解剖学的な大脳皮質の細胞構築学の原則，第2部は大脳皮質の比較解剖学的な領域構成の原則，第3部は統合：形態学的，生理学的，病理学的な臓器としての大脳皮質の仮説，のそれぞれ構成となっている。

(1)第1部の比較解剖学的な大脳皮質の細胞構築学の原則はさらに3章に分けて記載されている。その第1章は大脳皮質の基本的な層構成，すなわち等皮質と不等皮質の大脳皮質形成についてであり，6層の層構成の発生学的基礎と，6層の層構成の比較解剖学的基礎についてまとめている。第2章は大脳皮質の細胞構築の局所的な変異で，6層形成された皮質や異なる数の層構成の変異についての全般的な規則と，個々の層構成の部位的な特徴についての記述がある。第3章は，異なる動物の大脳皮質での細胞構築の詳細についての記述である。

(2)第2部の大脳皮質の比較解剖学的な領域構成の原則，すなわち皮質局所地図は3章に分けて記載されている。第4章は個々の脳地図の解説である。ヒト，下級猿，下等霊長類，翼足目，キンカジュ，齧歯目，ハリネズミなどの脳地図の詳しい解説がされている。有名なヒトの脳地図はこの章に描かれているだけでなく，その解説では中心後回，中心前回，前頭葉，頭頂葉，後頭葉，側頭葉，島，帯状回，脳梁膨大後方部，海馬に分けて領域番号ごとに大脳皮質の層構成の特徴を述べている。第5章は皮質細胞構築の一般像を，第6章は皮質細胞構築の変異について，それぞれ述べている。

(3)第3部は統合：形態学的，生理学的，病理学的な臓器としての大脳皮質の仮説としてまとめられ，その内容は3章に分けて述べられている。第7章では形態学に関係する組織学的大脳皮質局在として，大脳皮質局在の基本的な原則，臓器としての問題，ブロードマンの結果の系統的な意義について論じている。第8章では大脳皮質局在と組織病理学についての記述で，基本的な病理，細胞構築学的な病理，組織形態因性の病理，部分的な病理の記載を見ることができる。第9章は臓器としての大脳皮質の生理学についての記述である。要素ごとの機能局在，一般的な部分的機能局在，特別な機能の局在（解剖学と生理学の機能局在の関連）を論じ，特に運動皮質，ヒトの視覚皮質，ヒトの聴覚皮質，言語と失語症，動物の個々の機能中枢などについて述べている。　　　　　　　　　　　　　　　●後藤　昇

［詳細データ］K. Brodmann, Vergleichende Lokalisationslehre der Grosshirnrinde in ihren Prinzipien dargestellt auf Grund des Zellenbaues. Verlag von Johann Ambrosius Barth, Leipzig, 1909（英訳；Laurence J. Garey (trans.), Brodmann's 'Localisation in the Cerebral Cortex'. Smith-Gordon, London, 1994）.

プロミン Robert Plomin
『遺伝と環境―人間行動遺伝学入門―』
[1990年]

人間行動遺伝学は精神医学や心理学と生命科学との学際領域の1つとして注目を集めつつある。ヒトゲノム情報の解明が本格化し、さまざまな疾患の原因遺伝子探しに関心が集中しつつあるが、人間の複雑な心理・行動的形質に遺伝規定性があるか、あるとすればどの程度か、その遺伝要因は環境要因とどのように関連しているかなどの基本的な問題を、遺伝子そのものの情報を直接扱うことなく、血縁間の類似性を統計的に解析することにより明らかにするのが行動遺伝学である。本書はこの領域で常に最先端の研究パラダイムを提示し続けているロバート・プロミンによる人間行動遺伝学の入門書である。

本書が執筆された1990年という時期は、人間行動遺伝学のパラダイムのスタンダードが確立された時期に相当する。すなわち心理形質の個人差を、量的遺伝学のモデルに基づいて相加的遺伝、非相加的遺伝、共有環境、非共有環境の4要因に分解して理解する枠組みが確立され、それぞれの要因の寄与率を推定するための共分散構造分析のような多変量解析の手法が一般化しはじめた。そして知能、パーソナリティ、精神病理といった主要な心理形質に無視できない遺伝規定性が示され、そのほとんどで家庭の与える共有環境の影響が見いだせないこと、発達に伴う遺伝率の増加があること、さらに環境の側にも遺伝要因の個人差が反映されることなどといった知見が、スタンダードなものとして学界に認知されはじめた段階に書かれた。ただしその後活発化したQTL研究などの遺伝子研究については触れられていない。

優生学の祖として知られるフランシス・ゴールトンに始まるこの学問は、その後、歴史の折々にイデオロジカルな問題を巻き起こしてきた。分子生物学的アプローチを補い、個別の遺伝子だけに還元されない遺伝現象を扱うことのできる人間行動遺伝学の役割が問われている。　●安藤寿康

[詳細データ] R. Plomin, Nature and Nurture. Brooks/Cole Pub. Co., Pacific Grove, Ca., 1990 (安藤寿康・大木秀一訳『遺伝と環境』培風館, 1994).

フロム-ライヒマン Frieda Fromm-Reichmann
『積極的心理療法』
[1950年]

本書は、新フロイト派の1人であるライヒマンの代表的な精神分析的心理療法の著作である。ライヒマンは、理論的著作(『人間関係の病理学』)[1959]も著しているが(次項参照)、理論家というよりむしろ経験豊富な心理療法家と評価されている。その彼女の臨床家としての諸経験を、アランソンホワイト研究所等の精神分析訓練生に話したものを増補しまとめたものが本書である。ライヒマンは本書を「神経症者と精神病者についての積極的心理療法の諸原理を系統的に記述することにある」とし、フロイト、サリヴァン、グローデックらの影響を強く受けた治療技法論であることを明示している。後述するように、精神分析的心理療法の基礎的技法論としての種々の課題が網羅され、現在でも十分に臨床家へ大きな示唆を与える著書である。本書の内容は、3部構成となっている。1部の「治療者(訳書では精神科医となっているが治療者と変更する)の私的、職業的要請」では、心理療法の基本を「聴く」ことに置き、患者の不安や罪悪感からの攻撃などで治療者の聴き入る態度が適切に機能しなくなる治療者側の不安や逆転移感情を認識し安定した治療関係の構築を求める際の「治療者の役割」、「治療者の態度」、「治療者の考慮点」などを取りあげ論じている。2部「心理療法の過程：患者と治療者」では、1部の主張点を精神病者や神経症者との治療経験から具体的にまとめている。例えば、初回面接の注意、連想や身体感覚などを心理療法でどう利用するか、さらに何を解釈し、どのように解釈するか、徹底操作や治療終結の仕方などの点まで詳細に言及している。3部「積極的心理療法補遺」では、心理療法過程で生じる2つの点、「親族とのかかわり」や「患者と治療者の人生に生じる出来事、例えば肉親との死別、妊娠、結婚、重篤な疾病、事故などにどう対処するか」について検討している。　●乾 吉佑

[詳細データ] F. Fromm-Reichmann, Principles of Intensive Psychotherapy. The University of Chicago Press, Chicago, 1950 (阪本健二訳『積極的心理療法』誠信書房, 1964).

フロム-ライヒマン
Frieda Fromm-Reichmann
『人間関係の病理学』　[1959年]

　本書は、サリヴァンを中心とした新フロイト派の代表的心理療法家であるフロム-ライヒマンの著作集である。彼女は1957年に米国で死亡。死後関係者の手により彼女の論文が集められ本著作集が編集された。本書に掲載された論文は、彼女が1935年ドイツからナチを逃れて米国へ亡命し、チェスナット・ロッジ病院に勤務後からのもので、1935年から1957年までの学会活動や講演を通して検討された学術論文や著述などの研究業績23編を、後述するように6部に分け各業績を発表年代順にまとめたものである。なお、1914年から1931年までドイツにおいて、彼女がおこなっていた臨床研究活動の論文著作についても、本書の文献目録に掲載されており、いわばフロム-ライヒマンの主な研究業績の大部分が網羅されているといえよう。なお、臨床家ライヒマンが実践した精神分析によって定位された精神療法である Principles of Intensive Psychotherapy の治療技法書（邦題『積極的心理療法』）は1950年に刊行されている。

　本書の内容は、6部から構成され、23編の論文が掲載されている。第1部「問題の哲学的背景について」は、2つの論文から構成されている。第1の「精神疾患の哲学的背景について」[1946]では、精神障害について以下の命題、つまり(1)重篤な精神疾患である精神病は、心理療法ができないといわれているが、治療者・患者関係を通して治療が可能であること。(2)精神病者は優れた芸術家となって重い疾患から抜け出すこと。(3)健康者と精神病者の差は程度であって質ではないこと。(4)精神病者とかかわるには、治療者に特別の敏感さを必要とすること。の4つをあげて論じている。第2の論文、「精神療法の歴史と哲学についての覚書」[1956]では、力動的精神療法の現代的発展についての説明と、彼女自身の Intensive Psychotherapy から得られた治療者・患者の相互対人関係への細やかな観察。特に転移・逆転移の認識の重要さ、コミュニケーションの役割の認識、全パーソナリティの反応としての精神疾患の再発見、望ましい精神療法のための提案などについて論じている。第2部「精神分析と精神療法について」では、6編の論文を通して、精神分析療法の現況や進歩を渉猟しその治療法の重要性を強調すると共に、臨床家に以下の点（精神病者への治療的接近の必要性。現在の治療的対人関係への歪みと転移・逆転移、パラタクシスへの注目から連想内容より治療関係の重要性と積極的意味を強調したこと）を追加することを提案している。第3部「精神分裂病について」では、8編の論文が当てられている。精神分裂病における統合と再統合についての治療理論とその技法的研究は、臨床家としての最も優れた彼女の研究業績であり、思想体系でもある。その思想の発展過程は諸論文の中に反映されている。もちろん、精神分裂病者への投薬、外泊許可、閉鎖での対応などの入院治療管理や精神療法の具体的技法など今日でも応用可能な治療的助言が示されている。彼女の精神分裂病患者への技法の中心は、解釈よりむしろコミュニケーションの了解であると言われている。この了解は、患者の言動内容よりむしろ抵抗の現象（治療関係）に向けられた。そして、理論的偏見をもたずに傾聴することを強調した。第4部「躁鬱病について」では、2編の論文によって、躁うつ病者の12例の内面的研究や精神分裂病者と躁うつの気分動揺を主な主症状とする人々との相違を、その発達史、力学、現在のパーソナリティおよび精神療法の見通しなどの観点から探求している。第5部「一般的な精神医学的諸問題について」では、4編の論文が挙げられているが、中でも、「家族集団における母親の役割」は、その後の家族研究にも影響を与えた論文である。第6部の終章は、「孤独について」であるが、彼女自身の聴力障害とも相まって、孤独への思索を深めたと言われている。　●乾　吉佑

[詳細データ] F. Fromm-Reichmann, Psychoanalysis and Psychotherapy. D. M. Bullard, E. V. Weigert, Selected Papers of F. Fromm-Reichmann. The University of Chicago Press, Chicago, 1959（早坂泰次郎訳『人間関係の病理学』誠信書房, 1963）.

ブロンデル
Charles Aimé Alfred Brondel
『未開人の世界・精神病者の世界』
[1926年]

　本書は「未開人の世界」と「精神病者の世界」というふたつの部分からなる。原著者であるブロンデルが，同時期に意図的に書いたのではなく，訳者の宮城音彌が，合わせて訳し出し1つの書物とすることによって，ブロンデルの思想からみた精神病者の心的世界をより際立たせようとしたと考えられる。

　「未開人の世界」という前半部分（訳名は「未開人心理」）も，ブロンデルの原著というよりは，彼の師であるレヴィ-ブリュルの『未開社会の思惟』および『原始心性』という2つの書物を解説・紹介・要約する形で書かれている。

　「精神病者の世界」として訳された後半部分は，さらに「病態意識」および「病態心理学と社会学」という2つの部分からなっている。ともに講演内容で，「病態意識」は1922年ジュネーブにおいて行われたもので，1914年文学博士の学位請求論文として提出され同年「病態意識」として出版された内容をまとめて述べたものである。「病態心理学と社会学」は1925年パリでの講演であり，この2つの講演はともに，Journal de Psychologieに発表されたのち，上述した「病態意識」第2版に付録として加えられた。

　前半の「未開人の世界」でブロンデルは，未開人および原始社会における思惟が，近代西欧から見ればきわめて奇異な感を与える理由を述べる。それは個人単位の心理的な未成熟と成熟の違いではない。未開人は近代西欧とは異なった独自の社会を構成していて，そこに生きる人々が共通して持つ意識は，西欧社会に住む人々の共通意識と異なるからだという。一般にひとつのまとまりのある社会では共通した通念が生まれ（デュルケームのいう「集団表象」），それは社会ごと独自性があり，異なる社会に属する者にとっては奇異に映るという。

　一方後半の「精神病者の世界」において，このような集団表象の違いにみてとれるような，社会的相違からの説明をブロンデルはとらない。精神病者だけが共同して創造しうる独自の社会や，そうした社会特有の集団象徴はないという。精神病者（おそらく今日でいう精神分裂病者が念頭にあると思われる）の場合には，正常者に言語を通して共有される，社会化された共通の明確な意識（本書でいう明瞭意識）が個人のうちで希薄化・後退・消失し，代わって共通性を欠く，個的な要素（ブロンデルのいう「体感」）が前面に出現する。このため精神病者との間に共通意識をもてないのだという。

　このようにブロンデルは社会学的な論理で人間心理，特に集団心理を説明しようとする。逆に心理学的論拠から社会や社会心理を説明しようという精神分析は，ちょうどブロンデルとは逆の方向を持つことになり，強い批判を投げかける。

　訳者の宮城音彌はブロンデルの略歴を次のように紹介している。先に挙げたレヴィ-ブリュルに師事した点を別にすると，彼は医学を専攻し自傷行為に関する論文によって学位を得た後，サルペトリエール病院で臨床医として生活する。この時の経験が「病態意識」の基礎となり，文学博士の学位をうる。一時戦争に動員されたが，第1次大戦後ストラスブール大学の文学部教授として約20年間教鞭を取る。その後パリ大学に転出，病態心理学の講座を担当したが，わずか2年ほどで，1939年2月，師であるレヴィ-ブリュルの死後数日にして後を追うようにして亡くなったという。

●大宮司信

[詳細データ] C. A. A. Brondel, Les mentalité primitive. 1926（宮城音彌抄訳『未開人の世界・精神病者の世界』白水社，1941）．

ベアード George Miller Beard
『神経衰弱症』　　　　　　　　　[1880年]

　ベアードは，1839年，アメリカのコネチカット州で生育し，イェール大学を卒業後，ニューヘブン医学校や海軍で医学を学び，さらにニューヨーク医学校に入学して，1866年卒業。すぐにニューヨークで診療所を開き，神経学や電気治療などを専門として，臨床の傍ら，研究や論文執筆にと精力的な活動を始めた。当時アメリカは産業革命期を迎え，ニューヨークのような大都会では工業化が進み，労働者や貧困層の増大とともに人口は増え，交通通信機関は機械化し，さまざまな分野で文明化が進んできた。そのなかで，不安，抑うつ，疲労，身体的不調，頭痛，脱力感，集中力困難，不眠などを訴える患者が増えてきた。ベアードは，臨床的にそのような現象に気付き，いくつかの症例を集めて，1869年，『ボストン内科外科雑誌』に，「神経衰弱症，あるいは神経消耗」という論文を投稿し，掲載されることになった。さらに，1880年，症例を増やし，本書『神経消耗（神経衰弱）についての臨床的論考―その症状，本態，予後，治療―』という単行本を刊行，さらに翌年，『アメリカ神経質―その原因と結果―』という書を著すことになる。

　ベアードは，神経衰弱症を，アメリカ文明による蒸気機関や電信の進歩，定期刊行物の増大，科学の発展，女性の力の増強などアメリカ文明によるストレスが原因で，繊細な神経系は障害を受け，いわゆる神経力が弱くなって失われてくる現象であると考えた。そして証明がされていないのでひとまずは機能性の神経疾患と考えたが，いずれ将来には神経系の器質的異常が明らかになると信じた。しかし，一方ではアメリカ文明の発展がこの疾患の治療や予防に貢献しているとも考えた。ベアードの神経衰弱概念提唱には，19世紀後半の，神経生理学理論，電気的神経刺激説，エネルギー保存法則，変質論，進化論などの影響が考えられている。

　神経が衰弱するという考えはそれ以前より知られていたが，ベアードの「神経衰弱」概念は文明社会における特徴的な神経の病として，アメリカは言うにおよばず，ヨーロッパ諸国に普く拡がることになった。大陸への導入にはシャルコーやドイツのメビウスが大きな役割をとったとされ，フロイトもまたその概念を受け入れたと言われている。しかし，臨床経験が積まれるとともに，また神経症という概念が普及するとともに，神経衰弱症は神経疾患というよりは精神の病で，神経症やうつ病のひとつに過ぎないとされ，1910年代になると，精神医学界ではこの概念はほとんど顧みられなくなってきた。

　一方，日本では，神経衰弱概念はすでに明治初年に導入され，精神医学，神経学，さらには心理学など医学以外の分野，あるいは一般社会にまで広範に受け入れられてきた。神経という用語は杉田玄白の『解体新書』の翻訳に始まると言われ，江戸後期には医師仲間だけでなく一般社会にも広く知られるようになっており，その神経が弱くなる病気ということで，一般社会も受容しやすく，トランプ遊戯のひとつにあるように，日常用語でもこの病名が盛んに用いられるようになった。明治期，神経衰弱の治療とか予防といった啓蒙書が多数出版されている。医学の分野では，神経学領域ではほとんど受容されなかったにもかかわらず，精神医学の分野では，むしろ1920・30年代になって，外来の患者の3分の1が神経衰弱と診断されると言われるほど，ポピュラーな病名として使用されるようになってきた。この傾向は戦後まで続き，つい最近まで，一般の開業医では使われてきた状況がある。世界的にみても，とくに中国では神経衰弱概念は今もって頻繁に用いられており，1992年に発表されたICD-10では，神経衰弱概念は，他の神経症性障害の項として，残されている。
　　　　　　　　　　　　　　●松下正明

[詳細データ] G. M. Beard, A Practical Treatise on Nervous Exhaustion (Neurasthenia), Its symptoms, nature, sequences, treatment. EB Treat, New York, 1880.

ベイス Ilza Veith
『ヒステリーの歴史』
[1965年]

古代ギリシア以来，ヒステリーほどその名の知られているものは他にない。ヒステリー論は汗牛充棟をなすとともに，ヒステリー概念の歴史を辿る著書も数多い。たとえば，最近の著としては，エティエンヌ・トリヤの『ヒステリーの歴史』［安田一郎訳，青土社，1998］がある。なかでも，本書は，専門の医学史家が著したヒステリー概念の歴史書としてもっとも著名なもので，ヒステリーの歴史を繙く者にとっての必読文献とされている。トリヤにせよ，エランベルジュやジルボーグの関連論文にせよ，メスマーに始まってベルネームやブレイド，シャルコーやジャネ，フロイトに至る近代から現代にかけてのヒステリーの歴史が詳しく語られる一方，古代から中世については粗描しかなされないのが常であるが，本書は，それとは逆に，古代から近世にかけてのヒステリーの歴史が詳細に記述され，フロイトのヒステリー論で終わっていることに特徴がある。

古代におけるセックスの重視説，動物としての子宮の病い説，中世の魔女とヒステリー，パラケルススのヒステリー論，近代イギリスにおけるハーヴェイやウィリスのヒステリー説，18世紀における疾病論の混乱など興味深い記述そしてフロイトのヒステリー論への医学史家なりの鋭い指摘がみられるが，さらには中国や日本など極東やイスラーム医学におけるヒステリー概念も紹介され，とりわけ日本の狐憑や天狗について論じ，桶から水を浴びせてヒステリーの女性を治療している江戸時代の図譜が引用されたり，現代の日本の精神医療史研究ではほとんど取り上げられていない文献までも渉猟していることに一驚させられる。　　　　　　　　　　●松下正明

［詳細データ］I. Veith, Hysteria, The History of a Disease. The University of Chicago Press, Chicago, 1965.

ベイトソン Gregory Bateson ほか
「精神分裂症の理論化に向けて」
[1956年]

コミュニケーションの分析，とりわけラッセルの論理階型理論（theory of logical types）に基づき，家族の中でダブルバインド状況にとらわれた人間に分裂病的徴候が育まれるという仮説を初めて述べた論文である。

分裂病患者では，様々なレベルの論理階型（logical type）を識別すること，つまり，自分の心が，あるいは他者と作る場が，どのようなコミュニケーション・モード（「遊び」のモード，「真面目」のモードなど）にあるのかみわけることに欠陥がある。それは，幼少期に，身近な家族が，言語レベルではある禁止命令を発しつつ，非言語的レベル（声の調子，ジェスチャーなど）ではその禁止と衝突する別の禁止を発し，子どもはその場から逃れることも禁止されているという，ダブルバインド状況が恒常的に続いた結果と考えられる。行き交うメッセージの類別を正確に行うことが死活問題であるという抜き差しならない関係にありながら，相手から届くメッセージは，その高次レベルと低次レベルにおいて矛盾している。その矛盾を解きほぐそうにも，矛盾についてコメントできず，今起こっているコミュニケーションについてコミュニケートすることができない。例えば，見舞いに来た母親の肩を喜びのあまり患者が抱くと，母親は身をこわばらせ，患者が手を引っ込めると，母親は「もう私のこと好きじゃないの？」と尋ねる。

このダブルバインド状況から自己を防衛するためには次の3つの方法を選び取るほかなくなるが，それは分裂病の3亜型に対応する。(1)メタレベルのコミュニケーションに過度に敏感となり，あらゆる言葉の裏に自分を脅かす隠された意味があると思い込む（妄想型），(2)メタレベルのコミュニケーションを無視し，他人が言うことを，みな字句通りに受け取る（破瓜型），(3)そのどちらでもない第3の道として，まわりで何が起ころうとも，それを見ようとも聞こうともせず，関心を自分の心の動きに集中する（緊張型）。　　●小林聡幸

［詳細データ］G. Bateson, D. D. Jackson, J. Hayley, J. Weakland, Toward a theory of schizophrenia. Behav. Sci. 1: 251-261, 1956（佐藤良明訳『精神の生態学』所収，思索社，1990）.

ベイトソン Gregory Bateson
『精神の生態学』　　　［1972年］

精神分裂病のダブルバインド（double bind）理論の提唱者グレゴリー・ベイトソン［1904-80］は，自然界の広範な対象を相手に，形態・組織・パターンの生成について問い詰めていった思考家である。独立独歩の知の営為は，後に「精神の生態学（ecology of mind）」と呼ばれるのだが，そこに至るまでのきわめて学際的な探究の足取りを収めたのが本書である。31歳の気鋭人類学者が当時の人類学の正統的な説明法を論駁している論文から，67歳の知的アウトサイダーが現代人の思考法に警鐘を鳴らす講演まで，その間，単著を1冊も書かなかった探究者の主要な成果35本が，本書に押し込められている。

だがバラバラにではない。探究の軌跡ははっきりしている。人類学，心理学，精神医学，一般意味論，情報理論，進化理論，発生学，科学思想史，美学，宗教，生態学……多くの学域に踏み込みながらも，ベイトソンが求めていたのはつねに，それら非物象的な諸現象をより精確に，統一的に把握する説明のカタチであった。

ニューギニアの部族調査で，文化成員の「気質（ethos）」が，いかなる相互作用のプロセスから導き出されるかを分析した彼は，『バリ島人の性格』に結実するマーガレット・ミードとの共同調査では，特に幼児期における性格形成の学習に焦点を当てた。パーソナリティの獲得という学習は，実験心理学が扱うような，個々の刺激に対する反応の獲得とはレベルが異なる。そのレベルの違いを後に彼は，哲学者ラッセルとホワイトヘッドによる「論理階型（logical types）」の概念によって説明するようになる。また1940年代のサイバネティクス創成期には，ノーバート・ウィーナーらとともに学際的な会議を推進し，システムの循環やフィードバックの概念を，思考の道具として吸収した。

1950年代，一般意味論への関心からカワウソのあそびを観察したベイトソンは，自然界でも「これはアソビだ」等，一段高次の「メタ・メッセージ」が交わされているという知見を得る。そしてコミュニケーションの階型論的な理解をもって，精神分裂病患者の家庭内の会話の収集にかかった。

1956年，カリフォルニア州パロ・アルトの研究班と連名で発表されたダブルバインド理論は，精神分裂病を，メッセージを正しく階型づける能力の放棄，ないしは，階型間のレベル差をなし崩しにすることで苦痛を回避する学習の所産として捉えるものである。ここで重要なのは，病理の単位が，個人の精神から，家族という一種のメンタルな生態系に広がっていることだ。この理論は，「家族療法（family therapy）」の発展をうながすなど，精神医療のあり方にも波紋を投じたが，ベイトソン自身の関心は，より大きな生態パターンへと向けられていった。

そして1960年代には，遺伝と学習（形質の獲得）とを1枚の図に収める全体論的な進化機構の説明を行ったり，イルカのコミュニケーションや生物発生の異常について緻密な説明を提供しながら，しだいに，自然界を充たす「精神」一般について語る傾向を強め，近代科学の要素還元主義的な思考法を退ける立場を明確にするようになっていった。

本書出版後ベイトソンは，カリフォルニアを中心に盛り上がっていた反西洋・反近代思潮の理論的指導者のような役回りを演じることになった。しかし，彼の科学的な観察眼と論理運用の緻密さは，いわゆる「ニューエージ思想」に見られがちな安易な一般化とは知的真剣さのレベルを異にする。情報とコミュニケーションの科学が登場した時代に，メンタルな諸現象についての厳密な記述を求め続けた思考家の探究の記録である本書は，今後も20世紀的思考の深みを伝える一冊として，分野を超えた影響力を発揮しつづけていくだろう。

●佐藤良明

［詳細データ］G. Bateson, Steps to an Ecology of Mind. Chandler Press, San Francisco, 1972; Univ. of Chicago Press, 2000（佐藤良明訳『精神の生態学』思索社，1990; 改訂第2版, 新思索社, 2000）．

ペイペッツ James W. Papez
「情動メカニズムの提唱」　　[1937年]

　情動は，私たちの個性を彩る主要な精神機能であり，人を人たらしめているものであるとすらいえるかもしれない。そしてその合目的性をめぐっては古くから議論の対象とされてきた。ペイペッツは，当時の最新の知見をもとに，情動の座を脳の特定の構造に求めようと試みた。1937年に発表された本論文は，その後今日に至るまで，歴史的な論文として参照され，引用され続けている。

　ペイペッツは，基本的に視床下部，視床前核群（anterior thalamic nuclei），帯状回，海馬を中心とした連結回路とその関連領域との関係を情動（emotion）の経験と発動において重視した。この部位を中心とした回路をペイペッツの回路と呼ぶことがある。

　当時は，脳の特定の部位を破壊し逆行性に変性を起こさせる方法，ペンフィールドの研究で知られる電極刺激，あるいはさらに腫瘍などで特定の部位が損傷されたときの患者の精神機能の変化から同部位の機能を類推するなどの方法論しか持ち合わせていなかった。にもかかわらず彼は，情動の座を求めて，キャノンとバードやジェームズ＝ランゲの理論を掘り起こし，神経回路の仮説提示にあたっては，自分自身の研究に加え，カハール，ゴルジ，デジェリン，ブローカ，エコノモ，ルイス，ペンフィールドら，神経解剖学，神経学の巨星の研究を至る所に引用し悪戦苦闘しつつ理論を組み立てている。時代は神経学の1つの頂に差し掛かっていたことが伺われる。

　本論文は，その前半部分で情動回路の全体像とその機能的意味が述べられる。後半では，回路の主要中継部位である，乳頭体，視床前核群，帯状回，海馬について，その構造，繊維連絡，そして推定される主な機能が触れられている。

　前半を要約するならば，"主観的情動体験"では大脳皮質の関与が不可欠であると考え，外界からの入力が腹側視床から視床下部へと入り，乳頭体から視床前核群へと流れ，大脳半球の内側に位置する帯状回へ伝わる経路を注目している。"情動行動"では背側視床と内包を経て線条体へとつながる経路を重視した。しかも海馬からの入力を受ける乳頭体が大脳皮質との連絡路をもつことから，海馬での情動処理の重要性を推定し，さらに帯状回の機能を，あたかも視覚における一次感覚野である有線野（area striata）になぞらえて捉えている。つまりは外界からの情報に情動の色彩を加える部位として，視床下部と海馬を重要視していたようである。

　論文の後半は海馬の説明から始まる。「海馬の機能は長い間不明のままに残されてきた」と論文の中において述べられているように，本論文においても，今日では海馬の主要な機能としてよく知られる"記憶"にはほとんど言及されていない。海馬は主観的情動体験に重要な部位として理解されるが，主に嗅覚の処理（一部嗅覚記憶）に関与する部位であろうとみなされているに過ぎない。帯状回については，同部位が意志発動や警戒心（vigilance）に関わる可能性に触れているが，その他に取り立てて具体的な記述はみあたらない。乳頭体に関する記述では，同部位が固有感覚インパルスに関係するらしいこと，また，被蓋への経路があり，乳頭体の電気刺激で血圧の上昇がみられる事実を紹介している。

　本論文は，神経科学の創世期において，不確実な情報を含めながらも，広範囲にわたる膨大な知見の統合によって，情動の基本的な回路を具体的に描きだした点で，その後の情動系の研究を大きく促した歴史的に意義のある論文であると認めることができる。しかし彼は，海馬のもつ大きな機能を誤解していたようであるし，ヤコブレフが着目していた扁桃体の情動機能にはほとんどといってよいほど目を向けていなかったことがわかる。今日では，ペイペッツの回路は，彼が想定した情動回路というよりも，むしろ記憶の回路としての役割が大きく，情動はヤコブレフの回路を主な座としていることが明らかにされている。

●神庭重信

[詳細データ] J. W. Papez, A proposed mechanism of emotion. Arch. Neurol. Psychiat 38: 725-744, 1937.

ベーカー　Wolfgang Böker,
ヘフナー　Heinz Häfner
『精神障害者の暴力犯罪―ドイツ連邦共和国における精神医学疫学的調査―』
[1973年]

1960年代からコミュニティ精神医療が発展するに伴い，精神障害者の犯罪の予測と治療が実践的に重要視され，その基礎となる実証的研究が欧米で盛んに行われるようになった。本書はそのような流れの先鞭をつけた研究である。英訳され，ドイツ語圏以外でも広く引用されている。

副題にもあるようにドイツ連邦共和国（旧西ドイツ）での疫学的調査の結果にもとづいている。著者らはそれまでの精神障害と暴力犯罪の関連性についての研究を総括し，精神分裂病患者が特に危険であるとか，妄想患者には残虐な犯罪の危険性があるといった推定には十分な根拠がないと指摘し，多角的な研究方法の必要性を述べている。本書の調査対象は1955年から1964年までに暴力犯罪を行った精神疾患（Geisteskrankheit），精神薄弱（Schwachsinn）の患者533例で，全国の刑事局，検察庁，犯罪を行った患者を収容する精神病院から収集された。

従来，暴力を一面的に疾患要因に関連づける傾向があったが，著者らは個人の素質や生活史的，環境的要因などを同等に重視する立場を取った。そして暴力犯罪の時間と場所，性別と年齢，遺伝負因，人格，疾患，治療歴，犯行前の社会生活（他者との接触，負荷の出来事，攻撃性の徴候など）に関して，一般人口および非暴力患者との比較，下位群相互の比較を行った。また被害者の選択，各疾患群ごとの質的分析もなされている。疾患別では，精神分裂病が53.4％と過半を占め，以下，精神薄弱12.7％，後期獲得性脳障害8％，脳萎縮過程7.5％，感情精神病6.9％，分類不能の内因性精神病6.4％，てんかん4.4％であった。なお人格障害は対象に含まれていない。

全体的には以下の特徴を示している。(1)精神障害者の危険性は，全体としては成人一般人口のそれを上回らず，特別に危険性の高い群が同定される必要がある。(2)自殺との関係では，23％は拡大自殺を企図したか，暴力後に自殺を企図した。(3)個々の疾患群については，特定の精神疾患または精神薄弱が暴力への特別な素因を有するとは言えない。(4)被害者の中で，親密な家族またはパートナーが高率であった。(5)犯罪の遂行には一定の特徴はなく，著しい残酷さはきわめて稀であった。

対象の大きな部分を占める精神分裂病については，非暴力群と比較して暴力群に次の特徴を見出している。(1)活発な産出的症状，(2)妄想の系統化，(3)妄想における迫害者が特定個人とされること，(4)身体・生命を脅かす体験，(5)能動的で葛藤に富む適応，(6)発病前からの攻撃的傾向，(7)恒常的治療の欠如。また精神分裂病の暴力群の中に2つのタイプを区別した。Aタイプ：より能動的，闘争的なタイプで，中年の既婚男子が多い。慢性の幻覚妄想症状，とくに身体・生命を脅かされるという被害妄想や身体幻覚をもつが，人格は比較的保たれ，葛藤を生じながらも社会に適応しようと努力する患者。Bタイプ：より受動的なタイプで，若い未婚者が多い。非産出的な破瓜型ないし単純型の病像を示し，妄想よりも幻聴が主である。暴力行為は衝動的で，動機や被害者の選択理由は不明瞭である。このうちより頻度が高いのはAタイプである。

著者の1人ベーカーは別の論文* [1981]で「精神障害者の暴力は今日の開放化の努力に対して真の脅威であろうか」と論じている。本書もコミュニティ医療の実践的関心に裏づけられた社会精神医学的な業績であり，精神疾患と精神薄弱の患者は全体として高度の暴力危険性をもたないこと，疾患それ自体よりも人格要因，状況要因が重要であることなど重要な結論を提示した。　●中谷陽二

[詳細データ] W. Böker, H. Häfner, Gewalttaten Geistesgestörter: Eine psychiatrisch-epidemiologische Untersuchung in der Bundesrepublik Deutschland. Springer-Verlag, Berlin, 1973.
* Böker, Ist die Gewalttätigkeit Geistesgestörter eine ernste Gefahr für eine offene Psychiatrie? Schweiz. Arch. Neur. Neuroch. Psychiat. 129: 93-104, 1981.

ベーク Manfred in der Beeck
『真実のゴッホ―ある精神科医の考察―』
（原題『てんかん絵画の特徴―ゴッホの病跡―』）　　　　　　　　　　[1982年]

　ゴッホの病跡学的研究を通じて，広くてんかん疾病に関する表現病理学的研究を試みた書である。著者ベークはドイツ語圏表現精神病理学会の指導的立場にいる精神科医で，ヨーロッパにおける斯界のリーダーの1人である。ゴッホについては，かつてヤスパースは『ストリンドベリとファン・ゴッホ』の結論として，てんかん症の診断に納得せず，あらためて精神分裂病であると主張した。しかし後には「十分な資料の欠如のために完遂できないことは辛いことである」と述べている。

　ベークは実証的視点にたち，患者たちに自由連想に基づく絵を描かせ，それらの中にてんかん患者に固有な表現の特徴を見いだす試みをしている。また同時に，サン＝レミ療養所の医師ペイロンのカルテの記載［1889年5月9日］や退院報告［1890年5月16日］を改めて調べ，てんかん性障害の存在を確かめている。少なくとも「病跡学から見たファン・ゴッホ」の記述では，精神的なもうろう状態や突発的な狂騒状態に陥ることがあったり，強度の不安や幻覚・幻聴の症状を伴うことがあったことを記述している。ゴッホはとくにゴーギャンとの共同生活のころ，てんかん性の行動異常が顕在化して，意識もうろう状態となり，その時ゴーギャンの頭に向かってアブサン入りのグラスを投げつけたり，自身の耳切り事件を起こしたりなど，明らかなてんかん性の発作のあったことを主張している。これらの事実を再検証し，ゴッホの真実の疾患の問題点を明らかにしている。「精神分裂病者の描画の系統的特徴」の項目では，分裂病の表現の多様性・特異性が明快にされている。これに対比させ，より明確化させる目的で，「てんかん症例の絵画特徴」を鑑別診断的に根本的な問題であると一項をさき，論じている。ゴッホおよびてんかん患者の表現特徴を詳細に論じている。カラー図版多数。
　　　　　　　　　　　　　　　●徳田良仁

[詳細データ] M. in der Beeck, Merkmale Epileptischer Bildnerei mit Pathographie van Gogh. Verlag Hans Huber, Bern/Stuttgart/Wien, 1982（徳田良仁訳『真実のゴッホ―ある精神科医の考察―』西村書店，1992）．

ヘーゲル Georg Wilhelm Friedrich Hegel
『精神現象学』　　　　　　　　　　[1807年]

　『精神現象学』は「精神医学」の文献とはいいがたい。精神医学は精神の病いを癒す学問だから，当然，健康な精神と病んだ精神の存在が前提となるはずだ。

　が，ヘーゲルの視野のなかには，病んだ精神は存在しない。少なくとも，医学によって癒すべき病んだ精神は存在しない。精神はみずみずしい生命力にあふれ，前へ前へとあゆみを進める堂々たる存在なのだ。病んだ精神はもはや精神ではない。

　体系哲学者といわれるヘーゲルの体系の大枠は，論理・自然・精神という三位一体の構成をとる。精神は自然と対立しつつ，自然を超え，自然を包摂するものとして想定されている。精神は人間に特有のものであり，人間は精神的な存在であることによって，自然を超えた文明や社会を，芸術や宗教や哲学をもつことができると考えられる。

　ヘーゲルの精神のとらえかたに特徴的なのは，精神が個々の人間に宿るものでありながら，とともに，個人を超えた社会や歴史や文化のなかにも宿り，そうした共同の世界や場を強く支配する力をもつとされることだ。共同体精神，時代精神，世界精神などといういいかたは，そこからくる。個人は時代の子だ，というヘーゲルの命題には，個人を超えた精神の支配力の大きさがいいあらわされている。

　ヘーゲル初の本格的哲学書『精神現象学』は，個人を超えた精神が個人のうちにどのようにとりこまれていくのかを叙述したものである。むろん，共同の精神がすんなりと個人に受けいれられるはずはない。そこには，対立があり，闘争があり，拒否・歪曲・改変・修正をふくむ紆余曲折の過程があって，叙述は個と共同体の弁証法の観を呈する。『精神現象学』は別名を「意識の経験の学」というが，個としての意識が経験するのは，内部に矛盾・対立・闘争をたっぷりとふくんだ，弁証法的な経験なのだ。

　経験は，空間的にいえば，ごく身近な目の

前の樹木や塩のかたまりの知覚から，他人との接触，有機体や頭蓋骨の科学的観察を経て，社会行動や経済生活や国家生活の経験へ，また，芸術や宗教や学問の経験へと広がっていく。時間的にいえば，古代から現代にいたるヨーロッパを中心にしたさまざまな歴史的事件――たとえば，奴隷制，古代ギリシアのポリス政治，古代ローマの法体制，十字軍の遠征，中世の農民戦争，近代の個人主義，道徳主義，敬虔主義，啓蒙思想，フランス革命，など――が経験の対象となる。

多種多様な経験を積むなかで，意識は一歩一歩精神的な成長を遂げていく。まわりの世界を見る目の明晰度と深度がまし，見えてくる対象や世界の合理性と精神性がましていく。意識がつぎつぎと新しい経験に遭遇する叙述の進行を「意識の旅」に見立てれば，この旅は意識の精神的成長を約束する教養ゆたかな旅だということができる。ゲーテの『ヴィルヘルム・マイスター』が教養小説と呼ばれるのにならえば，『精神現象学』は教養哲学と呼ばれるのにふさわしい内実を備えている。意識の旅は，章立てにしたがうと，意識，自己意識，理性，精神，宗教，絶対知の順で進む。

難解をもって鳴る『精神現象学』は，同時代に反響を呼ぶことはほとんどなかったし，後世の哲学者にも広く受けいれられたとはいいがたい。文意を正確に理解するのが容易ではないし，理解した上で批判し評価しようとしても，叙述の全体がおいそれと統一的なイメージを結ばないのだ。部分的に見ていけば，胸のすくような対象への切りこみ，意表をつく組合せ，大胆きわまる断定など，魅力的な記述は随所に見られるのだが。　●長谷川宏

[詳細データ] G. W. F. Hegel, Die Phänomenologie des Geistes. 1807（長谷川宏訳『精神現象学』作品社，1998，ほか）．

ヘストン　Leonard L. Heston
「分裂病の養子研究」　　　　　　［1966年］

疾患の遺伝因と環境因を弁別的に検討することができる研究方法のうち，生後環境因の影響を検討する最も有力な方法は，出生直後に養子となり実父母と異なる養父母に養育された子どもの転帰を観察する養子法である。

1966年，若き精神科レジデント，ヘストンが著した本論文は，精神医学研究に養子法を確立した記念碑的著作である。

1915～45年にオレゴン州立病院に入院中の分裂病の母親と，同時期に入院しており疾患以外の条件が同じ対照母親から出生し，生後3日以内に養父母家庭または孤児院での生活を開始し，再び母親とは会うことのなかった子ども（それぞれ58人と55人）の精神医学的転帰が，約36歳時に調査された。死亡等により両群の対象児数はそれぞれ47人と50人となったが，前者にのみ分裂病発症5名（補正罹病危険率16.6%）が観察された。分裂病の母親から出生した養子には，他にもメニンガー精神健康度評価尺度得点が低く，社会病質人格，1年以上の司法あるいは精神科施設入所歴を有する人数，精神医学的・行動的問題により軍隊を除隊となった人数も有意に多かった。

この結果は，出生後の環境因が分裂病の主な病因としては否定されることを明瞭に示したものである。

ヘストンの研究への批判は少なくない。父親については入院患者ではないということ以上の情報がない。分裂病の母親は入院患者のみであり重症に偏っている。社会病質人格などが多いという所見は，後のデンマーク養子研究では認めていないので，父親の要因や母子共に施設入所が多いなどのサンプリングバイアスの可能性が否定できない。分裂病診断について，アメリカ精神医学会が当時採用していた広すぎる分裂病概念による歴史的制約は免れない，などである。このような弱点や歴史的制約にもかかわらず，ヘストンの研究は，精神疾患の病因研究において，養子研究

法を確立し，実父母が分裂病であるか否かが子どもである養子の精神医学的転帰を決定する主要な要因であるという，その後繰り返し再現された知見を先駆的に明らかにした点において，画期的なものであった。

ヘストン発表の2年後，ケティ，ローゼンタール，ベンダー，シュルジンガーらのデンマーク国民登録を用いた大規模な養子研究の発表*が始まった。この研究ではヘストンの方法のように実親（分裂病または非分裂病）を発端者とし，養親の疾患状態（分裂病，非分裂病）による養子の分裂病罹患率を検討する方法のみでなく，新しい養子研究の方法が採用された。1つは養子の実親を発端者とする点では同じであるが，非分裂病の親の子どもが分裂病または非分裂病の養父母に養育された結果を比較する交叉養子法である（この方法は実際にはきわめて困難であり，ベンダーらの報告以後追試はない）。もう1つはケティらが開発した成人養子の分裂病罹患者と非罹患者を発端者として，その親族における分裂病罹患率を，血縁親族，非血縁親族別に調べる方法である。いずれの方法においても，養親の要因ではなく，実親が分裂病か否かということが，有意に結果を左右したのである。

これらの養子研究の知見は，米国精神医学会で1960年代まで支配的であった分裂病の精神力動因偏重の風潮に反省をもたらし，1970年代以後の分裂病の生物学的・脳科学的研究を促進する大きな力になったのである。

●岡崎祐士

[詳細データ] L. L. Heston. Psychiatric disorders in foster home reared children of schizophrenic mothers. Br. J. Psychiat. 112: 819-825, 1966.
* D. Rosental, P. H. Wender, S. S. Kety, F. Schulsinger, J. Welner, L. Ostergaad, Schizophrenics offspring reared in adoptive homes. In, The Transmission of Schizophrenia (eds. by D. Rosental and S. S. Kety), pp. 377-391, Pergamon Press, Oxford, 1968.

ヘッカー Ewald Hecker
「破瓜病」 [1871年]

短いが精神医学史上まさしく画期的と言うべきこの論文は事実上ヘッカーとカールバウムの共著と見なされてよい。弱冠28歳のヘッカーの論文は多くの幸運に恵まれた。15歳年長の師にして友人たるカールバウムが深い思想性をもった臨床精神医学者であったこと，論文発表の年，普仏戦争に圧勝したプロイセンがヨーロッパ最強のビスマルク帝国となり，その勢いと威力が学術的言説への注目度を高めたこと，ヘッカー自身が類稀な簡潔明瞭な文体を身につけた俊才であったこと，そして年代的に見て13歳年少のクレペリンが控えていたこと，などの条件が看過されてはならない。

カールバウムの影響はとりわけ決定的である。この師は混沌たる疾病分類を前提にした理論的病因論議の愚かしさを痛感していた。彼は「精神的に病める人間のあらゆる生活（生命・人生）現象が病理学的研究の対象になるべき」であるという経験論哲学ないし純粋現象主義と新たな合理的疾病論構想を併せもち，これをヘッカーに教示した。さらに一群の特異な病者の存在を直覚してこれを破瓜病と命名し，臨床経験の浅い愛弟子に膨大な数の病歴を提供した。実際，若いヘッカーは自分が経験した約500例の精神病者のなかに，師が直覚した特徴を有する者を14例しか見出していない。ヘッカーの大業は師の質量ともに卓越した大きな経験に全面的に支えられていた。

ヘッカーの論文の中枢は7名の症例報告であり，その簡潔で明瞭な文体は，解説不要なまでに破瓜病という新たな精神疾患形態の発見を読者に告知している。確認のために著者の見解を要約的に述べるならば，破瓜病は思春期に引き続いて発病し，メランコリー，マニー，錯乱の状態を順を追って，または交代して示しつつ，著しく速やかに終末的精神荒廃に至る重篤な精神病であって，その全経過を通じて独特の「馬鹿げた感じ（Albernheit)」が認められる。幻覚や妄想は現れても一過性かつ断片的で，むしろ躁自とお転婆の異常な亢進を思わせる言動が目立つ。たとえば，哲学的思索に耽っては豚の群れに飛び込む少年など。進行は速やかで，大抵の場合，発病後3カ月以内に精神荒廃に至る。原因は未知で有効な治療法もない。

ヘッカーが記述した破瓜病者はかなり重篤な例に限定されているが，それゆえに疾患形態としての個性が鮮明に描出される結果となった。早発性痴呆の重要な下位群としてクレペリンに受容された「ヘッカーの破瓜病」はその後も「児戯性荒廃（läppische Verblödung）」[『精神医学教科書』第8版，1913]と名づけられて早発性痴呆の疾病論的骨格となる。特に「馬鹿げた albern」というヘッカーの形容は「児戯的 läppisch」，「思い上がった verstiegen」，「ひねくれた verschroben」，「わざとらしい manieriert」などの特性を含むもので今日なお問われ続けられるべきものである。

とりわけルートヴィヒ・ビンスワンガーが1949年に発表した「思い上がりの人間学的意味について」という小論文は「ヘッカーの破瓜病」記述のなかに人間精神の宿痾ともいうべき奇矯な理想形成，現実遊離の危機を見出し明瞭化した点において特筆すべき業績である。「馬鹿げた感じ」の背後に「世俗的経験の広さ」を拒否して孤独な「高み」へと向かってゆく革命的な精神の運動を見ることも肝要である。

しかし，1938年，クルト・シュナイダーが精神分裂病診断のための一級症状を提言し世界的に公認されるに従って，ヘッカーの破瓜病はいわば等級の低い症状しか示さない，非特異的な一群と見なされるに至り，発病年齢に着眼した名称も論理的でないとの理由から，単純型さらには解体型分裂病と言い換えられつつある。　●渡辺哲夫

[詳細データ] E. Hecker, Die Hebephrenie. Ein Beitrag zur klinischen Psychiatrie. Virchow's Archiv. patholg. Anat. Physiol. 52: 394-429, 1871（渡辺哲夫訳『破瓜病』星和書店，1978）．

■ **ベック** Aaron T. Beck
『認知療法―精神療法の新しい発展―』
[1976年]

本書は，認知療法の創始者であるベックが初めて認知療法について体系的に書き表した著書である。ベックは日本語版監訳者の大野に，この本には自分の基本的な概念がすべて含まれていると述べており，認知療法の原点となる書物である。

本書の出版はスムーズには行かなかった。ベックが最初に原稿を持ち込んだ出版社の編集者が，本書で論じられた治療論があまりにも簡単だという理由で，翌日に出版を断ってきた。ベックはそれにめげずに別の出版社 International University Press に原稿を持ち込んで，ようやく出版にこぎつけることができた。その後，認知療法がスタンダードな精神療法として広く用いられるようになったことはよく知られている。

その最大の理由は，それまで密室で行われていた精神療法の治療効果に関する研究をはじめて実施したことによる。それによって，うつ病性障害を皮切りに，パニック障害，社会不安障害，強迫性障害，境界性人格障害，回避性人格障害，神経性大食症，アルコール依存など多くの精神疾患でその効果が実証され，最近では統合失調症に対する効果も確認されるまでになっている。

本書の内容は，理論編（第1章～第8章）と治療編（第9章～第12章）に分けられる。

第1章「常識とその彼岸」では，認知療法の基本的な考え方が書かれている。その中心的な位置を占めるのが常識（common sense）であり，常識的な疑問を大切にしながら意識的な思考過程に注目することの重要性が述べられている。

第2章「内的コミュニケーションを求めて」では，その意識的な思考過程を自動思考と名づけ，自動思考に注目することで患者の心的な体験を理解していく過程が論じられ，さらに自動思考の基底にある個々人の心の規則，スキーマについても書かれている。そして，第3章「意味と情緒」と第4章「情緒障

害の認知内容」では自動思考に現れるような認知過程と，うつや不安などの情緒状態との特徴的な関係が示されている。

こうした基本的な認知過程の解説に続いて，第5章「抑うつのパラドックス」，第6章「警報は火事よりも悪い：不安神経症」，第7章「恐れて，しかし恐れず：恐怖症および強迫」，第8章「身体を越える心：精神身体障害およびヒステリー」と，うつ病性障害や神経症性障害に特徴的な認知プロセスが論じられる。

第9章からは，第8章までに論じられた議論を下敷きにしながら認知療法の治療論が展開される。

第9章「認知療法の原則」では，患者が内在的に持っている力を尊重し生かすことの重要性が指摘されており，治療的共同作業と呼ばれるような，共感的で問題解決志向的な治療関係が強調されている。患者は，一方的に治療される対象ではなく，治療者の援助を受けながら自分で問題を解決していく主体的な存在として位置づけられているのである。

そのうえで，第10章「認知療法の技法」では自動思考に注目しながら非適応的な認知を修正していく技法が詳しく解説され，第11章「うつ病に対する認知療法」でさらに，うつ病に焦点づけた治療技法が解説されている。そこでは，認知の再評価，認知リハーサル，ホームワークなどの認知療法的技法に加えて，活動スケジュール，段階的課題設定，達成・快感療法など行動療法的技法が取り上げられている。

最後の第12章「認知療法の現状」では，精神分析療法や行動療法などと比較しながら，精神療法における認知療法の位置づけが論じられている。　　　　　　　　　　●大野　裕

[詳細データ] A. T. Beck, Cognitive Therapy and Emotional Disorders. Int. Univ. Press, New York, 1976（大野裕監訳『認知療法―精神療法の新しい発展―』岩崎学術出版社，1990）．

ベック　Aaron T. Beck
『うつ病の認知療法』　［1979年］

さまざまな精神病理的障害（抑うつ，不安，恐怖，痛み，人格障害，夫婦間葛藤等）に対して，過去を問題とするのではなく，患者の問題を具体的に捉えることのできる「今，ここで」の問題に焦点をあて，その問題解決をはかるために短期的・時間制限的で，構造化された治療場面を設定し，患者自身が把握することのできる思考や視覚イメージ（これらを認知という）を重視し，それを介入の糸口としながら症状の改善をねらう治療法が認知療法である。

個人の感情と行動は，人が世界をどのように構造化しているかに規定されているという前提のもとで，個人の認知が症状の発生と維持に密接に関連しており，歪んだ認知の修正こそがその治療には必要だと考える。つまり，さまざまな病理的症状は，個人の生育史の中で形成された固定的なスキーマにしたがって判断された歪んだ思考様式によって引き起こされ維持されていると考える。したがって，スキーマを修正し，歪んだ認知と自然に浮かんでくる考え（自動思考）の修正が治療の主眼とされる。認知療法には多くの行動的技法と認知的技法が含まれている。

認知療法がもっとも適用されるのは，遷延性のうつ病であるといわれているが，それは，ベックは認知療法をもともとうつ病の治療法として体系化してきたからである。そのほか，不安障害，摂食障害，人格障害などに適用されている。

認知療法のマニュアルは各障害別に準備されているが，本書は，うつ病の認知療法のバイブルと呼ばれている書物であり，多くの言語で翻訳刊行されている。うつ病の治療に関わる者にとって必読の図書である。　●坂野雄二

[詳細データ] A. T. Beck, Cognitive Therapy of Depression. Guilford Press, New York, 1979（坂野雄二監訳『うつ病の認知療法』岩崎学術出版社，1992）．

■ヘックフェルト Tomas Hökfelt,
　フクセ Kjell Fuxe,
　ゴールドスタイン Menek Goldstein
■「モノアミン細胞系の研究への免疫組
　織化学の応用，とくに神経系に注目
　して」　　　　　　　　　　［1975年］

　ヘックフェルトらは1970年初頭からモノアミン系神経伝達物質の合成酵素に注目し，これにたいする抗体を作成して，モノアミン神経系の分布を免疫組織学的に明らかにしていた。この総説は彼らの行ったモノアミン神経系合成酵素の免疫組織学的分析を概観したものである。カテコールアミン神経系では，チロジンからDOPA（チロジンヒドロキシラーゼ），ドーパミン（ドーパ脱炭酸酵素），ノルアドレナリン（ドーパミンβ水酸化酵素）さらにアドレナリン（フェニルエタノールアミンN-メチル転位酵素）の順に，それぞれ括弧内の合成酵素によって神経伝達物質が合成されていく。したがって，細胞体や神経末端に存在するこれら合成酵素を免疫組織学的に可視化することによって，当該の神経細胞がどのような神経伝達物質を用いているのかを明らかにすることができる。フクセらは1960年代にFalck-Hillarp法を用いて，モノアミンそのものの分布を組織学的に検討していたが，それらの結果と合成酵素の免疫組織化学からの所見を合わせ，モノアミン神経系の細胞体（起始核）とその投射が明らかになった。著者らはさらにペプチドにたいする抗体も作成し，これ以降は神経ペプチドとの分布に研究がすすんでいった。　　●仙波純一

　［詳細データ］T. Hökfelt, K. Fuxe, M. Goldstein, Applications of immunohistochemistry to studies on monoamine cell systems with special reference to nervous tissues. Ann. New York Acad. Sci. 254: 407-432, 1975.

■ベッテルハイム Bruno Bettelheim
■『自閉症　うつろな砦』　　［1967年］

　精神分析学者のベッテルハイム［1903-90］がシカゴ大学の寄宿制のソニア・シャンタマン養護学校で教師とカウンセラーが患児と生活を共にしながら心理療法をおこなった3例の経過を中心に述べた自閉症論である。その治療理念は患児がこれまでやってみて，失望のうちに見捨てた世界とはまったく異なった，現在のそのままの姿で入っていける世界を造ってやることで，彼らの自閉を破ることができるような能動性を与えることとしている。従来の精神分析学が乳児期を，他者に依存し自ら何かしようと望まない原始的ナルチシズムとするのに対し，ベッテルハイムは，乳児は生活上大切な点についてはむしろ能動的であり，世界を気にし，注意を払っているとする。哺乳のさい，優しく扱われたか，安定した気持であったか，注意深く聞いてもらっていたか，無視されたか，といったことすべてが後の発達に影響する。微笑や泣き声は感情を強く相手に印象づけ，それによって相手の適切な感情的反応を受けることが必要で，生まれた時からずっと感情表出に対して他者からの反応がなければ，他者と交わることをやめ，世界に対して興味をもたなくなる。
　本書の副題である自己の誕生（birth of self）についてベッテルハイムは自我とは別に自己という，自ら知っているものと，なしうるものとから成り立っている生成過程があるとする。我々はより多くのことを知り，考え，より多くのことをなし，交わるほど，さらに多くのことを自己についてなしうるが，自閉症児の場合，極度の孤独から脱出して行動し始める時に自己というものがはじめて誕生する。正常発達の場合，特に敏感な時期が2つある。1つは生後6カ月目から9カ月目，もう1つは18カ月から2歳までで，この第2の転換期に起こるものは，それ以前に起こったことに由来することが大きい。彼が世界というものに対してどのような考えをもって成長してきたか，これから新しい経験に入って

いくに際してどう適応しようとしているかなどの問題に関係があり，この時期が自閉症過程の出現と自己の放棄（発達の停止）を容易にしているとする。

多くの自閉症児たちは発達の第1の転換期，またはそれ以前に体験したことがもとで，第1期から人格の発展が見られない。乳児は苦痛，不快，不安のため，あるいは母親の行動を読み違えてネガティブな感情に捉われ，母親の世界から逃避する。母親の方も母性的な気持を損ねたり，自分の不安を投射して子どもに優しくすることができず，怒りをぶちまけたり，不平から無関心になったりする。こうして新しい不安が子どもの心に生まれ，世界は不安な所であるばかりではなく，怒りと無関心の場と思うようになる。世界から逃避することは環境に対して働きかけようとする衝動を著しく弱め，結果として人格の発達をとめてしまう。両親の極端な拒絶的感情が自閉症過程を歩み出しはじめさせる。

ベッテルハイムの持論では，小児自閉症の重要な要因は子どもが存在すべきではないという親の願望によることになる。症例の記述を読むとベッテルハイムの治療は徹底した精神分析的なものだとわかる。しかし，第1例は未知のまま1年後に両親が引き取り，その結果悪化したこと，第2例も5年かかって人生の早期の体験をマスターし，真の自己を確立する段階に至ったが，そのまま空虚になってしまい，まだゴールに達していないと記されている。第3例は9年かけて自分が身体から離れている状態から，身体と身体との間の密接な関係に変ることができ，みずから愛する能力に達したので，両親といっそう密接な関係を求めるために両親の元に帰った。3年後，高等学校を卒業し，電子工学の勉強を続けたいと考えているという。

なお，これらの記述は現在の自閉症観や自閉症論とは大きく異なっていることを指摘しておく必要があろう。　●中根　晃

[詳細データ] B. Bettelheim, The Empty Fortress: Infantile autism and the birth of the self. The Free Express, New York, 1967（黒丸正四郎・岡田幸夫・花田雅憲・島田照三訳『自閉症　うつろな砦』1・2，みすず書房，1973, 75）．

ヘッド　Henry Head
『失語症および関連言語障害』［1926年］

イギリスの神経学者ヘッド［1861-1940］の代表的著作である。彼は最初体性感覚の臨床研究で業績を残したが，後に失語症の研究に転じ，この大作を著した。

本書は上下2巻からなり，合わせて1000ページを超える大著である。

ブローカとウェルニッケに始まる失語症研究が，言語理解の中枢，文字理解の中枢，発語の中枢，書字の中枢などを推定し，失語症をそれら中枢の損傷によるとする，いわゆる局在論的思考方法をとるのを，図式作成者（diagram maker）と切り捨て，反対したのは有名である。彼の批判対象には，母国イギリスのバスチアンやブロードベントなどが含まれている。

一方でヒューリングス・ジャクソンの考え方，すなわち発語には高い水準の障害や低い水準の障害があるとする階層的で力動的な考え方を強く支持した。

その上で言語の性状を論じ，言語には生理学的な側面と知的な側面があり，生理学的な側面は言語模倣，書字，構音などに表れ，知的な側面は単語の記憶に関わる特別な機能であるとした。失語はこの知的な側面の障害であり，生理学的な障害ではない，というのが彼の一貫した考え方である。この考えをはっきりさせるため，必ず symbolic formulation and expression の障害という，面倒な表現を繰り返している。直接的な運動支配のメカニズム（構音）や語音の聞き取りのメカニズム（聴覚）など，低い水準（生理学的な）の問題ではなく，象徴（記号）の形成や象徴の表出など，高い水準（知的な）の能力の障害を問題にしているという彼の考えをはっきりさせるためである。

彼はこの「象徴形成と象徴表現の障害」を以下の4種に分類している。

まず，語形成の障害の段階がある。患者は会話に必要な語を見出すことができない。情動に駆動されていくつかの表現ができるだけである。理解は良好である。この段階の障害は発語性失語（verbal aphasia）と命名されている。

次に発語のリズムと表出すべき語やセンテ

ンスの構成要素の内的バランスの障害の段階がある。この段階では語形成（語の発見）の問題はなく、発見した語の展開に障害がある。話し方は速く、機能語をとばして話す。結果としてジャルゴンになる。この場合も障害は表出側の問題であり、理解は複雑な系列でなければ良好である。これは統辞性失語（syntactical aphasia）である。

第3の障害は名前つまり語の音韻形式（意味するもの）の理解障害である。患者は対象の名前を想起できず、また名前を与えられてもその意味を理解できない。語やセンテンスの復唱には問題がない。名前の選択と使用の障害である。これは名辞性失語（nominal aphasia）である。

最後は複数の語やセンテンスの全体が作り出す意味の理解障害である。構音や統辞は保たれる。しかし複雑な表現は不可能である。センテンスも細部にとらわれて全体的な意味が理解できない。これは意味性失語（semantic aphasia）である。

以上の失語はすべて程度の差はあれ、表現面と理解面の両面に障害があり、決して発語だけ、あるいは理解だけ、という障害は生じないことが繰り返し強調されている。障害の本質が記号操作にある、ということである。

病巣については、発語性失語は左半球中心回下方領域、統辞性失語は左半球上側頭回領域、名辞性失語は左半球角回領域、意味性失語は左半球縁上回領域にあると推定している。

これらの症候分類と病巣分類は26例の症例を同じ方法で詳細に検査して得られた結果に基づいて提案されている。彼のいう失語型はこれまでの症候群ではどれに相当するのか、などということにはほとんど触れられていない。過去の研究に囚われないユニークな考えが展開されている。本書を通して彼は一貫して失語症状は生理的な欠損に対する個体の反応であり、決して固定的な状態として捉えてはならないことを強調している。大脳損傷による心理的な症状をどう理解するか、という古くて新しい問題に1つの立場を示した大作である。

●山鳥　重

[詳細データ] H. Head, Aphasia and Kindred Disorders of Speech. Vol. 1, 2, Cambridge University Press, New York, 1926; Reprint, Hafner, New York, 1963.

ヘッブ　Donald Olding Hebb
『行動の機構』　　　　　　　　　　[1949年]

おそらくヘッブ自身、死後自分のアイデアがヘッブ回路としてこれほど有名になるとは思わなかったのではないか。ヘッブはカナダ生まれ、ハーヴァード大学のラッシュレーのもとで学位を得た。この著作は45歳の時に出版されている。神経活動が単純な直線的伝達だけではなく、回帰性閉鎖回路をグルグル回ることによって持続的な活動が生じるとした点は画期的であった。2つの細胞が同時または近接して発火すると結びつきができるとする点でヘッブの理論はある種の連合主義であるが、その機構として閉鎖回路を考え、かつ、そのような結びつきが細胞集成体（cell assembly）を形成し、経験によってそのような集成体が成長するとした。さらに集成体同士の継時的な系列である位相連鎖（phase sequence）を考え、心理現象はこの位相の活動によって説明できるとした。この理論は行動主義者からは思弁的であるという批判を浴びたが、その先見性は驚嘆に価する。この本の前半は集成体理論にもとづく知覚理論である。パターン認識や錯覚などは位相連鎖によって説明される。ヘッブはゲシュタルト理論が知覚におけるモチベーションや経験の役割を評価しない点を批判している。ついで学習とモチベーションについて述べられるが、学習は集成体、位相連鎖の形成過程であるとされる。モチベーションはその刺激としての側面が指摘され、他の過程と同様に位相連鎖の活動として説明される。最後に情緒障害と知能についての章がある。

ヘッブはカナダのマックギル大学で長く教鞭をとり、北米の心理学に絶大な影響を与えたが、晩年は家庭的にもめぐまれず、故郷のノヴァ・スコシアで少々気の毒な最後を迎えた。

●渡辺　茂

[詳細データ] D. O. Hebb, The Organization of Behavior. Wiley, New York, 1949（白井常彦訳『行動の機構』岩波書店，1957）．

ベネデッティ Gaetano Benedetti
『アルコール幻覚症』　　　　　　［1952年］

　アルコール幻覚症すなわち慢性飲酒者に見られ，言語性幻聴を中核として著明な意識混濁を伴わない精神病はウェルニッケ，クレペリン，ブロイラーなどによって記述され，しばしば精神分裂病との関連が問題にされてきた。本書はアルコール幻覚症の論文でよく引用される基本的な臨床研究である。
　ベネデッティはパラノイド幻覚症候群を示す113例のアルコール症患者について，特に経過，転帰，疾病論的位置づけを検討し，以下のような知見を見出した。(1)かなり多くの例は断酒後6カ月以内に完全に治癒するが，残りは慢性経過をとる。(2)分裂性の過程精神病（schizophrene Prozeßpsychose）の患者に比較すると，血縁者での精神分裂病の出現は遥かに少なく，遺伝学的にはアルコール幻覚症と分裂性過程精神病は異なる疾病学的群に属すると考えられる。(3)3分の2の患者では同調性，外向性の病前性格が見出された。(4)25％以上の患者では1回のエピソードの経過中に幻覚性の状態と一過性のせん妄が交代して現れた。
　ベネデッティは次のように要約している。「アルコール幻覚症の急性型は，これまで考えられていた以上に，明らかに器質性反応型として特徴づけられる。これは特に，健忘性障害，振戦せん妄，身体所見（神経障害など）の合併が高率であることから示される。慢性のアルコール幻覚症については2つの群が区別される。分裂性の荒廃（Verblödung）に至るものと，器質性の荒廃に至るものである。」
　ブロイラーに師事したベネデッティは精神分裂病の精神療法に関する多数の著作を残した。本書はそれ以前の時期になされた研究である。この前年に発表された論文では，性格神経症を伴うアルコール幻覚症の1患者に対してLSD-25を投与して実験精神病を作り，外因性精神病の構造に関して精神力動的な観点から考察した。
　　　　　　　　　　　　　　●中谷陽二

　[詳細データ]　G. Benedetti, Die Alkoholhalluzinosen. Thieme, Stuttgart, 1952.

ベネデッティ Gaetano Benedetti
『臨床精神療法』　　　　　　［1964年］

　精神療法の歴史はフロイトに始まるが，対象は神経症者であって，分裂病者は取り残されていた。1920年代に入り，分裂病の精神療法の機運が高まり，人間学的精神病理学の分野からも積極的に取り組みがなされるようになった。イタリア出身，スイスで活躍したベネデッティは，そうした人間学的考察方法の「出会い」に基礎をおき，アメリカの精神力動概念を取り入れた統合的な精神療法を展開し，1954年頃から分裂病の精神療法に関する論文を発表している。その集大成の1つがこの本書であるが，もともと講義録のため，あまり体系化して書かれてはいない。類似した事柄が言葉を変えて頻回に説明されるが，要は治療者が，精神病を体験している病者の元におもむき，病者とともにそれを体験し，病者が共人間的な世界を共有できるまでそこに留まり，精神病的自閉性を克服できるよう援助することである。まず分裂病を「自我衰弱」ととらえ，根源的な不安や恐れのために，共人間的現在から閉ざしてしまっている状態とみる。分裂病の精神療法は，こうした精神病状態にいる病者の実存への呼びかけから始まる。精神療法の3つの主題は，医師―患者関係，転移の諸状況，解釈の本質と作用からなり，これらを交互させながら病者へ接近し，病者と治療者の相互の時熟をめざす。治療者は閉じられた精神病世界の中にいる病者に真の伴侶的接触をし，そうした世界を了解可能なものとして翻訳し直し，病者が実存の世界を共有できるようにする。しかしこうした過程は治療者が病者と一体となって精神病を体験し，病者が自閉的側面を放棄して，根源的な不安や恐れを共人間的関係のなかに現実化するまで，治療者が精神病世界に留まることを意味している。精神病世界を共有する点ではサールズのいう「治療的共生関係」に近く，多大な忍耐を必要とするが，分裂病者への対話治療的接近としては生物学的精神医学が席巻している今日でも，なおその意義は失われていないと思われる。
　　　　　　　　　　　　　　●阿部 裕

　[詳細データ]　G. Benedetti, Klinische Psychotherapie. Verlag Hans Huber, Bern, 1964 （小久保亨郎・石福恒雄訳『臨床精神療法』みすず書房, 1968）.

ベネデッティ　Gaetano Benedetti
『精神分裂病論』　　　　　　　[1975年]

　著者はチューリッヒ大学でバリーやボスの指導を受けた後，1957年にバーゼル大学の精神療法の教授に招かれ，主として精神分裂病の精神療法の領域で重きをなすに至った。本書には，1954年に発表された「一分裂病患者の精神療法」から1973年の「精神病の精神療法とは何か」までの20篇の論文が収められている。本書によって，臨床の中で発展し続けてきた著者の分裂病の精神療法観と技法論の生成過程をつぶさに知ることができる。本書では，まず理論篇で「分裂病問題」や「人間的立脚点」が，ついで精神療法の実際について，「分裂病者の疎通性」「転移」「自我分裂」などが，また分裂病の辺縁領域として「境界精神病の精神療法」が，後段では「分裂病の精神療法の目的と限界」などが論じられている。

　著者は，病者との感情体験の共有と解釈を武器にして分裂病の治療に取り組む。その際特に重視するのは，治療者による同一化（逆同一化）である。著者は，分裂病者の自己愛の欠損を満たすためには，病者を対象化するのをやめ，病者との同一化を通して病者を自分の主体の一部にしてゆかねばならず，このような逆同一化こそ分裂病の治療関係の根底をなすという。その結果，病者は治療者の与える解釈と同一化するだけでなく，治療者の中に体現されている自己像，自らの新しい自我像と同一化するようになる。一方治療者は，この逆同一化を通して病者の精神的状況をとり入れ，それを自分の一部とする結果，病者の症状に対して，それがあたかも2人の間の交流を助ける交通路であるかのように反応できるようになるという。そして彼は，病者の自我の統合性を回復するために，病者の病的思考を健康な思考に翻訳しようとする強迫を棄て，病者の存在様式そのものを認めてそこにすすんでとどまることの必要性を力説し，一時的に病的世界に向かって解体し，ついで病者と共に再び自己を統合しなおす治療者の能力を重要視した。　　　　　●馬場謙一

　　［詳細データ］G. Benedetti, Ausgewählte Aufsätze zur Schizophrenielehre, Verlag Vandenhoeck in Göttingen, 1975（馬場謙一訳『精神分裂病論』みすず書房，1987）．

ベリオス　German E. Berrios,
ポーター　Roy Porter／編
『臨床精神医学の歴史―精神科疾患の起源と歴史―』　　　　[1995年]

　本書は種々の精神科疾患，精神医学者等について，歴史家と臨床家がそれぞれの立場から論じた学際色の濃いものである。臨床精神医学には経験的な側面と哲学的な側面が含まれる。前者に関しては，新しい知見によって過去の見解が放棄されることは妥当であろう。しかし，後者に関しては過去の見解を間違いとして斥けることは不当である，と編者は主張する。

　本書の取り扱う題材は多岐にわたる。第1部「神経精神医学的疾患」では「せん妄と同種の状態」「痴呆」「脳梗塞と他の脳血管性障害」「パーキンソン病」「舞踏病とハンチントン舞踏病」「てんかん」「多発性硬化症」「疼痛性障害」「精神発達遅滞」，第2部「機能性精神病」では「クレペリン」「ウェルニッケ」「単一精神病概念」「精神分裂病」「妄想性障害」「気分障害」「レオンハルトと類循環精神病」，第3部「神経症と人格障害」では「転換性障害とヒステリー」「身体表現性障害」「外傷後ストレス障害とシェルショック」「神経衰弱と疲労症候群」「不安障害」「強迫性障害」「摂食障害」「自殺行為」「人格障害」「物質使用障害」が取り上げられる。各々の項目の執筆はその分野の第一人者が担当しており，そのアプローチの方法は種々様々である。

　本書は現代の精神医学史研究の可能性と実践的展開を知る上で重要な1冊である。なお編者のベリオスとポーターは1990年に創刊されたHistory of Psychiatry誌を共同で編集主幹している。　　　　　　　　●梅末正裕

　　［詳細データ］G. E. Berrios, H. Beckmann, M. Dominic Beer, Edward M. Brown, Michael J. Clark, et al., G. Berrios, R. Porter (eds.), A History of Clinical Psychiatry: The origin & history of psychiatric disorders. Athlone Press, London, 1995.

ベリオス German E. Berrios
『精神症状の歴史—19世紀以降の記述精神病理学—』　　　［1996年］

英国の精神医学史家，精神病理学者であるベリオス［1940-］の研究の集大成である。彼は，英語，独語，仏語，イタリア語，スペイン語等の精神医学文献を広く渉猟し，さらに臨床家としての直接知を活用し，記述精神病理学について歴史的，概念的分析を展開した。彼は記述精神病理学を一種の言語的活動（認知体系）として定義した。これは暫定的な構成物であり，症状学の用語，それが指し示す症状，およびそれに付随した概念の間で，歴史的目盛較正（historical calibration）をおこなう必要性を主張する。彼は，精神症状学のグロッサリーを完成されたものと見なすことによって，未だに名付けられていない精神症状が見逃される危険性を指摘する。

第1部「研究の目的」では，記述精神病理学は精神医学全体の基礎付けであることが説かれ，臨床家にとって記述精神病理学の歴史的形成過程を理解することの重要性が主張される。第2部「認知と意識」では，「知覚の障害」「思考障害」「妄想」「強迫と衝動性」「精神発達遅滞」「認知障害」「記憶とその障害」「意識とその障害」が取り上げられる。第3部「気分と情動」では，「不安および類似状態」「感情とその障害」「アンヘドニア」が取り上げられる。第4部「意志と行動」では，「意志とその障害」「倦怠感」「カタレプシー，カタトニア，昏迷」「振戦，強剛性，アカシジア，および常同性」が論じられる。第5部「雑」では，「人格およびその障害」「自傷」が取り上げられる。

本書の特徴は精神症状学の用語の起源と来歴が重層的に記述され，それが現代の精神病理学と有機的に関連づけられているところにある。　　　●梅末正裕

　　［詳細データ］G. E Berrios, The History of Mental Symptoms: Descriptive psychopathology since the nineteenth century. Cambridge University Press, Cambridge, 1996.

ベール Antoine-Laurent-Jessé Bayle
『脳と脳膜の疾病概論』　　　［1826年］

ピネルらの症状論的疾病論の時代から当時一般医学において盛んになりつつあった病理解剖学的疾病論の幕開けを精神医学界にも告げる画期的労作が本書である。著者のベールによって記載された疾患，「進行麻痺」と呼ばれることとなったこの疾患はその後精神病の唯一のほぼ完全な臨床単位とみなされ，19世紀後半にはカールバウムの緊張病のモデルともなった。

ベール［1799-1858］は1822年弱冠23歳で，精神医学上の一大発見となる重要な業績を残すこととなる有名な学位論文「精神疾患研究」を作成した。当時精神病脳病説は未だ確立にほど遠く，フランスにおける精神病脳病説の金字塔となったジョルジュの『精神病論』［1820］がようやく出版されたばかりで，ベールもこれに鼓舞され，学位論文冒頭において長い引用を行っている。ベール以前にも精神病の一部には運動障害，特に麻痺が随伴することは知られていたが，エスキロールらも含め一般にはこれは終末期の合併症と考えられていた。とりわけデカルト以来の心身二元論の伝統に支配されていたこの国では精神と身体との同一原因説は成立困難であった。ベールの功績は言語障害などを伴う不全麻痺が病初期から出現する6人の患者を観察し，これを合併症とは見なさず，「不完全な全身麻痺」と「知的能力の障害」，身体症状と精神症状は「並んで，平行して」進行することから，同一原因による点に着目したことにあった。しかもこれらの患者全員に脳と脳膜のびまん性の損傷を発見し，これがこの「精神病の原因」とし，「慢性くも膜炎」と名付けた（これが19世紀末に梅毒と関係したものとみなされ，最終的に脳内に病原菌のスピロヘータが発見されたのは1913年の野口英世による）。「ベール病」とも呼ばれたこの疾患の発見についてはフォヴィルらとの優先権争いが生じ，自説を補強すべく，症例数を増やし，1825年に『精神疾患の新しい学説』を，そして翌年には本書を出版した。　　　●影山任佐

　　［詳細データ］A.-L.-J. Bayle, Traité des maladies du cerveau et de ses membranes. Gabon et Compagnie, Paris, 1826.

ベルガー　Hans Berger
「ヒトの脳波について」　　[1929年]

　ベルガーは，「ヒトの脳波について」と題した論文を14篇発表しているが，この論文がその第1報である．まず1874年のケイトンを始めとする多くの先達の動物実験を紹介してから自分の研究内容に入っている．すなわち，1902年のリップマンの毛細管電気計を使ってのイヌの動物実験から始まり，1928年にはジーメンスとハルスケの二重コイル電流計を使用して，イヌの大脳半球表面から脳波を導出することに成功している．

　ヒトについては，1924年7月6日に，脳腫瘍の疑いのためにイエナ大学の外科のグレッケ教授によって穿頭術を受けた17歳の少年について，長靴型の陶器電極とエーデルマンの弦電流計でもって，穿頭術の場所からの導出で電気変動を観察することができたと報告しているが，その記録は論文の図には出ていない．図4がヒトについての最初の脳波記録の呈示である．40歳の男性で，神経膠肉腫がグレッケ教授によって摘出されたあとの穿頭術部位に，亜鉛メッキした針電極を挿入して，二重コイル電流計でもって導出されたものである．硬膜上から導出された電気変動は，平均90 msec の持続を持つ大きな波と平均35 msec の持続を持つ小さな波から構成されている．この大，小の波は，「ヒトの脳波について，第2報」[1930] に Alphawelle ＝α-W.，Betawelle ＝β-W. として，それぞれ命名されている．図5からは心電図も同時記録している．図9において小脳の硬膜上からも脳波を導出している．やがて，骨欠損のない，健常人の頭皮上から脳波を導出することを企て，息子の当時15〜17歳であったクラウスを被検者として，頭皮上からの脳波記録に成功している．

　これらの脳波記録に対する異議として，心電図をとらえているのではないか，血管壁への血流の摩擦による変動をとらえているのではないか，筋の活動，瞬目その他種々の顔面ならびに頭部の運動をとらえているのではないかという，いろいろ考えられるアーチファクトに対して，理論的考察よりも実験的検索で証明したいという意気込みで，いちいち，これらの疑問を実験で確かめて反論している．

　そして，1925年にプラウディクツ・ネミンスキーがイヌの脳波について命名した "Electro-cerebrogramm"（大脳電図）よりも，言語学上の理由から自分としては "Elektrenkephalogramm" の命名を提唱したいと述べている．かくして「私は実際にヒトの脳波を発見し，ここに最初に発表したと信ずる」と記載している．そして脳波の将来に対しては，脳波は中枢神経系の神経過程の随伴現象であり，睡眠と覚醒状態とにおける脳波の差違，麻酔・薬物・嗜好品の脳波に及ぼす影響，知的活動の脳波に及ぼす影響など，いろいろ興味ある問題を提供するだろうと期待している．特に精神作業の脳波に及ぼす影響について，まだ明確には言えないにしても，90 msec の持続を持つ大きな波が減少し，35 msec の持続をもつ小さな波がより多くなるだろうという見解に傾くと述べているが，これは今日いうところのα減衰を示唆する鋭い観察である．最後に，自分が多年この課題を研究したのは実地的な観点からであり，心疾患における心電図のように，中枢神経系の活動における病的変化を客観的に研究する方法を見出したかったからであり，また診断的にも重要になると思うが，これらについてはまだ明確な結果が出ていないので，これらの研究は私に時間が許す限り続けられるだろうし，それらについて後に報告するだろうと結んでいる．

　ノーベル賞受賞者のエイドリアンの思い出では，1934年までドイツの国内外においてベルガーのこの論文にはほとんど注意がはらわれていなかったとのことである．エイドリアンが1934年にマッスューズとともに追試して，Brain 誌に「ベルガーリズム」という論文を発表してから，ベルガーのヒトの脳波の発見が確認され，広く世界に知られることになった．

●山口成良

[詳細データ] H. Berger, Über das Elektrenkephalogramm des Menschen. Arch. Psychiat. Nervenkr. 87: 527-570, 1929（山口成良訳「ヒトの脳波について」『精神医学』23: 829-838, 951-962, 1073-1081, 1981）．

ベルクソン　Henri Bergson
『物質と記憶』　　　　　　　　　［1896年］

　物質の世界は，絶えず新たな現在にある。このような幼稚な事実に，驚くひとがいるだろうか。しかしこれは，すべてのひとが，一度は驚いておいてよい，もっとも初歩的な事実ではないか。

　物質の世界は，絶えず新たな現在にある。われわれ各自の身体も，この物質の世界に組み込まれている，物質の一部なのであるから，これは当然，時間における絶えず新たな現在にある。しかし，われわれ各自の身体（および他の生物体）以外の物質が，いわゆる自然法則に従って，計算できる仕方で運動しているのに対し，われわれの身体の運動は，あらかじめ計算して予見することができないという意味で，これは非決定の中心であり，われわれはこの身体の運動を介して，この世界に，本当の意味での新しい変化を導入している。

　このような創造を可能にしているものは何か。それが，過去を保持して，未来を予期するという，精神のもっとも基本的なはたらきなのである。絶えず新たな現在にあることが，物質の基本原理であるとするならば，文字どおり過ぎ去ったものである過去をとどめ，これを再び現在の意識にもたらして，目前の未来の行動の選択を照らしている精神の活動は，原理上，物質とは根本的に区別されるはたらきであることを認めなければならない。

　いま，物質の世界を，水平線 AB で表し，時間の流れにそって配列されてきた過去の記憶を，垂直線 CI で表すなら，両者の交点 I に，われわれが現に知覚し，行動している世界がある。

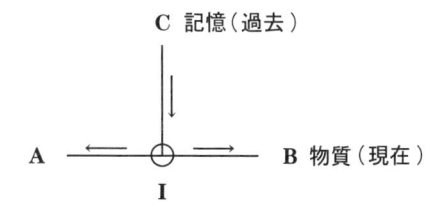

```
            C 記憶（過去）
            │
            ↓
    A ──────○──────→ B 物質（現在）
            I
```

　この目前の知覚には，われわれ各自の記憶が，深く浸透している。校正をしたことのある者は，誤字・誤植というものが，どうしてこれほど発見しにくいものであるかに，驚かざるをえない。事実，われわれが通常，目前の対象においてとらえているのは，対象のほんの一部であり，これは，記憶を過去から現在に浮上させる「きっかけ」にすぎないのであって，この記憶が，実際に印刷してある文字に取って代わって，実物の錯覚を与えているのである。このように，われわれは通常，目前の対象を，そのほとんど大部分は，過去の記憶によって再構成しているのである。真の発見，真の創造が，きわめて困難である理由がここにある。

　ところで，物質と精神の基本的関係が，このようなものであるとすると，ブローカ，ウェルニッケ以来，脳科学者が明らかにしてきた，脳の特定部位の損傷による記憶の障害は，どのように説明されることになるのか。この問題に，ベルクソンは，かつてない激しさで直面しなければならなかった。それをここで，詳しく述べることはできない。「この検討は，どうしても詳細なものとならざるをえないし，また，そうしなければ，無用のものとなる」（第Ⅰ章末尾）からである。ここではただ，脳の損傷によって，記憶そのものが損なわれるとする，一般に認められている記憶の脳局在説に対して，ベルクソンは，脳の損傷が，記憶そのものを損なうのではなく，記憶が過去から現在に浮かび上がってきて，目前の知覚と合流し，行動へと受け継がれてゆく，その連続的進行を遮断するにすぎないとしている点を述べるにとどめなければならない。本書を熟読玩味されれば，読者はここで，実証的形而上学，すなわち，サイエンスとメタフィジックが，どうしても結びつかないと，全体的な考えというものはないとみる学問の，見事な実例を発見されるであろう。　　●岡部聰夫

[詳細データ] H. Bergson, Matière et mémoire, PUF, Paris, 1896（岡部聰夫訳『物質と記憶』駿河台出版社，1995）.

ベルタランフィ Ludwig von Bertalanffy
『生命―有機体論の考察―』 ［1949年］

　理論生物学者フォン・ベルタランフィの初期の主著の1つ。有機体論的（生体論的 organismic）な観点から，生体を定常状態 (steady state；動的平衡 dynamisches Aequilibrium) にある開放系と位置づけ，これによって機械論と生気論の対立が解決されるとする。在来，ことに近代の生物学での3つの指導原理を批判して，システムを(1)分析＝加算的よりも全体的に見る，(2)静止的＝機械理論的よりも動的に見る，そして(3)反応性よりも能動性が1次的と捉えるべきであると主張する。

　最初彼は有機体論の立場を胚発生の研究に当てはめた。20世紀初頭に，一方で2細胞期のウニ卵を2分割したとき両半分とも完全な個体となるのをエンテレキーに指導される調和等能系と見た生物哲学者ドリーシュの生気論と，他方で，ヴィルヘルム・ルーが唱えてやがてシュペーマンによるオーガナイザー部位の発見につながった実験発生学の分析的な立場は，鋭く対立した。しかし生体を複雑で調節能力が絶大なシステムと見ることで，両極の思想は統合される [Kritische Theorie der Formbildung. 1928]。『生命』ではこの有機体論の立場を理論的に整理し，生命現象一般から進化の見方にまで適用する。後半で物理学と生物学から心理学，哲学まで広がる科学の統一を述べていることは，やがて一般システム理論へと発展する立場を予告している。大著『理論生物学』[Theoretische Biologie] は本書以前に刊行されており [I:1932; II:1942]，その内容を普及書の形で要約する側面も本書にはある。原題に「生物学的世界像，その1」とあり，副題は「自然と科学における生命の位置」。生態学的な側面なども包含したかもしれない続編（「その2」）は，カナダから米国でバッファロー大学，さらにニューヨーク市立大学へ移ったことなど，身辺多事のため刊行されなかった。

　『生命』で簡潔に提起された上記3箇条の特性のうち，特に反応性（reactivity）よりも能動性（activity）が1次的（primary）であるとの指摘は，行動主義の過剰な強調による「ロボット的人間観」に批判的となった1960年代のアメリカ心理学の潮流のうちで歓迎され，彼はマサチューセッツ州クラーク大学で行った講義を一書にまとめて刊行した*。生物学全般のなかでは，放射性同位元素の利用などの技術的な進展により，生体を定常状態にある開放系とする見方は生理学者や細胞学者の間に普及した。フォン・ベルタランフィの『生命』や，Science 誌に投稿した短報 [The theory of open systems in phisics and biology. 1950] は先鞭をつけた発言の1つだったはずだが，実験生物学者は開放系の見方は実験データから自然と定着したものと受け取っており，彼の影響が特に言われることは少ない。

　本書は，遺伝子の DNA モデルを契機として分子生物学が急進展する前夜の理解にもとづいて書かれている。遺伝の機構に関するベルタランフィの論旨は，時代の制約をもっとも強く反映している。彼の立場が新しい研究の現場に普及しなかった理由のひとつは，この点にも求められる。

　しかし，理論的志向をもつ生物学者の間で第2次大戦の敗戦以前から Organicism（当時の訳語は生体論）に対して抱かれていた関心は，本書『生命』を契機として戦後に引き継がれ，研究者の間に有機体論の一応の理解が定着するようになった。　　　　　●長野　敬

　［詳細データ］L. v. Bertalanffy, Das biologische Weltbild. I: Die Stellung des Lebens in Natur und Wissenschaft. Francke A. G., Bern, 1949（長野敬・飯島衛訳『生命―有機体論の考察―』みすず書房，1974）。著者自身が『一般システム理論』(General Sysrtem Theory. 1968 [長野敬・太田邦昌訳，みすず書房，初版1973]) でまとめた網羅的な文献一覧表では，"I." は除かれている。邦訳初版（『生体論の考察』）は1954年。20年後に大幅改訂を施したものが現行の訳書。英語版は Problems of Life. Watts, London and Wiley, New York, 1952. 叢書版は Harper Torch Book, New York, 1960.

* Bertalanffy, Robots, Men and Mind: Psychology in the modern world. George Braziller, New York, 1967（長野敬訳『人間とロボット』みすず書房，1971）。

ベルナー　Peter Berner
『パラノイア症候群』　　　［1965年］

　本書は，ウィーンの精神病理学者ベルナーの初期代表作である。過去の妄想研究を概観し，自験例を挙げてその臨床的な分類を試みた後に，妄想の発生のメカニズムや出現時期についても詳細な考察を行った。ここで取り上げられているのは，純粋なパラノイアというより妄想性疾患全体であり，さらには難治性の強迫神経症や心気症まで含まれる。

　ベルナーは「根本的に異質で感情移入不能な体験」が固定化することに妄想の本質を見る。分裂病では，精神病的に変化した体験様式が恒常的に精神野に流入して持続的に拡大し，現実からの乖離が増大する崩壊例と，急性の精神病症状が消退して妄想の「2次的な加工」が生じ，訂正されないまま安定する欠陥固定例がある。循環的病態では，中間期は完全に妄想が訂正されるケースと，妄想は完全に消失せずに確信の強さだけが変化するケースがある。器質的な脳障害が脳の不可逆的な機能変化，ひいては人格の変化を引き起こし「粘着・冗長な」傾向をもつにいたった患者の場合は，「主題への固着への傾向」が，ある支配的な内容を獲得して，そのまま固定する。そのほか，純粋に心因的な固定の可能性も否定できない。

　主題選択については，各年齢段階に固有のテーマが「準備状態」にある。幼少期において衝動制御が問題となる強迫，思春期において身体がテーマとなる心気症，社会への参入にともない他者に恨まれているという不安から生じる迫害妄想，初老期以降，パートナーに対する両価性から生じる嫉妬妄想が，それぞれの時期の発達課題をめぐって出現する。

　さらに，上記要因に加えて，他の心的外傷や先行する体験，知能の程度，負荷の重篤度も妄想の成立に関与する。

　最後に，個別例において，これらの因子がどの程度の混合割合で，そのつどの妄想の出現を規定しているのかを見定めることが，当該患者の精神療法を行う上で重要であると強調される。

●阿部隆明

［詳細データ］P. Berner, Das paranoische Syndrom: Monographien aus dem Gesamtgebiete der Neurologie und Psychiatrie. Heft 110, Springer, Berlin/Heidelberg/New York, 1965.

ベルネーム　Hippolyte Bernheim
『暗示とその治療的適応について』
　　　　　　　　　　　　　　　［1886年］

　ナンシー大学医学部の神経学教授であったベルネーム［1840-1919］は，1882年にリエボーの診療所を訪問してその催眠治療の効果を実見し，以降彼独自の段階を加えてこうした催眠の再評価と理論化に没頭することになった。ベルネームは，催眠における暗示の役割を強調し，1880年代の力動精神医学に最も影響を与えた書物のひとつである本書の刊行に至った。本書はナンシー学派と呼ばれるこのグループの理論と実践を明確に示す代表的著作としてまたたく間に世界中に普及し版を重ねた。メスマー以来の動物磁気や，ブレイドの催眠以降，この領域はヒステリーや神経症研究への興味と重なって当時の心理学者や神経学者の関心をかきたてていたが，ベルネームはこの時期の催眠研究のパラダイムを形成した中心人物になった。

　ナンシー学派は，シャルコーを中心に当時の大ヒステリー＝大催眠理論の定式化をして圧倒的な影響を誇ったパリのサルペトリエール学派に公然と反対の立場をとり，催眠はヒステリーに固有の病理現象ではなく，暗示によって正常人にでも引き起こされる過程であることを論じた。結局はシャルコーの死後，このナンシー学派の理論が広範に受け容れられ，流布することになった。

　本書はもともと1884年に『催眠と覚醒状態における暗示』というタイトルで出版されたものに，翌年前書きが加わり，この86年には多少の改訂が加わった第Ⅰ部と，105例の事例をまとめた第Ⅱ部が加えられた。第Ⅰ部は催眠の様式，催眠の眠りで認められる諸現象，夢中遊行の異なった型の観察，催眠下の循環器系と呼吸，覚醒時の暗示，感覚の転移を含む諸批判への応答，催眠の歴史的素描，暗示現象の解釈，そして暗示という定説の応用が，全9章構成で論じられている。第Ⅱ部では，暗示の治療応用が磁気や宗教治療との関連が論じられ，事例が挙げられ，終章の催眠による幻覚の濫用等限界も論じられている。事例

は，神経疾患，ヒステリー，精神神経疾患はもちろん，麻痺，胃腸疾患，疼痛性疾患，リウマチ性疾患，神経痛，月経障害に適応され，その催眠の深度と，治療効果が検討されている。

リエボーは催眠の影響を6段階に分けて考察したが（傾眠，暗示的カタレプシー，自動症，聴覚による施術者との関係，軽度および重度の夢中遊行），ベルネームはA.覚醒時に記憶が保たれているものと，B.覚醒時に記憶が失われているもの（すなわち夢中遊行）に大きく二分し，前者には(1)特定の行為のみへの被暗示性，(2)開眼不能性，(3)暗示によるカタレプシー，(4)非抵抗的カタレプシー，(5)暗示による拘縮，(6)自動症的服従が含まれるとし，後者には，催眠中の，(7)幻覚への被影響性を欠いたもの，(8)幻覚への被影響性を有するもの，そして(9)催眠幻覚や後催眠幻覚への被影響性を持つものが属するという9段階を記述した。

こうした定式化のもと，正常な人でも十分に催眠状態に陥り，その催眠によって多様な病的状態が改善されることを，詳細な症例で示した。これによれば自経例の8割で著明な改善ないし症状の消褪をみている。こうしたメカニズムの根本には，暗示が，「観念を行動へ具体化する傾向」である「観念－運動的」興奮性反射（excitabilité réflexe idéo-motrice）を増強するものであるという説明がなされた。

1890年代に入ってからは，催眠状態を特別な状態と考える伝統派に対して，すべてはただ暗示によるものだとする催眠への懐疑派の論陣を張り，結果的に催眠研究の衰退を加速させることになった。20世紀に入ると，暗示よりも論理的説得や再教育に力点を置くデュボアやデジュリンの精神療法に席を譲っていった。

本書は出版後たちまちのうちに欧米諸国語に翻訳され，ドイツ語版はフロイトが，英語版はハーターが訳して出版された。　●江口重幸

[詳細データ] H. Bernheim, De la suggestion et de ses applications à la thérapeutique. Octave Doin, Paris, 1886.

ベンジャミン Jonathan Benjamin ほか「一般人口および同胞間におけるドーパミン D_4 受容体（D_4DR）遺伝子と新奇性追求傾向の関連」　［1996年］

人間行動遺伝学の領域では，遺伝子の表現型である行動を媒体として，人格傾向の形成に関与する遺伝子の影響を明らかにしようとする試みがなされており，双生児を対象にした研究では，人格傾向の形成に遺伝的要因が占める割合は約30〜60%と推定している。

本論文は，分子遺伝学的な手法を用いて単一遺伝子の個人差と人格傾向の関連を初めて示した貴重な報告である。

ベンジャミンらは，NEO質問紙を用いて人格傾向を調査し，それぞれの個人のドーパミン D_4 受容体（D_4DR）遺伝子の第3エキソンに存在する多型を調べ，外向性得点の高い個人は繰り返し配列の数が有意に多く，誠実さ得点の高い個人は繰り返し配列が少ない傾向にあると報告している。クロニンジャーが気質として抽出した新奇性追求は，よく言えば探求心旺盛，悪く言えば衝動的・気まぐれ・短気といった性格特徴を有しているが，NEO質問紙の質問項目との間に70%程度の相関が存在すると考えられている。ベンジャミンらは，長い D_4DR と短い D_4DR をそれぞれが持つ60組の同胞を調べ，新奇性追求と外向性との間に正の相関が存在することを確認した。すなわち，D_4DR 遺伝子の第3エキソンの長さが長いほど，新奇性追求傾向が強いのである。

人格傾向のような量的形質は，多数の遺伝子座上の遺伝子の影響を受けており，1つ1つの遺伝子が表現型の発現に与える影響は比較的小さいと考えられている。今後は，環境要因も加味した解析法の応用が必要と思われるが，全ゲノムを対象にQTL解析（quantitative trait loci association analysis）を行うなどの手法を用いることで，人格形成に関与する遺伝子が解明されることが期待されている。　●平野雅己

[詳細データ] J. Benjamin, Lin Li, Chavis Patterson, Benjamin D. Greenberg, Dennis L. Murphy, Dean H. Harmer, Population and familial association between The D_4 dopamine receptor gene and measures of Novelty Seeking. Nature Genetics 12: 81-84, 1996.

ベンソン D. Frank Benson,
アルディラ Alfredo Ardila
『**失語。その臨床的位置づけ**』 [1996年]

D. F. ベンソン [1928-96] はボストンVA病院の Aphasia Research Center の部長を経て，長くUCLAの神経内科教授を勤めた臨床医学者である。A. アルディラはコロンビア出身で，A. R. ルリヤのもとで神経心理学を学んだこともある臨床心理学者である。本書はこの2人の共著である。ベンソンの名著，『失語・失読・失書』*を母体に新しく書き下ろされた。ベンソンは N. ゲシュヴィント，H. グッドグラスとともにボストン失語学の一時代を築いた人であり，徹底した臨床家である。ルリヤはいうまでもなく医師・心理学者として脳損傷の臨床研究に膨大な業績を残した人で，やはり徹底した臨床家である。アルディラは4年間を彼の下ですごし，ルリヤの臨床重視の学統を色濃く受け継いでいる。ベンソンの臨床－神経解剖学的アプローチを軸に，ルリヤの臨床－神経心理学的アプローチがうまく統合されて，きわめて臨床的，実践的，かつ視野の広い内容になっている。

本書の最大の特徴は症候と病巣の相関を明らかにしようとしていることである。認知心理学あるいは言語学的な立場からの理論先行型のアプローチは徹底的に排除されている。

著者らは失語をシルビウス裂の近傍の病巣による旁シルビウス裂症候群，その外側の病巣による外シルビウス裂症候群，基底核・視床などの病巣による皮質下症候群に大別している。旁シルビウス裂症候群と外シルビウス裂症候群はさらに中心溝（ローランド溝）を境に前ローランド溝症候群と後ローランド溝症候群に分けられる。この4つの大枠にしたがっていくつかの下位症候群が分離される。旁シルビウス裂領域でかつローランド溝前方の病巣では，三角部症候群（ブローカ失語タイプI），三角部－弁蓋部－島葉症候群（ブローカ失語タイプII）が生じる。旁シルビウス裂領域でかつローランド溝後方の病巣では頭頂葉－島葉症候群（伝導失語），後部島葉－側頭峡部症候群（ウェルニッケ失語タイプI），上－中側頭回症候群（ウェルニッケ失語タイプII）が生じる。さらに，外シルビウス裂領域でかつローランド溝前方の病巣では，左背外側前頭前野症候群（超皮質性運動失語タイプI），補足運動野症候群（超皮質性運動失語タイプII）が生じる。外シルビウス裂領域でかつローランド溝後方の病巣では，側頭－後頭葉症候群（超皮質性感覚失語タイプI），頭頂－後頭葉症候群と角回症候群（超皮質性感覚失語タイプII）が生じる。皮質下病巣では，マリーの方形野性失語，線条体－内包性失語，視床性失語，白質病巣性失語が生じる。

失語で必発の失名辞は単語産出性失名辞，単語選択性失名辞，意味性失名辞，離断性失名辞の4群に分類されている。単語産出性失名辞はその名の通り単語産生メカニズムの障害，単語選択性失名辞は単語想起過程の障害，意味性失名辞は単語の意味機能（象徴機能）の障害，離断性失名辞は言語領域と特定の知覚処理システムとの連絡障害による。

このように本書は神経学臨床の立場にしっかりと根を下ろした実践的な書物である。失読，失書，失算にも独立の章があてられ，同じ立場からの明快な整理がなされている。さらに，発語－構音障害，注意障害，失行，健忘，老化による認知障害，痴呆，失語にかかわる精神医学的問題やリハビリテーションも取り上げられている。

失語症の原因が大脳の局所的損傷にあることはいうまでもない。ところが現実に病巣と症状の相関をつきつめてゆくと，その複雑さにぼうぜんとして立ち往生してしまう。本書はこの病巣－症状相関という神経学の原点に立ち返り，複雑な問題に正面から切り込んでいる。ブローカ，ウェルニッケに始まる失語の臨床症候学の伝統が生きている名著である。

●山鳥 重

詳細データ D. F. Benson, A. Ardila, Aphasia. A Clinical Perspective. Oxford University Press, London, 1996.

* D. F. Benson, Aphasia, Alexia, Agraphia. Churchill Livingstone, 1979.

ペンフィールド Wilder Penfield, ラスムッセン Theodore Rasmussen
『脳の機能と行動』
[1950年]

ペンフィールド[1891-1976]は，カナダのマギル大学神経学・神経解剖学教授兼モントリオール神経学研究所所長を長年務めた人で，焦点性てんかん患者治療のために行われた脳手術時の症例に基づいて，人間の大脳皮質における機能局在についての実証的研究を進め，モントリオール学派の指導的立場にあった。

大脳皮質において運動機能が局在していることは，決闘の結果，頭蓋骨折を生じ手足の麻痺を起こした騎士が，開頭手術によって折れた骨片を除去した数時間後にその麻痺が回復したことから，大脳における運動中枢の局在がボイルによって示唆された[1691]。その後ジャクソンの研究を経て，かの有名なフリッツとヒッツィッヒが，イヌの脳の一部を電気刺激すると反対側の体肢が運動を起こすことをはじめて証明し，彼らは大脳皮質における機能局在説の事実上の創始者となった[1870]。続いてフェリアー，ゴルツ，シェリントン，フォークトなどによる機能局在についての重要な研究が相次いで，大脳に局在するさまざまな機能の詳細がしだいに明らかにされ，パヴロフも『大脳の働きについて―条件反射学―』[1927]のなかで，局在濃度説を唱えるようになった。

しかしその後，ラシュレーによるラットの除脳実験の結果に基づいた大脳の等機能説を始めとする大脳の統合的機能を重要視する立場の研究がしばらく優位となったが脳研究装置の革新的進歩などによる新発見が相次いで，局在説は再評価され新たな展開を示している。

手術によって露出した脳の各部位の刺激に対する患者のさまざまな反応に基づいて，ペンフィールドは感覚と運動についての詳細な脳地図を作成した。これが侏儒（ホムンクルス）の図で有名となった本書である。各部位の刺激に対する記憶，夢，認知，言語などの高次反応は，今日ではこのような操作がまったく行いえないこともあって，きわめて貴重な資料とされている。
●岩本隆茂

[詳細データ] W. Penfield, T. Rasmussen, The Cerebral Cortex of Man: A clinical study of localization of function. The Macmillan Co., New York, 1950（岩本隆茂・中原淳一・西里静彦訳『脳の機能と行動』福村出版，1986）．

ペンフィールド Wilder Penfield, ヤスパー Herbert Jasper
『てんかんと人間の脳の機能解剖』
[1954年]

著者ペンフィールドは，著名な神経学・神経外科学者として知られており，てんかん学に関する業績は多大である。彼はそれまで区別が必ずしも明らかではなかった epilepsy（てんかん）と seizure（発作）とを明確に区分するとともに，てんかんの発生機序に関して「中心脳系」の概念を提唱した。てんかんの外科的治療についての研究業績も多く，彼の提唱した症候性てんかんにおける手術法は，フェルスター＝ペンフィールド手術として名高い。また神経学の基礎，臨床的な研究も数多く，とくに大脳皮質の各部位を刺激することにより大脳の機能局在を明らかにした功績はきわめて大きい。

本書は，上記のような多大な業績を残したペンフィールドの数多い著書のうちの主著の1つで，900頁の大著であり，写真，図，脳波所見，表の数も膨大である。本書の中心をなすのは，200を越える具体的な臨床症例の記載であり，とくに大脳を直接電気刺激することによって判明した，自覚的・他覚的症状の記載は詳細であり，今日の functional mapping につながるものである。さらに，てんかん発作の具体的な症状についても，運動発作，感覚発作，自律神経発作，精神発作など項目別に症例を呈示しながらまとめられており，外科手術に関する記述も詳しく，症例によっては術後経過，再手術，予後についてまで詳細に記述されている。

本書は半世紀近くを経た現在でも広く読まれる名著である。
●兼子　直・和田一丸

[詳細データ] W. Penfield, H. Jasper, Epilepsy and the Functional Anatomy of the Human Brain. Little, Brown and Company, Boston, 1954.

ペンフィールド Wilder Penfield, ロバーツ L. Roberts
『言語と大脳』　　　　　　　　　[1959年]

　1959年に発刊された本書は，1935年以後ペンフィールドらによりモントリオール神経学研究所で行われてきた大脳皮質の電気刺激実験の集大成であり，今日の神経生理学および神経心理学的研究に大きな影響を与えている著作である。実験の材料は，神経外科的手術の際のてんかん患者の研究から得られている。患者は，手術中に意識があり話すことができたため，大脳の部位と言語機能との関連を発見することが可能であった。

　本書には，まず有名な第一次運動野と感覚野における身体部位による機能分野が記載され，さらに過去の状況や出来事が想起される経験的反応（「夢の状態」，フラッシュバックとされる）や現在に対する解釈が生じる解釈的反応（親密感，奇異感などの判断，「既視体験」に類似している）が，両側側頭葉上面と外側面の刺激で引き起こされることが示されている。この2つの反応が，つねに意識の流れの中で解釈されていることは非常に興味深い。

　本書の最も重要な部分は，言語皮質の地図作成に関する部分であろう。これは，言語野の一部に電流を通じると，命名，数唱，書字，読字などの課題において患者が話せなくなるという現象（局所の機能的干渉作用，失語性停止，電気的干渉）が生じることにより調べられている。重要な発見は，話す能力を保持しながらも命名できない状態，数唱中の数の混乱，語の保続，誤った命名という現象は，(1)左前頭葉ブローカ野，(2)頭頂葉下方－側頭葉後方野（中・下側頭回の後部，縁上回，角回），(3)補足運動野の電気的干渉によって引き起こされることである。また皮質切除による結果を踏まえると，(2)→(1)→(3)の順に重要であるとされる。なお後半には，視床の諸核群と上記言語野との連絡の重要性も詳細に記載されている。本書は，古典として非常に高い評価を得ているだけでなく，現在においてもなおも教えられるところの多い名著である。

●加藤元一郎

　詳細データ　W. Penfield, L. Roberts, Speech and Brain-mechanisms. Prinston University Press, New Jersey, 1959（上村忠志・前田利男訳『言語と大脳』誠信書房，1965）．

ペンフィールド Wilder Penfield
『脳と心の正体』　　　　　　　　[1975年]

　本書は，ワイルダー・ペンフィールドの絶筆である。ペンフィールドは，カナダのモントリオール神経学研究所の所長であり，30年にわたり人の脳の働きを研究し，脳の電気刺激という方法により多くの新たな知見を報告した偉大な脳科学者である。脳と心の問題に関する彼の結論が，本書に記載されている。それは，「脳の神経作用によって心を説明するのは，不可能である」という仮説である。すなわち，明らかな二元論的な解釈が提案されている。彼は，「私は長い研究生活を一元論に沿って歩み続けてきた。その一元論は，最高位の神経中枢の活動と精神の働きは1つの同じものである。あるいは同じものの異なった面であるという説である」と何度も書いている。しかし，結論はその逆であった。

　本書の前半は，感覚と随意運動，記憶，言語に関する脳機能部位の同定についての有名な実験の概説である。そしててんかんの自動症に関する知見から，意識の座は脳の上位脳幹に限局したものであり，大脳の役割はコンピュータであり多くの記憶の貯蔵場所と考えられるという見解が示される。

　そして，次のような推論が行われる。すなわち，患者の脳の電気刺激により，手足の運動が起こるが，患者は他動的な外力に操られていると感じる。また，過去の記憶が想起されるが，患者は過去と現在を同時に意識するという二重意識をもち，この体験を自発的な想起作用とはみなさない。これらの体験における能動性の欠如から，コンピュータにプログラムを入れたり，意思決定をするメカニズムは脳とは別にあるはずであるという見解が生まれる。心は脳の外にあり，心は脳の最高位機構（心に直結した仕組み）を通じて脳を働かせているという仮説が提出される。なお，巻末には神経学者シモンズの一元論的立場からの本書への批判とペンフィールドの更なる反論が載せられている。

●加藤元一郎

　詳細データ　W. Penfield, The Mystery of the Mind. Prinston University Press, New Jersey, 1975（塚田裕三・山河宏訳『脳と心の正体』法政大学出版局，1987）．

ボウルビー John Bowlby
『母子関係の理論』　　[1969, 73, 80年]

　スピッツやA.フロイトらによる母性的養育の剥奪に関する一連の先行研究に続き，ボウルビーは，1951年，WHOの要請を受けて，母子分離を経験した乳幼児の心身の発達に関する研究を『乳幼児の精神衛生』というモノグラフにまとめた。そこでは，「乳幼児と母親との人間関係が，親密で，継続的で，しかも両者が満足と幸福感に満たされているような状態が精神衛生の基本である」という結論を導いた。さらに，成人になって起こる精神神経症や人格障害の多くは，乳幼児期における母性的愛撫の欠如や母性的養育の剥奪によってもたらされることを明らかにした。その後，母性的養育の剥奪が後年の精神障害を引き起こす過程を究明するための壮大な研究が行われ，『愛着行動』[Attachment. 1969]，『分離不安』[Separation: Anxiety and anger. 1973]，『対象喪失』[Loss: Sadness and depression. 1980]の3巻として順に出版された。それらを『母子関係の理論』(全3巻)としてまとめたのが本書である。

　本書の理論の出発点は，フロイトの精神分析理論である。フロイトはすでに，本書で扱われるものと共通課題である，対象関係，分離不安，対象喪失，悲哀，防衛，心的外傷などについて言及していた。そしてフロイトは，人の心の発達に関する研究の方法論として，成人が呈する精神病理という最終所産から過去に遡って分析し，乳幼児期を推測するという回顧的な方法をとった。それに対してボウルビーは，母親との分離を体験した乳幼児たちの直接観察から，追跡的に同じ課題の究明に取り組んだ。さらにその際比較行動学や制御理論，認知心理学や情報処理過程に関する諸概念などを積極的に取り入れた結果，本書では彼独自の理論体系が展開されることになった。

　第Ⅰ巻「愛着行動」では，人間の母子の行動観察のみならず，霊長類を初めとした他の動物の生得的行動との比較を行うことによって，人間における愛着行動の意味や目標，愛着行動の結果として築かれる母子のきずなの重要性，愛着行動の障害などについて言及した。

　第Ⅱ巻では，乳幼児期に母子分離を体験した子どもたちの直接観察によって，分離に際してみられる子どもの行動や分離不安について研究すると同時に，恐怖行動と恐怖に対する敏感性の個人差に関する考察を行った。さらに，安定した愛着と自立，パーソナリティの発達との関連に言及した。

　第Ⅲ巻では，乳幼児期に愛着対象を永続的に失った場合の悲哀の過程が分析され，成人のそれとの共通点が指摘された。また，乳幼児期に対象喪失した子どもたちの反応の観察を行ったり，そうした子どもたちのうち，成人後精神病理を呈している群とそうでない健康な群との比較研究を行った。それら一連の研究を通じて，対象喪失後のパーソナリティ発達が良好に遂げられるための要因について詳細に検討し，喪失前の親子関係や喪失後の養育のあり方の重要性を強調した。

　本書は，愛着対象との関わりのあり方が子どもの健康な精神発達にとっていかに大切であるかということにとどまらず，その早期の剥奪がその人の人格形成にいかなる影響を及ぼすか，いかに後年の精神病理現象へと発展しうるかということなどを膨大な資料と観察結果を基に追跡的，実証的に示した点で重要な意味をもっている。そしてそれは，マーラー，スターンらの発達理論へと発展し，さらに児童虐待や世代間伝達など，母子の関係性に関する今日的課題の究明に貴重な示唆を与えてくれるものである。
●神庭靖子

詳細データ　J. Bowlby, Attachment and Loss. Vol. Ⅰ, Ⅱ, Ⅲ, Hogarth Press, London, 1969, 1973, 1980 (黒田実郎ほか訳『母子関係の理論』Ⅰ, Ⅱ, Ⅲ, 岩崎学術出版社，新版 1991).

保崎秀夫(はさき／ひでお)
『精神分裂病の概念―歴史と分類―』
[1978年]

精神分裂病（以下，分裂病）の妄想についての研究をまとめているうちに分裂病の概念自体を過去に遡って追及する必要が生じ，資料を集めた結果*をまとめたのが本書である。この領域ではすでに宮城音弥，神谷美恵子，金子凖二，村上仁，西丸四方，加藤正明，新海安彦，宮本忠雄の各氏による秀れた論文があり，これらを参考に，クレペリンからブロイラー時代，それ以前，その後から今日にいたるまでの各国の分裂病の概念，位置づけなどの比較検討を行い，クレペリン時代の文献を中心に概念の出発時点の様子をさぐったが原本の入手が出来ぬものが多かった。ICD，DSMは本書出版当時のもので検討を行った。

歴史的にみて分裂病（早発性痴呆，精神分裂病）の概念や関連用語については判然としない点が多く，今日断定的に紹介されている早発性痴呆や分裂病概念も当初はクレペリン，ブロイラー，フロイトなどが相互に影響しあい，きわめて遠慮がちにとりあえず名づけておくというものであったようだ。それにしても混沌とした精神障害状態の中から早発性痴呆や躁うつ病を分けていったのはすばらしいと思う反面，この2つの疾患の間がつねに揺れ動いているのも当然のようにも思える。

いろいろ驚いたり，なるほどと思うこともあったが，これは自身の不勉強の結果のためと内心忸怩たるものがある。

今日ICD-10，DSM-IVと一見すっきりした疾病分類が行われているが，それにいたる段階，歴史を是非知っていてほしいと思うし，今後も精神医学史研究などに，さらにあいまいな点が整理され，また今日の考えに誤りがあれば訂正してもらいたいと思っている。

●保崎秀夫

[詳細データ] 保崎秀夫『精神分裂病の概念―歴史と分類―』金剛出版，1978.
* 保崎秀夫「精神分裂病を巡る概念，疾病論の史的変遷」『精神経誌』78: 93-111, 1976.

ホジキン Alan Lloyd Hodgkin，
ハックスレー Andrew Fielding Huxley
「膜電流の定量的記述およびその神経伝導・興奮への応用」
[1952年]

神経・筋などにおける電気的興奮の成因としての学説は，旧くはネルンスト[1889]による拡散電位説にもとづいてベルンシュタイン[1902]が提唱した膜説がある。この学説は半世紀後にホジキン，ハックスレー，カッツらの英国学派によるナトリウム説（イオン説）として大きく発展した。本論文は，1952年に発表された一連の論文[Hodgkin, Huxley & Katz, 1952; Hodgkin & Huxley, 1952 a-d]の最後に位置し，学説を確立したものである。イカ巨大神経線維の膜電流（細胞膜通過電流）に関するこれまでの実験結果を数式化し，これを基に神経伝導や興奮に定量的説明を与えている。

膜電位を変化させると，それに反応して膜電流が変化する。膜電流の成分のうち，Na^+電流とK^+電流は独自に変化することが観察され，それぞれ別の通路（今日でいうイオンチャンネル）を通ると考えられた。膜のイオン透過性は熱力学的に導き出された概念であるが，解析を容易にするためこれを電気的な概念であるコンダクタンスで置き換えた。さらに，膜電位を変化させたときに記録されるNa^+コンダクタンス（g_{Na}）およびK^+コンダクタンス（g_K）の時間的変化を反応速度論的に数式として表した（ホジキン＝ハックスレーの式として知られる）。最後に，この理論式より活動電位を再現することに成功した。

本論文により興奮性細胞の活動電位はg_{Na}の上昇とそれに引き続くg_Kの上昇によって説明されるようになった。著者は興奮性のイオン機序に関する功績によりジョン・C・エックルス卿とともに1963年度ノーベル生理学・医学賞を授与された。

●吉井光信

[詳細データ] A. L. Hodgkin, A. F. Huxley, A quantitative description of membrane current and its application to conduction and excitation in nerve. J. Physiol. (London) 117: 500-544, 1952.

ボス　Medard Boss
『性的倒錯』　［第2版：1951年］

　ボス［1903-90］はチューリッヒの現存在分析学者で，はじめフロイトの精神分析を学び分析家となっていたが，ドイツの哲学者ハイデガー［1889-1976］の影響を強く受け，ビンスワンガーとともに現存在分析を創めた。本書は副題に「恋愛現象の精神病理学への現存在分析的寄与」とあるごとく，「愛」の歪められた形での恋愛形態として性的倒錯を捉えた点で画期的である。
　まずフロイトの倒錯理論を紹介するとともに，フロイトの天才的な人間への観察力を評価しながら，理論形成において徹底的に自然科学的・機械論的思想により，驚くべき複雑な部分欲動とそれに随伴する心理機制を仮定し，人間の性欲をこれによって規定するに到ったことから，性的倒錯についても欲動の不完全な混合あるいは崩壊現象として捉えたことを，その後の精神分析家達の理論とともに批判する。ついでE. シュトラウス，E. V. v. ゲープザッテル，H. クンツらの「人間学的倒錯理論」を紹介するとともに，あらゆる性的倒錯において破壊と歪曲と攻撃衝動とを，倒錯的興奮を来たさせる唯一の，根本的特徴とする人間学派を徹底的に攻撃し，それに力を入れているほどである。ボスは性的倒錯者は素質的・または生活史的要因による障害のために，自然な恋愛形態を実現することはできなくなっているが，そのような障害を乗り越えて，歪められた形においてではあるが，恋愛的世界内存在可能性に到達しようとするのが性的倒錯者の本質であるとして，いわば倒錯者をより深く人間的に，あるいは「了解的」に捉えようとしているのである。例証としてはA.毛皮フェチシスト，B.糞尿愛好者，C.窃盗癖の女性，D.覗見－露出癖者，E.サド・マゾヒスト，F. 3人の同性愛者が挙げられており，それぞれが詳細に亙った症例の記述と，現存在分析的解釈とがなされている。

●藤縄　昭

　［詳細データ］ M. Boss, Sinn und Gestalt der sexuellen Perversionen: Ein daseinsanalytischer Beitrag zur Psychopathologie des Phänomens der Liebe. Verlag Hans Huber, Bern, 2te Aufl., 1951（村上仁・吉田和夫訳『性的倒錯』みすず書房，1957）．

ボス　Medard Boss
『夢―その現存在分析―』　［1953年］

　ボスは最初，フロイト門下として古典的な精神分析の臨床と実践の教育を受け，夢についての関心を持つようになった。精神分析療法を実践しているうちに，5万余の夢を知り，フロイトの夢理論という鍵では，無理に，かつ強引に解釈しなければ開くことのできない夢が次第に多くなり，ついにはこの理論の有用性に深刻な疑問を抱くようになった。この経緯が第1部の1，2章に詳しく述べられている。ボスは他の科学的な夢の研究を求め，幸いなことにチューリッヒにC. G. ユングを中心に設立された精神療法家の集会にA. メーダー（夢研究の先駆者）も発起人として加わっており，この2人の夢理論と根底的に親しむ機会を得た。この研究会には10年ほど参加したが，ここでも満足できず，去ることになる。ある夢理論を前提として，その理論で説明するには無理があり，はみ出す夢があることに気づいた。諸理論は直接与えられる夢の現象に対して，ただの説明を対置しようとする。ボスが夢への関心をいだいたのは精神分析に由来し，外からその夢理論を批判するのではなく，その中に身を置いて内から批判を重ねた。
　ボスの課題は，「まったく夢の現象それ自体のかたわらにとどまり，かつ夢の現象がそれ自体から告げ知らせてくるところのものについてのみ考えるということのためには，夢に関する理論や仮説をいっさい放棄してしまわねばならない」ということであった。
　ボスはマルティン・ハイデガーの現存在分析論に触れることにより，夢の現象学的な様態において保持されている，その可能性を理解しようとした。人間は夢みている時も目覚めている時と同様に，彼の実存を，種々の態度様式や世界関係において表わしうるものであることを教えられたという。多数の例証により，夢の現存在分析を試みた大著である。

●藤縄　昭

　［詳細データ］ M. Boss, Der Traum und seine Auslegung. Verlag Hans Huber, Bern, 1953（三好郁男・笠原嘉・藤縄昭訳『夢―その現存在分析―』みすず書房，1970）．

ボス　Medard Boss
『精神分析と現存在分析論』　　［1957年］

　20世紀の精神医学をふりかえると，ちょうど1950年から1970年くらいまでの20年間，実存的人間学的な精神病理学がヨーロッパを中心に盛んだった時代がある。この流れはいち早く日本に入ってきた。フランスのサルトルに拠ったツット，クーレンカンプ（フランクフルト）の妄想論もユニークだったが，なんといっても中心はドイツのハイデガーの現存在分析論に拠るスイスのビンスワンガーの現存在分析だった。井村恒郎「精神医学における実存主義」［1948］，村上仁「人間学派の精神病理学」［1954］などによって紹介され，ビンスワンガー『精神分裂病』［荻野恒一・宮本忠雄・木村敏訳］の訳出を通じて分裂病（統合失調症）の心理世界の構造が彫り深く示された。

　本書の著者ボスはビンスワンガーと違って神経症圏の人を扱うスイスの精神療法家であり，『性的倒錯』［村上仁訳］，『心身医学入門』［三好郁男訳］によってすでに知られていたが，本書において，一夏スイスの山荘でハイデガーと時間をともにし親しく教えを受けた結果，次のことを知ったという。つまり，フロイトが疑似自然科学様理論の構成に走る以前の，精神分析という優れたプラクシスそのものに含まれるユニークさは，ハイデガーの現存在分析論が説くところを知るとき，もっともよく理解される。本書の書名は精神分析の人間観と現存在分析論の思惟との内的一致がすこぶる深く広いことを現したのだ，と。

　ハイデガーによれば人間はほかの存在者（Seiendes）と根本的に異なり「そのつどすでに」（je schon）「自分が存在していることを知っている」（Seins-verstehen）存在である。表現をかえれば，人間には「存在の開け」がある。この特性を現すためにハイデガーはとくに「現」存在（Da-sein）という呼び名を使う。ところが翻って精神分析を考えてみるに，これほど徹底して，人間は根源的に他者と相互に一次的に了解しあえる開示存在（Offensein）であることを前提にした治療法はない。たとえば分析室での転移状況という「戦いの場」をみよ。分析者が被分析者に完全に没頭し，被分析者は人生の可能性をほとんど無制限にそこで解放させ，そうすることが人間に新しい可能性を開く。そのことを十分に説明するためには上記の「開け」が理解されなければならない。そういって，32歳の強迫神経症を患う独身の男性医師の精神分析例が夢分析を中心にかかげられている。

　訳出にはかなり苦労した。ハイデガーの弟子であり『有と時』［世界の大思想28，河出書房，1967］の訳者でもあった辻村公一京大教授（当時）に手とり足とりしていただいたのを懐かしく思い出す。共訳者の三好郁男はフロイトの精神分析に早くから取り組んだ学究だったが，本書の訳出後ほどなく不帰の人となったのは残念というしかない。

　ボスはその後一度日本に来た。人当たりのよい人だった。ボスと面識のあった精神科医渡辺久雄愛知教育大教授（当時）と一緒に案内した。そのとき「日本は清潔だ。駅にゴミ一つ落ちていない」としきりに感心されるのをお世辞と思って聞き逃していたが，あとから聞くと，この言葉はインドにも長期滞在し東洋の英知にも詳しい彼が日本の神道的なものに触れての直感だったようだ。

　1980年以来のDSMやICDによる米英流のEBM的統計的精神医学は病人によって（たとえ語られなくても）生きられている（gelebt）深部構造への関心を今のところ確実に消去してしまっているが，もし深層心理学のいう「心理」レベルを超え，背後の「存在」の深みへとわけ入ろうとするなら，やはりこの時代の人間学的概念を思い出さないわけにはいかないだろう。　●笠原 嘉

[詳細データ] M. Boss, Psychoanalyse und Daseinsanalytik. Hans Huber, Bern, 1957（笠原嘉・三好郁男訳『精神分析と現存在分析論』みすず書房，1960, 1962）．

ポーター　Roy Porter
『狂気の社会史―狂人たちの物語―』
[1987年]

　現代イギリス屈指の歴史家ロイ・ポーターは精神病の本質と歴史に長年にわたり関心を抱いてきた，また社会史家として「下からの歴史」に興味をもつようになった，と言う。その彼が，「狂人」の自伝をもとに「狂人」自らに語らせるという手法によって，欧米の狂人とされた人びと約20人の人生を辿った。それによって，狂気には狂気なりの道筋があることを，また（正気と狂気を対照させることによって）「狂人」が置かれた時代の状況を「言語と歴史と文化」とのかかわりで，明らかにしていく。

　ポーターは狂気と精神病学との関係を歴史的に通覧した上で，癲狂院ないし精神病院での精神療法の制度が「狂気を治癒するよりも造りだすためのシステム」であったと指摘する。そして「狂人」の意識と精神病医の診断を並べ，そこに時代背景を照射して，精神病学的でもなく精神分析学的でもない，いかにも歴史家らしい解釈を施していく。すると，当然のように，「狂気」に新たな光が当てられることになる。彼は「狂人」の現実の経験に着目し，背景にある事実をもって「狂気」を説明してしまうのである。

　著名なところではイギリス国王ジョージ3世，作曲家シューマン，舞踏家ニジンスキー，哲学者ニーチェ，演劇人アルトーなどの「狂気」が見直されるとともに，また画家ハイツマンや判事シュレーバーなどに対する精神分析的診断の曲解・誤謬が断罪される。

　圧巻は，「ドーラ」や「ウルフマン」を自己の関心事に引きつけて誤診しつづけ，著書『自己を語る』を不正直に潤色した精神分析学者フロイトを，他の「狂人」たちと同じように，精神障害を経験した人間として俎上にのせ点検した箇所であろう。　　　●目羅公和

　　詳細データ　R. Porter, A Social History of Madness: Stories of the insane. George Weidenfeld and Nicolson Ltd., London, 1987（目羅公和訳『狂気の社会史―狂人たちの物語―』法政大学出版局，1993）.

ポーター　Roy Porter
『鎖かけられし魂』
[1987年]

　本書の著者のロイ・ポーターは，2002年に急逝するまでロンドンのウェルカム医学史研究所から過去20年にわたって新しい医学の社会史を牽引してきた指導的な医学史家であった。彼が歴史家として脂の乗り切っていた時期に書いたのが本書である。

　ポーターの書物の第1の意義は，18世紀の精神医療を再評価したことである。本書がカヴァーしているのは，17世紀後半から19世紀初頭の「長い18世紀」とイギリスの歴史家に呼ばれている時代である。この中には，ピネルやテュークらの精神病院の改革の時期も含まれる。1800年近辺の改革は，「精神医学革命」とも呼ばれて，それ以前の精神医療との断絶が強調されてきた。ポーターはここに連続を見る。テュークの改革や，1814・15年の議会調査に端を発する一連の改革は，革命というよりも，長い18世紀に徐々に形成された狂気に対する新しい態度の表明である。特に重要なのは，18世紀の半ばから加速する精神病患者専用の入院・収容施設の設立である。篤志家の寄付による精神病院や，営利目的の私立の収容院などが，ロンドンから地方へと広がっていく（バリー-ジョーンズ『商業と精神医療』の項目を参照）。これらは公権力に拠らず，家族などさまざまなレヴェルの需要に応えて，私的なイニシアティヴによって作られた精神病院である。フーコーが「古典主義時代」を特徴づける現象として取り上げた公権力による浮浪者・貧民・犯罪者などと狂人との混合収容とは全く異なったモデルが，イングランドでは見出されるのである。

　精神医学の歴史の主要な問題として議論されてきた「革命」の位置づけ以外にも，ポーターの書物は「患者の歴史」「文学・文化と狂気」などの問題に関する，ソリッドな洞察を豊かに含んでいる。18世紀イングランドという限定を超えて，多くの研究者をインスパイアしている古典的な必読文献である所以であろう。　　　●鈴木晃仁

　　詳細データ　R. Porter, Mind-Forg'd Manacles: A history of Madness in England from the Restoration to the Regency. Athlone Press, London, 1987.

ホック Paul Hoch, ポラティン Phillip Polatin
「分裂病の偽神経症型」　［1949年］

　本論文においてホックとポラティンは，それまでしばしば精神神経症として治療され，あるいは時には境界例と呼ばれてきた一群の症例を，微妙な形ながら自閉的で現実遊離的生活態度や両価性という分裂病の基本的防衛機制（オイゲン・ブロイラーの基本症状）が潜んでいる点で分裂病の一型とみなし，これを分裂病の偽神経症型（偽神経症性分裂病）と呼んだ。これらの症例に対する診断において最も重要な症状は，彼らが汎不安（pan-anxiety），汎神経症（panneurosis）と呼んだものであり，前者は生活全般を覆う瀰慢性・多形性の不安であり，後者は前者に関連してあらゆる種類の神経症症状が同時ないし順次に現れることをさしたものであり，具体的な症状としては強迫症，恐怖症，心気症，離人症，抑うつ，転換症，関係念慮などがあげられている。経過中にしばしば小精神病エピソード（micropsychotic episode）が見られることが特徴で，その時期のみをみれば容易に分裂病との診断が与えられるが，この期間は短く，完全な再統合が可能である。また，多形性の性倒錯も見られると言われる。

　なお，ホックらは本論文の13年後［1962］に109例の5～20年後の転帰を報告したが，それによれば経過中20％の患者が明らかな分裂病症状を呈し，その内の半分，10％は寛解し，残りの10％は慢性分裂病へ至ったとのことである。

　この偽神経症性分裂病の提唱は境界例概念の先駆の1つとなったものであるが，境界例を人格障害とする後年の捉え方とは異なり，それは文字通り分裂病と神経症の境界を意味したものであって，この流れは現今DSMの分裂病型人格障害（Schizotypal Personality Disorder: SPD）として結実している。

●中安信夫

[詳細データ] P. Hoch, P. Polatin, Pseudoneurotic form of schizophrenia. Psychiat. Quart. 23: 248-276, 1949（清水將之訳「偽神経症型の分裂病」『思春期青年期精神医学』1: 197-216, 1991）．

ホーナイ Karen Horney
『精神分析の新しい道』　［1939年］

　ホーナイによると，フロイトは心理学と精神医学に大きな貢献をし，また心理治療の基本的な道具を提供したが，彼が生きた時代の哲学思想の影響を受けて，その理論は生物学的志向であった。これは，彼の欲動（本能）理論や遺伝的，体質的な要因を強調する彼の考え方や両性の心理的差異を解剖学的相違によって説明する傾向にあらわれている。ホーナイはフロイトのこの傾向を強く批判した。彼女は，フロイトの欲動理論のなかでもとくにリビドー理論をとりあげて，それを批判的に検討した。フロイトのリビドー理論は性の理論であり，本能的欲動の理論であり，性の発達の理論であり，性がパーソナリティに及ぼす影響の理論である。しかしリビドー理論のこれらすべての主張は実証されない。神経症者のリビドーについて，フロイトは，その欲動が抵抗できないほどに強く，個体をいや応なくある目標に駆り立てるが，これはその欲動が快感原則に支配されているためだとした。これに反して，ホーナイは，神経症者は健康人よりもたくさんの不安をもっているので，不安に対して安心感を得るために，欲動が強く，執拗なのだと主張した。つまり，神経症者はたくさんのお金，援助，愛情がないと不安でならないのである。この不安は彼らが欲しいものが手に入ったときにおさまる。そこで，ホーナイは「基底不安」という概念を提出した。それは，「虐待，詐欺，攻撃，屈辱，裏切り，羨望などの渦巻く世界のなかで，自分は小さく，無意味でたよりなく，危険にさらされている存在だという感じ」，あるいは「潜在的に敵意のある世界に対する無力感」である。つまり，環境は自分の個性の発達と願望の充足を妨害するものと感じられている。そこで人はこのような危険な環境で安全を求めることを目指す努力（傾向）を発展させる。ホーナイはこれを「神経症的傾向」とよび，それをフロイトの本能的欲動にあたるものとした。ホーナイは新フロイト派の理論的基礎を築いた。

●安田一郎

[詳細データ] K. Horney, New Ways in Psychoanalysis. W. W. Norton Co., New York, 1939（井村恒郎・加藤浩一訳『精神分析の新しい道』日本教文社，1954．安田一郎訳『精神分析の新しい道』誠信書房，1972）．

ホーナイ　Karen Horney
『自己分析』　　　　　　　　　　　[1942年]

　本書はホーナイの前著『現代の神経症的人格』『精神分析の新しい道』と共にホーナイの精神分析理論の3部作のひとつといえよう。自己分析の方法を随時的自己分析と系統的自己分析のふたつに分けて説明しているが，その説明の背後に3つの主張がある。

　ひとつは症状の除去よりも生き方の吟味を強調していることである。たとえば上司と昼食を共にすると腹痛をおこす青年研究者がいた。この青年は上司とは異なる研究をしたいということを上司に告げようか告げまいかという葛藤があった。ホーナイは問うた。「上司の気に入られることと上司から破門されてもよいから自分のしたい研究をすることとどちらがあなたの人生にとって意味があるか」と。ホーナイの提唱する自己分析の究極は生き方を吟味検討することにある。

　ホーナイの第2の特長は，フロイトのように本能論と局所的見地（エス，自我，超自我）をとらないことである。人間の原動力は安定感への欲求である。この欲求は親にかまってもらえない不安（根元的不安〔基底不安〕basic anxiety）に起因するとホーナイは考えた。

　したがって本書の自己分析の骨子は愛・承認・権力・名声・論理・意志力・業績・自立・完全・賞賛への神経症的（強迫的）欲求の意識化である。ライヒの「性格分析」に対比していえば，ホーナイは「内容分析」に本書の大部分を費している。

　ホーナイの自己分析の第3の特長は，自己分析の手順はクライエントの分析に応用できるとしたことである。本書の内容に則した書名は「他者分析の役に立つ自己分析―その原理と手順―」となる。

　ものの本質に迫ろうとするホーナイの起居動作を近藤章久は『セラピストがいかに生きるか』*に感動的に描いている。　　●國分康孝

　詳細データ　K. Horney, Self-Analysis. W. W. Norton & Company, Inc., New York, 1942（霜田静志・國分康孝訳『自己分析』誠信書房，1961）.
　＊　近藤章久『セラピストがいかに生きるか―直感と共感―』春秋社，2002.

ボナパルト　Marie Bonaparte
『女性と性』　　　　　　　　　　　[1951年]

　女性の性的快感は古典フロイディアン以来現在まで大きな疑問点とされているが，古典時代の見解はかなり偏ったものと言わざるをえない。その理由はS. フロイト自身の諸論文にも原因している。著者がこの大主題に果敢に立ち向かったのがこの1949年に雑誌発表された比較的早期の論文（その後体裁を整え単行本）である。次項目の著書と異なり，本書は遥かに詳細な学術書の体裁を備えている。元来古典精神分析学では，この主題は男女の生物的（性器自体とその発達の）相違を根拠とする決定論に支配されている。冒頭にフロイト自身を含む当時の諸見解が紹介される。男・女性は元来はともに両性的であり男性のペニスに相当するものはクリトリスであると限局的に考えられ，その後の生物的発達とは本来非性器の「排泄口器官」である膣がいかなる経過で女性の性感器官になって行くかが主題の中心となる。著者はそのメカニズムとして男性の性発達は攻撃性を，女性は受動性を中心とすることにあると論じる。ここでの発達はあくまで人間を一生物として考察され，女性は生物としては男性のアナロジーまたはヴァリアントとされる。しかし著者はクリトリスから膣による性愛への発達がスムーズに移行しない場合冷感症やヒステリー等の障害が発生することも認めている。同じ女性研究者のA. フロイトやM. クラインらに比し温和ではあるが，エディプス複合を中心とする古典精神分析学の範囲にとどまる。後年この主題はF. ドルトらラカン学派によって論じられている。さらに次項目でも分かるように著者は本来Freudian pessimismより明るく闊達な人柄で，S. フロイトの支持者として特異な立場にあり，また第2次大戦中ナポレオン・ボナパルトの子孫兼各国王家の後継者的姻戚としての大貴族の影響力を行使しナチ軍から間一髪で彼を救出した。　　●林峻一郎

　詳細データ　M. Bonaparte, La sexualité de la femme. PUF, Paris, 1951（佐々木孝次訳『女性と性』弘文堂，1970）.

ボナパルト　Marie Bonaparte
『精神分析と文化論』　［1952年］

　本書は文献最初の2冊から集めた論文集で，冒頭の「ルフェーヴル夫人殺し事件」は1次大戦の直後のフランス地方都市での典型的なブルジョワ家庭の主婦の嫁殺しを題材にし，彼女のエディプス複合的色彩の人格形成，息子との性的母子相姦感情への超自我とイド相克（「本人の抵抗し難い力」）による精神変調であり，当時の正統的仏精神医学での「復権要求精神病」（セリュー，カプグラ）というパラノイアに近い診断に詳細に反対している。形式も事件事実特定，生活史より当代精神医学批判，一般大衆への影響まで含み，現在の司法精神鑑定書にも匹敵する76頁の大作で，中心は人間行動への古典的リビドーの決定力がその最も良き理解の下で客観的に記述され，この理論での強固で完璧な論理に強い感銘を受ける。この種の精神病理学文献の古典といえる。「喪・屍体愛好・サディズム」は，仏の詩人ボードレール，米の詩人エドガー・ポーをとりあげ，後者の父母不明の絶対的孤児条件に由来する「屍体愛好」とそれへの恐怖に由来するマゾヒズム的ネクロフィリズム傾向を前者の母への偏愛による固着と継父への憎悪に由来するサディズムの特徴とを対比させ，これら"呪われた詩人"の病跡学の典型を確立した。さらに別側面の「呪術的思考」や「寝とられ亭主の角」，「死者への花束」等の象徴現象の分析的解釈を論じ，快活な著者の人柄を反映する伸びやかで豊かな筆致の古典フロイディアン的民俗文化論の好短編を含み，応用精神分析学を創始したといえる。著者はパリ精神分析協会の創立者でもある。他に3巻本のエドガー・ポー論*，2巻本の第1次大戦下での大貴族社会の生活の貴重な記録**を残した。

●林峻一郎

　［詳細データ］M. Bonaparte, Psychanalyse et Anthropologie. PUF, Paris, 1952. Psychanalyse et Biologie. ibd., 1952（林峻一郎訳『精神分析と文化論』弘文堂, 1971）．
　＊　Bonaparte, Edgar Poe. 3 tomes, ibd., 1958.
　＊＊　Bonaparte, Derrière les vitres close. ibd., 1958; L'appel des sèves. ibd., 1958.

ホランド　Jimmie C. Holland，
ローランド　Julia H. Rowland
『サイコオンコロジー（精神腫瘍学）』　［1989年］

　サイコオンコロジーは，1970年代の欧米で，癌の心理・社会・行動・倫理学的側面を扱う学際的学問領域として誕生し，現在では臨床腫瘍学の一分野を担っている。具体的には，癌の心理的衝撃，癌への心理的適応，患者，家族，スタッフの精神医学的問題，癌治療への受診遅延，癌の進行に影響する因子の探索，癌治療とQOL，癌治療や緩和医療における意思決定の問題を扱ってきた。

　国際サイコオンコロジー学会の創始者で，1977年に米国屈指のスロンケタリング癌センター病院に精神科サービス部門を開設したホランド部長の定義では以下のようになる。サイコオンコロジーの第1の目的は，癌が患者，家族そしてスタッフの心理面に及ぼす影響を検討し，Quality of lifeを向上することにある。第2は，患者の心理・社会・行動因子が，癌の罹患もしくは生存に及ぼす影響を検討し，Quantity of lifeを延長することにある。後者は特に，ボバーグらが，動物実験で証明された古典的条件付けによる免疫系の修飾に注目し，化学療法中の癌患者に病院来院中の免疫抑制を観察したことから，精神神経免疫学が科学的基盤としてまず注目された。2つの目的のために患者教育，カウンセリング，行動療法，薬物療法などの治療法を癌臨床に応用してきた。サイコオンコロジーを支えてきた科学的基盤は精神医学，心理学だけでなく，疫学，免疫学，内分泌学，薬理学，生命倫理学，緩和医学，リハビリテーション医学などである。本書は，ホランド部長が中心となって編集し，この領域での初めての本格的な教科書となり，日本サイコオンコロジー学会創始者の河野博臣らが中心となって翻訳された。原著は1998年に改訂されたが，未翻訳である。

●内富庸介

　［詳細データ］J. C. Holland, J. H. Rowland, Handbook of Psychooncology: Psychological care of the patient with cancer. Oxford University Press, New York, 1989（河野博臣・濃沼信夫・神代尚芳監訳『サイコオンコロジー—がん患者のための総合医療—』1・2・3, メディサイエンス社, 1992, 93）．

ホール Thomas S. Hall
『生命と物質』　　　　　　　　［1969年］

　生物学出身の科学史家ホールが，ギリシアから現代までの生命思想の流れを総括した著作。思弁的な「生命とは，そして生命を認識する我とは何か」のような設問でなく，副題に「生理学思想の歴史」とある通りに，特に「無生命である物質が，生命的な特性をなぜ発揮しうるのか」という問題を中心とする。このような設問もあまりに原理的な，あるいは「幼稚で素人っぽい」もので，専門家が抱くべきではないとして，現代の生物研究者は概して迂回してきた。しかし科学的な生物(生命)研究においても，本来これは出発点となるべき問題のはずである。(a)生気論から(b)機械論への移行は簡単な直線的進行でなく，代表的な研究者各人のなかでaとbの要素の混在比や混在の様態が時代とともに移ってきたことを，丹念に説いている。

　最初の方で物質と生命の関係を(1)両者は同一，(2)生命は物質に内在する，(3)生命は外から賦与される，(4)組織構造としての生命，(5)複雑な組織構造の創発的な結果としての生命の各パターンに整理し，現代生物学の立場は概ね(5)であることを指摘する。また感覚と反応，栄養と消化，生殖と遺伝などの生命特性(生理現象)は，古代から現代まで基本テーマとしていつも残り，時代とともにそれに新しい理解が重ね合わされて反復されてきたとして，その跡をたどる。

　記述範囲はほぼ19世紀末まで。例外として分子生物学には1950年代の発端部分に少し触れているだけであるが，ここに提起されている「物質システムがなぜ生命特性を示しうるのか」という基本問題は，まさしくいつも残り，変貌してゆく基本テーマとして，これからの「ゲノム新時代」にも反復して問われ続けねばならないだろう。　　　●長野　敬

　[詳細データ] T. S. Hall, Ideas of Life and Matter: Studies in the history of general physiology, 600 B. C.-1900 A. D. I: From pre-Socratic times to the enlightment; II: From the enlightment to the end of the nineteenth century. University of Chicago Press, Chicago/London, 1969 (長野敬訳『生命と物質―生理学思想の歴史―』上・下, 平凡社, 1992). 副題 (Studies 以下) を主題に改めた版が, 1975年に刊行されている。

ボンヘッファー Karl Bonhoeffer
「急性感染，全身疾患，内臓疾患に随伴する精神病」　　　　［1912年］

　ボンヘッファーは「外因反応型」概念の提唱を本書より以前に公表している［1908, 09］*。さらに1910年に本書とほぼ同じ内容をほぼ同じタイトルの単行本で刊行している**。

　本書は20世紀初頭［1911-15］ドイツ精神医学が総力を挙げて集大成したアシャッフェンブルグ編集の精神医学ハンドブックに収められている。(ちなみにかの有名なブムケ編纂の精神疾病ハンドブックは1928-29年)。12巻に及ぶこのハンドブックの各論第3部，その2冊中の第1冊がここに紹介するボンヘッファーの著作と，シュレーダーの中毒精神病から成る。

　ボンヘッファーは1頁に満たない短い序文のあと，この著作を各論的に書き進める。総論部分はまったくない。序文の中で著者は概論的，文献展望的な記述を本著作でしなかった理由について，それをしても収穫が少ないし，各疾患記述の中で重要な文献を引用すればそれで足りる旨，述べている。

　「感染性精神病」として，腸チフス，丹毒，急性関節リューマチ，ジフテリー，マラリアと回帰熱，コレラ，赤痢，急性胃腸炎，肺炎とインフルエンザ，結核，敗血症を各個にとりあげ，それぞれについて文献展望する。そしてそれをまとめる形で，かつ自験例を多数詳述しながら，感染疾患の精神症状を整理する。(1)発熱期精神病：熱性せん妄，てんかん型興奮状態，もうろう状態，昏迷，幻覚症を指摘する。さらにアメンチア型の熱性精神病として幻覚性熱性アメンチア，熱性アメンチアの緊張病型を提示する。(2)解熱期精神病：頻度は少ないが，てんかん性興奮状態，せん妄性もうろう状態がおこる。

　感染性精神病の経過は多く急激に発症し急激に消失する。熱が長く続いた時などは，過敏−情動減弱状態と著者が名付けた病像がみられる。またコルサコフ症候群も生ずる。

　「全身疾患および植物性器官の疾患の際の精神病」が本著作の後半である。まず当時議

論されていた消耗性精神病と，あらためてアメンチアについて詳しい言及がある。次いで個別的に，心疾患，尿毒症，子癇，糖尿病，痛風，バセドウ病，テタニー，粘液水腫，胃腸疾患がとりあげられ，文献例，自験例を示しながら記述される。これらの疾患の時の症状性精神障害も感染症の場合と同様である。

結語でボンヘッファーはいう。「基礎疾患の多様性に対して精神病像の一様性が対応している。個々の害毒とは比較的無関係の定型的精神反応(諸)型が問題になっていることは明らかである。これを外因性精神反応(諸)型 exogene psychische Reaktionstypen と呼ぶのが妥当である」，「以上で(症状性精神障害の時)現れる病像が尽くされるわけではない。とくに躁状態がある。……(しかし)躁状態では外因性と内因性の要因の評価がむずかしい……」。

また彼は結語の中でアルコールせん妄を挙げて，症状性精神障害の個別的特徴にも言及している。しかし，症状精神病の病像同型性の原則は揺るぎない。クレペリンが当時なお，将来は個々の感染症がそれぞれの精神症状によって認知されるようになるだろうと主張していることを批判し，将来になってもクレペリンのこの考えは誤りであろうと明言する。

彼が外因性病像同型性の理解として，脳に直接働く毒が病因的な中間成分をつくりそれによる2次的な自家中毒的過程を想定したこと，また急性てんかん精神病および緊張病が外因性病像と酷似していることから，この両者を自家中毒性の外因精神病であろうと考えたことも，結語の中で述べられる。　●原田憲一

> 詳細データ　K. Bonhoeffer, Die Psychose im Gefolge von akuten Infektionen, Allgemeinerkrankungen und inneren Erkrankungen. In: Handbuch der Psychiatrie. hrsg. von Aschaffenburg, G., Spez. Teil, 3. Abt., 1. Hälfte: 1-118, Franz Deuticke, Leipzig/Wien, 1912.
> ＊　Bonhoeffer, Zur Frage der Klassifikation der Symptomatischen Psychosen. Berl. Klin. Wschr. 2257-2261, 1908.
> 　Zur Frage der exogenen Psychosen. Zentralbl. f. Nervenheilk. u. Psychiatr. 32: 499-505, 1909 (小俣和一郎訳『精神医学』26: 1127-1131, 1984)
> ＊＊　Bonhoeffer, Die symptomatische Psychose im Gefolge von Infektionen und inneren Erkrankungen. Leipzig/Wien, 1910.

マイアー　Carl Alfred Meier
『古代のインキュベーションと現代の精神療法』
（邦訳名『夢の治癒力』）　　　　［1949年］

本書は，C. G. ユングの高弟として名高くまたチューリッヒのユング研究所の初代所長でもある著者が，研究所の学生のために出版したものである。ある女性患者の夢を手掛かりに著者は詳細な拡充をすすめ，古代ギリシアのアスクレピオス神殿の儀式に見られる癒しの元型的モチーフを明らかにしていく。拡充とは夢の素材について，それと似通ったテーマをもつ神話やおとぎ話，古今東西の文化・宗教・歴史などからのイメージを利用して，夢の意味内容を豊かにふくらませてゆくユング派特有の分析技法である。したがって本書を通じて読者は，典型的なユング派の夢分析のあり方を体験することができる。

ところでアスクレピオスとは古代ギリシアで広く信仰された医術の神であり，病者は浄化の儀式のあとその神殿の境内に籠もり，臨床 (Klinik) の語源でもあるクリネーと呼ばれる寝床で眠った。この眠りのなかで病者が癒しの夢を見ることがインキュベーション（参籠）の本質をなしており，とりわけ夢のなかでアスクレピオスの顕現を体験すると病者は即座に癒されたという。ユング心理学的に言えば，無意識の領域に深く集中することで，自我を越えた超越的な自己(ゼルプスト)のイメージが布置され，夢を通してそれを体験することによって，心身の全体性と調和が取り戻されることになる。ここにユング派の夢分析の本質がある。しかし治療における非合理的なもののはたらきに着目した本書は，イェール大学医学部によって「古代と現代を結ぶ世界の良書10冊」のひとつに選ばれたことからも窺えるように，ユング派の精神分析の枠内にとどまらず，それを越えて精神療法一般，さらには医療一般の本質に触れるものでもある。
　●武野俊弥

> 詳細データ　C. A. Meier, Antike Inkubation und moderne Psychotherapie. Rascher, Zürich, 1949 (秋山さと子訳『夢の治癒力』筑摩書房, 1986).

マイアー-グロース Willy Mayer-Gross
『錯乱の自己描写集―夢幻様体験型―』
[1924年]

1920年代当時すでに今日まで精神医学に影響を及ぼした主な疾患，症状概念が提唱されていた。著者の属するハイデルベルク学派も例外ではない。しかし彼はいずれの概念からもとらえきれない症例群に遭遇した。類似の症例は，それまでアメンチアの範疇，周期性パラノイア，精神分裂病などの特異な一体験形式として報告されていたが，彼はそれを夢幻様体験型という，独立した体験形式としてまとめあげた。この著書では，症例自身の体験の自己描写（全10症例）が中心に据えられている。著者は症例の記述を忠実に辿ることで全体像を把握，そこに逐次，既存の疾病，症状概念との異同が考察されていく。著者のいう夢幻様体験型の特徴は，おおよそ次のようにまとめられる。まず患者は生来，敏感さとひとなつこさ，豊富な空想力と創造力，他者へ貢献する志向性，強い倫理観や義務意識をもち，その生活史は，自己の意思による制御範囲を越えた気分の波に彩られている。病相期には意識変容がみられ，患者の眼前にひとつの舞台のごとき光景が展開，そこに多彩な表象，錯覚，幻覚などが「小道具」として出現する。表象は，蒼古的，象徴的，宗教的なものが多数混在するが，いずれも患者自身が獲得した知識に基づいた題材であり，純粋な空想の産物はない。舞台は絶えず変転，患者自身は舞台の意味を把握し切れず翻弄される。しかし全体的に物語性が存在し，主役の患者は多くは「他者救済の重責を担い」，その実現に向け戦い続ける。なおこの体験は，のちに追想できることが多い。

夢幻様体験型は，今日の操作診断学に反映されていないが，非定型精神病患者の病理や人間像を把握する際，示唆に富む概念である。

●広沢正孝・永田俊彦

[詳細データ] W. Mayer-Gross, Selbstschilderrungen der Verwirrtheit: Die Oneiroide Erlebnisform. Springer Verlag, Berlin, 1924.

マイネルト Theodor Meynert
「アメンチア―錯乱―」
[1890年]

本論文は古くからのアメンチア（amentia）概念が近代的な精神症候学に位置付けられるうえで重要な意味をもった。マイネルト［1833-92］はウィーン大学の神経科教授を務め，マイネルト基底核など神経解剖学に名を残した。彼はアメンチアを文字どおりa-mentia（精神の欠如）として定義した。すなわちさまざまな症状の充満およびそれらの迅速で目まぐるしい変化を本質とする。単純な形をなすメランコリーとは対照的に，アメンチアでは個々の症状相互の結合の緩みが特徴的である。連合の解体と無秩序が錯乱（Verwirrtheit）であり，脱落症状と刺激症状との多様な組み合せから次の亜型を区別している。(1)複合性錯乱，(2)幻覚・錯覚性錯乱，(3)不安で抑うつ的な錯乱，(4)躁性気分から急激に興奮する錯乱，(5)昏迷に急激に移行する錯乱。このうち幻覚・錯覚性錯乱が中核的病像として位置づけられる。経過の特性からは「おもに精神的原因による特発性アメンチア」と「発熱・中毒などによる症状性アメンチア」に分け，今日の急性精神病のかなり広い部分にわたっている。発生機序としては，投射線維の保持と連合線維の障害，大脳皮質と基底核の協働の混乱などを推定している。典型例として，激烈な興奮と気分変化，幻声，語唱症，常同姿勢，児戯，爽快などを呈した23歳の女性患者を提示しているが，これは今日の概念では重症の緊張型分裂病と考えられる。

マイネルト以降，アメンチアはカール・ボンヘッファーにより昏蒙と散乱を中核とする外因反応型の一型とされ，エミール・クレペリンにより意識混濁の1つとみなされた。今日，ドイツ語圏では軽度のせん妄という意識障害の1類型として理解されることが多い。他方，ベルンハルト・パウライコフらのように産褥精神病の夢幻性錯乱をアメンチアと呼ぶ立場もある。

●中谷陽二

[詳細データ] T. Meynert, Amentia, die Verwirrtheit. Jahrbücher für Psychiatrie, Band IX: 1-112, 1890.

マウツ　Friedrich Mauz
『内因性精神病の予後学』　　[1930年]

　内因性精神病として概括される一連の疾患についての経過・転帰を正確に予測し，発病初期からいち早く適切な治療を設計することは精神科臨床において最も望まれながらも，最も困難な作業であり続けてきた。それは，21世紀の現在においてもいまだ，十分には到達しえない重い課題である。20世紀の初頭，病像と経過の特徴から疾患類型をとり上げるというカールバウム [1828-1899] の画期的な方法論に依拠しつつエミール・クレペリンによって，内因性精神病の二分論が華々しく登場した。それによって内因性精神病は躁うつ病と早発性痴呆に二分され，両疾患の最も大きな差異はその経過・転帰の違いにあり，しかも，それは疾患過程の本質に属し，したがって，予後診断がその疾患の分類の根拠ともなるという公式化が行われた。つまり，目前の病像がその二大疾患のいずれかに属すると「診断」されれば，自ずからその患者の転帰は予測・決定されると主張された。しかし，当然のことながら，それは，臨床の実際においては合致しがたい場合が多く，「完全には否定しえないにしても，かといって，あえて実際に利用しようともしないある種の諦念をはびこらせた」学説であった。そこでは，個々人の素質，性格，体型，心因・反応性，心理学的欲求の意義，その他数多くの要因が病像，経過，そして予後に及ぼす影響は消去されてしまい，硬直化した疾患概念が残るに至った。

　このような現状に対して，丹念な症例検討と長期経過の観察を積み重ねて，クレペリン学説に対する果敢な再検討と修正を試みたのがマウツによる『内因性精神病の予後学』である。その際，マウツが依拠した立脚点は，ローベルト・ガウプとエルンスト・クレッチマーによって確立された精神疾患の生成と構造を解明するに際しての方法論，すなわち「多次元診断」（シュルテ，テレ『妄想』の項参照），そして，病像成因と病像形成の概念を用いて「精神病の構成」を説明したカール・ビルンバウムの構造論であった。

　マウツは，本書の冒頭にオイゲン・ブロイラーを引いて「予後はその疾患に依拠しているのみならず，その作用が多様に交錯し補完しあっている数多くの要因によって規定されている」という一文から始めている。

　本書の構成は，第1部：精神分裂病群と第2部：躁うつ病群の2部からなる。

　第1部においては，精神分裂病群を経過・転帰によって類型化したのち，それに影響を及ぼす要因（体型，病前性格，発病年齢，精神反応性，心因性など）を挙げて，それぞれの影響のしかたを例示しつつ統計的に立証している。加えて，疾患の治癒妨害要因にも触れられているが，治療を行うにあたって，今日においても示唆に富む指摘が多い。このような要因に併せて，生活史，発病状況，治療法などをも加えたいっそう多次元的な視点からの疾患類型分類の方法は，のちに，1960年代のミュンスター時代のマウツの下でのパウライコフの業績として開花した。

　第2部において示された躁うつ病の病像・経過・予後に多くの要因が影響するという所説は，20世紀後半の，とりわけ内因性うつ病の発症に関与する誘因とそれに対応する人格特性の発見に始まる内因性精神病の発病状況論へと発展・結実したが，本書においてすでに随所にその萌芽が認められる。

　注目されるべきは，本書のなかでマウツが主張したことが，単に予後学には留まらず，病像・経過・予後に影響を及ぼす諸要因を検討していく過程において，治療論への発展が見られる点である。すなわち，疾患の多次元「診断」に留まらず，多次元「治療」への新たな道標を示している点で現代の臨床的営為に通じる道が随所に見られる。それは，終生，精神科臨床医でありつづけたマウツの「内因性精神病における精神療法の可能性—個人的回顧ならびに展望—」*という珠玉の一編となって後に結実する前触れでもあったと見ることができる。
　　　　　　　　　　　　　　　●市川　潤

[詳細データ] F. Mauz, Die Prognostik der Endogenen Psychosen. Georg Thieme Verlag, Leipzig, 1930（飯田眞・市川潤・植木啓文訳『内因性精神病の予後学』飯田眞・R. テレ編『多次元診断』所収，岩崎学術出版社，近刊）.
* Mauz, Psychotherapeutische Möglichkeiten bei endogenen Psychosen: Ein Persönlicher Rückblick und Ausblick. Arch. Psychiat. Neurol., 206: 584-598, 1965.

マウツ Friedrich Mauz
『けいれん発作の素質』　［1937年］

　クレッチマーと共にチュービンゲン学派を代表するマウツは本書において，10年間に遭遇した500人のけいれん患者を調査した結果を報告し，ヒステリー性あるいはてんかん性のけいれん発作を示す患者には「人間の素質型の特定の類型や段階がくりかえし現れ」ると主張して，けいれん準備性の高まった患者の遺伝性，家族性徴候（けいれん親和性体質 Die iktaffinen Konstitutionen）の類型を論じた（下記参照）。

　けいれん親和性体質（Die iktaffinen Konstitutionen）には，(1)粘着体質（Die enechetische Konstitution）と(2)混合性欠陥体質（Die kombinierten Defektkonstitutionen）の2型があり，さらに後者は①爆発性体質（Die explosive Konstitution），②反射性ヒステリー体質（Die reflexhysterische Konstitution），③中間欠陥型（Die intermediaren Defekformen）に分けられる。

　粘着体質はマウツが真性てんかんの素質型に相当すると見なした素質型で，「繊細な身体的輪郭と構成，対称的構造，高度に発達した神経支配の構造の生き生きとした相互作用，優雅でニュアンスのある運動性の発達と丸み，が欠けている」という特徴を持つ。彼らの眼は周囲に活発に向けられておらず，人でも物でも1つの対象に受動的に粘着する傾向がある（ドストエフスキーが記述した，誠実で人のいい動物のまなざし）。感情面の特徴は「大雑把さとかたさ（summarisch und kompakt）」にあり，またつねに「うっ積と放出（Stauung und Entladung）」を繰り返す。これは精神内界に「本物の活気」がないために感情が体験に相応した形をとることができず，個人の気質として分化せずに生のままの状態にとどまっているためである。彼らの家族は社会的に価値があるとされる土地や家族意識，伝統的絆に粘着し，特徴のない堅実さ，想像力の乏しさ，鈍重な純朴さを示す。強い粘着圏が形成されているところでは非常に社交的であるが，本質的でない枝葉末節のことを重大なことのように楽しそうに遂行する。「上機嫌の勤勉家」「いかめしい役人」「親切な無気力者」「ゆう然とした偉ぶり屋」などの実例が挙げられている。

　混合性欠陥体質は，「様々な身体装置や組織の低格性，脆弱性」が集まったもので，低格性の顕著な段階では，一定の体質型は形成されず，顔面や胴体の非対称性，不均衡，種々の身体器官や生理的機能の不全，種々の反射の消失あるいは亢進，神経学的な意味での行動異常などの集積として認識できるだけである。内分泌，脈管系にも低格性があり，梅毒やアルコール，頭部外傷などの外因が関与して若いうちに重篤な疾患となることがある。「大男でがっしりした無骨なタイプ」と「小男で形成不全の発育不良タイプ」がある。

　低格性が顕著でない場合には爆発性体質と反射性ヒステリー体質の2型を特定することができる。爆発性体質では，幼少時はめだたない臆病な子どもが思春期終わり頃に，脈管系の欠陥のため循環不全あるいはとくに頭部欠陥運動の不全が明白になり，それと同時に「蓄積された激しい怒りの爆発が起こる」。些細なことで強い怒りが現れ，自制できない。反射性ヒステリー体質では，精神身体的装置の転換能力の亢進があり，種々の反射性の刺激放出が認められる。身体表面のあらゆる種類の過敏性，特異体質やチック，嘔吐，嚥下困難，嗄声，失声，呼吸困難，下腹部の発作性の疝痛，便秘，膀胱障害などである。細長型が優位であり，胸囲が狭く，首が長く，指が異常に長くとがっている。顔の彫りが深く，顔が前に突き出ており，下あごの形成不良がある。この型に属する者として欺瞞者タイプが有名であるが，頻度は少ない。

　中間欠陥型は，重々しくどっしりとしていると同時に脆弱である。左右非対称の顔面をもち，中央が極端に前にとび出していたり，へこんでいたりする。たくましい肩，細い腕，平べったく押し潰したような胸，どっしりした大腿，大きな手足などが特徴的である。顔貌には緊張した無愛想な印象と共に不安が封じ込められており，この緊張と弛緩の共存，爆発性放出と戦慄的不安の双方への準備性が中間欠陥型の本質である。

　本書で論じられた粘着体質と混合性欠陥体質という2分類は後に，D. ヤンツの覚醒てんかん，睡眠てんかんなる分類に引き継がれ，てんかん研究に大きな影響を与えた。

●松浪克文

[詳細データ] F. Mauz, Die Veranlagun zu Krampfanfallen. Georg Thieme Verlag, Leibzig, 1937.

マウツ Friedrich Mauz
「内因性精神病の精神療法の可能性」
[1965年]

　正統的なドイツ精神医学において，分裂病の精神療法を行ってきた数少ない精神科医の1人として40年にわたる臨床経験を回顧している。分裂病は抑圧能力の障害で，その治療は無意識の材料の現実的な再抑圧である。分裂病の経過は道のようなものであり，内因性によってあらかじめ決定されてはいない。分裂病の予後は人格の分化度に依存している。予後の可能性は治療の可能性である。その可能性を汲み尽くすためには精神療法的努力が不可欠である。精神病院の雰囲気は精神療法的でなければならない。患者との精神療法的対話が唯一の治療形態であった時代には，医師の人格が患者の自己を方向づける現実の一部であり，医師との精神療法的交流の中で，正常化を容易にし，健康維持を可能にする経験を得た。慢性経過にはつねに回避しうる部分が潜んでいる。薬物治療は，精神療法の可能性を妨げてはならない。

　これに対して，内因性うつ病は重症な身体疾患に相当するので，安静と薬剤による新陳代謝の正常化が必要であるとのべている。

　なお，本論文の中で，最もよく引用されるのは「精神病院の雰囲気は精神療法的でなければならない」という一節である。また薬物治療の普及で，精神科医の分裂病治療のレベルが低下したことを憂えていたことが想起される。　　　　　　　　　　　　●飯田　眞

　詳細データ　F. Mauz, Psychotherapeutische Möglichkeiten bei endogenen Psychosen. Arch. f. Psychiatr. u. Nervenkrankh. 206: 584-598, 1965（大田省吾・中内雅子・飯田眞訳「内因性精神病の精神療法の可能性」『精神療法』4: 303-311, 1978）．

マークス Isaac M. Marks
『行動精神療法―モーズレイ病院ハンドブック―』
[1986年]

　本書は，英国のモーズレイ病院で行動療法を主宰するマークスによる実践マニュアルである。「行動精神療法」という名称は，行動療法も精神療法の1つというほどの意味に解してよい。マークスは精神科医で，多くの専門スタッフを指導しながら同院で治療にあたっており，本書はもともとナース・セラピストのための教育訓練用教材として編纂されたものという。全体は治療の流れに沿った構成で，一般医（GP）から紹介された患者のスクリーニング，説明と同意，アセスメント，治療セッション，終結，フォローアップなど，各段階におけるポイントが，紹介元への手紙見本などを通じて，具体的に示されている。アセスメントのための各種ツールや実例も掲載されており，実際の治療に応用する場合に役立つ。ただし行動療法の個々の技法を解説する書ではないので，行動療法について一応の知識をもつ臨床家が対象になるであろう。

　マークスの行動療法の基本は，イクスポージャー（暴露療法）である。不安克服の基本とも言える方法で，恐怖症特にパニック障害に伴う広場恐怖や，強迫性障害の治療法として有名であり，高い評価を得ている。恐怖状況に対し，避けずに入って行ってそこに留まることにより，不安が軽減することを体験させ，回避や儀式行為の解消をはかるものである。通常は不安階層表（ヒエラルキー）に従って，容易な段階から徐々に難度を上げていく方法（段階的イクスポージャー）で行われる。マークスはこれをホームワークなどを通じて患者自らが実行することを重視し，自助のための"Living with Fear"（『不安に耐える』）＊という書を用意している。併せて読むことを勧めたい。　　　　　　　●竹内龍雄

　詳細データ　I. M. Marks, Behavioural Psychotherapy: Maudslay pocket book of clinical management. Wright, Bristol, 1986（竹内龍雄ほか訳『行動精神療法―モーズレイ病院ハンドブック―』中央洋書出版部，1988）．
　＊ Marks, Living with Fear. MacGraw-Hill, New York, 1978.

マクミラン　Malcolm Macmillan
『奇妙な名声』　　　　　　　　［2000年］

　1848年9月13日の夕方，25歳になった鉄道工夫のピネアス・ゲージは，キャベンディッシュの近郊で線路工事にたずさわっていた。発破をかけるために穴をほり充填用の鉄棒で火薬を詰めている最中，突然に爆発，直径1インチ25，長さ3フィート8インチの鉄棒がゲージの左上顎から左眼球の後方，左頭部を突け抜けるという大事故にあった。幸いにして生命はとりとめ，その後11年間身体的にはまったく健康に生活を送ることになるが，特異な事故，また命が助かったということもあって，種々のマスコミによって報道され，一躍世間に知られることになった。しかし，一変したのは彼の性格であった。知能とか記憶はほぼ保たれていたが，粗暴で荒々しく，気分にはむらがあり，抑制がきかず，子どもっぽく，周りの出来事や将来に対しても無関心，といった性格変化を示すようになった。かくして，いわゆる左前頭葉損傷による精神症状ということで，医学的にもきわめて興味ある症例として多くの臨床家や研究者の興味を引き付けることになった。ここに，ゲージの名前は，ブローカのタン君，スコヴィーユとミルナーのHMさんなどとともに，神経心理学史上永遠にその名を残す患者となる。
　しかし，ゲージをめぐる物語は，科学の世界のみならず，世間一般に，あるいは小説の世界に，さまざまな尾ひれがついて発展していった。本書は，19世紀半ばのイギリスの状況から始まって，ゲージの家族や生育歴，事故の詳細，初期の治療にあたったハーロウ博士の治療内容，ゲージの頭蓋骨や脳の損傷部位の確定，当時の脳局在論の状況，ゲージと精神外科，小説などに描かれたゲージ，神経心理学の文献上でのゲージなどを豊富な資料をもとに詳細に追跡し，隠されたゲージの実像に迫ろうとした大著である。著者はオーストラリア，ディーキン大学の心理学教授。神経心理学を専門としている。
　　　　　　　　　　　　　　●松下正明

　[詳細データ]　M. Macmillan, An Odd Kind of Fame. Stories of Phineas Gage. The MIT Press, Cambridge, 2000.

マグーン　Horace Winchell Magoun
『脳のはたらき』　　　　　　　［1958/63年］

　本書はマグーン教授が，当時主宰していたカリフォルニア大学ロサンジェルス校（UCLA）解剖学教室で行われた研究成果を中心に，脳研究の最先端をまとめたモノグラフである。このグループの研究は，それまでの脳研究では感覚系と運動系といった，いわゆる特殊系を扱うのが主流であったのにたいして，脳幹網様体を脳機能の枢軸におき，これが脳のその他の大部分の活動を統合的に規定していくという非特殊系の概念を確立し，当時の脳研究の革新的発展の好例となった。
　序でまず脳研究の土台となる脳機能のモデルをプラトンの"魂の座"から論を起こし，ガレノス，デカルト，ガルらの主として推論によるモデルを経て19世紀後半から発展した科学的な諸モデル（地質学的，発生学的，工学的）を概観し，最後に「非特殊的網様系」が持つ神経中枢機能における普遍性を強調する。各論では網様体の機能を，中枢神経系の長軸に沿って，脳幹から脊髄に向かい運動系活動を調節する下行性作用および大脳新皮質および辺縁系に向かう上行性作用に大別する。下行系は大脳皮質および小脳から入力を受けて脊髄運動機能を促通あるいは抑制する領域に区分される。この系の痙縮症状への関わりにもふれられている。網様体 − 視床下部・大脳辺縁系では種々の内分泌活動そして摂食・性などの本能行動について解説される。圧巻は網様体 − 視床系が持つ大脳皮質の活動水準調節作用で，上行性網様系あるいは脳幹賦活系としてマグーン学派の代表的な成果であり，後のレム睡眠を含む睡眠の神経機序研究の先駆けとなった。なお，訳者時実利彦は1954年9月より1年余に亘って同教室に滞在して筋紡錘および辺縁系の研究に従事しており，マグーン教授の研究・人柄を熟知する知友であった。
　　　　　　　　　　　　　　●田中勵作

　[詳細データ]　H. W. Magoun, The Waking Brain. Charles C. Thomas, Springfield, 1958/63（時実利彦訳『脳のはたらき―その研究の歴史と現状―』朝倉書店，1960/1967）.

マスターソン　James Francis Masterson
『青年期境界例の治療』　　　　［1972年］

　マスターソンはアメリカの代表的な境界例研究者，治療者であり，境界例に関して数冊の著書があるが，本書はその第1冊目である。本書の境界例概念はかなり広いもので，青少年の非行，薬物依存，性的犯罪，同一性を探究しつつ社会から脱落してゆく青年，熱狂的な宗教団体やコミューンに居ついている青年，重篤な情緒障害をもつ恐怖症や摂食障害の青年などを含む。マスターソンはこれらを境界例症候群として1つの診断単位としてとらえ，マーラーやボウルビーの研究に依拠しつつ，その病理の中核を，母親が子どもに対して情緒的に適切に応答しなかったことによる分離個体化の失敗ととらえている。つまり子どもが自律的にふるまおうとするときに母親が喜んでやれないので子どもに「見捨てられ抑うつ（abondonment depression）」が生じ，このため発達障害が生じて，その結果パーソナリティが一定の構造化をこうむる。それが第2の分離個体化期である思春期に顕在化したものが境界例である。このようにマスターソンは境界例の病因として環境側の要因とくに母親の養育態度を重視する点で，患者の側の攻撃性や内界の幻想を重視するカーンバーグと異なる。また病理の中心に母親からの自立をめぐる葛藤を重視している点で，葛藤より自我欠損を重視するアードラーと異なる。マスターソンによると，境界例は見捨てられ抑うつを主観的に体験することに耐えられなくて，さまざまな行動化に走ったり，分裂，否認，投影，回避といった原始的防衛機制に訴える。治療は，まず行動化をコントロールし，ついで防衛を直面化して患者が見捨てられ抑うつを体験するようにし，さらに患者の新しい試みに「打てば響くコミュニケーション（communicative matching）」で応じて患者の自律を促すことである。本書は，こういうマスターソンの境界例理論が，主として入院治療の実際の中から形成されてくる過程を生きいきと描写している。　　●成田善弘

　［詳細データ］　J. F. Masterson, Treatment of the Borderline Adolescent: A developmental approach. John Willey & Sons Inc., New York, 1972（成田善弘・笠原嘉訳『青年期境界例』金剛出版，1979）．

松井紀和（まついとしかず）
『音楽療法の手引―音楽療法家のための―』　　　　［1980年］

　1950年代までほとんど知られていなかった音楽療法も，60年代，70年代と少しずつ知られるようになり，著書も何冊か出版され，講習会も小規模ながら開催されるようになっていた。音楽家出身の若い人達も目を向け始めていたが，何をどう勉強したらよいかという疑問をしばしば耳にしていた。それに応える目的もあり，20年以上にわたる実践を踏まえて，音楽療法を正視してみたいという思いがあいまって，本書が誕生した。したがってサブタイトルは，「音楽療法家のための」となっている。
　第1章は，音楽とは何か，音楽療法とは何かという根本的な問題に応じた章であり，音楽の治療道具としての特性を10挙げ，音楽の性質を群として捉えることを提案しているのが第1項で，第2項は治療対象とそれぞれへの治療目標を挙げ，音楽療法のタイプを精神療法的音楽療法と教育訓練的音楽療法に大別した。しかし実際の治療では両要点を必ず含むものと強調している。第3項は，他の治療法との異同，関連について論じている。
　第2章は，音楽療法の基礎知識として，児童の音楽活動の発達にかなり頁を割いており，後半が精神病理学として，著者の理論的背景である力動精神医学の基礎概念や精神障害の具体像（精神遅滞，自閉症および自閉傾向を持つ障害児，精神分裂病とその周辺）の解説および，音楽療法の可能性について述べている。第3章は，診断について，児童，成人に分けて評価表等も含め解説している。第4章は，治療構造として，治療構造の分析の必要性，次いで，治療者，物理的構造としての部屋，楽器，遊具等の解説をしている。操作方法の発達に基づいた楽器の分類は初めてであろう。第5章は，治療の実際で，児童と成人，個人と集団に分け，個人は，12名の音楽療法士のスーパービジョン形式で書かれている。
　　●松井紀和

　［詳細データ］　松井紀和『音楽療法の手引―音楽療法家のための―』牧野出版，1980．

マックリーン Paul D. MacLean
「心身症と"内臓脳"—ペイペッツの情動回路説を支える最近の進展—」[1949年]

20世紀に入ると脳への科学的関心が急速に高まり、脳の神経細胞構築や形態の進化論的、系統発生学的な研究、またヒトや動物の脳内刺激や損傷で起こる身体反応や情動行動などに関する研究が一斉に始まり、多くの知見が報告されはじめた。マックリーンは大脳辺縁系や三位一体脳を唱えたことで有名であるが、本書はその最初の総説ともいえるものである。

1937年ペイペッツは、当時の研究成果をもとに情動回路を提唱した。海馬に入力された情報が脳弓経由で視床下部(乳頭体)、視床前核、そして帯状回へ行き、再び海馬に戻るという感情の流れを想定し、視床下部から情動表出が起こり、帯状回で情動体験が起こるとした。その2年後クリューヴァーとビューシーは両側側頭葉切除(海馬や扁桃体欠損)サルに情動障害をみた。マックリーンは、新皮質が知性と筋肉を支配するのと対照的に、発生学的に古い脳、嗅脳が視床下部に発動される自律神経系や内分泌系を制御することから嗅脳を"内臓脳"とよんだ。そして口唇(嗅い、味、口)や内臓感覚だけでなく、性器、皮膚、目、耳からの情報をも入力し、統合する機能をもっていると考えた。その脳は、また生体が生存するための動因として働くだけでなく、情動行動を命令する最高位の統合中枢であるとした。彼は当時研究が進んでいた海馬に注目し、海馬回、歯状回、海馬および扁桃体を1つの機能単位として海馬体とよび、ペイペッツの考えに従って、ちょうど新皮質に知覚中枢と運動中枢があるように、海馬回を感情知覚皮質とし、海馬を感情運動皮質とした。扁桃体は、新皮質に対する視床と同様に内臓脳にあって中継核的役割をもち、扁桃体からの情報は分界条経由で中隔、視床下部前域へ行き、さらに脳幹へ送られるが、主として副交感神経中枢を興奮させる。他方、海馬からの情報(信号)は交感神経中枢へ送られる。

嗅覚、味覚、内臓感覚、触覚、聴覚、視覚からの情報は海馬体に入力されるが、海馬台(支脚)には3つの主要線維系が入力しているので情動体験にかかわる種々の質的に異なる情報が重なり合うことが起こりうるので、フロイト学説の口愛期や肛門愛期にかかわる病状が機能的に説明できるとした。また前頭葉から太い鉤状束を通り海馬体へ行くインパルスは、理性による門番の役を担っているとした。人工頭脳学の知識を導入し、情報を認知し、弁別選択するためにはクロッキィング装置と捜索機構が必要となるが、扁桃体にその役割を求めた。また長期記憶に関係する神経細胞連鎖をフロイトの幼児期外傷体験と結びつけて、体験記憶部位と想定した。

病的観念や行動がおこるのは、新皮質の制御が欠如し、内臓脳でおこる情動がそのまま視床下部および下位中枢へ行き表出されるためとした。フロイト学説からみると内臓脳は無意識のエスの属性を多くもっている。その脳は動物的で言葉を理解しない文盲の脳である。この脳が情動機能に関与するとすれば心身症の理解が容易になる。すなわち、本態性高血圧、消化性潰瘍、喘息や関節リューマチなどは口愛期の欲求が満たされないことによる。それは内臓脳の機能障害を意味し、自律神経系が過度に持続した興奮をもたらすことによるとした。また心身症は情動感情が言語化できない失感情症なので、精神療法で言語による洞察治療を始めるには、まずもって医師・患者間の信頼関係の確立が大切であろう。他方、神経症は情動障害が口愛期よりも男根期に関係していて、さらに強力な情動表出がおこるので、それだけ自律神経系への信号輸送量が減って身体への障害を防いでいると推測した。

今日の知見からすると、いろいろと反論もあるが、当時解明された脳機能に関する知見を駆使して心身症の脳内機序を説明しようとした、"脳から心を読む"野心的な試みとして歴史に残る総説である。　●田代信維

詳細データ　P. D. MacLean, Psychosomatic disease and the "visceral brain" recent developments bearing on the Papez theory of emotion. Psychosom. Med. 11: 338-353, 1949.

松下正明(まつした／まさあき)／編
『精神医学を築いた人びと』　［1991年］
『続・精神医学を築いた人びと』
　　　　　　　　　　　　　　　［1994年］

　文字どおり，ピネルから始まって神谷美恵子に終わる，現代精神医学の基礎づくりと発展に貢献した先覚者たち59名の生涯と業績をまとめた略伝集である。また，それぞれ日本の代表的な精神医学者による執筆で，執筆者が先覚者たちをどのように捉えているのかを知るだけでも興味深い。
　正編は，かつて存在していた雑誌『老年精神医学』に1984年から88年まで連載されていた論考を先覚者の生年にしたがって編集しなおしたもので，続編は，正編が好評のため，新たに正編で洩れた人物を編者が選びだし，全国の専門家に執筆を依頼してできたいわゆる書き下ろしの著書である。正編で取り上げられた27名は老年精神医学の発展に寄与した側面から記述されているが，続編の32名は精神医学全般に貢献した人物から選ばれた。それぞれの巻に，編者による年表と索引が付けられ，さらに正編（下）で編者による論考「精神医学史のもつ意味」が掲載されている。
　以下，取り上げられた人物の一部を記す。ピネル，エスキロール，グリージンガー，シャルコー，リボ，ウェルニッケ，ピック，コルサコフ，フロイト，クレペリン，アルツハイマー，呉秀三，ボンヘッファー，ユング，大成潔，シュナイダー，植松七九郎，ロスチャイルド，エー，ルリヤ，神谷美恵子，モレル，カールバウム，マイネルト，ジャクソン，モーズリー，ロンブローゾ，クラフト－エービング，ベルネーム，パヴロフ，榊俶，ブロイラー，ワグナー・ヤウレッグ，ジャネ，ジーモン，アードラー，ガウプ，ベルガー，森田正馬，今村新吉，エコノモ，三宅鑛一，グルーレ，ビンスワンガー，ヤスパース，ミンコフスキー，林道倫，下田光造，丸井清泰，クレッチマー，サリヴァン，内村祐之。
　　　　　　　　　　　　　　●松下正明

　　［詳細データ］　松下正明編『精神医学を築いた人びと』上・下，ワールドプランニング，1991．松下正明編『続・精神医学を築いた人びと』上・下，ワールドプランニング，1994．

松本雅彦(まつもと／まさひこ)
『精神病理学とは何だろうか』
　　　　　　　　　　　　［増補改訂版：1996年］

　精神医学・医療に対する異議申し立てが盛んであった1970年代はじめに本書は執筆された。精神医学は「理性が非理性を排除したところで成立している」とするフーコーのラディカルな提起を踏まえて，18世紀から19世紀にかけて都市が成立する中で，その秩序・規範を乱す「おかしな人・変わった人」を隔離収容するところでそれがはじまった歴史をまず辿っている。非理性の人たちは，その言動に症状名が与えられ，分類され，病名を付されて，精神病者とされた。狂気の「精神医学化 psychiatrisation」である。
　狂気は，一方では「脳と遺伝の病気」として身体に還元されようとし，一方ではクレペリンを嚆矢とする精神医学体系の中に嵌め込まれようとした。本書は後者のいわば精神病理学と呼ばれる領域に焦点を絞り，クレペリンの治癒悲観論，ヤスパースの了解不能論という大きな流れの中にも，ブロイラーの心理学的理解，クレッチマーの力動論的理解，ビンスワンガー，ツットをはじめとする生活史を踏まえた現存在分析・人間学的理解などの展開されたことが紹介され，サリヴァンの「精神医学は人間関係にかかわる学である」とする精神病理解へと進み，その延長上にある家族研究からレインらの反精神医学が登場したことの必然を説いている。精神病理学の大雑把な流れが辿られ跡づけられた著書といってよい。
　その上に立って，精神病理学を「コトバによって心のありようを《わかろう》とする学」としながらも，そのコトバ（精神医学用語）が患者の理解にも患者の疎外にも資するという精神病理学が孕むアポリアも意識されている。
　精神病理学はともすれば難解・晦渋な学問として精神医学徒・医療関係者からも敬遠されがちであった。それをできる限り平易な言葉で綴り精神病理学という学問の存在理由を模索する入門書となっている。　●松本雅彦

　　［詳細データ］　松本雅彦『精神病理学とは何だろうか』増補改訂版，星和書店，1996．

マーティン William R. Martin ほか
「モルヒネ依存および非依存慢性脊髄イヌにおけるモルヒネ様およびナロルフィン様薬物の効果」　[1976年]

モルヒネ等のオピエートやこれに作用機序の類似したオピオイドに，特異的なレセプターが存在することはかなり以前から想定されていた。スナイダーおよびテレニウスがそれぞれ独立して，バインディングアッセイ法によりオピオイドレセプターの存在を証明したのは1973年のことである。

1967年ごろから，アメリカ国立薬物乱用研究所のマーティンらは，各種オピオイドの脊髄イヌでみられる症状に相違がみられることなどから，オピオイドレセプターに複数のタイプが存在することを予測していた。彼らは1976年の本論文において，それまでの実験結果をまとめ，ミュー，カッパ，シグマという3種類のレセプタータイプが存在することを提唱した。このころまでには，モルヒネ様の活性を示す脳内物質も発見されていた。1977年には，コスターリッツらによってデルタレセプターの存在が提唱され，その他にもいくつかのレセプタータイプの存在が報告された。

その後，シグマレセプターではナロキソンが特異的拮抗作用を示さないことが明らかになり，オピオイドレセプターから除外された。現在のところオピオイドレセプタータイプとしてはミュー，デルタ，カッパの3種類があるとされており，それぞれの機能的役割とそれらの相互関係について詳細な研究が行われている。オピオイドの作用機序および薬物依存の形成機序の解明に本論文が果した意義はきわめて大きい。　　　　　　　●加藤　信

詳細データ　W. R. Martin, et al., The effects of morphine- and nalorphine-like drugs in the non-dependent and morphine-dependent chronic spinal dog. J. P. E. T. 197: 517-532, 1976.

マニャン Valentin Magnan
『精神疾患についての臨床講義』　[1893年]

19世紀は，フランス精神医学が精神病についての臨床記載を詳細に行い，豊かな成果をあげた時期として知られている。エスキロール，ジョルジュ，ファルレ，バイヤルジェといった精神科医によって精神症状の詳細な記載が行われたが，19世紀後半になると，モレルやマニャンによって臨床精神医学の体系化が目指されるようになる。モレルは変質論の創始者として知られ，マニャンはその忠実な学問的弟子の1人であって，「精神病は遺伝するだけでなく世代を経るにしたがって増悪してゆく」という「モレルの原理」を基本的に継承したが，マニャンの変質論はモレルにおける神学的側面を払拭し，進化論的視点（とは言っても，これはダーウィンのそれではなく，フランスにおいて一般的であったように，明らかにスペンサー流の進化哲学に依拠したものであったのであるが）を明確に導入して，変質論を基盤とする精神病の体系化を目論んだ。本書はサン・タンヌ病院で行われた彼の臨床講義録である。

内容は，第1部：てんかん，第2部：渇酒癖（dipsomanie），第3部：変質性の遺伝，慢性および間歇性妄想症，第4部：慢性妄想病，第5部：躁状態，の5部からなっているが，マニャンの独自性がもっともよく表現されているのが，第3部と第4部である。彼は本来の精神病を，マニー，メランコリー，慢性妄想病，間歇性精神病，挿間性精神症状や一次性急逝妄想を伴う変質者における精神病に分類している[1882]が，第3部では，変質徴候を有する変質者に出現する精神病について述べており，その典型的病像が，急性かつ挿間性に繰り返される急性妄想病（bouffées délirantes）であり，これは，繰り返されはするが，そのつどいったんは軽快するということを指摘している。この病型は変質性精神病としてドイツ語圏に導入され，クライスト，レオンハルトらによって非定型精神病の概念へと引き継がれてゆくことになる。

一方，第4部では，「系統的に進行してゆく慢性妄想病（délire chronique à évolution systématique）」について詳しく述べられている。この「疾患」は，経過とともに病態が変化してゆくことが大きな特徴であって，彼によれば，4病相期を経て経過してゆくとされる。第1期は，いわば潜伏期（incubation）であって，徐々に不安がたかまってゆく。第2期は，被害的な妄想が次第に体系化されてゆく時期である。第3期になると，妄想はより堅固なものとなり，内容はむしろ誇大的となってゆく。第4期は終末状態であり，いわゆる「痴呆」が前景に出るようになる。

この「系統的に進行してゆく慢性妄想病」は，少なくとも2つの点で大きな意義を有していた。1つは，それまでのエスキロール以来の考え方であった，「妄想」と「痴呆」とを対置させるという考え方に重大な変更を要請することになった，という点である。つまり，両者は必ずしも相対立する病態であるわけではなく，場合によっては経過とともに前者から後者へと移行してゆくような性質のものである，ということである。第2はこれが，不安期，被害妄想期，誇大妄想期，痴呆期という，経過を考慮した疾患概念であるという点であり，これは，あきらかに後のクレペリンの「早発性痴呆」（とりわけ妄想型）の概念を先取りするものであったとみなしうる。

●大東祥孝

[詳細データ] V. Magnan, Leçon Clinique sur les Maladies mentales faites à l'Asile Clinique (Sainte-Anne). Bureaux du Progrès Médical, Paris, 1893.

マーラー Margaret S. Mahler,
パイン Fred Pine,
バーグマン Annie Bergman
『乳幼児の心理的誕生―母子共生と個体化―』　　　　　　　　［1975年］

1950年代，マーラーは，幼児自閉症や共生精神病などの研究を続けるにつれ，それらの子どもたちが，母親からの分離や個体化を達成しえない事実に気づき，その根拠を求めるためにも，平均的な母親と正常な乳児についての研究の必要性を感じるようになっていった。60年代になり，米国国立精神衛生協会が，「分裂病的な子どもと正常な幼児から成る統制群とにおける知能の発達」というプロジェクトを立ち上げたが，それがマーラーの研究と共同し合うことで，精神分析的に方向づけられた観察と方法論に基づいた，体系的な研究へと発展していった。その結果，正常な分離-個体化過程の4つの下位段階（後述）に関する仮説が公式化されるに至った。1963年，この仮説を実証し，各下位段階における典型的な母子相互作用や子どもの発達パターンを描くことを目的に，国立精神衛生研究所から研究資金が投入された。「乳児の生物学的誕生と個体の心理的誕生は時間的に一致していない」という有名な文章で始まる本書は，この研究の成果をまとめたものである。

I～IV部により構成される本書は，I部で分離-個体化の概観，II部で下位段階の説明，III部で発達の多様性に関する症例提示，IV部で要約と考察が盛り込まれている。

本書によれば，乳児は，生理学的誕生という劇的な瞬間の後も，刺激防壁に守られながら恒常的平衡状態を達成するための生理的過程が優勢な「正常自閉段階」を過ごす。やがて刺激防壁は壊れ始めるが，未だ母子が融合した未分化な状態にある「共生段階」を経て初めて，心理的誕生を迎えるという。この心理的誕生は，生後4～5カ月ころから生後36カ月頃にかけてゆっくりと徐々に進む過程であり，「分離-個体化段階」と呼ばれるものである。この過程は，「共生的な母子共通の膜からの孵化」であり，人間の成長にとって

不可避的な第2の誕生体験であるという。

本書が定義する「分離」とは，子どもが母親との共生的融合から脱出して母親から分離しているという感覚が精神内界にできあがるプロセスを意味し，「個体化」とは，子どもが自立するための能力が発達していくことを意味する。分離と個体化の過程は必ずしも一致して起こるわけではないため，個体化に分離意識がついていけず，分離不安が生じることがあるが，これもまた発達の必然である。

分離-個体化段階の第1下位段階は分化期とよばれ，生後5～9カ月頃にあたる。乳児はおすわりやはいはいができるようになって，母親との身体的密着状態から徐々に離れることによって，分化と身体像の発達が起こり，上述の孵化が始まる時である。それまで内部に向いていた乳児の関心が外部へと向けられるようになる。第2下位段階は生後14カ月くらいまでを指し，練習期という。歩行を達成した子どもが積極的に外界への探索行動へと出ていく時期である。探索行動の合間に，母親のもとに寄ってきては，スキンシップを求めることで，心的エネルギーの補給をするのが特徴的である。第3下位段階は再接近期といわれ，生後24カ月に及ぶ。母親からの分離意識を持つがゆえに，分離への不安を感じて不安定になりやすく，極端な後追いやだだをこねたり癇癪を起こしたりするため，母親も戸惑い不安になりやすい時期である。第4段階は個体性の確立と情緒的対象恒常性の始まりの時期で，母親がいなくても内的に母親の存在を確信でき安心できるようになる段階である。

フロイトの精神分析的精神病理学の枠に沿ったところで組み立てられたマーラーの発達論は，その後スターンによって批判されることになるが，エディプス期以前の発達に直接の乳児観察の手法によって焦点を当てて乳幼児の主観的内的世界を理論化したことは，この分野における大きな貢献であったといえる。

●神庭靖子

詳細データ　M. S. Mahler, F. Pine, A. Bergman, The Psychological Birth of the Human Infant. Basic Books, New York, 1975（高橋雅士・織田正美・浜畑紀訳『乳幼児の心理的誕生―母子共生と個体化―』黎明書房, 1981）.

マリノウスキー
Bronislaw Kasper Malinowski
『西太平洋の遠洋航海者』　[1922年]

『西太平洋の遠洋航海者』は，20世紀後半の人類学を理解する鍵となるすぐれた民族誌である。彼は，文化を，人間の生物学的欲求との関係で追求し，人間と文化との一般的な構造を明らかにすることをめざした。また，フィールドワークの水準を飛躍的に高め，自らを自文化から引き離し異文化のまっただ中でただひとり暮らすという，長期間の，現地語による「参与的観察」と呼ばれる方法を確立し，現地の人の生の世界とその世界観を理解し，生き生きとした記述をおこなうことを旨とした。調査方法として，羅列的調査項目をもとにするのではなく，研究者自らの生の異文化体験をもとにした1次資料を基礎とした学問の礎を築いた。民族誌的記述と客観的記述という行為自体も対象化をまぬがれえないのである。このことは，死後25年して妻の手で出版された『マリノウスキーの日記』*において，民族誌家の内にもつ自文化性・異文化性・客観性という3つの水準が錯綜して，〈境界人としての苦悩〉がにじみ出ている。

理論面では，推測的な歴史構成（通時的な方法）をとらず，ある時点で社会や文化を構成する各要素がどのようにして相互に関連し合うのかを全体の中で探索する共時的な方法を重視し，〈クラ〉という〈贈与の円環をなす交換システム〉の分析を通じて，多様なシステム（経済，価値，権威，神話，呪術など）の相互関連性を生き生きと記述した。この観点は，論文集（『未開民族の論理と心理』**）において，個別的家族の普遍性，集団婚の否定，互酬性の原則，社会学的父の概念と嫡出の原理，近親相姦の禁止と外婚の関係などについて展開されている。彼の贈与の理論は，モースやレヴィ＝ストロースに強い影響を与えた。

●下地明友

詳細データ　B. Malinowski, Argonauts of the Western Pacific. Routledge, London, 1922（寺田和夫・増田義郎訳『西太平洋の遠洋航海者』世界の名著59, 中央公論社, 1967）.
＊　Malinowski, A Diary in the Strict Sense of the Term. Harcourt, Brace, & World, New York, 1967（谷口佳子訳『マリノウスキー日記』平凡社, 1987）.
＊＊　マリノウスキー（青山道夫・有地亨訳）『未開家族の論理と心理』法律文化社, 1960（日本で編集された論集）.

丸井清泰(まるい/きよやす)
『精神病学』
[1936年]

　本書はジグムント・フロイトの「発生学的心理学」とアドルフ・マイアーの「精神生物学」を採用して書かれた，日本最初の力動的精神医学の教科書である。精神病学 Psychiatrie は，単に精神症状を主徴候とする脳の疾患を扱うのではなく，個体と環境の相互反応の結果として表れた精神現象を対象とする。この例として丸井は緒論において，環境側が主な病因的意義を占める例としては拘禁性精神病を，個体側の要因が優勢なものとしては進行麻痺を挙げている。ちなみに進行麻痺の各論においては，梅毒スピロヘータによる脊髄側索病変を病因として重視するのは当然であるが，さらに患者本人の性格も考慮すべきであるとし，誇大妄想の発生についてもフロイトの図式，すなわち自己愛リビドーの漸進的退行によって説明する。「進行麻痺症 Paralysis progressiva は，精神分析学の立場から見れば，Paralysis regressiva である」と論じて，マイアーの弟子としての面目躍如たるものがある。神経症に関しては，全面的にフロイトに依拠している。総論においては，自我本能，性的本能の発達，解離，複合体，固着・退行，心的機制，精神構造論を40頁に渡って概説し，各論においては，フロイトにならって現実性神経症と精神神経症とを区別し，後者ではヒステリーを図説入りで詳述している。発生論には自我心理学的理解は乏しく，イド心理学をそのまま症状解釈に援用することが多く，たとえば赤面恐怖症を顔面の性器化として解釈する。早発性痴呆に関してフロイトを引用して，自己愛への退行，対象リビドーの撤収として説明するが，「純粋に精神的なる要素が原因になって，本質的には器質的なる障害が起こりうる」と述べていることは，心身相関の理論の先駆けといえるであろう。
●伊藤 洸

　[詳細データ] 丸井清泰『精神病学』金原出版，1936．

丸田俊彦(まるた/としひこ)
『痛みの心理学―疾患中心から患者中心へ―』
[1989年]

　器質的所見の乏しい割りに訴えの多い，いわゆる慢性疼痛患者では，従来の疼痛治療が効果を上げることは稀である。しかも，心理的・社会的適応障害を伴うことが多いので，患者側にも治療者側にもフラストレーションを招くことが少なくない。そうした患者・医師関係では，通常，2つの暗黙の了解が成立している。1つは，「慢性疼痛の患者が訴える痛みの量は，末梢の痛み刺激の量に呼応するので，治療の目的は末梢の痛みの原因の除去にある」という了解であり，もう1つは，「医療を施す」という表現通り，患者は，医学情報や治療の，ほぼ完全に受け身的な受領者であるという了解である。17世紀のデカルト理論を踏襲した，この視点に対し，本書『痛みの心理学』は，痛みと痛み行動（随意的行動）を区別し，「いわゆる慢性疼痛患者」における治療目標は「痛み」の減少ではなく「痛み行動」の減少であるとの観点から，能動的な情報処理者である患者の起動性（主体性）を強調する。

　本書全体の構成は，現代医療のパラドックスを乗り越え「疾患中心から患者へ」を強調した前書きに始まり，痛みの生理学，現代痛み理論（ゲート・コントロール理論など），人格の発達と痛み（ソーシャルリフェレンシングなど），痛みとプラシーボ，情緒と痛み，痛みの精神分析，家族と痛み，痛みとパーソナリティ（パターン），痛みと薬物，ガンと痛み（「ガンである」と「ガンを持つ」，告知，ホスピス），お医者さんと患者さん（患者・医師関係，転移，逆転移）と続き，最後に，著者が長年チーフを務めた米国メイヨ・クリニックのペイン・マネッジメント・プログラムの記載に終わる。日本でも今ではある程度浸透し始めたこの「痛み行動のマネッジメント」（「痛みの『患者』」から「痛みのある『人』」への移行のお手伝い）は，当時，そのパラダイム・シフトが斬新であった。
●丸田俊彦

　[詳細データ] 丸田俊彦『痛みの心理学―疾患中心から患者中心へ―』中央公論社，1989．

満田久敏(みつだひさとし)
「精神分裂病の遺伝臨床的研究」
[1967年]

　非定型精神病は，精神分裂病にも躁うつ病にもあてはまらない，疾病学的に異なった基盤を持つ内因性精神病として，わが国で独自に発展した概念である．本論文は，非定型精神病研究の端緒となった満田久敏「精神分裂病の遺伝臨床的研究」*のうち，症例および独語抄録を除いた部分の英訳である．ここで満田は，精神分裂病と診断された発端者について，臨床症状と経過から，緩徐に発症し，人格解体に基づく退行症状が著明で，おおむね慢性に経過し，痴性傾向の比較的強い定型群，それに対し急性ないし亜急性に発症し，錯乱，昏迷あるいは夢幻様状態を前景に示し，経過は一過性ないし周期性で，痴性傾向の軽度のものを非定型群，発病当初は非定型群に近い病像を示していたものが，最後にbrady-phreniaを中心とした人格欠陥を示すものを中間群などに分類し家系調査を行った．その結果，定型群では家系内に慢性に経過する精神分裂病が最も高い頻度でみられたのに対して，非定型群は，快復する精神分裂病の負因の他，躁うつ病，てんかんの負因も高く，定型群とは対照的にさまざまな精神疾患が家系内に認められた．中間群も非定型群と同じく定型群とは明らかに異なった家族内負因のパターンを示した．このような結果から，満田は，精神分裂病の非定型群ならびに中間群は定型群とは異なった遺伝的基盤を持つ疾患(遺伝的異種性)であると結論づけている．その後非定型群は，さらに多くの遺伝生物学的研究等の成果から非定型精神病と呼ばれるようになり，独自の位置を占めるようになった．

●米田 博

　[詳細データ] H. Mitsuda, Clinico-genetic study of schizophrenia. Bull. Osaka Medical School Suppl. 12: 49-90, 1967.
＊ 満田久敏「精神分裂病の遺伝臨床的研究」『精神経誌』46: 298-362, 1942.

ミッチャーリッヒ Alexander Mitscherlich
『父親なき社会―社会心理学的思考―』
[1963年]

　本書は現代社会における父親不在の問題をするどく提起し，世界的に大きな注目を浴びた．著者のミッチャーリッヒ[1908-82]はドイツの精神分析学者であり，第2次世界大戦後の西ドイツの精神分析運動の発展に貢献すると共に広く社会的な活動を行った．彼は私たちの生活している高度工業化社会を〈父親なき社会〉と特徴づけたが，現代社会における労働の形態はそれ以前の農業や手工業を主な生産手段とする社会とは大きく変化し，そのため具体的な働く父親の姿が子どもの前から消失し，その結果，子どもを指導する父親像が消失してしまったと述べている．ところで父親が息子に教えたことの1つは実生活をしていくうえで必要な知識や技術つまり生活実践の方法であり，もう1つは社会のルールや価値などの規範つまり良心(超自我)と呼ばれるものである．息子は父親を模範としてこれらのことを学びながら成長していくが，またそれを通じて文化の伝統も父親から子へと受け継がれていく．この父親から息子への教育は父と子が共に働く場合は容易であるが，現代社会では働く場所と住まいの分離，高度の分業化，機械による大量生産と複雑な集団管理などによって父親の働く姿が子どもの視界から消えたため，きわめて困難になっている．またこの父親喪失の現象は社会的レベルでも進行していき，父なし子は成長して支配者なき大人(大衆)になり，共通な心理的特徴を示すようになる．彼の理論は社会構造の変化と父親の役割の喪失とを関連づけ，それがもたらす結果を個人や集団の心理まで深く掘り下げている点に特色がある．父親喪失は文明構造に根ざすという彼の考察はこの問題に正面から取り組んだ画期的なものであり，今日の父親の問題を理解するさい欠かすことのできないものである．

●小見山実

　[詳細データ] A. Mitscherlich, Auf dem Weg zur vaterlosen Gesellschaft: Ideen zur Sozialpsychologie. R. Piper & Co. Verlag, München, 1963. (小見山実訳『父親なき社会―社会心理学的思考―』新泉社, 1972).

ミッチャーリッヒ
Alexander Mitscherlich,
Margarete Mitscherlich
『喪われた悲哀―ファシズムの精神構造―』　　　　［1967年］

　本書は，ミッチャーリッヒ夫妻によってなされた，精神分析の立場からの文明批評である。その主題は，高度の技術社会への進行のうちに，受身的存在や一貫性のない瞬間的人格へと流されていく状況から，人間がいかにして脱出し主体性を回復するかにある。著者らは執拗に人間の主体的変革の可能性を問い続け，社会事象について重厚な理論を展開するが，その際つねに個人の責任性の追及とその回復を目指すフロイト的な精神分析の本質を見失わない。

　本書の中心は，「自我の空虚化と社会的，政治的な退嬰主義」に陥ったドイツの戦後社会の病理の分析にある。著者らは，ドイツ人，ひいては人間の集団心理にひそむファシズム的基盤を抉出しようとして，「なぜ戦後ドイツがこの悲惨さの犠牲の喪に服する暇もなく，ただ性急に過去を忘れ去り，新しい征服者である民主主義にいとも容易に同化してしまい……ただ狂躁的に〈経済復興〉に酔いしれているのか」を分析する。そしてフロイトの「悲哀とメランコリー」を援用しつつ，実際の患者たちの臨床例にもとづいて，戦後のドイツ人は精神分析的な意味での「悲哀の仕事」（すなわち喪失体験を消化するための心的過程）を遂行する能力をもたず，ナチ時代に失われた理想を悲しまずに，せっかちに過去を切り離してしまった――あるいは「ドイツ民族によって陰惨に遂行された集団犯行」の記憶を「抑圧したりその共同責任を否認したり」して「過去の前にみずから立とう」としなかった――，こうして経済復興に没頭し，過去の集団犯行の記憶を抑圧しているところから，現代人の自我の脆弱さや空虚化，責任性の喪失などの病理が生じている，という。

●馬場謙一

　［詳細データ］A. Mitscherlich, M. Mitscherlich, Die Unfähigkeit zu trauern: Grundlagen kollektiven Verhaltens, R. Piper & Co. Verlag, München, 1967（林峻一郎・馬場謙一訳『喪われた悲哀―ファシズムの精神構造―』河出書房新社，1972）.

三宅鑛一（みやけ こういち）
『精神病学提要』　　［増訂第6版：1940年］

　初版は，呉秀三に続いて東京帝国大学精神病学教室主任教授に就任した三宅によって，1932年に出版され，その後1962年の増補改訂第9版まで版を重ねた。未だ十分な教材のなかった戦前戦後にあって，実際の学生教育を念頭に置いたわが国のオリジナルな精神医学教科書として広く読まれた。

　本書は戦前に刊行された最後の版であり，当時の精神医学の到達点を知る上で大変参考になる。写真や挿絵に富み，本文は横書き全文漢字カタカナ混じりの文語体で，精神医学用語の付記や欧文索引はドイツ語のみが用いられており，ドイツ精神医学の影響の大きさが読み取れる。

　内容は，第一篇 症候学概論と第二篇 精神病学各論からなる。概論は「叡智の障害」，「感情の障害」，「意志障害」，「個性及び自己意識」，「身体症状」の5章に分けられている。ここで注目すべきは，身体症状の章で変質徴候が取り上げられていることである。著者自身は変質論に距離を置きながらもこの用語の便利さを強調している。

　各論では，「早発性痴呆 Dementia praecox, 一名精神乖離症, 又ハ精神分裂病, 乃至, 精神分離症 Schizophrenie」の項目が見られ，後者の病名がよりふさわしいという見解を示しており，病名変更の過渡期にあったことを窺わせる。躁うつ病は発作状態と体質状態に大きく分けられ，それぞれ詳細に論じられているが，クレペリンの分類とほぼ同様である。

　神経症の項目はなく，「ひすてりー性精神病 (hysterisches Irresein)」や「強迫精神病 (Zwangsirresein)」という項目が見られ，当時はまだ精神病と神経症の区別がはっきりしていなかったことが窺われる。とはいえ，フロイトの精神分析的な考え方も漏らさず取り上げており，その意味では網羅的な教科書といえる。

　末尾には，カルテの様式や知能検査も付録として収載されていて，当時としても非常に使いやすいものだったようだ。

●阿部隆明

　［詳細データ］三宅鑛一『精神病学提要』南江堂，1932；増訂第6版，1940；増補改訂第9版，1962.

宮本忠雄（みやもと ただお）
『精神分裂病の世界』　　　［1966年］

　戦後しばらくして，本邦でもすぐれた精神医学の教科書や精神分裂病の解説書が数多く出版されたが，本書はその内容の幅広さと奥深さで異彩を放っている。ここでは，分裂病という問題が「医療的な次元だけに限られるようなものではなく，社会・文化・芸術・宗教などおよそ人文的方面のすみずみまでひろく関連するほどの巨大なスケールをもちあわせている」ことが念頭に置かれ，「人間の病」としての分裂病に焦点が当てられる。前半部にまとめられた分裂病の歴史や概念，症候論，理論については，必要事項を押さえながらも，その周辺知識まで含めてわかりやすく随筆風に語られている。とはいえ，出色はなんといっても後半部分である。

　Ⅴ章の「精神分裂病者の心理と論理」では，精神分裂病という病ではなく，病者の心理と論理がその内側から記述される。例に挙げられているのは，チェーホフの『六号室』やフランツ・カフカの『審判』であり，エドワルド・ムンクの『叫び』である。小説の一説を引用することによって分裂病者の心理的「反世界」の構造がありありと提示され，絵画の挿絵によって言語化できない分裂病性の緊迫した破局感が伝えられる。

　Ⅵ章の「現代と精神分裂」では，臨床的な意味での分裂病を超えて，人間一般に共通に備わった1つの反応様式としての「精神分裂」と現代文化との質的な近似性ないし相似性が論じられる。他方，分裂病の病像そのものも，現代になって変化しており，古典的な病型が減少し，分裂病の神経症化と神経症の分裂病化が進んでいると指摘される。また，分裂病的創造が日常世界からの離脱と自己世界の深化という2つの側面から検討され，現代芸術と分裂病者の体験に共通する地盤が描き出される。最後に，現代の文化的社会変動は，人間の実質を奪い去られるような危機に直面しており，このような生存の状況にあって，分裂病なるものの存在意義はますます強まっていることが強調される。

●阿部隆明

　[詳細データ]　宮本忠雄『精神分裂病の世界』紀伊國屋書店，1966.

宮本忠雄（みやもと ただお）
『妄想研究とその周辺』　　　［1982年］

　本書は戦後の代表的な精神病理学者であった宮本の代表的な業績を再録した自選論文集である。第Ⅰ部「分裂病と妄想」，第Ⅱ部「躁うつ病と妄想」，第Ⅲ部「妄想と文化」からなり，妄想の問題が，ある時は人間学的精神病理学の立場から，またある時は病跡学的視点から，またある時は社会文化的文脈からと様々な角度から重層的に検討される。

　第Ⅰ部の「実体的意識性について」は，「実体的意識性」という他者体験の現象学的な分析であるが，それにとどまらず，「二人称の精神病理学」のマニフェストともなっている。実体的意識性は，分裂病の共同世界関連的な事態の直接の露出であり，これが妄想，幻聴，作為現象など古典的な分裂病症状に発展，解消するのである。さらに，生きた空間と死んだ空間という空間概念が導入され，実体的意識性が環界交渉の希薄な後者に現れることが確認される。結局，他者との出会いという2人的状況こそ実体的意識性の最も要素的な内容なのである。

　「分裂性幻覚について」では，分裂病の発現する状況と幻覚様式の間の密接な現象学的関係が看取される。分裂病過程が「社会的」状況に発現し，そこでの対人関係を侵害すれば，共同世界との交通の変化や周囲世界の変貌は，聴覚といういわば「社会的」感官を通して病者に迫り，それが「共同体的」状況にわたれば，嗅覚や味覚や触覚などの「共同体的」感官を通じて病者に肉薄し，また「身体的」段階では，それに相応した身体感覚が分裂病的侵害をこうむるのである。

　「太陽と分裂病」では，ムンクの「太陽壁画」に触発されて，「中心の精神病理」が主題化される。病的世界への転回に際して病者自身が中心化の道程をたどると，太陽の衰滅ないし死を経験し，自らが太陽という名の中心に身を置く段階へと移行し，中心化は完成するが，やがてこの中心化から抜け出すにあたって昇る太陽ないし太陽の復活を経験する。

こうして，特に分裂病において太陽の体験が世界関連の転回の力動を濃厚に含んでいることが見事に証明される。

第Ⅱ部の「躁うつ病者の妄想的ディスクール」では，「感情の皮相」で捉えられてきた躁うつ病の構造論的把握が試みられ，妄想精神病としての躁うつ病が提起される。まず，貧困妄想を範例にして，躁うつ病性妄想の6つの臨床的特性がまとめられる。次いでソシュールの言語論が援用され，躁うつ病者のディスクールの特徴が，常に同心円状に循環しつづけることにあると指摘される。それどころか，かれらの現存在様態そのものが「同時性への強迫」に由来する「円環的」存在様態であり，ディスクールの構造が躁うつ病者ないし躁うつ気質者の存在全体にまで形成作用を及ぼしていることが考察される。

第Ⅲ部「妄想と文化」では妄想と文化との相互補完的あるいは相乗的関連が論じられ，狂気の持つ文化創造への契機を正当に評価し，病者の持つ創造的エネルギーを自己実現への活動源へと転化していく道を探し出すことこそ臨床医の倫理であるとする。「ディスクールの病としての精神病」では，分裂病においてシーニュの解体する言語危機から再生する2つの方途として，妄想的シーニュの生成方向と幻覚的シーニュの生成方向が挙げられる。また，シーニュをくみ上げる第1次文節の病理としての〈サンタグム化されたパラディグム〉が指摘され，躁うつ病者の〈パラディグム化されたサンタグム〉と対比される。

最後に，「精神分裂病と宗教」では宗教から分裂病へ，また分裂病から宗教への双方向性について論じられた後で，信仰の型と精神病理の型が対応させられる。「憑依状態」では，シャーマニズムや憑き物の原型としての憑依が捉えられ，その基底にある自我拡大のメカニズムが検討される。「妄想考」では，妄想という言葉を手掛かりに日本の精神症状論の展開が跡づけられる。　　●阿部隆明

[詳細データ] 宮本忠雄『妄想研究とその周辺』弘文堂，1982.

■宮本忠雄(みやもとただお)
『病跡研究集成―創造と表現の精神病理―』
[1997年]

日本の病跡学の礎をなした著者の病跡学論文をほぼ網羅した著作集である。全体は4部に分けられており，第Ⅰ部「導入として」は総説「パトグラフィー研究の諸問題」にあてられ，第Ⅱ部「アントロポグラフィー（人間誌）のほうへ」でカフカほか数人の病跡が取り上げられている。第Ⅲ部「ムンク病跡の脈絡」は代表作ともいうべきムンク病跡の集成で，第Ⅳ部「展開と生成と」ではエピ-パトグラフィーの概念はじめ，第Ⅱ部で触れられた諸テーマの再考や展開がなされている。

「パトグラフィー研究の諸問題」は1960年代に執筆されたもの（初出は1973年）だが，基本的な問題はひととおりおさえられており，現在でもそのアクチュアリティを失っていない。「天才の研究」として始まった古典的病跡学はその範囲を広げ，傑出した精神病患者の傑出した作品以前に多数存在している，凡庸な病者の凡庸な作品への関心が喚起された。他方，精神病とはいえない芸術家の創作においても神経症的な葛藤と作品との関係が論じられ，さらに同時代の複数の創作家・作品が対象となって，現代の精神的状況との関わりが考察される。後者はつまり「近代芸術における異常性」の問題である。宮本は主として分裂病と芸術的創造性を念頭において「創造の結実は，むろん天賦の才を前提とするものではあっても，社会的現実からの離脱と実存性の進化との微妙な均衡ないし緊張の上に成り立つ」とし，病理的創造の基本構造を「美的エクスタシスからカタルシスへ」とまとめる。芸術的創造は新しい世界の創造，つまり日常的現実世界の外に立って（エクス＝外に，スタシス＝立つ），その世界から超出した世界を目指す契機を必須の前提とする。それが美的エクスタシスである。それがときに表面的・日常的自我によって覆われていた，本来的・内面的自己を解放するという形でのカタルシスに至る。

第Ⅱ部では，分裂性の「生の気分」の中で

生きつづけたカフカの病跡，近代芸術の病理性へのコメント「ダリ―そのマニエールとマニエリスム」，エピ－パトグラフィー概念を呈示した「光太郎・智恵子―エピ－パトグラフィーの試み」，教祖の病跡の試み「出口王仁三郎」（厳密には出口は大本教の組織者であるが），精神医学者を扱った「人間ユング―無意識・夢・創造」など，病跡学的論考における宮本の多方面への照射をみてとることができるだろう。

第Ⅲ部ムンクの病跡においては，油彩から版画へという技法変化に「視覚的世界から聴覚的世界へ」という現象学的変化を対応させて，『叫び』を幻覚的意識の作品化と解釈する。また，不安な空間である背後の空間の描写に分裂病的表現病理をみる。さらに『太陽』壁画においてみられる「中心イマーゴ」を介しての脱中心化が，寛解期の表現病理として考察される。そこには「太陽の精神病理」，「自我神話化」という問題圏が浮上する。

第Ⅳ部では，エピ－パトグラフィーの考察が重要な位置を占めている。エピ－パトグラフィーは宮本の造語で，夫婦や兄弟など，創作者と患者との一体的な関係のなかでの創造性を論じるものである。家族に精神病の身内を抱えた健康な創作者が，その患者との関係のなかで創作の高揚をきたすような場合，一個人のなかでの病理と創造性を論じる古典的病跡学とある種の相似をみいだすことができる。高村光太郎－智恵子夫妻，ロダンとカミーユ・クローデルがその範例である。

またカフカに関しては，その作品を「妄想世界の等価物」と論じつつも，彼の命を奪うことになる結核についての目配りがなされている。これは本書の後，エッセイなどで断片的に呈示された，身体疾患の病跡へと続く視点である。リウマチを病んだルノワール，ガウディ，強皮症のクレーなどに言及した論考は「病跡学，三段の調べ」［福島章・中谷陽二編『パトグラフィーへの招待』金剛出版，2000］にみることができる。

●小林聡幸

［詳細データ］宮本忠雄『病跡研究集成―創造と表現の精神病理―』金剛出版，1997．

ミュラー－ズーア Hemmo Müller-Suur
「出来事としての分裂病的なもの」
［1962年］

クルト・シュナイダーの生誕75年を記念する祝賀論文である。この種のものはとかく浅い論述に流れがちだが，著者入魂の一作となった。ドイツ精神病理学の極北として，その正当な評価は未来にゆだねられている。照準は分裂病的であることより，分裂病的になることに合わせられる。手懸りはやはり，精神科医ならだれでも知っている臨床的事実のなかにある。分裂病的になることがそのものとして患者の意識にのぼるあの出来事（Ereignis）である。ここでは，「分裂病的なもの」(das Schizophrene) が無媒介的に立ちあらわれる。比較的まれではあるが，すぐれてプレグナントなかたちをとる場合もある。この「分裂病的なもの」は，対話における患者からの伝達を介して把握される。しばしば，この出来事が診断的価値の高い「妄想知覚」の核となっていることがわかる。狙いはしかし，こういう臨床精神病理学には回収できない新規な次元の開拓である。

そもそも，著者はこれに先立ち，分裂病的であることを規定する2つの次元を区別した。1つはいうまでもなく，限定的－述定的還元として概念化される症状論的次元である。もう1つは様態的－述定的還元として概念化される人間学的次元ということになる。これら2つの次元を超え，さらに前述定的で非概念的なものをとらえなければならない。これは出来事としての分裂病的なものであり，可視的な分裂病的なものから区別される。これこそ分裂病性の世界－内－存在の本質的な特徴といえるものである。現存在分析的解釈は，この出来事の意義をある人生の運命の転回点として解明する。しかし，そこに無媒介的に立ちあらわれ，本質としてあたえられるものを示すことができない。これは非概念的で非関係的にとどまる共約不可能 (inkommensurabel) なものである。著者が偉大なのは，こういう否定の接頭辞による規定だけにあまんじなかったことである。

出来事としての分裂病的なものは，強度

的-形式的な印象性質として患者の頭のなかをよぎる。それは感覚的印象としてあたえられるものの，感覚的に把握可能なものではない。また，こういう起源的，本質的，特個的なものを概念化しようとしてはならない。そうすれば，物体的ないし準物体的なものの把握のなかに消え去ってしまうからである。著者は脚注を付し，ここにいわれる「強度（内包量）」がスコラ哲学に由来することを明かす。具体例として，シュナイダーの掲げた「挙手の礼をする犬」に関する妄想知覚をあげる。患者がこの体験を啓示として受けとめることで，その出来事的な性格が明らかになる。これはしかし，彼のなかで「狂っていた」（Verrückt-gewesen-sein）という意識にまで相対化されうる。それゆえ，より高い強度「狂ってしまった」（Verrückt-geworden-sein）という意識とは異なる。それぞれの場合に応じて，強度的-形式的な印象性質のプレグナンツを段階的に区別できる。

患者は出来事的に分裂病的なものを妄想という虚構の世界（mundus fabulosus）へと還元する。臨床精神科医は（心理学的に）自我障害，現存在分析家は（人間学的に）患者の世界-内-存在へと。分裂病性の現存在変化は，現象の共約不可能性を現存在の共約不可能性へと変形したものである。存在論的には分裂病的なものの「世界化」，世界の外部からの世界への働きかけである。この働きかけは心因性とか内因性とか，因果的な作用というかたちをとるものではない。分裂病的なものは，シュナイダーのいう意味で「メタ因的」（metagen）なものである。分裂病的なものの精神的横領，二次的（過程的）な実存的世界化が展開する。しかし，分裂病性疾患過程の人間学的次元として，（出来事的な）形而上学的世界化から区別される。こういう透徹した思索を補完すべく，随所に患者の言表や描画が散りばめられている。掛値なしに，今後もわれわれの頭上を旋回し続ける珠玉の名篇であるといえる。　　　　　●花村誠一

　詳細データ　H. Müller-Suur, Das Schizophrene als Ereignis. In: H. Kranz (Hrsg.) Psychopathologie Heute, S.81-93, Thieme, Stuttgart, 1962.

ミュラー - ヒル　Benno Müller-Hill
『ホロコーストの科学—ナチの精神科医たち—』　［1984年］

ナチによるユダヤ人大量虐殺についてはすでに膨大な書物が出版され，わが国でも多くの翻訳によって紹介されているが，精神病者の殺害・断種政策についてはほとんど知られていないのが実情であろう。強制収容所でのユダヤ人大量虐殺に先んじて，すでに精神病者の断種と安楽死が特定の精神病院で行われていた。それは当時欧米で最盛期を迎えていた遺伝学とダーウィンの進化論の影響を受けた優生思想が，民族の遺伝的資質を守るという名目のもとにドイツのみならず欧米各国で盛んになったときである。それまで私的なこととみなされていた個人の健康問題が，公衆衛生思想の高まりと共に国家の課題とされ，国家管理の対象となった。この最初の標的となったのが精神病患者でまず断種が，つづいて先天性の身体障害者を含めて「安楽死」がおこなわれた。その政策に積極的に協力したのが当時の精神医学会のお歴々たちであり，これに異を唱えるものはほとんどいなかった。このことを著者は「精神医学」という学問そのものに内在する問題であると主張している。その指摘はやや唐突な印象を否めないが，現代でも時折顔を出す「性格」や「人格」の遺伝学研究の目的とするところに通じるものがある。本書は「絶滅への道」と「（学者への）インタービュー」とに分かれ，わが国にもよく知られた精神科医であるホッヘ，マウツ，クルト・シュナイダー，フォン・バイヤーや病理学者ハレルフォルデン，シュパッツらが登場する。学問的業績は倫理を越えるのか，という点からも興味深いところである 著者ベンノ・ミュラー-ヒルはケルン大学遺伝学研究所教授でアルツハイマー病の基礎研究者である。　　　　　●南光進一郎

　詳細データ　B. Müller-Hill, Todlich Wissenschaft: Die Aussonderung von Juden, Zigeunern und Geisteskranken 1933-1945. Rowohlt Taschenbuch Verlag, Hamburg, 1984（南光進一郎監訳『ホロコーストの科学—ナチの精神科医たち—』岩波書店, 1993）．

ミンコフスキー Eugène Minkowski
『生きられる時間』 [1933年]

　生きられる時間とは，未来への投企という人に特有な存在様式のことである。生きられる時間という観点から眺めるならば，人は，今あるところのものではなく，これからなるところのもの，すなわち常に生成しつつある未完の未来である。ミンコフスキーの『生きられる時間』を前にして，平均的な読者は，まず流れるように次々と展開される時間論に幻惑され，足踏みすることを余儀なくされる。それはここでの論考が，我々の慣れ親しんだ心身二元論的思考方法を徹底的に排除しようとしていることと深く関連している。徹底した一元論的著作においては，その本性上，「知識」という形で読了の明確な足跡を持ち帰ることは難しい。何を伝達されたかが他の言葉で置き換え困難な『生きられる時間』のような著作においては，たとえばウェルニッケの著作からリヒトハイムの著作へと引き継がれていくような，直線的な師弟関係の系譜は原理的に形成されえない。『生きられる時間』を繙く時，深い尊崇を受けながら精神医学においてミンコフスキーの直接の弟子を名乗る人が出なかったのがむしろ当然の帰結と感じられるのである。

　しかし，そうであるからといってこの書の本質が哲学的論考ではないことは2巻からの症例提示とその解説を通してただちに明らかとなる。第2巻において提示される症例群の精緻な記載は，ミンコフスキーがきわめて実践的で卓抜な臨床家であったことを明示しており，第1巻で展開される徹底した哲学的思索が現実と乖離することなく，哲学的地平へ向けて飛び立とうとする性向を，精神医学者としての日々の実務が絶妙なバランスで包み込んでいる有り様が浮き彫りにされている。

　『生きられる時間』を通読していくと，この書が現実との生ける接触の喪失という分裂病における有名なミンコフスキーのテーゼを原点として構成されていることが感じられる。生きられる時間の喪失によって，死せる空間が生へと浸透するというのがミンコフスキーの分裂病論であるが，ミンコフスキー自身が告白しているように，分裂病における生ける時間の障害に対して，たとえば躁うつ病を生ける空間の障害として理解するといったベルクソンの時間・空間論による精神科疾患の体系的整理は成功したとは言いがたい。しかし，そうとは言っても，器質性精神疾患，精神発達遅滞，てんかんなどの諸疾患に対する議論も本書では本格的に展開されており，たとえばミンコフスカの家系調査を援用したてんかんの一族と分裂病の一族を対比した有名な一節，すなわち，前者が何世代にもわたって地域に根づき，一族の中で深い絆を保ち続けるのに対して，後者は世界中に遠く散って行き，互いの行き来もきわめて希薄となっていく有り様の描写などはそれだけとっても今なおきわめて興味深い一級の資料である。

　対峙する相手との現象学的水準における交流は最大限に行いながら，しかし決して対峙する相手を安易に理解しえたとは考えないという基本的な姿勢が，『生きられる時間』においては，精神分裂病の項だけでなく，躁うつ病，知的減弱の項でも徹底して貫かれている。自身の体験構造から発想した感情移入によって，そのまま対峙する相手の体験を理解しようとする理論や著作に対しては，ミンコフスキーは一貫して批判的である。ミンコフスキーの『生きられる時間』の真骨頂は，こうした感情移入による理解の射程の及ばない領域，例えばクレランボーの精神自動症において出現する諸症状などについて，それがどのような体験構造の変容に由来しているのかを直観しようと試みたことであるとも言える。

　『生きられる時間』において展開されるミンコフスキーの叙述は，精神医学において，脳の科学とも感情移入によって展開される心理相談とも異なる固有の領域の存在があることを強く示唆するものである。すなわち，治療者の日常体験からの単なる類推によって人としての体験構造そのものが変容している患者をも理解しようとする通俗的な心理学でもなく，かといって症状を脳の機能障害というブラックボックスに入れ，治療者が患者の体験を何らかの仕方で共有する可能性を完全に断ち切ってしまうのでもなく，浸透とミンコフスキーが呼ぶ体験構造の変容の直接的な洞察の試みによって，どのように体験構造が変容したかを浮き彫りにする試みが本書では徹底して行われているのである。　　●兼本浩祐

[詳細データ]　E. Minkowski, Le temps vécu. 2 tome. D'Autrey, Paris, 1933（中江育生・清水誠・大橋博司訳『生きられる時間』Ⅰ・Ⅱ，みすず書房，1972, 1973）.

ミンコフスキー　Eugène Minkowski
『精神分裂病―分裂性格者および精神分裂病者の精神病理学―』　［1953年］

分裂病を分裂病たらしめているものは，なにかという問題は，いまだに決着をみていない。分裂病の基本障害をめぐる議論は，この根本的な問いへの解決努力であり，分裂病者の生きる世界を包括し，さらに深く理解するための里程標でもある。

著者のE. ミンコフスキーはH. ベルクソンの「生命の躍動」概念の影響下に，E. ブロイラーの分裂病症状の自閉症状を一次的障害と捉えなおし，これを空間の病理と位置づけることで，周囲や他者との不断の生命的接触の障害について考察を深め，分裂病の基本障害を「現実との生ける接触の喪失（perte du contact vital avec la réalité）」として結実させた。この名だたる基本障害概念は，すぐれた臨床直感に基づいて分裂病を端的に表現し，その多彩な精神症状がしめすものを端的に捉えるものであるとともに，それが精緻な臨床観察に基づくものであることを如実に示す。この「現実との生ける接触の喪失」において，分裂病者は周囲や他者との連続した生命的接触を喪失すると同時に，時間の障害をきたす。分裂病では，生きられる時間の決定的な断裂を来す。病者は，現実に対する足場が解体するのを防ぐため悔恨，疑問などの正常心理に取りすがり，「病的悔恨」，「疑問的態度」などの分裂病的態度をとる。「病的悔恨」は，過去の出来事が不快な形で想起されて「しなければよかった」などと述べ悔やみ，自分を責める。過去にこだわり後悔しつづけるが，後悔の代わりとなりうる未来への望みを欠いており，悔恨それ自体が目的となる。「疑問的態度」とは，疑問が病的に自律性を獲得し，病者の態度を規定するため，目に映るもの，心に浮かぶものすべてに無差別に疑問を投げかけずにはいられない。病者が未来の無意味な予想に浸るのも未来への生きた推進力が失われているために自閉的な予見をすることで失われようとする未来にかろうじて関わっていようとするという。心的生活から生命の力動性を犠牲にして生成や時間の要素が排除されると，代償的に合理的・空間的要素が病的に肥大し，空間的思考に偏向する。これには「病的合理主義」と「病的幾何学主義」がある。「病的合理主義」の特徴は，自らの行動をもっぱら合理的理念から導くことで，独りよがりで常同的になる。内的な現実は外界の現実と同様に変化しているが，病者は外界をもっぱら内的な理念に従い自らの行動を律する。「病的幾何学主義」とは，物体や事件の価値を数学的計量的な基準のみから判断して遂行し，他者と共有可能な尺度や限界をまったく認めない態度のことをいう。限界や中庸の概念に乏しく，心的生活から流動するもの，変化するもの，発展するもの，非合理なもの，生の豊饒さが失われる。

本書では，分裂病の精神病理学的理解に根ざす治療により，分裂病者の喪失した感情的接触のすべて，あるいは少なくとも一部分が快復する可能性が示されている。本書はかつてフランスにおいて，分裂病の疾患概念を導入し精神医学における現象学運動をすすめた。今日でも本書は，基本文献として精神病理学および臨床精神医学を学ぶものにとり，必読となっている。

●渡邊良弘

[詳細データ]　E. Minkowski, La Schizophrénie: Psychopathologie des Schizoïdes et des Schizophrènes. Nouvelle édition. Desclée de Brouwer, Paris, 1953（村上仁訳『精神分裂病―分裂性格者および精神分裂病者の精神病理学―』みすず書房, 1954）.

村上　仁（むらかみ　まさし）
『精神病理学論集』　　　　　　[1971年]

京都大学精神医学教室を昭和30年［1955］から同48年［1973］にかけて主宰した著者の諸論文から，退官を記念してその主要なものを門下生たちが編集した。

2巻からなるこの論集には45編の論文が収められているが，まずは「精神分裂病の心理」と「分裂病の精神症状論」の2編をあげなければならない。

前者は，昭和17年［1942］第2次大戦中に単行本として刊行されている。分裂病の臨床とその概念の歴史がまず紹介されたのち，ヤスパースの『精神病理学総論』を十分に踏まえ心理学的理論付けに対する彼の懐疑的な態度を認めつつも，分裂病もなお患者の生活史と感情的葛藤から力動的に理解しうることを強調して文字どおり分裂病の《心理》を基調に据えた著作となっている。横軸に精緻な症状記載を配しそれら症状が分裂病の人格変化という縦軸の中でどのように把握されるべきかを説く記述は見事というほかなく，戦時の日本でこれほどの分裂病精神病理学が生みだされていることに驚かざるをえない。本書に接して精神科医をめざした人も少なくないと聞く。著者が好むジャネを扱った章「ジャネの心理学」も，その精神衰弱にみられる「実在機能の低下」とミンコフスキーの「現実との生的接触の消失」とを比較しつつ，ほぼジャネの思索の全容が要を得て紹介されており今日でも新鮮さを失っていない。

後者「分裂病の精神症状論」は昭和23年［1948］日本精神神経学会での宿題報告が論文化されたものである。ここでは前者を踏まえより臨床に即した詳細な症状論的考察が展開されている。今日でも引用されることの少なくない「症状の変遷3段階説」である。著者は分裂病の経過を観察しながら，第1期を神経症様人格変化の時期，第2期を自我限界の不明瞭化および自我再編成の時期，第3期を能動性消失および人格統一性消失の時期，としてシェマ化しているが，それが単なる症状の羅列ではけっしてなく，各症状間の有機的連関を明らかにしながら分裂病性人格変化という大きな流れの中で統一的に捉えようとしている。分裂病を「人格の統一的構成力の低下」という全体的視野から捉えようとする姿勢は，今日の精神病理学徒もあらためて学ぶべき点が多い。

この視野はすでに最初期の論文「幻聴に関する精神病理学的研究」にも窺うことができる。幻聴の発現機序を臨床に即して明らかにしようとする意欲的なものであり，昭和14年［1939］に発表されたとは思えない新鮮さを保っている。この時期，これほどまでに分裂病者と深くかかわった精神科医はいないであろう。

フロイトを一方の視野におきながらジャネを援用して神経症を論じる4論文にも，つねに分裂病との関連が見え隠れする。神経症と分裂病との関連を力動精神医学の立場から明らかにしようとする姿勢は，「分裂病の心理」増補版に付録として追加されてもいるが，今日の境界例研究の先駆といっても過言ではない。そこに通底するものは，症状と性格，生活体験との間に緊密な関連を見ようとするまなざしである。「影響精神病とセネストパチー」「変質精神病について」も今日なおよく引用される論文である。

ビンスワンガー，ツット，クーレンカンプら戦後に花開いたドイツ人間学派の精神医学にも，著者は並々ならぬ関心を示し，その紹介と導入とに積極的な役割を果たしたこともこの『論集』から窺うことができる。ここから多くの京都学派といわれる後継者が生まれた。さらには「芸術と狂気」「文学にあらわれた精神病者の世界」など今日でいう病跡学の分野に列せられるエッセー論文も納められ，著者の哲学，文学，芸術に対する並々ならぬ関心と造詣とが読みとられる。その幅広い人間理解が，著者の深みある精神病理学の土壌ともなっていることをこの『論集』は告げている。

●松本雅彦

［詳細データ］村上仁『精神病理学論集』1・2，みすず書房，1971．

村上 仁（むらかみ／まさし）
『異常心理学』　　［増補改訂版：1979年］

　精神病理学の観点から精神医学全般を見通してコンパクトにまとめられた教科書。初版1951年，改訂版1962年，増補改訂版1979年と版を重ねてきた。昭和50年代60年代に精神科医を志した者ならほとんどが入門書として通読しているはずである。

　「異常心理学の立場」を明らかにする序論と，第1部「異常心理現象の諸相」および第2部「異常心理の具体像」から構成されている。その第1部では，意欲と感情の異常，対象意識（知覚・表象，概念・思考，記憶，知能，意識）の異常，自我意識・人格の異常などが簡潔に概観される。第2部では，身体的基礎の明らかな精神異常，内因性精神異常（分裂病，躁うつ病），環境への適応異常による精神異常（神経症）それぞれの病像が紹介され，それら疾患についての見解の歴史的発展が語られ，精神療法の歴史，さらに児童の精神障害，ライフサイクルにみる精神障害が付け加えられている。

　本書が単なる教科書の域を超えて読者を魅了するのは，著者独自の精神病理学（病態心理学）が底流に貫かれているからであろう。精神病理学がまだ学問として市民権を獲得していなかった戦後まもない日本で，分裂病を心理学的了解的に捉えようとする姿勢が打ち出されていることは驚嘆に値する。しかも，当時日本で主流であったドイツの静態的な精神病学と戦後いち早くアメリカから流れ込んできた力動的心理学とを十分に踏まえた上で，この両者を統合すべくジャネおよびエー（ネオジャクソニズム）らフランス精神医学の潮流を取り入れている。精神症状を横軸に，縦軸に人格の構成と解体とを見据え，分裂病の精神病理を立体的・統一的に捉えようとする著者独自の考え方は今日でも読む者に刺激を与えずにはおかない。

　第1部に散見される症状の要を得た解説，第2部の了解的文脈に立って例示される症例の具体像は，その記述の簡潔さにおいても新鮮さを失っていない。
　　　　　　　　　　　　　　●松本雅彦

　[詳細データ] 村上仁『異常心理学』岩波書店，1951；増補改訂版，1979.

室伏君士（むろふし／くんし）
『老年期の精神科臨床』　　［1984年］

　日本の老人問題は，65歳以上の老人人口が7％（国際的に老人国）に達した1970年に始まり，精神病院でも患者の老齢化が問題となり老人精神病棟が作られるようになった。それまでは老人精神障害は，若い時代の障害の延長（枯渇化や残遺化）とみているものが多く，しかし老年期に初発する精神障害が注目されはじめていた。著者はこの頃に，老齢化した精神分裂病や遅発性ないし最遅発性の高齢分裂病の臨床特性［1979］，老年期の脳器質性精神症候群［1975］，若いダウン症候群にみられる老化性の臨床と脳病理［1969］，初老期痴呆症の臨床と病理の関係［1976］などを発表した。さらに1977年には老人性痴呆は将来大きな社会問題になることを見越して老人性痴呆病棟を開設し，特に cure より care に取り組んだ。その結果厚生省神経疾患研究の「老年期脳障害の臨床・発生機序・治療に関する研究」の研究班が1979年から始まった（班長）。ここで著者は，老年期痴呆の臨床特徴と精神ケア［1981］，老年痴呆の臨床類型［1983］，老年期精神障害の病態の特性―とくに妄想，痴呆化を中心として―［1982］などを発表した。また日本の老人と痴呆性老人の問題が社会問題化したのは，老人人口が10％に達した1980年で，著者は今後の老人精神医療や老人性痴呆への対策などを提言した［1982］。

　これらを系統化して記述したのがこの『老年期の精神科臨床』である。本を書くのには，新旧の文献を駆使しいわば辞書的に網羅して書くものと，もう1つは自分の経験やデータを主体とし自分の立場を貫いて書くものとがある。著者は後者の立場で，老年期の精神障害に対しては多次元的診断が常識的であるが，痴呆など精神障害というハンディキャップをもちながら努力あるいは困惑して生きる老人の生き方を基盤にして，その対応や援助の精神ケアを重視して記述している。　●室伏君士

　[詳細データ] 室伏君士『老年期の精神科臨床』金剛出版，1984.

ムント Christoph Mundt
『分裂病者のアパシー症候群―精神病理学的ならびにCTによる研究―』
[1985年]

　1980年代にはいり，操作的診断法の普及にともなって精神医学の計量化がすすむ。精神病理学はこのなかで，自らの成果を如何に実証的に検討するかが問われた。ハイデルベルク大学精神科主任教授クリストフ・ムントの教授資格取得論文である本書は，こうした要請に応えようとしたものだが，その射程はさらに遠くに及んでいる。

　257例の慢性分裂病患者を対象に，個人面接，病歴調査，頭部CTを施行し，残遺性アパシーをロアらの入院患者多次元精神医学尺度IMPS [1963] によって定量化する。一方で，残遺性アパシーの基本3類型，すなわち無力型，自閉型，無定形型が臨床的に記述される。人間学派によって社会的関連の喪失と形容された事態を把握するため，志向性（Intentionalität）の概念が採用される。3類型はいずれも，現実からの志向性の退却の基本的形式とみなされ，多様な慢性様態は背後に存在する志向障害に対する安定した防壁として理解される。病前性格，発症時の病像，ホスピタリゼーション（在院期間），脳室の拡大の4因子のなかで，病前の社会的適応水準が，IMPSによって得られたアパシー・スコアに対し，もっとも影響が大きい。

　本書で提起された志向障害モデルは，ヤンツァーリクの「先行する欠損の仮説」を出発点にしている。フーバーの基底障害モデルが身体論的な還元主義の立場に身を置いているのに対し，志向障害モデルは改めて人格の座を確保し，前者を心理・社会的次元へと開こうとする。昨今の認知科学においても志向性概念は重要な役割を演じており，本書は今後も多様な展開が期待される豊かな鉱脈たり続けるだろう。

●永野　満

　[詳細データ] C. Mundt, Das Apathiesyndrom der Schizophrenen. Eine psychopathologische und computertomographische Untersuchung. Springer-Verlag, Berlin, 1985.

メニンガー Karl A. Menninger
「急性感染症による分裂病症状」
[1928年]

　晩年のクレペリンが「早発性痴呆」の発症に感染症が関係している可能性を指摘したように，分裂病の病因としての感染症の役割は，古くから論じられてきた。そのうちインフルエンザ感染との関連については，1918-19年のインフルエンザの大流行後に，多くの精神障害が発生したとの観察から，当時とりわけ興味がもたれていた。メニンガーは1918-19年にボストン精神病院に入院した患者のうちインフルエンザが精神疾患の発症に関係していると考えられる175例について分析した。そのうち67例の示した急性症状は分裂病性で「早発性痴呆」と診断された。経過観察できた50例のうち35例は完全回復し，改善，改善せず，悪化はそれぞれ5例だった。診断は時々で変わったが，急性症状は間違いなく分裂病性であった。このことからインフルエンザの後に発生する分裂病症状の特徴として，比較的多い精神病であること，遺伝負因の有無に関係しないこと，たいていは完全に回復すること，の3つを挙げた。しかしインフルエンザの流行後の精神障害が見られなくなるとともに感染症と分裂病の関連についての研究者の関心は次第に薄れていった。これが再び注目されたのは，クールー病やクロイツフェルト＝ヤコブ病がスローウイルスによるとされた1972年になってからである。いま分裂病とインフルエンザとの関連は，胎生中期の感染が後の分裂病の病因となる，という「神経発達障害仮説」として研究者の関心を集めている。

　カール・メニンガーはアメリカの精神科医，この研究はボストン精神病院でおこなわれたが，その後故郷カンサス州トピカに帰り，本論文を上梓した。精神分析医として1925年メニンガー・クリニックを設立，また1945年にはメニンガー精神医学校を設立し，精神分析学の発展に寄与したことはあまりにも有名である。

●南光進一郎

　[詳細データ] K. M. Menninger, The schizophrenic syndrome as a product of acute infectious disease. Arch Neurol. Psychiat. 20:464-481, 1928.

メニンガー　Karl A. Menninger
『おのれに背くもの』　［1938年］

　本書は精神分析医カール・メニンガーが，学術書でありながらも同時に一般知識人を対象にしてあらわした書物のひとつである。メニンガーによる同様な著書の代表的なものには The Human Mind（『人間の心』）［1930］, Love against Hate（『愛憎』）［1942］ などがあるが，いずれもフロイトによって提出されて，一時は精神分析の理論体系に組み入れられたものの，後にあまりに思弁的な概念であるとして，一部の精神分析家を除いては用いられなくなった死の本能の概念を，重要な軸として書かれたものである。原書は1938年に刊行されている。出版後ただちにフロイトに贈ったのであろう，1938年2月14日附でウィーンのフロイト自身から手書きのドイツ語で礼状が来て，そこには「死の本能が精神分析医達の間であまり受け入れられなくなってしまっているので，あなたの本が出たことを嬉しく思います」と記されていた，との記録がある。内容は，人間の自己破壊的な行動，すなわち自殺，神経症，アルコール中毒，反社会的行動，精神病，失敗をくりかえす人，さらに心身症等々，つまりおのれに背く諸現象が，死の本能にもとづいておりそのあらわれであることを論じて，こうした事実を十分に直視し，認識することがない限りその解決もまた得られないことを主張している。わが国では，1963年に出版されたのであるが，この訳書について三島由紀夫が「今日のやうに泰平のつづく世の中では，人間の死の本能の欲求不満はいろいろな形であらはれ，ある場合には社会不安のたねにさへなる。こんな問題は浅薄なヒューマニズムや平べったい人間認識ではとても片付かない……」と評していることは，後に三島が世に警鐘を鳴らすとして自殺した事実と考えあわせて意味深いものを感じさせられる。　●岩崎徹也

　[詳細データ]　K. A. Menninger, Man Against Himself. Harcourt Brace and World, New York, 1938（草野栄三良訳『おのれに背くもの』上・下，日本教文社，1963）．

メニンガー　Karl A. Menninger
『精神分析技法論』　［1958年］

　本書は精神分析療法の技法をめぐる理論を述べた古典的な教科書である。古典というと，すでに古くなったとか，過去のものという理解をされがちであるが，ここでは古くから読まれ現代においてもなお高く評価されているもの，という意味である。そもそも精神分析の技法とその理論的根拠について論じた文献は意外に少ない。フロイト自身の著作の中でも技法論に関するものはごく限られており，邦訳されている論文ではフロイト著作集（人文書院）全11巻中第9巻の一部，フロイト選集（日本教文社）全17巻中第15巻の一部のみである。そのような状況で1958年に発表された本書は，それ以来欧米の精神分析家の教育において欠かせない基本的な書物として，多くの教育訓練機関で使用されてきている。わが国でも1965年，本訳書が刊行されて以後，精神分析療法に関する必読の教科書として，ひろく読まれている。さらにそれは狭義の精神分析療法のみでなく，その理論，技法を応用して実施される力動的精神療法の教育，研修に際しても，基礎的な書物としてひろく利用されている。精神分析技法に関する理論的な書物としては，その後1967年にアメリカで出版されたR. R. グリーンソン著, The Technique and Practice of Psychoanalysis などがあるが，本書がなお高い評価を得ていることに変わりはない。内容としては，精神分析療法における治療者と患者の関係を二者間の契約という視点からとらえて，その上に生ずる患者の反応を治療者に対する意識的，無意識的期待，その期待が満たされないことによる欲求不満，その結果として生ずる退行，転移，そして抵抗の諸現象を，実際の治療過程で生ずる順序に従って解説し，さらに治療者側の逆転移や解釈などを経て契約の終結に至るまで，精神分析療法の技法論が詳細に説明されている。　●岩崎徹也

　[詳細データ]　K. A. Menninger, Theory of Psychoanalytic Technique. Basic Books, New York, 1958; second edition with Philip S. Holzmann, 1973（小此木啓吾・岩崎徹也訳『精神分析技法論』岩崎学術出版社，1965）．

メーヌ・ド・ビラン
François-Pierre Gontier Maine de Biran
『人間学新論』　　　　　　　　[1859年]

　フランス革命期の経験論的思想家メーヌ・ド・ビランの最晩年の著作。ビランがこれを執筆したのは19世紀はじめ頃であるが，未完成未出版のまま終わり，その後遺稿が何度か編集されている。(本翻訳の原本の出版以降1989年にも異なる編集版*が出た。)

　全体的人間の考察をめざす本著作において，ビランは人間の生を，動物的生命，人間的生命，精神の生命，の3段階に分ける。第2段階の人間的生命の考察は，いわゆるビラン哲学のエッセンス，経験を構築していく能動的人間の考察，人格的自己の考察である。しかしながら能動的人格も生命体であることを前提としている。人格を伴わない生命体としての人間の考察，動物的生命の考察の課題がここにある。他方，精神の生命は，神の恵みを受け入れる。宗教的経験がここでは語られる。

　動物的生命とは無意識の生命である。動物ばかりでなく有機体としての人間も，幼児期のほか，睡眠，精神錯乱などにおいてこの状態にある。デカルト的物体でもなく人格的意志的精神でもない新たな領域がここに広がる。ビランは無意識を人間の研究の対象に入れた先駆だったのである。そこで，彼のこの考察は，19世紀パリの医学的心理学派の精神科医達の関心を引いた(モロー・ド・トゥール，バイヤルジェなど)。ピエール・ジャネも動物的生命ならびにそこでビランの取った病理学的方法を高く評価する。ちなみに，虚弱な体質であったためかビランは早くより生命や身体の働きというものに深い興味を示していた。自ら医学会を設立し，夢遊病などについて自ら講演も行った。生命体としての人間に関する学の位置付けならびに無意識についての考察は，『人間の身体と精神の関係』**において，より精細にみられる。　　●北　明子

[詳細データ] F.-P. G. Maine de Biran, Nouveaux essais d'anthropologie. PUF, Paris, 1949 (佐藤博之訳『人間学新論』開明書院，1981).
＊ Maine de Biran, Dernière philosophie, existence et anthropologie, nouveaux essais d'anthropologie, note sur l'idée d'existence, derniers fragments. Vrin, Paris, 1989.
＊＊ Maine de Biran, Nouvelles considérations sur les rapports du physique et du moral de l'homme. Vrin, Paris, 1990.

メビウス　Paul Julius Moebius
「疾患の分類について」　　　　　[1892年]

　「内部から現れる」を意味するギリシア語を語源とする内因性(endogen)は精神病の自生的発生を示す概念として近代精神医学において重要な意味をもった。本論文はこれを精神疾患分類に初めて取り入れたもので，エミール・クレペリンの体系に影響を与えた。

　著者はさまざまな医学的分類の原理について吟味し，理想的分類は病因(Ursachen)を基準にすべきであると考えた。この原理に従うと，精神疾患の病因は「外」にあるか「内」にあるかのいずれかである。この区別は有機体としての人間の外か内かを意味する。外的病因は中毒，機械的作用，過剰な刺激などである。一方，内的原因は「先天性の抵抗力欠如，素質としての弱さ」と定義される。これら2つの群の構造的な相違がとくに強調されている。外因性疾患は個々の病因に対応して明確に境界づけられる。それに対して内因性疾患群は全体が階層をなす連続体として構成され，本態はつねに同一であるが，強弱の差や副次的条件によって種々の疾患形式が生じるとされる。内因性疾患は外因を特定できない疾患を広く含み，障害すなわち変質の程度からBlödsinn, Schwachsinn, Instabilitätの段階に分けられる。また症候群は遺伝性の神経疾患からヒステリー，神経症に至る階層をなしている。

　内因性概念が生まれた背景としては19世紀後半の変質学説が重要であり，メビウスも内因性を変質性とほとんど同義とみなした。「内因性疾患においては変質(Entartung)が絶対条件である」と述べ，同時代者たちと同じく変質の実体を「種(Art)の欠陥的偏り」すなわち遺伝的要因やアルコールなどによる獲得性の要因の積算と考えている。メビウスはニーチェの研究など病跡学(Pathographie)の古典的論文でも知られ，1907年に没した。　　●中谷陽二

[詳細データ] P. J. Moebius, Über die Einteilung der Krankheiten. Centralbl. Nervenheilk. Psychiat. 15: 289-301, 1892.

メーラー Hanns Möhler, オカダ Toshikazu Okada
「ベンゾジアゼピン受容体―中枢神経系での証明―」 ［1977年］

　ベンゾジアゼピン系の薬物は現在でも抗不安薬，睡眠薬，抗てんかん薬としてきわめて広く使用されている。しかし，ベンゾジアゼピンの薬理学的な作用機序については本論文が発表されるまでは不明であった。1970年代は受容体結合法の開発により，神経伝達物質や向精神薬の受容体が次々に発見されていった。本論文でメーラーとオカダらは標識したジアゼパムを用い，これがシナプス膜上に高い親和性を持って特異的に結合すること，またこの結合が立体特異性を持つこと，さらに多くのベンゾジアゼピンのこの受容体に対する親和性と，薬理学的な特性（筋弛緩作用，電気ショック誘発性闘争，ペンテトラゾールによるけいれんなど）とが相関することを示した。このようにして，ベンゾジアゼピンには脳内に特異的な受容体があることが明らかになり，以降の研究はこの受容体の性質の解明に向けられることになった。この研究以前から神経伝達物質であるGABAとベンゾジアゼピンの関連は推測されていたが，本論文ではベンゾジアゼピン受容体にはGABAは直接には結合しないことがわかり，両者の受容体は同一でないことが示された。その後の研究で，GABA-A受容体は塩素イオンチャンネルと複合体を結合し，この複合体上にベンゾジアゼピン，ピクロトキシン，バルビツール酸などの結合部位が存在し，それらがGABAの受容体への結合をアロステリックに調節するという仕組みが明らかになった。

●仙波純一

　［詳細データ］ H. Möhler, T. Okada, Benzodiazepine receptor: Demonstration in the central nervous system. Science 198: 849-851, 1977.

メルロ-ポンティ Maurice Merleau-Ponty
『行動の構造』 ［1942年］

　一方で哲学は自然を意識の対象たらしめ，他方で諸科学（生物学や心理学）は意識と有機体を実在の2つの次元と看做して両者を因果関係に置いている，という状況にあって，メルロ-ポンティは，意識と自然（有機的自然・心理学的自然・社会的自然）の関係を理解することを本書の課題とする。

　ところで，意識と自然の関係を理解するということは，行動というものを理解するということに他ならない。行動は表現的なものであるゆえに，単なる意識でも単なる自然でもない。すなわち，知性にとって透明な対自の次元と即自の次元の，いずれにも位置しない。行動は内的なものと外的なものとの結合なのである。そしてこのことは，行動は形態であるということ，あるいは行動は構造を持つということに他ならない。

　つまり問題は，行動の構造なのであるが，重要な点は，構造は創造の相の下で捉えられなければならないということである。「人間を定義するのは，生物学的自然の彼方に第2の自然（経済的・社会的・文化的自然）を創造する能力なのではない。それはむしろ，創造された構造を乗り越えて他の構造を創造する能力である」。ここで注目すべきことは，新たな構造の創造は，第2の自然の創造のように，付加的・追加的なものではないということである。創造された構造を乗り越えて他の構造を創造するということは，創造された構造を捉え直すということ，それを新たに構造化するということなのである。

　さて，人間を定義するのは，構造を創造する能力であるということは，逆に言えば，動物は構造を創造する能力を欠いているということであるが，これはすなわち，動物は一定の信号（シグナル）に対して一定の仕方で反応することはできるが，象徴（シンボル）的行動を欠いているということである。例えば，チンパンジーはみずから迂回して対象に行き着くことはできるとしても，棒などの道具を

使って対象に迂回させることはできない。対象に迂回させるということは，対象の位置に自分を置いて自分自身を目標として見るということ，自分が仮に対象の位置にいたとしたら為さなければならないであろう運動，そうした運動の象徴を自分の所作そのものによって描くということであるが，チンパンジーにはまさに，諸々の視覚的刺激の間に，また，それらの刺激が引き起こす諸々の運動的興奮の間に，自分の最も慣れ親しんだ運動的メロディーを表現し象徴する諸関係を創造する能力が欠けているのである。

それに対して人間は，外的対象の中に，直接的に与えられる不変のもの（つまり自己の身体）に匹敵する不変のものを見出し，また逆に，自己の身体を諸対象の中の一対象として扱うということができる。あるいは，同じことであるが，1つの対象について観点を選んだり変えたりすることができる。そしてこうした能力が，例えば，道具を創造する――事実的状況の圧力によってではなくて，潜在的使用のために，また特に他の道具を作るために――ことを可能にするのである。

人間は構造を創造する能力によって定義されるとするメルロ‐ポンティは，また，人間の成長とは行動の漸進的かつ非連続的な構造化であるとする。正常な構造化とは，行為を根本的に再組織する構造化，すなわち幼児の態度が新たな態度の中にもはや場所も意味も持たなくなるような構造化であり，そして，こうした構造化が成就されなかった場合に，すなわち統合が見掛けの上でしか実現されなかった場合に，抑圧があると言われる。真の成長は，自分自身について持つ意識のみを変化させて自分の存在そのものを変形させることのない観念的解放ではなくて，新たな形態化としての現実的解放――言い換えれば，情念の理性による統制，肉体の精神による統制ではなくて，肉体と魂の能動的統合――なのである。　　　　　　　　　　●実川敏夫

[詳細データ] M. Merleau-Ponty, La structure du comportement. PUF, Paris, 1942（滝浦静雄・木田元訳『行動の構造』みすず書房，1964）.

メルロ‐ポンティ
Maurice Merleau-Ponty
『知覚の現象学』　　　　　　　　[1945年]

古典的哲学は，経験主義と知性主義という対立する2つの陣営に分かれる。経験主義は知覚を，（人間の身体や心理をも含む）実在＝客観的世界の中での出来事として考えるのであるが，それに対して，知性主義は知覚を主観（知性）の働きと看做し，世界を観念たらしめるのである。しかし，両者は実は同じ穴の狢である。というのも，知性主義の反省的分析は，主観をまさに客観的世界の可能性の条件として見出すゆえに，やはり客観的世界を素朴に前提しているからである。

『知覚の現象学』は，こうした古典的哲学に対する根本的な批判である。すなわち，メルロ‐ポンティは，客観的世界を自明なものとして前提するのではなくて，そもそも客観的世界という観念はどのように成立するのかを解明するのであり，客観的世界に準拠して知覚を説明したり分析（反省的分析）したりするのではなくて，知覚の経験こそが，言い換えれば知覚の現象こそが，客観的世界という観念の起源であり根拠であることを示すのである。現象の次元における知覚は，客観性の根源的成立であり，客観的世界の客観性は，派生的な客観性であるわけである。

さて，根源的客観性としての知覚的客観性を理解するには，身体に固有の超越性に着目しなければならない。私は事物の一面を見るのではなくて，事物そのものを見る。すなわち，私の眼差しは，事物の正面を越えて，その隠れた諸側面にまで及ぶ。つまり私の身体は，他の諸時点の中に，あるいは諸々の（可能的な）他者の視点の中に，入り込むのである。こうした身体的超越性によって成立する事物の相互主観的・相互時間的統一性が，根源的客観性である。

ところで，身体に固有の超越性は矛盾したものである。というのも，事物を見るということは，事物の全側面を見るということ，すなわち見えない側面をも見るということであり，したがって，見ることは見ないことであ

ると言うことができるからである。また，見るものは見えるものであると言うこともできる。私はまさに見ることにおいて，自らを見えるものの中に位置づけるのである。メルロ-ポンティは時間に関して，次のように語っている。現在は現在でありつつ未来へと開いているのであり，こうした裂開により，現在は予め未来の方から己れ自身をかつての現在として時間系列の中に位置づけるのである，と。

この場合，遍在性と被拘束性といった相矛盾するものどうしの関係は，「現在とは永遠の素描であり，永遠とは現在の昇華に過ぎない」というキアスムの関係，つまり循環的同一性の関係である。例えば，性と実存の関係にしてもそうである。一方，純然たる性は実際には存在せず，性はすでに実存的意味を持つが，しかし他方，性が表現する実存の方も，それ自身は性と無縁であるというわけではない。というのも，性が実存を表現するということは，性が実存を実現するということであるからである。

そして重要なことは，件の循環＝円環は，それ自身がそれ自身の外部であるゆえに，外部を許さないということである。循環性は究極的なものであり，したがって，それが含意する曖昧さは，明確さの欠如というネガティヴなものではない。相矛盾するものの循環的同一性という肉的超越の論理（或る独特の弁証法）は，文字通りメルロ-ポンティの全思索を貫く基本的論理であり，そして特に注目すべきは，この論理――例えば「自分が現在それであるものであることによってこそ，私は前進する機会を持ち，自分の時間を生きることによってこそ，私は他の諸々の時間を理解することができる」という逆説――は，認識の原理であると共に道徳の原理でもあるということである。

●実川敏夫

[詳細データ] M. Merleau-Ponty, Phénoménologie de la perception. Gallimard, Paris, 1945（竹内芳郎・小木貞孝・木田元・宮本忠雄訳『知覚の現象学』1・2，みすず書房，1967, 74. 中島盛夫訳『知覚の現象学』法政大学出版局，1982）．

■ モナコフ Constantin von Monakow
『大脳病理学』　　　　　　　　　　　[1905年]

モナコフは一般には大脳病理学における「全体論」を代表する人物の1人とみなされており，事実，大脳皮質における空間的局在よりは，力動的な「時間因性局在（chronogene Lokalization）」を説き，また急性期の局在病変によって生じる遠隔的抑制効果としてのディアスキージス（Diaschisis）を強調したことでよく知られているが，実はこれは後期の業績に基づくものであり，前期の仕事の集大成ともいえる本書をみる限り，その基本的立脚点はきわめて古典的な臨床解剖学的局在論であることがわかる。

しかし，「大脳の局在と皮質病変による機能構築」[1914] に至って，モナコフの立場は一変する。いわゆる古典的局在論に対して，徹底的に批判的な立場を明らかにしはじめるのである。後期のモナコフによれば，ジャクソンが主張したように，病変の局在と機能の局在とが混同されているのであって，機能の局在は空間的ではありえず，時生的（chronogène）である。神経器官には，原始的機能（運動・感覚機能）を無媒介に果たす器官と，時間のうちにおいて高次機能の遂行をなしとげる器官とがあると主張し，前者では病変は陰性的かつ恒久的な効果を露呈するが，後者では，まず最初の効果が存在し，これは抑制的効果であるディアスキージスと関連をもち，ほとんど大脳皮質全般に効果が及ぶ。ディアスキージスは特定の機能のニューロン群に関わりをもつ。すなわち，より自動性が少なく，もっとも随意的であるようなニューロン群に対して影響を及ぼす。ある特定の機能の解体は，その機能を保証している過程の展開の時間的解体に依存している，とされるのである。

●大東祥孝

[詳細データ] C. v. Monakow, Gehirnpathologie. Alfred Holder, Wien, 1905.

森島章仁（もりしま／あきひと）
『アントナン・アルトーと精神分裂病
―存在のブラックホールに向かって―』
[1999年]

アントナン・アルトー［1896-1948］は，20世紀における最も重要な作家の1人である。これまで文学・演劇・思想などの領域から語られてきたアルトーを精神医学面から照らし出した本書は，デッサンを手がかりとしながら，諸作品と生，ひいてはその異貌な存在に焦点を当てる。

まず，アルトーが分裂病であったと考えられる根拠が，症例を交え，綿密に検証される。だがむろん，アルトーをひとつの症例として読み解くことが主眼ではない。アルトーは思考の不可能性について，的確かつ執拗に記述した。この主体を指定できないという出発点を乗り越えていく軌跡が，アルトーの苛酷な生であった。アルトーの独自性に導かれつつ，分裂病者の不自由性を突き抜けた向こうに，通常の場合の極点に現れる自由が隣接し，あるいはそこで交わる場が想定される。存在のブラックホールと呼ばれる場である。論点は，単に創造的病という次元にはとどまらない。アルトーは，分裂病を創造の触媒とするのではなく，いや応なく無限にさらされ，自己の枠がない状態から，さらに無限の力が渦巻く底へと駆け抜けようとする。身体においても，言語や器官に統制されない「残酷の演劇」や「器官なき身体」が目指される。それは，始原の力の奔流に貫かれた身体であった。

本書を通して，空虚とも過剰とも形容される，存在の無限性をたたえたブラックホールに向かっていくアルトーの姿が，苦闘の跡とともに浮かび上がってくる。その道程は，全き自由へと至る存在の改変を問い続ける苦しげな旅であった。アルトー論であり，分裂病論である本書も，自由の極点に踏み込んでゆく。そして，極限の自由の経験が，もう1人の重要な作家，ジョルジュ・バタイユとの対比によって示される。

●森島章仁

[詳細データ] 森島章仁『アントナン・アルトーと精神分裂病―存在のブラックホールに向かって―』関西学院大学出版会，1999.

森田正馬（もりた／まさたけ）
『神経質ノ本態及療法』
[1928年]

森田の著作は多数あるが，本書と『神経衰弱及強迫観念の根治法』［1926］が双璧をなす。本書は森田が学位請求論文として1922年に書いた「神経質ノ本態及療法」をもとに修正補充し，わかりやすく書き直したものである。

森田は当時の神経衰弱概念（広義の神経症）を神経質とヒステリーに分け，森田療法の対象を神経質とし，その本態について検討した。神経質の準備状態として，ヒポコンドリー性基調説を挙げ，小児期の環境要因の影響を認めたものの，最も重要なものは素質であるとした。ヒポコンドリー性基調とはものを気にしやすい傾向で，だれでも経験する不快な心身の状態を病的異常と考え，それについて注意を集中する。そうするとその感覚は鋭敏となり，さらに注意は引きつけられる。このような注意と感覚があいまって交互に作用し，そこから症状が発展固着する精神的過程を森田は精神交互作用と呼び，症状形成の主たる病因と考えた。神経質の症状はヒポコンドリー性基調と精神交互作用で説明が可能で，これがまた診断，治療上重要である。精神交互作用で最も説明しやすいものがさまざまな心身の不調の訴えや不安発作（心悸亢進）の発展固着過程である。

森田は神経質を3病型に分類した。普通神経質，発作性神経症，強迫観念症である。普通神経質は，器質的な裏付けのないさまざまな身体的な訴えを主とするもので，当時体質性とか慢性神経衰弱と呼ばれてきたものである。発作性神経症は森田が命名したもので，現在のパニック障害とその周辺領域を含む。その発作の本態は，恐怖の感動である。強迫観念症は，患者がある機会から感覚や観念についてこれを病的異常とみなし，これを感じまい，考えまいと排除する心の葛藤から生じるものである。この葛藤のない強迫行為は意志薄弱として森田療法の治療の適応外とした。

さてこのように理解されて神経質の病理は

そのまま治療論へと結びついていく。そして治療の原理として「思想の矛盾」を森田は挙げた。これは治療の原理であると共に神経質の症状形成に深く関係し，神経質の強迫性を見事に取り出した概念である。思想の矛盾とは，かくありたい，こうならねばならぬと思想することと事実すなわちその予想する結果とが反対となり，矛盾することに対して森田が名付けたものである。強迫的な思考パターンともいえる。森田は感情と知識，体得と理解，信念と判断，論理の錯誤，自然と人為などを論じながらそれを明らかにしようとする。もともと私たちの身体と精神的活動は自然な現象である。人為によってこれを左右することはできない。ところが人々は常識的にすべてこれを自己の意のままに，自由に支配できると信じている。われわれの不快な感情・感覚・観念を抑圧，排除しようとつとめると，不快な感情などはますます意識的となり，精神交互作用により固着してしまう。

このように作られた苦悩，煩悶の解決には2つの方法がある。1つは，苦痛，煩悶のあるがままになりきることである。そのためには「恐怖突入」する体験が必要である。次には苦痛を排除し，払いのける努力をするのではなく，かえって苦痛に対して注意を集注し，またはこれを観察し，叙述し，批判しようと試みることである。神経質者は主観的には苦痛そのものになりきれず，一方客観的には自己を赤裸々に投げ出すことができずに，自己を第三者として正しく批判することができない。苦痛を回避するのに全力をつくすことと，他人をうらやんで自己を悲観する心情の間にますますその悩みを重ねるものである。

治療の主眼とは思想の矛盾を打破すること つまり，自然に服従することである。死を恐れ，不快をいとい，驚いて心悸亢進を起こすなども，すべて自然の法則であり，そのような事実に服従することである。不可能なことを不可能と覚悟するときに，私たちは初めて客観的事実をそのまま受け入れていくことができるのである。

そして神経質の症状は，注意がそれにのみ執着して起こるので，この療法では患者の精神の自然発動をうながし，その活動を広く外界に向かわせられれば，全精神がつねに活動し，注意の緊張があまねくゆきわたっている状態となる。これを無所住心という。

また心の事実としてあげられるのが，感情の法則である。(1)感情はそのままに放置すれば自然に消失する，(2)感情はその衝動を満足すれば，消失する，(3)感情は慣れるに従い，感じなくなる，(4)感情は注意を集注するとますます強くなる，(5)感情は，新しい経験によって，これを体得し，その反復によって養成される。

森田療法は，ヒポコンドリー性基調の感情を陶冶し，症状発展の機制である精神交互作用や思想の矛盾を打破することを目的とする。そして一定の方法で患者の生活，行動，精神的態度などを指導し，それによって得た患者の体験に対して，これを批評し，その応用を教えていく。この療法は，体験によって自然に服従することを会得させようとするものであるから，自然療法である。体験療法，自覚療法とも呼ばれる。

伝統的森田療法は，家庭的療法で入院療法である。第1期・臥褥療法，第2期・軽い作業，第3期・重い作業，第4期・複雑な実際生活と分けられる。第1期・臥褥療法は1週間で，患者を遮断して，食事，便通以外は絶対臥褥（絶対安静）を行わせる。患者に「苦痛のままに」苦痛に入り，それを持ちこたえるように指示する。第1日目はわずらわしい刺激から離れ，心身とも安静となる。

第2日目には患者の煩悶，苦悩は激しくなるが，苦悩の極に達すると，その苦悩は自然にあとかたもなく消え去る。それを煩悶即解脱と呼ぶ。そして第4日目からは，退屈を感じるようになり，活動をしたい欲求を起こしてくる。それを退屈期（無聊期）と呼ぶ。

第2期・軽い作業療法でも遮断は続き，気晴らしを禁じ，不快な気分，強迫観念はあるがまま，起こるがままに静かにこれを持ちこたえていく。ここで重要なのは自発的な活動で，他動的な作業を課さない。それと共に患

者は症状の有無，気分で自分の状態をはかるため，その気分本位の打破をはかる。患者にはなるべく自分の症状やその経過を言わせないようにする。そして症状や苦痛を訴えるものには、いわゆる不問療法によってこれを放っておく。

第3期の重き作業療法では，仕事に対する価値感情を没却させ，自然の人間としてできることを，選ばずにさせるようにする。そして患者にあらゆる困難を排して，心身の自発的活動を盛んにさせる主観的態度を会得させる。第4期・複雑な実際生活期では外出が許可され，実際の生活に戻る準備をさせる。

そしてこの療法では「純な心・自分本来の性情・自分をあざむかない心」を体得させるようにする。純な心とは，私たちの本然の感情をいたずらに否定したり，ごまかしたりしないことである。例えば仕事をするときに，かくあるべきという理想主義でもない，気分本位でもない，いやなことならそのままその気持ちから出発していけば，必ずそこではさまざまな工夫が起こる。それが純な心である。

森田は，本書の前書きで次のように述べている。病気を治すのは，その人の人生をまっとうするためである。生活を離れて，病気は何の意味をもなさない。近来医学がますます専門に分かれることと，一方には通俗医学の誤った宣伝とのために，医者も患者もともに人生ということを忘れて，ただ病気ということだけに執着する。ここで森田が述べていることは，現在の医学一般，さらに精神医学の状況にそのまま当てはまる。森田療法は不安を中心とした感情に焦点を当てる精神療法であるが，そこでは単に不安へのとらわれを問題にするだけではなく，その人の生き方，生きることそのものを問うのである。●北西憲二

> 詳細データ 森田正馬『神経質ノ本態及療法』吐鳳堂書店，1928；『神経質の本態と療法』白揚社，1960；森田正馬全集2巻，白揚社，1974．

森田正馬（もりたまさたけ）
『迷信と妄想』　　　　　　　［1928年］

本書は，森田が雑誌『変態心理』に連載したものに迷信などに関する論文を加え，まとめたものである。一般向けの啓蒙書であるが，森田のいわゆる祈禱性精神病の研究は迷信の研究と共にここに集約されており，日本における宗教精神病理学および迷信，新興宗教などに関する社会精神医学的考察の先駆的な仕事である。

森田は妄想を病的な信念で，特に系統的な妄想は妄想性痴呆（今でいう精神分裂病）やパラフレニーに見られ，いかなる事実の証明や説得でもこれを覆すことができないものとした。この妄想にきわめて相似しているものに迷信がある。妄想とほとんど区別のつかないものとしてパラノイアが挙げられ，訴訟妄想や宗教妄想が含まれる。宗教妄想とは，迷信から出てくるもので，自我感情の強いものが神が憑いたという憑依体験を契機に，その信念を確立し，生涯を通じてその信念を持ち続ける。ここに新興宗教の教祖も含まれる。

迷信や宗教は恐怖で起こる，それを起こす恐怖は自己保存慾から起こる。迷信とは欲望や恐怖から生じた誤った信念である。宗教的に正しい信念を信仰といい，事実を尊重する敬虔な心を持てばそれが正信となる。

最後に森田は詳細に自我意識を失い人格転換を起こす憑依現象（祈禱性精神病）について論じている。

この憑依の典型的なものに島根県の「クダ狐」，土佐の「犬神」が挙げられる。発作性，一時的に起こるものは青年期に多く，常習的に起こるものは40，50代に多い。新興宗教の教祖はこの時期の憑依が多い。一般に女性が多く，迷信が信じられている地域で多発する。診断としてヒステリー症，ヒステリー精神病が多い。家族でさまざまな不幸・疾病にかかるなどのことがその背景にある。そして加持祈禱により，催眠術と同じ原理で人格転換を起こし，憑依状態となり，回復後は健忘を残す。●北西憲二

> 詳細データ 森田正馬『迷信と妄想』実業之日本社，1928；森田正馬全集6巻，白揚社，1975．

モレル Bénédict-Augustin Morel
『人類の身体，知性，精神（道徳）的変質とこれら病的変種の原因に関する概論』 [1857年]

自然に適応するための変種ではなく，人類の正常型からの病的偏倚が変質であり，遺伝的に伝達され種の絶滅に向かって進行性に退化するというのがモレルの「変質論」である。中枢神経においても，前の世代で受けた病理が次の世代に伝承されるという獲得形質の遺伝を認めるとともに，進行性の遺伝とその変形という考えを主張した。たとえばアルコール中毒者や阿片中毒者の心身の障害は，世代から世代へとひき継がれてゆく中で精神機能の減弱や知性，倫理の低落傾向といった徴候を現すが，必ずしも同じ形象をとるのではなくその子どもにけいれん性の脳障害となって発現することもあり，この変質に再生の力が働かなければ世代を経るとともに進行し，さらに悪い社会環境がこれに加重されることもあるとする。先の世代にあった神経質な素因も次の代にはヒステリー，てんかん，ヒポコンドリーのような精神障害から早発痴呆や生来性の精神機能減弱へとうけ継がれ，さらに生育力も脆弱な白痴，クレチン病といった変質に至り，最終の段階では個体の有する種の保存能力を喪失し，その種が絶えることになる。

本書および3年後に刊行された『精神病概論 (Traité des maladies mentales)』によって「変質論」の全容を知ることができる。本書には，変質の定義，動物への気候・風土の影響や自然に適応するための種の多様性と病的な変種との相違，そして中毒，飢餓，貧困，社会環境，道徳，遺伝などが関与する変質原因の研究とその予防・衛生学上の指針を述べている序論に続いて，病原（疫学）的分類に基づいた以下の各章が693頁にわたって収められている。それらは，I. 中毒性作用による変質（アルコール），II. 植物および鉱物性作因による中毒と変質（ハッシッシュ，阿片，鉛……），III. 変性食品による中毒（穀類），IV. 中毒によるさまざまな変質，V. 種々の雑交によってなされる治療の指針，VI. 食物の不足と変性による種の変質，VII. 沼地と土壌の地質学的組成と変質（マラリア，クレチン病……），VIII. 結語・再生要因の考察，である。

モレルは，1809年11月22日，フランス人を両親としてウィーンに生まれた。医学を志しパリに出ているが，学生時代にはクロード・ベルナールという良き友人を得ている。モレルを当時サルペトリエールで高名であったJ. P. ファルレに紹介したのもベルナールであったとされ，この2人の親交は後のモレルに少なからぬ影響をおよぼしたと思われる。精神疾患に対する心身両面にわたる知識欲と研究心を持っていた彼は，ファルレという優れた指導者のもとで教育を受け，1848年にナンシー近郊のマルビル保養院医長に任命された。1855年の「クレチン病発生に関する土壌組成の影響」と題する報告書（シャンベリー大司教ビィエ猊下宛，パリ）にみるように，モレルに変質論が生まれるのはこの頃である。当時の時代思潮，施設で目にした慢性の患者達の姿，そして骨相学者F. J. ガルの仕事，神経生理学者M. J. P. フルーランなどの影響もあるが，それとともに彼にあった深い信仰心，創造主の御手から出でた人類の純粋性と理想型という考えも否定できないであろう。変質概論としての本書は，1857年，パリ，ロンドン，ニューヨークで同時に出版されている。「変質論」は，その後V. J. J. マニャンからドイツのK. クライストへとうけ継がれ，P. シュレーダーの変質精神病の概念を生むことになる。

モレルはまた，E. クレペリンによる早発性痴呆の先駆となった早発痴呆 (démence précoce) をマルビル保養院の講義録『臨床研究』[1852] および『精神病概論』[1860] の中で述べているが，それはクレペリンのような疾患単位を意味するものではなかった。

●武正建一

詳細データ　B.-A. Morel, Traité des dégénérescences physiques, intellectuelles et morales de l'espèce humaine et des causes qui produisent ces variétés maladives. J. B. Baillière, Paris, 1857.

モロー・ド・トゥール
Jacques-Joseph Moreau de Tours
『大麻と精神病について』 ［1845年］

著者自身の大麻の経験をもとに，大麻により(1)幸福感(2)興奮，観念の解離(3)時空間の錯誤(4)聴覚過敏の出現(5)固定観念，妄想的確信(6)感情の障害(7)抗しがたい衝動(8)錯覚，幻覚などが出現する様子を記述し，大麻の中毒は妄想ひいては精神障害の「原初状態（l'état primordial du délire）」について教えてくれる重要な現象であることが強調される。モロー・ド・トゥールは，病者がどのように狂うのかを知るには，精神科医自身が狂うことを体験しなければならない，しかも自分の狂いについての意識を失うことなく狂わなければならないという考えのもとに，自らこれを実行した。そして，自らの大麻の体験と精神障害者の自己陳述，および精神科医が彼らについて外部から観察する事柄をつきあわせることを通じ，固定観念や妄想，幻覚，ひいては狂気一般の成因につき，その端緒を原初的知的変様，つまり躁的興奮（excitation maniaque）に求め，これにより，種々の観念を調和的に統合する精神機能（faculté morale）が解体し，その結果，観念の分離が生じると説明する。この躁的興奮の基礎には脳神経細胞の興奮があるという見方もなされる。

このようにして，妄想や幻覚，錯乱などは，「夢に単に類似しているのではなく，夢と全く同一」であり，精神病は脳の特殊な中毒状態による一種の夢の体験にほかならないことが主張される。さらに，うつ病をはじめとした患者の治療に大麻を使用した試みについても報告がなされている。実験精神病の先駆けとして知られるこの著作は，ピネルやエスキロールの心因説に対し，精神病の器質因をうち出し，理論の大枠としてはアンリ・エーによる器官力動論（organo-dynamisme）に通じるといえる。

●加藤 敏

［詳細データ］ J.-J. Moreau de Tours, Du hachisch et de l'aliénation mentale. Études psychologiques. Fortin et Masson, Paris, 1845.

八木剛平(やぎ／ごうへい)，
田辺 英(たなべ／あきら)
『精神病治療の開発思想史―ネオヒポクラティズムの系譜―』 ［1999年］

本書は『精神分裂病の薬物治療学―ネオヒポクラティズムの提唱―』［1993］の続編で，その骨子は，分裂病に対する現在の治療法が近・現代医学の思考パターン（病因の発見，発病メカニズムの解明による治療法の開発）ではなく，ネオヒポクラティズム（自然治癒力の科学的解明と治療的応用）の系譜から生まれたという主張である。

第1部（近代医学の光と影）では西欧近代医学が心と体を分離して発達した結果，身体医学の進歩の陰に精神病者が永くとり残されたことを指摘し，病原志向型の開発思想から生まれた治療の代表としてロボトミーと精神分析療法を挙げた。

第2部（ヒポクラティズムの復活）では現在の心理社会的治療の起源と発展をたどる。まず精神病治療に初めてヒポクラテス医学を導入したピネルの治療思想と精神病院医療の原型（モラル・トリートメント）を紹介し，次に分裂病心性の理解にフロイトの精神分析学とサリヴァンの治療論が果たした役割に触れた。

第3部（ネオヒポクラティズムの勃興）は本書の中心で，その出発点となったクロード・ベルナールの医学思想を紹介し，進行麻痺の発熱療法を端緒とするショック療法は偶発的な侵襲が喚起した病人の治癒力を人工的に活性化する試みから生まれたこと，クロルプロマジンの開発はラボリらの侵襲学の系譜から生まれたことを述べた。

第4部（20世紀後半の治療思想―2つの流れ―）では，分裂病医療の現場を近代医学の思考パターン（病因の除去による病理の解消）が支配している様相を検証し，自然治癒力の精神生物学的理解（自己回復の心理学的メカニズムと生物学的システム）の重要性を強調して，心身一元論（心は脳の機能，脳は心の構造）の立場から精神療法と身体療法の理論的統合をめざした。

●八木剛平

［詳細データ］ 八木剛平・田辺英『精神病治療の開発思想史―ネオヒポクラティズムの系譜―』星和書店，1999.

安永　浩(やすなが ひろし)
『精神の幾何学』　　　　　　　　　［1987年］

　本書は三部構成である。第Ⅰ部は著者が認識一般の基本方法として依拠する英国の哲学者 O. S. ウォーコップの唯一の書 Deviation into Sense＊［1948］の内容紹介，注釈（ライン）であって，著者の関連随想も各章ごとに挿入されている。原著の「論理」は後述のごとく著者の分裂病理論に100％生かされているのであるが，その面にとどまらず，ウォーコップ原著は一般思想書としてきわめて興味深いものである。その基本概念〈パターン〉（『安永浩著作集Ⅰ．ファントム空間論』参照）から出発するウォーコップの独自な考察，批評の論は人間諸科学のほとんど全域に及び，かつ今日の社会においていささかも新鮮さを失わないのみか，ますます重要となった，とすら感じられる。第Ⅰ部の各章は原著を踏襲して，1．説明の性質，2．生物学，3．心理学，4．社会学，5．時間・空間・数，6．感覚，7．美学，となっており，その広がりが知られるであろう。先端物理学の認識論問題すら，その射程の中に含むのである。この類(たぐい)稀れな書が，碩学深瀬基寛京大英文学教授によっていちはやく邦訳されていたのは，実に幸運なことであった。

　第Ⅱ部は著者による「言語」あるいはむしろ「言語学」をめぐる考察である。1980年代，言語の本質論，言語哲学に関連する新思潮が欧米，また日本において流行し，世を蓋う観があった。もとよりそのプラスも多かったが，他方あまりの極端さに懸念も生じた。〈パターン〉に依拠する精神科医としての著者が，自己の立場を確立するために，むしろ素朴に考えた考察が数篇収められている。特にラカン，ドゥルーズらの言語観に，擬似分裂病的な不健全性のあることを問題としている。

　第Ⅲ部では著者本来の精神医学の領域での，〈パターン〉の応用成果をまとめてある。すなわち「ファントム空間論」の，1987年時点でのその集約形を示してある。

　もともと1960年，著者は，一般体験空間の「公理」たる〈パターン〉の逆転型を，精神分裂病の体験空間の非ユークリッド的公理として据え，これによる病的空間の了解・記述の可能性を開いて一定の成果をあげた。1972年，さらに一般ファントム空間を定義し，さらにいかなる脳内機能仮説を置けば，この非ユークリッド的で矛盾にみちた分裂病症状の各型が出現可能になるか，を推理する論文を発表した。つまり現象を一歩さかのぼったレベルで何が起こっているか，を探求した。細胞レベルから積み上げる科学的研究との間隔はなお暗黒にして広いとはいえ，最初は論理学レベルにとどまっていた「〈パターン〉逆転」の論が，はっきり医学のレベルになったと言える。推理のさらなる展開の結果，現実症状への対応はいっそう具体的になり深さと広さを増し，相互関係も整理され，理論からの逆発見もなされるようになった。ただこの間，理論の基本部分に，おのずから修正や補充を要する面も出てきた。たとえば〈パターン逆転〉は文字通りの意味で成立可能なのではなく，それ自体根源的レベルでの生理学的錯覚であり，ファントム空間軸上の距離感覚の部分的逆転として出現すること，これがまた正常空間と複視的，矛盾的に両立すること，などである。

　ともかく現在の最終形では，分裂病の二重空間のあり方は，原理的に4つの公式の形でまとめられる。(1) Af-F（代表例は離人症），(2)《AB》-F（代表例は妄想知覚），(3) E-eB（代表例はさせられ体験，幻聴），(4) E-《AB》（代表例は擬憑依）がそれである。ここでＡＢはウォーコップの一般化した大カテゴリー対の両極（代表例は自／他）。eE F f は体験空間内図式位置で，eは自極，f は他極，Eは自我図式，Fは対象図式。ハイフンは正常位置の逆転と裂隙生成を示す。

●安永　浩

［詳細データ］安永浩『精神の幾何学』岩波書店，1987；改訂新装版，1999．

＊　O. S. Wauchope, Deviation into Sense: The nature of explanation. Faber & Faber, London, 1948（深瀬基寛訳『ものの考え方―合理性への逸脱―』弘文堂，1950；新装版，講談社学術文庫，1984）．

安永　浩(やすなが ひろし)
『安永浩著作集Ⅰ．ファントム空間論』
[1992年]

本書は内容的には，同著者による『分裂病の論理学的精神病理―ファントム空間論―』[医学書院，1977]の復刊である。1992年，著者の諸論文が全4巻の形で編集されるに当り，その第Ⅰ巻として再刊行された。1960年に始まる学術誌論文7篇と，本書のために書き下した3篇（7，8，9章）からなる。目次は次のようになっている。

1．分裂病の基本障害について
2．分裂病の「心因論」
3．分裂病症状機構に関する一仮説（その一）―ファントム論について―
4．分裂病症状機構に関する一仮説（その二）―「置き去り」効果について―
5．分裂病症状機構に関する一仮説（その三）―慢性様態のファントム論―
6．『仮説体系』と神経心理学
7．ファントム空間の基礎論への追補
8．狭義空間のファントム論への追補
9．時間性のファントム論への追補
〔付〕境界例の背景　　　　（目次終）

本書は表題「ファントム空間論」として総括される著者の系統的思索の，初期形成過程，そして一応のその完成型を理解するためには必須の文献である。全体の序文にも，各論文の最初にも，それぞれ問題意識が明示されているが，出発点は要するに当時の分裂病了解に関する混沌たる状況である。病者の体験世界の，発生的了解はもとより，静的了解すら，方法的に「不可能である」とヤスパースが断案を下したのは，むしろこの状況に苛立ってのことであったろう。

「ファントム空間論」には2つの大きな意義があると思われる。1つは分裂病型体験がどのようにして（普通人にとって）了解されうるようになるか？という応用成果であるが，いま1つはまさにそのために必要であったところの，それまでの方法論――心的了解さもなくば科学的説明という二分法――の超克，新しい次元の方法論の開拓である。

本書の第1章ではその意味ですべての基礎になる〈パターン〉という概念が論じられる。これは英国の独創的哲学者O. S. ウォーコップに由来するが，古来言われる大カテゴリー対(?)（質／量，生／死（あるいは物質），全体／部分，自／他，等々）を一般化（A／B）する上位概念である。これら各対の間には，A≧Bと記号化しうるような公理的法則がある。（簡単に言えば，「Aから出発すればBも出てきて了解の中に含まれるようになるが，その逆は不可能である」ということである。）少なくとも普通の人間の意識ではこの形でしか体験を理解，記述できないので，換言すればA≧Bは「正常」の定義である。

ここであえてその逆転，A＜Bを考えてみると，それはさながら非ユークリッド幾何学の公理のように働き，一連の論理的誘導によって，「逆転の体験世界」を描き出しうる。これが分裂病の，まさに分裂病らしき体験形式を効果的に総括する概念，間接的了解法になりうる，というのが第1章の主旨である。

本格的ファントム空間論は第3章論文から始まる。Aだけでなく，Bだけでなく，つねにA／Bの次元で考える，という方法論から，初めて主観的「体験空間」というものを定義できる。さらに原理的な生理学仮説を1つ置くことによって，分裂病型体験の多彩な変種が，いかにして「体験距離の錯覚」として生じるか，が論じられる。（この理論のさらなる応用は著作集の続編，ことにⅡにおいて展開される。また多少の修正を経た現在なりの最終形は別項目『精神の幾何学』の中に要約がある。前述したウォーコップについても，この項目を参照されたい。）

あとになったが，第2章と〔付〕章は，引用されることの多いポピュラーな論文である。逆に目立たない7，8，9章も，重要な基礎論述であるので見過ごさないでいただきたい。

なお，著作集の全体は，『Ⅱ．ファントム空間論の発展』（論文9篇），『Ⅲ．方法論と臨床概念』（論文8篇），『Ⅳ．症状論と精神療法』（論文11篇）という構成になっている。

●安永　浩

[詳細データ]『安永浩著作集』I-IV，金剛出版，1992．

ヤスパース　Karl Jaspers
『精神病理学総論』　　　　　　　　　[1913年]

　本書は精神病理学史における唯一の方法論の書である。すなわち独創的な1つの方法を駆使して未知の領域へと突き進む研究書ではなく、人間探究に関与するあらゆる方法の能力と限界を丹念に思索した成果である。それゆえ、たいへん静かで厳格な、換言すれば多少とも空虚で退屈な印象を読者に与える危険を有している。この空虚な印象を消そうとするかのように、本書こそが現象学あるいは了解心理学という新しい方法を提示したと見なす風潮が現れた。これは間違いとは言えないまでも、たいへん安易な見解になりうる。

　ヤスパース自身、初版を刊行して46年の歳月が経過したのち、これをあえて指摘せざるをえなかった。「私の本が時には現象学的方向の、あるいは了解心理学の方向の代表と呼ばれたのはただ半分だけ正しい（nur halb richtig）。というのは本書の意義はもっと包括的であったからである。すなわち精神医学一般の方法と把握の仕方と研究の過程を明確にすることにあったからである」[第7版序]と注意を促している。つまり、本書を読んでもさまざまな狂的世界の深部には入れない。狂的な人間を見る多くの視点を知り、言わばそれぞれの視力と視野の広さを吟味することが要請されるわけである。それゆえ「病的精神生活の主観的現象（現象学）」（「精神生活の個々の事実」）から出発して「異常精神生活の社会学的関係」（「人間存在の全体」）に到達するまで、1つ1つの方法を批判しつつ歩まなくてはならない読者にはかなりの忍耐が要請されてくる。しかも冒頭に「精神病理学者としては、我々は汲みつくしえぬ個人の無限性を知っていれば充分である」との断案が下されているのであるから、本書を不毛なニヒリズムの告白と非難した学者が現れたのも不思議ではない（たとえば、カール・クライスト）。

　しかし「半分だけ正しい」という表現には『総論』の序にふさわしくない自負が読み取れる。ヤスパースは自身が提示した「現象学」あるいは「了解心理学」という一方法をかなり重要視していたと考えられる。実際、名称だけが有名になり過ぎた「了解」と「説明」という2方法は単なる個別的方法とは見なしえない精神科学の原理的次元を指し示している。周知のようにこの2つの方法をヤスパースはヴィルヘルム・ディルタイの哲学から受け継いでいる。しかしディルタイの構想は、目の前にいる他者の心的世界の了解可能、了解不可能、説明可能といった問題意識よりも遥かに深いものであった。説明が「自然領域」の法則を解明する方法であるのは明らかであるが、了解は、他者の心的世界を静的にまざまざと思い描く方法にとどまるものではなく、歴史的・精神史的な人間的「生」の客観態を記述しつつ「生」の歴史的連関を発見する方法であった。ディルタイの意図は「自然領域」に対する「歴史領域」の優位を論証することであった。説明される「自然」よりも了解される「歴史」の方がより根底的であることを証明するためにこそ了解という方法が提示されたのである。ヤスパースが一方法として精神病理学に導入した「了解」の背後には、自然科学を根拠づけるべき精神科学の巨大な力が隠れていた。それゆえヤスパースによる「了解」という方法の導入は、本来、人間的現存在の根底は「自然」ではなく「歴史」であると見る、『総論』にふさわしい精神病理学の（身体医学からの）独立宣言となるべき潜在的可能性を有する業績であった。

　ここにヤスパースの矛盾が生じる。臨床精神病理学の一方法としての「了解」と、『総論』をまさしく『総論』たらしめる「包括的」かつ原理的なディルタイの了解を峻別せず、一方でこの方法を個別的に矮小化しつつ、他方で『総論』の精神科学としての包括性を自負する結果となったからである。

　『総論』は「了解」という方法の厳格過ぎる限定と「説明」という方法の圧倒的優位を肯定する見解に満ちることになった。ヤスパースは、精神事象も身体事象も因果連関から免れえないと随所で明言する。これはディル

タイの構想の逆転である。それゆえヤスパースの精神病理学は尊敬されつつも遠ざけられ、先駆者として評価されつつ後年の人間学派の研究者たちから手厳しい批判を受けることになった。

しかし『総論』執筆時、弱冠29歳であったヤスパースが『総論』の必要性をすでに認識していた事実は驚嘆すべきであって、彼が「了解」のなかで「静的了解」のみを「現象学」と規定して学としての精神病理学の厳密化と明瞭化を急いだ心情は理解できる。

個性的な現存在を根底から支えているのは「自然」であるか、「歴史」であるか、という深い問いに対し「自然」を選び取った若いヤスパースにとって、この態度決定は容易でなかったと考えられる。この厳しい自己限定が彼を哲学に向かわせた一因であった事情は彼が哲学に転じた翌年、1921年に刊行された『ストリンドベルクとファン・ゴッホ』の生気漲る文章に触れると理解される。方法論が彼自身の感受性と思索をも強く拘束していた実情が明瞭に見えてくる。しかし、『総論』が、約半世紀にわたっていわゆる正統精神病理学の方向を決定づけていた、あるいは、クルト・シュナイダーを媒介として21世紀の精神医学の方向をも限定している事実は特筆しなければならない。『総論』の拘束力は潜在的に今日まで持続している。

実際、哲学者ヤスパースによって改訂増補が繰り返されて膨大な書物となった『総論』に方法論からの解放とも言うべき変化はまったく読み取れない。「了解連関」に対する「因果連関」の優位性は、強化されはしても決して逆転されない。この経緯の理由は2つ考えられる。1つは、哲学に転じても『総論』はなお『哲学』*[1932]の第1巻『哲学的世界定位』に属するものであって、方法論書としての性格を捨てる必要がなかったこと、そして2つめの理由は思索者ヤスパースにおける歴史感覚の覚醒が起こらなかったことである。特に、ヤスパースの歴史感覚の特性とその帰結は看過できない。「精神的なものは了解の領域であり、物質的なものは因果的説明の領域であるというもっともらしい考えは誤っている。物質的性質のものにせよ精神的性質のものにせよ、原則において因果的説明に従わないような実際上の事象はなく、精神的事象も因果的説明に従いうる。因果的認識には限界は少しもない。(中略) これに反して了解は到る所に限界をもつ」[強調、ヤスパース]との文章に現れているのは、「精神的事象」からの個性的歴史性の切り捨て、「歴史領域」のための本来の了解の力の極端な矮小化、精神病理学の根底には「歴史」ではなく「自然」があるという考えの持続である。

『総論』の包括性を支えているのは確かにディルタイの哲学である。しかし新たな一方法として導入された「了解」はディルタイの思想に反逆しているかのようである。本書の意義、「因果連関」に固執するヤスパースの真の意図は、今後の精神病理学の行方を決定づけるであろう根本的な問いを宿している。

具体的に言えば1980年に現れたアメリカニズムのDSMは21世紀に至って世界の精神医学の動向を決定づけつつあるが、この趨勢の根底には「精神的事象も因果的説明に従いうる」とのヤスパースの断案が息づいているのであり、『総論』はいわゆる生物学的精神医学の優位性を保証する方法論的守護神のような威力を発揮し続けている。「了解」という方法を精神病理学に導入したヤスパースがこれにふさわしい個性記述学の可能性を切り捨て、「了解」とは相容れない法則定立学の圧倒的優位性を論じ続けた矛盾において、精神病理学という特異な個別科学は合理的貧困と非合理的豊饒につねに同時に直面することになった。『総論』に秘められた問いはこのような質を帯びている。　　　　●渡辺哲夫

詳細データ　K. Jaspers, Allgemeine Psychopathologie. Verlag von Julius Springer, Berlin, 1913 (西丸四方訳『精神病理学原論』みすず書房、1971) ; Ders. 5. Aufl., Springer Verlag, Berlin/Heidelberg/New York, 1948 (内村祐之・西丸四方・島崎敏樹・岡田敬蔵訳『精神病理学総論』岩波書店、1953-56).
* Jaspers, Philosophie. 3 Bände. Springer, Berlin, 1932.

ヤスパース　Karl Jaspers
『ストリンドベルクとファン・ゴッホ』　［1922年］

パトグラフィー（Pathographie）は，日本語では，病跡，病誌とも訳され，傑出した人物の精神医学的伝記やその系統的研究をさし，精神医学ないし精神病理学の応用領域の1つである。本書は，パトグラフィーの古典的文献であり，芸術作品が分裂病過程によってどのような影響を受けるか詳細に考察されている。そこでは，ヤスパースの現象学的理念にもとづく正確な現象学的観察と記述が基礎を成している。しかも，当時の天才論のように客観的兆候を並べ立て診断に終始するのではなく，病者をある精神的全体として認識する態度をとる。また，フロイトらの精神分析派の病誌的研究が芸術とその創造者の心理的理解を試みていたのに対し，ヤスパースは了解不能な因果関連を重視する点で異なる。

本書では，主に精神分裂病に罹ったと考えられている芸術家，ストリンドベルク，スウェーデンボルク，ヘルダーリン，ファン・ゴッホがとりあげられる。主要部分をなすのは，ストリンドベルクの病誌的分析である。彼の場合，分裂病症状は作品の素材に影響を与えるにとどまり，スウェーデンボルクもこのタイプに属する。他方，ヘルダーリンとゴッホの場合は，分裂病過程が急性に発現することによって人格の急激な解体をもたらし，作者の世界観や作品の形式が全体的に変化する。

さらに本書で重要なことは，ヤスパースが分裂病者の作品に分裂病的な雰囲気を感得できることを指摘し，病によって実存の深淵が開示されたものと強調していることである。本書は日本はもとよりフランスでも翻訳され，このような分裂病理解は現代思想に影響を及ぼした。

●水野美紀

［詳細データ］K. Jaspers, Strindberg und Van Gogh: Versuch der pathographischen Analyse unter vergleichende Heranziehung von Swedenborg und Hölderlin. Bern, 1922; Piper, München, 1926, 1949; Merve, Berlin, 1998（村上仁訳『ストリンドベルクとファン・ゴッホ』山口書房，1947；創文社，1952；みすず書房，1959，藤田赤二訳『ヤスパース選集36 ストリンドベルクとヴァン・ゴッホ』理想社，1981）．

山上　皓（やまがみ／あきら）
『精神分裂病と犯罪』　［1992年］

本書は，1980年1年間に法務省に報告された精神分裂病による重大犯罪6罪種320例（殺人119，放火74，強盗12，強姦・強制猥褻19，傷害96）について，事件記録に基づいてその実態を明らかにしたものである。いずれの罪種についても同年の精神分裂病による犯罪の90％以上を捉えており，調査結果は実態を正確に反映していると見なされる。

（1）一般的所見：精神分裂病による犯罪の一般的特徴として以下の事実が明らかにされた。

①統計上の暗数となるものがきわめて多い。②殺人と放火の発生率が著しく高く，その年の全犯罪の10％ないしそれ以上を占める。③殺人や放火では幻覚や妄想に直接動機づけられた犯行が過半を占める。④殺人被害者のほぼ6割を患者の親族が占めるが，患者と無関係の被害者も1割以上を占める。⑤傷害や性犯罪などでは犯行の原因に状況因が多分に関与する。⑥治療が不充分なまま比較的早期に退院を認められる事例が少なくない。

（2）制度的欠陥より生じている問題：我が国には諸外国にある司法精神医療制度・施設が未整備である。このことから以下のような深刻な事態が生じていることが明らかにされた。

①犯罪を頻回反復する事例の存在：過去に多くの犯罪歴を有し，重大な事件を起こしても比較的早期に退院を認められて再犯を繰り返す一群の事例が存在する。発病前から多くの犯罪歴を有していたような事例に対しては，一般の精神病院の対応には限界がある。

②入院治療中の患者による犯罪の多発：精神病院入院中の犯行が20例あり，罪名は殺人15例，傷害致死2例など重大なものが多い。被害者の多くは入院中の他の患者である。

（3）再犯要因：過去に暴力行為を反復してきた殺人犯の分析と，全事例の再犯に関する5年間追跡調査より，再犯要因として以下の4項目，8因子が重要であることが明らかにされた。①問題行動の反復（前歴，暴力傾向），②治療上の障害（難治性，処遇困難性，医療易中断性），③反社会的人格特徴，④環境不全（職・住の不全，家族関係の希薄さ）。

●山上　皓

［詳細データ］山上皓『精神分裂病と犯罪』金剛出版，1992．

山崎　佐（やまざき　ひたすく）
「精神病者処遇考」　　　［1931-32年］

　山崎は医師の家に生まれ，弁護士として数々の要職を務めるかたわら，医事法制の研究で多くの先駆的な業績を残した。本稿は，わが国における精神病者の法的処遇の歴史を記した重要な文献である。残念なことに，神経学雑誌を主宰していた呉秀三の逝去（1932年）とともに，本稿の連載は中断された。

　大宝令では癲狂者を篤疾とし保護をあたえ，その犯罪については責任能力を考慮し大幅に減刑した。徳川中期以降になると，癲癇と狂人を明確に区分し，狂人の精神状態をあらわす用語として乱心を用いるようになり，癲狂者であれば一律に責任無能力とするのではなく，犯行時点で乱心であったかどうかを判定するようになった。寛保2年［1742］に「御定書百箇条」が公布され，乱心者の犯罪についての取り扱いが明記されたが，これは従来の判例を体系化したもので，それ以前もおよそ同様の扱いだった。乱心での犯罪は減刑され，殺人を犯したときは下手人（死刑）とするのを原則とした（磔・獄門・火炙りといった付加刑のない分だけ，当時としては減刑といえる）。徳川中期までの医家の所説は，隋唐時代の所説を継承したものにすぎなかったが，その後，香月牛山，香川修徳，田村玄仙，土田獻などが出て，精神病に対する医家の知見は相当進歩した。しかし，医師が犯人の精神鑑定に関わったという記録はなく，おそらく目撃証人の口述や周囲の者の日頃の認定によったと推定される。

　江戸時代，精神病者の監護処置には牢獄に監置する「入牢（じゅろう）」，自宅に監置する「檻入（おりいれ）」，非人頭の溜（ため）にあずける「溜預け」があった。監置には願書を提出し許可を受ける必要があったが，その際，医師の診断書も必要とした。
●昼田源四郎

　詳細データ　山崎佐「精神病者処遇考」(1)-(5)，『神経誌』33: 591-602, 1931; 34: 75-85, 234-246, 399-412, 503-509, 1932.

山下　格（やました　いたる）
『若年周期精神病』　　　［1989年］

　古くから主に10歳台前半の若い女性に，ふつう月経の数日前後から急激に発症して1ないし3週間（ときには初潮発現数ヵ月前の少女に同じ時期・期間）異常な精神状態を反復する症例が散発的に報告されてきた。主にドイツ語圏の文献に詳細な記載があり，レオンハルトは非定型精神病（atypische Psychose）に分類した。英語圏ではアルトシューレが思春期周期精神病（periodic psychosis of puberty）と呼んだ症例にほぼ該当する。日本では高木隆郎「前思春期における周期性精神病について」［1959］の報告に始まり，種々の名称で呼ばれたが，満田・黒沢・鳩谷らの非定型精神病にふくめて扱われることが多かった。

　本書は多少とも経過の異なる自験例5症例の詳細な記載をもとに，国内および国外の文献を引用・紹介して，この疾患の臨床像と病態の検討をおこなったものである。これらの症例に共通して，(1)急激に発症し，多くは10日前後で完全に回復する周期を数回ないし数十回反復するが，長期予後はよく，30歳以降にはみられなくなる，(2)亜昏迷にちかい言語・行動の抑制，あるいは反対にまとまりない興奮ないし多動，ときには浮動的・断片的かつ一過性の幻覚・妄想をともなうが，気分障害や精神分裂病に特徴的な症状は認められない，(3)病期中には理解・思考が著しく障害され，かつ追想が不良なことから意識水準の低下が推測される，(4)通常の向精神薬は無効で，種々のホルモンやカルバマゼピンが治療および予防に有用である，などの諸特徴から，若年女性の性周期にともなう症状精神病の範疇に属する障害と推論した。
●山下　格

　詳細データ　山下格『若年周期精神病』金剛出版, 1989. 英語版: Itaru Yamashita, Periodic Psychosis of Adolescence. Hokkaido Univ. Press, Sapporo, 1993.

山鳥　重（やまどり あつし）
『脳からみた心』　　　　　　[1985年]

　神経心理学の立場から心の成り立ち，働き方を解説している。
　「脳からみた心」という題名は脳損傷によって生じた，ある意味ではハードなデータとしての神経心理症状から逆算して正常な心の構造を組み立てる，という筆者の意図を表している。神経心理学では必ず取り上げられる脳部位との対応の話が一貫して省かれているのも特徴の1つである。
　本書は4章から構成されている。第1章の言葉の世界では，この世界が単なる記号の集団から成り立っているのではなく，さまざまな水準で変換を繰り返す1つの統一的な有機体をなしていることが強調されている。第2章の知覚の世界では，心が育んでいる膨大な量の知覚イメージの世界が固定したものとしてではなく，つねに変換を繰り返す動的な過程として捉えられ，その複雑な構造の一端が提示される。第3章の記憶の世界でも，記憶が機械的にどこかの貯蔵庫に貯蔵されているような静的なものではなく，現在状況と記憶されたものとの動的な緊張関係の中で絶えず新しく生成されてくるものであるという動的な解釈が提出されている。最後の第4章は心のかたちと題され，音楽，絵画，左右大脳半球の関係，意識の階層的な構造，意識の水平的な構造などが論じられている。そして，心は分割不能な単一体などではなく，相対的に自立したいくつかの心からなる複合体であるという考えを提示している。
　本書ではさまざまな神経心理症状が具体的な形でまず提示され，ついでなぜこのような症状が生じたのかを考えるという叙述スタイルが採用されており，著者の思考がたどりやすい。脳と心の関係，脳損傷で生じる症状の問題，そのリハビリテーションなどを考えるための入門書として読みつがれている。

●山鳥　重

[詳細データ] 山鳥重『脳からみた心』NHKブックス，NHK出版，1985．

ヤーロム　Irvin D. Yalom,
ヴィノグラードフ　Sophia Vinogradov
『グループサイコセラピー―ヤーロムの集団精神療法の手引き―』　　[1989年]

　本書の原書はアメリカのグループサイコセラピーの聖書と称され，「こころ」の治療に携わるすべての人々の間で活用されている。The Theory and Practice of Group Psychotherapy（第4版）のミニ版で，著者ヤーロム博士と愛弟子のヴィノグラードフ女史が，1989年に原書を短くまとめ，さらに当時の知見を加え，アメリカ精神医学出版のコンサイスガイドシリーズとして出版した。本書は，アメリカでは，若い精神科医やコメディカルスタッフが常に持ち歩き，グループサイコセラピー（以下GPTと略す）の実践的な手引きとして，医療，福祉，看護，教育の領域で役立てられている。実際にグループに関わっていないと，理解しにくい用語が含まれているが，GTPの実用書（手引書）としての内容を備えており，GPTを実施しながら利用すると解りやすい。本書は9章で構成され，第1章はGPTの定義が述べられている。一言で述べれば，GPTは患者（メンバー）のグループに対し，精神療法技術を応用したものである。第2章はGPTの効果をもたらす療法上の11の因子に焦点をあてている。それは(1)希望をもたらすこと，(2)普遍性，(3)情報の伝達，(4)愛他主義，(5)社会適応技術の発達，(6)模倣行動，(7)カタルシス，(8)初期家族関係の修正的繰り返し，(9)実存的因子，(10)グループの凝集性，(11)対人学習であり，特に11番目の因子は，今日の希薄な人間関係を修復する治療ではきわめて重要な因子である。第3章以下は，グループの基本的な作り方や応用の仕方，さらにGPTの過程における精神療法技術を述べている。さらに，GPTに生じやすい共通した問題の解決法など具体的な実践例を取り上げ，解りやすく説明している。本書では特に個人が集団の中で個を確立することを重視し，精神療法の真髄としての感情修正体験と「今，ここで」を大切にした実存的哲学が背景となっている。

●川室　優

[詳細データ] I. D. Yalom, S. Vinogradov, Concise Guide to Group Psychotherapy. American Psychiatric Press, Washington, D. C., 1989（川室優訳『グループサイコセラピー―ヤーロムの集団精神療法の手引き―』金剛出版，1991）．

ヤーロム　Irvin D. Yalom
『ニーチェが泣くとき』　　［1992年］

　本書は，19世紀末のウィーンを主要な舞台とし，高名な医師ブロイアー，哲学者ニーチェという実在の人物が，著者ヤーロムの創造した魅惑的な邂逅によって，互いの実存の深淵に対峙し，共に再生へと向かう軌跡を描いたものである。小説という形式をとりながら，催眠療法，談話療法，ヒステリー症例など，精神療法をめぐる興味深いテーマに，ヤーロムの卓越した学識がいきいきと表現されている見事さもある。特に圧巻なのは，治療を受け入れないニーチェに，医師と患者の役割の交替を提案し「操作」を仕掛けたブロイアーが，その後の治療過程で余儀なくされた，自分自身に対する洞察の深まりの息詰まるような展開であろう。それは「正しい敵を選べ」というニーチェの言葉に回帰していく。彼の本当の敵は，妻マチルダではなく，老い・自由・死への恐怖であったと悟ったのだ。そしてニーチェもまた，「治った」と告白するブロイアーの啓かれた姿によって，空虚さを埋めようとした唯一の女性ルー・サロメの幻想を放棄する。孤独な預言者でしかありえない「自らの運命を選び，愛する」境地に初めて至ったのである。この時，両者の間には「友情－互いの自己克服に参加した」という感動を分かち合う喜びがあった。その深い安堵の中に，孤独と絶望の氷解を体験した哲人ニーチェの涙が結晶していくのである。こうした内容構成に加えて，さらにこの作品が重厚な印象を与えるのは，精神療法家として幅広く功績を積んできたヤーロムの基本的な背景に実存哲学があり，その深い見識に基づいた人間観が登場人物に注がれているためであろう。人生の途上における挫折と再統合のプロセスが，生きることの臨場感をもって迫ってくる。したがって，現代社会の軋みの中に生きる人間の喪失体験や，その癒しと再生を希求する心の声に対して，多くの示唆を与えている点からも，まさに時代が求める意義深い作品ということができる。

●川室　優

［詳細データ］I. D. Yalom, When Nietzsche Wept. Harper Collins/Basic Books, New York, 1992（金沢泰子訳『ニーチェが泣くとき』西村書店, 1998）．

ヤンセン　Paul A. J. Janssen　ほか
「中枢神経抑制薬ブチロフェノン化合物の化学と薬理」　　［1959年］

　ヤンセンは1926年にベルギーで生まれ，1951年に州立ゲント大学で医学博士号を取得，1953年にヤンセン・ファーマスーティカを設立すると，1955年には強力な鎮痛薬の合成で世界的な名声を得た。メペリジンを出発点としてさらに強力な鎮痛薬を追求した会社は，その左端のメチル基をベンゼン環で置換した化合物（ブチロフェノン：BTP）を合成したが，そのひとつR1187にカタレプシー惹起作用が発見され，その後の行動薬理学的試験でクロルプロマジン（CP）様の特性を示すことが判明した。他方でヤンセンは，ベルギーの人気スポーツである自転車競技のレーサーがアンフェタミンを常習して妄想型分裂病様状態に陥るのを知って，アンフェタミン拮抗薬の開発を考えていたから，これを契機に抗精神病薬の開発が会社の大きな目標になったのである。

　この論文はBTPの2つの部位をH，F，Cl，CH_3で置換した8種類の誘導体およびCPを含む9種のフェノチアジン誘導体などについて，5種類の行動薬理学的試験を行った結果の報告である。8種のBTPはCPを初めとするフェノチアジン誘導体と質的に類似しており，量的にはバルビツール睡眠の強化作用が数倍も強いと結論された。

　この中で強いアンフェタミン拮抗作用をもつR1625（ハロペリドール）は前年［1958］リェージュ大学の臨床試験において，CPの1/50～1/100の用量で同等の効果を挙げることが観察されており，1960-80年代には世界中で最も普及した第2世代の抗精神病薬になった。その後に開発されたより強力なBTP誘導体は錐体外路系副作用が強すぎてあまり使われなかったが，これらは選択的ドーパミンD_2遮断薬であることが判明したことによって，精神分裂病の薬理化学説の発展に大きく貢献した。

●八木剛平

［詳細データ］P. A. J. Janssen, Corn van de Westeringh, Anton H. M. Jageneau, Paul J. A. Demoen, Bert K. F. Hermans, et al., Chemistry and Pharmacology of CNS depressants related to 4-(4-Hydroxy-4-phenylpiperidino) butyrophenone. J. Med. Pharm. Chem. 1: 281-297, 1959.

ヤンツ　Dieter Janz
『てんかん—病理と治療—』　　［1969年］

　本書が古典と呼ぶに相応しいのは、てんかん学における今なお根本的な問いをこの本が問いかけているからである。てんかんには大きく分けて発作の開始時から脳の両側に発作波が出現する全般てんかんと脳の一部から発作が出現する局在関連てんかんがあるが、ヤンツは本書において、見事にこの2大類型をそれぞれ構造化した。全般てんかんにおいては、ヤンツはその年齢依存性に着目し、発症年齢と小発作の特徴から合計して5つの全般てんかんの類型を記述した。現在のてんかん学からも、この5つの類型はほぼそのまま国際分類に踏襲されており、本書は、現在の分類体系を最も早い時期に体系的に記述した成書の1つである。局在関連てんかんの分類においては、ヤンツはジャクソニズムという精神神経学を貫く一大原則を強く意識している。ジャクソニズムというのは階層論であり、脳を古い層を基盤としてその上に順次新しい機能が追加される縦列構造であると考える考え方である。さらにヤンツはヴァイツゼッカーに触発された人間学的関心から、てんかん発作が出現する時間帯によって対照的な性格類型が認められることを発見し、辺縁系由来の局在関連てんかんと重なり合う睡眠てんかんでは、粘着的で几帳面で時に衒学的な性格傾向が認められるのに対して、思春期発症の全般てんかんと重なり合う覚醒てんかんでは、人懐っこく打ち解けやすいが、刹那的で当てにならない性格傾向が認められるとした。本書は、自身の師匠であったパウル・フォーゲル、てんかん学の創始者の1人であるジョン・ヒューリングス・ジャクソン、てんかん患者の英雄であるドストエフスキーの3人に捧げられているが、これは本書の3つの特徴と見事に符合する。すなわち、それぞれが、厳密で厳格な臨床てんかん学、脳に対する全体論的階層論、てんかんに対する人間学的理解に対応しているのである。

●兼本浩祐

　［詳細データ］D. Janz, Die Epilepsien: Spezielle Pathologie und Therapie. Thieme, Stuttgart, 1969.

ヤンツァーリク　Werner Janzarik
「循環病性貧困妄想の生活史的背景と人格固有の背景」　　［1956/57年］

　本論文は、ヤンツァーリクによるうつ病の3大主題に関する精神病理学的論考の1つである。貧困主題は心気や罪責の主題に比較して、その内容が過度の不安や妄想であることが客観的に確認しやすい。彼は200例の循環病性うつ病のうち、貧困主題をもつ57例を研究の対象とした。そのうち実際に生活史的条件に依拠して貧困主題が生じていたのは約4分の1だった。

　貧困主題の発展に関しては、作業能力の低下を嘆く初期の段階から完成した貧困妄想の段階への移行が認められる。つまり、労働能力の低下に関する頻繁な訴えから、差し迫った、あるいは取り返しのつかない経済的な破滅という事態として固定するまでの諸段階がある。

　貧困主題を呈する患者の病前性格に関しては、小心な倹約家というより、過度に勤勉、有能で、現実的なものを指向する人間のほうが多い。この種の病前性格を持つ患者は、貧困妄想をもつ患者で2倍の頻度である。

　他方、社会学的に見ると、労働と所有の間には密接な関連がある。農業従事者と自営業者では、経済的な目標を第1に追求し、主に、現実感覚、勤勉が要請されるという意味で、こういった病前性格や価値構造をもつものがよく見られる。事実、貧困妄想は、これらの職業の患者に平均以上に見出される。しかも、扶養者の職業が家族全体の職業となっているという理由からか、農家の身内のほうが多い。

　精神病性うつ病を規定する体験変遷や、その精神病が人格の価値世界へと侵入することによって、貧困内容が出現するが、それは好んで、労働と所有が密接な価値連関にあるところで生じる。そこでは、所有は静的なものではなく、動的なものとして、自身の創造力と密接に関連して体験される。このように、ヤンツァーリクは、貧困不安を、労働‐所有という価値が脅威にさらされたことの表現とみなす。

●阿部隆明

　［詳細データ］W. Janzarik, Der lebensgeschichtliche und persönlichkeitseigene Hintergrund des cyclothymen Verarmungswahns. Archiv für Psychiatrie und Zeitschrift f. d. ges. Neurologie 195: 219-234, 1956/57.

ヤンツァーリク　Werner Janzarik
『内因性精神病の力動の基本布置』
[1959年]

　第2次大戦後のドイツ精神病理学には，内因性精神病を全体論的観点から把握しようとする動きが台頭した。手がかりは精神分裂病研究から等閑視されてきた情動面に求められ，始まったばかりの薬物療法の効果もこの方向を支持した。著者は内因性精神病の経過の中で真に精神病と呼ばれるにふさわしい段階に共通する動因を，情動と推進の両面をもつ力動の逸脱として把握した。すなわち，うつ病に特徴的な力動の減退（後に縮小），躁病における力動の拡張，急性分裂病での力動の不安定である。これら3つはあくまで基本布置であり，経過の中では流動的に理解されている。一方，欠陥分裂病を特徴づけるのは，第4の力動布置である力動の枯渇である。コンラートは初期分裂病をエネルギーポテンシャルの低下から一元的に解釈しようと試みたが，著者は精神病の中核現象には不安定や拡張などの力動の逸脱の過剰型を見て，欠陥における力動の寡少型である不全態と対照させた。精神病の産出期を統一的に力動障害としてとらえ，2次性の衰弱状態から区別する把握は，単一精神病の基本構想にほぼ等しい。

　連続体としての力動の動きに対して，個人の歴史性と一貫性を担い，精神病の現象的相違を形成しているのは，表象的成分から構成される構造である。本著ではとくに妄想の諸現象について，主として力動の逸脱が構造に及ぼすさまざまな影響が説明されている。また欠陥状態はこれまで過程の結果とみなされてきたが，著者は力動の枯渇は精神分裂病と本質的には無関係とし，精神病が露呈させた既存の不全（「先行する欠陥」）であるという「逆説」を呈示している。　　●岩井一正

　詳細データ　W. Janzarik, Dynamische Grundkonstellationen in endogenen Psychosen. Springer, Berlin/Göttingen/Heidelberg, 1959（平澤伸一訳「内因性精神病の構造力動的基礎」『精神医学研究』東京女子医科大学，1982-83）．

ヤンツァーリク　Werner Janzarik
『分裂病の経過—構造力動的解釈—』
[1968年]

　この論著はヤンツァーリク自身による『内因性精神病の力動の基本布置』[1959]の構造力動的考察につづく著作である。著者は1956-57年に州立精神病院の発症後20年以上の分裂病者100例（男女各50）を選び，5年の間に死亡や転院や退院した事例を除き，臨床的な類型や年齢によって母集団をあらかじめ選別することなく，63例の施設分裂病者の慢性中核群の経過を病歴や記録資料と2回の再診により精神病理学的に詳しく分析している。事例の特徴として半数に精神病の家族負因がみられ，その負因が少なくても発症年齢が高齢化し妄想形成が補強されると寛解準備性が低下するという。病前性格には症例の半数以上で著しい異常は認められないが，単身者の比率が驚くほど高くなっている。

　類型分類は経過の最初の年の病像を起点にし，寛解している精神病では最初のシューブの間の病像による。緊張病の発症（14例）は半数が後期に症状のない間欠期をともなう緊張病性エピソードを繰り返し，残りの半数は病像が幻覚妄想性の形態に変化する。症例の過半数は原発性の幻覚妄想経過で，これらの群の若干例では急性の挿間性錯乱，何例かは慢性の体系化した妄想患者となるが，これらの幻覚妄想例の多くは明確な類型分類ができない。つまり「経過は変わりやすく変わらないのではない」。6例の患者は徐々に発症する非特異的な性格変化だけを呈し，後期になって精神病の産出性の症状形成がある。

　著者は人格の持続する被方向性である「構造をもった構成要素」と，想像上の基質（Matrix）をともなう全精神野の現実の状況に対処する「力動の顕勢化」との相互作用において内因性精神病をとらえる。諸々の異型は含みのある極端な異型か複合型として一連の経過の終点か交差点に生ずる。著者は経過の構成原理からすると，極端な異型が主要類型であるとみなす。挿間性緊張病の極端な異型では「力動逸脱」における産出性要素が，

徐々に性格変化で始まる症例では「力動欠損」が，パラノイア性妄想では人格変化に関連する「構造変形」が優位である。もっとも本来これら3つのどの基本要素も，その類型からみた極端な異型も，診断的にはさまざまであるという。典型的な慢性分裂病では当然これら3つの要素すべてが相互に影響していると考えられる。発症時の特有な分裂病症状には「力動が不安定で揺れ動く特徴」がある。とくに重要なのは病初期の力動逸脱で，その最も目だつ変化は経過段階の中期から10-20年までに認められ，鈍くて冷たいとか，自閉的で燃え尽き，ひねくれや支離滅裂などがそれである。しかし20-30年経つころから見た目には見込みのない残遺状態が自然にか薬物療法で消退することがある。この残遺性の力動の機能不全は「あらかじめあった欠陥」の結果で，この欠陥状況が危うい構造の形成を助長し，それが一度おこると力動逸脱に影響を及ぼし，そこから内因性精神病の種々の類型が生ずるとされる。ここには単一精神病論への傾斜がある。

著者はクリューガーとヴェレックの構造心理学*に準拠し，分裂病の経過を解釈する試論に構造と力動の連関原理を導入し，内因性精神病は力動逸脱への病者の対応といった単一なものでなく，むしろ構造力動サイクル (Kreisprozess) として理解すべきであり，分裂病の全経過の構成原理にまで広がる関連の精神病理学を目指している。本書は分裂病の経過を新たな視点から考察したもので，20世紀後半60年代のドイツ語圏精神病理学の大きな成果に数えられ，薬物療法導入後の精神病理学的考察の先駆的業績とみなされてよかろう。 ●藤森英之

[詳細データ] W. Janzarik, Schizophrene Verläufe: Eine strukturdynamische Interpretation. Springer, Berlin/Heidelberg/New York, 1968（藤森英之訳『分裂病の経過—構造力動的解釈—』みすず書房，1993）．
* F. Krueger, Zur Philosophie und Psychologie der Ganzheit. Springer, Berlin/Göttingen/Heidelberg, 1953.

ヤンツァーリク Werner Janzarik
『精神医学の構造力動的基礎』［1988年］

本著は『内因性精神病の力動の基本布置』[1959] 以来，著者が展開してきた構造力動論の集大成にあたる。本著の土台になっているのは，ハイデルベルクのK. シュナイダーのもとで始まり，1988年に同じハイデルベルクで教室主宰者として退職を迎えるまでの長い臨床経験である。構造力動論は，ヤスパースの伝統を参照しつつ，後年そこから離れてうけいれたヴェレックの構造心理学を下絵にしているが，構造心理学とは異なるその独自性は，二分法成立以降歴史から忘却された単一精神病教義における本源的で統一的に理解された力動障害に，構造心理学を補完するもう1つの軸を見いだしたことにある。

構造力動論は，罪業妄想研究に発し，1959年に骨格が形成された後，精神分裂病の経過および類型，妄想形態，分裂感情病，基底障害などの著作の中でさらに展開された。その間一貫して主張されてきたのは，生物学に足場をおいた疾病論的な見方の狭窄にわずらわされず，むしろそれを検証すべき基礎科学としての精神病理学である。その方針が具体化された本著では，対象は精神病にとどまらず，神経症や人格の変種にも拡張され，また自我や意識の問題にも触れてある。

構造力動論でいう力動とは，ロマン期精神医学における心的力に依拠して，心的諸現象の情動-行動的部分を意味している。一方の構造は，力動に内容を付与し，場を方向づける表象面の素地的なまとまりであり，個人においてはその一貫性と歴史性の背景を形成している。

表象と力動とは「表象は力動に荷重され，力動は表象に標識づけられている」という不分離性があり，生得性の行動に由来した一体性がある。一方，歴史的一貫性とその都度の心の動きとを区別するために，構造と心的場が対比される。心的場に顕現したものは，構造の顕現抑止作用によって力動的部分を奪われ，表象に標識づけられた準備性として構造

にとりこまれて保持される。しかしそれらは場の負荷や，最終的には自己活動的にも，心的場に再び顕現しようとする。構造の高位機能である価値構築は，それらを顕現抑止することで，心的場を氾濫から防ぎ，その秩序と歴史的一貫性を保つ役割をする。精神障害ではこのような均衡がどこかで破綻していると著者はみている。

力動面・構造面それぞれの障害は，人間のやや偏倚したあり方としてありふれている。短波的な力動のぶれや力動的資質の変種，嗜癖行動における力動的機能習慣の路線化，また構造化の不足した欠陥構造などである。これら一側に比重のある障害も他面に影響しないではおかないが，両者のもっとも密な連関は本態性精神症候群においてあらわれる。

著者は1959年から精神病の精神病たるゆえんを産出性精神病にみて，その中核を自律化した力動の逸脱においてきた。本態性精神病は生物学的基盤が想定できる力動の逸脱や，また構造の故障からも構造力動連関を介して発症し，とりわけ分裂病経過では構造成分を巻き込んで多彩な精神病的諸現象を生み，また構造・力動両面に影響を残す。これまでは疾病過程の結果とみなされてきた力動不全も，本著では構造力動連関から説明される。つまり，力動の逸脱による急性期の構造改変から，構造変形，構造の分解への道筋で進行した構造不全は構造力動連関にしたがって力動不全に結果し，慢性精神病態に共通する力動ポテンシャルの低下が現象するのである。構造力動連関を精密化したことによって，著者はこれまでの「先行する欠陥」説への偏重を改め，力動不全の多因子性をより納得できるものにしている。

本著は，ドイツ語圏の精神医学の歴史に立脚しつつ，独自の視点からさまざまな精神病理学的問題を俯瞰した総論の体をなしている。基礎医学としての精神病理学は，社会精神医学，生物学的精神医学などの研究方向にも有用であるが，精神医学の歴史における本著の意義は今後を待たねばならない。　●岩井一正

[詳細データ] W. Janzarik, Strukturdynamische Grundlagen der Psychiatrie. Enke, Stuttgart, 1988（岩井一正・古城慶子・西村勝治訳『精神医学の構造力動的基礎』学樹書院，1996）．

ユング　Carl Gustav Jung
『連想実験』　　　　　　　［1904-10年］

ユング心理学は元来，近代科学的な実験や実証になじまないものであるが，この連想実験だけはコンプレクスの存在を具体的な数値によって示すことができるという点で，発表当時から注目された。

連想実験とは，実験者が用意した「刺激語」を言うと，被験者がその語から連想した単語をできるだけ早く言い，その単語と反応までの時間を記録する。さらに「再生実験」といって，もう一度同じ刺激語を言い，一度目に答えたのと同じ単語を言ってもらう，という実験である。

この実験はもともと知能検査として開発された。その場合には反応速度の平均値が重要視され，反応速度が異常に長いなどの現象は実験結果を乱す「困った」ものとし捨てられていた。ところがユングはこの「乱れ」のほうに注目した。「乱れ」とは，単に「反応の遅れ」だけでなく，「単語でなく文章で答える」「感嘆詞を言う」「二度目の再生実験で一度目の反応語を思い出せない」などとして現れる。ユングは多くの実験を積み重ねることによって，「乱れ」を引き起こした刺激語がコンプレクスと関係していることを確かめた。

2度目の「再生実験」では，「乱れ」を示した言葉ほど思い出せないという面白い結果が出た。これはコンプレクスが刺激されると，強い感情が起こり，無意識の反応になるので，意識が覚えていないのだと考えられる。

この実験のすぐれたところは，反応速度の平均ではなく，逆に邪魔者として捨てられていた「乱れ」のほうに重要な意味があることを発見した点にある。　　　　●林　道義

[詳細データ] C. G. Jung, Expelimentelle Untersuchungen. Walter Verlag, Olten, 1979（全集第2巻）（林道義訳『連想実験』みすず書房，1993）．

ユング　Carl Gustav Jung
『早発性痴呆の心理―ひとつの試み―』
（邦訳名：『分裂病の心理』）　　　［1907年］

　ブロイアーとフロイトによると、ヒステリーは苦痛の記憶（心的外傷）の抑圧から起こり、この記憶を意識にのぼらせるのに成功するなら、ヒステリーの症状は消失する。ついでフロイトはパラノイア、あるいはパラノイアに属する症候群も苦痛な記憶の抑圧から起こり、その症状は抑圧されたものの内容によって、その形が決定されると主張した。ユングはフロイトのこの発見から示唆を得て、不快な感情色調のために自我意識と両立しない（あるいは両立しないために抑圧された）諸観念を「感情によって色づけられたコンプレクス」、あるいは単に「コンプレクス」とよんだ。ユングは刺激語を与えて反応語で答えさせる連想実験において、(1)反応時間の延長がある場合、(2)表面的な反応をする場合、(3)連想が不可能な場合には、コンプレクスによって連想が妨害されたのだと考え、連想実験を通じてコンプレクスを明らかにする方法を確立した。つぎにユングは、早発性痴呆の患者にこの連想実験を行った。

　洋裁師であった妄想痴呆の一患者は、幻覚と荒唐無稽な妄想があった。たとえば、「私はソクラテスだ」とか、「私はローレライだ」とか言った。ユングは彼女に連想実験を行い、これらの不可解な言葉を解明した。「私はソクラテスだ」というのは、私はソクラテスのように立派な人物で、決して糸を切らず、布の切れ端を床に落とさない最高の洋裁師である。しかしソクラテスのように迫害され、苦しんでいるということであった。また「私はローレライだ」というのは、「なじかは知らねど」という歌のように、理由がわからないのに精神病院に入れられたということであった。彼女はまた「私はスイスだ」と言ったが、これは私はスイスのように自由であるべきだという願望充足を示していた。ユングはこのようにして、これまでは不可解と思われていた精神病の症状を了解する道を開いた。この本が「精神病理学に一時期を画した」［ミンコフスキー］といわれるのはこのためである。

●安田一郎

　　［詳細データ］　C. G. Jung, Über der Dementia praecox: Ein Versuch. Carl Marhold, Halle, 1907（安田一郎訳『分裂病の心理』青土社、1979）．

ユング　Carl Gustav Jung
『変容の象徴―精神分裂病の前駆症状―』
　　　　　　　　　　　　　　　［1911, 12年］

　本書はユングの主著の1つであるのみならず、ユング自身にとって思想上、人生上、時期を画するものであった。

　ユングは若い精神科医としてフロイトの精神分析に傾倒し、フロイトからも後継者と目される関係にあったが、しだいにあき足りないものを感じるようになった。それは一口に言うなら、すべてを幼児期の性欲に還元するフロイト理論の枠組の狭さであり、そのような還元的因果論の元にある19世紀的な合理主義と科学的唯物論であった。人の心・無意識はその個人の過去のみによって構成されるのではなく、過去のみによって規定されるのでもなく、能動的な目標指向性を持つというユングの考えを容れる余地がそこにはなかった。

　ユングは悩みながらやむにやまれぬ思いで書き、37歳の1911年に第1部を、翌年第2部を、ブロイラーとフロイトの編集する『精神分析学・精神病理学研究年報』に発表したが、危惧したとおりフロイトの受け容れるところとならず、以後ユングは孤立して思想と学問を形成してゆくことになった。

　この時の題は「リビドーの変容と象徴―思考発達史叙説―」だった。1912年に早くも1冊の書物として刊行され、2版、3版と版を重ねた（中村古峡訳「生命力の発展」世界大思想全集44、春秋社、1931）が、40年後の1952年に（50年9月の日付のある序によれば「37年後に」）、ほぼすべての段落に加筆し、図版300点を添えて、題も『変容の象徴―精神分裂病の前駆症状―』と変えた改訂第4版が出た。

　本書でユングは、ミラー（仮名）というアメリカの若い女性の、「無意識の創造的空想」についての短い文を分析する。彼女はまず、自分は非常に暗示にかかりやすいと言って、実例をいくつか示す。続けて、夢で見て目覚めてから書き留めたという創造主をたたえる詩と、入眠時の半醒半睡状態で浮かんだ、蛾が太陽に向かって歌う歌、同じく半醒半睡状態で見たインディアンの英雄の死のドラマを

記し，自分で解釈の試みをする。

ユングは，ミラーが後に重い精神分裂病にかかったことを知っていたが，個人的な接触はなく，彼女の幼児期も知らない。その意味で，本書は症例報告とはいえない。むしろユングの神話的・象徴的思考の応用例である。つまり，ユングはミラーの文の内容をその叙述を追って論じてゆくのだが，いわば1行，1句ごとに神話や文学作品や宗教的文献などを引用してイメージをふくらませる。太古の人間の精神が生み出したイメージの総体が集合無意識としてすべての個人の心の深層を形成しており，それらはあらゆる時代あらゆる民族の神話に，個人の空想や夢にくり返し現れてくる。それらを援用して患者の状況を理解する。これが，この間にユングがさらに明確に定め，拡充と名づけた方法である。

ユングの分析によれば，この若い女性は，現実との関係が不十分なために心的エネルギーが内向して無意識が神話的なイメージを作り出すのである。無意識から生じるイメージは意識の状況を表している。その意味を認識し，意識に統合することができれば，彼女にその知識と能力があったなら，あるいはだれか助力できる者がいたなら，人格の分裂は避けられ，不幸な結果にいたらなかったかもしれないとユングは悔やむ。精神病学にかかわる者がそのような知識を持つことの必要性を知らせるためにこの書物は書かれたという。

第4版を刊行した出版社は今はなく，現在の全集版では図版の数は半分以下の132点に減っている。その代わり，外国語の引用文すべてにドイツ語訳が付き，ミラーの全文がドイツ語で添えられた。　●野村美紀子

[詳細データ] C. G. Jung, Wandlungen und Symbole der Libido. Beiträge zur Entwicklungsgeschichte des Denkens. 〔Teil Ⅰ.〕Jb. psychoanal. psychopath. Forsch., Ⅲ(1): 120-227, 1911.〔Teil Ⅱ.〕Jb. psychoanal. psychopath. Forsch. Ⅳ(1): 162-464, 1912. Symbole der Wandlung: Analyse des Vorspiels zu einer Schizophrenie. Gesammelte Werke, 5. Walter-Verlag, Olten und Freiburg im Breisgau, 1973 (野村美紀子訳『変容の象徴―精神分裂病の前駆症状―』筑摩書房，1985; ちくま学芸文庫，上・下，1992).

■ユング　Carl Gustav Jung
『心理的類型』
(邦訳名：『タイプ論』)　　　〔1921年〕

「内向」「外向」という言葉は今日では誰でも使っているが，本書でユングが初めて作った言葉である。

本書は，ユングがフロイトと決別し，方向喪失感に悩まされ，分裂病になるのではないかという心配もし，公務からも離れていた時期に研究され，執筆された。こうした背景は案外知られていないが，本書を理解するときに大切なことである。すなわち本書はユング心理学の方法論的基礎を確立したという意味を持っている。たとえば，意識と無意識が補償的な関係にある，すなわち反対の性質を持ちやすいとか，意識の側があまり一面的になると逆転現象(エナンティオドロミー)が現れるとか，同じ対象を見ても各自の心の構えによって異なって見える，などという方法論的な問題について，基本的な考えが示されている。

こうした心理的タイプの発見のきっかけになったのは，ユングの先輩に当たるフロイトとアードラーの学説上の対立であった。フロイトは家族内の性的な関係に着目し，アードラーは個人の権力意志に着目した。ユングはどちらにも正しいところがあると思った。悩んだ末，フロイトとアードラーの違いは，心理的タイプの違いからくる視点の違いによるものだと考えた。こうして心理的タイプという発想が得られた。

人間の性格や心理のタイプについては，たとえば，ヒポクラテスの体液説，クレッチマーの「体格と性格の呼応」という見方など，古来いろいろな説が出されてきたが，どれも学問的には疑問があった。最大の難点は，同じ人でも，ときによって正反対の性格や心理状態を示すという現象をどう解釈するかであった。この難点をユングは意識と無意識の「相補性」または「補償」という観点から解決したのである。すなわち，内向・外向を例にとると，誰にも内向的な心の部分と外向的な心の部分がある。しかしどちらが意識の側

の態度であるかによって、その人の感じがまるで違って見える。

　たとえば、意識の構えが内向型の人は、無意識の構えが外向的になっている。したがって彼の内向的な態度は洗練されている（優越機能）ので、しっかりと自分の意見をもって、その意見を適切に表現できる。ところが未熟な外向的態度（劣等機能）が出やすい親しい人々の中では、つき合いは下手だし、他人とのあいだに溝ができたり、逆に他人に影響されすぎてしまうこともある。反対に意識の構えが外向型の人は、無意識の構えが内向的になっている。したがって彼の外向的な態度は洗練されている（優越機能）ので、親切で協調的で、他人との人間関係はうまくできるし、適応能力も高い。しかし未熟な内向的態度（劣等機能）が出やすい身内の中では、自己中心的になりすぎたり、愛想が悪いとか、独断的になりやすい。このように、意識の構えと無意識の構えが反対になっていることを突き止めたことによって、1人の人の中に正反対の性格が同居している事実を、うまく説明できたと言える。

　ユングは心の構えを「内向」と「外向」の2つに大別した上で、それぞれについてさらに4つの心的機能に分類した。すなわち感覚、直観、思考、感情である。したがって心的機能は計8つあることになる。感覚と直観はただ感じ取って、受け取るだけの機能。感覚は対象の具体的な特徴を五感をもって感じ取る。直観は対象の全体の特徴を感じとる。思考と感情は、受け取ったものについて判断する機能である。論理的に正しいかどうかを判断するのが思考機能である。それに対して、好きか嫌いかという判断をするのが感情である。感覚と直観、思考と感情は、互いに対立しており、一方が優越機能だと、他方が劣等機能になる。人間はこれらの8つの機能のうち、いずれかを前面に出して生きている。

●林　道義

[詳細データ] C. G. Jung, Psychologische Typen. Walter Verlag, Olten, 1971（林道義訳『タイプ論』みすず書房、1987）.

ユング　Carl Gustav Jung
『自我と無意識の関係』　　［1928年］

　「集合無意識」、「自我」、「転移」、「元型」、「補償関係」、「ペルソナ（＝仮面）」、「個性化」、「ゼルプスト（＝本来的自己）」、「アニマ」、「アニムス」、「マナ人格（＝本来的自己像）」——本書に頻出する用語・概念のおもだったものを手当たり次第に書き留めた結果が以上である。量的に比較的コンパクトな本書『自我と無意識の関係』は、したがってある意味では、ユング学説ないしはユング理論の入門書と位置づけることも可能であろう。

　入門書と言っても、第三者が噛んでふくめるようにやさしく説いた児童向け案内書・手引書のたぐいではない。教祖（？）たるユング自身が、本書の最終ページで次のように述懐している。「この本で、読者の理解力に過大な負担をかけたことを、私は重々承知している。理解しやすいように道をならそうと、私は苦心を重ねはしてきた。……どんな著者でも、読者に理解してもらうことを喜びとするのは、ごく当然の成り行きである。しかし本書では私のいろいろな考察の解釈を私はあまり前面に押し出さないで、むしろまだほとんど解明されていない広大な経験領域があるという事実を示唆することを念頭に置いた。この本を通して、多数の人々がこの未知の領域に通じていただきたいと念願してやまない……」。仮にこの手引書に歯ごたえがありすぎると感じられるとした場合、それはナマの（つまり原著者の持つ）迫力すなわち、新天地を開拓し、斬新な発想へと人をいざなおうとする意気込みがもたらす迫真性なのかもしれないのである。

　引用したユングの結語の用心深い口調、その背後には次のような事情がある。この著作の公刊は1928年（母胎論文の発表は1916年）。ユングはこの時53歳であるが、70歳台の晩年に代表作が相次いで刊行されてゆくユングにとっては、まだまだ活動の前期段階に属していたと言って過言ではない。すなわち、師フロイトと袂をわかって、わが道を歩み出し、

自分の学説の構築へ踏み出していった時期にあたる。フロイト，アードラーの理論に対抗する自説主張としての役割を持つのが，『無意識の心理』（高橋義孝訳，人文書院，1917）とすれば，本書は主にユング心理学の内面構築を目指す。求心性と遠心性と，両著書は相互に補完しあう特性を有している。

自説を世に問うことが，本書最大の眼目であって，基礎概念をいちいち教科書的に解説するのが論述の狙いではなかったことさえ承知しておけば，読み進める際にさほど困難はない。前半「第1部」の主題たる集合無意識論，また後半「第2部，個性化」の論旨，本来的自己の達成と全体性の統合こそが人生の目標である，というユング思想の要諦が間違いなく的確に把握される筈である。そして，さらには心理学者としての熾烈な競合下に置かれていたユングの当時の厳しい心的重圧と，かつ思想家としての意欲と自負を，先述の彼自身の「告白」に読み取ることは，さしてむずかしくはない。

本書発表の翌1929年に『黄金の華の秘密』が刊行され，やがては，『アイオーン』，『心理学と錬金術』，『結合の神秘』へとユング思想は華麗に結実してゆく。この『自我と無意識の関係』は，ユングが一精神医学者から思想家へと成長発展してゆく，まさにその節目に位置している。

ユングや深層心理学に関心を持って，これから読んでゆこう，学びたいという初心者は，とりあえず人文書院版訳書の「訳者解説―無意識とユング―」から，まず読み始められるのも一手であろうかと思われる。(1)無意識とは何か，(2)「集合無意識」観的発想のいくつかの実例，(3)ユング理論の特性若干，(4)本書のユング理論における位置，という筋立で，身近な例を引きながらの，ユング世界への案内となっている。●野田倬

[詳細データ] C. G. Jung, Die Beziehungen zwischen dem Ich und dem Unbewußten. Rascher, Zürich, 1928（野田倬訳『自我と無意識の関係』人文書院，1982; 松代洋一・渡辺学訳『自我と無意識』思索社，1984）．

ユング　Carl Gustav Jung
「集合無意識の元型について」[1935年]

この論文は，1933年8月にスイスのアスコーナで開催されたエラノス会議でユングが行った講演が基になっている。1935年に『エラノス年報1934年版』に載って，「集合無意識」と「元型」についてのユングの考えが広く知られることになった。1954年に加筆し，他の6篇の論文と合わせて刊行された。

「集合無意識」と「元型」はユングの理論の中核をなす概念である。萌芽としては1902年の学位論文にすでに認められるが，長い歳月をかけて練り上げられ明確化された。

人間の心はその個人の経験の蓄積である意識だけで成り立っているのではない。かつて経験したが現在は忘れられ意識されなくなっている，無意識とよばれる心の内容がある。これも同じく個人的なものだが，無意識にはさらにもっと深い層がある。それはだれもがもって生まれてくるものであり，時代や文化にかかわらずすべての人間に同一で普遍的である。この心の深層を，個人的な性質の「個人無意識」から区別してユングは「集合無意識」と名づける。ユングの用語は「集合 (kollektiv)」だが，その意味をとって「普遍的無意識」と訳されることもある。

この集合無意識の内容が「元型」である。「元型」という語は，根元的な型式，言い換えるなら古代的，普遍的なイメージを意味する。元型は具体的にはさまざまな姿をとって神話や民話，個人の夢や幻に現れる。

古代人は外界の事象を自然現象として説明するのではなかった。朝昇り，天頂に達して夕に沈む太陽は英雄の生涯を描くものだった。こうして神話化された自然は，かれらの心の中で意識されずに生起しているドラマの象徴的表現でもあった。同様に，自然を満たしている精霊やふしぎな生き物も古代人の心の投影だった。かれらに対して古代人が行う呪術や儀式は，圧倒的で強大な無意識の力から意識を守り保つという目的にかなっていた。

その後に発達した世界宗教の壮麗なイメー

ジと教義は，もちろん意識的に練り上げられたものだが，起源と機能は同じである。宗教的イメージの起源は啓示，すなわち聖なる存在の直接体験にあった。その元来の意味は忘れられても，神的な存在を予感させ，同時にその直接体験のもつ圧倒的な力から保護する機能を果たしてきた。たとえば聖人フリューエのニコラウスはある強烈な幻を視て，その後顔つきが変わってしまうほどの恐怖を体験したが，その幻を聖三位一体として位置づけることができたとき，心の平衡をとり戻したのである。

しかし宗教改革と合理主義の時代はすべての偶像を破壊してしまった。天はからっぽの物理空間となり，神聖なイメージは象徴的な意味を失った。それゆえこの時代，心理学が無意識について語ることが必要なのである。

知性は途方もないことをなし遂げたが，われわれは空虚の前に立ちすくみ，自分の存在に不安を感じている。意識がこのような状況に適応できずにいるとき，無意識は行動する主体として，意識的な立場を補償するイメージを浮かび上がらせる。

こうして夢や幻として意識に侵入してくる見知らぬイメージの意味することを認識し，意識に統合することによって人は新しい状況に適応する。だがそれに失敗すると，人格が分裂し，不幸な場合は精神病が生じる。

集合無意識から生じる元型的イメージは多数あるが，人格化された姿で現れるものとして，自分の知らない自分である個人無意識の元型，影，男性にとっての生の元型，内なる女性であるアニマ，意味の元型，老賢人の例が語られ，最後の部分で変化の元型としての個性化過程が言及される。　　　　●野村美紀子

[詳細データ] C. G. Jung, Über die Archetypen des kollektiven Unbewussten. Eranos-Jahrbuch. 1934: 179-229, 1935. Gesammelte Werke 9(Ⅰ): 11-53, Walter-Verlag, Olten und Freiburg im Breisgau, 1976 (野村美紀子訳「集合無意識の元型について」『ユングの象徴論』思索社，1981)．

ユング Carl Gustav Jung
『パラケルスス論』　　　　［1942年］

宗教改革期のヘルメス学的医学者，哲学者パラケルススの没後400年を記念して1941年スイスで行われた2つの講演「医師としてのパラケルスス」と「精神現象としてのパラケルスス」に加筆し翌年上梓された著作。パラケルスス没後に広く流布した『長寿論』[1526年頃執筆，1562年刊]読解を中心とする後者は，ユングによる錬金術研究の本格的な開始を告げる論考としてとくに重要である。

創造以前の神性の火花を魂の奥底に認識したエックハルトの神秘思想に対し，創造されざる根源的な力の凝縮体としての光が自然万象のなかに秘されていると考えたパラケルススは，これを抽出合成し不老長寿の秘薬を錬ることを天職とした。ユングは，この物質変成の過程を意識と無意識の統合を目指す精神変容の過程と解釈し，また神話的な水の妖精メルジーネに，変容を促す根源的生命力の女性的な相の現れを見，この海の深淵（無意識）に捕らわれている王ないし賢者の石を救出することに腐心する錬金術的作業に，我執からの解放，心身や星辰をも含めた宇宙の全体性の回復，高次な自己実現などの過程を見ようとした。これは，根源的生命力の男性的な相であるメルクリウス（水星，水銀）が死から生命へと復活するという，意識の身体的な根ざし過程と軌を一にしている。ただし，これを自立という近代的な物語へと収斂させず，むしろ原初的な無垢への復帰という錬金術の目標を顧慮することによって，自己確立すなわち魂の獲得の力動性の謎と，確立された自己が孕みつづけざるをえない無意識の闇とを『長寿論』等から読み取ったことは，パラケルスス解釈として興味深い。　●岡部雄三

[詳細データ] C. G. Jung, Paracelsica. Zwei Vorlesungen über den Arzt und Philosophen Theophrastus. Rascher Verlag, Zürich, 1942 (榎木真吉訳『パラケルスス論』みすず書房，1992)．

ユング　Carl Gustav Jung
『心理学と錬金術』　　　　　[1944年]

　本書はユングが錬金術研究の成果を初めて世に問うた記念すべき著作であり，序論にあたる第1部「錬金術に見られる宗教心理学的問題」と本論にあたる第2部「個性化過程の夢象徴」および第3部「錬金術における救済表象」とから成る。第2部と第3部はそれぞれ1935年と1936年のエラノス学会での講演（『エラノス年鑑』に発表）が元になっており，年代的には第1部が最も新しい。

　ユングが錬金術研究を開始するのは，リヒャルト・ヴィルヘルム訳の中国の錬金術書『太乙金華宗旨』（『黄金の華の秘密』）に出会った1928年のこととされるが，その精神的前史は1913年のフロイトとの決別にまで遡る。これを境にユングは自らの無意識との深刻な対決を経験し，長年にわたる内省と観察の末に集合的無意識の諸元型に目を開かれ，「個性化過程」への展望を得るに至る。しかし同時にユングが是非とも必要としたのは，自らの内的体験と心理学的洞察とを歴史的に裏づける基盤であった。グノーシス主義との格闘の末，これこそまさに自らの体験だと称しうる歴史的材料に邂逅したのが，すなわち錬金術の伝統であった。そして晩年の30年間をその心理学的解明にささげることになる。

　錬金術は，オプス（錬金作業）による物質の分離・結合を通じて，プリマ・マテリア（第一質料）からラピス（賢者の石）あるいはチンキ液，万能薬を変成し，その効力によって卑金属から黄金を造る秘術である。その歴史は，ギリシア自然哲学の精神とオリエントの呪術的技術が融合したアレキサンドリアの時代からヨーロッパ中世の絶頂期を経て18世紀の初頭まで，1700年の長きに及ぶ。その間錬金術師たちはオプスの材料や処方や手順に関して無数の謎の論説と図絵を残した。

　錬金術の自然科学史上の評価はすでに早く定まっていて，科学的には迷妄と誤謬の歴史であるが，その実験の副産物として近代の化学（および薬学）が芽生えたとされ，残された文書や図絵はほとんど解読不能で無意味であると見られた。ユングはしかし，これらの文言や図の背後に，自らの「無意識への下降」を通じて想定していた心的プロセスと同一のものが豊かな象徴の形をとって現れているのを発見する。錬金術師たちが化学的プロセスと信じていたものは実は彼らの無意識の心的プロセス，個性化過程の投影であった。彼らはいわば化学実験というスクリーンに映し出された自らの心のドラマを見て，それと意識しないままこれを物質の変容過程として書き記したのである。こうして錬金術文書の心理学的解読はユングに，一方では個性化過程への新たな展望をもたらし，他方では集合的無意識の普遍的・超個人的性格とその客観的実在性に対する歴史的裏づけを与えた。

　本書は，以上の観点から心的投影としての錬金術諸象徴の意義を解明したものであるが，いま1つの大きな特色は，それがつねに宗教的問題性と表裏一体のものとして，特にキリスト教文化の孕む問題性，西洋近・現代の宗教性の喪失がもたらした心的危機との不可分の関係において見られている点である。第1部はこの点を縷説したもので，ユング錬金術心理学全体の序論として，またユング心理学の根本姿勢とその背景を示すものとして独自の価値を有する。その要点は以下のごとくである。

　人間の心は意識と無意識との葛藤と補償の過程であり，善悪，明暗，ありとあらゆる対立の渦巻く場であり，同時に「影」やアニマを伴いながら個性化過程を通じて諸対立の一致に向かう不断の創造的・求心的プロセスである。「自己」に象徴されるこの心の全体性こそイエスやブッダをはじめとするあらゆる宗教上の聖なる形姿に照応するものであり，心に本来そなわるこの神への関係可能性，神の本質への対応物（「神の像」の元型）こそ信仰の母体である。西洋ではしかし，キリスト教ないしは「キリストのまねび」の浅薄な理解あるいは誤解のゆえに心の全体性と神への関係性は次第に失われ，心は断片と化し，意識万能の合理主義が支配するようになった。

罪は人間の心の外に置かれ，心の全体性の不可欠の一部をなす悪もまた実体性を奪われた。錬金術はキリスト教の奇数原理（三位一体）に女性的なもの・大地・下界・悪を意味する偶数原理を持ち込み，四要素構成（四位一体）こそ完全な原理であると見る。すなわち意識の天上的男性原理に対する無意識の地上的女性原理の融和的な補償作用こそ全一性（霊と物質，精神と肉体の合一としての「賢者の石」，すなわち心の全体性）をもたらすものに他ならない。錬金術における全一性への希求はキリスト教的原理がもたらした心的対立・葛藤を融和し，その裂目を埋めようとする無意識の補償作用の現れである。

第2部は，現代のある男性の一連の夢と幻覚に現れた多様なマンダラ象徴（「自己」象徴）を錬金術的伝統に見られる諸象徴とのアナロジーによって「増幅」（拡充）し，個性化過程の典型的な一局面を例示するとともに，錬金術諸象徴と現代人の無意識諸象徴との類似性・連続性を明らかにしたものである。

第3部は，錬金術を正面から扱う。冒頭の3章は，錬金術の心的投影としての性格と，物質の中に囚われた神的魂の救済としてのオプスの意義を説いた最も基本的な部分である。主要な論点の第1は，オプスにおいて錬金術師の幻視・夢・霊感（啓示）・瞑想・能動的想像力がいかに大きな役割を果たしているかという事実である。錬金術師にとって物質は，物質でもあり精神でもあり，物質と精神の中間領域としての「霊妙体」であった。第2は，彼らが，物質には霊（精神）が宿っており，この霊の救済こそオプスの課題であると見ていた点である。その前提には，いったんは物質の中に沈降し，しかるのちに魂を浄化・救済するために再び物質から解き放たれる神の息子（「宇宙の魂」，「大宇宙の息子」）という異教的・グノーシス主義的観念があった。キリスト教の主要問題は，神が自ら創造した不完全な，悩める被造物としての人間を救済することであるのに対し，錬金術のそれは，人間が自らの業によって不完全な物質から神を救済しようとする。これは神の業の人間の無意識における継続・補完にも等しく，個性化過程における「自己」の救済，心の全体性の回復の投影である。

第3部第4章では，矛盾と背理に満ちたプリマ・マテリアが実は錬金術の自律的な心的内容（無意識）の投影であること，そして化学としての錬金術が，プリマ・マテリア（物質）に潜む両性具有としての物質的な霊を黄金，チンキ液，万能薬として抽出しようとするのは，心理学的には「自己」実現としての個性化過程の現れであることが説かれる。第5章は，錬金術文献に早い時期から見られる「賢者の石」とキリストのアナロジーの実証に当てられている。錬金術諸象徴を構成しているのは異教思想，特にグノーシス主義に淵源を持つ諸要素であるが，それが次第にキリスト教色に染められて行き「賢者の石」とキリストのアナロジーが明確な形をとるに至る。これは「自己」とキリストのアナロジーでもある。第6章は，宗教史に見られる錬金象徴の一例として一角獣のモチーフが扱われる。一角獣象徴は錬金術においては「メルクリウスの霊」，すなわち聖霊のアナロジーである。インド，ペルシア，中国にまで及ぶ一角獣モチーフの比較考察は，異教的自然哲学，グノーシス主義，錬金術，キリスト教相互の間に見られるきわめて深く絡み合った諸関連の一断面を示すとともに，錬金術の心理学的・宗教的・哲学的性質を雄弁に物語っている。

末尾に付されたエピローグでは，18世紀に表舞台から消えた錬金術の伝統が自我膨張（意識膨張）の悲劇としてゲーテの『ファウスト』に，さらにはニーチェとそのツァラトゥストラに引き継がれ，そして今日，無意識心理学に活路を見出すに至ったプロセスが簡明に語られていて，第1部とともにユング錬金術心理学の狙いを知る上で示唆に富む。

ユングの錬金術心理学は晩年の諸著作に陰に陽に反映し，最晩年の『結合の神秘』において円環を閉じる。　●池田紘一

[詳細データ] C. G. Jung, Psychologie und Alchemie. Rascher, Zürich, 1944（池田紘一・鎌田道生訳『心理学と錬金術』Ⅰ・Ⅱ，人文書院，1976）．

ユング　Carl Gustav Jung
『アイオーン』　　　　　　　　　　［1951年］

「アイオーン」ないし「アエオン」とは、もともとギリシア語で「長大な時代」あるいは「永劫・永遠」といった時間的概念を表す。そのような意味を軸としてこの概念は、西暦1世紀から3世紀にかけて初期キリスト教の最大の異端運動の担い手であったグノーシス派の考え方の中でも用いられた。グノーシス主義によれば、世界は3つの秩序から成り、そのうちの至高の究極世界には永遠の生命を持つ霊的存在が住んでいて、それらの霊が「アイオーン」と呼ばれたのである。なお、この語は、古代のみならず18, 19世紀のドイツの作家ゲーテも『ファウスト』はじめ、自伝『詩と真実』や晩年の詩の中で、前者つまり「永劫」の意味で使用しており、決して廃れた言葉ではない。

時間と霊的存在と、論中でもこの両用に用いられる「アイオーン」を表題に持つ本書は、西欧思想・宗教の本質的根幹である正統キリスト教の本性と秘密を、キリスト像を核にすえつつ、深層心理学的に究明しようとするユニークな試みである。思想家ユングの一面が濃く出ている論考とはいえ、精神病治療医、臨床心理学者の知見が根底にあるのは当然で、キリスト教思想の考察を通してユング心理学を展開させた一書であることに変わりはない。とくに、無意識・影・元型に対する高い評価、中心課題たるいわゆるゼルプスト（＝本来的自己）を核心とする個性統合過程の最重視など、まさにここにあるのはユング独自の宇宙に他ならない。

とりわけ、この書をこの書たらしめている特色の第1は、その切り口が、あるいは取り扱われる分野が実に多岐多様にわたる点である。グノーシス派を筆頭にさまざまな異端思想や聖書解釈、マイスター・エックハルトの神秘思想、ノストラダムスの占星術、錬金術、キリストの象徴たる魚、などなどをめぐって繰り広げられる思考空間は、よく言えば、変幻自在にして絢爛豪華たる印象を抱かせ、厳しく評すれば、混沌雑然として散漫逸脱の感が無いこともない。いずれにせよ、詳細な脚注ともども迷路さながらの細部を楽しむ醍醐味には、事欠かない。

第2の特色は、キリスト像・キリスト教という本来は宗教・思想・哲学の解明対象に心理学という視点から挑もうとする斬新性である。フロイトも宗教に関心を寄せたとはいえ、キリスト教への取り組みの熱意は、このC. G. ユングには遠く及ばない。

しかも、西欧文化の中枢の問題に立ち向かうのに、異端思想や錬金術など正統とは逆の、裏面・闇・負記号の側に探求の糸口を求めた点が第3の特色である。錬金術に関しては大著『心理学と錬金術』があるが、「集合無意識」概念の発掘、「自己」概念の構築と並んで、「裏面」に着眼した基本軸の設定はユング思想の最大の功績の一つに数えられる。

『アイオーン』が出たのは、20世紀のちょうどなかば、第2次大戦終了数年後である。ドイツの瓦解に代表される世界の混迷、近代科学・合理思想の跋扈にともなう人間精神の危機を指摘する警告も、論中の処々に顔を出す。現実的には時代に即したこの警世の姿勢が、個々人の「自己統合」による生き方の唱道と重なって、晩年の旺盛な執筆活動の原動力につながった、と考えられる。

邦訳は、初版原著を底本とし、そのため、高弟 M. L. v. フランツの論文「ペルペトゥアの殉教—心理学的解釈の試み—」を第2部として収めている。量的には第1部の4分の1にあたるこの論考は、古代キリスト教時代の3世紀初頭カルタゴで殉教死した若い女性、聖女ペルペトゥアの受難と幻視を素材にキリスト教思想成立の過程を心理学的に跡づけ、第1部のユング論述を見事に補完している。殉教場面をクライマックスとする巧みな幻視叙述、具体性に富む例証、緊密な構成。一読の価値ある読み物である。　　●野田 倬

詳細データ　C. G. Jung, Aion: Untersuchungen zur Symbolgeschichte, mit einem Beitrag von Dr. Phil. Marie-Louise von Franz (=Die Passio Perpetuae). Rascher, Zürich, 1951（野田倬訳『アイオーン』人文書院, 1990）.

ユング　Carl Gustav Jung
『ヨブへの答え』　　　　　　　　［1952年］

　旧約聖書の『ヨブ記』において展開する神と人の対立のドラマを，無意識と意識のせめぎ合いと見る立場から分析したもの。ユングの分析心理学の特徴がよく表されており，ユング心理学を理解するための最も重要な文献の1つ。ユングは『ヨブ記』において，旧約聖書の他の文献にはない特徴に注目した。それは人間が神に対して果敢に挑戦し，批判をしている点である。旧約聖書の神は人間に対して絶対的な権力をふるう神であり，人間は無に近い塵芥のような存在，ましてや神に文句を言えるような関係ではない。しかし数々の不幸を与えられたヨブは，信仰深い敬虔な自分がどうしてこんなに不幸を与えられなければならないのかと，神に正面切って訴えた。
　従来の解釈では，結論は「神の摂理は測りがたし」であった。しかしユングは，神は全知でも全能でもないことを見抜き，むしろヨブのほうが意識の立場に立ち認識の光をもっている分，優位に立ったと見た。神はそれに対して，表面的には力を誇示して屈服させたが，ヨブの声は神の奥深くに届いて，その後の神の変化を引き起こした。その最も大きな結果が，第1に神が人間イエスとなって現れたことと，第2にマリア被昇天の教義の公認であった。
　人間の働きかけによって神が変化したことは，意識の態度いかんによって無意識も変化しうることを示している。
　神の人間化と人間マリアの神化とは，意識と無意識の関係が変化したこと，対立物が結合に向かっていることを示している。さらにマリアの被昇天は，男性的な三位一体の中に女性性が入ったことで，より全体的な四身一体となったと考えられている。　　●林　道義

　詳細データ　C. G. Jung, Antwort auf Hiob. Rascher Verlag, Zürich 1952 (林道義訳『ヨブへの答え』みすず書房，1988).

ユング　Carl Gustav Jung
『結合の神秘―錬金術に見られる心の諸対立の分離と結合―』　　［1955, 56年］

　本書は『心理学と錬金術』発表後およそ10年の歳月をかけて完成されたユング錬金術研究の総決算の書であり，錬金術の心理学的意義の全貌を一貫した構想の下に書き著した唯一の著作である。著者自身があえてこれを「最後の書」だと断っている点からも，残された人生のすべてをかけた意気込みのほどが窺われる。この間に発表された『アイオーン』［1951］をはじめとする諸著作もいわば本書執筆の副産物と称して差し支えない。
　錬金術の本質は「諸対立の分離と結合」にあり，その最終目標は「化学の結婚」としての「結合」である。ユングはこのプロセスを無意識における「個性化過程」の心的投影と見た。『心理学と錬金術』では，その入門書的性格とも相俟って，錬金術についてはオプス（作業）の発端と終局の投影的，宗教心理学的特質をややスタティックに描出するにとどまり，分離・結合過程のダイナミズムには踏み込みえなかった。本書では，錬金術，グノーシス主義，ユダヤ神秘主義，聖書等の厖大なテクストと四つに取り組み，このダイナミズムの只中に身を置いている。
　本書は2巻全6章から成るが，その核心をなすのは第4章以下，特に最終章「結合」である。第1章～第3章においては，結合の前提となる諸対立の様相が，(1)対立の「諸要素」，(2)対立の現れとしての錬金術的言辞特有の「パラドックス」的性格，(3)ソル（黄金・太陽），硫黄，ルナ（銀・月），塩などの「対立の化身」に即して微細に考察される。さらに，対立と「対立の一致」との精髄である変容物質メルクリウスがつねに要の一点にあることは本書全編に一貫している。
　対立・結合過程を最も象徴的に示すのは，男性的なものと女性的なものとの対立・結合であり，その極致は「化学の結婚」としての王と女王との結合と，王の更新としての王の息子（賢者の石）の誕生である。結合はしかし一直線に成就されるのではなく，いったん

はニグレド（黒・腐敗・死）に至り，紆余曲折を経たのち真の結合に向かう。第4章「王と女王」は王の変容過程を中軸にこのプロセスの解明に当てられる。錬金術はまた同じ意味合いでアダムとエヴァの象徴をも用いた。第5章では，特にユダヤ神秘主義の諸象徴とのアナロジーを通じてアダムの変容とその全体性象徴としての意義とが解明される。

最終章「結合」はユング錬金術心理学の理論的総括，精髄であり，特に16世紀の錬金術師G. ドルネウスに依拠しつつ，結合のプロセスと「自己認識」との関連が縷説される。本章の白眉は，結合過程の3段階説に関する論述である。1は「精神的統一」，つまり精神（霊）と魂との統一による肉体の克服，2はこの「精神的統一」を，魂を失って腐敗堕落している肉体と再び統一して肉体を蘇生させること，3はこの「精神・魂と肉体との統一」を「一なる宇宙」と統一することである。第1段階はキリスト教会の立場に相当し，第3段階は錬金術図像徴ではマリアの被昇天と戴冠によって表された。この最後のものこそ真の「結合の神秘」であったが，錬金術師たちはキリスト教の立場を補償する第2段階を直接の課題とし，遠く第3段階を夢見たのである。むろんこれは大部分意識されることなく投影の状態にとどまった。ユングの無意識の心理学はまさにこの第2段階の意識化の試みに他ならず，その果てに心の全体性の回復への可能性が遠望されていることはいうまでもない。

なお，ユングが本書を，ゲーテ『ファウスト』の一種の注釈書と見ていたことは注目に値する。作品そのものに関する言及はほとんど見られないが，ユングはここに「『ファウスト』の，錬金術的側面に関する限りでの，歴史的背景の一切が見出される」と言明している。　　　　　　　　　　●池田紘一

> [詳細データ] C. G. Jung, Mysterium Coniunctionis. Untersuchungen über die Trennung und Zusammensetzung der seelischen Gegensätze in der Alchemie. Rascher, Zürich, Teil I：1955, Teil II：1956（池田紘一訳『結合の神秘』I・II，人文書院，1995，2000）．

ユング　Carl Gustav Jung／著
ヤッフェ　Aniela Jaffé／編
『ユング自伝』　　　　　　　　[1962年]

本書はスイスの分析心理学者ユング［1876-1961］が，秘書のアニエラ・ヤッフェに口述し，また部分的には自ら執筆し，ヤッフェが編集した自叙伝である。しかし，原題が「思い出・夢・思想」となっているように，自叙伝とはいえ，大部分が彼の精神内界に関するもので，外的事象についてはほとんど書かれていない。ユングの夢や幻像（ビジョン）の凄まじさは，彼の内界に生起した事象であり，ユングにとっては，内的な世界は外界とことならず，同じく「客観的な」ひとつの世界である。内界を奥深く旅して，ユングがついに見出した「自己」について語ろうとすると，それは神話として語る他には手段を見出せないことに気づく。そういう意味で，本書は近代における内的世界への旅を記した，オデュッセイアーであるともいえる。ユングは自分について語ることを，極端に嫌った。したがって，彼の遺志により本書は彼の死後，1962年に公にされた。

ユングは牧師の子で，牧師館で育ち，宗教的雰囲気の中にいた。幼年時代に体験したヴィジョンがあって，彼は生涯その幼児体験により宗教経験の現実に直面させられ続ける。さらに医者になってから，フロイトと出会い，深い影響を受けながらも，結局は訣別していくことになるが，それはユングが精神病者の治療の中で，患者達の宗教的態度が決定的な役割を果たしていると考えたからであった。ユングは「心は"本来，宗教的"である」という。彼はグノーシスにも，バラ十字にも，錬金術にも，いろいろなルートから宗教性を明らかにする手懸りを求めた。ユングは学問的著作の中で神について語ることはほとんどなかったが，本書では彼が神について語り，彼自身の個人的な神体験を述べている，唯一の書物だといってもよい。ユングを知る上で欠かすことのできない本である。●藤縄　昭

> [詳細データ] A. Jaffé (ed.), Memories, Dreams, Reflections by C. G. Jung. Random House, New York, 1962（河合隼雄・藤縄昭・出井淑子共訳『ユング自伝』1・2，みすず書房，1973）．

ユング　Carl Gustav Jung
『分析心理学』　　　　　　　　［1968年］

　本書は，スイスの精神医学者・心理学者ユングが，1935年にロンドンのタヴィストック・クリニックに招かれた際に行った，自らの構築した分析心理学の理論と実践に関する5回連続の講義を1冊の本にまとめたものであり，「タヴィストック・レクチュア」という名前でもよく知られている（英語版・独語版ともこの名称でユング全集第18巻に所収）。このタヴィストック・クリニックは当時，「医学的心理学研究所」と呼ばれていたが，その後の歴史のなかで呼称を変え，英国対象関係論のメッカとして，フロイト派とユング派が相互に交流する場として，今日まで重要な役割を果たしてきた。

　同じように，ユングが行った講義の記録を編集し出版したものとしては，『夢分析』［1928-30］，『ニーチェのツァラトゥストラ』［1934-39］，『ヴィジョン・セミナー』［1930-34］等があるが，これらは，チューリッヒの心理学クラブにおいて，週1回程度の頻度で比較的長期間にわたって，ユングの心理学に共感を寄せる，あるいはユング個人を信奉する人々を対象として行われたものであり，それゆえ，その内容はきわめてユング的であり，一般的に言えば，難解であるという感を否めない。その意味では，この「タヴィストック・レクチュア」は，先にもふれたように，ロンドンのタヴィストック・クリニックにおいて，5日間連続で，非ユング派であるフロイト派の分析家をも多く含んだ約200名の聴衆を対象として（ビオンらの名前も見られる）行われたという点で非常に特異な講義であると言えるだろう。

　むろん，このような外枠の特異さは，その内容にも大きな影響を与えている。日本語版の目次を見ればわかるように（全集版には細かい目次はついていない），このレクチュアが目指すところは，他学派の人たちにできるだけ短期間でわかりやすく自らの心理学理論の全体像を伝えることであり，それゆえ，その内容は必然的に，包括的，しかも系統的に理解可能なものとならざるをえない。この辺りの雰囲気は，ユングが実際に講義している内容だけでなく，それぞれの講義の後に彼と聴衆との間で行われた質疑応答にもよく表れている。入門書の類を書かず，一般に読みづらいと評される著作を遺したユングであるだけに，このような本書は，分析心理学の入門書としても格好であり，ここにも，本書が日本で版を重ねている所以があるように思える。

　しかし，この読みやすさ，あるいはわかりやすさは，本書の内容がユング心理学の入門書の域を出ない専門性の低いものであることを意味していない。逆に，平易に述べられてはいるが，そこに書かれている事柄には，非常にラディカルな，そしてユング独自のものが包含されているように思える。このことは，彼がフロイトと袂を分かち，己の道を歩み始めてから，このレクチュアをした当時，すでに20年以上の歳月が経っていたことを考えれば，さほど不思議なことではないだろう。

　このレクチュアのなかでは，人格機能やタイプ論について述べた箇所やユング初期の業績としての言語連想実験について解説した箇所もむろん重要であるが，このレクチュアの行われたのが冒頭に述べたような歴史をもつタヴィストック・クリニックであったことに鑑みれば，フロイトの「夢」に対する見解との相違を論じている箇所，自らの心理学に独自の方法論としての「拡充法」を説明している箇所，「転移」について述べている箇所等は特に注目に値するように思える。

　『夢判断』において明らかにされたように，フロイトにとって，夢は抑圧された願望の偽装された充足であった。つまり，夢はもっぱら願望充足に向けられており，さらにその意図を夢の作業を通して隠蔽しようとするものだったのである。しかし，本書に見られるユングの夢に対する考えは，それとは明らかに異なっていて，「夢は隠しごとをしない」［邦訳（以下同）129頁］のであり，「夢はすべてを含んでいる」［130頁］のである。だからこそ，彼は，「その背後に何かあると考えたり，夢

は何か隠していると考えるのなら，夢を理解していない」[130頁]と述べ，タルムード（ユダヤ教の経典）から「夢はそれ自身の解釈である」[130頁]という言葉を引いたのだろう。

このように，フロイトは，夢が理解しがたいのは，夢の作業によって夢の内容が歪曲されるからであると考え，他方でユングは，それはわれわれが「夢の言葉を理解していない」[130頁]からであると考えた。そして，このことは，当然のごとく，両者が夢を読み解く際に採用した方法論の違いとも深く関わっている。ユングによれば，フロイトは「自由連想法」を通して，「コンプレクスを究明しようとしますが，私はそうではありません」[132頁]という。彼が知りたかったのは，「夢がコンプレクスに対して何を言おうとしているのか」[129頁]ということであり，この目的を達するために，すなわち，夢の言葉を理解するために採用されたのが「拡充法」という方法論だったのである。

「拡充法」とは，おおまかに言えば，類似物を探してゆくことである。例えば，まだ完全には解読できていない古代語を読んでいて，意味のわからない言葉に出くわした時，われわれはまず，類似する文節や用法を見つけようとする。それら類似物の間にある種の規則性や法則性を見出すことによってはじめて，その意味不明だった言葉の意味を推測することが可能となり，原文全体が解読可能となるからだ。そして，「これが私が学んだ象形文字や楔形文字の碑文の読み方であり，夢を判読する方法」[130頁]であるとユングは言う。つまり，「拡充法」は，いわば心理学の領域における比較研究法であり，夢を判読する際だけでなく，分析心理学それ自体に固有の方法論となったのである。

また，転移に関しても，「転移の心理過程は，より一般的な投影過程の特殊な形態です」[221頁]という独自の見解が示されている。さらに，「転移が治療的に有益なだけでなく，転移が治療の必要な部分をなしているとさえ信じている人がいます。彼らによると，患者は転移をもつべきなのです。もちろん，これは全く誤った考えです」[245頁]ともユングは述べる。このことは，彼が分析における転移それ自体の重要性を軽んじていたということを意味していない。そうではなく，それが意味するのは，「転移の問題で私がひどく悩んだことがなかったら，私はこうしたやっかいな象徴の研究や，注意をひどく必要とする相似性に関する研究をあえて始めたりしていなかった」[220-221頁]という彼自身の言葉が示す通り，フロイトとは異なり，ユングが「転移」という心的現象が孕む非個人的な側面に大きな関心を向けていたということなのだろう。否，彼にとって，「転移」は，純粋に非個人的なものであり，分析における患者と治療者という対立を通して，あるいはそれを超えて，魂の次元へとわれわれを導くものだったのではないだろうか。

フロイトに初めて会った時，転移について尋ねられ，ユングは，「分析のαでありωである」と応えたと言われている。そして，このような見方は終生変わることはなかったように思える。そうでなければ，「転移の心理学」[1946]という論文は生まれなかっただろうし，最後の大著『結合の神秘』の副題に示されている「心的対立物の分離と統合に関する研究」としてのユングの錬金術研究は存在しなかっただろう。このような後の研究との関連という点から見ても，本書での「転移」に関する記述は大変示唆深いと言えるだろう。

このように，本書に書かれている事柄は，ユングの分析心理学の基礎と呼べるものであるだけにかえって，その奥行きは読み手の意識の在り様によって限りなく深まってゆく。研究者・治療者が研究に，そして治療に行き詰まった時には読み返したい1冊である。

●田中康裕

詳細データ　C. G. Jung, Analytical Psychology: its theory and practice. The Tavistock Lectures. Routlege & Kegan Paul, London, 1968（小川捷之訳『分析心理学』みすず書房, 1976）.

ユング Carl Gustav Jung
『心理療法の実践』　　[1971年]

　ユングの心理療法論は全集の第16巻に収録されている。前半は論文や講演録から成り，後半は『転移の心理学』である。主要な部分はすべて翻訳されている。その特徴は，分析的・還元的でなく，人格の総合的な発展を重視するところにある。しかし，しばしば誤解されているように，いわゆる個性化ばかりを促すようなものではない。

　ユングは現代の心理療法が4つの段階を経て発達したきたと理解していた。この4つの段階というのは，むしろ心理療法の4つのレベルと理解する方が分かりやすい。

　第1のレベルは「告白」である。これは来談者の抑圧が強い場合には有効だと述べている。「ひとりだけの秘密」は神経症を引き起こしたり，恐ろしい破壊力を発揮する。そこで，その秘密を告白したり，自分の弱点をさらけだすことができると，カタルシスに似て，抑圧された激情がはけ口を見出し，症状が軽減する。

　第2のレベルは「解明」である。「告白」によって，かえって問題が出てくる人たちがいる。それは無意識の内容が出てくる場合である。その場合には無意識の作用や内容を意識化する，すなわち解明するという方法が有効になる。それによって，知らずしらずのうちに無意識内容に縛られているという状態を脱することができる。

　第3のレベルは「教育」である。来談者が自らを社会的人間へと教育することである。これは「解明」がなされて頭では理解しても，実際の行動において依然として社会的適応ができない場合に有効である。

　以上のいずれのレベルの心理療法を用いても，依然として停滞している場合には，第4の「変容」というレベルの心理療法が必要になる。「変容」とは心理的な偏りをなくし，全体化（個性化）することによって，人格が一段高いレベルに変化することを言う。そうした「変容」が起きるためには，来談者のみの人格が変化するのではなく，治療者の人格との角逐がなされる。すなわち両者のあいだの弁証法的な過程が進行し，両者ともに変わることになる。つまり治療者自身も自分の無意識と対決する必要にせまられるし，自身の世界観とも格闘せざるをえなくなる。弁証法的過程とは，両者の世界観同士の格闘だと言える。その過程にはとくに転移の問題が出てくる。転移はもちろんどのレベルにも現れるが，とくに弁証法的過程に強く現れる。この問題を，錬金術の文献に描かれている一連の絵と関係させながら論じたのが『転移の心理学』である。

　フロイト派の場合，転移は個人的レベルで理解されており，近親者に投影されていた心理が医師に投影されるようになることを意味している。しかしユングは，その他に元型的レベルのイメージが医師に投影される場合もあると見た。

　『転移の心理学』では，その元型的なプロセスが錬金術の書『哲学者の薔薇園』の10枚の絵の中に表現されていると見て，その対応関係を考究している。

　たとえば，最初の絵「メリクリウスの泉」は「変容の場」であることを，次の「王と女王」は男性性と女性性の対立を示している。第3の「裸の真実」では王と女王が裸でいるが，それは意識のヴェールを脱ぎ捨てて，無意識同士の関係になっていることを示している。第4の絵では2人はメリクリウスの泉に浸かっているが，それは「夜の航海」に当たり，無意識の中で溶解し，変容していくことを意味している。

　第5の「結合」は性的結合を表すエロティックな絵だが，これは心の中の「対立物の結合」を象徴的に表している。以降，「死」「上昇」「浄化」「帰還」を経て，最後は「新生」に至る過程が示されている。　　●林　道義

　[詳細データ]　C. G. Jung, Praxis der Psychotherapie. Walter Verlag, Olten, 1971（全集第16巻）（林道義訳『心理療法論』みすず書房, 1989. 高橋義孝・江野専次郎訳「近代精神治療学の諸問題」『現代人のたましい』日本教文社, 1970. 林道義・磯上恵子訳『転移の心理学』みすず書房, 1994).

■ユング Carl Gustav Jung／著
村本詔司(むらもと しょうじ)／訳
『心理学と宗教』　　　　　　　［1989年］

『東西の宗教』と題されたユング全集第11巻のなかでも特に西洋の宗教（ユダヤ・キリスト教）を扱ったユングの諸論文を邦訳して1冊の本にしたもの。配列は全集に従っているが，執筆年代は前後する。内容から言えば，3つのカテゴリーに分けられよう。第1は，心理学的宗教論で，ユングの分析心理学の立場からの宗教理解を示した「心理学と宗教」［1940］。第2は，ある特定の宗教の教義や儀礼，教典を彼の心理学から解釈した「三位一体の教義に対する心理学的解釈の試み」［1942］，「ミサにおける転換の象徴」［1942］，「ヨブへの答え」［1952］である。第3は，心理療法と牧会の関係を論じた「精神分析と牧会」［1928］，「心理療法と牧会の関係について」［1932］である。

ユングについての予備知識があまりない読者には，本書の配列に従って順々に読み進めてゆくことはあまり勧められない。ユングの複雑な観念体系と彼独特のレトリックに迷い込んで展望がきかなくなるおそれがあるからである。宗教を論じる際のユングの基本的関心と基本的立場をまずつかんでおこうと思うならば，第3のカテゴリーに属する2つの論文が勧められる。年代的に最も早い時期に書かれ，最も短いものであるにもかかわらず，臨床家としてのユングの姿勢が如実に披瀝されているからである。心理療法家も宗教家もともに魂の救いに関わっているだけに，この2つの職業がどのように異なっており，かつどこで出会うかを明確化することは，ユングにとって自らのアイデンティティの確立のうえでどうしても避けられない仕事であった。

次に勧められるのが，第1のカテゴリーの心理学的宗教論である。彼にとって宗教とは信条ではなくて体験であり，ヌーメン的なものの注意深い観察であった。しかし，彼の一見独自な宗教観は，宗教学の成立という歴史的脈絡の内において評価する必要があろう。彼は心理学者として，自分の属しているキリスト教の権威を否定して，経験家，魂の医師として，既成宗教間の境界を超えて通底する普遍的な何かを追求するのである。当時はまだ新鮮に響いていた「宗教」という語は，ほぼ同じニーズから今日では，通常「霊性」と訳される「スピリチュアリティ」という語に取って代わられようとしている。

第2のカテゴリーでユングは，キリスト教における悪と肉体と女性の軽視あるいは否定と，キリスト教の一面性を指摘し，無意識的なイメージによる補償の必然性を強調している。しかしこれらの著作は，キリスト教の単なる心理学的解釈の企てとしてだけ評価すべきではない。というのは，その枠組み自体，解釈の対象であるキリスト教との因縁浅からぬ関係から確立を要請されていたものだからである。牧師の息子として生まれ育ったユングにとって，キリスト教は父親を通じて耐え難い幻滅の源泉であったにもかかわらず，あるいはそれゆえに，一生かかってその意味を追求しなければならない，いわば宿命のようなものであった。はじめにユング心理学があってそれがキリスト教に当てはめられたのではなく，反対に，はじめにキリスト教があってその謎を解明するためにユング心理学が生まれ，展開したといっても必ずしも言いすぎではない。それゆえ，ユングの宗教心理学を適切に評価しうるためには，第1に，ユング自身の個人史的背景を知っていなければならない。第2に，キリスト教について教会自身がこれまでから今日に至るまでに示してきた理解にある程度通じていなくてはならない。第3に，それにもかかわらず，ユングの宗教論が少なからぬ説得力をもって受け入れられつつあるということは，現代の世界の脈絡についての理解を求めるであろう。　　●村本詔司

[詳細データ] C. G. Jung, Psychology and Religion. Yale University Press, New Haven/London, 1938; Versuch einer psychologischen Deutung des Trinitätsdogma in Symbolik des Geistes. 1948; Das Wandlungssymbol in der Messe in: Von den Wurzeln des Bewusstseins. 1954; Über die Beziehung der Psychotherapie zur Seelsorge. 1932; Psychoanalyse und Seelsorge, in Ethik. 1928/29; Antwort auf Hiob, Zürich, 1952（村本詔司訳『心理学と宗教』人文書院，1989）．

吉田禎吾（よしだ／ていご）
『日本の憑きもの』　　　［1972年］

　何か霊的なものが人間に憑依するという観念・信仰は世界に広く存在している。悪霊の憑依はヨーロッパにもあった。日本では，狐が人に憑依して，その人を一時的に狂乱状態にするという現象は全国に見られた。憑依するとされるものには，狐の他に，狸，蛇，犬神，人の生霊などさまざまある。こういう憑依現象は病的とされ，何かに憑かれたとされる場合はこれを治療しなければならない。人から憑きものを追い出すために「憑き物落し」と言われる行事を行う。これを行うのは，地方でオガミヤなどと呼ばれる祈禱師であることもあり，神主，僧侶であることもあった。東南アジアの仏教圏でも，悪霊を追い払う行事を僧侶が行うところがある。

　憑依現象のなかには，社会によって病的とされずに，望ましいとされるものがある。日本ではイタコ，ユタなどといわれてきた巫女，祈禱師に，神，祖霊などがのりうつると信じられ，この「神がかり」によって占い，病気治療などが行われる。こういう宗教的職能者（シャーマンと呼ばれる）は世界に広く存在している。日本の憑きものは，前述の病的とされる憑依現象とともに，「狐持ち」，「犬神持ち」という現象を含んでいる。狐持ちとは，その家に伝えられるという狐を人に憑かせる力を持つことで，こういう"能力"は家の後継者や結婚を通じて伝えられると信じられている。こうした能力を持つとされる"持ち筋"の家が集落にある場合，昔から"持ち筋"の家とは婚姻関係を避けようとする傾向があり，村内の葛藤を生んできた。憑きもの現象の内で，憑依現象自体は実地調査では1960年代には，ほとんど消滅していたが，持ち筋信仰は1970年代にも依然として持続していた。憑依現象は本来，心的乖離をともなうものであるが，頭痛その他の身体的異常も狐などに"憑かれた"からだとされていた。なお持ち筋の家にいるとされる狐は動物としての狐ではなく，ヤマイタチであると言われる。憑きもの現象は次第に消滅する過程にある。

●吉田禎吾

　詳細データ　吉田禎吾『日本の憑きもの』中公新書，1972.

吉松和哉（よしまつ／かずや）
『セネストパチーの研究』　　　［1985年］

　奇妙な異常体感を執拗に訴えて，これに固執し，その悩みの深い患者がいる。一般にこれらの患者では異常体感のほか特に目立った病的所見がなく，疎通性もかなりよいのが特徴である。このような患者はセネストパチーと呼ばれるが，それは1907年にデュプレとカミュがこれを1つの症候群としてまとめ，かくのごとく命名したのに始まる。元来セネストパチー，体感症は一般感情と身体感情を含めた広い概念としてのセネステジー，体感に語源がある。この病態が近年注目をひいたのはフーバー［1957］が異常体感をもっぱらとする患者群を体感症性分裂病（coenästhetische Schizophrenie）と名付け，気脳写に基づく第三脳室拡大所見から，精神分裂病のうちでもっとも器質的な極を占める第4番目の下位型と位置づけたことによる。

　本書は筆者の博士論文「セネストパチーの精神病理」と「行動と精神症状変化との関連性」ほか，心気症の問題も含めて編集されている。中心論文ではセネストパチーの患者30例の精神病理学的分析を通して類型分類をし，これを5群に分けた。I群からIII群までは精神分裂病圏に属するものとし，また身体意識の年齢と平行した変化発展をみつつ，I群では自我意識障害の様相を呈して自我障害に通じ，離人体験あるいは作為体験への移行性を，II群では心気念慮と思考能力の不全減退感をみ，III群で典型的なセネストパチーがみられるとして自我身体意識の障害された妄想病的状態を呈するものと位置づけた。IV群では幻触体験的色彩が濃く，コンラートの慢性幻触症も本群に含まれるとしたが，この幻触症は皮膚寄生虫妄想症ほかいろいろな呼称のつけられた病態につながる。本書発行前後もセネストパチーや慢性幻触症をめぐり多くの発表，討論がされてきたが，わが国で特に熱心であり，その精神病理学的本質や的確な治療法は未だ検討課題で，身体体験を考察する重要な病態と言える。

●吉松和哉

　詳細データ　吉松和哉『セネストパチーの研究』金剛出版，1985.

ライヒ　Wilhelm Reich
『性格分析』　　　　　　　　［1933年］

　本書は，ウィーンで1933年に自費出版された。ライヒ［1897-1967］は若くしてウィーン精神分析研究所で，1925年から1933年まで，ウィーン技法演習会を主宰し，その成果をまとめたのが本書『性格分析』である。本書は，フロイト自身が果たしえなかった精神分析の治療技法の体系づけを行い，欧米の精神分析技法学習の基本的テキストの第1にあげられる著作になった。

　その意味で本書は，(1)抵抗分析というフロイトの方法をさらに性格分析技法に発展させたこと，(2)解釈を体系的・組織的に一貫した方針を持って行う技法，(3)患者の連想の内容よりも，話し方，態度などの形式面にまず目を向け扱う性格分析技法，(4)治療者と患者間のいまここでの状況分析を介して，その連想内容や葛藤や転移を扱うなど，現代にもそのまま受け継がれた治療技法を明確にした。さらに，個体がその生育過程で親子関係の中で適応する過程で形成した性格を，内的な葛藤の解決と外的な適応を可能にする性格防衛として明らかにし，治療関係の中に転移された性格防衛を性格分析の技法によって扱い，やがて，防衛されていた内的な葛藤を取り上げていく。そのような性格分析技法を体系化し，この性格防衛をライヒは「性格の鎧」と呼び，この鎧が阻まれて，本来の生き生きとした生命力の交流を失ったのが現代人であるという観点から，社会文化論を展開した。

　その後，ライヒは精神分析とマルクス主義の統合を意図し，精神分析を，フロイトと異なって，性の革命のイデオロギーとみなすようになってフロイトによって国際精神分析協会から除名された。この意味で，邦訳された『性格分析』の時代のライヒとその後の性の革命論者としてのライヒは厳密に区別される。

●小此木啓吾

　［詳細データ］　W. Reich, Charakter Analyse. Selbstverlag, Wien, 1933（小此木啓吾訳『性格分析』岩崎学術出版社，1964）．

ライヒ　Wilhelm Reich
『ファシズムの大衆心理』　　　［1933年］

　ヒトラーがドイツで政権を掌握した直後にこの本は出版された。自費出版だった。

　目標は，ナチスが，何故ボルシェビズム（＝マルクス主義）を制して政権奪取に成功したかの反省から始められる。――これが当初の課題だった。当時，社会民主党員だったライヒの標的は，まず，ナチの人種差別論，ハーケンクロイツのシンボル作用，教会政治における神秘主義の担う役割分析に絞られ，そして最後に家族とくに下層・中産階級のナチによる取り込みの手口にたいする，性経済論的分析が加えられることになる。「性経済論」とは，フロイトのリビドー経済論の仮説をライヒ流に再解釈した，「性格分析」を説明するキー概念にほかならない。

　性経済論的に解釈されたナチ党勝利の要因は，ナチ党のナショナリズム，ポピュリズムが，マルクス主義以上にドイツ国民大衆――とくに下層・中産階級――に受け入れられたからではなく，逆にドイツ国民の心理（＝大衆心理）の特性をナチスが見事に体現した結果なのだという瞠目すべき結論に到達する。

　下層・中産階級の特性には，権威にたいする服従心と反抗心の二面性がある。ナチはまず，反抗心を刺戟し，ついで服従心を操作したのだった。下層・中産階級のこの二面的態度はドイツ家族の家父長制と青少年にたいする性抑圧（禁欲の強制）に起源をもつ，というのである。二面的態度のモチーフは，さらに12年後に発表された『自由からの逃走』でフロムによって歴史的に裏づけられることになる。また性経済論的分析は，アリアン民族の，さらには20世紀特有の疫病（情緒的疫病）へと敷衍されていく。ここまで演繹されれば，オルゴン・エネルギーへと辿り着くのは時間の問題だった。

●平田武靖

　［詳細データ］　W. Reich, Die Massenpsychologie des Faschismus. Sexpol Verlag Kopenhagen, 1933（平田武靖訳『ファシズムの大衆心理』上・下，せりか書房，1969）．

■ラヴァター　John Casper Lavater
■『観相学に関する考察—人間の知と愛を鼓舞するために—』　［1867年］

　表題になっているphysiognomyは、日本語では「観相学」、「相貌学」、「人相学」などの訳語があてられているもので、それ自体はきわめて古い起源を持つ。内容を要約すれば、「ある人間の人間性や精神状態をその外観から判断すること」ということになる。アリストテレスの偽書とされる『人相学 physiognomonika』や、テオフラストスの『性格論 Charakteres』には、性格や気質を顔の造作や表情から判断する方法が事細かに記されている。観相学はその後ヨーロッパにおいて、中世、ルネサンスを通じて重要性を保ち続けた。

　精神医学史上、ラヴァター［1741-1801］は、この観相学を集大成し、方法論を確立した人物とされ、その業績が披瀝されているのが本書である。スイスで生まれ、ゲーテを友人とした聖職者ラヴァターが観相学について初めて書いたものは、『ラヴァターの観相学』と題された小さな著作で、1772年に出版されている。そこにはすでに観相学に関する基本的な原理が述べられていた。ついで1775年、史上有名な『観相学的断片集』が出版されることになる。1867年にロンドンで出版された本書はT.ホルクロフトによる英訳（第13版）である。

　最初にラヴァターの生涯が100頁以上に渡って紹介され、巻末には「観相学に関する100の原則」が述べられている。人間の顔の描写、シルエット、輪郭などに加え、頭蓋骨、動物、魚、昆虫などを詳細に描写した図版が数多く添付されており、そこには、顔かたちや表情のわずかな違いさえも読みとろうとする彼の意図が反映されている。これらを駆使して彼が試みたのは、表情などの外観から性格を判断するという古典的な観相学的手法を、信頼に足る知の一分野として確立することであった。本書の冒頭部分で述べられているように、「Physiognomonyもしくは、その短縮形としてのPhysiognomyとは、人間の外部と内部、可視的な表面と不可視の内実との間の相関関係についての科学もしくは知識なのである」［p. 11］。ラヴァターは、「科学としての観相学」という一章を設けるなど、自らの観相学が科学であることを繰り返し主張するだけでなく、既成の学問に比肩しうるものであることを強調する。彼にとって観相学とは、実験哲学であり、医業の一部であり、神学であり、文学なのである［p. 37］。しかし、こうしたあまりに普遍的な位置付けのなかに、ラヴァターの観相学の危うさも同時に顔を覗かせている。

　たとえば彼は、頭の輪郭を描いた線を3種類提示し、それぞれ「それほど聡明ではないが穏やか」、「天才的詩人」、「精神薄弱」といった人間の内面との関連性を、文学的表現を用いながら解説する［pp. 251-252］。しかし、彼の用いる夥しい言語表現や、関連性の根拠として持ち出される神学的規定などにもかかわらず、内面と外観の対応に関する原則は、結局のところ個体差の不規則性のなかに飲み込まれているように見える。身体的原因で生じるある種の知的障害はそれ特有の外観を示すこと、また、性格傾向と表情の間には何かしら関連性がある、というのは人々に共有されている事柄であるとしても、それを科学として成立させるには、まだ彼には有効な手立てが与えられていなかった、あるいは、それはもともと科学とは別物の知に属すると言えるのかもしれない。

　本書は、ともかく性格学における貴重な研究成果であることは間違いない。しかしそれは、カテゴライズ困難な個体差と外観の多種多様さという問題に直面していた。さらに、観相学は、内と外の関係性を問題にする点で骨相学と深い関連性をもつが、この点においても、疑似科学という批判を受けやすい立場にあったのである。

●酒井明夫

［詳細データ］J. C. Lavater (trans. by T. Holcroft), Essays on Physiognomy: Designed to promote the knowledge and the love of mankind. William Tegg, London, 1867.

ラガッシュ Daniel Lagache
『言語性幻覚と言葉』　［1934年］

　一般に幻覚の成因について論じる時，器質因を探る生物学的立場と，人間主体の心的組織の骨組みに着目した広義の精神病理学的立場がある。この著作は，人間が他者と言葉を交わす存在であるという特質に着目して，幻聴の成立を明らかにしようとする。その独自性は，幻聴の基礎には，患者自身の発語行為があり，患者は聞く人であると同時に，語る人でもある点を強調している点にある。幻聴を体験する一方で，自分に聞こえる声をそのまま口に出し独語する症例がときおり観察される。こうした現象がラガッシュの論点の裏付けとなる。

　言語にかかわる幻覚には，他人が自分に喋ってくると体験する幻聴と並び，舌を動かされ，しゃべらされるという体験や，実際，他覚的に口唇が動いて言葉を発する独語といった言語性精神運動幻覚(hallucination psycho-motrice verbale)がある。ラガッシュは幻聴をこの言語性精神運動幻覚に近づけて捉えようとする。この見地はJ.セグラによって提出されたものだが，セグラにあっては究極的に言語中枢の興奮といった神経生理学的考え方があった。方法論的にはセグラの器質論的な考え方に距離をおき，P.ジャネの人間の社会性を重視した理論やフロイトの力動論的立場を踏まえるなかで，セグラの基本構想を継承・発展させたのがこのラガッシュの幻覚論ということができる。

　幻聴というと他人の声を聞くということから受動性の要素が強調されるが，あわせて言語の運動性の要素に光をあてたことは評価に値する。ラガッシュの論点は，幻聴を体験している患者について，喉頭鏡で声帯が動いていることを確かめたR.ムルグの研究も傍証としてあげられる。また，ラガッシュはジャネを援用しつつ，大部分の社会活動が命令と服従といったように二重性をもち，このことは言語活動にもあてはまることに注目する。つまり，言語活動は(1)話す行為 (acte de parler)と(2)話される行為 (acte d'être parlé)の2つの局面をもち，人は他者との会話においてこのふたつの局面を交互にひきうける。また，1人でいる時にも，自分のうちに他者を思い描き，このふたつの局面を交互にひきうける。

　幻聴，また言語性精神運動幻覚は，自分の言語行為が自分に属しているという帰属感が失われ，他者へと帰せられたもので，この言語行為の疎外は心的統合の解体によると考えられる。同時に，愛，憎しみ，嫉妬，自尊心などの感情が，例えばフロイトが明らかにした精神力動的機制を介し，言語にかかわる幻覚が出現する要因になるものとも述べられる。また，言語性精神運動幻覚は幻聴に比べ，病態としてより進んだ段階とみなされる。

　考察の対象となる幻聴と言語性精神運動幻覚の基礎疾患は，今日で言えば分裂病の病態と重なると考えられる，迫害妄想病や影響症候群，精神自動症，早発性痴呆に加えて，進行麻痺，てんかん，あるいはまたヒステリーなど多様で，疾患横断的に幻聴と言語性精神運動幻覚の深い結びつきが論じられている印象もあるが，ラガッシュの論点がもっともよく妥当するのは，やはり分裂病性の幻覚と考えられる。言語に定位したラガッシュの幻覚論は，ある意味ではラカンによる構造論的立場からする幻覚理解に前駆するものと位置づけられ，正常な主体の在り方に光をあてている点で哲学者からも注目された。

　この著作はラガッシュの医学博士論文で，サンタンヌ病院での症例観察に基づいている。ラガッシュは高等師範学校で哲学をおさめた後，医学を勉強しており，現象学的な哲学と精神分析，臨床精神医学の交叉点で研究をおこなったといえる。この論文はその最初の成果である。

　最近，幻覚を体験している時の脳の血流分布に変化があることが明らかになってきている。しかしなお，幻覚は，精神医学にとり未解決な主要問題であることに変わりはない。

●加藤 敏

詳細データ　D. Lagache, Les hallucinations verbales et la parole. Félix Alcan, Paris, 1934; Les hallucination verbales et travaux cliniques. Œuvres I (1932-1946), pp.1-134, PUF, Paris, 1977.

ラカン Jacques Lacan
『人格との関係からみたパラノイア性精神病』　　［1932年］

　ラカンの博士論文で、クレッチマー、ガウプに代表される心因論の系譜で、独創的なパラノイア論を提出している。その方法論的拠り所は、ヤスパースの現象学的精神病理学とフロイトの精神分析であり、エメ（Aimée）と名付けられた症例の記述をもとに、「人格とのもろもろの関係において」諸症状のもつ意味に対する了解地平を拓く。

　症例エメは結婚8カ月後に姉が自分たち夫婦の家に一緒に住むようになったことを機に、体系的な被害妄想を発展させ、ある時、妄想的迫害者の1人である某女優に対する傷害事件を起こす。エメは逮捕され、2カ月ほど拘禁された後、サンタンヌ病院に入院する。ここで、ラカンがエメと出会うことになる。ラカンがまず注目するのは、拘禁後20日ほどで急速に妄想が消褪したことで、この現象につき、エメには無意識の自罰要求があり、拘禁されることでこの自罰要求が満たされ、最終的に妄想の消褪をみたと解釈する。また妄想において迫害を受けるのは、自分自身を罰するという要素があると考えられる。こうして自罰パラノイア（paranoïa d'autopunition）という新たな概念が提出される。また、エメの迫害者として選ばれた女流文学者や女優、社交界の女性たちは、エメにとって理想像の位置を占め、彼女が同一化を図ろうとする姉の写しである。姉を自分の理想像とする親密な関係は攻撃性を内蔵し、これが妄想的迫害の傷害事件において現実化すると考えられる。こうした考察が数年後に公表される「鏡像段階」の構想に結実する。『パラノイア精神病』はラカンの研究の母胎をなすもので、とりわけ鏡像段階論と並び前期ラカンの代表作である。フロイトの理論との関連でいえば、自我理想の考察に限られている。

●加藤　敏

　[詳細データ] J. Lacan, De la psychose paranoïaque dans ses rapports avec la personnalité. Le François, Paris, 1932（宮本忠雄・関忠盛訳『人格との関係からみたパラノイア性精神病』朝日出版社、1987）.

ラカン Jacques Lacan
『フロイトの技法論』　　［1953-54年］

　この書は、ジャック・ラカンの1953年秋から1954年夏までの22回のセミネールをJ.-A.ミレールが推敲、編集したものである。これは、その後26年続くことになるラカンのセミネールの初年度に当たる。この1953年という年は、ラカンの短時間セッションが国際精神分析協会の規約に触れ、ラカンがパリ精神分析協会を離脱、いわばラカン派が国際組織を離れ、独自の歩みを始めた年である。そのことを考えると『フロイトの技法論』というこの題の意味は深長である。そこには、いわゆるプラグマティズムへと陥った「技法」に対する姿勢を問い直そうという意図が込められ「フロイト理論を正しい読みへと戻す」という決意の表明を読みとることができる。実際、この書は、読者をフロイトの再読へと誘う恰好の導きの書でもある。

　しかし、この書にフロイトのいわゆる「技法」の紹介を期待するなら、その期待は満たされることはないだろう。ラカンも言うように『技法論』というこの題は、むしろフロイトの思想発展のある段階を指すものである。それは、初期の萌芽的段階に続き、構造的な理論（メタサイコロジー）が練成される時期に先立つ段階で、およそ1904年頃から1915年頃までと捉えることができる。フランスではフロイトのこの時期のいくつかの論文が『精神分析技法論』という題で一書として出版され、「精神療法について」［1905］から「感情転移性恋愛について」［1915］までの11編が収められている。いわゆる「5大症例」が公にされたのもこの時期である。この時期にフロイトが初期の考え方をいかに離れ、精神分析独自の道を見出したか、その基礎となった諸概念をこのセミネールは取り出そうとしているのである。それは、ラカンがその後ずっと参照することになる第2局所論以降のフロイト思想、つまりメタサイコロジー以降の後期思想の基礎を掘り出す作業である。

　このセミネールは、フロイトの諸論文に詳

細にあたり，そこから重要な鍵となる概念を取り出すという形で進められている。「狼男」のごく短期の幻覚的体験を論ずる際にフロイトが使った「排除（Verwerfung）」という言葉に注目し，いわゆる抑圧に先行する原抑圧とその原抑圧における拒否という次元を取り出す議論などその典型であろう。この論考は，フロイトの「否定（Verneinung）」［1925］に関するイポリットの報告［エクリ 邦訳 II p.361-372 に所収］へとつながり，セミネールでは，この報告を受けて，原抑圧，つまり是認（Bejahung）を支える根源的な否定性について論じられることになる。この否定性に関する議論は，人間が原初において受ける二重の疎外，つまり鏡像，あるいは似姿への疎外と，象徴的なものへの疎外という2つの疎外契機に関する議論，つまり，1949年にマリエンバードで語られたラカンの「鏡像段階論」の主張と密接に絡むものである。「ナルシシズム入門」［1914］もこのセミネールの重要な参照点である。そこで語られる理想自我という言葉を出発点に，ラカンは「2つの鏡の簡便化図」と呼ばれる凹面鏡と平面境からなる光学モデルを導入，自我の鏡像的な起源についての図式的理解を示す。また，フロイトが幼児に見た「Fort-Daの遊び」を端緒に人間が想像的な鏡像段階からいかに象徴界へと導かれるかという点が論じられるのもこのセミネールである。この議論は，症例の治療進展におけるパロールの重要性へと繋がる。「欲望のシーソー」そして「リビドーの波動」と題された章では，分析のある展開契機を取りだし，やがて転移を扱う際に深化される思考の芽生えを示している。

このセミネールは自我心理学に対する反旗を明確に示したものである。フロイトは『自我とエス』［1920］において，「自我」についての新たな捉え方を提示しているが，ラカンはこのセミネールの翌年，その新たな「自我」概念について直接に扱うことになる。

●鈴木國文

[詳細データ] J. Lacan, Les écrits techniques de Freud. Seminaire I. Seuil, Paris, 1953-54（小出浩之ほか訳『フロイトの技法論』上・下，岩波書店，1991）．

ラカン　Jacques Lacan
『エクリ』　　　　　　　　　［1966年］

技法は思想と関係なく実践されることを夢見る。しかしそれが人から人へと伝えられるものである限りにおいて，技法には一定の思想がつきまとう。精神分析は思想の過剰に見舞われる技法である。というのも，精神分析は主体性を扱う技法であるからだ。技法は学ぶ人が主体性を消し去るときに最もよく伝わるとの考えもある。「型から入る」ことを奨励する日本のある種の技芸の教授法にもそれは見られる。しかし精神分析においてはそれは袋小路に至る道である。なぜならば，精神分析で問題になる主体性は，「自分は何を欲しているのか」という形で見出される主体性であるからだ。そうした主体性は学ばれない。それはその場で発生しなければならない。どこから発生するのか。むろん幼年期からである。この古びかけたフロイトの学説にラカンは再び真実の輝きを取り戻させる。そしてフロイトの言う「もう手に入らない」幼年期から，欲望の主体を蘇らせる方法を考案した。フロイトが「手に入らない」と言ったのはなぜか。それはその幼年期がエディプス・コンプレクスの主体のものだったからである。対象関係論の成熟神話や自我心理学の社会適応神話で押さえ込まれてしまったエディプスの真実，それは，かつて言語の主体となって，現実をすべて言語で塗り替えていったということ，そうした全能者の行為であらゆるものをわが掌に包み込んだということである。そうした主体の幼年期がそのままの場所に再発見されるはずもない。それは夢や転移にのみ住処を見出す。精神分析の技法というものがあるとすれば，それはそうした主体を再び呼び覚まし，現在を生きている主体の欲望との間で弁証法の格闘を演じさせること以外ではありえない。

ラカンの1936年から1966年までの論文を収録した『エクリ』は，言語の主体を精神分析の正統な主人公として再登場させた記念碑的な著作である。言語の主体がこの世は在ると

言えばそれは在り，無いと言えば無い。主体の言葉と関係なく在り続けることもできたであろうこの世は蜃気楼となり，言葉のビッグバンに服従する。このような言葉を何と呼ぶべきか。ラカンはソシュールの構造主義言語学に範をとり，それを「シニフィアン」と呼ぶ。「シニフィアンの主体」は，エディプスが戴いた新たな異名となった。

　シニフィアンの主体としてのエディプスが，言語の全能を主張して分析の場に現れる。さて現在の主体は，その全能の主体とどんな関係を結べばよいのか。精神分析に関わるすべての人にこの問いが課される。言葉がすべてか，それとも現実がすべてか。しばしば人はそのように二者択一を設定してこの問いを切り抜けようとする。しかしそのとき人は忘れている。自分があのシニフィアンの主体と別のものではなかったことを。そしてこの二者択一に迷っている自分が，言語でも現実でもない奇妙な想像的な立場に立ってしまっていることを。精神の足場はラカンの言う象徴界と現実界と想像界の三界に亘って動揺する。精神分析は，まずエディプスが自己であることを見出して再びエディプスから離れるという，重層的な仕事を導入する。それはシニフィアンの主体への同一化を再経験し，そしてその同一化を解消すること，とも言い表せる。

　論文集である『エクリ』に収録された早い時期の論文の1つである「論理の時間と予期された確実性の断言」において，目撃証言の時間的トリックを使って静態的な論理を突き破る頓知が紹介される。ここでは，主体が自己を人間というシニフィアンに同一化させるためにどれほどの無理を冒していたかが暴露されるが，同時にその行程が称揚される。これはまさにエディプスがスフィンクスに「人間」という答を投げ返した行為に等しい。言語の壁を突き抜けて生成した主体はもはや言語に規定されず，それでいて言語を操る全能の主体となり，その起源は，幼い存在が「おまえは人間だ」と通告する他者の欲望を引き受けて自己の根源的な欲望を形造った瞬間に定位される。この受動から能動へのぎりぎりの転換の中に主体の誇りと危うさがともども潜むことを見て取らぬ者はあるまい。「シニフィアンと主体の関係」において起こるこの危機から精神病理現象は生じてくる。「精神病のあらゆる可能な治療に対する前提的問題」という論文は，このことを踏まえない精神病の治療論はありえないと宣言する。

　言葉だけのものをあざ笑うのはやさしく，自己がどれほど深く言葉に規定されているかを自覚するのはむずかしい。だがこの規定のゆえに精神の病理がある。したがって上の頓知は，あたかもエディプスが神託の呪いから抜け出したつもりになったように，言語から抜け出すための通路に擬せられる。「人間である」という自己規定を可能にするこの頓知とともに精神分析の終わりが刻まれることをラカンは理想とした。ここから彼の「短時間セッション」の技法が編み出される。分析の1回毎の時間を決めておかないこの技法は主体性の思想に適する。自分を「人間である」と規定するためには，純粋な言語の主体，あるいは「シニフィアンの主体」という，ある種の人間ではないものの立場を我がものにしなければならない。そういう内発的な瞬間に分析の区切りが発生しなければならない。したがってセッションの区切りは分析に固有の1つの解釈なのだ。現実を言語で塗り替える主体が，分析の言語を突き破ってそこに現れる。分析をこのように構成することはたしかに1つの賭けである。当初は誰もこの賭けに参加しなかった。それどころかこの技法は，みいりを多くするための反則にすぎないと見なされた。しかしラカンには，異なる動機からではあれ当時の支配的傾向に反発した人々と共に，新しいグループを結成する機会がめぐってきた。彼はそのマニフェストとして「ローマ講演」と呼び慣わされる「精神分析における言語の領野と話の機能」を発表した。ここではあの頓知は，禅の実践と較べられている。禅はいかにして人間が言葉の主体としての過信から解放されうるかという問いに貫かれているから，ここからも，ラカンの問題意識がシニフィアンと人間の関係にあったと

いうことを確認することができる。

シニフィアンに同一化してしまった主体の運命と，同一化の残り滓として失われた対象と化した現実の自己との間の緊張関係が，引き続き本書を貫いて描き出されてゆく。編年体の編集の例外として冒頭に置かれている「〈盗まれた手紙〉についてのセミネール」は，ポーの小説を題材にして主体の運命を描き出す。「手紙」というシニフィアンに同一化する主体はそれによって絶対性を獲得するが，まさにそれを持っているという自己意識によって他者に見抜かれ崩れ去る。崩れ去った後の行き先は主体がそれであったところの，もの言わぬ〈物〉である。シニフィアンに身を寄せたことによって取り残された自己の残滓は実はいつまでも主体に取り付いていたのであって，それが改めて明らかになる。短時間セッションで主体が人間性を獲得するのは，実はそのような非人間的な〈物〉にせき立てられてのことなのである。シニフィアンの主体であることと〈物〉であることとの間で主体が経験する深い分裂は，論文「フロイトの無意識における主体の転覆と欲望の弁証法」において，「いまだに輝いている消滅と，頓挫した孵化との間で，私は私の言辞から消え去って，存在へとやってくる」という彫りの深い表現で描き出されている。このような主体の分裂はフロイトやクラインが指摘した精神分析固有の発見であるにも拘わらず，それを踏まえて行われる短時間セッションはさらなる確執を生み，ラカンは2回目の組織分裂に身を委ねることを余儀なくされる。しかしその結果は彼独自の学派である「パリ・フロイト派」の1964年の結成となり，その活動によって広く知識人の輪の中に迎えられた彼の思想は，2年後の本書の出版によって確たる位置を獲得することになった。　●新宮一成

[詳細データ] J. Lacan, Écrits. Seuil, Paris, 1966（宮本忠雄・高橋徹・佐々木孝次・三好曉光・早水洋太郎ほか訳『エクリ』Ⅰ・Ⅱ・Ⅲ, 弘文堂, 1972, 77, 81）．

ラカン　Jacques Lacan
『精神分析の四基本概念』　［1973年］

精神分析はある種の正統性論争とともに歩む宿命を背負っている。フロイトの衣鉢を継いだ末娘アンナのまわりに形成された集団は現在もロンドンを本部とする国際精神分析協会に引き継がれ，一方，アメリカでは最近まで精神分析は医師の特権的な仕事であった。フランスでは精神分析を最も早く取り込んだのはシュルレアリストの芸術家集団であり，そのことの歴史的意味は，たとえ精神分析が医学や心理学に場を借りるようになったとしても，後々まで影響を及ぼさずにはおかなかった。精神分析は，芸術や政治を巻き込んだ思想体系としていずれは成熟した姿を現さねばならぬ運命にあった。その運命を担ったのがラカンという1人の個性である。彼は1953年にすでにフランスの最初の学会から離れて新しい学会を盟友たちとともに形成していた。しかしその新しい学会がやがて国際精神分析協会に認知されるにあたって，ラカンの名は教育者名簿から省かれることが条件づけられ，彼は盟友たちからも見放されて独自の集団を形成せざるをえない境遇に置かれたのである。その苦難の時期に，精神分析とは何か，精神分析はどんな発見を基礎にしてどんな概念を用いて仕事をするのかということを，彼が根本的に考え直し訴えかけてゆこうとしたのがこの1964年のセミネールであった。彼は語りかけの場として高等師範学校の講堂を与えられ，長らく精神分析家に向けてなされてきた彼のセミネールは，彼の思想の重要性をさらに広範囲の知識人の間に認識させることになった。

彼は精神分析の基本概念として，無意識，反復，転移，欲動の4つを選んだ。周知のように，無意識は，人間の思考や行動に必然的な原因があることを言い表す概念であるが，われわれはその原因を直接に知るのではなく，むしろ思考様式や行動形態の生涯にわたる反復によって，その原因の存在を想定させられる。そうした原因の場に置かれるのは欲動と

呼ばれる身体的な働きであるが，それは奇妙なことに，外部からやってくるものとして経験される。すなわちわれわれは，自己の内部的欲動を，誰か「知っているはずの主体」へと転移させる性向を持つ。

　こうしてこれらの4概念によって，精神分析の作業が行われる場が開示され，ラカンはかねてより強調していた言語と人間の関係から，この場の発生の由来を説明する。言語は人間をその中に絡め取る際に，人間が自己自身を，自己の言語活動によって数えられるべきものとして設定するように迫る。このとき人間は集合論的必然性から，自己を1つの消え去りとして象徴化せざるをえない（「疎外の演算」）。この消失は，実は人間が求める根本的な現実である。しかしそれは声・まなざし・乳房・糞便をはじめとする諸要素によって埋め合わせられ，これらの要素は主体がそこから派生してきた根源的対象として設立される（「分離の演算」）。この対象は「対象 a」と呼ばれ，フロイトの孫が投げて遊んだ「糸巻き」はそのもう1つの例である。

　このように人間主体は言語との出会いによって失われた自己を，対象として再構成し，その対象を求めて人生を駆け抜けるが，その一方で，無意識においては，根源的な消失としての自己を，言語という他者がいつまでも求め続けてくれることを望む。それゆえ，人間主体の身体的深奥から発するように見える欲動は，再び消失の過程を始めさせる他者の出現として主体に向かってくる。欲動は主体と他者の間でこのような「往還運動」を描いて，主体を繰り返し消しては現す。他者の欲望を存続させる選択としての欲動の反復強迫が，こうして人間の運命的必然となる。ラカンは本書で，あらゆる世界観や心理学に抗して，主体の消失を理論に組み入れない限り，主体の真理についてのどんな知もありえないということを語っているのである。●新宮一成

　　[詳細データ] J. Lacan, Le Séminaire, 1964, Livre XI: Les Quatre Concepts Fondamentaux de la Psychanalyse. Seuil, Paris, 1973（小出浩之・新宮一成・鈴木國文・小川豊昭訳『セミネール第11巻：精神分析の四基本概念』岩波書店，2000）．

ラカン　Jacques Lacan
『精神病』　［1981年］

　本書はサンタンヌ病院におけるラカンの3年目のセミネール［1955-1956］をジャック-アラン・ミレールが編集したものである。このセミネールでラカンは，先の2年間に練り上げられた概念，特にシニフィアンという概念によって，精神病の問題がどう解明されるかを，フロイトの妄想型分裂病症例シュレーバーを通して論じている。

　精神病では，神経症のように無意識が変装されて象徴界に現れるのではなくて，現実界に現れる。このような現象としてまず「狼男」の指の切断という身体幻覚と，ラカンの症例の「雌豚」という幻聴が取り上げられ，分裂病の幻覚との差が示唆される。

　次いで，いよいよシュレーバーが取り上げられる。シュレーバーと絶対の〈他者〉である「神」との関係は，奇妙にも普通の相互主体的関係と同じく騙す可能性を持つ関係である。そこでラカンは，主体とは「シニフィアンを駆使して相手を騙す者」と定義し，騙すためには絶対に騙さないものが前提として必要である，と言う。アリストテレスにとっては絶対に騙さないものは天球であったが，我々現代人にとってそれは絶対の〈他者〉であるはずである。

　しかし，シュレーバーは，絶対に騙さないはずの「神」との間に騙す関係を持っているから，彼においては〈他者〉は存在しない。精神病者の妄想的確信の根拠は絶対に騙さない〈他者〉にあるのではなく，問題は「自分に関係がある」という確信である。シュレーバーではこの確信は「魂の殺害」すなわち「（自分自身が）女性化（されること）」である。では，彼にとっては女性とは何であるか。

　一般に男性でも象徴的に女性の立場を引き受けることができるが，シュレーバーはそれを引き受けることができないのである。象徴的な意味で「女とは何か」ということが問題であるから，シュレーバーと同じようにそれが問題となる（男性）ヒステリー症例が取り

上げられ，シュレーバーとの差異が示唆される。シュレーバーでは象徴的な女性－性が排除されているので，女性との関係は想像的次元の関係のみである。彼の妄想におけるその詳細がセミネールの8，9，10章で述べられている。

問題は象徴化ということだから，引き続いて世界の象徴化はどのようにしてなされるのかが，「夜と昼」などの例を挙げて論じられ，象徴化は経験に基づいて行われるのではなくて，シニフィアンの対(?)に基づいて行われることが論じられる。最も根本的な対は「男と女」というシニフィアンの対である。シュレーバーが象徴的な女性の立場に立つことができないとしたら，彼に欠けているのは，子どもを母との想像的関係から引き離し，1人の男性として（男の子も女の子も）象徴界に位置づけるものである。これをラカンは〈父の名〉と呼び，これの排除こそが精神病の原因であるという。

〈父の名〉が象徴界から排除されている精神病者は父の名を問われる時，どうなるのか。それがこのセミネールの終わりの部分で「Tu es celui qui me suivra(s) 君は私に付(就)いてくる人だ」という文章を例に挙げて論じられている。精神病者は父の名というシニフィアンが排除されているがゆえに，父とは何かを問われるとき答えることができない。ラカンはここで，原理上答えることができない問いへの答え方として，失語症を例に挙げ，精神病との相違を論じている。そして，精神病における事態を，古代ローマの街道がないので小道を辿る以外にない場合を喩えとして説明している。

なお，ラカンのセミネール25巻（予定）のうち，最初にフランスで出版されたのはXI巻『精神分析の四基本概念』であるが [1973]，邦訳では本巻が最初である。その理由は訳者たちの興味によるものだが，ラカンのセミネールが『精神病』を通して初めて紹介されたことは，我が国の精神病理学の発展に固有の意義を持つと言えよう。　　　　●小出浩之

[詳細データ] J. Lacan, Le séminaire, Livre III: Les psychoses, Texte établi par Jacques-Alain Miller, Seuil, Paris, 1981（小出浩之・鈴木國文・川津芳照・笠原嘉訳『精神病』上・下，岩波書店，1987）.

ラゼーグ　Charles Ernest Lasègue
「被害妄想病」　　　　　　　　　　[1852年]

ラゼーグ [1816-83] は終生をパリで過ごし，後にクレランボーなど優れた精神医学者を輩出した「パリ警視庁特別医務院」の発展の礎を築いた優れた臨床家，精神医学者であった。

彼の主要な功績は2つある。中毒性の急性精神病と慢性妄想病の2つの領域である。晩年に発表したアルコールせん妄についての論文 [1881] では，アルコール性急性精神病はデリール（妄想）ではなく，夢，「覚醒した夢」（rêve éveillé），夢幻状態であることを主張した。これは彼が記載した「被害妄想病」とは対極的な機構であることを指摘した。

一方「被害妄想病」はフランス精神医学の精髄とでもいうべき妄想病研究の母胎となったという点で，画期的論文である。本論が生まれた1850年代当時はエスキロールのモノマニー学説が厳しい批判にさらされ，崩壊しつつあった。病理解剖学的研究の発展があり，他方では旧来の学説から解放された臨床観察と記述から生まれた新しい臨床的単位が生まれた。この代表がJ.-P. ファルレ [1853] らによる循環性精神病の記述と臨床単位の確立である。しかしラゼーグの本業績はこれに先行している。19世紀初頭のエスキロールの知性モノマニーと同世紀後半のマニャンの慢性妄想病との間に位置づけられる。彼は症状論に終始する当時の疾病論に厳しい批判を向け，病種，臨床的単位の確立の重要性を主張する。方法論として重視するのはピネル以来でもある先入観，理論を排した臨床的観察で，病気の開花期の観察の重要性を力説する。妄想の主題や内容に着目し，症状と経過を考慮し，妄想病の一型が初めて1つの独立した病種として確立した点はフランス妄想病誕生となった記念的論文と評価してよい。なお本妄想病は幻聴が特徴的であるとされているが，後年彼は幻聴は必発であると主張している。

　　　　●影山任佐

[詳細データ] E.-C. Lasègue, Du délire de persécution. Arch. génér. de médec. et études médicales, T. 1, 1852.

ラゼーグ Charles Ernest Lasègue, ファルレ Jules Falret
「二人組精神病あるいは伝達精神病」
[1877年]

35ページに及ぶこの長編文献は，folie à deux（二人組精神病）の原典とされている記念碑的論文である。

Folie à deux（フランス語圏に由来）は感応精神病（ドイツ語圏に由来）とほぼ同義語として使用され，一般に「一人の精神病者（発端者）から，その者と親密な結びつきのある他の一人またはそれ以上の人々（継発者）へ，その妄想観念や異常行動が転移される病態」を指す。

さて，本文献の内容を一覧すると，はじめに著者らは，健康者が精神病者に影響を及ぼさないのと同じように，精神病者も健康者に影響を及ぼさない点を強調した後で，ではどのような例外的状況が影響を及ぼすことになるのかを取り上げていく。すなわち，発端者が能動的で継発者が受動的であること，継発者における2感情（恐れと希望）が重要であること，そしてそれらが未来の中にあること，しかも可能性がありうること，また継発者は知能が低く従順であること，2人は常時共に生活していること，個人的利益という誘惑で結びついていること，などである。

本文献は全体がいわば4章から成り立っていて，7症例が呈示され，第1章で3症例が，第2章で4症例が取り上げられている。本文献の真価はこれらの症例記述の見事な詳細さにあるともいえるのである。

第1章では，影響を受けた継発者が子どもである場合が検討される。すなわち，8歳（症例1），16歳（症例2），13歳（症例3）であり，いずれの子どもも不安を伴う迫害妄想を呈していた。子どもの場合は恐怖が重要である。

第2章では，第1章とは逆に，若い人から年上の人に狂気の伝達が起こる場合のことが述べられている。継発者が大人の場合には，慣習や打算や利害が重要な役割を果たす。さらに，folie à deux の発展段階にも触れられている。

第2章の中の症例4は，デュボワ家の遺産相続という誘惑をめぐる母娘例である。発端者が母親（66歳）なのか娘（28歳）なのか判然としないが，中途からは娘が明らかに優位となってくる。症例5は，41歳の双子の姉妹例（リュシルとジョゼフィーヌ）である。恐怖が中心に存在し，ジョゼフィーヌが発端者である。症例6は，架空の財産を熱望するM婦人（49歳）が発端者であり，そのM婦人に同情したS未亡人（46歳）が継発者である。症例7は，犯罪を繰り返した姉妹例であり，L婦人（54歳）が発端者，D婦人（47歳）が継発者と考えられる。

第3章はごく短いものであるが，老人が発端者の場合について，しかも子どものことをも考慮に入れつつ，成人の場合との違いを説明している。

第4章は結論であり，本文献の要約がまとめられている。

以上のように，本文献では，最近になって日本でも folie à deux について話題となった子どもと老人の問題がすでに触れられており，さらに，いわば妄想（妄想観念）についての了解性や心因論も論じられ，かなりの力動的解釈も試みられ，いわば家族病理や家族療法にも言及しており，さらにはまた，妄想の感情的側面などについても触れられている。

本文献での7症例はすべてパリという大都市におけるケースで，しかも被害関係妄想や誇大妄想を共有した症例であった。

このように，120年以上も前の文献であるにもかかわらず現在でも十分通用する現代性を有している点は，まことに驚嘆に値する。

ところで，本文献のタイトル名が示しているように，folie à deux と folie communiquée とは狂気が伝播するという意味で，同義語として用いられている。　　　　●柏瀬宏隆

[詳細データ] C. E. Lasègue, J. Falret, La folie à deux ou folie communiquée. Annales Médico-Psychologiques, t. Ⅷ, Novembre: 321-355, 1877（柏瀬宏隆・中山道規・川村智範「古典紹介」[翻訳と解説] 第1回，第2回，第3回『精神医学』37(2): 207-214, 37(3): 321-327, 37(4): 435-440, 1995).

ラデ George A. Ladee
『心気症候群』　　　　　　　　［1966年］

　心気症は古くから知られている病態であり，心気症という用語にも長い歴史がある。しかしそれを統一的に定義しようとすれば，そこにたちまち困難が生じる。心気的現象はそれほど広範囲に拡散して現れ，また多種多様な発生の様式をもつからである。現在では自己の健康やほんのわずかな身体の不調にも過度なこだわりと恐れを示す状態を指し，本書の原著者も指摘しているように名詞としてではなく，1つの形容詞としてしか使用されていない。つまり問題になっているのは疾病分類学的単位ではなくて，一症状もしくは症候群であり，精神病性・非精神病性を問わず異なった疾病に生じるものである。またたとえば内因性うつ病，体感異常型分裂病，動脈硬化症，脳の萎縮過程，退行期精神病などの疾患では心気症が主徴として現れることもある。しかしその典型例は，モリエールの喜劇「病は気から」の主人公アルガンに象徴されるようなあくまで自分を病人と信じこみ，生活態度のすべてがこのような誤想の防衛によって決定されてしまう心気症者であろう。ラデの表現では「ある人間存在が強く心気症で充たされたときに，はじめてそのものの意味と外見が獲得される」ような範例といえる。

　本書はこうして「一般にきわめて人間的な」現象としての健康な心気症から，神経症性，精神病性，身体因性のものに至るまで幅広い心気症候群を考察の対象にするが，その基礎になるのが225名の自験例の調査研究である。

　以下に本書の構成の大要を述べる。序章で総論的な事項を論じたあと，第2章では心気症概念の歴史的展望，第3章は心気症の記述現象学，第4章ではさまざまな心気的存在様式のさらに詳しい特質と，健常の範疇にはいるものから神経症的，精神病的なものへと拡がる心気症間の境界，関係あるいは定義上の諸問題が論じられる。第5章では著者の自験例および関係する医療機関から集められた9000名以上の患者のうち，妄想や好訴性傾向がほとんど認められない慢性の器官心気症的発展を示す患者225名（患者総数の約2.5％で女性75名，男150名）に関する調査が概観される。これらの症例は以下に続く各章で，論題に応じて随時提示される。続く第6章の主題は身体因性の心気症状で，ここでも自験例の観察に基づいて脳器質性，非脳器質性の各症例について詳しい検討が加えられている。第7章は精神分裂病，あるいはそれを疑わせる症例における心気症状の検討に当てられる。この問題領域は以前から論議の多い分野であるが，著者の症例は分裂病と確定診断されたものが18名，その他が30名で計48名である。とくに興味をひくのはここに提示された1症例に関する報告である。この症例は分裂病の発生過程において，長期にわたって発展する心気症性病相期の位置づけや病因的意義を示してくれるものである。病歴の観察のなかで著者は，症例の男性自身，彼の身体と母親に関する体験様式の重要性と，こうした偽神経症的な症状が分裂病の診断もしくは発症を保護する可能性を示唆する。著者の論拠は精神分析的概念に基づく力動的，発生的アプローチによるものである。第8章は体感異常型分裂病と脳萎縮過程が背景にある心気症状，第9章は躁うつ病と心気症状，第10章は本症と離人症との関係，つまり心気性離人症候群について論じられる。続いて特異的心気症候群（第11章），いわゆる突発性心気症を含む心因性の心気症（第12章），最後の第13章は予後と治療に関する記述で終わっている。また，心気症が提起する数多くの難問は，関連する領域のなかでももっともわれわれの関心や興味をそそる分野へと引き入れてくれる。本症の本質の明確化は，私たち自身をよりよく理解することにもつながるだろう。

　こうして本書の特色は，多面的で捕えがたい心気症を幅広く，また包括的に論じた点にあり，現在でも本症の研究に欠かせない文献といえる。

●近藤喬一

[詳細データ] G. A. Ladee, Hypochondriacal Syndromes. Elsevier, Amsterdam, 1966（藤田千尋・近藤喬一訳『心気症候群』医学書院，1970）.

ラプランシュ Jean Laplanche, ポンタリス Jean-Baptiste Pontalis
『精神分析用語辞典』 [1967年]

　フロイトによる精神分析の発見は，「エディプス・コンプレクス」「タナトス」「原光景」「投射」「抑圧」など必然的に新しい独自の術語を必要とした。それら精神分析固有の用語にフロイト以降のものを加えてほぼ300項目が選ばれ解説が付されている。

　本辞典に特徴的なのは，1項目ごとに，まず仏語，独語，英語，スペイン，イタリア，ポルトガル語の同義語が配され，つづいて数行からなる用語の簡潔な《定義》，その後に《注釈》として主にフロイトの原典に沿っての精神分析概念の発見と修正の跡がたどられ，さらに詳細な《文献》紹介がほどこされている構成にあろう。

　本書でもっとも力の注がれているのは《注釈》であり，そこでは精神分析《概念》の歴史的展開，構造，今日なお残されている問題点などが叙述され，精神分析の発展とともに各概念に新しい意味が付与されてきたことを明らかにしている。したがって各項目の解説は，ほぼ1-2ページを占め，あたかも1つの論文を読むかのごとくである。たとえば「自我」の項目にいたっては訳書で13ページにおよび，フロイトにおける自我概念の経年的な展開をたどり，ナルシシズム，理想自我，意識，同一化，鏡像段階などの概念との有機的構造的関連のもとで詳細な注釈が施されている。

　本辞典の制作が計画されて20年，実際の作業には8年を要したといわれ，文献学の国フランスの実情を彷彿とさせる。さらに本辞典の日本語版で特筆すべきは，訳者の三好曉光および橋本やよいが作成した「フロイト著作年表」が巻末に付されていることであろう。フロイトの著作の初出原本，それら論文のGesammelte Werkeに収録されている巻数とページ数，フランス語訳，英語訳，日本語訳それぞれの文献が年代順に一覧表としてまとめられ，読者がフロイトの著作にあたる際の貴重な参照資料となっている。　●松本雅彦

　[詳細データ] J. Laplanche, J.-B. Pontalis, Vocabulaire de la psychanalyse. PUF, Paris, 1967 (村上仁監訳『精神分析用語辞典』みすず書房, 1977).

ラボリ Henri Laborit ほか
「新しい自律神経安定薬（4560RP）」 [1952年]

　フランス海軍外科医ラボリ [1914-95] らによるこの論文は，4560RP（クロルプロマジン）の精神医学における有用性を予言したことで有名になった。しかし彼の serendipity（掘り出し物を発見する才能）を讃えるだけでは，精神科治療史におけるその医学思想の重要性をとらえ損なうであろう。

　第2次大戦の従軍から帰国したラボリはツーロンの海軍病院 [1944-46] でショックの予防と治療に関する研究を始め，アドレナリン，アセチルコリン，ヒスタミンの役割を実験的に追究しつつ，1948年からロリアンの病院でクラーレを初めとする神経節遮断薬の混合液（遮断カクテル）を用いて過剰な自律神経反応の抑制をめざした。

　1949年にラボリはチュニジアの病院に移ってスペシア社のローヌプーラン研究所が開発しているフェノチアジン系抗ヒスタミン薬群を応用し始め，1950年4月の論文*で，そのひとつ（プロメタジン）の特徴が抗ヒスタミン作用よりも中枢作用にあって，その催眠作用はオピウムさえ凌ぎ，術後管理には圧倒的に有用と報告した。

　この数カ月後に，それまでねむけ（中枢作用）のないフェノチアジンの合成をめざしていたスペシア社は，方針を逆転して中枢作用の強力な化合物の開発に向かい，1950年12月に4560RPによってその目標を達成した。ラボリの一連の業績から社は，中枢性の自律神経遮断薬に途もない有用性があるらしいと考えたのである。1951年の春からこの化合物は臨床試験のために限られた数の研究者に配分された。

　1951年の初めにパリの海軍病院に転勤したラボリは，有名な麻酔科医と共同で遮断カクテルと冷却法を併用した冬眠療法を開発していたが，6月に提供された4560RPの利用を開始してすぐこの薬物がもたらす「意識薄明状態」に注目し，精神科医にその利用を説いてまわった。11月に友人の女性精神科医が自

己投薬でその心理的効果を体験し，翌1952年1月には同僚の精神科医長アモンらが精神病性興奮の1例を治療したが，精神科医たちはあまり乗り気ではなかったらしい。

このような情勢の中で1952年2月に発表されたこの論文は，4560RPが抗ヒスタミン薬でなく神経節遮断薬であり，単独投与では意識消失や精神的変化を来さないが，かなりの睡気と自分の周囲についての「無関心」が生ずることに注目し，この薬物の抗ショック作用の機序のひとつとして，皮質・間脳のシナプス遮断による一種の「薬理学的ロボトミー」が高次中枢を休息に導くと推定した。そしてこの特異な中枢作用によって，産科麻酔および精神科での適応が示唆されると述べたのである。

翌3月には前記アモンらの治療経験が医学心理学会誌に報告されたが，この論文はあまり注目されることなく，抗精神病薬としての4560RPの評価を決定したのは，この年の5月から10月にかけて同学会（誌）に発表されたドレーら（サンタンヌ病院）による4560RPの単独使用経験であった。

この年に初版が出た『侵襲に対する生体反応とショック—人工冬眠療法の原理と応用—』（改訂版1955，山口與一ほか訳，最新医学社，1956）は，クロード・ベルナール，キャノン，レイリー，セリエの業績を継承したラボリの疾病観と治療観の集大成である。そして彼の医学思想の核心をなす「侵襲後振動反応」の概念は，日本で中井久夫［1974］が記述した急性期分裂病の発病・寛解過程における身体的対応として，初めてその精神医学的意義が明らかにされた。「病気とはひとつの不調和性振動反応である」という見解を敷衍すれば，分裂病の発病／回復の生化学的側面は，ドーパミン系侵襲後振動反応の不調和化／調和化として一元的に把握できる。　　●八木剛平

［詳細データ］H. Laborit, P. Huguenard, R. Alluaume, Un nuveau stabilisateur neuro végétatif (4560 RP). Presse Méd. 60: 206–208, 1952.
＊ Laborit L. Leger, Utilisation d'un antihistaminique de synthése en thérapeutique pré, per, et postopératoire. Presse. Méd. 58: 416, 1950.

ラモニ・カハール
Santiago Ramón y Cajal
「ニワトリの脊髄神経細胞の突起は何時現れるか？」　　［1890年］

ラモニ・カハールは1890年に発表した本論文の中で，脊髄の初期発生についてきわめて重要な古典的記載を残した。要約すれば，「初期の神経細胞すなわちヒスが神経芽細胞と呼んだものは，中心管を囲む上皮細胞が移動したもので，その移動は培養の3日目から9ないし10日目まで続く。最初に発生するのは前根の細胞，後根の運動部の細胞，前索の細胞であり，次いで側索の細胞，やや遅れて前交連の細胞と続き，後索の細胞は最も遅く（培養7日ないし12日目に）現れる。神経芽細胞は内方に向かう1次性の原形質突起（訳注：樹状突起）と外方へ向かう軸索を出し，最初は双極細胞の形を呈するが，内方突起はしばしば非常に短くて萎縮し，洋梨形の細胞となる。2次性原形質突起は細胞体ないし初期の2種類の突起から出る棘から生じ，その成長端は静脈瘤状に拡張し，非常にしばしば円く膨れている。軸索の伸長は，クロム銀（訳注：ゴルジ法）によって褐色を帯びた黄色に染まる，底辺を末梢に向けた円錐形の膨大（成長円錐 cones d'accroissement）で行われ，この円錐ないしは終末性原形質性の凝塊からは痕跡的な終末性分枝が生ずる。白質の側枝は培養5日目に前索領域で伸び始め，7日目に後索，次いで7日から9日目に後根，最後に（10日以前）灰白質を横切る線維に側枝が生じ始める。これらのすべての側枝も円錐ないし終末性原形質性の凝塊で成長するが，ただしこの円錐は軸索端のものに比すれば非常に小さい」。

以上のごとく，伸長する軸索および側枝の先端の膨大，場合によっては樹状突起の伸長端をも「成長円錐」と呼ぶようになったのは，このラモニ・カハールの記載に由来する。引き続いて彼はこの円錐が化学走性を持ち，標的が出す誘因物質に向かって進む可能性を示唆した。20世紀に入って組織培養，位相差顕微鏡，電子顕微鏡，組織化学などの多様な技

術が開発されるとともに，この構造物に関する知見も飛躍的に増加した。今日，成長円錐には糸状足（filopodia），膜状足（lamellipodia）および中心部（central part）が区別されており，ラモニ・カハールが「終末性原形質性の凝塊から出る痕跡的な終末性分枝」と呼んだのは糸状足に当たると思われる。培養ニューロンでは，糸状足は単一の円錐に1〜30本，長さ10〜20mμ，直径約0.3mμで，毎分6〜10mμの速度で伸び縮みし，異種組織に接触するとそれと粘着する性質を持つ。成長円錐の電顕的構造は，中心部と膜状足は軸索から続く微小管，小胞，ミトコンドリアを含み，膜状足の周辺部と糸状足はアクチン，ミオシンから成る特有の網目構造を示す。アクチン線維の重合・脱重合により，糸状足が伸縮して能動的探査が起こる。また，軸索の伸長は成長円錐における微小管の伸長，小胞による新しい細胞膜の付加およびミトコンドリアによるエネルギー供給によって起こるといわれる。軸索や樹状突起が伸長する時に動くのは成長円錐だけで，細胞体や軸索と樹状突起の既存の部分は定着性で固定しているが，細胞体が突起に沿って移動する小脳や嗅球などの顆粒細胞は例外である。成長円錐の形態と運動性は，電気的刺激，細胞内Caイオンによって変化するとともに，細胞外マトリックス中の活性分子，すなわち神経成長因子（NGF），各種の神経伝達物質，糖蛋白質のラミニンなどと活発に反応することが知られている。これらを介して，成長円錐は，ラモニ・カハールがすでに予見したように，独特な方向探知と標的認識能力を発揮するものと考えられ，一方では脊髄内の運動ニューロンの軸索が末梢でそれぞれ特異な筋肉を支配するというごとき神経組織固有の選択的結合を生み出し，他方成長時や成人の神経系に見られる記憶や学習における可塑性にも，この構造が関与すると見なされている。　●萬年 甫

> 詳細データ　S. Ramón y Cajal, A quelle époque apparaissent les expansions des cellules nerveuses de la moëlle épinière du poulet? Anatomischer Anzeiger 5: 609-613, 631-639, 1890.

ランゲ-アイヒバウム
W. Lange-Eichbaum
『天才』　　　　　　　　　　　　　　［1941年］

著者は1928年に主著『天才・狂気・名声——天才のパトグラフィー——』を書き，その後改訂を重ねた。この主著には，各改訂時までに欧文で発表された病跡学の論文が網羅され，天才ごとに整理された抄録集が付せられていて，病跡学者必見の文献集成ともなっている（ルースの協力になる1956年の第4版*は750ページの大著）。本項に紹介する『天才』は，この主著の短縮版である。

著者はまず「天才というものは自然科学的研究の対象となるような生物学的-心理学的実体ではなく，特定の人物に対して一定の集団が抱く価値評価という関係である」と定義する。価値評価は，自我肯定性であり，利用価値でもある。そこで，天才の評価は集団によっても変わるし時代によっても変わる。

また，天才に対する大衆の感情には，何か神聖な，謎めいた，異様な，デモーニッシュなものが投影されている。

各天才はそれぞれの「名声線」を持つ。すなわち，しだいに名声を高め，一定の期間天才として認められ，その後忘れ去られる人；ある日突然天才として有名になる人；長い間無名のままでいて，死後相当の歳月を経て初めて天才として評価される人；名声を長く維持する人；などさまざまな名声線がある。

いずれにせよ，無名の天才というものはなく，天才には名声が不可欠の条件である。

名声は，一定のサークルの崇拝者，熱心な伝道者が天才の存在を広範囲の人々に知らせるからで，大衆の中で有名になると「天才和音」というべきものが生じる。

天才には精神障害者が多く，特に精神病質者が多いが，精神障害と創造性の関係は多様なパターンにまとめられる。　　●福島 章

> 詳細データ　W. Lange-Eichbaum, Das Genie Problem: Eine Einführung. Reinhardt, München, 1941（島崎敏樹・高橋義夫訳『天才—その矛盾と宿命—』みすず書房，1953）.
> * Lange-Eichbaum, Genie, Irrsinn und Ruhm: Eine Pathographie des Genies, 4 Aufl. (verarbeitet von K. Ruth), E. Reinhardt, München, 1956.

ランテリ-ロラ　Georges Lantéri-Laura
『幻覚』　　　　　　　　　　　　　［1991年］

　冒頭に「本書の目的は幻覚に関する20世紀末の科学知識の総体を提示することではなく，歴史的および批判的観点からみた場合に，この問題がどのような形で立ち現れるかを考察するものである」とある。全体は2部からなり，次のような構成になっている。
　第1部　幻覚問題の歴史的発展
　(1)病的な次元の知覚変容という議論の起源，(2)精神病の時代における幻覚問題，(3)精神疾患群の時代，(4)粗構造
　第2部　今日の問題
　(1)幻覚の症候学と臨床，(2)幻覚の診断的価値，(3)批判的検討
　誤り，迷いなどの意味をもつラテン語が17世紀中葉にフランス語の幻覚になった。エスキロールの「五感の射程内に対象が存在しないのに，その感覚に内的な確信を抱く」という記載から「対象なき知覚」という今日の定義が生まれた。バイヤルジェは感覚性のない不完全な精神幻覚を見いだし，J.-P. ファルレは心的錯覚という概念で想像機能を重視した。1855年から56年にかけて医学心理学会で行われた議論は，幻覚と錯覚の区別，精神幻覚の独立性，健常者の幻覚，末梢器官と脳の関連，感覚性と想像性などについてである。1850-70年に大脳皮質の機能局在や失語症に関する知識が増し，これをもとにセグラは言語性精神運動幻覚を提唱し，レジスは中毒の錯乱状態に生じる複数領域の幻覚を夢幻症の概念で統合した。クレランボーは精神自動症のなかで初期の幻覚が中立で感覚性を欠くことを示し，エーは器質力動説の立場から精神病の幻覚を層構造をなす主体が全体的に解体するために解放される陽性症状と考えた。脳外科手術，幻覚物質，感覚遮断，精神分析と現象学から得られた知識を総括して，今日なお残された問題は健常者や宗教体験に見られる幻覚が，病的な幻覚とどのような関係にあるのかという点であるという。訳書にはフランスの幻覚研究の流れが付与されている。

●濱田秀伯

　詳細データ　G. Lantéri-Laura, Les hallucinations. Masson, Paris, 1991（濱田秀伯監訳／田中寛郷ほか訳『幻覚』西村書店，1999）．

ランベック　Elizabeth Lunbeck
『精神医学の説得』　　　　　　　　［1994年］

　本書の基礎になっている資料は，ボストン精神病院（Boston Psychopathic Hospital, BPH）が1912年に開設されてからの20年ほどの患者記録である。社会史的な方法の歴史的な正確さと，フーコー流の権力論の根本問題をえぐりだしていく鋭さとを融合させたランベックの仕事は，野心的な試みであり，またアメリカにおける精神医学史研究の成熟を物語っている。
　本書の基本的な主張は，BPHで営まれた精神医学は，文化と科学の周縁部で閉塞していたアメリカの精神医学が転換していく重要な転機になった，というものである。BPHは，比較的軽症の患者を科学的に研究することを目的とした施設として構想された。それに伴い，「正常」の対極としての精神病というよりむしろ，正常と異常の間のゆるやかな推移をあらわす「精神病質」へと医学の理論的な関心も移っていく。BPHのプログラムは，アメリカの精神医学の中心問題を「狂気」から「正常と異常」へと拡大し，精神医学を日常生活の心理全体を研究する科学として改造し，その結果として精神医学の思想が社会に広く浸透することに貢献した，というのがランベックの立論である。
　BPHのアーカイヴの分析は確かにランベックの解釈を支えている。しかし，ジャック・プレスマンがBulletin of the History of Medicine誌上の書評［1997］で指摘するように，精神分析でもアドルフ・マイアーでもなく，BPHのプログラムこそが，20世紀のアメリカ精神医学の転換の鍵であるとしたランベックの主張の根幹の部分には，十分な考察が与えられていない。プレスマンのThe Last Resort［1998］と併せて，ランベックの刺激的な著書は読まれるべきであろう。

●鈴木晃仁

　詳細データ　E. Lunbeck, Psychiatric Persuasion: Knowledge, gender and power in modern America. Princeton University Press, Princeton, 1994.

リクール　Paul Ricœur
『フロイトを読む―解釈学試論―』
[1965年]

本書はフロイトの全著作を対象に，それを哲学として読解し，哲学として解釈したフランスで最初の著作で，翌年刊行されたラカンの『エクリ』とともに，フランス哲学のフロイト化を促した書である。本書は問題篇，分析篇，弁証篇の3部から成り，第1と第3篇はフロイトの哲学的解釈で，第2篇はフロイトのテクストの精密な読解で，「エネルギー論と解釈学」「文化の解釈」「エロス，タナトス，アナンケー」に分かれ，この篇に本書の特質がある。著者はフロイトの全学説を「欲望の意味論」として捉える。精神分析の中核にあるのは欲望自体でなく，欲望の心的表現であり，その表現は歪曲され，象徴表現をとる。この欲望の意味論は，リビドー，抑圧などエネルギー論と，経済論とに基づく力の語法と，解釈モデルに基づいた意味の語法との混合語法である。このことは精神分析が事実を対象とした自然科学的性格と，事実を解釈する解釈学的性格の二面をもつことを示す。精神分析は力と意味が出会う場である。夢のような無意識の象徴表現の解釈は幻想や偶像の破壊をめざし，そこで著者は精神分析を「還元的解釈学」に分類する。その解釈学は意識の虚偽を暴き，自己愛を導入し，自己はもはや欲望の主体でなく，その対象とみなす。著者はフロイトのこの意識批判を受け入れる。そこで，主体を回復するには，反省によって意識的になることである。意識は所与でも起源でもなく，意識化しようとする努力であり，精神分析の役割は「意識的になること」にある。著者は精神分析の還元的解釈学を，意味の想起と回復をめざす「再興的解釈学」に対立させ，精神分析はこの2つの解釈学の総合によって成就する，と結論する。　●久米　博

[詳細データ] P. Ricœur, De l'interprétation, essai sur Freud. Seuil, Paris, 1965（久米博訳『フロイトを読む―解釈学試論―』新曜社，1982）．

リースマン　David Riesman
『孤独な群衆』
[1950年]

リースマンは1909年フィラデルフィア生まれの法学者，社会学者。1940年代からアメリカ社会の歴史心理学に興味をもち，当時大学院学生だったネイサン・グレーザー，詩人のルーエル・デニイとともに代表作『孤独な群衆』を書いた。初版は1950年。この当時，アメリカでは社会学，心理学，文化人類学などの隣接領域が協力した学際的研究がすすみ，この書物のなかにも新フロイト学派などの影響がつよい。じじつこれと前後してハーヴァード大学にはそれまでの学部をこえた「社会関係学部」がつくられ，コロンビア大学には「現代社会研究所」がつくられている。この本ではアメリカの社会史を人間の「同調行動」の変化という視点から着目し，かつての文字以前の「伝統主義」がアメリカの開拓時代に代表されるような「個人主義」に変化し，それにつづいて現代の「集団主義」に移行してきたことをのべた。引用されている事例はきわめて卑近であり，専門家以外の一般読者からも注目をあつめた。第2次世界大戦はアメリカに学際的研究を推進させ，ベネディクトやミードなどの名著もうんだ。『孤独な群衆』も，ある意味で，そのような当時の学界の流れのなかで書かれたものといっていいだろう。しかし，ここにいう3つの種類の「同調行動」とは歴史概念であると同時に人間の社会的適応の分類学でもある。事例はアメリカだが，この分類と思考方法はその後の社会学や社会心理学にすくなからぬ影響をあたえた。社会学者としてのかれの活動範囲と興味の対象はひろく，消費生活論，大学論などにもおおくの著作がある。リースマンははじめ法律事務所に勤務したが，のちハーヴァード大学にうつり，1950年代のなかばにしばらくシカゴ大学にうつったが，その後ふたたびハーヴァードの社会学部教授として活躍した。2002年5月10日ニューヨーク州ビンガムトンで92歳の生涯を閉じた。　●加藤秀俊

[詳細データ] D. Riesman, The Lonely Crowd: A study of changing American character, Yale University Press, New Haven, 1950（加藤秀俊訳『孤独な群衆』みすず書房，1961）．

リッサウア Heinrich Lissauer
「精神盲の1症例とその理論的考察」
[1890年]

　本論文は，精神盲，つまり現在の視覚失認（visual agnosia）の概念を決定した意味を持つ。精神盲はムンク[1877]の犬の動物実験によって見いだされた。これに失認（agnosia）の用語を当てはめたのは，後に精神分析を始めるフロイト[1891]である。リッサウアは症例ゴットリーブ・L.の臨床記載を通じて，右同名半盲，視覚的経路のみによる物品の認知障害（触覚的および聴覚的には認知可能），書字障害を伴わない読字障害（現在の純粋失読），手本のある図形の模写は可能であるが，手本がないと描画が不可能である，等々の特徴を見いだし，これを精神盲と診断した。彼は認知の水準に統覚（Apperception）と連合（Assoziation）を区別した。統覚とは「意識が感覚印象を最も強く把握する最高度の知覚」であり，形態把握に相当する。連合は把握された形態とその意味・概念との結合である。脳においては，統覚は視覚の「皮質作業場」の機能であり，連合の本性は「超皮質性（transcortical）」である。この区別から，精神盲に，形態認知（把握）障害の統覚型と，意味認知障害の連合型を理論的に区別し，本症例を「純粋ではないが主として連合型の優勢な精神盲」と診断した。本論文は臨床報告であり，この患者は2年後に死亡し剖検の結果，左後頭葉と脳梁膨大部を含む広範な病変が見いだされた。リッサウアは，失語の連合主義的古典論の完成者ウェルニッケの弟子として，そのブレスラウ学派の秀才であった。巣症状を呈する進行麻痺の発見（リッサウア型）や脊髄の解剖学における後外側路（リッサウアの縁帯）にその名を残す程の業績を挙げ30歳で夭折した。同門のフロイント[1889]の「視覚失語論」もリッサウアの協力の下に書かれた。意味認知の障害である連合型視覚失認と，意味認知は可能であるがその呼称のみが不可能である視覚失語の区別は現在でも微妙な問題をはらんでいる。

●波多野和夫

[詳細データ] H. Lissauer, Ein Fall von Seelenblindheit nebst einem Beiträge zur Theorie derselben. Arch. Psychiat. Nervenheilk. 21: 222-270, 1890（波多野和夫・濱中淑彦訳「精神盲の1症例とその理論的考察」『精神医学』24: 93-106, 319-325, 433-444, 1982）．

リッツ Theodore Lidz
『家族と人間の順応』
[1963年]

　本書は，米国のイェール大学精神科のリッツ教授を中心とした研究班が，1952年より開始した精神分裂病患者を抱えた17家族に関するインテンシィヴな12年以上にわたる継続研究を通して得た臨床的知見を理論的に体系化し，それを「人間の順応」という視点から人間家族のもつ諸問題について論及したものである。その内容は3講（第1講：科学時代における家族と人間の順応，第2講：家族機構とパーソナリティ構造，第3講：家族と言語と自我機能）から成り立っている。

　第1講は現代社会のもつ諸問題を社会学的・文化人類学的な視点から歴史的に考察し，我々の当面している問題への解明を試みている。すなわち，現代のような科学志向の時代は都市化と産業化を促進し，それまでの拡大家族を破壊し，異なった文化ないし下位文化的素質をもった人との間の結婚を助成する傾向があるところから，伝統的な養育パターンや順応技術の保守を少なくしていると主張することによって論議を拡大している。

　第2講と第3講は，適切な順応能力と自我の統一性を子ども達に保証してあげるために，家族が何を与えなければならないかといった命題に関する接近法を提供している。特に第2講の中では，重要な家族の力動的な構造が，一連合を形成したり，世代間の境界を保持したり，彼らの適切な性に関連した役割（sex-linked roles）を固守したりする親たちの能力に基礎付けられていることを論じ，わずかなそうした要素でも充足することができなければ，子どもの自我の構造化にどれだけ歪みを生じさせるかを考察している。第3講では，分裂病患者たちの家族環境についての調査研究から，そうした家族の親子間の言語的交流が悪いために，患者たちは彼らの生活している社会の文化が共有している伝達的意味から逸脱した概念や意味付けにさらされ，理路整然とした私的な意味付けの絶えざる発展を逆におかしてしまうような影響力に習慣的にさらされている場合が多いことを指摘している。

●鈴木浩二

[詳細データ] T. Lidz, The Family and Human Adaptation. Int. Univ. Press, New York, 1963（鈴木浩二訳『家族と人間の順応』岩崎学術出版社, 1968）．

リッツ Theodore Lidz ほか
『精神分裂病と家族』　　　　　　　　[1965年]

　本書はリッツらが約20年間にわたって研究し、発表した精神分裂病の発生と家族環境に関する諸論文を1965年に大成化したものである。この書は3部に分かたれている。

　第Ⅰ部は、家族研究のプロローグともいえるリッツ夫妻の2論文から成り立っている。第1章は、分裂病の発生に関する家族内環境の重要性を評価する試みをなし、家族環境の最も著しい諸特性を提示する。第2章は、治療的な視点から見た場合、患者と母親の境界が曖昧であり、ある母親は子どもを彼女のそばに、あるいは彼女の中に止めおく以外に生きる理由も欲求も持ちえなかったりしていたため、患者は他者との共生的な結び付きを求め、全知全能の人によって完全に保護され、さらに自分がその人にとって必要不可欠な存在でありたいという志向性を持っていると述べ、患者の発病が母親との強制的な結び付きに起因しているように思えることを明示している。

　第Ⅱ部は17家族に対する諸研究：「精神分裂病と家族」、「精神分裂病患者の家族研究における調査技術としてのケースワーク面接」、「父親」、「分裂した夫婦と歪んだ夫婦」、「親の性格と家族の相互作用」、「家族相互作用の研究を通じてみた症候学の理解」、「非合理性の伝達」、「投影法テスト・バッテリーを使った家族相互作用の予測」、「一卵性双生児における自我分化と分裂症状の形成」、「近親相姦と同性愛の問題」、「精神分裂病患者とその同胞」、「精神分裂病における男性患者と女性患者の親子関係の比較」、「精神科入院とは家族にとっていかなる経験か」、「精神分裂病患者をもつ母親」、「家族外への社会化の限界」、「家族研究と精神分析理論の関連性」、「家族研究と精神分裂病の理論」を記述し、重要な資料と概念を提供している。

　第Ⅲ部は、分裂病患者と親たちが持っていると考えられる思考とコミュニケーションの障害の実態を検証し、分裂病発生の予防手段を試みている。
　　　　　　　　　　　　　　●鈴木浩二

　[詳細データ] T. Lidz, Stephen Fleck, Alice R. Cornelison, Schizophrenia and the Family. Int. Univ. Press, New York, 1965（高臣武史・鈴木浩二・佐竹洋人訳『精神分裂病と家族』誠信書房, 1971）.

リーパ Yannick Ripa
『女性と狂気─19世紀フランスの逸脱者たち─』　　　　　　　[1986年]

　19世紀前半に産声をあげたフランス精神医学は、世界に先駆けて理論的、治療的、施設的、法制的な整備を行った。その中心には、ピネルとその弟子のエスキロール、そしてエスキロール・サークルと呼ばれる精神医学者たちがいて、「フランス精神医学の黄金時代」を形成した。本書原題は『狂女の輪舞─19世紀における女性・狂気・監禁 (1838-1870年)─』であり、精神医療の大枠を決定づける「1838年法」が制定され、エスキロールの論集『精神疾患論』が出版された記念すべき年から、1870年の普仏戦争の敗北で第2帝政が終焉するまでの、フランス精神医学揺籃期の屈折に富んだ歴史に焦点が当てられている。

　著者は、この時期を精神医学的な絶対的医学的権力の誕生期と見なし、街頭や家庭の逸脱者にすぎなかった女性を、精神医学的に分類し、収容し、精神病院に封じ込める過程として描き出す。当初理想とされたモデル精神病院は、短期のうちに不治＝慢性化と死の待つ場所として当時のメディアの格好の攻撃対象になる。女性史家のリーパは、診療録を丹念に読解し、文学作品の描写を織りまぜながら、この時代の被収容者＝女性の声を、抑圧された女性性（フェミニティ）というフェミニズム＝サバルタン的視点からすくい取ろうとする。

　本書全体は2部構成で、第Ⅰ部・逸脱では、社会と家庭から忌避された者とその共通イメージが、第Ⅱ部・さまざまな終末では、精神病院での日常生活や治療、医師との関係、そして不治や死や例外的な脱出としての退院が論じられ、通常光の当たらない19世紀フランスの精神医療や精神病院の裏面史が描き出されている。
　　　　　　　　　　　　　　●江口重幸

　[詳細データ] Y. Ripa, La ronde des folles: Femme, folie et enfermement au XIXe siècle (1838-1870). Aubier, Paris, 1986（和田ゆりえ・谷川多佳子訳『女性と狂気─19世紀フランスの逸脱者たち─』平凡社, 1993）. Trans. by C. de Peloux Menagé, Women and Madness. Polity, Cambridge, 1990.

■リバーマン Robert Paul Liberman,
デリシ William J. DeRisi,
ムシャー Kim T. Mueser
『精神障害者の生活技能訓練ガイドブック』 [1992年]

　精神疾患に罹患している人は社会生活を送る上でさまざまなハンディを持ち，そのために精神症状が出現したり，不満足な生活を送ることが多い。そうした人に生活のためのさまざまなスキルを学習する実践的な方法を提供しているのが本書である。認知行動療法と社会的学習理論の深い裏付けを持ちながらも，平明で具体的な本書は，精神・保健・福祉領域の初心者でも学べるものである。本書には治療者（医師，看護師，ケースワーカーなど職種を問わない）と参加者のセッションでのやりとりが豊富に記載されており，直截で楽観的な援助の姿勢が見て取れる。これを深い心理的洞察に欠けると感じる人もいるだろうが，本書には「参加者の活気や自発的な練習の様子をみれば誰のための練習かわかると思う」とある。北米大陸の文化の雰囲気を越えて，「社会生活のためのスキル」を学習するプログラムに普遍的な技術があることは，日本も含む国際的な普及からみて明らかといえるだろう。わが国でも多くの先達によって社会復帰活動が行われてきたが，1980年代後半に生活技能訓練がわが国に紹介され，ほぼ同じ時期に心理教育やケアマネジメントも導入され，社会福祉制度の充実と相まって，新しい精神障害リハビリテーションが発展することになった。これはノーマライゼーションと地域ケアに向けての動きといえよう。

　社会的，感情的反応の仕方を系統的に人に教える方法は，1949年の「条件反射法」が最初で，神経症患者の自己表現を促す技法であった。その後行動理論の発展に伴い，モデリングやロールプレイなども用いられるようになった。1960年代にオペラント条件づけの技法が取り入れられて，対象がさまざまな精神障害のみならず，知的障害，非行青少年にも広がり，慢性精神障害の長期入院患者を対象としたプログラムが行われるようになった。

1970年代には体系的なプログラムが複数開発され，その1つが本書の前身であるリバーマンらによる"Personal Effectiveness"*である。この本は全米で12,000部売れ普及に貢献した。その後分裂病患者の認知障害への技法の工夫が加わり本書の完成をみた。

　第1章では，精神障害リハビリテーションの概論と生活技能訓練の位置づけを述べている。第2章は実施の基礎となる機能評価と効果測定について述べている。第3章では具体的な技法が図やイラスト，多彩な具体例をもとに示されており，本書の特色となっている。第4章は交友とデートの技能に焦点を当てている。第5章では抵抗の強い人や，技能の獲得が難しい人，意欲の乏しい人などさまざまな困難に対し，きわめて豊富な対応法が示されている。リバーマンらの実践経験の集約といえ，本書の白眉といえる。

　筆頭著者であるリバーマンは，早くから行動療法の技術を用いて，精神障害者の社会的な行動の改善に力を尽くした。そうした実践と，「ストレス－脆弱性－対処－力量モデル」の理論的貢献により，アメリカ精神医学会，アメリカ精神分析学会などからの賞を受けている。現在カリフォルニア大学ロサンゼルス校医学部精神科教授で，同大学「分裂病と精神科リハビリテーション臨床研究センター」所長である。リハビリテーション分野の著名な指導者であり，薬物療法や行動科学などとの統合をめざし，多くの研究者を育てている。

　本書の翻訳者らは東大病院精神神経科デイホスピタルで，精神分裂病の治療研究を行っていたが，1988年のリバーマンの来日を契機に，生活技能訓練の普及に力を尽くしている。

●池淵恵美

[詳細データ] R. P. Liberman, W. J. DeRisi, K. T. Mueser, Social Skills Training for Psychiatric Patients. Pergamon Press, New York, 1992（池淵恵美監訳『精神障害者の生活技能訓練ガイドブック』医学書院，1992）．
* R. P. Liberman, et al., Personal Effectiveness: Guiding people to assert themselves and improve their social skills. Research Press, Illinois, 1989（安西信雄監訳『生活技能訓練基礎マニュアル』創造出版，1990）．

リープマン　Hugo Liepmann
『脳病変患者の行為障害について』
[1905年]

　失行（apraxia）という用語をはじめて使ったのはシュタインタールであり，それは1871年のことであった。しかし，失行という症候を明確に定義し，責任病巣・発現機序について初めて整理したのはリープマンである。彼は，1900年から1920年にかけて失行についての数編の論文を書いている。

　リープマンによれば，失行には肢節運動失行，観念運動失行，観念失行の3型がある。肢節運動失行は言葉で指示された場合も，視覚的に行為を見せまねさせた場合も，物品を使う場合にも障害がみられ，責任病巣は左右の中心領域（中心溝を挟む前後の領域）で，左病変で右手に，右病変で左手に生ずる。観念運動失行は言葉で指示された時と，行為を真似させた時に障害が強く，自然にはできることが指示されるとできない（automatico-voluntary dissosiation）がみられ，責任病巣は左縁上回皮質下である。観念失行は物品使用の障害で，系列行為の順番の誤りが特徴である。これらがリープマンの失行論の概略である。

　1900年の論文はリープマンの最初の症例報告，1920年の論文は総合的失行論といえるが，1905年のこの論文は特に行為機能の大脳偏在について述べられた多数例の検討である。83例を対象に，これらを42例の左麻痺例（右病変例）と41例の右麻痺例（左病変例）とに分け，失行の有無を検討している。その結果左病変例で失行が生じ，したがって左半球に行為機能の偏在があることを示したのがこの論文である。　　　　　　　　　　●河村　満

　［詳細データ］ H. Liepmann, Über Störung des Handelns bei Gehirnkranken. Karger, Berlin, 1905.

リュムケ　Henricus Cornelius Rümke
「分裂病の核症状と『プレコックス感』」
[1941年]

　オランダを代表する精神科医リュムケ［1893-1967］は，ブロイラーに分裂病臨床を学び，のちにユトレヒト大学の精神医学教授となり，晩年にはWHOの総裁をつとめた。「プレコックス感」については従来1958年のNervenarzt誌の論文 "Die klinische Differenzierung innerhalb der Schizophrenien" がもっぱら典拠とされてきたが，中井久夫によるオランダ語からの邦訳と解説*によって，原典の全貌を知ることが可能となった。

　リュムケはまず，いかなる症状も分裂病という診断の根拠とはならぬことから説く。ほとんどの症状はごく短時間ならば正常人も体験しているものであるとさえ述べている。それに対し，症状のリストのどこにも入らないが，ありとあらゆる症状の中に浸透しているあるもの，定義不能でありながらあらゆる症状の周囲に漂っているものを「プレコックス感」として，彼自身の診断における導きの糸とした。それは面接者の感情移入が「手が短すぎて相手に届かぬ」という認知であり，ごく短時間の面接の中でも感得可能なものである。彼は人間が相互に接触に入ることは本能的に生ずることであり，分裂病においてはこの「対人接近本能」が減弱していると結論づけた。彼らにおいては周囲にいる人間への「心寄せ」が障害されているが，他方で何としてでも共同体性を取り戻したいという悲壮な試みがなされているとも付け加えられている。　　　　　　　　　　　　　●内海　健

　［詳細データ］ H. C. Rümke, Het kernsymptoom der schizophrenie en het "praecoxgevoel". Nederlandsch Tijdschrift voor Geneeskunde 81: 4516-4521, 1941（中井久夫訳「分裂病の核症状と『プレコックス感』」中井久夫著作集1巻: 333-341, 岩崎学術出版社, 1984）.
＊　中井久夫「リュムケとプレコックス感」『季刊精神療法』3(1), 1977.

ルクセンブルガー Hans Luxenburger
「双生児の精神医学的系統的観察の暫定報告」
[1928年]

論文の著者ルクセンブルガーは、クレペリンとともにミュンヘンのカイザー・ウィルヘルム研究所遺伝研究所所長で分裂病の家系研究を行っていた遺伝精神医学の開祖リューディン教授の高弟である。当時は精神病の原因は遺伝であることは自明のことであるとして、メンデルの遺伝法則が再発見された後という時代を背景に、研究者の関心はそれが優性遺伝なのか、劣性遺伝なのか、その浸透率はどれくらいなのかに関心が集まっていた。それまでの双生児研究は精神病一卵性双生児の一致例の散発的な症例報告、しかも重症度や発症年齢がきわめて似ている、という逸話的報告が主であった。このようなときに（当時の一卵性の一致率は90％以上）、ルクセンブルガーはこの論文ではじめて精神病の双生児を時間的集積的にあるいは地域全体で集める系統的研究の重要性を指摘したのである。彼はババリアの精神病院とミュンヘン精神科クリニックの精神病患者の中から双生児を集め、その分裂病での一致率を調べたところ一卵性では70％という低い値であったが、これは、当時の説（すなわちリューディン教授の説）に合致しているとした。一卵性が22組しかないという少ない症例数を考えると、この解釈はやや説得性にかけよう。しかしこのように系統的な研究で集めた資料では、予想に反して重症度や発症年齢のばらつきが大きく、期待されたような完全な一致というものは見られなかった。すなわち今日的観点から見ると環境要因の重要性をすでに見出していたのである。しかし当時の卵生診断は写真判定や家族が間違えることがあったかどうかを基準にするというあいまいなものであったために、ルクセンブルガーのこの研究は後世から批判されることとなる。　●南光進一郎

[詳細データ] H. Luxenburger, Vorlaufiger Bericht über psychiatrische Serienuntersuchungen an Zwillingen. Z. gesamt. Neurol. Psychiat. 116:297-326, 1928.

ルーディネスコ Elisabethe Roudinesco
『フランス精神分析史―100年戦争―』
[1986年]

「ヨーロッパ諸国で精神分析に最も強く門戸を閉ざしているのはフランスである」と1914年にフロイトは書いているが、それから約30年後、精神分析が最も隆盛を極めた場所もまたフランスである。このような「拒絶」から「受容」への変化が生じるには、フロイトの理論から、汎性欲主義、ユダヤ的色彩が取り除かれ、そこにデカルト的明晰さが加えられる必要があった。全2巻で1100ページを超える本書は、精神分析がフランスに浸透するさいに、フランス庭園風の加工が加えられていくその過程が膨大な資料を駆使して克明に書かれたフランス精神分析史であり、同時に優れた20世紀文化史ともなっている。

第1巻は、1885年のフロイトのパリ留学から始まり、第2次世界大戦の勃発までのフランスの状況が描かれている。フロイトは当時のフランス神経学の大家シャルコーやナンシー学派の催眠技法に啓発され、ウィーンに戻り精神分析を創設するが、その理論はドレフュス事件の余韻さめやらぬフランスで、ジャネを初めとした心理学者や精神科医の強い反発に会う。ボナパルトやラフォルグが中心となりフランスに最初の精神分析協会ができるのは、国際精神分析協会の発足より16年も遅い1926年のことである。第2巻で著者は、戦後からではなく、少し遡り1920年代のシュールレアリスム運動から筆を起こす。というのもフランスへの精神分析の導入は、この芸術運動が真の動力源となったからである。この運動の系譜にフランスの精神分析の最大の立役者であるジャック・ラカンが位置することになるだろう。20世紀後半のフランス精神分析史とはラカンの歴史であり、ラカンの革命とその波乱が本書の後半部には実に見事な筆致で記されている。本書は単なる歴史書にはとどまらず、ラカンによるフロイト理論の「改変」が、どのようなフランス固有の状況からなされたかという点についても重要な示唆を与えてくれる。　●十川幸司

[詳細データ] E. Roudinesco, Histoire de la psychanalyse en France, Labataille de cent ans. 2vol., Fayard, Paris, 1986.

ルーディネスコ Elisabethe Roudinesco
『ジャック・ラカン伝』 [1993年]

　1人の精神分析家の理論と実践がどのように生まれたかということを理解するには，その人物の生涯や生きた時代を知ることが不可欠となる。フロイトには，ジョーンズの伝記を初め幾つかの伝記があるが，ラカンの生涯については彼の没後も謎につつまれたままであった。本書は1000人以上の関係者からの証言と膨大なる資料から構成されたラカンの伝記であり，著者は1人のたぐいまれなる臨床眼をもった精神分析家の知的緊張に満ちた生涯と，彼が生きた時代を生き生きとした筆致で浮かび上がらせるのに成功している。本書出版時に証言の細部の真偽について関係者からさまざまな批判があり，ジョーンズのフロイト伝同様，いわば曰く付きの伝記であるとも言えるが，もはやラカンを理解する上で無視することはできない第一級の資料となっている。

　本書はラカンの育った家庭環境，カトリックからの離脱，アクション・フランセーズへの接近，シュールレアリスト達との交友関係，2回の結婚生活，学派を巡る葛藤などラカンの個人的生活を明らかにしている一方，本書の副題が「ある生の素描，その思考の体系の歴史」であるように，彼の思考形成の過程をも緻密に描き出している。スピノザ，ヘーゲル，ニーチェ，ハイデガーを彼がどのように読み，どのように自らの理論に取り込んでいったか，また彼の同時代人であるバタイユ，サルトル，アルチュセール，デリダらとどのような交流をもち，どのような対立があったかということを本書から知ることができる。このような背景のもとでラカンの仕事を考えることにより，私たちはラカンを神話化することもなく，また一面的に拒否することもなく，歴史的に相対化して把握することができる。本書の圧巻は，ラカンの学派の解散を巡る紛争の詳述であり，ラカンの残した巨大な影響力と90年代のラカン派の現状が見事に記されている。　　　　　　　　　　●十川幸司

　詳細データ　E. Roudinesco, Jacques Lacan, esquisse d'une vie, histoire d'un système de pensée. Fayard, Paris, 1993（藤野邦夫訳『ジャック・ラカン伝』河出書房新社，2001）．

ルリヤ Aleksandr Romanovich Luria
『神経心理学の基礎―脳の働き―』 [1973年]

　本書はルリヤと共同研究者の40年にわたる臨床的研究に基づいた神経心理学の概説書である。ルリヤの多くの著書の中でも教科書的な性格の濃いものであり，内容は脳の働きとしての精神活動全般を扱っており，従来よりの神経心理学の対象である失語，失行，失認，広義の巣症状に止まるものではない。

　ルリヤは20世紀後半の最も卓越した心理学者のひとりであり，指導的な神経心理学者である。その高次心理機能の脳機構に関する基本的な考え方は，本書第2章その他で繰り返し述べられているように"系的力動的局在論"といいうるものである。そこでは，高次心理機能は階層性をもつ多くの構成環（構成要素）からなる複雑な機能系として捉えられており，機能系はそれぞれの構成環に関与する協調的に働く脳の諸領域の複合体により担われているとされる。つまり高次心理機能は限局した脳領域にではなく，機能の"系"としてその構成環に関与する諸脳領域全体に局在することとなる。したがって機能系としての高次心理機能は様々な構成環において（つまり様々な局所病変において）様々なかたちで障害されうるのであり，それゆえ様々な局所脳病変での高次心理機能の変化を詳細に分析し比較することで障害されている構成環を解明しうるのである。このような方法は，高次心理機能の脳的基盤を明らかにするだけでなく，その内部構造を解明し，神経生理学的分析を可能にする重要な手段であると述べられている。また"系的力動的局在論"では，機能系を構成する構成環とそれを担う脳領域は固定的なものではなく可変的なものであり，心理発達につれ継時的，力動的に変化していくとされる。機能系としての高次心理過程と脳の関係は力動的なものであり，この考えは"機能系の再構成"として，近年の高次脳機能障害のリハビリテーション（認知リハビリテーション）の基礎理論となっている。

　本書は，"脳の機能機構と精神活動（基本原則）"，"脳の局所系とその機能分析"，"精神過程とその脳機構"の3部からなっている。第1部は3章からなり，第1章で比較解剖学

や生理学のデータに基づき従来よりの脳の機能機構に関する知識が概観され，第2章では脳の病変局在と機能局在の基本原則が述べられている。機能，局在，症状という概念の再検討に基づき，"系的力動的局在論"というべきルリヤ独自の見解が示される。第3章は脳の3つの基本的機能単位系として，脳幹，後部脳，前部脳のそれぞれの働きと相互作用がまとめられている。第2部は6章からなり，後頭領域と視知覚，側頭領域と聴知覚，後部連合領域と同時性統合，感覚運動領域および前運動領域と運動，前頭葉と精神活動の調節，内側基底部領域と右大脳半球の機能が，自験例や巧妙な検査法を含め詳細に述べられている。特に前頭葉に関する章はルリヤの最も独創的な研究成果が示されており，読み応えがある。第3部は，知覚，運動と行為，注意，記憶，ことば，思考という，心理機能別に章がたてられ，その心理学的構造と脳機構が解説されている。いずれもルリヤ自身のデータに基づいており，今読んでも大変に新鮮，刺激的である。ことばの章では力動失語をはじめルリヤ独自の失語型がわかりやすく紹介されている。

ルリヤの"系的力動的局在論"の考えは，セーチェノフ，ベヒテレフ，パヴロフ，ヴィゴツキーをはじめとするロシアの生理学，心理学の流れを汲むものであり，本書においても，一方ではヴィゴツキーをはじめとするロシアの心理学の見地から精神活動の構造が分析され，他方では中枢神経系に関する形態学や生理学の知見，特にパヴロフの高次神経活動学説に基づいて神経系の働きが理解され，そして両者が巧みに統合されている。

ルリヤは本書以後も，『記憶の神経心理学』，『神経言語学の基本問題』，『言語と意識』など精力的に著作を著しているが，それらは本書の考えを発展させたもので，ルリヤの基本的考え方はすべて本書に著されているといる。

●鹿島晴雄

[詳細データ] A. R. Luria, Основы Нейропсихологии. Издательство Московского Университета (モスクワ大学出版)，Москва, 1973 (保崎秀夫監修／鹿島晴雄訳『神経心理学の基礎―脳の働き―』医学書院，1978; 鹿島晴雄訳『神経心理学の基礎―脳の働き―』第2版〔完訳版〕，創造出版，1999).

ルリヤ　Aleksandr Romanovich Luria
『言語と意識』 [1979年]

本書はロシアの神経心理学者であるルリヤの最後のモノグラフである。モスクワ大学心理学部で学生および関連領域の研究者を対象とした講義に基づくものであり，著者が推敲を終了しえなかったため，高弟のE. D. ホムスカヤ女史による補足的な校訂を経て出版された。L. S. ヴィゴツキーの言語と意識に関する考えを出発点として，意識の形成における言語の役割を検討しようとするものである。ルリヤは第2次大戦における頭部戦傷例の経験から独自の失語型の分類を行ったが(『外傷性失語』[1947])，晩年には近年の言語学の知見をとりいれ，神経心理学と言語学を結びつけ失語症の神経心理学的研究を発展させていった(『神経言語学の基本問題』[1975])。本書はヴィゴツキーをはじめとするロシア学派の立場と神経言語学を融合したもので，16の講義からなっている。

「語の意味論的構造」，「個体発達過程における語意の発達」，「概念の発達と研究法」，「意味場とその客観的研究」では言語学の知見と生理心理学というべきロシア学派の方法論が組み合わされ，展開されている。特に，第V講「意味場とその客観的研究」の"語の多元的結合についての客観的研究法"で紹介されている，意味場における語の近似性の客観的評価法は伝統的なロシア学派の方法論によるもので興味深い。「複雑な形式の言語発話」では言語のシンタグマ的構造とパラディグマ的構造という観点から発話が分析され，「複雑なコミュニケーションの意味の理解」ではテキストの内的意義の理解，「言語と推論的思考」では論理的思考の発達の問題などが扱われている。最終講「言語活動の大脳における組織化」は，失語症の脳機構を神経言語学の立場からまとめたもので，ルリヤの失語に関する集大成ともいえるものである。

●鹿島晴雄

[詳細データ] A. R. Luria, Язык и Сознание. Издательство Московского Университета (モスクワ大学出版)，Москва, 1979 (天野清訳『言語と意識』金子書房，1982).

レイン Ronald David Laing
『引き裂かれた自己—分裂病と分裂病質の実存的研究—』　［1960年］

本書はスコットランド生まれの異色の精神科医 R. D. レイン［1927-59］が1960年弱冠28歳でものした秀作である。すぐ1965年にはペリカンのペーパーバックにもなって世界中で多くの読者を得た。邦訳［1971］も出版25年後の1997年には予想を超えて28版を重ねた。

この書物が広く読まれたについては時代的な理由があったと思う。1つはレインが軽症の分裂病の心理治療にことのほか熱心な精神科医の1人であったこと。本書の副題にある分裂病質（schizoid）はだいたい現在いうところの境界例とみてよい。21世紀に入った現在も境界例はわれわれの課題であることを止めない。時代を担った病型というべきか。

もっとも、レインの境界例論が学問的に何か新しいものをもたらしたかというと、必ずしもはっきりしない。第2部に出てくる「にせ-自己」の体系、第3部に出てくる「分裂病への発展」もノイエスとはいいがたい。しかしピーターという症例は面白いし、石化、内破などという表現もうまい。

レインの当時の人気の2番目は、多分実存的研究という言葉を使って英国の精神科医が書いた最初の書物であったことか。正直にいうと、それはあまり上質の実存主義ではなかったのだが、そのかわり、とてもわかりやすかった。

そして最後に、何といっても彼には1960年代の反精神医学運動の旗手というブリリアントな側面が付け加わる。

この3つは当時の日本の精神医学的気候によくマッチした。精神科医だけでなく知識人もいつになく「狂気」に関心を持った時代だった。その人たちを引きつけたのは多分第3の反精神医学的な側面だった。レインを論じる以上この点を省略できないのだが、紙数の関係もあって『狂気と家族』の項で述べることにする。社会のもつ狂気への偏見が治療上のネックとして浮上するたびに、レインの反精神医学を思い出さないわけにはいかないだろう。レインの人気の秘密は『レイン　わが半生―精神医学への道―』［レイン著、中村保男訳、中井久夫解説、岩波現代文庫］にゆずりたい。

●笠原 嘉

　詳細データ　R. D. Laing, The Divided Self. Tavistock, London, 1960（阪本健二・志貴春彦・笠原嘉訳『引き裂かれた自己』みすず書房、1971）．

レイン Ronald David Laing
『狂気と家族』　［1964年］

本書は異色の精神科医 R. D. レイン［1927-89］の『引き裂かれた自己』［1960］、『自己と他者』［1961］につづく3作目にあたる。

ここでいう狂気とは青年期に好発する、分裂病（統合失調症）という代表的な慢性精神疾患を指す。統計をとりうる地域ではどこでも生涯有病率（一生のうちにこの病気にかかる率）がほぼ100人に1人弱と群を抜いて多く、しかも残念ながら原因が完全にははっきりしない難病である。

症状的には陽性症状（幻覚・妄想など）、陰性症状（無気力など）、認知障害などいろいろあるが、要するに後期青年期から初期中年期になって社会に出て仲間をつくり常識的な対人関係を楽しむことができない状態が理由なしに起こるのが特徴である。

本書は標題から一見難解な理論書を予想させるが、意外にここには11の家族（すべて患者は女性）の具体的記録が家族の会話も含めて記録されている。こういう書物は珍しい。「われわれがこの11例で例証しようとしたことは、もしわれわれが家族間の（対人的）相互作用を何も知らずに患者をみたなら社会的に非常識と思えたかもしれない彼女らの体験や行動が、彼女らの家族という文脈の中でみるとずっと意味のあるものになる、ということである」。

家族研究（family study）と精神医学が呼ぶこの研究法は20世紀初頭、米国で非行少年について行われたのが最初だが、やがて分裂病（統合失調症）にも適用され、一時期多くの研究を世に送った。要するに、家族という小グループを個々人の集合というより1つの全体（as a whole）とみなし、そこから「分裂病患者を作り出す母親」祖父母-父母-病人の継起を重視する「3世代説」「親と子との間にある世代間境界の混乱」「母子間の二重拘束性をもったコミュニケーション（ダブルバインド）」「偽りの相互性」などという概念が提起された。もっとも今日では、

こうした概念は，精神病よりも軽症の青年期の境界例とか登校拒否症の家族の記述と治療に積極的に使われている。

しかし，反精神医学者の代表であったレインの家族研究の真意は，単純にその家族の母と娘のあいだの（たとえば当時のベイトソンが主張したように）心理レベルの二重拘束性を捉えることではなく，「今までのところ，問と答は社会的下属体系である家族にもっぱら向けられていたが，今やこの問を問う仕事は」「社会における市民的秩序のなかでの意味を知ることへと進まなければならない」というところにある。

その結果，レインの"社会共謀因"説とでもよぶべき独特の分裂病原因論が主張される。これによれば，分裂病は従来の社会因論のように貧困，無知，過密，欠損家庭，家庭内暴力などに帰されるべきではなく，そもそも互いに他者を制御し合い，力によって思いのままにしようとする人間の本性ゆえに生じる疎外の一型式であって，そこには家族，精神科医，ケースワーカー，さらには仲間の患者自身さえ加わっての一致した，しかし決して誰にとっても意図的でなく可視的でもない連携的共謀行為，とされた。

家族研究はつねに治療論を志向するが，レインの場合それは既存の社会と対立する1つの対抗文化を創り出し，そこで病人が彼の旅路をつつがなく完了することを考想するものだった。分裂病のためのいくつかの実験病棟を試みたのも理由のないことではない。しかし，いかに稀薄化したとはいえ近代的自我をまとう現代の社会では分裂病患者の生きうる対抗文化を形成することはむずかしいことだった。

もし当時の反精神医学（antipsychiatry）を鳥瞰することに興味をいだかれる方があれば，「反精神医学」*あるいは「分裂病の成因論について」**を参照いただければ幸いである。　●笠原　嘉

[詳細データ] R. D. Laing, Sanity, Madness and the Family. Tavistock, London, 1964（笠原嘉・辻和子訳『狂気と家族』みすず書房，1972）.
＊　笠原嘉「反精神医学」『現代精神医学体系』1 B2: 91-105，中山書店，1980；笠原嘉『精神病と神経症』1巻，みすず書房，1984.
＊＊　同「分裂病の成因論について」『精神経誌』78: 1-19, 1976；笠原嘉『精神病と神経症』1巻所収，みすず書房，1984.

レイン　Ronald David Laing
『自己と他者』　［1969年］

本書の章立てを見ると「第1部 対人経験の諸形式」「第2部 対人行動の諸形態」とある。前者には，空想と経験，空想とコミュニケーション，見せかけと逃避，経験の対位法，死の冷たさの章が，後者には補完的アイデンティティ，承認と不承認，共謀，にせの境地と安住しえない境地，属性付与と命令の章が並んでいる。著者レインは反精神医学者としてつとに有名になってしまったが，彼の精神医学の本領が対人関係論にあったことはこの章立てからも，また本書の初版の出たのが『引き裂かれた自己』とほぼ同じ1961年であったことからもわかる。

「自己と他者」を説いた精神医学者は多い。彼らは大きく分けて精神分析学者と現象学的人間学者だが，本書にも両者の流れが入っている。前者としてフロイト，サリヴァンが，後者としてブーバー，サルトルが入っている。その他，随所にドストエフスキー，ジュネなどの文学作品からの引用があって，読者を楽しませてくれるのも本書が版を重ねた理由の1つだろう。

自己と他者の関係のなかには愛と信頼の芽があると同様に，一切の曲解と盲信の，束縛と暴力の根もある。反精神医学者の彼にとって気になるのが，どちらかといえば後者に重点があるのは仕方がない。しかもこの「自と他」は一見心理的局所的小空間にみえて，実は家族次元，社会次元の諸現象に影響を与え，また逆にそこから影響されるという形で社会に開かれている。終始そういう点に着目があるところがレインの対人関係論の特色であろう（笠原嘉『精神科医のノート』のなかの「R. D. レイン氏」*参照）。　●笠原　嘉

[詳細データ] R. D. Laing, Self and Others. Tavistock, London, 1969（志貴春彦・笠原嘉訳『自己と他者』みすず書房，1975）.
＊　笠原嘉「R. D. レイン氏」『精神科医のノート』みすず書房，1976.

■レヴィ＝ストロース
Claude Lévi-Strauss
『親族の基本構造』　［1949/67年］

　本書の著者はベルギー生まれ，ユダヤ系，南北アメリカとは縁が深く，第2次大戦前デュルケーム学派とアメリカ人類学の影響下にブラジルで野外調査，戦中は難を避けてパリからニューヨークに渡り，同時期渡米中の構造言語学者ヤコブソンの示唆に啓示され，本書を学位論文として提出。数学者の協力を得，他分野の新知識を取り込む等，20世紀後半の構造主義隆盛の基をなした。

　本書にいう自然から文化へと移行する人間にとって，普遍的規則は近親婚の禁止である。多くの民間信仰は正しい説明を与えないが，肝腎な点は，姉妹や娘を他人へ贈与し，また他人から贈与されてのみ婚姻が許される以上，贈与は相互的となり，著者のいう交換にほかならぬことである。交換が贈与と調和するのは，2つないし偶数のものの両側を往復するだけに限られる場合（限定交換）と，任意数のものが一方向につながって循環し交換が隅なく一般化される形（一般交換）とが可能だからである。これらの基本構造にたいし，現代人のように親族の範囲を限るだけで，配偶者の選択は経済ないし心理的な他の機構に委ねる方式を複合構造という。しかし本書は抽象的分類を事とするのでなく，全巻にわたり先人たちの業績を吟味しつつ，諸構造の世界的分布を具体的に論じた成果である。

　最終部は言語学を社会科学の範とし，社会学者は方法のみならず対象もそれと同じはずだという。現代文明は言語を駆使し往々これを単に記号と見て視野を狭めるが，精神病理学や児童心理学や民族学は経験の拡張を許す。近親婚が禁止されるのは性を濫用するからであり，騒々しい発言や擬人化への応答は言語の濫用の例である。しかし後年の著者の神話論では，濫用とは逆に善用ともいうべき例として，音楽と神話が発見されることになる。

●田島節夫

　［詳細データ］　C. Lévi-Strauss, Les structures élémentaires de la parenté. PUF, Paris, 1949; Nouvelle Édition revue et corrigée, Mouton & Cie, 1967（馬淵東一・田島節夫監訳『親族の基本構造』上・下，番町書房，1977, 78）．

■レヴィ＝ストロース
Claude Lévi- Strauss
『悲しき熱帯』　［1955年］

　「私は旅と探検家が嫌いだ」という有名な逆説的な書き出しで始まり，熱帯地域を中心として行ったフィールドワークの体験をつづった『悲しき熱帯』はまさに代表的なエスノエッセイ的民族誌の1つである。他者の文化の微細な徴候の群を感受し，そのおもいがけない組み合わせを成し遂げ意味を読解するという後年の著作でくりひろげた「野生の思考」である「ブリコラージュ（器用仕事）」などもすでにみえる。社会全体を構成する諸要素の一種の元素周期律表の作製という発想。隠喩と換喩の重層的な記述。鋭敏な感覚とりわけ嗅覚の鋭さが豊かに香る文章。論議を呼ぶ文字の起源と権力の関係の記述。

　ただ1つの文明にのみ適合した視点の脱中心化を企図した旅のタブロー。自文化と異文化との間における人類学者の，自己言及性をまぬがれえない，両義的な立場性が鮮明に描かれている。

　自らの3人の師としてフロイトとマルクスとともに地質学を挙げている。その共通性として実在の中の多様な次元という発想や体験と実在との不連続性を指摘する。地質学的な地層の断面は，世界を共時的・通時的全体として把握しようとする構造主義的思考の特徴をよく表している。

　〈民族誌を書く〉のは誰か？という問いかけから，〈自〉と〈他〉の〈あいだで書く〉のである。「私」とは，「ものごとの起こる交叉点」であり，「無意識という空虚な場での他者との交叉」であると言う。いわば西洋的な連続性のあるマクロな歴史の視点からは意味を欠如した歴史不在の偶然的な出来事（ミクロな純粋歴史）を民族誌家として，つまり自己と他者との交叉点として生きた体験そのままに語るのである。

　この『悲しき熱帯』には失われつつある文化へのノスタルジアにあふれた〈エントロピックな語り〉としての批判には包摂されえない過剰がある。

●下地明友

　［詳細データ］　C. Lévi-Strauss, Tristes tropiques. Plon, Paris, 1955（川田順造訳『悲しき熱帯』中央公論社，1977）．

レヴィ-ストロース
Claude Lévi-Strauss
『構造人類学』 [1958年]

　レヴィ-ストロースの構造人類学全体が，「自然から文化への移行という大きなテーマをめぐっての変奏曲」である。自然と文化の「決定的な断絶」への感性。この「移行」は，「連続（自然）」の「不連続化（差異の導入）」を意味し，この不連続化は，言語と交換による他者とのコミュニケーションをもたらすものとされる。象徴秩序は，コミュニケーションの体系として理解され，言葉・女・財の交換体系（言語の交換・近親相姦の禁止・物財の交換）の3つの次元として分析される。重要な対概念として，「生きられた系」と「考えられた系」，「機械的モデル」と「統計的モデル」が挙げられる。

　「構造」とは，要素と要素間の関係とからなる全体であって，一連の「変換」過程を通して，他の一切が変化するときなお変化せずにあるもの，ある体系が別の体系に変化したときに現れる不変性のことであるとされる。しかし，この意味での構造には，一種の先験説の陥穽につながる可能性があり，構造の発生過程の分析と，構造と非（＝反）構造（構造に包摂されざるもの）とのダイナミズムの分析が弱点として指摘されるが，構造と一回的な出来事との相互性への視点として，後年の「ブリコラージュ（器用仕事）」という概念によって救済されている。

　「生体の異なった層に異なった素材で築かれうる，形式的に相同な諸構造は，互に他にたいして誘導性を保持する」（『象徴的効果』）という言葉の中に主要な構造人類学的思考のパラダイムがみえる。すなわちいわゆる階層モデル・同型モデル・構造的思考モデルである。階層・同型モデルから，相互に不還元な諸構造間の「誘導性」が設定され，構造の成立するレベルが問題となる。

　社会構造の概念は，経験的実在にかかわるものではなく，経験的実在にもとづいてつくられたモデルにかかわっているという。

●下地明友

[詳細データ] C. Lévi-Strauss, Anthropologie structurale. Plon, Paris, 1958（荒川幾男・生松敬三・川田順造・佐々木明・田島節夫訳『構造人類学』みすず書房，1972）．

レヴィ-ブリュル Lucien Lévy-Bruhl
『未開社会の思惟』 [1910年]

　デュルケーム学派に属するレヴィ-ブリュルは，社会の成員を共通に拘束し，世代間伝達され，尊厳，畏怖，崇拝の感銘を引き起こす「集団表象」を，イギリス人類学派がやったように「個人心理」から理解してはならない，社会事実としてとらえなければならないとする。そして，「劣等社会で集団表象を規制する最も一般的な諸法則」の予備的研究を試みる。集団表象のつなぎあわせ方を支配している原始心性特有の原理が「融即律（La loi de participation）」とよばれ，この融即の原理により，未開人は因果律，矛盾律に縛られず，異なる生物，事物の間に神秘的同一性を考え，存在や現象の間に神秘的作用力を認めるとされる。この原理に依拠する彼らの心性は，われわれの心的活動の「劣等形態」と見なすことはできず，表象の内容からみれば，「神秘的心性」と見なされるし，表象のつなぎあわせ方からみれば，「反論理的」でも，「無論理的」でもなく，「前論理の心性」と呼ぶべきだという。さらに，前論理の心性の作業について，それが経験からの制約を受けぬこと，論理的機構に従っていないゆえに，自由がなく，画一的ともいえること，感覚上の諸印象を細部まで忠実に再現する具体的記憶の異常な発達があることなどが指摘される。

　原始人の「言語」と「算数」，狩，猟，トーテミズム，卜占，呪術など未開社会にみられる諸制度を扱う本書の後半では，豊富な民族誌的事例報告が，前論理の心性の観点から分析されるとともに，自らの仮説の傍証として引き合いに出される。彼らの言語の特徴として，時と因果律の表象よりも空間的位置，距離の具体的範疇を示す語彙が豊富であること，語のもつ神秘力，呪術的な力の強調などが挙げられている。卜占は，1つ以上の現象を，それが前兆する不祥事と結合する神秘的連繋を知るための技術であり，呪術とは，この神秘的関係の利用法とされる。

　最終章では，未開社会での集団表象は，厳

密な意味での観念としての表象ではなく，むしろ極端な感情強度を持つ集団心性と言うべきで，集団が目指す同体感は，表象のレベルよりも実際的な運動，行為のレベルで生きられていることが指摘される。この観点からすれば，神話や祖先崇拝等が観察されるのは，集団の各成員の個人意識が確立され，囲繞する生物，器物への社会集団の神秘的共存感は前ほど緊密でなくなり，間接的となったより進歩した型の社会においてである。最後に，筆者は，論理的思考が絶えず発展を続け，経験の影響のもとに絶えず現実に規制されうるような民族においても前論理的心性は存続すると主張している。

本書をはじめとするレヴィ-ブリュルの著作は，その後の関連科学の発展に伴い，ヨーロッパ人の未開人についての偏見を批判するときの標的にされてきた。すなわち，基本的には原始人の思惟を現代人のそれとは区別する彼の考え方が偏見的な対立図式のもとにあるとされた。このような批判のうち，最も大きな影響力をもったのは，呪術的・神話的思考，具象の論理は，実は「野蛮人の思考」ではなく，われわれ「文明人」の日常の知的操作や芸術活動にも重要な役割を果たしており，むしろ「野生の思考」と呼ぶべきだとするレヴィ-ストロース［1962］の主張であった。本書の現代的意義として，集められた豊富な民族誌的事実とそれに対するヨーロッパ人の見方の資料的価値があげられるとともに，その批判的な乗り越えを通じて，構造主義の導入のきっかけを作った点が特筆される。

また，精神病理学の影響に関していえば，本書は，A. シュトルヒに有名なモノグラフ『分裂病者における蒼古的・原始的な体験と思考』［1922］を書かせる刺激を与えた。

●大塚公一郎

[詳細データ] L. Lévy-Bruhl, Les Fonctions Mentales dans les sociétés inférieueres. Librairie Félix Alcan, Paris, 1910（山田吉彦訳『未開社会の思惟』上・下，岩波書店，1953）.

レーヴィ-モンタルチーニ
Rita Levi-Montalcini

『美しき未完成─ノーベル賞女性科学者の回想─』　　［1988年］

神経成長因子 NGF の発見によりノーベル医学生理学賞［1986］を受賞したイタリア女性科学者リタ・レーヴィ-モンタルチーニ（以下リタ）の自伝。

リタは1909年イタリア・トリノのユダヤ人家庭に生まれ，男尊女卑の風潮の中で女子校に入れられ良妻賢母への道を歩むが，自分を可愛がってくれた子守りが胃癌で死を待つ姿を見て勃然，医学を志し，トリノ大学医学部の編入試験に合格する。美貌のリタに同級生の求愛が殺到するが，頑固な雷おやじのユダヤ人，ジュゼッペ・レーヴィ教授に魅かれ，教授の解剖学教室に出入りし，鍍銀法で神経節の細胞を数えるなどの古風な研究を行う。しかし学位論文「結合組織，筋組織および上皮組織による膠原細網線維の形成」の研究で，ガラス管内での細胞の動態をみる体験ができた。

やがてムッソリーニが政権をとるとユダヤ人迫害が進み，ナチス進攻で最悪となる。1939年大学を追放されたリタは，寝室に小実験室をつくり，鶏胚の神経系の実験発生学的研究に没頭する。レーヴィ教授も転がりこんで来る。この実験室からベルギーの雑誌（ユダヤ人の論文を受理した唯一の雑誌）に投稿された一篇の論文が，アメリカのヴィクター・ハンバーガー教授の目にとまり，リタはセントルイスのワシントン大学に招かれ［1947］，戦勝国の豊かで開放的な研究生活にはいる。

偶然の幸運から，ある種の肉腫に神経の成長を促す物質（NGF）が存在するらしいことを見つけたリタは，当時組織培養のメッカだったリオデジャネイロに赴き，ここで培養神経細胞が肉腫の抽出液によって太陽のコロナのように突起を伸ばすことを発見する［1952］。NGF はその後存在すらも疑われ，苦難の時代を経るが，スタンレー・コーエンらの協力で化学構造や生物学的作用が確立してゆく。

●藤田恒夫

[詳細データ] R. Levi-Montalcini, In Praise of Imperfection: My life and work. Basic Books, Inc., New York, 1988（藤田恒夫・曽我津也子・赤沼のぞみ訳『美しき未完成─ノーベル賞女性科学者の回想─』平凡社，1990）.

レヴィン　Kurt Lewin
『トポロギー心理学の原理』　［1936年］

　心理学が哲学から分かれて科学的心理学として独立したのは，ヴントがライプチヒ大学に心理学の実験室を創設した1789年とされている。しかし，直接経験しうる心理的体験のみを研究対象とするヴントの主張は，ある意味では科学としての心理学への第1歩であった。「心理学をして真の科学とする」［訳書2頁］ためには，「事実の集積だけでなく，理論的背景」［訳書5頁］が必要であった。本書は，トポロジー (topology) という数学的概念によって，その要請に応えようとしたものである。まず，レヴィンは事象の頻度から法則を見出そうとするアリストテレス的概念から「具体的な純粋な場合から一般法則」［訳書14頁］を見出そうとするガリレオ的概念への転換を主張する。次いで，従来は事象の原因を歴史的な時間的次元に求めようとすることに対して，事象の生起している全体的事態という空間的次元に求めることを強調した。人（P）がある環境（E）に在るということは，1つの生活空間（Life Space）を成している。そして，個人の行動（B）はこの生活空間の中で生起するので，その関係は

　　B＝f (LS)＝f (P.E.)

といった形で表すことができる。心理学が解明すべきは，この人と環境との相互関係なのである。いま，犬を極端に恐れる人がいるとしよう。何度も犬に吠えられた経験を持っているのでという歴史的因果律による説明も可能であるが，どのような人がどのような環境にあってかという生活空間の特質（体系的因果律）から理解すべきなのである。レヴィンは理論家であると同時に，実践的な研究者であった。トポロジー心理学の説明にあたっては，具体的な日常生活経験を例に挙げて，図示している。

●小川俊樹

　［詳細データ］K. Lewin, Principles of Topological Psychology. McGraw-Hill, New York, 1936（外林大作・松村康平訳『トポロギー心理学の原理』生活社，1942）.

レオンハルト　Karl Leonhard
『内因性精神病の分類と病因論詳細』　［1957年］

　レオンハルトはウェルニッケ，クライストの流れをくむフランクフルト学派に属し，内因性精神病に関してクレペリンの二分法にとらわれない疾患分類を打ち立てた。本書はその分類と個々の病態における病因論との集大成である。彼の分類の特徴は，内因性精神病を病相形成性，精神病症状の有無および予後を標識としていることである。すなわち，病相性に経過し，精神病症状を示さない病相性精神病 (phasische Psychosen)，病相性で精神病症状は持つが，予後のよい類循環精神病 (zykloide Psychosen)，病相性と精神病症状は同様だが比較的予後の悪い非系統的分裂病 (unsystematische Schizophrenien)，病相を示さず精神病症状をもつ系統的分裂病 (systematische Schizophrenien) の4種が大別される。

　病相性精神病はまず，双極性の躁うつ病と単極性のものに分けられる。躁うつ病の病像は多様で，1つの病相の間にも刻々と変化するのに対し，単極性の場合は周期性の経過でも繰り返し同じ症状が示されるという。単極性の疾患は感情のみならず，思考と意志の領域でも一致して抑うつ的な純粋メランコリー，高揚した純粋マニーと，感情は抑うつ的ないし躁的だが，観念形成や欲動は一致をみない純粋うつ病，純粋多幸症に分類され，後二者はその思考や意志の特徴によってそれぞれ5型の下位分類が挙げられている。

　類循環精神病は，わが国で言う非定型精神病にあたり，ウェルニッケ，クライストによって躁うつ病の辺縁に位置づけられた特徴ある病態をレオンハルトが集約したものである。3型の下位分類が置かれているが，いずれも双極性の経過をとり，おのおのの病相は完全に寛解するという。不安－恍惚精神病は猜疑心や低い自己価値感情が目立つ不安の極と，幸福の観念や感覚錯誤を伴う恍惚の極の間を揺れ動く。錯乱精神病は，興奮病相は思考散乱，人物誤認，関係念慮や感覚錯誤，制止病

相は思考制止や会話の貧困によって特徴づけられる。運動性精神病では，運動不穏と昏迷にまで至る運動の減少が対置される。

　非系統的分裂病と系統的分裂病とは，レオンハルトの分類では分裂病という疾病概念の下位分類ではなく，明らかに質の異なったものである。非系統的分裂病はむしろ類循環精神病と関連が深く，情動優位パラフレニーが不安-恍惚精神病，緊張言語症（分裂言語症）が錯乱精神病，周期性緊張病が運動精神病とそれぞれに対応しているが，類循環精神病に比して妄想観念や感覚錯誤，論理性の障害など分裂病性の症状が情動成分からは独立に出現し，軽度の欠陥を残すことが多い。一方，系統的分裂病は慢性かつ進行性に経過し，重い人格欠損に至る。そのなかで単一の基本症状が前面に出る単純型と，複数の基本症状が現れる複合型が区別され，さらに緊張型，妄想型，破瓜型という分類が堅持されたうえで詳細な病型分類が行われている。

　こうした疾病分類に基づいて，本書の後半では発病年齢，性差，経過や家族負因に関する包括的な統計データが挙げられ，さらに病因について遺伝素質，心理社会的状況，外因的および体質的原因など広範かつ詳細な検討が行われている。とくにレオンハルトが力を入れてきた家族負因は，躁うつ病と非系統的分裂病で高率に認められ，非系統的分裂病の系統的分裂病に対する独自性が強調されている。

　レオンハルトは，精神科医としてエアランゲン大学やガバーゼー精神病院に勤務した後，欠陥分裂病の疾患像に関する研究でクライストに注目され，フランクフルトに招かれて，教授資格を得た。第2次大戦後，エアフルト医学アカデミー，さらには東ベルリンのフンボルト大学で主任教授となった。彼は長期にわたって，定期的にさまざまな病院に移った患者を訪問し，地道な予後調査を行ったが，これが彼の疾患分類体系を形作った。

●岡島美朗

　詳細データ　K. Leonhard, Aufteilung der endogenen Psychosen. Akademie-Verlag, Berlin, 1957.

レルミット　Jean Lhermitte
『中脳幻覚症』　　　　　　　［1932年］

　フランスの幻覚症は，批判の保たれた幻覚を指し，エイドリーとも呼ばれる。レルミットは，脳局在が明らかな器質性幻覚を代表する中脳幻覚症を1922年に神経学会に症例報告し，症例を追加して本論文にまとめた。第1例は72歳女性，散歩中に強いめまいを起こし，数日後に左側の眼球運動障害，右側の動作時振戦，運動失調，筋緊張低下，バビンスキー徴候を認めた。軽い記憶障害以外の精神機能は正常である。2週間後の夕刻，日の暮れるころ，見慣れない動物の幻視を生じた。目がらんらんと輝く妙な様子のネコやトリで，触れるとたちまち床板を通って消えた。さらに奇妙な服を身にまとった人，人形で遊ぶ子どもなどの人物も現れた。いずれも無言で動きがあり，患者には現実のものでないとの批判が保たれていた。睡眠リズムが障害され，夜間の不眠と午後の傾眠を生じた。映像は患者に不安や恐怖感を起こすことはなく，次第に不鮮明になり，神経症状の改善と共に消失した。第2例は70歳女性，昏睡に近い状態で発見され，眼球運動障害，両側バビンスキー徴候，小脳性振戦などがあり，意識障害の回復後，夕刻暗くなるころに類似の幻視を生じた。奇妙な動物が部屋に入ってきたり，人物が登場するが，色鮮やかで動きがあり無言だった。患者は感情の動揺はなく，劇場でさまざまな出し物を見ているようだった。記憶障害があり，それを補う作話を認めた。いずれも発病までは健康で精神障害もない高齢女性の，脳血管障害後に生じた幻覚症である。病変部位は中脳の動眼神経核と髄内線維，錐体路，上小脳脚にあると推定され，ファン・ボガールの剖検例が追加されている。夢幻症やナルコレプシーと関連が深く，自我を統合している自律神経中枢が障害されることで，生への注意（ベルクソン）が低下し，夢が覚醒に侵入したものと説明されている。

●濱田秀伯

　詳細データ　J. Lhermitte, L'hallucinose pédonculaire. Encéphale 27(1): 422-435, 1932.

レルミット　Jean Lhermitte
『幻覚』　［1951年］

　レルミット［1877-1959］はフランスの神経病医。パリのサルペトリエール病院のレイモンのもとで医長をつとめ、後に精神疾患にも関心を示しサンタンヌ病院に籍を置いた。ナルコレプシー、嗜眠性脳炎、ハンチントン病に関する仕事のほか、中脳幻覚症［1922］、自己像幻視［1934］、幻(像)肢［1939］などの報告がある。核間性眼筋麻痺はレルミット症候群と呼ばれることがある。

　本書はレルミット晩年の著作で、ゲシュタルト理論の影響をうけ、厳密な局在論を批判し全体論の立場にたっている。脳疾患と幻視に関する記載が多く、以下の構成になっている。

　(1)幻覚の概論、定義
　(2)幻視、①実験、②皮質下機構の破壊ないし興奮による幻覚、③入眠時幻覚、④こびと幻覚、⑤大脳領域にかかわる幻覚、(a)皮質盲の幻覚、(b)半盲の幻覚、(c)側頭葉領域に関連する幻覚、(d)脳外傷による幻覚、⑥眼疾患の幻覚、⑦老人の幻覚、⑧中毒の幻視、⑨中脳幻覚症
　(3)幻(像)肢、四肢切断者の幻覚
　(4)自己像幻視、鏡像幻覚
　(5)幻聴
　(6)幻味と幻嗅
　(7)身体幻覚
　(8)神秘体験の幻覚

　幻像肢は、手足がなく、知覚神経が失われているにもかかわらず、患者はなくしたはずの手足があり、しばしば痛みを感じる現象である。手足が切断されていなくても、神経叢、神経根、脊髄、大脳の病変により、類似の症状を観察することができる。自己像幻視は主体が自分に向かってくる自分自身を見るという体験である。ゲーテ、ミュッセ、アヌンツィオらの記述があり、不安を伴うが、対話を欠き、普通は短時間しか続かない。主体は体感異常を分身へ転移させるとみられる。

●濱田秀伯

　［詳細データ］J. Lhermitte, Les hallucinations, clinique et physiopathologie. Doin, Paris, 1951.

レルミット　Jean Lhermitte
「神秘体験と精神医学」　［1953年］

　宗教的な啓示、預言、回心と精神病理現象との異同は、とくにキリスト教文化のもとでは宗教体験の真偽問題として古くから論じられてきた。レルミットは脳脚幻覚症、こびと幻覚、半側身体失認などの研究で知られるフランスの精神医学者である。本論文は彼がカトリックの医師としての立場で神秘体験について考察したものである。

　レルミットは本論文に先だって『神秘家と偽の神秘家』(Mystiques et faux mystiques) を著した。その中で、神と合一し、神と神秘的紐帯で結ばれる真の神秘家と、幻覚などの病理を示す見せかけの神秘家を区別しうるとした。これに対してバリュックが、レルミットの説によれば幻覚をもつ神秘家の多数が偽の神秘家とみなされてしまうと批判した。本論文ではこれに反論するかたちで神秘体験の真偽がさらに論じられている。

　レルミットによると、神秘状態 (état mystique) では霊的な飛躍がなされ、知識や概念を超越して神的存在が把握される。神はその人の魂の深奥を貫き、人格、思考、感性を変形させる。一方、見かけ上の神秘家について、修道女のマリー－テレーズ・ノブレ、ユダヤ教のラビのヨゼフ・カロという2人をあげて検討している。ノブレは神経病質的な悪魔つきの発作を反復し、神秘体験は性愛的要素を伴った。カロにおいては下意識の感情、思考、ナルシシズムが自動音声言語 (langage auto-phonétique) のかたちで顕在化した。彼らの体験は超自然的要素を欠き、精神生理学的現象として合理的に説明されるものである。真の神秘家の直観や感情が外部に源をもつのに対して、偽の神秘家は自分の思考の反響を体験しているに過ぎない。

　レルミットは真で偉大な神秘家の例として聖パウロ、ジャンヌ・ダルク、イグナティウス・デ・ロヨラなど歴史上の人物をあげる。またよく知られたパスカルの宗教的回心と歓喜の体験も真の神秘体験のすぐれた例とされている。

●中谷陽二

　［詳細データ］J. Lhermitte, Mystique et psychiatrie. Ann. méd-psych. 111e Année, T.Ⅱ: 289-308, 1953.

レンノクス William Gordon Lennox,
レンノクス Margaret A. Lennox
『**てんかんおよび関連疾患**』　［1960年］

　本書はハーヴァード大学名誉教授ウィリアム・レンノクス［1884-1960］と娘マーガレットとの共著による前後2巻計1168頁の大著である。レンノクスは本書の出版記念会の席上脳卒中で倒れ76歳で他界した。

　てんかん学に残したレンノクスの功績は、てんかんの定義に、発作性律動異常（paroxysmal dysrhythmia）［1937］の概念を導入したことである。J. H. ジャクソン［1873］はてんかんの本態を「灰白質の局所的発射」と唱えたが、ジャクソンが概念的に想定した発射を、ヒト頭皮上脳波の突発波として目で見ることを可能としたのは、H. ベルガー［1927］につづいて、ギブス夫妻とレンノクス［1935］であった。本書のなかでレンノクスはてんかんを「発作性律動異常をしめす脳病」と定義している。発作性律動異常は、両側同期対称性の棘徐波放電をさし、臨床発作症状は特定していない。

　レンノクスは自然現象の本質は律動性動揺にあると考えた。太陽の運行、夏と冬、夜と昼、潮の満ち引き等の律動的現象は、ヒトに生来性にそなわる心拍と呼吸、睡眠と覚醒、注意力の動揺、疲労と回復等の周期性律動とともに、自然現象の本態を表すとみなした。脳波にみる律動波は健康で、突発波は病気すなわちてんかんの表出であるという。レンノクスはてんかんの成因について全般説をとり、局在説を唱えたペンフィールド［1954］と対比される。レンノクスは全般発作を大脳皮質起源とみなし、ペンフィールドは中心脳起源を唱えた。

　レンノクスはてんかん発作の3主徴分類を提唱した。この分類では、小発作3主徴は、小発作、ミオクロニー、脱力発作に、大発作3主徴は、大発作、焦点発作、ジャクソン発作に、側頭葉3主徴は、自律神経発作、自覚発作、局所性強直発作自覚発作に分類される。成人てんかんの頭蓋内脳波と電気刺激に重きをおいたペンフィールド［1954］に対して、レンノクスは小児の全般てんかんの臨床特性を分類の主軸とした。てんかん発作の成因に関する両者の考え方の違いは、臨床経験の背景に求めることができる。

　レンノクスは発作性律動異常をもたらす神経機構に、体液の酸・塩基平衡の破綻を想定し、血液ガスの生化学的研究を行った。今日も行われている脳波の過呼吸賦活は、レンノクスがギブスとともに始めた検査法［1935］である。

　レンノクスの関心はてんかんの全てにわたっていた。本書は、てんかんの定義、原因、治療の歴史展望、分類、境界疾患、統計と社会的意義、双生児研究法をとりいれた臨床遺伝学、知能と性格ならびに精神障害、てんかんをもつ傑出人、脳循環と生化学、脳波、薬物治療の実際、コメディカル専門職の役割、雇用をはじめとする社会問題、結婚、運転免許等に関わる法律問題、国際てんかん学会の将来のあり方、にわたっている。それぞれの章には、レンノクス自身が診た症例の発作、脳波所見、経過をはじめとする詳細な記載があり、内容の理解を容易にしている。巻尾に症例の索引があり、総数は259例にのぼる。レンノクスが近代臨床てんかん学の父と呼ばれる所以である。

　レンノクスの名は今日レンノクス＝ガストー症候群で広く知られている。臨床脳波学の黎明期に、レンノクスがギブスらとともに小発作異型と名付けた特異な脳波像［1939］を、ガストーらが30年後の1968年、その脳波特徴と臨床発作型と経過特性と合わせて、独立した症候群として記載した。知能障害を必発する小児期発病の難治てんかん症候群である。

　レンノクスはキリスト教伝道師として1916年、北京のロックフェラー病院（現在の中国協和医科大学）に赴任した。帰路日本に立ち寄った際に、関東大震災［1923］に遭い、家族を連れて軽井沢に避難したという。

●清野昌一

［詳細データ］W. G. Lennox, M. A. Lennox, Epilepsy and Related Disorders. Little, Brown and Company, Boston, 1960.

ロジャース Carl Ransom Rogers
『カウンセリングとサイコセラピィ』
[1942年]

　本書は，来談者中心療法（client-centered therapy）の提唱者として有名であり，日本のカウンセリング界や教育界にも大きな影響を与えた心理臨床家のロジャースが自らの立場を体系的に示した最初の著書である。出版された1942年は，ロジャースの著作活動においては初期の頃にあたり，「来談者中心（client-centered）」という言葉はまだ意識的には使われておらず，その原型といえる「非指示的（non-directive）」という言葉によってカウンセリング理論が説明されている。

　まずロジャースは，カウンセリングやサイコセラピーにおいて，カウンセラーがクライエントに命令したり，誓約させたり，何らかの保証や勇気づけをしたり，助言や説得を行うことを，カウンセラーがクライエントの目標を決定している古い方法であるとして，自らのいう新しいアプローチとは区別した。そしてその古い方法と新しい方法との違いをより具体的に示すために，「指示的アプローチ（directive approach）」と「非指示的アプローチ（non-directive approach）」という用語によって，両者を説明することが試みられている。

　複数の面接を録音したテープを会話分析した研究によれば，指示的アプローチのカウンセラーは，クライエントは自分の目標を選択する責任を負うことはできないものと考えており，クライエントよりも多く発言して面接自体をコントロールし，クライエントが解決すべき問題に集中しているという。

　それに対して非指示的アプローチのカウンセラーは，クライエントには自らの目標を選択する権利があるのだと考えており，クライエントにより多くを語らせて自分の問題を打ち明けられるようにし，自主的に問題を解決できるようにクライエント自身の成長に重点を置いているという。

　このような比較を背景としながら，ロジャースは自らの新しいアプローチを，カウンセラーが問題の解決に力を貸すというよりも，クライエント個人が成長するように援助するものであるとし，それを以下のように特徴づけている。

　(1)成長や適応へと向かうクライエントの衝動を信頼する，(2)知的な面よりも感情的な面を重要視する，(3)クライエントの過去よりも今ここでの状況（immediate situation）を重要視する。

　こうした見解は，その後のカウンセリング界に「指示か非指示か」といった技術や形式に関する論争を起こすことになった。しかしロジャースは，重要なのは技術ではなく，態度と方法の一致であるとして，その後「来談者中心療法」を唱え，「一致（congruent）」「無条件の肯定的配慮（unconditional positive regard）」「共感的理解（empathic understanding）」など，カウンセラーに必要ないくつかの態度を，セラピーが成立するための条件として提出した（「一致」とほぼ同じ意味で，「純粋性（genuineness）」という言葉もしばしば用いられる）。

　ロジャースの後期の活動においては，「来談者中心療法」は，個人治療に限定されないという意味での「人間中心のアプローチ（person-centered approach）」へと発展し，エンカウンター・グループやコミュニティづくりなどの実践を通して，ロジャース特有のカウンセリング理論が，心理療法のみならず，集団や社会の成長のために応用された。

　個人治療の面でも，ロジャースの理論は多方面に影響を与えており，中でも来談者中心療法を深化・展開させたジェンドリンによる，曖昧に体験されている身体的な実感に焦点をあてていく「フォーカシング（focusing）」という治療技法は有名である。　　●浅井直樹

［詳細データ］C. R. Rogers, Counseling and Psychotherapy: Newer Concepts in Practice. Houghton Mifflin Company, Boston, 1942（I 部および III 部は，友田不二男訳『カウンセリング』ロジャース全集第2巻，岩崎学術出版社，1966に，また IV 部は，児玉享子訳『カウンセリングの技術』ロジャース全集第9巻，岩崎学術出版社，1967にそれぞれ分訳されている）．

ロス Martin Roth,
クロール Jerome Kroll
『精神疾患は現実に存在する』［1986年］

1960・70年代，世界中に反精神医学運動が拡がった。日本も例外ではない。サス，レイン，フーコー，ゴッフマンなどの著書が広く読まれ，その後の精神医学の発展や治療状況にとって大きな影響を及ぼしたことは今なお記憶に新しい。

反精神医学の基本的な思想は次のような問題提起であった。精神疾患は現実に存在する病気というより社会的な逸脱行為を指しているのではないのか，医学が精神疾患に興味を示すようになってきたのは200年前精神病院の経営によって利益が生まれることが明らかになって以来ではないのか，西欧の工業化社会での精神科医は，精神疾患を定義し，社会的な反体制グループやトラブルメーカーや経済的に非生産的な彼らを精神病院に収容することによって資本家に奉仕しているのではないか，精神疾患は精神科医によって診断という行為によって創造された人工産物ではないのか，精神疾患を犯罪行為の言い訳にすべきでなく，また措置入院や医療保護入院の対象とすべきでないのでは，という問題提起である。

本書は，正統派精神医学の立場から，詳しくデータを提示しながら上記の問いにそれぞれに即して反論を加えた論考である。著者の１人であるケンブリッジ大学名誉教授のロス卿は，イギリスのみならず世界的にも著名な精神医学者で，以来，本書は反精神医学に対する反論の書として広く読まれている。しかし，単に反論という性格をもつ著書だけではない。130頁足らずの小著であるが，精神医学の現状分析，歴史的発展などを含め，精神医学・精神医療とはどのような内容と限界をもつのかを明らかにした一般的な精神医学書としてもきわめて示唆に富む著書である。

●松下正明

［詳細データ］M. Roth, J. Kroll, The Reality of Mental Illness. Cambridge University Press, Cambridge, 1986.

ロスマン David J. Rothman
『精神病院の発見』［1971年］

本書は，フーコー，ゴッフマン，デルナーの著書とともに，1960-70年代にかけて公刊された精神医学の社会史的研究を代表する古典のひとつである。19世紀前半のアメリカ合衆国における精神病院の発展史であるが，とくに1820年代10年間，合衆国では突然，犯罪者への刑務所，精神障害者への精神病院，貧困者への救貧院，孤児への孤児院，非行者への矯正院が雨後の筍のように創立され出した。植民地時代は，精神障害者の面倒は家族が，孤児の世話は隣人が行っていた社会が，20年代後半のジャクソン時代に急激に変革を遂げるようになったのである。それは何故かという問題意識のもと，ロスマンは，当時の刑務所，精神病院，救貧院などの創設の由来や実態を，さらには産業革命期，大都市化現象にある当時の社会，経済，政治の状況を分析して，精神病院の発見の理由を社会の脈絡のなかで捉えることを主張した。1820年代，30年代のアメリカはそれまでの植民地時代を脱却して新しい社会を迎えるようになった。そこでは，社会からの逸脱者について多くのことが社会という枠のなかで論じられるようになり，犯罪や貧困，そして精神障害はコミュニティの誤った組織に由来するとし，その観点から，社会がもつ機能への冷酷で厳しい判断がなされるようになり，その中で精神病院が発見されてきた。つまり，精神病者への反応は，伝統的な思想や行為が古臭くなって新しい社会を迎え，その社会を如何に安定させるかのひとつのプロセスとして捉えられ，それらの施設の設立は新しい変革を遂げつつある社会におけるコミュニティの結合を保証する努力の証左であったとする。ロスマンは，コロンビア大学のアメリカ社会史の教授で，本書で，アメリカ歴史学会のアルバート・ベヴァリッジ賞を受賞。ロスマンには，他に，進歩の時代のアメリカにおける精神病院の発展を論じた『意識と便利』［1980］などの著書がある。

●松下正明

［詳細データ］David J. Rothman, The Discovery of the Asylum: Social order and disorder in the new republic. Little-Brown, Boston, 1971.

ローゼンタール Norman E. Rosenthal ほか
「季節性感情障害―この症候群の病像および光療法の予備的知見―」 ［1984年］

疾患と季節との関係についてはすでにヒポクラテスが述べているが，この論文中にも著者らが引用しているように，20世紀初頭から中期にかけてうつ病・躁病・自殺などの季節性変動についてのべた報告は多くある。しかし，本論文の意義は，この季節変動に伴う――多くは冬季にうつ症状が悪化する――群を季節性感情障害（Seasonal Affective Disorder，以下SAD）としてまとめ，その病像の詳細や特徴，季節変動との関係について詳しく述べたことにある。著者らは1981年にワシントンポスト紙に記事を掲載してもらい患者を募った。そこから抽出されてきた29名のSAD患者（1．RDCの大うつ病を満たす病歴，2．少なくとも2年連続して秋か冬にうつ病を発病し，翌年の春か夏に回復する，3．著者らの近くに居住）について，男女比や病像，睡眠脳波所見，生化学的所見などを検討した。その結果SADは女性に多く，過眠（眠りすぎ）や炭水化物を食べたがるなど一般のうつ病とは異なる病像が見られることを初めて報告した。さらにこの患者の一部に高照度光（2500ルクス）と低照度光（100ルクス）の人工光を夜明け前および日没後各3時間照射して症状の推移を観察しているが，高照度光照射により多くの症例でうつ症状が改善するのを見ている（ハミルトンうつ病尺度の平均は，治療前18.8，治療後7.7）。彼らの仕事を元にして，1987年に出たDSM-III-Rでは気分障害の中に季節型の項目が導入されるに至り，続くDSM-IVでも踏襲されている。本邦でも1988年から新聞などを用いて患者を募る全国規模の調査が行われ，本邦においても少なからずSAD患者が存在することが明らかになった。

●石束嘉和

詳細データ　N. E. Rosenthal, David A. Sack, Christian Gillin, Alfred J. Lewy, et al., Seasonal affective disorder: A description of the syndrome and preliminary findings with light therapy. Arch. Gen. Psychiatry 41: 72-80, 1984.

ロビンソン Robert G. Robinson ほか
「脳卒中後の気分障害における障害部位の重要性について」 ［1984年］

脳卒中後にはうつ状態の合併が多い（post-stroke depression）ことは以前から知られていたが，このものが脳器質病変に基づく症状なのか，脳卒中イベントを心因とする反応なのかは明らかでなかった。1970年代後半からCTを用いたpost-stroke depressionの研究が行われるようになったが，その代表的なものがロビンソンらの研究である。

ロビンソンらは脳卒中後の患者において障害部位とpost-stroke depressionの関係について検討し，左前頭葉領域の脳梗塞は他のいかなる領域と比べても抑うつの重症度が著明に増加していること，加えて抑うつの重症度は左前頭極の領域に近ければ近いほど増加することを報告した。もっともロビンソンらの報告した左半球とdepressionとの関係について異を唱える研究者も決して少なくないが，脳器質病変の部位とdepressionの関係を明らかにしたことで，post-stroke depressionは単なる心因反応ではなく，脳器質病変と関係があることが明らかとなり，その後の脳血管障害とdepressionとの関係についての研究の嚆矢となったことは間違いない。

その後1980年代後半からは，MRIを用いたdepressionの画像研究が行われ，老年期うつ病患者においては神経学的には無症候の微小脳梗塞の合併が多いことが一致した意見となり，1997年，アメリカのクリシュナン，アレクソポラスらは血管性うつ病（vascular depression: VD）概念を提唱した。VDは脳血管障害が臨床所見（脳卒中発作，局所神経徴候）もしくは検査所見（CT，MRI）にて認められるものを指し，post-stroke depressionと，うつ病患者においてMRIにて脳梗塞が発見されるMRI-defined VDに分類される。画像診断を用いたdepression研究により，現在ではdepressionは皮質（前頭前野）-基底核（尾状核，レンズ核，扁桃核）-視床を結ぶ神経回路の障害と関係していることが明らかとなってきた。

●藤川徳美

詳細データ　R. G. Robinson, K. L. Kubos, L. B. Starr, T. R. Price, Mood disorders in stroke patients. Importance of location of lesion. Brain 107: 81-93, 1984.

ロールシャッハ　Hermann Rorschach
『精神診断学―形態解釈実験の活用―』
[1921年]

　スイスの精神科医ロールシャッハがこの書に示した方法は、ロールシャッハ・テストの名称で、こんにち臨床心理学の分野で世界的にもっとも用いられている投影法人格検査である。もともとスイスで流行していたインクのしみ当て遊びに端を発したといわれるこの方法は、対称を成してはいるが、無意味で多義的なインクブロット10枚を被検者に見せて、それが何にみえるかを問い、得られた回答（反応）を分析して人格特徴を推論する手続きである。「何を見たか」という内容よりも、ブロットを「いかに見たか」「どのように体験したか」という知覚の側面から反応を分析していくところが、ロールシャッハの創見である。彼は本法が、正常人の人格診断、精神疾患の鑑別診断、ならびに通常の知能検査ではみられない知能の側面をふくんだ知能検査として利用できること、そしてこの検査で明らかにできる人格側面は、前記の広義の知能と体験型であると述べている。体験型とは、人がこの世をどのように体験するかというその人固有の体験様式であって、静止しているインクブロットに人間の運動をみるというような内面的な働きである内向的要素と、インクブロットの属性などの外界に目を向ける（基本的に色彩が中心で個人の感情の在り方と結びつく）外拡的要素との関係で表される。偶然図形の解釈（判断）について、それは一種の知覚であり、ブロットの感覚を記憶痕跡に同化させる努力が、その意識を伴うほどに強く、知覚と判断は連続とみなされている。感覚と記憶像の連想的同化作用を意識する程度には個人差が認められ、さまざまな記憶像からブロットに似た反応概念を選択する過程に個人の特徴が介入してくるし、情緒的要因もそこに関与すると考えられている。偶然図形ではあるが、紙を２つに折って作った対象形であるため、それが空間のリズムを生じて反応をしやすくしているという。しかし、ロールシャッハ自身が述べているように、この心理検査の理論は未完成なままで、上記の素描程度以上の理論は提出されていない。したがって、成立した反応概念を言語化する際に働く選択過程、とくに検査者との対人関係を含めた検査状況の性質にはほとんど触れられていない。これは、ロールシャッハが本書公刊の翌年に37歳の若さで死亡したためもあるが、理論が未完成であったために、種々の理論を当てはめて反応を解釈することができるという利点を残すという結果になった。彼の死後、ヨーロッパでは、ビンダーが明暗反応を追加した程度で、比較的原法に忠実な形でこの検査が用いられ、スイス法とよばれる。ロールシャッハ・テストとしてその後発展したのは、ベックやクロッパーが米国において行った研究と普及に拠るところが大きい。つまり、実施法における質疑段階の確立、それに伴う記号化の客観化、標準化研究、ロールシャッハが重点をおかなかった反応内容やその象徴するものを解釈に含める研究、狭義の反応に限定せず検査状況に関する要因を解釈に含める傾向、人格理論とくに力動的人格理論に裏づけられた解釈体系の作成、精神医学的診断の補助手段から正常人を含めた人格理解・人格査定の手段へと適用範囲が拡大したことを挙げることができる。最近、20年以上にわたって、米国のエクスナーによるロールシャッハ包括システムが台頭してきた。これは、解釈の方法は、各派から利点を包括的にとり入れ、データの整理をコンピュータを駆使して確実に大量に処理し、着実に標準化をすすめたものである。世界的に普及しつつあるが、量的処理による結果が中心になっていることと、資料の増加により基礎データに変動が生ずるためもあって、エクスナーは継列分析を研修で行うことで利点を補強し今日に至っている。　　　　　　　　　　●空井健三

[詳細データ]　H. Rorschach, Psychodiagnostik. Hans Huber, Bern, 1921（片口安史訳『精神診断学―知覚断的実験の方法と結果』金子書房，1976．鈴木睦夫訳『精神診断学―形態解釈実験の活用―』金子書房，1998）．

ローレンツ Konrad Zacharias Lorenz
『攻撃―悪の自然誌―』 ［1963年］

　西欧キリスト教世界にとどまらず，いずれの社会でも攻撃性（Aggression）というものは「悪」であると思われている。しかし動物界では個体の攻撃性にもとづく争いや闘いはたえず見られ，人間においてもそれは変わるところはない。なぜそのようなことになっているのか。ローレンツは自分の長年の研究と経験の上に立って，それを論じてみようとした。

　たしかに攻撃性は，個体間の平和を乱し，争いをひきおこすから，個体にとっては明らかに悪である。けれどそれによって個体間のスペーシングがおこり，その結果密集による食物の食べつくしとか住み場の汚染，病気の蔓延，繁殖の妨害などが防がれるし，個体が分散することによって種の分布域も広がったりするから，種にとっては攻撃性は「善」なのである。

　種にとっては善，個体にとっては悪という攻撃性のもつ矛盾は，進化の途上でいかにして克服されてきたか。ローレンツは彼が一貫してとってきた「種の維持」という立場から詳しく検討していく。

　問題は要するに，種にとっては善である攻撃性の個体にとっては悪の面をいかにして防ぐかである。もっとも典型的なのは，種維持にとって不可欠ななわばりの獲得や順位の決定のための闘争における殺し合いの回避である。ローレンツは動物たちの闘争がしばしば威嚇だけで手末がつくことに注目している。もし体をぶつけあう闘いになっても，そこにはきちんとしたルールが存在しており，動物たちは反則ができないように進化しているのだ。ローレンツは動物たちの闘争は「試合闘争」であり，それによって殺し合いが避けられているという。その理由は彼によれば明快である。殺し合いを回避する行動様式を進化させえなかった種は滅びてしまったからである。

　多くの動物において見られる儀式的行動様式もこれと同じ機能をもっている。それによってそれぞれの個体の攻撃性は「無害な水路に誘導され」，種の保存にとって有害な成り行きにブレーキをかけられるのだ。人間の文化も歴史の中でいろいろな儀式を生んでいる。これらは他の動物におけるのとはちがって，遺伝的に進化したものではないけれども，果たしている機能は同じであるといえる。

　さらに多くの動物では，闘争の際に己の不利を知ると，「降伏」の姿勢をとり，それを見た相手はもうそれ以上攻撃を続けることができなくなるという「道徳類似の行動様式」を進化させている。

　このようにさまざまな行動様式が進化したのは，攻撃性が本来遺伝的に組み込まれた「自発的」なものであり，学習によって消し去ることができないものだからである。もし攻撃性がなくなったら，「お前には攻撃を向けないよ」ということによって成り立っている「友情」も生まれることがないだろうとローレンツは言っている。

　しかし，動物において攻撃性はあくまで個体間の問題である。集団間で攻撃性をあらわにする動物は，ある種のネズミと人間ぐらいしかいない。そこには集団内における「連帯」とか「熱狂」とかいうものがからんでいる。人間が生きていくには連帯のきずなが必要である。しかしそれが集団間の攻撃を生むのだ。

　種の維持という立場から攻撃性について述べられたローレンツの深く幅広い見識は，それなりに敬服に値するものであり，大きな影響を与えた。しかし攻撃性が遺伝に深く根ざした，学習や教育によって対処できないものである以上，「希望の糸」は攻撃性を別の対象に向かわせる他にないというローレンツの結論は，多くの人々によって，激しく「攻撃」されるところとなった。　●日髙敏隆

　［詳細データ］K. Lorenz, Das sogenannte Böse: Zur Naturgeschichte der Aggression. G. Borotha-Schoeler, Wien, 1963（日髙敏隆・久保和彦訳『攻撃―悪の自然誌―』みすず書房，1970）．

ロンブローゾ Cesare Lombroso
『天才論』　　　　　　　　　　［1894年］

　病跡学（pathography）は天才への精神医学的な関心から発展したが，本書は"天才と狂気"を正面から論じた歴史的著作である。すでに19世紀半ばから天才を神経系の異常とみる見解があったが，本書の天才論は著者の犯罪学説と密接に関係している。経験主義の医学が盛んであったウィーン大学で学んだロンブローゾ［1835-1909］は，解剖学やクレチン病を研究した後，1876年からトリノ大学の法医学教授を務めた。法医学，精神医学に限らず，ペラグラなどに関する公衆衛生や社会政策，女性犯罪，政治犯罪，売春，筆相学，催眠術，心霊現象など多岐にわたる研究を手がけた。彼の名を後世に残したのは犯罪者についての研究とくに生来性犯罪者の説である。特有の身体的，精神的特徴をもつ生来性犯罪者が存在し，彼らは人類の隔世遺伝的変種であると主張した。

　本書は古代から同時代までの150人余りの芸術家，歴史的人物を取り上げ，伝記的資料をもとに検討したものである。まずアリストテレスに始まる天才問題の歴史を述べ，天才の特徴を変質，神経病，精神病との関連で解説したうえで，天才の起因について気象，風土，種族と遺伝，身体疾患，文明と環境といった自然的，社会的要因を論じている。ついで文学，芸術，宗教などから"狂天才"の実例を示している。結論として"天才の変質的心徴"が，狂天才の特徴および正気の天才との比較のもとで述べられている。

　本書の叙述では博物学を受け継いだロンブローゾの徹底した資料収集と博識が遺憾なく発揮されている。しかし論点そのものは単純で，天才は一種の病的な状態すなわち変質であり，犯罪者，精神病患者と共通の基盤をもっている，という命題に尽きる。言い換えれば，天才とは，変質の代償として優れた才能を得た人々に他ならない。その根拠として，犯罪者や精神病患者に見出される変質徴候が天才と呼ばれる人々の多くに認められることがあげられている。ここで言う変質徴候とは，短軀，蒼白，吃音，左利き，子孫をもたないこと，親に似ないこと，早熟または晩熟，放浪癖，夢遊病，幻覚，二重人格，感覚の過敏あるいは鈍麻，健忘，特別な言葉の嗜好などである。この命題を証明するために，個々の天才的人物にまつわる無数の逸話を延々と紹介している。一例をあげれば，ボードレールは「誇大妄想狂に罹っている狂人の天才の立派な典型」であり，それは肖像からうかがえる特異な風貌や精神病をもつ家系に加えて，倦怠から脱するために行ったとされる奇行から裏づけられるという。作品よりも奇矯さを表すエピソードが列挙されていることから分かるように，著者の関心は人物の外面的事実から病的徴候を拾い集めることに向けられている。これは犯罪者の頭蓋の表面に先祖返りの証拠である形態異常を発見することへの興味と同じ次元にあり，天才的人物に対しても，眼差しはつねに相貌や振る舞いなどの可視的な徴候の差異と類似へ注がれている。一貫しているのは自然の事物の可視的な差異，類似，秩序へと向けられる博物学的関心である。その意味で本書はいわば天才の博物学であり，創造性を内在的に理解しようとしたものではない。

　本書は各国で翻訳され，天才は多少なりとも風変わりだという一般通念にアピールし，"天才と狂気"をめぐる言説を一挙に広めた。第1次大戦後にドイツ語圏の精神医学界でのウィルヘルム・ランゲ－アイヒバウム，エルンスト・クレッチマーらによる洗練された天才研究に受け継がれた。日本では辻潤が英訳をもとに『天才論』の標題で1914年に邦訳を出版し，2年間で5版を重ねるほどの評判を呼んだ。ダダイストであり，ヨーロッパの世紀末文学を日本に広めた辻が天才・狂人への思い入れを込めて著したユニークな訳書である。

●中谷陽二

［詳細データ］C. Lombroso, L'uomo di genio. Bocca, Turin, 1894（辻潤訳『天才論』三陽堂, 1914）.

ワイスマン Myrna M. Weissman ほか「アメリカ合衆国の5つの共同体における感情障害」　[1988年]

Epidemiologic Catchment Area Project (ECAプロジェクト) は，アメリカの国立精神保健研究所 (National Institute of Mental Health: NIMH) が1980年から1984年にかけて行った大規模な精神疾患疫学調査である。その疫学的研究成果は1990年までにおよそ150編の論文で公表され，1991年にはこのプロジェクトの中心メンバーであるロビンスとレジエによりその結果の集大成である"Psychiatric Disorders in America"が編集，出版された。ECAプロジェクトが対象としている精神疾患は，後述するように1980年にアメリカ精神医学会が発表した診断基準 DSM-Ⅲに準拠し広範囲にわたっているが，本論文はその中の"感情障害"に関する調査結果の一報である。

本論文では，DSM-Ⅲの診断基準に従い，双極性障害 (bipolar disorder)，大うつ病 (major depression)，気分変調症 (dysthymia) の各疾患別に，まず，期間有病率についてアメリカの5つの地域 (ニューヘイブン，ボルチモア，セントルイス，ペドモント，ロサンジェルス)，観察期間 (2週間，1カ月，6カ月，1年，生涯) による違いを概観し，双極性障害と大うつ病に対しては1年有病率について，気分変調症に対しては生涯有病率について，地域，性，年齢による違いを検討し，さらに発症年齢について地域，性による違いにも言及している。これによれば，大うつ病や気分変調症は双極性障害に比べ発症年齢が高く，全般的に有病率が高く，地域差，性差 (女性＞男性) がより明確であった。この結果，前2者と後者は，それぞれ別の疾患から由来し，前2者は重複する疾患であるという見方を支持するものとなっている。

ECAプロジェクトが実施されるに至った背景には，(1)精神疾患疫学調査の歴史と調査方法論の進歩，(2) DSM-Ⅲをはじめとする精神科診断基準の進歩とその診断のための構造化面接の開発，(3)コンピュータソフトの進歩，などが考えられる。

ECAプロジェクト以前にアメリカで行われた4つの代表的な疫学調査として，それぞれスターリング郡 [1952]，ボルチモア [1953/54]，マンハッタン中心部 [1954]，ニューヘイブン [1967-75/76] を対象地域としたものが挙げられるであろう (サンプル数合計約4000名)。各調査は有意義ないくつかの疫学的所見を生み出し疫学的調査法の発展に寄与したが，調査の目的はもとより対象人口の条件，疾患の診断基準などについて4つの調査の間で統一性はなく，これらの欠点を補うさらに大規模な疫学調査が待たれた (NIMH疫学的調査地域計画*)。

このような経緯の中で企画されたECAプロジェクトでは，先に述べた5つの地域が調査の対象に選ばれ，精神疾患の評価には，このプロジェクトのためにNIMHにより開発された診断面接基準 DIS (Diagnostic Interview Schedule) が開発されたが，これを使用することによりDSM-Ⅲに基づく統一した診断が可能となった (DISによって他にファイナー基準，RDCに基づく診断も可能である)。本プロジェクトの主な成果は，感情障害をはじめとするアメリカにおける精神疾患の有病率，罹患率やその危険因子，精神疾患の合併頻度，精神疾患による受診頻度と予後などを明らかにした点であり，構造化面接による精神疾患の疫学調査の可能性を示し，各国での大規模疫学調査の大きな推進力となった。　　●中野有美

［詳細データ］M. M. Weissman, P. J. Leaf, G. L. Tischler, D. G. Blazer, M. Karno, Affective disorders in five United States communities. Psychol. Med. 18: 141-153, 1988.

* D. A. Regier, J. K. Myers, M. Kramer, L. N. Robins, D. G. Blazer, The NIMH Epidemiological Catchment Area Program. Arch. Gen. Psychiatry 41: 934-941, 1984.

ワグナー・ヤウレッグ
Julius Wagner Ritter von Jauregg
「進行麻痺へのマラリアの影響」
[1918-19年]

ワグナー・ヤウレッグによる進行麻痺のマラリア発熱療法の原著論文である。この業績は19世紀以来最大の精神病のひとつであった進行麻痺への医学の決定的な勝利であったとともに、いわゆる精神疾患すべてに対する根治治療の可能性を示唆するものとして、20世紀初期の精神医学に強いインパクトを与えた。ワグナー・ヤウレッグはこの仕事によって、精神医学分野で最初のノーベル医学生理学賞を受けた。

本論文はワグナー・ヤウレッグが1917年の夏から翌年9月までの間に彼が主宰するウィーン大学精神科において9例の進行麻痺患者に三日熱マラリア接種を行った結果の報告である。9例中4例が完全治癒して元の職業に復帰できた。さらに2例で大きな効果があり家庭生活に戻れた。リコール所見(細胞数、グロブリン反応)も多くの例で改善した。ただし臨床症状の改善した例とリコール所見の改善した例との間に相関はなかった。

19世紀後半からいろいろな発熱物質による精神病の治療がヨーロッパ各地で行われていた。ワグナー・ヤウレッグは助手時代(1880年代)から、精神病を発熱によって治療する道を探ってきた。10数年前からツベルクリンやチフスワクチンを用いた発熱療法を進行麻痺に試みていた。しかしその効果は充分でなかった。一旦よくなっても再発する例が多かった。精神病への発熱効果に対して、当時賛否両論が激しかった。

本報告に続いて彼は熱帯マラリアを用いたが、4例中3例が死亡した。彼の指導のもとウィーン大学ではその後三日熱マラリアに焦点をしぼって多数例を治療し、その効果を確定的にした。弟子のゲルストマンが1922年200例についてまとめたが、うち詳しく調査しえた進行麻痺116例中、完全治癒42例、不完全治癒36例、不変38例であった。 ●原田憲一

[詳細データ] J. Wagner-Jauregg, Über die Einwirkung der Malaria auf die progressive Paralyse. Psychiatrisch-Neurologische Wochenschrift, 20Jg. Nr 21/22: 132-134, Nr 39/40: 251-255, 1918-19.

鷲田清一(わしだ/きよかず)
『「聴く」ことの力—臨床哲学試論—』
[1999年]

20世紀は哲学が言語論的に転回した時代だと言われるように、言うこと、語ることについてはこれまでさまざまな議論がなされてきたが、聴くということについてはほとんど哲学的に論じられることはなかった。言うこと、語ることが他者へと能動的にかかわっていくことであるのに対し、聴くことは他人の言葉を受け取るという受動的な行為としてとらえられていたからである。本書は、聴くといういとなみが、とりわけケアの場面できわめて有効であるどころか、聴くことにこそケアの核心があるのではないかと問いかける。そこで、まず言葉を受けとめるということ、声が届くということの意味を考え、次に言葉の意味との対比で言葉のきめというもの、語りあいにおける沈黙と間あいについて考え、そして、苦しみにおいては言葉があって聴くといういとなみがあるのではなく、聴こうという耳があってはじめて言葉がこぼれ落ちること、そのなかで苦しみのなかにある人がみずからをぽつりぽつり語りだすことで、それまでそこに浸っていた苦しみにそれまでとは違ったかたちでかかわれるようになることが、ケアの力になると結論する。言葉がこぼれ落ちてくるまで言葉を待ち、けっしてその場を立ち去らないこと、そういうただ傍らにいること(co-presence)の力を、ケアのなかに見ようとするのである。ここから、聴く者がつい待ちきれないで言葉を迎えに行く(=言葉を先取する)という、聴く者の陥る危うさも見えてくる。最後に、著者は、ホスピタリティ(歓待、もてなし)の概念についても考察しており、それのラテン語源が主と客をともに意味するところから、ホスピタリティを他者の他者として他者の傍らに居合わせることとしてとらえ返し、このなかでケアする者がケアされる者にケアされ返すという、ケア関係の反転が起こるとする。このような議論を通して著者は、聴くことの哲学ではなく、聴くこととしての哲学の可能性を「臨床哲学」として構想している。 ●鷲田清一

[詳細データ] 『「聴く」ことの力—臨床哲学試論—』 TBSブリタニカ, 1999.

渡辺哲夫（わたなべてつお）
『死と狂気―死者の発見―』　　　[1991年]

　精神病理学は従来そして現在においてもなお対人関係の学として展開されてきている。狂気を自我とエスの力学的破綻と見るにせよ，社会的存在の変容と見るにせよ，この学はつねに，言わば水平方向に論を展開する。歴史的に構造化され続ける人間への問い，言わば垂直方向への問いは立てられにくい。この問いは過去の出来事を集めて調査分析するような態度からは生じない。現存在を構成し続ける"力"としての"歴史"に対する感受性からのみ，この問いは発生する。精神分裂病と名づけられた狂気においてつねに"歴史的"主体性が問題視される以上，生者の生を方向づけている"歴史の力"への問いは避けられない。本書はこの"歴史の力"を，生者の生の方向づけを助ける死者の力と見なし，この"力"の揺らぎ，変容，消滅を具体的症例に則して問うたものである。

　このような問いは具体的病者への臨床的共感，彼らの世界の詳細な分析と総合的理解抜きには成立しえない。抽象論に堕するならば，この問いは単なるオカルティズムに至る危険性を有しているからである。

　亡児をめぐって哀悼の共同体が形成され，重度離人症を克服して生の方向を見出す者，死者ならぬ死体の記憶に，あるいは声として実体化してしまった死者に拘束されて，"歴史の力"から見捨てられた者，世界没落（現世の他界化）において，おのれを生死不明の存在と実感し続ける者などが分析される。重篤な病者では彼らが新造語（ネオ・ロゴス）への衝迫に支配される特徴が目立つ。この衝迫は孤独な歴史制作へと向かうが破綻は必然であり，ネオ・ロゴス噴出ゆえに，死者の助け，"歴史の力"が消去されるという悪循環にも至る。いわゆる分裂病者の生を方向づける"力"を有する，潜在的に持続する死者の在と不在は彼らの人生（生命）を大きく左右する。
●渡辺哲夫

[詳細データ]　渡辺哲夫『死と狂気―死者の発見―』筑摩書房，1991; ちくま学芸文庫，2002.

和辻哲郎（わつじてつろう）
『人間の学としての倫理学』　　　[1934年]

　和辻哲郎がみずからの考える倫理学の基本構想と方法を述べた書物。先立つ仕事として岩波哲学講座『倫理学』[1931]があり，そこで提示された構想を本書はいっそう精細に肉付けして展開している。ドイツ滞在中大きな影響を受けたハイデガーへのいわば和辻なりの独自の応答のこころみとして，『風土』[1935]と双璧をなす。

　書物の趣旨を述べた短い「序」につづいて，本論は「第1章　人間の学としての倫理学の意義」，「第2章　人間の学としての倫理学の方法」の2章にわかれる。第1章では，「仲間のすじめ・のり」としての「倫理」が「人間」のありかたについての学にほかならぬゆえんが説かれる。「人間」はもと「ひととひとの間」「世間」を意味するものであったものが，「ひと」が人一般と他人を同時に意味する日本語の意味了解にも媒介されて，間柄においてあるひとの意に転じた。「世間」あるいは「世の中」もそうした人間の滞留の場所を意味している。「存在」の語もそうした間柄・場所において時間的・空間的にある「人間がおのれ自身をもつこと」と転釈される。和辻はこうして日本語の含意を述べ広げつつ素描した「倫理学」の輪郭を，つづいて，アリストテレス，カント，コーヘン，ヘーゲル，フォイエルバハ，マルクスらの人間理解とつきあわせつつ，いっそう精細に規定することをこころみる。

　第2章は，人間がみずから問うものであると同時に問われるものでもある「倫理」ないし「倫理学」の問いの成り立つ場の構造をあらためてあきらかにし，解釈学的方法の採用が必須なるゆえんを，ベック，ディルタイ，さらになかんずくハイデガーを引証しつつ説き，第1章でみずからが採用した方法を循環構造的に基礎づけ，この精緻な方法論考を閉じる。
●坂部 恵

[詳細データ]　和辻哲郎『人間の学としての倫理学』岩波書店，1934; 和辻哲郎全集9巻，岩波書店，1962.

ワトソン John B. Watson
『行動主義』　　　　　　　　［1925年］

　これまでの心理学は意識を研究対象にしてきた。しかしワトソンは，動物心理学の場合のように，人間の心理学でも，意識のように主観的なものでなく，観察できる客観的な行動を研究の対象にすべきだと主張した。これが「行動主義」である。ここで「行動」というのは，生体が行うことや生体が言うことである。そして彼はこの行動を，刺激と反応という言葉で記述した。電気ショックで手をひっこめたとき，電気ショックは刺激であり，手をひっこめるのは，反応である。このように生体に生まれつきそなわっている反応は無学習（無条件）反応である。ところで，赤い光を示し，その直後電気ショックを加える操作を何回か繰り返すと，赤い光を見せただけで，手をひっこめるようになる。つまり刺激を取り替えても，同じ反応を起こすことができる。ワトソンは，このような取り替え（変更）を条件づけ，取り替えた刺激を条件刺激，この反応を条件反応と言った。条件反応は，学習された反応である。

　ワトソンは，まず人間が生まれたばかりのとき，どういう行動ができるかを観察した。これは無学習行動であるが，これには，くしゃみ，しゃっくり，泣くこと，排便，排尿，ペニスの勃起，手を閉じる，広げる，手掌に細い棒をおくとそれを握る（把握反射），足でけとばす，這う等々である。こういった反応や行動は子どもの成長とともに消失するものもあれば，条件づけられて複雑になるものもある。彼は当時の（とくにジェームズの）心理学で「本能」といわれているものは，後者，つまり条件づけられた行動，あるいは学習行動の1つだと考え，「本能」という概念を追放した。

　ジェームズはかつて，「興奮を起こすものを知覚した直後に肉体の変化がよび起こされ，よび起こされた肉体のこの変化に対するわれわれの感じが情動である」という情動理論をたてた。ワトソンはこの理論は客観的でないとして反対した。そこで彼は新生児を観察し，生まれたときには恐れ，怒り，愛の3つの異なった情動反応があるとした。恐れは，高音で刺激されたときや，支えがなくなったときに起こる反応で，そのとき，赤ん坊は呼吸を止めたり，手をギュッとつかんだり，泣いたり，はい出したりする。怒りは身体を押さえつけたときに見られる反応で，そのとき，赤ん坊は全身をこわばらせたり，手，腕，脚をはげしく動かす。愛は皮膚，とくに性感帯をなでたり，くすぐったりすると起こり，そのとき赤ん坊は泣き止み，ほほ笑み，喉頭をゴロゴロ鳴らす。ワトソンは，先に述べた条件刺激のように，情動反応を起こす刺激は取り替えられ，拡大することを実験的にあきらかにした。たとえば生まれたときにはネズミを恐れない赤ん坊も，高音の刺激とネズミを一緒に提示すると，やがてネズミだけで恐れ反応を起こすようになる。ワトソンはさらにネズミ恐怖の子どもから恐怖心を取り除く方法を発見し，それを「無条件づけ（unconditioning）」とよんだ。のちにこれはウォルピによって発達し行動療法の1つになった。

　彼は思考について，それは自分自身にしゃべることだと言い，子どもは遊んでいるとき，つぶやきながら遊び，また手にするものをいちいち命名するが，両親に「声を出してはいけない」と注意されてささやくようになり，やがて声の聞こえない唇の運動になり，ついに唇の運動もはたから見えなくなると言った。そして彼は成人の思考のさいには，発声器官である喉頭に運動が見られるのではないかと考えたが，喉頭ガンの患者から考えてこれは誤りであることに気づき舌の運動に注意するようになった。彼の心理学は刺激（S）と反応（R）だけからなり，中間項が抜けていた。つまり精神がないように，脳が抜けていた。彼の構想はこのように欠陥があったが，行動療法や行動科学の土台になった。　　●安田一郎

［詳細データ］J. B. Watson, Behaviorism. Morton, New York, 1925; revised edition, 1930（安田一郎訳『行動主義』河出書房，1968; 改訂版，1980）．

ワロン　Henri Wallon
『子どもの精神的発達』　　［1941年］

コレージュ・ド・フランスでの講義を基に，62歳の時に書かれた，ワロンの児童心理学の全体的構想がよく表れている概説書である。彼は生後まもなくの子どもから6歳，7歳までの子どもに重点をおいて，子どもの精神発達を発生的心理学の観点から検討している。まず，ワロンは子どもの心を理解するためには，既成の大人の枠組みにとらわれない子どもの視点に立った新しい児童心理学の必要性を述べる。そのために，内省心理学，行動主義やフロイト主義あるいはピアジェの心理学の研究の成果を批判的にとりこみ，さらには，比較心理学，文化人類学，失語症の患者や"騒がしい子ども"などの精神病理所見などの成果を駆使して論を展開する。子どもの心は，生物学的要因と社会的要因とが相互に絡み合って，対立しあい発達すると考える。そして，社会的要因が個体に影響を及ぼすためには，「個体の中に，種によって形成された，極度に分化した諸々の能力が備わっていなければならない」と指摘する。この意味で子どもは「発生的に社会的存在である」とする。子どもには発達の各段階に没頭する活動があり，心の発達は「行為とその効果」との関連で促されるとし，幼児期では遊びが最も特徴的な活動であるとする。子どもの発達は，年齢と発達段階に関連づけて，全体構造の中で把握されなければならず，発達には不連続が存在していると主張する。また，子どもの発達はいつも同じ方向に加算的に進むのでなく動揺を示し，それは機能の交代として説明されるとする。感情性，運動行為，認識，人格の領域に分けて，機能の交代の観点から子どもの発達の全体像を構築する。本書もまた，ワロン特有の難解さがあるが，今なお新鮮であり，子どもの精神発達の理解について示唆するところが大きい。

●太田昌孝

［詳細データ］H. Wallon, L' Evolution psychologique de l'enfant. Collection Armand Colin, Paris, 1941（竹内良知訳『子どもの精神的発達』人文書院, 1983）．

ワロン　Henri Wallon
浜田寿美男（はまだすみお）／訳編
『身体・自我・社会』　　［1983年］

20世紀の発達心理学は，人間の現象を個体レベルに還元して記述・説明することを基本の枠組としてきた。たとえば発達心理学の泰斗と言われるピアジェは，個体が世界をどのように認識するようになるかを克明な観察と実験によって明らかにし，これを発生的認識論として展開した。20世紀の半ばの数十年にわたって隆盛した彼の理論がその後の発達心理学の方向性を決定づけることになる。しかし他方で，ちょうどその同じ時代，同じフランス語圏で活躍したワロンは，人間の現象が原理的に個体レベルでは閉じないことを主張し，人はその身体そのものにおいてすでに他者との共同性を必然的契機として孕んでいると論じた。本書はこのワロンの代表論文8編［1938-56］を独自に編集し翻訳したものである。

精神科医であったワロンは，重度知的障害の子どもたちの療育から出発して，情動の働きに注目した。ある場面に身をさらした人が身体のうちに情動の渦を巻き起こし，その渦が周囲の人々に波及して，人々の心性を1つの共同のかたちに流し込む。そこに他者との共同の原初的な姿が見られること，さらにはその後の表象活動の根がそこにあることを強調する。あるいは人と人とが互いの身体でもって出会うとき，そこにはおのずと〈する-される〉の二重性が生まれる。たとえば母が抱けば子は抱かれる。そのとき子は〈抱かれる〉というその受動に，母の〈抱く〉という能動を受けとめている。のちに人が〈私〉として意識するようになる自我とは，この二重性の延長上に生まれる心性の構図にほかならない。もっとも個体的にみえる自我でさえも，つきつめれば他者とのこの能動-受動の二重性を離れては存在しないというのである。このようにしてワロンは，人間の現象を身体・自我・社会のあざなわれた系として記述した。

●浜田寿美男

［詳細データ］H. Wallon（浜田寿美男訳編）『身体・自我・社会』ミネルヴァ書房, 1983．

索 引

著作名索引
和文事項索引
欧文事項索引
人名索引

索引凡例

1. 各索引語の出現ページ数のあとの l と r は，それぞれ該当ページの左欄・右欄を指す．
2. 出現ページ数表記のうち，太字は索引語を見出し部分から採っていることを指す．
3. 著作名索引
   ①欧文表記の文献は，末尾に一括してある．
   ②索引語（著作名）の後の（　）内は編著者名である．
4. 欧文事項索引
   ①数字で始まる索引語は末尾に配列した．
   ②冠詞で始まる索引語は，原則として冠詞を省略した位置に配列してある．
5. 人名索引
   ①外国人名の日本語読みの表記は，『新版精神医学事典』（弘文堂・1993年刊）での読みを参考にし，原則として編集サイドで統一した．
   ②古典に記載されているのみの日本人名については，仮に音読みで読みを振って配列したものもある．

著作名索引

あ

『アイオーン』（ユング）……490*l*, 494*l*, 495*r*
『ICD-10 精神および行動の障害―臨床記述と診断ガイドライン―』（WHO）……259*l*
『ICD-10精神および行動の障害, DCR研究用診断基準』（WHO）……260*r*
『愛憎』（メニンガー）……465*l*
『あいだ』（木村敏）……120*l*
『愛着行動』（ボウルビー）……432*l*
「あいぬノいむニ就イテ」
　（内村祐之, 秋元波留夫, 石橋俊実）……40*l*
『アウラ・ヒステリカ』
　（ディディ-ユベルマン）……269*r*
『アサイラム―施設被収容者の日常世界―』
　（ゴッフマン）……179*r*, 277*l*
『アサイラムとその後』（ジョーンズ）……236*l*
『味と雰囲気』（テレンバッハ）……279*l*
「遊ぶこと」（ウィニコット）……31*r*
『遊ぶことと現実』（ウィニコット）……31*r*
「新しい自律神経安定薬（4560RP）」
　（ラボリほか）……513*r*
「アドレナリンの作用について」（エリオット）…61*l*
『アナル・メディコ・プシコロジック』（誌）…306*l*
『アノニュマ』（ヴァイツゼッカー）……28*l*
「アノレキシア・ネルボーザ」（ガル）……98*r*
『アノレクシア・ネルヴォーザ論考』
　（下坂幸三）……211*l*
『アパシー・シンドローム―高学歴社会の青年心理―』（笠原嘉）……85*l*
『「甘え」の構造』（土居健郎）……279*l*, 280*r*, 281*l*
「甘えの二重構造―母子関係理論への提言―」
　（西園昌久）……298*l*
「アミロイド前駆体蛋白遺伝子の点突然変異の家族性アルツハイマー病からの分離」（ゴーテ, ハーディーほか）……182*r*
「アメリカ合衆国の5つの共同体における感情障害」（ワイスマンほか）……540*l*
『アメリカ神経質―その原因と結果―』
　（ベアード）……408*l*
『アメリカにおける精神障害者施設―1875年までの社会政策―』（グロブ）……167*r*
『アメンチア―錯乱―』（マイネルト）……442*l*
「ある5歳男児の恐怖症分析」（フロイト）……383*l*
『アルコホリズム―アルコール中毒の疾病概念―』（ジェリネック）……201*l*
「アルコール依存症における神経遺伝学的適応機序」（クロニンジャー）……167*l*
「アルコール依存症の両親から離れて育てられた養子のアルコール問題」（グッドウィンほか）……127*l*
「アルコールおよびアルデヒド脱水素酵素多型とアルコール依存症のリスク」（樋口進ほか）……328*l*
『アルコール幻覚症』（ベネデッティ）……421*l*
「アルコール嗜癖の諸相」（ジェリネック）……201*l*
「アルコール中毒からの回復」
　（アルコホリックス・アノニマス）……14*l*
『アルコール酩酊状態』（ビンダー）……340*l*
『ある神経病者の回想録』
　（シュレーバー）……232*l*, 385*l*
『ある精神科医の回想』
　（ビュルガー-プリンツ）……334*l*
「アルツハイマー病における中枢性コリン・ニューロンの選択的消失」（デイヴィス, マロニー）……269*l*
「ある分裂病者の経過と予後―病態像の変遷と加害妄想―」（藤森英之）……358*r*
『暗示とその治療的適応について』
　（ベルネーム）……427*l*
「アントナン・アルトーと精神分裂病―存在のブラックホールに向かって―」（森島章仁）……470*l*
『アンドレ・ワルテルの手記』（ジイド）……288*r*

い

『イエスの精神医学的考察―正しい理解のために―』（シュワイツァー）……232*r*
『医学, 心, 二重脳』（ハリントン）……322*l*
『医学的心理学』（クレッチマー）……157*r*
『医学的心理学史』（ジルボーグ）……237*r*
『生きられる時間』（ミンコフスキー）……460*l*
『イギリス病』（チェイニィ）……263*r*
『生きるのが怖い少女たち』（斎藤学）……191*r*
「移行対象と移行現象」（ウィニコット）……31*r*
『意識』（エー）……47*r*, 49*r*
『意識と便利』（ロスマン）……535*l*
『医師, その患者と病気』（バリント）……320*l*
『医者と患者』（エントラルゴ）……66*l*
『医者と殺人者―ロンブローゾと生来性犯罪者

『伝説―』（ダルモン）……………262r
『異常心理学』（村上仁）……………463l
『医心理学―現代医療における人間心理―』
　（原田憲一ほか）……………318l
『医聖堂叢書』（呉秀三編）……………153l
『偉大な神経科医たち』（コッレ編）………181r, 182l
『痛みの心理学―疾患中心から患者中心へ―』
　（丸田俊彦）……………453r
『一次愛と精神分析技法』（バリント）……………319r
「一分裂病患者の精神療法」（ベネデッティ）…422l
「一心理学者の強制収容所体験」（フランクル）
　……………363r
「一般人口および同胞間におけるドーパミンD$_4$
　受容体（D$_4$DR）遺伝子と新奇性追求傾向
　の関連」（ベンジャミンほか）……………428l
「一本堂行余医言」（香川修徳）……………99l
『遺伝と環境―人間行動遺伝学入門―』
　（プロミン）……………405l
「今村新吉精神医学論文集」（今村新吉）………23r
「イミノベンジル誘導体（G22355）によるうつ
　状態の治療」（クーン）……………168l
「イミプラミンに対する精神医学的反応のパター
　ン」（クライン，フィンク）……………131r
『いむ―アイヌの一精神現象―』
　（髙畑直彦，七田博文）……………257r
「癒しの文化性―伝統的治療と精神医学的治療
　―」（西園昌久）……………298l
『医療人間学序説』（ゲープザッテル）……172l
『インテグレイテッド・メンタルヘルスケア―
　病院と地域の統合をめざして―』（ファル
　ーン，ファッデン）……………345r

う

『ヴァン・ゴッホ』（アルトー）……………15r
『ヴィジョン・セミナー』（ユング）……………497l
『ウェルニッケ＝コルサコフ症候群―245患者，
　82剖検検索例の臨床・病理学的研究―』
　（ヴィクター，アダムス，コリンズ）………30r
『ウェルニッケ・コルサコフ脳症』
　（小阪憲司，池田研二）……………30r
『喪われた悲哀―ファシズムの精神構造―』
　（ミッチャーリッヒ）……………455l
『美しき未完成―ノーベル賞女性科学者の回想
　―』（レーヴィ＝モンタルチーニ）……………529r
「うつ状態の臨床的分類に関する研究」
　（笠原嘉，木村敏）……………82l
『うつと不安の認知療法練習帳』
　（グリンバーガー，パデスキー）……………148l
『うつと不安の認知療法練習帳ガイドブック』
　（パデスキー，グリンバーガー）……………148l
『うつ病と躁病―現象学的試論―』

（ビンスワンガー）……………339l
「うつ病の行動学―学習性絶望感とは何か―」
　（セリグマン）……………251r
『うつ病の社会的起原―女性の精神障害研究―』
　（ブラウン，ハリス）……………362r
『うつ病の対人関係療法』（クラーマンほか）…144l
『うつ病の認知療法』（ベック）……………417r
「うつ病の病理と家族療法」（西園昌久）………298l

え

『疫病と狐憑き』（昼田源四郎）……………335l
『エクリ』（ラカン）……………506r, 517l
「S.フロイトの治癒像」（西園昌久）……………298l
『エミール・クレペリン回想録』（クレペリン）
　……………163l
『エランベルジュ著作集』
　（エランベルジュ著，中井久夫編訳）………59l

お

『黄金の華の秘密』（ユング）……………490l
「大時代ものの性文化と分裂病」（サリヴァン）
　……………199r
『オカルト現象の心理学』（ユング）……………301r
「大人と子どもの間の言葉の混乱」
　（フェレンツィ）……………350r
「大人の世界と幼児期におけるその起源」
　（クライン）……………135r
「オートポイエーシス2001―日々新たに目覚め
　るために―」（河本英夫）……………107r
『おのれに背くもの』（メニンガー）……………465l
「思い上がりの人間学的意味について」
　（ビンスワンガー）……………416l
『表と裏』（土居健郎）……………282l
「オレステリアに関する省察」（クライン）……135r
「終わりある分析と終わりなき分析」
　（フロイト）……………350r, 395l
『音楽療法の手引―音楽療法家のための―』
　（松井紀和）……………447r

か

『快感原則の彼岸』
　（フロイト）……………235r, 387r, 391r, 392r
「解釈することの意味」（西園昌久）……………298l
『解釈妄想病』（カプグラ）……………95l
『外傷性失語』（ルリヤ）……………524r
「外傷性脳衰弱における心因性妄想形成」
　（クレッチマー）……………18r, 155r
『解体新書』（杉田玄白訳）……………408l
『改訂自閉症・治癒への道―文明社会への動物

行動学的アプローチ―』（E.A.&N.ティンバーゲン）……………………………………272*l*
『〔改訂〕新・心理診断法―ロールシャッハ・テストの解説と研究―』（片口安史）……89*l*
『外来精神医学から』（笠原嘉）……………84*r*
『快楽の活用』（『性の歴史』第2巻）
　　（フーコー）…………………………357*l*
『解離―若年者における病理と治療―』
　　（パトナム）…………………………313*l*
『カウンセリングとサイコセラピィ』
　　（ロジャース）………………………534*l*
『カウンセリングを学ぶ』
　　（佐治守夫，岡村達也，保坂亨）……195*l*
『抱えることと解釈―精神分析治療の記録―』
　　（ウィニコット）………………………32*l*
『科学精神の形成』（バシュラール）………310*r*
「科学的心理学草稿」（フロイト）……376*l*, 398*r*
『覚醒剤中毒』（立津政順，後藤彰夫，藤原豪）………………………………………258*r*
『影の現象学』（河合隼雄）…………………104*r*
「下垂体制御ホルモン」（シャリーほか）…220*l*
「家族集団における母親の役割」
　　（フロム-ライヒマン）………………406*r*
『家族と人間の順応』（リッツ）……………518*l*
『家族の中の心の病―「よい子」たちの過食と拒食―』（斎藤学）…………………191*l*
『家族療法の基礎』（バーカー）……………310*l*
『悲しき熱帯』（レヴィ-ストロース）……527*l*
『カナー児童精神医学』
　　（カナー著，黒丸正四郎・牧田清志訳）…92*l*
『仮面の解釈学』（坂部恵）…………………193*r*
『火曜講義』→『シャルコー火曜講義』
『からだの知恵』（キャノン）………………122*l*
「カール・コッホに届かなかった手紙―バウムテストについての質問―」（林勝造）…181*l*
『カール・ボンヘッファー』（ノイメルカー）…302*l*
「感覚遮断と孤立における妄想」（グロスほか）………………………………………231*l*
『監獄の誕生』（フーコー）………355*r*, 357*l*
「感情障害の生化学」（コッペン）…………180*l*
『感情の世界』（島崎敏樹）…………………207*l*
「感情障害および精神分裂病用面接基準〔SADS〕」
　　（エンディコット，スピッツァー）……65*r*
『感情論理』（チオンピ）……………………265*l*
『観相学的断片集』（ラヴァター）…………503*l*
『観相学に関する考察―人間の知と愛を鼓舞するために―』（ラヴァター）……………503*l*
『ガンディーの真理―戦闘的非暴力の起原―』
　　（エリクソン）…………………………63*l*
『カント』（坂部恵）…………………………194*l*

き

『記憶と時間概念の発達』（ジャネ）………217*l*
『記憶と脳』（スクワイヤー）………………241*r*
『記憶の神経心理学』（ルリヤ）……………524*l*
『機械的拘束を用いない狂人の治療』
　　（コノリー）…………………………183*r*
『器官劣等性の研究』（アードラー）…………6*l*
『「聴く」ことの力―臨床哲学試論―』
　　（鷲田清一）…………………………541*l*
「喜劇と妄想」（今村新吉）……………………23*r*
『器質性精神病』（原田憲一）………………317*l*
「器質性脳障害における妄想発展」（テレ）…231*r*
「季節性感情障害―この症候群の病像および光療法の予備的知見―」（ローゼンタールほか）………………………………………536*l*
『機知―その無意識との関係―』（フロイト）…381*l*
『昨日のごとく―災厄の記録―』
　　（中井久夫ほか）……………………292*l*
『奇妙な名声』（マクミラン）………………446*l*
『逆制止による心理療法』（ウォルピ）………37*l*
「逆転移」（サールズ）………………………200*l*
「急性感染症による分裂病症状」（メニンガー）
　　……………………………………………464*r*
「急性感染，全身疾患，内臓疾患に随伴する精神病」（ボンヘッファー）………………440*r*
「境界例の症候学」（西園昌久）……………298*l*
『狂気と家族』（レイン）……………………525*l*
『狂気と脳』（スナイダー）…………………244*l*
『狂気の学理』（ハインロート）……………306*l*
『狂気の価値』（西丸四方）…………………299*l*
『狂気の原因』（ジョルジュ）………………234*l*
『狂気の社会史―狂人たちの物語―』
　　（ポーター）…………………………436*l*
『狂気の歴史』（フーコー）…5*r*, 277*r*, 353*r*, 354*l*, 356*l*
『狂気論』（プリチャード）…………………369*l*
『狂人とブルジョアジー』（デルナー）……277*r*
『強制収容所における人間行動』（コーエン）…176*l*
「共生精神病における妄想共同体―分裂病型精神病研究への寄与―」（シャルフェッター）
　　……………………………………………231*r*
『共通感覚論―知の組みかえのために―』
　　（中村雄二郎）………………………296*l*
「教頭ワーグナーの症例」（ガウプ）…………81*l*
「強迫神経症の一例に関する考察」（フロイト）
　　……………………………………………384*l*
「強迫性障害の症候群―依存，過食，自傷などとの関連―」（西園昌久）………………298*l*
『強迫と精神衰弱』（ジャネ）………………216*l*
「強迫の意味するもの」（西園昌久）………298*l*
『虚偽意識―物象化と分裂病の社会学―』

　　　　　（ガベル）‥‥‥‥‥‥‥‥‥‥**97**l
『ギリシア人と非理性』（ドッズ）‥‥‥‥**285**r
『ギリシア人とローマ人の宗教』（ケレーニイ）
　　　　　‥‥‥‥‥‥‥‥‥‥‥‥‥‥**175**l
『ギリシア文明と狂気』（サイモン）‥‥**192**l, 285r
『古代ギリシアにおける心と狂気―現代精神医
　学の古典的ルーツ―』（サイモン）‥‥**192**l
『近似的認識試論』（バシュラール）‥‥‥**310**r
『近親相姦葛藤の派生物』（フェニケル）‥‥**348**l
『キンゼイ報告　女性篇』‥‥‥‥‥‥‥**127**l
『キンゼイ報告　男性篇』‥‥‥‥‥‥‥**127**l
『緊張病または緊張性精神病』（カールバウム）
　　　　　‥‥‥‥‥‥‥‥‥‥‥‥‥‥**100**r

く

『偶然性の精神病理』（木村敏）‥‥‥‥‥**121**r
『鎖かけられし魂』（ポーター）‥‥‥‥‥**436**r
『クラーク報告』（クラーク）‥‥‥‥‥‥**139**l
グリーンブック（WHO）‥‥‥‥‥‥‥**260**r
『グループサイコセラピー――ヤーロムの集団精
　神療法の手引き―』（ヤーロム，ヴィノグ
　ラードフ）‥‥‥‥‥‥‥‥‥‥‥‥‥**481**l
『呉秀三―その生涯と業績―』（岡田靖雄）‥**70**l
『呉秀三著作集』（岡田靖雄編）‥‥‥‥‥**70**l
「黒いオルフェ」（サルトル）‥‥‥‥‥‥**341**r
『黒い皮膚・白い仮面』（ファノン）‥‥**341**l, 342r
『群発自殺』（高橋祥友）‥‥‥‥‥‥‥‥**257**l

け

『経験から学ぶこと』（ビオン）‥‥‥‥‥**327**l
『経験とそのモラルモード』（クラインマン）‥**137**l
『経験の本性』（ブレイン）‥‥‥‥‥‥‥**372**l
『芸術の精神分析的研究』（クリス）‥‥‥**147**l
『軽症うつ病の臨床と予後』（平澤一）‥‥**334**r
「けいれんの研究」（ジャクソン）‥‥‥‥**212**l
『けいれん発作の素質』（マウツ）‥‥‥‥**444**l
『ゲシュタルトクライス』
　　（ヴァイツゼッカー）‥‥‥‥‥‥**27**l, 28l
『ゲシュタルト心理学入門』（ケーラー）‥‥**173**l
『ゲシュタルトと時間』（ヴァイツゼッカー）‥**28**l
「血管運動性失神発作」（シュルテ）‥‥‥**230**l
「結合組織，筋組織および上皮組織による膠原
　細網線維の形成」（レーヴィ-モンタルチ
　ーニ）‥‥‥‥‥‥‥‥‥‥‥‥‥‥‥**529**l
『結合の神秘―錬金術に見られる心の諸対立の
　分離と結合―』（ユング）‥‥‥**490**l, 493r, 495r,
　　　　　　　　　　　　　　　　　　　498r
「限界状況における人間の存在」（神谷美恵子）‥**97**r
『幻覚』（エー）‥‥‥‥‥‥‥‥‥‥**48**r, 49r
『幻覚』（西丸四方）‥‥‥‥‥‥‥‥‥‥**298**l

『幻覚』（ランテリ-ロラ）‥‥‥‥‥‥‥**516**l
『幻覚』（レルミット）‥‥‥‥‥‥‥‥‥**532**l
「幻覚の機制　外的作用症候群」（クロード）‥**166**l
『健康と長寿に関する試論』（チェイニィ）‥‥**263**r
「健康なパーソナリティの成長と危機」
　　（エリクソン）‥‥‥‥‥‥‥‥‥‥**62**r
『言語行動』（スキナー）‥‥‥‥‥‥‥‥**241**l
『言語性幻覚と言葉』（ラガッシュ）‥‥‥**504**l
『言語と意識』（ルリヤ）‥‥‥‥‥**524**l, 524r
「言語と精神病―共通の進化論的起源―」
　　（クロウ）‥‥‥‥‥‥‥‥‥‥‥‥**166**l
『言語と大脳』（ペンフィールド，ロバーツ）‥**431**l
「言語の生理学と病理学に関する覚え書」
　　（ジャクソン）‥‥‥‥‥‥‥‥‥‥**213**r
『原始心性』（レヴィ-ブリュル）‥‥‥‥**407**l
「現時仏軍中に生じたる特殊病に就て」
　　（今村新吉）‥‥‥‥‥‥‥‥‥‥‥**23**r
『現象学的精神病理学』（荻野恒一）‥‥‥‥**71**l
『現象学的にみる精神医学』
　　（ファン・デン・ベルフ）‥‥‥‥‥**346**l
『現象学的人間学』（ビンスワンガー）‥‥**336**l
『幻想の未来』（フロイト）‥‥‥‥‥‥‥**235**r
『現代社会とストレス』（セリエ）‥‥‥‥**250**r
『現代人の攻撃性』（福島章）‥‥‥‥‥‥**352**r
『現代人のこころ―個人心理学入門―』
　　（アードラー）‥‥‥‥‥‥‥‥‥‥‥**6**l
『現代精神医学の概念』（サリヴァン）‥‥**196**l
『現代精神分析の基礎理論』（小此木啓吾）‥‥**76**l
『現代の神経症的人格』（ホーナイ）‥‥‥**438**l
「幻聴に関する精神病理学的研究」（村上仁）‥**462**r
『原発性精神錯乱』（シャラン）‥‥‥‥‥**219**r
「原発性無力性痛風，結節性関節，慢性関節リ
　ウマチという名で記載された疾患の歴史へ
　の寄与」（シャルコー）‥‥‥‥‥‥‥**221**l

こ

『攻撃―悪の自然誌―』（ローレンツ）‥‥**538**l
『行人』（夏目漱石）‥‥‥‥‥‥‥‥‥‥**266**r
「抗精神病薬の臨床用量とドーパミン受容体」
　　（シーマンほか）‥‥‥‥‥‥‥‥‥**210**l
『構造人類学』（レヴィ-ストロース）‥‥**528**l
『構造論的精神病理学』（加藤敏）‥‥‥‥‥**89**l
『行動化』（西園昌久）‥‥‥‥‥‥‥‥‥**298**l
「口頭言語の能力の座についての考察，および
　アフェミーの一観察例」（ブローカ）‥‥**403**r
『行動主義』（ワトソン）‥‥‥‥‥‥‥‥**543**l
『行動精神療法―モーズレイ病院ハンドブック
　―』（マークス）‥‥‥‥‥‥‥‥‥‥**445**r
『行動の機構』（ヘッブ）‥‥‥‥‥‥‥‥**420**l
『行動の構造』（メルロ-ポンティ）‥‥‥**467**r
『行動療法の実際』（ウォルピ）‥‥‥‥‥‥**38**l

『合理的唯物論』（バシュラール）··········310r
「心が晴れるノート―うつと不安の認知療法自習帳―」（大野裕）··········148r
『こころと体の対話―精神免疫学の世界―』（神庭重信）··········111l
『心の消化と排出―文字通りの体験が比喩になる過程―』（北山修）··········116l
『こころのマトリックス』（オグデン）··········73l
『こころの休み時間―教師自身のメンタルヘルス―』（中島一憲）··········293r
『心を病む女たち―狂気と英国文化―』（ショーウォター）··········233l
『個人心理学雑誌』（アードラーグループ）··········6r
『古代のインキュベーションと現代の精神療法』（マイアー）··········441r
「後てんかん状態について―狂気との比較研究への貢献―」（ジャクソン）··········213l
「孤独感について」（クライン）··········135r
『孤独な群衆』（リースマン）··········517r
『言葉ともの』（フーコー）··········353r, 356l
「言葉の喪失―慢性脳梗塞による大脳前頭葉の部分的破壊―」（ブローカ）··········403l
『子供の精神障害―特に神経症と精神病について―』（黒丸正四郎）··········168l
『子どもの精神的発達』（ワロン）··········544l
『狐憑病新論』（門脇眞枝）··········91l
『狐憑病説』（ベルツ）··········91l
『コフート自己心理学セミナー』（コフート著，エルソン編）··········186r
『コフート入門―自己の探求―』（コフート著，オーンスタイン編）··········186r
『混沌からの秩序』（プリゴジン，スタンジェール）··········367r

さ

「最近のうつ病とその治療」（西園昌久）··········298l
『サイコオンコロジー（精神腫瘍学）』（ホランド，ローランド）··········439r
『最終講義』（中井久夫）··········291l
『差異と反復』（ドゥルーズ）··········107r
「催眠と覚醒状態における暗示」（ベルネーム）··········427l
『作業療法原典』（シドニー・リスト）··········2l
『作業療法の源流』（秋元波留夫編著）··········2l
『錯乱の自己描写集―夢幻様体験型―』（マイアー―グロース）··········442l
『錯覚と脱錯覚―ウィニコットの臨床感覚―』（北山修）··········115r
『殺人と狂気―世紀末の医学・法・社会―』（ハリス）··········319l
「サルの側頭葉機能の暫定的解析」（クリューヴァー，ビューシー）··········148l
『サルペトリエール』（ギラン，マチウ）··········125r
『サルペトリエール神経病学臨床講義』第3巻（シャルコー）··········221r
「三位一体の教義に対する心理学的解釈の試み」（ユング）··········500l

し

『飼育動物および栽培植物の変異』（ダーウィン）··········255l
『ジイドの青春』（ドレー）··········288r
『J. M. シャルコー1825-1893―その生涯と著作―』（ギラン）··········125r, 171r
『シェリントンの生涯と思想』（エックルス，ギブソン）··········56r
「視覚失認論」（フロイント）··········518l
『自我心理学と適応問題』（ハルトマン）··········322r
『自我同一性』（エリクソン）··········62r
「自我同一性の問題」（エリクソン）··········62r
『自我とエス』（フロイト）··········322r, 392r, 506l
『自我と防衛』（A. フロイト）··········373l
『自我と無意識の関係』（ユング）··········489r
「自我発達と歴史変動　臨床的覚え書き」（エリクソン）··········62r
「自我漏洩症状群について」（藤縄昭）··········358l
『時間と自己』（木村敏）··········118r
「色名健忘について」（ゲルプ，ゴールドシュタイン）··········174l
「視空間認識障害と特に関連せる失行症について」（秋元波留夫）··········1r
『死刑囚と無期囚の心理』（小木貞孝）··········177r
『自己・あいだ・時間』（木村敏）··········117r
『思考の感情的基礎』（チオンピ）··········266l
『自己催眠』（シュルツ，成瀬悟策）··········230l
「自己臭恐怖―タテ社会における対人関係の今日の病理―」（西園昌久）··········298l
「自己像幻視とドッペルゲンガー」（藤縄昭）··········358l
『自己と他者』（レイン）··········526l
『自己の修復』（コフート）··········185l, 186l, 186r
『自己の分析―自己愛パーソナリティ障害の精神分析的治療への体系的アプローチ―』（コフート）··········185l, 186l, 186r
『自己は脳をどのようにコントロールするか?』（エックルス）··········57l
『自己分析』（ホーナイ）··········438l
『自己への配慮』（『性の歴史』第3巻）（フーコー）··········357l
『自己を語る』（フロイト）··········436l
『自殺』（中村一夫）··········295r
『自殺論』（デュルケーム）··········276l
「[14C]デオキシグルコース法による局所脳グル

「コース代謝率の測定—理論，方法，および
　ラットにおける正常値と麻酔の影響—」
　　　（ソコロフほか）……………………253*l*
「視神経炎がなく左側片麻痺と認知不能
　(imperception)を呈した巨大脳腫瘍例」
　　　（ジャクソン）…………………………213*r*
『施設症と精神分裂病』（ウィング，ブラウン）…34*l*
『私説松沢病院史　1879-1980』（岡田靖雄）……70*l*
『シゾイド現象・対象関係・自己』
　　　（ガントリップ）……………………110*r*
「疾患の分類について」（メビウス）……………466*l*
『実験衝動診断法』（ソンディ）…………………254*l*
『失語．その臨床的位置づけ』
　　　（ベンソン，アルディラ）…………………429*l*
「失語—日本語における特性—」（井村恒郎）…24*l*
『失行症』（秋元波留夫）…………………1*l*, 68*r*
「失行の病像．一側失行の一症例の観察から」
　　　（リーブマン）…………………………1*l*
『失語・失行・失認』（大橋博司）………68*r*, 340*r*
『失語・失読・失書』（ベンソン）………………429*l*
「失語症」（井村恒郎）………………………………24*r*
『失語症』（大橋博司）………………………………69*l*
『失語症—失語・失行・失認—』（ブレイン）…372*r*
『失語症および関連言語障害』（ヘッド）………419*r*
『失語症候群』（ウェルニッケ）……………………37*l*
「失語の意味型—語義失語について—」
　　　（井村恒郎）…………………………24*r*
「実存主義と精神医学」（エランベルジュ）……59*r*
「実体的意識性について」（宮本忠雄）…………456*r*
『実地医家の心理療法』（バリント）……………320*l*
『失敗した現存在の三形式—思い上がり，ひね
　くれ，わざとらしさ—』（ビンスワンガー）
　………………………………337*l*
『失文法性言語障害』（ピック）…………………330*l*
『実用的見地における人間学』（カント）………109*l*
「自伝的に記述されたパラノイア（妄想性疾患）
　の一症例に関する精神分析的考察」（フロ
　イト）…………………………385*l*
『児童虐待—ゆがんだ親子関係—』（池田由子）…19*l*
「児童の論理から青年の論理へ」（ピアジェ）…325*l*
『児童分析』（A.フロイト）……………………374*l*
『死と狂気—死者の発見—』（渡辺哲夫）………542*l*
『詩と真実』（ゲーテ）……………………………494*l*
「シナプス可塑性—海馬錐状回における長期増
　強現象の誘導—」（ブリス，レーモ）…368*l*
『死に至る病』（キェルケゴール）………………113*r*
『死ぬ瞬間』（キューブラー・ロス）……………124*l*
『自閉症　うつろな砦』（ベッテルハイム）……418*l*
『自閉症—その本態，診断および治療—』
　　　（ドーソン編）………………………285*l*
『自閉症—文明社会への動物行動学的アプロー
　チ—』（E.A.&N.ティンバーゲン）……272*l*

『司法精神医学教科書』
　　　（クラフト-エービング）………………142*r*
『シーボルト』（呉秀三）…………………………151*l*
『島根県下狐憑病取調報告』（島村俊一）………91*l*
『嗜眠性脳炎，後遺症と治療』（エコノモ）……52*l*
『自明性の喪失』（『自然な自明性の喪失』）
　　　（ブランケンブルク）……………296*l*, 338*l*, 366*l*
『社会生物学』（ウィルソン）……………………32*r*
『社会と精神病理』（加藤正明）…………………90*l*
『ジャクソン選集』
　　　（ジャクソン著，テーラー編）…………212*r*
『ジャクソンと精神医学』（エー）………………49*l*
『若年周期精神病』（山下格）……………………480*l*
『ジャック・ラカン伝』（ルーディネスコ）……523*l*
『ジャネの心理療法』（エランベルジュ）………59*r*
『シャーマニズム—古代のエクスタシー技術—』
　　　（エリアーデ）………………………60*l*
『シャルコー—神経学の構築—』
　　　（ゲッツ，ボンデュエル，ゲルファンド）…171*r*
『シャルコー火曜講義』
　　　（シャルコー）………………171*r*, 221*r*, 222*r*
『沙禄可博士神経病臨床講義』
　　　（シャルコー著，佐藤恒丸訳）…………224*l*
『自由からの逃走』（フロム）……………………502*r*
『宗教から精神衛生へ』（佐々木雄司）…………194*r*
『宗教生活の原初形態』（デュルケーム）………78*l*
『宗教精神病理学入門』（シュナイダー）………228*l*
『宗教的経験の諸相—人間性の研究—』
　　　（ジェームズ）………………………202*l*
「集合無意識の元型について」（ユング）………490*l*
『羞恥の構造』（内沼幸雄）………………………39*l*
「自由の喪失と自由の剥奪—いわゆる精神障害
　者の運命—」（ツット）………………268*l*
「手指失認について」（ゲルストマン）…………174*l*
『種の起源』（ダーウィン）………………………255*l*
「循環病性貧困妄想の生活史的背景と人格固有
　の背景」（ヤンツァーリク）…………483*r*
「純粋欠陥症候群と内因性精神病の基底段階」
　　　（フーバー）…………………………360*l*
『正気の発見』（内沼幸雄）………………………39*l*
「状況，〔発病が〕今であること，精神病」
　　　（バイヤー）…………………………305*r*
「商業と精神医療」（バリー・ジョーンズ）……318*r*
「上肢のヒステリー性単麻痺の三例」
　　　（三浦謹之助）………………………224*l*
「症状精神病（症候性精神病）」（コンラート）…190*l*
「焦燥性うつ病の重篤型における心気妄想につ
　いて」（コタール）……………………178*r*
『象徴的現実』（セシュエー）………………249*r*, 250*l*
「情動メカニズムの提唱」（ペイペッツ）………411*l*
「小児期における自閉的精神病質」
　　　（アスペルガー）……………………3*r*

「小児と思春期の妄想」(レンブ) ……………231r
「小児の性に関する論文」(フロイト) …………383l
『情念論』(デカルト) ………………………273l, 324l
『初期分裂病』(中安信夫) ……………………296r
『植民地化の心理』(マノーニ) ………………341l
『女性と狂気—19世紀フランスの逸脱者たち—』
　　(リーバ) ……………………………………519r
『女性と性』(ボナパルト) ……………………438r
『触覚認知障害』(ドレー) ……………………287r
「初老期皮膚寄生虫妄想」(エクボム) …………51l
『視霊者の夢』(カント) ………………………194l
『人格心理学』(オルポート) ……………………79r
『人格との関係からみたパラノイア性精神病』
　　(ラカン) ……………………………………505l
『人格の心理的発達』(ジャネ) ………………217l
『人格の精神分析学的研究』(フェアベーン) …347l
『人格の病』(島崎敏樹) ………………………207r
『心気症候群』(ラデ) …………………………512l
「新旧の精神病理学的立場から見た妄想患者」
　　(コッレ) ……………………………………181l
『神経学ハンドブック』
　　(ブムケ・フェルスター編) …………………362l
『神経系疾患マニュアル』(ガワス) …………106r
「神経系の進化と退化」(ジャクソン) ………214l
『神経系の統合作用』(シェリントン) ………203l
『神経言語学の基本問題』(ルリヤ) ……524l, 524r
『神経質ノ本態及療法』(森田正馬) …………470r
『神経質ノ問題』(高良武久) …………………176l
『神経症』(ジャネ) ……………………………215r
『神経症』(フランクル) ………………………364r
『神経症概念はいま』(鈴木國文) ……………242l
『神経症双生児研究』(飯田眞) ………………18l
「神経症と精神病のちがい」(西園昌久) ……298l
「神経症の遺伝的要因」(飯田眞) ……………18l
『神経症の精神分析理論』(フェニケル) ……348l
『神経心理学の基礎—脳の働き—』(ルリヤ) …523l
『神経衰弱及強迫観念の根治法』(森田正馬) …470r
『神経衰弱症』(ベアード) ……………………408l
「神経衰弱症, あるいは神経消耗」(ベアード)
　　………………………………………………408l
「神経の秤」(アルトー) …………………………15r
『神経病学臨床講義』(シャルコー) …………222r
「進行麻痺へのマラリアの影響」
　　(ワグナー・ヤウレッグ) ……………………541l
『人狐弁惑談』(陶山大禄) ………………………91l
『新作業療法の源流』(秋元波留夫, 冨岡詔子) …2l
『真実のゴッホ—ある精神科医の考察—』
　　(ベーク) ……………………………………413l
『侵襲に対する生体反応とショック—人工冬眠
　　療法の原理と応用—』(ラボリ) …………514l
『心身医学』(アレキサンダー) …………………16l
『心身医学入門』(ボス) ………………………435l

「心身症と"内臓脳"—ペイペッツの情動回路
　　説を支える最近の進展—」(マックリーン)
　　………………………………………………448l
『心身の力動的発達』(エンゲル) ………………64r
『神聖病について』(ヒポクラテス) …………332l
『新撰精神病学』(石田昇) ………………20r, 151l
『親族の基本構造』(レヴィ=ストロース) ……527l
『身体・自我・社会』
　　(ワロン著, 浜田寿美男訳編) ……………544r
『身体的自我の構造』(西園昌久) ……………298l
「身体的に基礎づけられる精神病の症候因の分
　　析」(ヴィーク) ………………………………29r
「身体に基礎づけられる妄想症状群に関する仮
　　説」(ハインリッヒ) ………………………231r
『身体の心理学—身体のイメージとその現象—』
　　(シルダー) …………………………………237l
『身体表現性障害』(大野裕ほか) ………………68l
『診断学的連想研究』(ユング) ………………397l
『新訂・方法としての面接』(土居健郎) ……282r
『心的外傷と回復』(ハーマン) ………………316l
『心的外傷の再発見』(グッドウィン編) ……128l
『心的生活の障害およびその治療についての書』
　　(ハインロート) ……………………………306r
『新版・作家の診断』(片口安史) ………………88r
『神秘家と偽の神秘家』(レルミット) ………532r
「神秘体験と精神医学」(レルミット) ………532r
『心理学』(西周訳) ……………………………195r
『心理学的医学』(ジャネ) ……………………216r
『心理学的医学事典』(テューク編) …………275r
『心理学的医学便覧』(バックニル, テューク)
　　………………………………………………312r
『心理学と宗教』(ユング著, 村本詔司訳) ……500l
『心理学と宗教』(ユング) ……………………500l
『心理学と錬金術』(ユング) …490l, 492l, 494r, 495r
『心理自動症』(ジャネ) ………………………214r
『心理(学)的治療』(ジャネ) ………215l, 216r, 217l
『心理的類型』(ユング) ………………………488l
『心療内科』(池見酉次郎) ………………………19r
「心理療法と牧会の関係について」(ユング) …500l
『心理療法の実践』(ユング) …………………499l
『人類の起源と性淘汰』(ダーウィン) ………255l
『人類の身体, 知性, 精神(道徳)的変質とこ
　　れら病的原因に関する概論』(モレ
　　ル) ……………………………………………473l
『新老人のぼけの臨床』(柄澤昭秀) ……………98l
『神話と古代宗教』(ケレーニイ) ……………175l

す

「スイス心理学の展望」(エランベルジュ) ……59r
『睡眠と覚醒』(クライトマン) ………………130l
「スクレイピーを起こす新しい感染性タンパク

粒子」(ブルシナー)・・・・・・・・・・・・・・・・371r
『図説 脳の歴史―絵でみる大脳局在論の歴史
　―』
　　(クラーク,デュハースト)・・・・・・・・・139r
『ストリンドベルクとファン・ゴッホ』
　　(ヤスパース)・・・・・・・・・・・・・413l, 478l, 479l
『「ストレス」の肖像―環境と生命の対話―』
　　(林峻一郎)・・・・・・・・・・・・・・・・・・・・・・・・317l
『スリルと退行』(バリント)・・・・・・・・・・・321l

せ

「西欧精神医学背景史」(中井久夫)・・・・・・290l
『性格学の基礎』(クラーゲス)・・・・・・・・・141l
『性格分析』(ライヒ)・・・・・・・・・・・・・・・・502l
『性格論Charakteres』(テオフラストス)・・・・・・503l
『生活の場での実践メンタルヘルス』
　　(佐々木雄司)・・・・・・・・・・・・・・・・・・・194r
「正視恐怖・体臭恐怖―主として分裂病との境
　界例について―」(笠原嘉編)・・・・・・・・・82l
「制止・症状・不安」(フロイト)・・・・・・・・393r
「脆弱性―精神分裂病の新たな展望―」
　　(ズビン,スプリング)・・・・・・・・・・・・247l
「正常および薬物によって変化した脳機能にお
　けるオピエートレセプター」(スナイダー)
　・・・・・・・・・・・・・・・・・・・・・・・・・・・・・・・・・・・244r
「正常思考の分裂病性思考との関係について」
　　(フォン・ドマールス)・・・・・・・・・・・・351r
『正常と病理』(カンギレム)・・・・・・・・・・・108l
『精神医学』(コッレ編)・・・・・・・・・・・・・・・181l
『精神医学概論』(ウェルニッケ)・・・・・・・・37l
『精神医学教科書』(クレペリン)・・・・・・・160l
『精神医学研究』(井村恒郎)・・・・・・・・・・24r
『精神医学研究』(神谷美恵子)・・・・・・・・・97r
『精神医学研究』(『精神医学エチュード』)
　　(エー)・・・・・・・・・・・・・・・・・・・47l, 47r, 49r
『精神医学研究用診断マニュアル』
　　(スピッツァーほか著,本多裕・岡崎祐士
　　監訳)・・・・・・・・・・・・・・・・・・・・・・・・・・246l
「精神医学史のもつ意味」(松下正明)・・・・449l
「精神医学者の滴想」(内村祐之)・・・・・・・・40r
『精神医学小史』(アッカークネヒト)・・・・・・5r
『精神医学・心理学と現象学』
　　(シュピーゲルベルク)・・・・・・・・・・・・229r
「精神医学体系の進展についての意見」
　　(クレッチマー)・・・・・・・・・・・・・・・・・155r
「精神医学的認識の限界」(ガウブ)・・・・・・80r
『精神医学的面接』(サリヴァン)・・・・・・・・198l
『精神医学と疾病概念』(臺弘・土居健郎編)・・・44l
「精神医学と社会療法」(クラーク)・・・・・・139l
「精神医学における実存主義」(井村恒郎)・・・・435l
「精神医学における出会いの概念」(バイヤー)

・・・・・・・・・・・・・・・・・・・・・・・・・・・・・・・・・・・305l
「精神医学における人間像」(コッレ)・・・・・181l
『精神医学入門』(西丸四方)・・・・・・・・・・・298l
「精神医学の一世紀」(『精神医学の二十世紀』)
　　(ピショー)・・・・・・・・・・・・・・・・・・・・・328r
『精神医学の基本問題―精神病と神経症の構造
　論の展望―』(内村祐之)・・・・・・・・・・・・41l
『精神医学の構造力動的基礎』
　　(ヤンツァーリク)・・・・・・・・・・・・・・・485r
『精神医学の古典を読む』(西丸四方)・・・・299r
『精神医学の300年, 1535-1860』
　　(ハンター,マッカルピン)・・・・・・・・323r
『精神医学の思想―医療の方法を求めて―』
　　(臺弘)・・・・・・・・・・・・・・・・・・・・・43l, 45l
『精神医学の説得』(ランベック)・・・・・・・・516r
『精神医学の歴史―隔離の時代から薬物療法の
　時代まで―』(ショーター)・・・・・・・・・233r
『精神医学は対人関係論である』
　　(サリヴァン)・・・・・・・・・・・・・・197l, 199r
『精神医学ハンドブック』
　　(アシャッフェンブルク編)・・・・・・・・440l
『精神医学百年史』(クレペリン)・・・・・・・162l
『精神医学要綱』(ウェルニッケ)・・・・・・・・・37l
『精神医学臨床講義』(ファルレ)・・・・・・・・344l
『精神医学論文集―臨床遺伝学から精神病の状
　況論へ―』(飯田眞)・・・・・・・・・・・・・・・18l
『精神医学を築いた人びと』(松下正明編)・・・・449l
『精神医療―精神病はなおせる―』
　　(岡田靖雄編)・・・・・・・・・・・・・・・・・・・・69r
「精神運動性てんかんに関する新たな見解に基
　づくフィンセント・ファン・ゴッホの病
　気」(ガスト)・・・・・・・・・・・・・・・・・・・・・88l
『精神衛生法をめぐる諸問題』
　　(精神医療史研究会編)・・・・・・・・・・・・248r
「精神科医」(コッレ)・・・・・・・・・・・・・・・・181r
『精神科医のノート』(笠原嘉)・・・・・・・・・・83l
『精神科学序説』(ディルタイ)・・・・・・・・・271l
『精神鑑定―犯罪心理と精神鑑定―』(福島章)
　・・・・・・・・・・・・・・・・・・・・・・・・・・・・・・・・・・・353l
『精神鑑定の技術』(グルーレ)・・・・・・・・・149l
『精神鑑定の事件史』(中谷陽二)・・・・・・・295l
『精神鑑定例』(三宅鑛一)・・・・・・・・・・・・300l
「精神機能の発達について」(クライン)・・・135r
『精神現象学』(ヘーゲル)・・・・・・・・・・・・413r
「精神疾患研究」(ベール)・・・・・・・・・・・・423l
『精神疾患と心理学』(フーコー)・・・353r, 356l
「精神疾患における病覚について」(ピック)・・・329l
『精神疾患についての臨床講義』(マニャン)・・・450r
「精神疾患の新しい学説」(ベール)・・・・・・423l
「精神疾患の現象形態」(クレペリン)・・・・・161r
「精神疾患の哲学的背景について」
　　(フロム-ライヒマン)・・・・・・・・・・・・406l

『精神疾患は現実に存在する』
　（ロス，クロール）・・・・・・・・・・・・・535*l*
『精神疾患ハンドブック』（ブムケ編）・・・・・・362*l*, 440*r*
『精神疾患臨床講義』（クラウストン）・・・・・・・138*r*
『精神疾患論』（エスキロール）・・・・・・・・・・・・519*l*
『精神障害者の生活技能訓練ガイドブック』
　（リバーマン，デリシ，ムシャー）・・・・・・・520*l*
『精神障害者の暴力犯罪―ドイツ連邦共和国に
　おける精神医学疫学的調査―』（ベーカー，
　ヘフナー）・・・・・・・・・・・・・・・・・・・・・・・・・・・・・412*l*
『精神症候学』（濱田秀伯）・・・・・・・・・・・・・・・・315*r*
『精神症状測定の理論と実際―評価尺度，質問
　票，面接基準の方法論的考察―』（北村俊
　則）・・・・・・・・・・・・・・・・・・・・・・・・・・・・・・・・・115*l*
『精神症状の歴史―19世紀以降の記述精神病理
　学―』（ベリオス）・・・・・・・・・・・・・・・・・・・・423*l*
「精神症状論」（藤縄昭）・・・・・・・・・・・・・・・・・・358*l*
『精神診断学―形態解釈実験の活用―』
　（ロールシャッハ）・・・・・・・・・・・・・・・・・・・537*l*
「精神生理学と病理学」（モーズリー）・・・・・・・113*l*
『精神世界のゆくえ―現代世界と新霊性運動―』
　（島薗進）・・・・・・・・・・・・・・・・・・・・・・・・・・・208*l*
『精神の幾何学』（安永浩）・・・・・・・・・・・・・・・・475*l*
『精神の生態学』（ベイトソン）・・・・・・・・・・・・410*l*
『精神病』（笠原嘉）・・・・・・・・・・・・・・・・・・・・・・86*l*
『精神病』（ラカン）・・・・・・・・・・・・・・・・・・・・・509*r*
『精神病あるいはマニーに関する医学・哲学論』
　（『精神病に関する医学＝哲学論』）（ピネ
　ル）・・・・・・・・・・・・・・・・・・・54*r*, 330*r*, 331*l*
「精神病院における積極的治療法」（ジモン）・・・212*l*
『精神病院の発見』（ロスマン）・・・・・・・・・・・・535*l*
『精神病概説』（モレル）・・・・・・・・・・・・・・・・・・473*l*
『精神病学』（江口襄）・・・・・・・・・・・・・・21*r*, 51*l*
『精神病学』（丸井清泰）・・・・・・・・・・・・・・・・・・453*l*
『精神病学集要（前篇・後篇）』
　（呉秀三）・・・・・・・・・・・・・・・21*r*, 93*l*, 151*l*
『精神病学提要』（三宅鑛一）・・・・・・・・・・・・・・455*r*
『精神病患者の筋感幻覚とその臨床的意義』
　（クラマー）・・・・・・・・・・・・・・・・・・・・・・・・・143*r*
『精神病鑑定例』（榊俶，呉秀三）・・・・・・・・・・192*r*
『精神病教科書』（ブムケ）・・・・・・・・・・・・・・・・361*r*
『精神病質人格』（シュナイダー）・・・・・・227*l*, 228*l*
「精神病者慈善救治会のこと―呉秀三先生伝記
　補遺（その一）―」（岡田靖雄）・・・・・・・・・70*r*
「精神病者私宅監置ノ実況及ビ其統計的観察」
　（呉秀三，樫田五郎）・・・・・・・・・・・・・・・・・152*l*
『精神病者私宅監置ノ実況』
　（呉秀三，樫田五郎）・・・・・・・・・・・・・・・・・248*r*
『精神病者処遇考』（山崎佐）・・・・・・・・・・・・・・480*l*
『精神病者における言語の障害』（セグラ）・・・249*r*
『精神病者の身体解剖』（ジョルジュ）・・・・・・・234*l*
「精神病者の造形作品」（プリンツホルン）・・・370*r*

『精神病者の魂への道』（シュヴィング）・・・・・225*r*
『精神病者の描画―造形の心理学と精神病理学
　への一寄与―』（プリンツホルン）・・・311*r*, 370*r*
「精神病性興奮の治療におけるリチウム塩」
　（ケイド）・・・・・・・・・・・・・・・・・・・・・・・・・・169*r*
『精神病治療の開発思想史―ネオヒポクラティ
　ズムの系譜―』（八木剛平，田辺英）・・・・・474*r*
『精神病と神経症』（笠原嘉）・・・・・・・・・・・・・・・84*l*
「精神病のあらゆる可能な治療に対する前提的
　問題」（ラカン）・・・・・・・・・・・・・・・・・・・・・507*r*
「精神病の現象形態」（クレペリン）・・・・・・・・・162*l*
「精神病の諸要因（について）」
　（ジャクソン）・・・・・・・・・・・・・・・・・・49*r*, 214*l*
「精神病の診断」（ブムケ）・・・・・・・・・・・・・・・・361*r*
「精神病の精神療法」（藤縄昭）・・・・・・・・・・・・358*l*
「精神病の精神療法とは何か」（ベネデッティ）
　・・・・・・・・・・・・・・・・・・・・・・・・・・・・・・・・・・・422*l*
『精神病の病理と治療』（グリージンガー）・・・146*l*
『精神病約説』
　（神戸文哉訳）・・・・・・・・21*r*, 51*l*, 93*r*, 113*l*, 369*r*
『精神病理学研究』（荻野恒一）・・・・・・・・・・・・・71*r*
『精神病理学総論』（ヤスパース）・・・・・・462*l*, 519*r*
『精神病理学とは何だろうか』（松本雅彦）・・・449*r*
『精神病理学論稿』（今村新吉）・・・・・・・・・・・・・23*r*
『精神病理学論集』（村上仁）・・・・・・・・・・・・・・462*l*
『精神病論』（エスキロール）・・・・・・・・・・・・・・・54*l*
『精神病論』（ジョルジュ）・・・・・・54*r*, 234*l*, 423*l*
『精神分析』（土居健郎）・・・・・・・・・・・・・・・・・・280*l*
『精神分析概説』（フロイト）・・・・・・・・・・・・・・235*l*
「精神分析概念・用語―その範囲および起源・
　定義について―」（小此木啓吾）・・・・・・・・・75*r*
「精神分析学・精神病理学研究年報」（誌）・・・487*r*
「精神分析学の展望―主として自我心理学の発
　達をめぐって―」（小此木啓吾）・・・・・・・・・75*r*
『精神分析技法の修正と発達』（西園昌久）・・・298*l*
『精神分析技法の要諦』（西園昌久）・・・・・・・・298*l*
『精神分析技法論』（メニンガー）・・・・・・・・・・465*r*
『精神分析技法論』（フロイト）・・・・・・・・・・・505*r*
『精神分析治療の進歩』（西園昌久）・・・・・・・・298*l*
『精神分析治療の展開』（西園昌久）・・・・・・・・298*l*
『精神分析と現存在分析論』（ボス）・・・・・・・・435*l*
『精神分析と精神病理』（土居健郎）・・・・・・・・280*l*
『精神分析と文化論』（ボナパルト）・・・・・・・・439*l*
『精神分析と牧会』（ユング）・・・・・・・・・・・・・500*l*
「精神分析における言語の領野と話の機能」
　（ラカン）・・・・・・・・・・・・・・・・・・・・・・・・・・507*r*
『精神分析入門』（フロイト）・・・・・・・・・・・・・389*l*
『精神分析の新しい道』（ホーナイ）・・・437*r*, 438*l*
『精神分析の医学的価値』（アレキサンダー）・・・16*l*
『精神分析の起源』（フロイト）・・・・・・・・・・・376*l*
「精神分析の起源―フロイトにおける悲哀の仕
　事―」（小此木啓吾）・・・・・・・・・・・・・・・・・76*l*

「精神分析の最近の動向—東洋と西洋との対話の可能性—」（西園昌久）……298*l*
『精神分析の成立ちと発展』（小此木啓吾）……75*r*
『精神分析の方法』（ビオン）……327*l*
『精神分析の問題と方法についての最後の寄与』（フェレンツィ）……350*l*
『精神分析の要素』（ビオン）……327*l*
『精神分析の四基本概念』（ラカン）……381*r*, 508*r*
『精神分析の理論・治療・自己』（ガントリップ）……110*l*
『精神分析の理論と実際』（ジョーンズ）……311*l*
「精神分析はどのように治すか」（邦題『自己の治癒』）（コフート）……185*l*
『精神分析用語辞典』（ラプランシュ，ポンタ―リス）……513*l*
「精神分析療法における父親」（西園昌久）……298*l*
「精神分析療法の道」（フロイト）……390*r*
「精神分析理論」（小此木啓吾）……76*l*
「精神分離症の心理学的説明原理としての社会的本能欠陥」（今村新吉）……23*r*
「精神分裂症の理論化に向けて」（ベイトソンほか）……409*l*
『精神分裂病』（ビンスワンガー）……116*r*, 337*l*, 338*l*, 339*l*
「精神分裂病患者と健常成人における睡眠中の夢見体験と眼球運動」（デメント）……274*r*
『精神分裂病—経過精神医学および社会精神医学から見た長期研究—』（フーバー，グロス，シュットラー）……361*l*
「精神分裂病者の家族の臨床的類型化のこころみ」（藤縄昭）……358*l*
「精神分裂病者の家庭に関する臨床的研究」（藤縄昭）……358*l*
「精神分裂病者の責任能力—精神科医と法曹との対話—」（西山詮）……300*r*
「精神分裂病性精神病者と自画像」（藤縄昭）……358*l*
「精神分裂病と家族」（リッツほか）……519*l*
「精神分裂病と宗教」（宮本忠雄）……457*l*
「精神分裂病と犯罪」（山上皓）……479*r*
「精神分裂病と妄想—精神科臨床と病床日誌から—」（藤森英之）……358*l*
「精神分裂病における「影響装置」」（タウスク）……256*l*
「精神分裂病における妄想主題の時代的変遷について」（藤森英之）……358*l*
「精神分裂病の遺伝臨床的研究」（満田久敏）……454*l*
「精神分裂病の概念—歴史と分類—」（保崎秀夫）……433*l*
「精神分裂病の欠陥像に就いて」（奥田三郎）……72*r*
『精神分裂病の心理』（アリエティ）……10*l*
「精神分裂病の心理」（村上仁）……462*l*
「精神分裂病の精神療法」（西園昌久）……298*l*

『精神分裂病の世界』（宮本忠雄）……456*l*
「精神分裂病の前駆期における殺人について」（ウィルマンス）……33*r*
「精神分裂病の治療可能性」（西園昌久）……298*l*
「精神分裂病の分子病理—複数の疾病過程か？—」（クロウ）……165*l*
「精神分裂病の変容—慢性から脆弱性へ—」（ズビンほか）……247*r*
「精神分裂病の薬物治療学—ネオヒポクラティズムの提唱—」（八木剛平）……474*r*
「精神分裂病—分裂性格者および精神分裂病者の精神病理学—」（ミンコフスキー）……461*l*
『精神分裂病論』（ベネデッティ）……422*l*
「精神盲の1症例とその理論的考察」（リッサウア）……518*l*
「精神療法—東洋と西洋—」（西園昌久）……298*l*
『精神療法研究』（シュルテ）……230*r*
「精神療法と精神分析」（土居健郎）……280*l*
「精神療法におけるカイロスの意味」（エランベルジェ）……59*r*
「精神療法の副作用」（西園昌久）……298*l*
「精神療法の臨床と指導」（土居健郎）……279*r*
「精神療法の歴史と哲学についての覚書」（フロム-ライヒマン）……406*l*
「生成としての破壊」（シュピールライン）……397*r*
「生体内で分離された視交叉上核における概日リズムの維持」（イノウエ，カワムラ）……23*l*
『生体の機能』（ゴールドシュタイン）……187*r*
『性的精神病質』（クラフト-エービング）……143*l*
『性的倒錯』（ボス）……434*l*, 435*l*
『性と性格』（ヴァイニンガー）……398*l*
「聖なるもの—神観念における非合理的要素，およびその合理的要素との関係—」（オットー）……77*r*
『青年期—精神病理学から—』（笠原嘉）……83*r*
『青年期境界例の治療』（マスターソン）……447*l*
『性の歴史』（フーコー）……355*r*, 357*l*
『生命—有機体論の考察—』（ベルタランフィ）……426*l*
『生命と主体—ゲシュタルトと時間／アノニューマー』（ヴァイツゼッカー）……28*l*
『生命と物質』（ホール）……440*l*
『性欲論三篇』（フロイト）……380*l*, 381*l*, 383*l*
『生理学的心理学綱要』（ヴント）……46*r*
「生理学的睡眠過程における急速脳電気活動期について」（ジュヴェー，ミシェル，クルジョン）……226*l*
『生理学における冒険』（デイル）……270*r*
『セヴン・サーヴァンツ』（ビオン）……327*l*
『積極的心理療法』（フロム-ライヒマン）……405*r*, 406*l*
『セネストパチーの研究』（吉松和哉）……501*r*

「『セラピストがいかに生きるか』」(近藤章久) …438*l*
「セロトニンうつ病―感情障害の生化学的亜型―」(アスペルグほか) …4*r*
「戦役が早発性痴呆症の発生に及ぼす影響に就て」(今村新吉) …23*r*
『1995年1月17日,神戸』(中井久夫ほか) …292*r*
「染色体5番における精神分裂病関連遺伝子座位の同定」(シェリントンほか) …204*l*
「戦争による脳患者の無定位性症候」(今村新吉) …23*r*
「選択的中枢作用のある―フェノチアジン化合物 (4560RP) の精神科治療への利用」(ドレーほか) …288*l*
『羨望と感謝』(クライン) …134*l*
『羨望と感謝 1957-1963』(クライン) …135*l*

そ

「躁うつ状態の心因論に関する寄与」(クライン) …132*l*
「躁うつ病と対人行動」(クラウス) …138*l*
「躁鬱病について」(下田光造) …211*r*
「躁鬱病の病前性格に就いて」(下田光造) …211*r*
「想起,反復,徹底操作」(フロイト) …387*l*
「双極性感情障害は11番染色体にあるDNAマーカーと連鎖していた」(エジェランドほか) …52*r*
「双生児家系研究」(カールマン) …101*r*
「双生児の精神医学的系統的観察の暫定報告」(ルクセンブルガー) …522*l*
「双生児法の理論と実際」(飯田眞) …18*l*
『漱石の心的世界』(土居健郎) …279*r*
『漱石の病跡』(千谷七郎) …266*r*
「『創造の病い』という概念」(エランベルジュ) …59*r*
「早発性痴呆(精神分裂病群)の予後」(ブロイラー) …400*r*
「早発性痴呆の心理―ひとつの試み―」(ユング) …487*l*
「早発性痴呆の単純痴呆型」(ディーム) …270*l*
『早発性痴呆または精神分裂病群』(ブロイラー) …270*l*, 399*l*
「『早発性痴呆または精神分裂病群』再考」(M.ブロイラー, R.ブロイラー) …399*r*
「躁病の妄想―精神力動に関する考察―」(ホフマン) …231*r*
『続「甘え」の構造』(土居健郎) …281*r*
『続・精神医学を築いた人びと』(松下正明編) …449*l*
『続精神分析入門』(フロイト) …393*l*
『続日本狐憑史資料集成(随筆編)』(金子準二) …94*l*

『続・分裂病の生活臨床』(臺弘・湯浅修一編) …44*r*
「咀嚼運動と"夢様状態"を呈したてんかん例―左側鉤回のきわめて小さな軟化巣―」(ジャクソン) …213*r*
『存在と時間』(ハイデガー) …229*r*, 302*r*, 303*r*
『存在と無』(サルトル) …39*l*

た

『体格と性格』(クレッチマー) …156*r*, 159*r*
「体感症性分裂病」(フーバー) …360*l*
『退却神経症』(笠原嘉) …85*l*
『第三帝国と安楽死―生きるに値しない生命の抹殺―』(クレー) …154*l*
『対象関係論とその臨床』(カーンバーグ) …111*r*
『対象関係論の展開―精神分析・フロイト以後―』(ガントリップ) …110*l*
「対象喪失」(ボウルビー) …432*l*
『対象喪失―悲しむということ―』(小此木啓吾) …75*l*
「対象喪失と『悲哀の仕事』の観点から見た躁とうつ」(小此木啓吾) …76*l*
「対人恐怖―相互伝達の分析―」(内沼幸雄) …39*r*
「対人恐怖―相互伝達の分析―」(高橋徹) …256*r*
『対人恐怖の人間学―恥・罪・善悪の彼岸―』(内沼幸雄) …39*l*
『大脳局在論の成立と展開』(エカン,ランテリ-ロラ) …50*r*
『大脳側在化』(ゲシュヴィント,ガラバーダ) …171*l*
「大脳の局在と皮質病変による機能構築」(モナコフ) …469*r*
『大脳の働きについて―条件反射学―』(パヴロフ) …430*l*
『大脳半球の働きについて(の講義)』(パヴロフ) …216*l*, 309*l*
『大脳半球の離断による結果』(スペリー) …248*l*
『大脳皮質における神経細胞構築』(エコノモ) …52*l*
『大脳皮質の局在論』(ブロードマン) …404*l*
「大脳皮質の特異な疾患について」(アルツハイマー) …14*r*
『大脳表面の展開と細胞構築』(西丸四方) …298*r*
『大脳病理学』(モナコフ) …469*r*
『大脳病理と精神病理のあいだ』(越賀一雄) …178*l*
『タイプ論』(ユング) …488*l*
『大麻と精神病について』(モロー・ド・トゥール) …474*l*
「太陽と分裂病」(宮本忠雄) …456*r*
『たおれ病い―古代ギリシアから近代神経学が起こるまでのてんかんの歴史―』(テムキン) …274*l*
『多重人格性障害―その診断と治療―』

（パトナム）……………………………313*l*
『旅さまざま』（ハイネ）………………………381*r*
「W・イェンゼンの『グラディーヴァ』における妄想と夢」（フロイト）……………382*l*
「WHOの分裂病発生率10カ国研究」
　　　（ジャブレンスキーほか）……………218*r*
『魂について』（アリストテレス）……………12*l*
『タラッサ』（フェレンツィ）…………………350*l*
『タルヴィングの記憶理論—エピソード記憶の要素—』（タルヴィング）……………261*r*
『誰が風を見たか—ある精神科医の生涯—』
　　　（臺弘）……………………………………45*r*
『短期力動精神療法』（シフニオス）…………206*l*
「炭酸リチウム予防失敗例の臨床要因」
　　　（ダナー，フィーヴ）……………………259*l*
「単純型分裂病の精神病理について」
　　　（ヴュルシュ）……………………………46*l*

ち

『知覚の現象学』（メルロ-ポンティ）………468*r*
『知覚の物質的基盤』（エイドリアン）………50*l*
『父親なき社会—社会心理学的思考—』
　　　（ミッチャーリッヒ）……………………454*r*
『地に呪われたる者』（ファノン）……………342*l*
『知能の心理学』（ピアジェ）…………………324*r*
『知への意志』（『性の歴史』第1巻）
　　　（フーコー）………………………………357*l*
『痴呆老人からみた世界』（小澤勲）…………76*r*
『注意と解釈』（ビオン）………………………327*l*
「中枢神経系の特異な巣状疾患について」
　　　（クロイツフェルト）……………………164*r*
「中枢神経抑制薬ブチロフェノン化合物の化学と薬理」（ヤンセンほか）……………482*l*
「中年男性における仮面うつ病」（クラール）…145*l*
『中脳幻覚症』（レルミット）…………………531*r*
「チュービンゲン精神医-学派」（ツェラー）…231*r*
『長寿論』（パラケルスス）……………………491*l*
『超皮質性失語』（ゴールドシュタイン）……174*r*
『直接性の病理』（木村敏）……………………119*l*
『治療』中井久夫著作集2（中井久夫）………291*l*
「治療共同体を超えて—社会精神医学の臨床—」
　　　（ジョーンズ）……………………………236*r*
『治療構造論』（岩崎徹也ほか編）……………25*l*
『治療者論』（西園昌久）………………………298*l*
「治療抵抗性病態へのアプローチ」（西園昌久）
　　　………………………………………………298*l*
『治療論から見た退行—基底欠損の精神分析—』
　　　（バリント）………………………………321*l*

つ

『ツァラトゥストラはこう語った』（ニーチェ）
　　　………………………………………………301*l*
『通史 日本の心理学』
　　　（佐藤達哉・溝口元編著）………………195*r*
『痛風論』（チェイニィ）………………………263*r*
『ツォリコーン・ゼミナール』
　　　（ハイデガー著，ボス編）………………303*r*
「罪の意識の精神分析」（西園昌久）…………298*l*

て

『出会いによる精神療法』（トリューブ）……287*l*
『デ・アニマ』（アリストテレス）……………296*l*
「ディスクールの病としての精神病」
　　　（宮本忠雄）………………………………457*l*
「出来事としての分裂病的なもの」
　　　（ミュラー-ズーア）……………………458*r*
「適用試論」（エー）……………………………49*r*
『哲学的疾病論』（ピネル）……………………330*r*
『転移の心理学』（ユング）………………498*r*, 499*r*
「転移の理解と分析」（西園昌久）……………298*l*
「てんかん—脳波臨床症状関連—」（ガストー）…87*l*
『てんかん—病理と治療—』（ヤンツ）………483*l*
『てんかんおよび関連疾患』
　　　（W.G.&M.A.レンノクス）……………533*l*
「てんかん絵画の特徴—ゴッホの病跡—』
　　　（ベーク）…………………………………413*l*
『癲癇狂経験篇』（土田獻）……………………267*l*
『てんかんと人間の脳の機能解剖』
　　　（ペンフィールド，ヤスパー）……87*l*, 430*l*
「てんかんの解剖学的，生理学的，病理学的研究」（ジャクソン）……………………213*l*
「てんかんの診断に関する講義」（ジャクソン）
　　　………………………………………………213*r*
「てんかんの特殊型（知的前兆）について—脳器質症状をもつ一例—」（ジャクソン）……213*r*
『てんかんの歴史』（テムキン）………………274*l*
「てんかん発作および脳波特徴，診断と治療」
　　　（ガストー）………………………………87*r*
「てんかん発作後の一過性の精神障害について」
　　　（ジャクソン）……………………………213*l*
「てんかん発作の知的前兆」（ジャクソン）…213*l*
『電撃』（チェルレッティ）……………………264*r*
『天才』（ランゲ-アイヒバウム）……………515*r*
『天才・狂気・名声—天才のパトグラフィー—』
　　　（ランゲ-アイヒバウム）………………515*r*
『天才の心理学』（クレッチマー）……………159*r*
『天才の精神病理』（飯田眞，中井久夫）…17*l*, 18*r*
『天才の誕生—あるいは南方熊楠の人間学—』

著作名索引　て—に

　　　　　（近藤俊文）･････････････････････**188**r
『天才論』（ロンブローゾ）･･････････････････**539**l

と

『東西の宗教』（ユング）････････････････････**500**l
『頭頂葉』（クリッチュリー）････････････････**147**r
『頭部外傷の精神医学』（太田幸雄）･･････････**67**l
『動物園と精神病院』（エランベルジュ）･････**59**l
『動物とヒトの離断症候群』（ゲシュヴィント）
　　　　　･････････････････････････････････**170**l
「特異なヒステリー性もうろう状態について」
　　　　　（ガンザー）･･････････････････････**108**l
『都市部における精神障害―精神分裂病とその
　　　他の精神病の生態学的研究―』（ファリス,
　　　ダナム）････････････････････････････**343**l
「ドストエフスキーと父親殺し」（フロイト）･･**394**r
『トーテミズムと族外婚』（フレーザー）･･････**386**l
『トーテムとタブー』
　　　　　（フロイト）･･････**36**l, **386**l, **389**l, **396**l
『トポロギー心理学の原理』（レヴィン）･･････**530**l
「トーマス・マンの『ベニスに死す』について」
　　　　　（コフート）･･････････････････････**186**l

な

「内因性若年－無力性不全症候群の一型に関す
　　　る現象学」（グラッツェル，フーバー）････**142**l
「内因性精神病における精神療法の可能性―個
　　　人的回顧ならびに展望―」（マウツ）･････**443**r
『内因性精神病の予後学』（マウツ）･･････････**443**l
「内因性精神病の精神療法の可能性」（マウツ）
　　　　　･････････････････････････････････**445**l
「内因性精神病の成立に対する心理・社会的極
　　　限負荷の病態発生的意義」（バイヤー）････**305**r
『内因性精神病の分類と病因論詳細』
　　　　　（レオンハルト）･･････････････････**530**l
『内因性精神病の力動の基本布置』
　　　　　（ヤンツァーリク）････**484**l, **484**r, **485**r
『内科全書』（リノールス）･･････････････････**113**l
『内省の構造―精神病理学的考察―』
　　　　　（長井真理著，木村敏編）･････････**293**l
『内的思考とその障害』（ジャネ）････････････**217**l
『内的世界と外的現実―対象関係論の応用―』
　　　　　（カーンバーグ）･･････････････････**112**r
『治すことと癒すこと』（西園昌久）･･････････**298**l
「治りにくいうつ病の治療」（西園昌久）･･････**298**l
『中井久夫著論文集』（中井久夫）････････････**291**l
『長山泰政先生著作集』
　　　　　（長山泰政著，精神科医療史研究会編）･･**297**l
『ナチスドイツと障害者「安楽死」計画』
　　　　　（ギャラファー）･･････････････････**123**l

『ナチスもう一つの大罪―「安楽死」とドイツ精
　　　神医学―』（小俣和一郎）･･････････････**78**r
「ナルシシズム入門」（フロイト）････････････**506**l
「南洋に於ける麻痺性痴呆に就て」（今村新吉）･･**23**r

に

『「におい」の心理学』（足立博）･･････････････**5**l
『西太平洋の遠洋航海者』（マリノウスキー）･･**452**r
「二重精神病について」（バイヤルジェ）･･････**306**l
「2種類の人物誤認」（パウライコフ）･････････**308**l
『ニーチェが泣くとき』（ヤーロム）･･････････**482**l
『ニーチェのツァラトゥストラ』（ユング）････**497**l
『ニーチェの病跡』（小林真）････････････････**184**r
『日常生活の精神病理学』
　　　　　（フロイト）････････**379**l, **381**l, **398**l
『日本狐憑史資料集成』（金子準二）･･････････**94**r
『日本裁判精神医学書史』（金子準二）････････**93**r
『日本精神医学年表』（金子準二）････････････**93**l
『日本精神病学書史』（金子準二）････････････**93**l
『日本精神病名目志，日本精神病俚言志，日本
　　　精神病志，日本精神病作業療法書史』（金
　　　子準二）･････････････････････････････**92**l
「日本と中国における精神分裂病の妄想主題―
　　　比較文化精神医学的検討―」（藤森英之ほ
　　　か）･････････････････････････････････**358**r
「日本ニ於ケル精神病学ノ歴史」（呉秀三）････**150**l
『日本の狂気誌』（小田晋）･･････････････････**77**l
『日本の精神鑑定』（内村祐之，吉益脩夫監修）･･**42**l
『日本の憑きもの』（吉田禎吾）･･････････････**501**l
『乳児の対人世界』（スターン）･･････････････**243**l
『乳幼児精神医学』（コールほか編）･･････････**187**l
『乳幼児の心理的誕生―母子共生と個体化―』
　　　　　（マーラー，パイン，バーグマン）･･**451**r
『乳幼児の精神衛生』（ボウルビー）･･････････**432**l
「ニューギニアにおける中枢神経系の変性疾患
　　　―原住民におけるクールーの地域発生―」
　　　（ガジュセク，チガス）･･････････････**86**r
『ニューロン人間』（シャンジュー）･･････････**224**l
「ニワトリの脊髄神経細胞の突起は何時現れる
　　　か？」（ラモニ・カハール）･････････････**514**r
「人間，その本性について」（シェリントン）･･**56**r
『人間及び動物の感情表出』（ダーウィン）････**255**l
『人間学新論』（メーヌ・ド・ビラン）････････**466**l
「人間学派の精神病理学」（村上仁）･･････････**435**l
『人間関係の病理学』
　　　　　（フロム－ライヒマン）････**405**r, **406**l
『人間知』（アードラー）････････････････････**6**l
『人間知の心理学』（アードラー）････････････**6**l
『人間であること』（時実利彦）･･････････････**283**r
『人間の学としての倫理学』（和辻哲郎）･･････**542**l
『人間の心』（メニンガー）･･････････････････**465**l

『人間の身体と精神の関係』
　　（メーヌ・ド・ビラン）……………466*l*
『人間の体格』（シェルドン）……………**205***l*
『人間の本性について』（ウィルソン）……32*l*
『人相学』（アリストテレス偽書）…………503*l*
『認知行動療法』（坂野雄二）……………**193***l*
『認知行動療法の理論と実際』
　　（岩本隆茂，大野裕，坂野雄二編著）…26*l*
『認知療法―精神療法の新しい発展―』
　　（ベック）………………………………416*r*
『認知療法への招待』（井上和臣）…………22*l*

ぬ

「〈盗まれた手紙〉についてのセミネール」
　　（ラカン）………………………………508*l*

ね

『熱情精神病』（クレランボー）……………**163***r*

の

『脳，意識と認識』
　　（ザイテルベルガー著，横井訳）………**191***l*
『脳外傷後遺症』（ファウスト）………67*l*，340*r*
『脳からみた心』（山鳥重）…………………**481***l*
「脳幹の神経細胞体内にモノアミンが存在する」
　　（ダールシュトレム，フクセ）…………262*l*
『脳疾患教科書』（ウェルニッケ）……………36*r*
「脳卒中後の気分障害における障害部位の重要
　　性について」（ロビンソンほか）………**536***r*
『脳と宇宙への冒険』（エックルス）…………56*l*
『脳と心の正体』（ペンフィールド）………**431***r*
『脳と実在』（エックルス）……………………56*l*
『脳と心理学―適応行動の生理心理学―』
　　（二木宏明）……………………………297*r*
『脳と脳膜の疾病概論』（ベール）…………**423***l*
『脳の機能』（フェリエ）……………………**349***l*
『脳の機能と行動』
　　（ペンフィールド，ラスムッセン）……**430***l*
『脳の言語』（プリブラム）…………………370*l*
『脳の進化』（エックルス）……………………56*l*
『脳の生理学』（時実利彦）……………………43*l*
「脳の二重性の性質について」（ジャクソン）…213*r*
『脳のはたらき』（マグーン）……………**446***l*
『脳の話』（時実利彦）………………………283*l*
「脳病変患者の行為障害について」
　　（リープマン）…………………………**521***l*
『脳病理学』（クライスト）…………………130*l*

は

『バウム・テスト―樹木画による人格診断法―』
　　（C.コッホ）…………………………180*r*
『バウムテスト事例解釈法』
　　（R.コッホ・林勝造・国吉政一編）…181*l*
『バウムテスト論考』（林勝造）…………180*r*
『パウル・フェダーン博士紹介―その自我心理
　　学と精神病の精神療法について―』（小此
　　木啓吾）…………………………………75*r*
「破瓜病」（ヘッカー）……………………415*r*
『破瓜病の精神病理をめざして』（小出浩之）…175*r*
「迫害性妄想における諸感情」（ジャネ）…218*l*
『箱庭療法入門』（河合隼雄編著）…………103*r*
『パーソナリティ―心理学的解釈―』
　　（オルポート）……………………………79*r*
『パーソナリティ構造と人間の相互作用』
　　（ガントリップ）…………………………110*r*
『パーソナリティの型と成長』（オルポート）……79*r*
『パーソナル・サイコパソロジー』
　　（サリヴァン）…………………………199*r*
『発生的認識論序説』（ピアジェ）…………325*r*
「パトグラフィー研究の諸問題」（宮本忠雄）…457*r*
『パラケルスス論』（ユング）……………**491***r*
『パラノイア症候群』（ベルナー）………**427***l*
『バリ島人の性格』（ベイトソン，ミード）……410*l*
『パリのメスマー―大革命と動物磁気催眠術―』
　　（ダーントン）…………………………263*l*
『パリ病院』（アッカークネヒト）……………5*r*
「反響言語症および汚言症を伴う非協調運動の
　　特徴をもった神経疾患についての研究」
　　（トゥーレット）………………………283*l*
『犯罪学』（ゼーリッヒ）…………………252*l*
「犯罪学の過去と現在」（エランベルジュ）……59*r*
「犯罪者と被害者との心理学的関連」
　　（エランベルジュ）………………………59*r*
『犯罪心理学入門』（福島章）………………352*r*
『犯罪精神医学』（中田修）………………**294***l*
『反精神医学』（クーパー）…………………**128***l*

ひ

「悲哀とメランコリー」（フロイト）……388*l*，455*l*
「ピエール・ジャネ氏の最近の精神病理学研究」
　　（今村新吉）……………………………23*r*
「被害妄想における感情」（ジャネ）…………24*l*
『被害妄想病』（ラゼーグ）………………510*r*
『比較精神医学』（クレペリン）……………72*l*
「引きこもりと退行」（ウィニコット）………32*l*
『引き裂かれた自己―分裂病と分裂病質の実存
　　的研究―』（レイン）……………**525***l*，526*r*

『非行の病理と治療』（石川義博）……………**20***l*
『ヒステリー』（シャルコー著，トレラ編）……**222***r*
『ヒステリー研究』
　　（フロイト，ブロイアー）…………**375***l*, **376***r*
「「ヒステリー」に就て」（今村新吉）…………**23***r*
『ヒステリーの心理』（クレッチマー）…………**158***l*
「ヒステリーの臨床」（西園昌久）………………298*r*
「ヒステリーの歴史」（ベイス）…………………**409***l*
「ヒステリーの歴史」（トリヤ）…………………**409***l*
「ピックウィック症候群」（バーウェルほか）…**307***r*
「ピックの限局性大脳皮質萎縮説への解剖学的
　　寄与」（大成潔，シュバッツ）………………**67***r*
「ピック病について」（シュナイダー）…………**226***r*
「非定型的分裂病に関する臨床的研究」
　　（西丸四方）………………………………298*r*
「ヒト概日リズムの脱同調」（アショフほか）……**2***r*
『一粒の麦もし死なずば』（ジイド）……………**288***r*
『人と時間』（バウライコフ著，曽根啓一編訳）
　　………………………………………………**308***r*
「ヒトの大脳離断症候群」（ゲシュヴィント）…**170***l*
「ヒトの脳波について」（ベルガー）……………**424***l*
『火の精神分析』（バシュラール）………………**310***r*
『被迫害者の精神医学』
　　（バイヤー，ヘフナー，キスカー）…………**304***l*
ヒポクラテス全集………………………………**332***l*
『憑依と精神病』
　　（髙畑直彦，七田博文，内潟一郎）………**258***l*
「病院内寛解について」（藤縄昭）………………**358***l*
『病因論研究』（ヴァイツゼッカー）……………**26***r*
『病気とは何か』（川喜田愛郎）…………………**43***l*
『病気と表象―狂気からエイズにいたる病のイ
　　メージ―』（ギルマン）…………………**126***l*
『表現学の基礎理論』（クラーゲス）……………**140***l*
「病跡学，三段の調べ」（宮本忠雄）……………**458***l*
『病跡研究集成―創造と表現の精神病理―』
　　（宮本忠雄）………………………………**457***r*
『評伝ユング―その生涯と業績―』（ハナー）…**314***l*
『敏感関係妄想』（クレッチマー）…………**154***r*, **159***r*

ふ

『ファウスト』（ゲーテ）………………**494***l*, **496***l*
『ファシズムの大衆心理』（ライヒ）……………**502***l*
『不安症の時代』（不安・抑うつ臨床研究会編）
　　………………………………………………**346***r*
『不安に耐える』（マークス）……………………**445***r*
『風土』（和辻哲郎）………………………………**542***l*
『フォーカシング』（ジェンドリン）……………**205***r*
『無気味なもの』（フロイト）……………………**391***l*
『複雑系の科学と現代思想・精神医学』
　　（河本英夫，チオンビ，花村誠一，ブラン
　　ケンブルク）……………………………**107***l*

『不思議の国の宮沢賢治』（福島章）……………**352***l*
『ふたごが語る精神病のルーツ』（トリーほか）
　　………………………………………………**286***l*
『二つの心』（ウィーガン）………………………**29***l*
「二人組精神病あるいは伝達精神病」
　　（ラゼーグ，ファルレ）…………………**511***l*
『物質と記憶』（ベルクソン）……………………**425***l*
『フラクタル感情論理』（チオンビ）……………**107***l*
『フランクル回想録』（フランクル）……………**365***r*
『フランス精神分析史―100年戦争―』
　　（ルーディネスコ）………………………**522***l*
「フランス慢性妄想病論の成立と展開―ピネル
　　からセリューまで―」（影山任佐）………**81***l*
「プリミティブな人格障害の治療」（西園昌久）
　　………………………………………………298*l*
ブルーブック（ＷＨＯ）…………………………**260***l*
『ふるまいの詩学』（坂部恵）……………………**193***r*
『ふれることの哲学』（坂部恵）…………………**193***r*
「フロイト―その自我の軌跡―」（小此木啓吾）…**73***r*
『フロイト・人種・ジェンダー』（ギルマン）…**126***l*
『フロイトとユング』（スティール）……………**243***l*
『フロイトとユング―精神分析運動とヨーロッ
　　パ知識社会―』（上山安敏）………………**36***l*
『フロイトの技法論』（ラカン）…………………**505***l*
『フロイトの生涯』
　　（ジョーンズ著，トリリング・マークス編）
　　……………………………………**235***l*, **386***l*
「フロイトの無意識における主体の転覆と欲望
　　の弁証法」（ラカン）………………………**508***l*
「フロイトの夢判断とその理論の現代的可能性
　　―メタサイコロジー・対象関係論，両者の
　　源泉として―」（小此木啓吾）……………**76***l*
『フロイト　フリースへの手紙　1887-1904』
　　（フロイト）………………………………**398***l*
『フロイト／ユング往復書簡集』
　　（フロイト，ユング）……………………**397***l*
『フロイトを読む―解釈学試論―』
　　（リクール）………………………**243***r*, **517***l*
『ブロイラー精神医学書』（ブロイラー）………**401***l*
『文化精神医学入門』（荻野恒一）………………**72***l*
「文化の不安」（フロイト）………………………**235***r*
『分析心理学』（ユング）…………………………**497***l*
「分析の終結の問題」（フェレンツィ）…………**350***l*
『分別ある狂気―解釈妄想病―』
　　（セリュー，カプグラ）……………………**95***l*
「分離不安」（ボウルビー）………………………**432***l*
「分裂性幻覚について」（宮本忠雄）……………**456***l*
「分裂性体験の研究」（西丸四方）………………298*l*
「分裂的機制についての覚書」
　　（クライン）………………………**133***l*, **135***l*
『分裂病』中井久夫著作集１（中井久夫）……**290***l*
『分裂病がわかる本』（トリー）…………………**286***r*

『分裂病・強迫症・精神病院』(中井久夫)……291*l*
「分裂病研究」(サリヴァン)……199*r*
『分裂病者と言語』(ウォルフソン)……38*r*
『分裂病者における蒼古的・原始的な体験と思考』(シュトルヒ)……529*l*
「分裂病者における抑うつに関する覚書」(クライン)……135*r*
『分裂病者のアパシー症候群―精神病理学的ならびにCTによる研究―』(ムント)……464*l*
『分裂病者の体験変遷―分裂病の基本状況における精神法則性の精神病理学論考―』(キスカー)……114*r*
『分裂病性精神障害―長年にわたる病歴と家族歴の視点から―』(M.ブロイラー)……402*r*
『分裂病双生児の生物学的研究』(トリーほか)……286*l*
「分裂病双生児の不完全一致例」(飯田眞)……18*l*
「分裂病―その保存的な面と悪性の面―」(サリヴァン)……199*l*
『分裂病と構造』(小出浩之)……175*r*
『分裂病と人類』(中井久夫)……290*l*
『分裂病と他者』(木村敏)……120*r*
「分裂病における思考の奇妙性」(サリヴァン)……199*l*
『分裂病入門―病める人々への理解―』(アリエティ)……11*r*
「分裂病の維持療法と自然経過」(デイヴィス)……268*r*
「分裂病の核症状と『プレコックス感』」(リュムケ)……521*l*
『分裂病の起源』(ゴッテスマン)……179*l*
「分裂病の偽神経症型」(ホック,ポラティン)……437*l*
『分裂病の経過―構造力動的解釈―』(ヤンツァーリク)……484*l*
「分裂病の現象学」(木村敏)……116*r*, 117*r*
『分裂病の修正精神分析治療』(サリヴァン)……199*r*
『分裂病の少女の手記』(セシュエー)……249*r*, 250*l*
『分裂病の心理』(ユング)……487*l*
『分裂病の生活臨床』(臺弘編)……44*r*
『分裂病の精神症状論』(村上仁)……462*l*
『分裂病の精神病理』(シリーズ)……116*r*
『分裂病の精神療法』(セシュエー)……250*l*
『分裂病の治療覚書』(臺弘)……45*l*
『分裂病のはじまり』(コンラート)……189*l*
「分裂病の始まり」(サリヴァン)……199*l*
「分裂病の養子研究」(ヘストン)……414*l*
『分裂病の論理学的精神病理―ファントム空間論―』(安永浩)……476*l*
『分裂病は人間的過程である』(サリヴァン)……199*l*
『分裂病論集』(サールズ)……200*l*

へ

「PETによる人脳のドーパミンD_2受容体の量的解析」(ファルデ)……343*r*
「ベルガーリズム」(エイドリアン,マァスューズ)……424*r*
「ペルペトゥアの殉教―心理学的解釈の試み―」(フランツ)……494*r*
『変形』(ビオン)……327*l*
「ベンゾジアゼピン受容体―中枢神経系での証明―」(メーラー,オカダ)……467*l*
「変容の象徴―精神分裂病の前駆症状―」(ユング)……36*l*, 487*r*

ほ

『増補改訂 法医学提綱 下編』(榊俶,呉秀三)……192*r*
「防衛-神経精神病」(フロイト)……242*r*, 376*r*
『放火の犯罪心理』(中田修)……294*r*
「母-子関係の成りたち―生後1年間における乳児の直接観察―」(スピッツ)……245*r*
『母子関係の理論』(ボウルビー)……432*l*
『ボストン内科外科雑誌』……408*l*
『ホスピス』(コーエン)……177*l*
「ほ乳類における辺縁大葉と辺縁溝」(ブローカ)……403*r*
『ホモ・ルーデンス』(ホイジンガ)……175*l*
『ホロコーストの科学―ナチの精神科医たち―』(ミュラー-ヒル)……459*r*

ま

「マウス脳における3-メトキシチラミンとノルメタネフリンの生成に対するクロルプロマジンあるいはハロペリドールの効果」(カールソン,リンドクビスト)……99*r*
「マカクサル視覚野の機能構造」(ヒューベル,ビーセル)……333*l*
「膜電流の定量的記述およびその神経伝導・興奮への応用」(ホジキン,ハックスレー)……433*r*
「マゾヒズムの経済的問題」(フロイト)……392*l*
「まなざしと声―了解人間学の基礎への寄与―」(ツット)……267*r*
『マリノウスキーの日記』(マリノウスキー)……452*l*
「慢性系統妄想における『瓜二つ』の錯覚」(カプグラ,ルブル-ラショ)……95*r*
「慢性幻覚精神病」(バレ)……323*l*
「慢性触覚性幻覚症」(ベルス,コンラート)……51*r*
「慢性分裂病の治療への挑戦」(西園昌久)……298*l*

み

『未開社会の思惟』（レヴィ-ブリュル）…407l, 528r
『未開人の世界・精神病者の世界』
　　（ブロンデル）……………………407l
『未開民族の論理と心理』（マリノウスキー）…452r
「ミサにおける転換の象徴」（ユング）………500l
『水と夢』（バシュラール）……………310r
『身近にいる狂人』（グロブ）…………167r
「ミニ-メンタル・ステイト」
　　（フォルシュタインほか）…………351l
『宮沢賢治』（福島章）…………………352l
「ミュンヒハウゼン症候群」（エシャー）……53r
『民事精神鑑定の実際』（西山詮）……300l

む

『無意識の組曲』（新宮一成）…………239l
『無意識の心理』（ユング）……………490l
『無意識の発見』
　　（エランベルジュ）……58l, 59l, 215l, 379l
『昔話と日本人の心』（河合隼雄）……105r
『昔話の深層』（河合隼雄）……………105r
「無動無言症」（ケアンズほか）………169l

め

『迷信と妄想』（森田正馬）……………472r
『メスメリズムとフランスにおける啓蒙主義時
　代の終焉』（ダーントン）……………263l
『眼とこころ―眼球運動による精神疾患へのア
　プローチ』（島薗安雄監修）…………209l
『メラニー・クライン入門』（シーガル）……206l
『メランコリー』（テレンバッハ）……211r, 278l
「メランコリー診断のための特異的試験」
　　（キャロルほか）………………………123r
「メランコリーにおける時間に関連した強迫思
　考」（ゲーブザッテル）………………172l
『メランコリーの解剖学』（バートン）……313r

も

『妄想』（シュルテ・テレ編）…………231l
「妄想形成に関する精神分析学的考察」
　　（クイパー）……………………………231r
『妄想研究とその周辺』（宮本忠雄）…456r
「妄想考」（宮本忠雄）…………………457l
「妄想主題と時代変遷」（クランツ）……145r
『妄想するものおよび妄想』（バイヤー）……305l
『妄想的・分裂的世界　1946-1955』（クライン）
　　……………………………………………135l

『妄想と幻覚』（エー）……………………48r
『妄想と現実のあいだ』
　　（バーダー，ナヴラチル）…………311r
「妄想の環境に及ぼす影響―妄想からの退却―」
　　（シュルテ）…………………………231r
『妄想の現象学』（バイヤー）…………305l
「妄想の精神薬理学をめぐって（症例報告）」
　　（ヒッピウス）………………………231r
「妄想の人間学的諸問題」（ブランケンブルク）
　　……………………………………………231r
「妄想への道」（バイヤー）………231r, 305r
『モーセと一神教』（フロイト）…126r, 235r, 396l
「最も孤独な病」（スカル）……………240l
「喪とその躁うつ状態との関係」（クライン）…132l
「モノアミン細胞系の研究への免疫組織化学の
　応用，とくに神経系に注目して」（ヘック
　フェルト，フクセ，ゴールドスタイン）…418l
『モラトリアム人間の時代』（小此木啓吾）……74l
「モルヒネ依存および非依存慢性脊髄イヌにお
　けるモルヒネ様およびナロルフィン様薬物
　の効果」（マーティンほか）…………450l

や

『安永浩著作集Ⅰ. ファントム空間論』
　　（安永浩）………………………………476l
『病いと人―医学的人間学入門―』
　　（ヴァイツゼッカー）…………………28r
『病いの語り―慢性の病いをめぐる臨床人類学
　―』（クラインマン）…………………137l

ゆ

『有機体の行動』（スキナー）…………240l
「誘発電位検出のための加算法」（ドーソン）…284r
『夢―その現存在分析―』（ボス）……434r
『夢と構造』（新宮一成）………………238r
『夢と実存』（ビンスワンガー）………336l
『夢の治癒力』（マイアー）……………441r
『夢判断』
　　（フロイト）………235l, 239r, 376r, 377l, 379l,
　　　　　　　　　　　381l, 389l, 397l, 398l, 497r
『夢分析』（新宮一成）…………………239l
『夢分析』（ユング）……………………497l
『ユング自伝』
　　（ユング著，ヤッフェ編）…34r, 314l, 496r
『ユング心理学入門』（河合隼雄）……102r
『ユング伝』（ヴェーア）………………34r

よ

『妖怪学講義』（井上圓了）………………21l

『妖怪玄談』（井上圓了）……………221*l*
『幼児期と社会』（『幼年期と社会』）
　　（エリクソン）……………………**61*r*, 62*r***
「幼児期の性理論」（フロイト）……………**383*l***
『抑うつ症候群』（広瀬徹也）………………**335*r***
「抑うつ症候群に対するイプロニアジドの効果」
　　（ウェスト，ダリー）…………………**35*l***
「抑うつ反応におけるノルエピネフリン」
　　（バニー，デイヴィス）………………**314*r***
『ヨーク避難所』（テューク）………………**276*l***
『ヨブ記』………………………………………**495*l***
「ヨブへの答え」（ユング）………**495*l*, 500*l***
『予防精神医学』（カプラン）………………**96*l***
『夜と霧』（フランクル）……………………**363*r***
『ヨーロッパ諸学の危機と超越論的現象学』
　　（フッサール）…………………………**359*l***

ら

「癲に関する精神医学的研究」（神谷美恵子）……**97*r***
『ラヴァターの観相学』（ラヴァター）……**503*l***
「ラットと猫の視床下部による摂食量の制御」
　　（アナンド，ブロベック）………………**8*l***
「ラット脳の中隔野等への電気刺激による正の
　　強化」（オルズ，ミルナー）……………**79*l***

り

『利己的な遺伝子』（ドーキンス）…………**284*l***
「離人症の問題について」（ゲーブザッテル）…**172*r***
『理性の不安―カント哲学の生成と構造―』
　　（坂部恵）…………………………………**194*l***
『リビドーの変容と象徴』（→『変容と象徴』）
　　（ユング）………………**311*l*, 397*r*, 487*r***
「両側海馬病巣による近時記憶の消失」
　　（スコーヴィル，ミルナー）……………**242*l***
『理論生物学』（ベルタランフィ）…………**426*l***
『臨床医学の基礎』（カレン）………………**102*l***
『臨床医学の誕生』（フーコー）……**355*r*, 356*l***
『臨床研究』（モレル）………………………**473*l***
『臨床人類学―文化のなかの病者と治療者―』
　　（クラインマン）………………**136*l*, 137*l***
『臨床精神医学研究』（西丸四方）…………**298*l***
『臨床精神医学の歴史―精神科疾患の起源と歴
　　史―』（ベリオス，ポーター編）………**422*r***
『臨床精神病理学』（シュナイダー）………**228*l***
『臨床精神病理研究』（藤縄昭）……………**358*l***
『臨床精神薬理学』（ドレー，ドニケル）…**289*l***
『臨床精神療法』（ベネデッティ）…………**421*l***
『臨床日記』（フェレンツィ）………………**319*l***
『臨床脳病理学』（大橋博司）………………**69*l***

る

「類循環病，類パラノイア，類てんかん精神病
　　と変質性精神病の問題について」（クライ
　　スト）………………………………………**129*l***

れ

『レイン　わが半生―精神医学への道―』
　　（レイン）…………………………………**525*l***
「歴史以前から現代までの精神医学史」
　　（エランベルジュ）………………………**59*r***
『連想実験』（ユング）………………………**486*r***

ろ

「ロウォルフィア・セルペンチナ」
　　（セン，ボーズ）…………………………**252*r***
「老化性脳萎縮と失語症との関連」（ピック）…**329*r***
『老人のぼけの臨床』（柄澤昭秀）…………**98*l***
『蠟燭の焔』（バシュラール）………………**310*r***
『老年期』
　　（E.H.エリクソン，J.M.エリクソン，キヴ
　　ニック）……………………………………**64*l***
『老年期の精神科臨床』（室伏君士）………**463*r***
『老年性および慢性疾患臨床講義』
　　（シャルコー）……………………………**220*r***
『老年について』（キケロー）………………**114*l***
「ローベルト・ガウプ（1870-1953）―人柄と研
　　究業績―」（クラウス）…………………**231*r***
『論理哲学論考』（ウィトゲンシュタイン）…**30*r***
「論理の時間と予期された確実性の断言」
　　（ラカン）…………………………………**507*l***

わ

『わが歩みし精神医学の道』（内村祐之）…**40*r***
『若きウェルテルの悩み』（ゲーテ）………**257*l***
『我邦ニ於ケル精神病ニ関スル最近ノ施設』
　　（呉秀三）…………………………………**150*l***
『わが魂にあうまで』（ビーアズ）…………**326*l***

欧文

An Enquiry concerning the Indications of
　　Insanity（コノリー）……………………**184*l***
A Study of Hamlet（コノリー）……………**184*l***
Brain（誌）……………………………………**424*r***
Brain and Perception: Holonomy and struc-
　　ture in figural processing（プリブラム）
　　……………………………………………**370*l***

Clinical Judgment（ファインシュタイン）……282r
Culture, Medicine & Psychiatry（誌）………137l
Das Feld des Halluzinierens（西丸四方）……298r
Deviation into Sense（ウォーコップ）…………475l
Diseases of the Nervous System（ブレイン）
　……………………………………………372r
DSM-Ⅳ Case Book（アメリカ精神医学会）……8r
DSM-Ⅳ Guide book（アメリカ精神医学会）…8r
DSM-Ⅳ Handbook of Differential Diagnosis（アメリカ精神医学会）………………………8r
DSM-Ⅳ-TR（アメリカ精神医学会）……………8r
History of Psychiatry（誌）……………………422r
Interpretation of Schizophrenia（アリエティ）………………………………………11r
Journal of Behavior Therapy and Experimental Psychiatry（誌）……………………38l
Klinische Psychiatrie（H.シューレ）……………51l
Le Cortex Cérébral（アジュリアゲラ、エカン）……………………………………………69l
Lehrbuch der gerichtlichen Psychopathologie（クラフト-エービング）………………51l
L'évolution psychiatrique（誌）…………………81l
Masters of Bedlam（スカル）…………………184l
Medical History（鈴木晃仁）…………………184l
mini D（アメリカ精神医学会）…………………8r
Obesity and Depression in the Enlightenment（ジェリーニ）……………………………264l
Personal Effectiveness（リバーマン）…………520r
Psychiatric Disorders in America（ロビンス，レジエ）………………………………540l
Quick reference to the Diagnostic Criteria from DSM-Ⅳ（アメリカ精神医学会）………8r
Rethinking Psychiatry（『精神医療再考』）（クラインマン）…………………………137l
Study Guide to DSM-Ⅳ（アメリカ精神医学会）……………………………………………8r
The Clinical Interview Using DSM-Ⅳ（アメリカ精神医学会）…………………………8r
The Construction and Government of Lunatic Asylums and Hospitals for the Insane（コノリー）……………………………184l
The Face of Madness（ギルマン編）…………184l
The Insect Societies（ウィルソン）……………32r
The Last Resort（プレスマン）………………516r
The Technique and Practice of Psychoanalysis（グリーンソン）……………………465r
Understanding and Helping the Schizophrenic（アリエティ）……………………11l
World Mental Health（クラインマン，デジャレほか）…………………………………137r
Writing at the Margin（『境界で書く』）（クラインマン）…………………………137r

和文事項索引

あ

ああ！そうか体験　173r
アイオーン（アエオン）　494l
あいだ　117l, 120l, 120r
間柄　39r
愛他主義　373r
愛他的自殺　276r
愛他的利己愛　251l
愛着行動　432l
アイデンティティ　63r
アイデンティティ拡散症候群　74r
アウグステ・D（症例）　14r
アウグスト・H（症例）　329r
アウシュヴィッツ強制収容所　363r
アカシジア　317r
アガペー　66l
亜急性海綿状脳症　164r
悪液質性疾病　102l
悪魔つき　532r
悪魔払い　128l
悪魔憑依　128l
アサイラム　233r
味　279l
芦原将軍（症例）　70l
味わい　279l
アスクレピオス　441r
アスペルガー症候群　4l
アセチルコリン　269l, 270r
あせり　291r
遊ぶこと　31l, 32l, 115r
アードラー心理学　6l
アドレナリン　61l, 122l, 270r
アドレナリン作動性神経　270r
アナクリティック・デプレッション　245r
アナスロフェ　189l
アニマ　103l, 397r, 489r, 492r
アニムス　103l, 489r
アノミー　276r
アノミー的自殺　276r
アパシー　85l, 85r
アパシー・シンドローム　85l
アファジー　403r
アフェミー　403r
アブラキシー　1l
阿部定事件　42r
阿片アルカロイド　288l
アポカリプス　189r
アポフェニー　189l
甘え　279r, 280l, 281l, 319r, 352r
アマン派キリスト教　52r
アミロイド前駆体蛋白　182r
アミロイド蛋白　14r
アミン仮説　226l
アメリカ国立精神保健研究所　65r, 540l
アメリカ精神医学会　8r, 44l
アメリカ精神衛生運動　326l
アメリカの精神分析　73l
アメンチア　441l, 442r
アルカロイド　252l
アルコホリズム　201l
アルコホリックス・アノニマス　14l, 201l
アルコール依存(症)　14l, 127r, 148r, 167l, 328l, 416r
アルコール幻覚症　421l
アルコール嗜癖　201l
アルコール症　201l, 275l, 292l, 319l
アルコール性急性精神病　510l
アルコール精神病　343l
アルコールせん妄　441l, 510l
アルコール脱水素酵素　328l
アルコール乱用　26l
アルジェ学派　342r
アルツハイマー型痴呆　15l, 76l
アルツハイマー神経原線維変化　14r
アルツハイマー病　14r, 182r, 226r, 269l, 368r
RDC診断　65r
アルファ機能　327r
α減衰　424l
暗示　427r
アンテ・フェストゥム　117r, 118l
アンナ・O（症例）　375l
アンナ・ブラット（症例）　67r
アンネ（症例）　366l
アンビヴァレンス　280l
アンフェタミン　165l, 482l
アンフェタミン拮抗薬　482l
安楽死　78r, 123l, 154l, 459l

い

言い間違い　379r
イオンチャンネル　433r
医学的心理学　158l, 237r
医学的心理学派　466l
医学的人間学　26r, 27l, 28r
異議申し立て　449l
生きられる時間　461l
イギリス病　264l
イクスポージャー（暴露療法）　445r
生ける空間の障害　460l
移行対象　31r
いざなみ症候群　238r
ECAプロジェクト　540l
意識　47r, 413r, 431r, 488r, 524r
意識障害　234l, 317r, 340l
意識賦活薬　289l
意識野　47r
意志欠如者　227r
医師としての分別　390r
意思能力　300l
医者-患者関係　66l
異常人格　227l
異常心理学　237r, 463l
異常体感　501r

異常体験反応　　229*l*
医心理学　　318*r*
位相連鎖　　420*r*
痛み　　453*r*
一次愛　　321*l*
一次過程　　147*l*
1次性症状　　399*r*
一次対象関係　　320*l*
一次的自我自律性　　322*r*
一次欲求　　250*l*
一角獣　　493*r*
一級症状（シュナイダー）
　　175*r*, 228*l*, 313*l*, 361*l*, 416*l*
一神教　　396*l*
一側けいれん　　212*r*
一般交換　　527*l*
一般システム理論　　265*r*,
　　426*l*
一般適応症候群　　317*l*
イデオロギー　　97*l*
遺伝　　538*l*
遺伝因　　18*l*, 414*r*
遺伝疫学的研究　　204*l*
遺伝子　　225*l*, 284*l*, 428*r*
遺伝精神医学　　522*l*
遺伝性プリオン病　　371*r*
イド　　347*l*
糸巻き遊び　　391*r*
犬神持ち　　501*l*
医の愛（メディカル・フィリア）　　66*l*
イプロニアジド　　35*l*
意味記憶　　241*l*, 261*l*
意味性失語　　420*l*
意味性失名辞　　429*r*
イミノベンジル誘導体　　168*r*
イミプラミン　　35*r*, 131*r*,
　　168*r*, 314*r*, 346*l*
意味への意志　　365*l*
イム　　40*l*, 257*r*
医療人類学　　137*l*, 137*r*
医療人間学　　172*r*
医療の社会化　　66*r*
イルゼ（症例）　　338*l*
院外保護　　297*l*
院外リハビリテーション
　　297*l*
院外療護　　297*l*
因果連関　　478*l*
インキュベーション　　441*r*
インクルデンツ　　278*l*
飲酒行動　　201*l*

インシュリン（インスリン）療法　　233*l*
インスリン遺伝子（INS）
　　53*l*
陰性感情　　395*l*
陰性症状　　34*l*, 165*l*, 213*l*
陰性治療反応　　134*l*, 135*l*
インド哲学　　351*r*
イントラ・フェストゥム
　　118*r*, 119*l*
院内寛解　　358*l*
インパルス発射　　50*l*
インフルエンザ　　464*r*
隠蔽記憶　　379*l*

う

ウィーン学団　　30*r*
ウィーン学派　　182*l*
ウィーン精神分析協会　　348*l*
ウィーン精神分析研究所
　　225*r*, 262*l*
ウィーン大学　　541*l*
ヴェサニア　　100*r*, 102*l*
ウェルカム医学史研究所
　　436*l*
ウェルテル効果　　257*l*
ウェルニッケ＝コルサコフ症候群（W-K症候群）　　30*l*
ウェルニッケ失語　　429*l*
ウェルニッケ脳症　　30*l*, 36*l*
受身的対象愛　　319*r*, 321*l*
うつ　　65*l*, 388*l*
うつ状態　　82*r*, 536*l*
うつ病　　22*r*, 123*l*, 131*r*,
　　144*r*, 168*l*, 178*r*, 251*r*,
　　298*l*, 314*r*, 334*r*, 335*r*, 339*l*,
　　362*r*, 369*l*, 417*r*, 484*l*
うつ病性誇大妄想　　178*r*
鬱病性自閉　　117*r*
うつ病性障害　　148*r*, 416*l*
うつ病の病前性格　　290*l*
ウパニシャッド　　351*r*
馬恐怖　　383*r*
ウラ　　282*l*
瓜二つ（ソジー）の錯覚
　　95*l*
運動視　　333*r*
運動（性）失語　　36*r*, 130*l*
運動精神病　　129*l*
運動中枢　　349*l*
運動暴発　　158*l*, 158*r*

運動発作　　87*l*, 430*r*
運命の反復　　392*l*
運命分析　　254*l*

え

永遠回帰　　184*r*, 301*l*
影響精神病　　166*r*
影響装置　　256*l*
英国精神分析協会　　133*l*
英国対象関係論　　73*l*, 497*l*
エイズ　　126*l*
エイドリー　　531*l*
疫学　　343*l*
疫学研究　　218*r*
疫学調査　　540*r*
エクスタシー　　60*l*
エクフォリー　　261*r*
エクボーム症候群　　51*l*
エコノモ脳炎　　52*l*, 169*l*
エス　　141*l*, 373*r*, 392*r*, 396*r*
エスキロール学派（サークル）
　　344*r*, 519*r*
HM（症例）　　242*l*, 446*l*
エディプス　　377*l*
エディプス願望　　378*r*, 392*r*
エディプス・コンプレックス（エディプス葛藤，エディプス複合）　　95*r*, 110*l*, 132*r*,
　　134*r*, 206*r*, 235*l*, 239*r*, 280*l*,
　　282*l*, 357*l*, 383*l*, 386*l*, 389*l*,
　　393*l*, 398*l*, 438*r*, 506*r*
エトノス精神医学　　59*r*
NMDA受容体　　368*r*
エネルギー・ポテンシャルの減退　　189*r*
エピソード記憶　　241*r*
エピ-パトグラフィー　　457*r*
[18F]フルオロデオキシグルコース　　253*r*
エメ（症例）　　505*l*
エレン・ウェスト（症例）
　　338*l*
エンカウンター・グループ
　　534*r*
婉曲語法　　232*l*
エンケファリン　　244*r*
エンドルフィン　　244*r*

お

老い　　114*l*

応声虫　267l
殴打された子の症候群　19l
応用精神分析学　439l
狼男（症例）　506l
大津事件　295l
オーガズム　127l
おきかえ　382r
オクノフィリア　321l
汚言症　224l, 283l
御定書百箇条　480l
オートポイエーシス　107l, 107r
オピエート　244r, 450l
オピエートレセプター　244r
オピオイド　244r, 450l
オピオイドペプチド　245l
オピオイドレセプター　450l
オペラント行動　240r
オペラント条件づけ　79l, 240r, 309r, 520l
オペラント箱　240r
思い上がり　337l
おもて　193r
オモテ　282l
親イマーゴ　185l
親子心中　19l
オルゴン・エネルギー　502r
音楽療法　447r
女らしさ　233l
穏和安定薬　289l

か

外因反応型　440r, 442r
外因反応型学説　302r
開化黒人　341l
絵画療法　104l, 290r
快感原則　391r, 392r, 437r
外向　488r
開口分泌　57r
介護保険制度　98l
下意識　214r
開示存在　435l
概日リズム　2r, 23l
概日リズム睡眠障害　131l
解釈　465r
解釈学　243r, 517l
解釈の現象学　229r
解釈妄想病　81l, 95l, 163r, 166r
外傷後神経症　67l
外傷後ストレス障害　316r

外傷神経症　391r
外傷性記憶　215l, 217l
外傷性精神障害　375l
外傷的状況　394l
快情動　79l
外シルビウス裂症候群　429l
回心　202r
疥癬恐怖症　51r
解体型分裂病　416l
外的作用症候群　166r
ガイドライン　259r
海馬　242l, 368r, 411r, 448l
外胚葉型　205l
海馬歯状回　368l
海馬体　448l
回避性人格障害　148r, 416r
開放看護　44r
開放系　426l
開放療法　162l
解明　499l
潰瘍性大腸炎　16l
快楽殺人　143l
解離　196l
解離性障害　108r
解離性同一性障害　215l, 313r
カウンセラー　534l
カウンセリング　195l, 534l
カオス理論　107l
抱えること　32l, 115r
嗅ぎわけ　279l
角回症候群　429l
核間性眼筋麻痺　532r
拡散電位説　433r
拡充　441l, 488l
学習　297r
学習性絶望感　251r
拡充法　498l
覚醒　2r, 130r, 378l
覚醒剤（覚醒薬）　209l, 289l
覚醒剤精神病　353l
覚醒剤中毒　258r
覚醒てんかん　444r, 483l
隔離　55r
影　102r, 104r, 492r
家系　402l
過去志向　339l
笠原木村分類　82l
寡症状性分裂病　142l, 337l
過食症　191r
下垂体　220l
ガスト―分類　87l

下層意志　157r, 159l
画像診断　536r
下層知性　157r, 159l
家族　525r
家族アセスメント　310l
家族研究　519l, 525r
家族性アルツハイマー病　182l
家族的無意識　254l
家族否認症候群　120r
家族負因　484r
家族療法　107l, 112r, 310l
片口法　89l
カタレプシー　215l, 223l
学校精神保健　168l
活動水準調節作用　446r
カップリング　107l
割礼　126r
家庭看護　297l
仮定妄想　95l
カテコールアミン　226l
カテコールアミン神経細胞群　262l
カテコールアミン代謝　99r
カニバリズム　86r
可能性空間　31l
GABA-A受容体　467l
過敏－情動減弱状態　440r
カプグラ症候群　95r
過補償　6l
神　509r
神がかり　501l
神の死　301l
仮面　193r
仮面うつ病　145l
仮面てんかん　213l
火曜講義（シャルコー）　269r
カルジアゾールけいれん　264r
カルバマゼピン　169r, 259l
簡易認知機能検査法　351l
感覚　372l, 489l
感覚運動的知能　324r
感覚(性)失語　36r, 130l
感覚データ　372l
感覚発作　87l, 430l
眼球運動　209l, 274l
環境因　18l, 414r
関係―疎外精神病　129l
関係妄想　82l
喚語障害　187r

ガンザー症候群　108r, 177r
監視感情　218l
感謝　135r
間主観性　359l
間主観的主体性　121r
感情　207l, 489l
感情移入　207l, 207r
感情運動皮質　448l
感情障害　52r, 131r, 180l, 540l
感情障害のモノアミン仮説　180l
感情知覚皮質　448l
感情転移　374l
感情認知照合システム　265r
感情表出　255l
感情賦活薬　289l
間接自殺　42r
感染性精神病　440r
感染性タンパク粒子　371r
観相学　503l
乾燥脳硬膜移植後CJD　371r
鑑定　149l
眼底鏡　106r
鑑定書　149l, 300r
観念運動失行　340r, 521l
観念言語性幻覚　48r
観念失行　340r, 521l
感応精神病　51r, 91r, 511l
鑑別診断　8r, 10l
ガンマ・アルコホリズム　201l
関与観察者　198l
関与しながらの観察（参与的観察）　196l

き

気　281l
キアスム　469l
記憶　217l, 241l, 261r, 368r, 425r, 431r, 481l
記憶障害　317r
機械論　108r, 426l, 440l
気管支喘息　16r
器官選択　16r
器官なき身体　470l
器官劣等性　6r
利き手　171l
聴く（こと）　405r, 541r
喜劇　23r
既視体験　29l

気質　156r, 159r, 205l, 503l
器質性精神障害　317r
器質性脳疾患　36r
器質力動論　47r, 49l, 49r, 214l, 344r, 474l, 516l
器質論　143l
擬死反射　158l, 158r
記述現象学　308r
記述心理学　271r
記述精神病理学　268l, 423l
偽神経症性分裂病　437l
寄生虫恐怖症　51r
季節性感情障害　131l, 536l
機知　381l
既知性の体験　308r
気遣い　302r
拮抗条件づけ　37r
狐憑き（狐付）　91l, 94r, 335l
狐持ち　501l
基底欠損　321l
基底不安　437l, 438l
祈禱性精神病　258l, 472r
機能局在　430l
機能局在説　430l
気脳写　165l, 360l
機能心理学　54l, 344r
気分安定薬　169l
気分易変者　227r
気分障害　52r, 259l, 335r, 536l
気分素因の比率　156r
気分変調症　540l
技法論　465r
技法論文　387l, 390l
基本症状　399l
欺瞞者タイプ　444r
疑問的態度　461l
逆制止　37r, 38l
逆説志向　365l
逆説相　226l
逆転移　112l, 186r, 200r, 397r, 406l, 465r
客観的世界　468r
嗅覚　5l
急性一酸化炭素中毒後遺症　237l
急性（誇大性）啓示精神病　129r
急性（迫害性）幻覚症　129l
急性幻覚妄想状態　47l
急性錯乱　47l, 47r

急性出血性脳炎　30l
急性上部出血性灰白質脳炎　36r
急性精神病　47l
急性せん妄　234l
急性痴呆　219r
急性分裂病　165l
急性妄想病　450r
急速眼球運動　226l, 275l
休息療法　233r
救貧院　535r
ギューテルスロー病院　212l
教育　499l
教育心理学　195r
教育分析　199r, 350r, 395l
境界性人格障害　112l, 148r, 316r, 416l
境界例　82l, 83r, 242r, 293l, 347r, 437l, 447l, 525l
境界例症候群　447l
驚愕反応　40l
強化スケジュール　241l
狂気　77l, 126l, 299l, 307l, 331l, 335l, 353r, 354l, 436l, 449r, 525l
狂気誌　77l
狂牛病　86r, 371r
狂疾　312l
狂疾素因　138r
狂人　436l
狂信者　227r
強制感情　218l
強制収容所　176l, 304l, 459l
強制収容所体験　365l
共生精神病　451r
共生段階　451r
鏡像幻覚　532l
鏡像段階　175r, 238l, 505l, 506l
強直間代発作　394r
共通感覚　296l
共通感情　218l
狂天才　539l
強度（内包量）　459l
共同体感情　6r
教頭ワーグナー（症例）　81l, 231l, 245l
京都学派　462l
京都癲狂院　113l, 150l
京都府立療病院　113l
強迫観念　143r
強迫観念症　470l

強迫現象　172l
強迫神経症　384l, 390r, 393r
強迫性障害　148r, 193l, 346r, 416r, 445r
強迫発話　143r
強迫表象　143r
恐怖症　82l, 390r, 445r
共約不可能性　459l
享楽　393r
虚偽意識　97l
虚偽性障害　53r
局在関連てんかん　212r, 483l
局在濃度説　430l
局在論　404l, 469r
局所性強直発作自律発作　533l
局所性疾病　102l
局所適応症候群　317l
局所脳機能地図　253l
局所脳グルコース代謝率　253l
局所脳病変　523r
拒食症　191r
去勢　394l, 394r
去勢不安（去勢コンプレクス）　383r, 391l, 394l, 395r
虚脱デリール　219r
ギラン＝バレー症候群　125r
キリスト教　500l
筋萎縮性側索硬化症　125r
金閣放火事件　42l
筋感幻覚　143r
緊急反応　122l
近時記憶　242l
禁酒不能型飲酒　167l
近親姦（近親相姦）　128l, 386r
近親婚の禁止　527l
近親相姦願望　383r
近親相姦の禁止　452r
禁治産　149r, 192r
緊張型欠陥群　72r
緊張型分裂病　256l, 343l, 442l
緊張病　100r, 423r
禁欲規定　390r
勤労者の精神保健　293l

く

クイーン・スクウェアー病院　212r
偶然性　121r
空想　488l
具体的操作期　325l
グノーシス主義　492l, 494l, 495r
クライエント　534l
クライエント中心療法　195l
クライン学派　73l, 76l, 134r, 135l, 206l, 374l
グリア反応　164r
クリネー　441l
クリューヴァー＝ビューシー症候群　148l, 170l
クールー　86r, 371r
グルコース　253l
グルコース代謝率　253l
グルタミン酸　269l
グルタメート　368r
グループサイコセラピー　481r
グループワーク　320l
呉秀三文庫　153r
クレチン病　312r, 473l
グレートマザー（太母）　102l
クロイツフェルト＝ヤコブ病　86r, 164r, 371r
クロザピン　210l
クロッパー法　89l
クロルプロマジン　99r, 209l, 210l, 233r, 244l, 288l, 289l, 474l, 482l, 513l
群発自殺　257l

け

ケア　541r
ケアマネジメント　520l
経験主義　468r
経験的心理学　109l
警告反応　250r
経済論的心理学　216r
形式的操作期　325l
刑事精神鑑定　149l
刑事責任能力　340l
芸術療法　292l, 370r
軽症分裂病　525l
形成不全型　156r
形相　12l
軽躁者　227l
形態視　333r
形態弁別障害　287r
傾聴　320l
系的力動的局在論　523r
系統的脱感作法　37r, 38l
系統的分裂病　530r
継発者　511l
刑務所　535r
刑務所化　177r
けいれん　101l, 212r
けいれん親和性体質　444l
けいれん性疾患　102l
けいれん性チック　224l
けいれん発作　265l, 444l
激情犯罪　319r
ゲシュヴィント症候群　188r
ゲシュタルト　27r, 28l
ゲシュタルトクライス　27r, 28r
ゲシュタルト心理学　173l, 187r, 298l
ゲシュタルト分析　189l
ゲシュタルト理論　532l
欠陥　360l
欠陥症候群　360r
血管性うつ病　536r
欠陥分裂病　72r, 484l
結合　495r
解熱期精神病　440r
ゲール　55r
ゲルストマン症候群　147r, 174l
幻覚　48r, 55r, 71r, 143r, 274r, 323l, 504l, 516l, 532l
幻覚惹起物質　209l
幻覚症性エイドリー　48r
幻覚性精神病　166r
幻覚性妄想　48r
幻覚妄想症　161l
幻嗅　532l
限極性葛藤　206l
限局性脳萎縮　67r
元型　102l, 314l, 489r, 490l
言語　166l, 378r, 403l, 509l, 524r
言語学　524r
言語機能　431l
言語障害性失書　174l
言語新作　15r, 249l
言語性視覚障害　130l
言語性精神運動幻覚　249l, 504l, 516l
言語の主体　378r, 506r

和文事項索引　け－こ

言語皮質　431*l*
言語野孤立症候群　170*r*
原罪　396*r*
現在化　217*l*
現在症診察票　218*r*
顕在内容　377*r*
顕在夢　390*l*
幻視　267*r*, 531*r*, 532*l*
幻(像)肢　532*l*
現実化　217*l*
現実界　507*l*, 509*r*
現実機能　216*r*
現実原則　392*r*
現実(性)神経症　394*l*, 453*l*
現実との生ける接触の喪失　460*l*, 461*l*
原始的・太古的対象関係　320*l*
原始的爆発反応　177*r*
原始反応　158*l*, 159*l*
賢者の石　493*r*, 495*r*
現象　140*l*
現象学　71*l*, 120*r*, 140*l*, 175*r*, 207*r*, 229*r*, 336*l*, 346*l*, 359*l*, 366*l*, 477*l*
現象学運動　461*r*
現象学的還元　359*l*
現象学的精神病理学　338*r*
現象学的人間学　207*r*
現象学的・人間学的精神病理学　27*l*
現存感情　218*l*
現存在　302*r*, 303*r*, 435*l*
現存在分析(論)　71*r*, 107*l*, 114*r*, 303*r*, 336*l*, 337*l*, 338*l*, 339*l*, 366*r*, 434*l*, 434*r*, 435*l*
幻聴　24*l*, 249*l*, 267*r*, 323*l*, 462*r*, 504*l*, 510*r*, 532*l*
限定交換　527*l*
原発性精神錯乱　219*r*, 234*r*
現表象　339*l*
原父殺害　386*r*
健忘　242*l*
健忘(性)失語　130*l*, 187*l*
健忘症　241*r*
幻味　532*l*
原抑圧　506*l*
権力意志　488*r*

こ

口愛期　448*r*

行為障害　1*r*
行為倒錯症　1*l*
行為能力　149*r*
行為不能症　1*l*
抗うつ薬　4*r*, 35*r*, 131*l*, 289*l*, 314*r*
交感神経　61*l*
後弓反張　223*r*
拘禁状況　352*r*
拘禁(性)精神病　33*r*, 453*l*
拘禁反応　177*r*
攻撃性　352*r*, 538*l*
攻撃欲求　6*r*
交叉養子法　415*l*
高次機能障害　170*r*, 171*l*, 372*r*
高次神経活動　309*l*
高次心理機能　523*r*
高次精神活動　297*r*
高次聴覚機能障害　130*l*
合質　157*l*
高次脳機能障害学　68*r*
恒常原則　391*l*
恒常性維持　122*l*
甲状腺中毒症(機能亢進症)　16*r*
甲状腺ホルモン　259*l*
口唇傾向　148*l*
構成失行　174*l*, 340*r*
構成失書　174*l*
構成障害　147*l*
抗精神病薬　99*r*, 165*l*, 210*l*, 244*l*, 252*r*, 268*r*, 344*l*, 482*r*, 514*l*
向精神薬　233*r*, 288*l*, 289*l*, 467*l*
向精神薬副作用　317*r*
厚生統計協会　260*l*
口舌顔面失行　130*l*
構造　325*l*, 528*l*
考想化声　143*l*
構造化面接　65*l*, 123*r*, 540*l*
構造主義　353*l*, 356*l*, 527*l*, 527*r*, 529*l*
構造主義言語学　507*l*
構造心理学　485*r*
構造人類学　528*l*
構造的メランコリー　89*r*
構造の創造　467*r*
構造変形　485*l*
抗躁薬　289*r*
構造力動サイクル　485*l*

構造力動論　114*r*, 485*r*
構造論　41*l*, 443*l*
構造論的精神病理学　89*r*
交通的精神療法　230*r*
行動　467*r*
行動遺伝学　255*r*
行動科学　543*r*
行動主義　240*r*, 543*l*
行動主義心理学　309*l*
行動の制御　297*r*
行動分析　241*l*
合同面接　415*l*
行動様式　324*l*
行動療法　22*r*, 26*l*, 37*r*, 38*l*, 445*r*, 543*r*
後部島葉－側頭峡部症候群　429*l*
高邁　273*r*
肛門(愛)期　116*l*, 448*l*
高齢分裂病　463*l*
語義失語　24*r*, 68*l*
国際サイコオンコロジー学会　439*l*
国際疾病分類　259*r*
国際人格障害検査表　260*r*
国際生活活動分類　259*r*
国際精神衛生大会　326*l*
国際精神分析学会　6*r*, 111*l*
国際精神分析協会　502*l*, 505*r*, 508*r*, 522*l*
国際表現精神病理学会　371*l*
黒人　341*l*
告白　499*l*
国立リハビリテーション学院　2*l*
語健忘　24*r*
心　57*l*, 481*l*
個人心理学　6*l*
個人心理学会　6*r*
個人(的)無意識　254*l*, 490*r*
個性化　489*r*
個性化過程　492*l*, 495*l*
語性錯語　24*r*
個体化　452*l*
古代ギリシア　192*l*
誇大自己　185*r*
誇大性作話症―心気症　129*l*
誇大妄想　95*r*, 511*l*
誇大妄想症　307*l*
小平事件　42*r*
コタール症候群　161*l*, 178*l*
国会放火事件(ドイツ)

302*l*
ゴットリーブ・L.（症例）
  518*l*
古典条件づけ 37*r*
言葉 403*l*, 481*l*
子ども 544*l*
子どもの精神障害 168*l*
後発生 225*l*
狐憑症 91*r*
狐憑説 94*r*
コフート的態度 185*r*
コプロプラキシア 283*l*
コミュニティ・ケア 236*r*
コミュニティ精神医療 412*l*
コミュニティメンタルヘルス
  194*r*
コモン・センス 296*l*
コリン作動性神経 270*r*
コルサコフ症候群 440*r*
コルサコフ病 30*l*
後ローランド溝症候群 429*l*
根拠関係 27*l*, 120*l*
昏愚 219*r*, 234*r*
根元的不安 438*l*
混合型欠陥群 72*r*
混合欠陥 360*l*
混合性欠陥体質 444*r*
昏睡性疾患 102*l*
コンプレックス 102*r*, 486*r*, 487*l*

さ

災害鑑定 149*r*
災害精神医学 59*r*
罪業－貧困－心気妄想 145*r*
サイコオンコロジー 439*r*
サイコセラピー 534*l*
サイコン 57*r*
罪責感 278*l*
サイバネティクス 410*l*
細胞構築学 404*l*
細胞集成体 420*r*
催眠 230*l*, 233*r*, 427*l*
催眠術 36*l*, 58*l*
催眠浄化法 375*l*
催眠薬 288*l*, 289*l*
サーカディアンリズム 2*r*, 23*l*
作業療法 2*l*, 93*l*, 212*l*, 297*l*
作為体験 24*l*
錯書 174*l*

作品 239*l*
錯文法 330*l*
錯乱 100*r*, 102*l*, 442*r*
錯乱精神病 129*l*, 530*r*
錯乱夢幻妄狂 47*l*
作話 170*l*
支え（Halt）の喪失 46*l*
錯覚 31*r*, 115*r*, 516*l*
殺人衝動 33*r*
サディズム 128*l*, 143*l*
左背外側前頭前野症候群
  429*r*
詐病 53*r*
左右識別障害 174*l*
サルペトリエール学派 58*l*,
  222*r*, 427*r*
サルペトリエール病院
  125*r*, 171*r*, 220*r*, 221*r*, 269*r*
散逸構造 367*l*
三角部症候群 429*l*
三角部－弁蓋部－島葉症候群
  429*l*
三環系抗うつ薬 35*l*, 131*r*,
  168*r*, 289*r*
産業精神保健 293*r*
三項随伴性 240*r*
産出性精神病 486*l*
産褥精神病 442*r*
サンタンヌ病院 288*l*, 450*r*
散発性CJD 371*r*
三位一体脳 448*l*
3－メトキシチラミン 99*r*
参与的観察（関与しながらの観察） 452*r*
三楽病院 293*l*

し

死 114*l*
ジアゼパム 209*l*
慈雲堂内科病院 94*l*
ジェンダー 126*r*
ジェンダー差別 233*l*
自我 373*l*, 392*r*, 489*r*, 506*l*
自我感情 141*l*
自我境界の喪失 256*l*
視覚 372*l*
視覚失語 518*l*
視覚失認 340*r*, 518*l*
視覚前野 333*l*
視覚－聴覚連合 170*r*
自覚の現象学 116*r*

自覚発作 533*l*
視覚野 333*l*
自覚療法 471*r*
シカゴ精神分析研究所 16*l*
シカゴ7 16*r*
自我心理学 73*l*, 75*r*, 76*l*,
  110*l*, 111*r*, 322*l*, 373*l*, 392*r*
自我心理学的対象関係論
  111*l*
自我心理学派 147*l*
自我衰弱 421*l*
自我精神病 129*r*
自我同一性 62*r*, 111*l*
自我による自我のための退行
  147*l*
自我の変容 395*r*
自我膨張 493*r*
自我理想 392*r*
自我漏洩症状 358*l*
時間 118*r*, 120*r*, 121*l*, 308*l*
時間化 303*l*
弛緩性メランコリー 100*r*
時間体験 172*l*
時間的人格 217*r*
時間の障害 461*l*
時間論 460*l*
色彩視 333*r*
磁気術 36*l*, 58*l*
磁気術的眠り 223*l*
児戯性荒廃 416*l*
色名健忘 174*r*, 187*r*
視空間認識障害 1*r*
視空間認識障害に特に関連する失行 1*r*
死刑囚 177*r*
刺激 543*l*
自己 103*l*, 118*r*, 418*r*, 492*r*, 494*r*
自己愛 185*l*, 186*l*, 186*r*
自己愛神経症 327*l*
自己愛的同一化 388*l*
自己愛パーソナリティ障害
  185*l*
思考 325*l*, 489*l*
視交叉上核 2*r*, 23*l*
思考察知 293*l*
思考障害 142*l*
志向障害モデル 464*l*
志向性 464*l*
思考奪取 218*l*
思考伝播 293*l*
思考の全能 389*l*

和文事項索引　し

自己感　243*l*
自己顕示者　227*r*
自己催眠　230*l*
自己視線恐怖　82*l*
自己臭恐怖　82*l*
自己臭症　5*l*
自己心理学　185*l*, 186*l*
自己像幻視　532*l*
自己組織　196*l*, 197*r*, 198*r*
自己組織化　107*l*, 367*l*
自己態勢　196*l*
自己不確実者　227*r*
自己分析　73*r*, 389*l*, 398*l*, 438*l*
自己本位的自殺　276*r*
自己漏洩型分裂病　82*l*
自殺　42*r*, 90*r*, 276*r*, 295*r*
自殺の鑑定　149*r*
自殺名所　257*l*
指示的アプローチ　534*l*
死者の力　542*l*
[¹⁴C]デオキシグルコース法　253*l*
時熟　303*l*
思春期　373*r*
思春期周期精神病　480*r*
歯状回　448*l*
視床下部　8*l*, 220*l*, 411*l*, 448*l*
視床下部外側野　8*l*
視床下部腹内側核　8*l*
事象関連電位　284*r*
自傷行為　128*l*
視床性失語　429*l*
視床前核　448*l*
事象そのものへ　71*l*, 229*l*
自助グループ　14*l*
自叙伝　40*r*
自信欠乏者　227*r*
システム　107*r*
システム論　107*r*
システム論的家族療法　266*l*
自生思考　143*r*
自生的素質精神病　129*l*
肢節運動失行　130*l*, 521*l*
肢節運用不能症　1*l*
視線恐怖　39*l*
自然治癒力　474*r*
自然淘汰　255*l*, 284*l*
自然な疾患単位　160*l*
自然な自明性の喪失　366*l*
自然療法　471*r*
シゾイド　32*l*

思想の矛盾　471*l*
持続睡眠　233*r*
シーソー現象　119*l*
自体愛　185*l*
私宅監置　150*l*, 152*l*
自他混同化　399*l*
失音楽　130*l*
失外套症候群　169*l*, 208*l*
疾患遺伝子同定　204*l*
疾患概念　129*l*
疾患単位　67*r*, 162*r*
疾患単位モデル　234*l*
失計算　174*l*
実験衝動診断法　254*l*
実験神経症　37*r*, 38*l*, 309*r*
実験心理学　46*r*
実験精神医学　38*l*
実験精神病　421*l*, 474*l*
実験生理学　46*r*
失語　68*l*, 130*l*, 174*l*, 213*r*, 340*l*, 349*r*, 372*r*, 429*l*, 523*l*
失行　1*l*, 68*l*, 130*l*, 147*r*, 170*l*, 213*r*, 340*r*, 372*r*, 521*l*, 523*r*
失行失認　1*r*
失語症　403*r*, 419*r*, 524*l*
実在　468*r*
失錯行為　379*l*, 389*l*
失算　429*r*
失書　25*l*, 170*l*, 174*l*, 429*r*
実存　302*r*, 336*l*
実存可能性　254*l*
実存主義　59*l*
実存神経症　364*l*
実存の罪責感　59*l*
実存の精神分析療法　254*r*
実存の空虚　172*r*
実存分析　71*r*, 363*r*, 364*l*
実体の意識性　456*l*
失読　25*l*, 130*l*, 174*l*, 429*r*
失読失書　147*r*
嫉妬妄想　71*r*, 76*r*, 163*r*
失認　1*r*, 68*l*, 170*l*, 213*r*, 340*r*, 372*r*, 518*l*, 523*r*
失文法　24*r*, 130*l*, 330*l*
疾病概念　44*l*
疾病形成要素　363*l*
疾病分類（疾患分類）　54*r*, 234*l*, 330*l*, 530*l*
疾病分類学　102*l*
失名辞　429*r*
失用症　1*l*

失立失歩　224*l*
質料　12*l*
児童　19*l*
自動音声言語　532*r*
児童虐待　19*l*, 92*l*, 128*l*, 316*r*, 432*l*
児童虐待防止法　19*l*
自動思考　416*r*, 417*l*
自動症　214*r*, 431*r*
児童心理学　544*l*
児童精神医学　92*l*, 168*l*
児童の人権条約　19*l*
児童福祉法　19*l*
児童分析　134*r*, 135*l*, 374*l*, 383*l*
シナプス　56*l*, 57*l*, 61*l*, 203*l*, 368*r*
シナプス可塑性　368*l*
シナプス機能　283*r*
死に至る病　113*r*
死に臨む存在　303*r*
シニフィアン　175*r*, 507*l*, 509*r*
シニフィアンの主体　507*l*
死の本能　465*l*
死の欲動　391*r*, 393*l*, 393*r*, 395*r*, 397*r*
自罰パラノイア　505*l*
事物的存在　302*r*
自閉　337*l*, 399*l*, 401*l*
自閉症　107*r*, 168*l*, 272*l*, 285*l*, 418*l*
自閉症児　272*l*
自閉的思考　401*l*
自閉の精神病質　3*r*
嗜癖　191*r*
司法精神医学　55*l*, 142*r*, 192*r*, 234*r*, 300*l*, 300*r*, 334*l*, 353*l*
司法精神医療　479*r*
嗜眠　223*l*
嗜眠性脳炎　52*l*
自明性の喪失　175*r*
捨我　141*r*
社会孤立説　343*l*
社会再適応評価尺度　317*l*
社会集団療法　233*l*
社会生物学　32*r*
社会生物学論争　32*r*
社会ダーウィニズム　154*l*
社会的学習　236*r*
社会的治療　72*r*

社会的リアリティ 136l
社会不安障害 148r, 416l
社会復帰 44r
社会流入説 343l
社会療法 139l
ジャクソン学説（ジャクソニズム） 69l, 72r, 483l
ジャクソン発作 533l
シャマニズム 60l, 194r
シャーマン 501l
シャラントン王立病院 55r
シャルコー関節 125r, 221l
シャルコー病 125r
シャルコー＝マリー筋萎縮症 125r
種 255l, 538l
自由 268l
執我 141r
周期性精神病 160r
宗教 228l, 472l, 500l, 500r
宗教経験 202l
宗教現象学 78l
宗教精神病理学 228l
宗教妄想（症） 145r, 307l, 472l
集合(的)無意識（集団的無意識） 105r, 254l, 287l, 341l, 488l, 489r, 490l, 492l, 494l
重症精神疾患の転帰決定要因の研究 218r
集団 236l
集団自殺 257l
集団表象 90l, 407l, 528l
集団本位的自殺 276r
集団療法 112r
執着性格 82r, 117r, 119r, 211r, 278r
執着性気質 211r, 290l
修道院 66l
自由の喪失 268l
自由の剥奪 268l
終夜睡眠ポリグラフ（ィ） 275l, 307r
収容院 240l, 436r
収用感情 218l
自由連想（法） 198l, 235l, 373l, 374l, 377l, 390r, 498l
主観／主体 28r
酒狂 335l
祝祭 175l
シュザンヌ・ウルバン（症例）

338l
手指失認 174l
侏儒（ホムンクルス）の図 430l
主体 378l, 509l, 509r
主体／主観 27l
主体性／主観性 27l
主体的／主観的 26r
主体の消失 509l
出エジプト 396l
受動 273l
受動理性 13l
種の維持 538l
シューブ 114r, 189r, 296r
受容体過感受性説 180l
受容体結合法（受容体結合実験法） 210l, 467l
シュレーバー（症例） 509r, 107l
循環気質 156r, 159r, 211l
循環性格 117r
循環(性)精神病 160r, 306l, 345l, 510l
循環病 156r, 229l
循環病質 156l
準禁治産 149r
純粋我 339r
純粋欠陥 360r
純粋欠陥症候群 142l
純粋健忘症候群 242l
純粋語聾 170l
純粋失読 170l, 518l
純粋精神病 360r
純粋恋愛妄想 163r
純な心 472l
障害評価表 218r
消化性潰瘍 16l
松果腺（松果体） 273l, 324l
状況意味失認‐内因反応仮説 296r
状況因 305r
状況分析 305r, 502l
状況論 18l, 114r
条件刺激 37l, 543l
条件づけ 543l
条件反射 309l, 368l
条件反射療法 520l
条件反応 37l, 543l
症候群学説 361l
照合システム変換技法 266l
症候性てんかん 87r
上行性網様系 446r

詳細問診 198r
小視症 143l
症状 393r
症状精神病 190l, 441l
情性欠如者 227r
焦燥性うつ病 178r
情態性 366r
上‐中側頭症候群 429r
象徴化 510l
象徴界 506l, 507l, 510l
象徴形成と象徴表現の障害 419r
象徴的思考期 325l
象徴的実現 250l
焦点部位 50r
焦点発作 533l
情動 411l, 544r
情動回路 448l
情動障害 448l
情動性 401l
情動性狂疾 312r
衝動性障害 55l
情動性モノマニー 55l
情動反応 543r
小児自閉症 419l
小児性愛 383l
小児ヒステリー 223r
情念 273l
少年ハンス（症例） 383l
情報（信号） 448l
小発作 87l, 533l
消耗性精神病 441l
症例報告 384l
初期分裂病 296l
食人の機制 388r
職場のメンタルヘルス 293r
植物神経反応 16l
植民地 342l
食欲 8l
食欲中枢仮説 8l
書痙 106l
書字障害を伴わない読字障害 518l
女性 438r
女性原理 493l
女性のセックス 127l
女性ヒステリー 223r
触覚失認 287r
触覚性失語 170r
触覚性失象徴 287r
触覚性失名辞 170r
触覚‐聴覚連合 170r

和文事項索引　し

触覚認知障害　287r
触覚麻痺　287r
ショック療法　474r
処分能力　192r
初老期痴呆(症)　15l, 67r, 329r, 463r
私立狂人収容院　318r
自律訓練法　230l
自律神経系　283r
自律神経遮断薬　513r
自律神経発作　430r, 533l
シルダー病　237l
事例検討会　195l
心因性神経症　364l
新ウィーン学派　364r
心怪　21l
人格　217r, 347l
人格荒廃　34l
人格障害　55l, 112l, 227l, 298l, 348l
人格診断法　254l
人格の空虚化　46l
人格反応　158l
進化心理学　33l, 255r
進化論　255r, 284l
心悸亢進　470r
心気症　512l
心気症候群　512l
新規蒔き直し　319r, 321r
新クレペリン主義者　161r
神経安定薬　289l
神経解剖学　411l
神経科学　57l, 270r, 411r
神経化学　253l
神経学　106r, 171r, 214l, 222r, 411l
神経研究所晴和病院　41l
神経言語学　524r
神経質　176l, 256r, 470r
神経質論　22l
神経症　28r, 66r, 215l, 229l, 238l, 242r, 264l, 298l, 364r, 378l, 380r, 384l, 389l, 390r, 408r, 448r, 462r
神経症の傾向　437r
神経心理学　37l, 50r, 68r, 297l, 340r, 431l, 446l, 481l, 523l, 524r
神経衰弱　142l, 266r, 408r, 470r
神経性悪液質　215r
神経性疾病　102l

神経性食欲不振症（神経性無食欲症）　98r, 211l
神経性大食症　148r, 416r
神経成長因子　529r
神経性皮膚炎　16r
神経生物学　224r
神経生理学　56r, 203l, 253r, 270r, 431l
神経節遮断薬　513l
神経素因　215r
神経伝達物質　262l, 270r, 418l, 467l
神経伝導　270r
神経内分泌学　123r
神経発達障害仮説　464r
神経ペプチド　418l
信号探査感情　64r
新行動主義　241l
人工冬眠　288l
進行麻痺　100r, 301r, 423r, 453l, 474r, 541l
信仰療法　21l
人種　126r
侵襲学　474r
侵襲後振動反応　514l
心身医学　16l, 19r, 28r, 320l
心身一元論　474r
心神耗弱　353l
心身症　16r, 19r, 68l, 317l, 448r
心神喪失　353l
心身二元論　344r, 423r
心身問題　273l
真性てんかん　444l
神聖病　332r
人生変化単位　362r
振戦せん妄　275l
新造語　542l
深層人　157r, 159l
深層心理学　104r, 490l
身体　12l, 425l
身体因性偽神経症　364r
身体学派　142r
身体感情障害　142l
身体緊張型　205l
身体幻覚　532l
身体失認　147l
身体心像　237l
身体像　237l
身体表現性障害　68l
シンタクシス的体験　197l
診断基準　8r, 44l, 246l

診断分類　8r, 259r
診断面接基準　540l
診断・予後表　218r
心的外傷　128l, 316l, 319r, 321r, 375r
心的外傷後ストレス障害　128l, 346l
心的解体　215l
心的実在　308r
心的障害の分類　306r
心的力　485r
心的変質過程　161l
心的療法　331l
浸透感情　218l
人道療法　139l
（心内）映像　13l
新ハイデルベルク学派　336r
新皮質　448l
神秘体験（神秘経験）　202r, 532l, 532r
深部体温リズム　3l
人物誤認　95r, 308l
新フロイト（学）派　144l, 405r, 406l, 437r, 517l
新変異型CJD　371r
心理学　46l, 102r, 173l, 195r, 491l, 530l, 543l
心理学的医学　275r
心理学的力（エネルギー）　216r
心理学的了解　271r
心理学派　344l
心理教育　520l
心理検査　181l, 537l
心理自動症　214r
心理社会的モラトリアム　63l, 74l
心理的活動性　215r
心理的決定論　238l
心理的タイプ　488r
心理的誕生　451r
心理的悲惨　215l
心理的分泌　309l
心理物理同型説　173l
心療内科　19r
心理療法　102r, 233l, 320l, 405r, 406l, 499l
新霊性運動　208r
神話　441r, 488l, 490r

す

スイス法　537r
睡眠　2r, 130r, 226l, 274r, 446r
睡眠・覚醒リズム　3l
睡眠障害　131l
睡眠障害国際分類　307r
睡眠中枢　131l
睡眠てんかん　444r, 483l
睡眠時無呼吸症候群　307r
巣鴨病院　20r, 70l, 70r, 150l, 152l, 358r
スキゾイド・パーソナリティ　10r
スキナー箱　79l, 240r
スクィッグル法　292l
スクリップル法　290r
スクレイピー　371r
スチューデントアパシー　83r, 85l
ストーミー・パーソナリティ　10r
ストレス　122l, 247l, 250r, 293r, 317l
ストレスイベント　363l
ストレス学説　16l, 288l
ストレス対処　317l
ストレッサー　251l
頭脳緊張型　205l
スーパーヴィジョン　195l
スピリチュアリティ　500l
スローウイルス感染症　164r

せ

性　357l, 380l
性愛　26r
聖エリザベス病院　179r
性(の)科学　143l, 357l
性格　154r, 503l
性格学　141l, 503r
性格障害　348l
性格(状況)反応型　82r
性格特徴　7l
性格の鎧　502l
性格分析　348l, 502r
性格分析技法　502l
性格防衛　502l
生活技能訓練　175r, 520l
生活空間　530l

生活事件　317l
生活世界　359r
生活療法　45l
生活臨床　44r, 45r
性器期　380r
生気論　108l, 426l, 440l
性経済論　502r
性現象　357l
性(差)　126r
制止　393r
正視恐怖　82l
脆弱因子　363l
脆弱性　400l
脆弱性－ストレス・モデル　34l, 231l, 345r
脆弱性モデル　247l, 247r
成熟　322r
青春期やせ症　211l
正常自閉段階　451r
性情知覚　140r
精　413r, 425l
精神医学化　449r
精神医学革命　183r, 436r
精神医学史　5r, 59r, 102l, 233l, 299r, 313r, 323r, 332r, 516r
精神医学の病歴追跡表　218r
精神医学の病歴表　218r
精神医学の面接　198l
精神医学の通史　328r
精神(科)医療　44r, 69r, 183r, 236l, 240l
精神医療史　162l
精神医療史研究会　248r
精神因性神経症　364r
精神運動性てんかん　88l
精神衛生　326l
精神衛生行政　236l
精神衛生法　248r
精神科学　271r, 477r
精神感性の割合　157l
精神鑑定　142r, 192r, 295l, 300l, 300r, 353l
精神鑑定書　42l
精神機能局在論　29l, 139r, 322l
精神機能障害群選別のための研究用診断基準　246l
精神交互作用　176l, 470r
精神荒廃　100l
精神昏迷　138r
精神錯乱　219l

精神疾患　353r
精神疾患疫学調査　540l
精神疾患単位学説　361r
精神自動症　164l, 166r, 213l, 323l, 460r, 516l
精神障害　343l
精神障害リハビリテーション　520l
精神症候(状)学　84l, 315r
精神症状測定　115l
精神神経学臨床評価表　260r
精神神経症　453l
精神神経免疫学　75l, 317l, 439r
精神衰弱　138r, 216l
精神生物学　453l
精神世界　208r
精神喪失　102l
精神治療学　84l
精神的な力　215l
精神と身体(＝物体)の二元論　273l
精神内分泌学　220l
精神病　86l, 215r, 299l, 307l, 331l
精神病院　5r, 34l, 55r, 70l, 151l, 162l, 167l, 179r, 184l, 236l, 236r, 240l, 318r, 436r, 519r, 535l, 535r
精神病院改革運動　276l
精神病院法　152l
精神病学　150l, 151l, 153r, 453l
精神病質人格　227l
精神病質論　227l
精神病者監護法　70r, 150r, 152l
精神病者慈善救治会　70r, 150r
精神病性幻覚　48r
精神病脳病説　55l, 234l, 423r
精神病理学　23r, 71l, 71r, 84l, 89r, 143l, 228r, 265r, 344r, 435l, 449r, 461r, 462r, 463l, 464r, 477l, 485r
精神病理学的現象学　336l
精神病理現象　80r
精神分析　280l, 298l, 310r, 319r, 327l, 350l, 357r, 374r, 375l, 377l, 382r, 395l, 397l, 398l, 435l, 455l, 506r, 508r,

和文事項索引　せ—そ

513*l*, 517*l*, 522*r*
精神分析学　235*l*, 347*l*, 389*r*
精神分析学的性愛論　112*r*
精神分析学的精神療法　112*r*
精神分析技法　465*r*
精神分析協会　522*l*
精神分析史　522*r*
精神分析的自己心理学　186*r*
精神分析的心理療法　405*r*
精神分析的発達心理学　64*r*
精神分析の起源　73*r*, 389*l*
精神分析の自我化　322*r*
精神分析の申し子　16*l*
精神分析療法　22*r*, 89*r*, 133*l*, 387*l*, 406*r*, 465*r*, 474*r*
精神分裂病　10*r*, 11*r*, 24*l*, 26*l*, 34*l*, 71*r*, 72*l*, 99*l*, 116*r*, 126*l*, 128*r*, 131*r*, 165*l*, 166*l*, 204*l*, 207*r*, 209*l*, 210*l*, 228*l*, 244*l*, 247*l*, 247*r*, 270*l*, 274*r*, 290*r*, 298*l*, 308*r*, 311*r*, 343*l*, 344*l*, 348*l*, 362*l*, 371*l*, 399*l*, 401*l*, 406*r*, 410*l*, 416*l*, 422*l*, 433*l*, 454*l*, 456*l*, 475*r*, 479*r*, 482*l*, 484*l*, 485*r*, 519*l*, 542*l*
精神分裂病者の刑事責任能力　300*r*
精神分裂病素因　166*l*
精神分裂病と家族　518*r*, 519*l*
精神分裂病の前駆期　33*r*
精神変容薬　289*l*
精神保健　293*l*
精神発作　87*l*, 430*r*
精神免疫学　111*l*
精神盲　148*l*, 518*l*
精神薬理学　289*l*
精神抑制欠陥　138*r*
精神療法　25*r*, 58*l*, 66*r*, 71*l*, 230*r*, 238*l*, 238*r*, 287*l*, 406*r*, 445*l*
生成制止　172*l*
生体の恒常性　111*l*
生体リズム　131*l*
生体リズム機構　2*r*
成長円錐　514*r*
性的快感　438*r*
性の虐待　316*l*
性（的）倒錯　380*l*, 434*l*
聖なるもの　77*r*
青年期　62*l*, 63*l*, 83*r*, 186*r*
青年期狂疾　138*l*

青年期精神医学　63*l*
成年後見制度　98*l*, 300*l*
生の哲学　271*l*
生の欲動　392*l*, 393*l*
生物学的精神医学　478*r*
生物学的適応　324*l*
生命　440*l*
生命感情　141*l*
生命規範　108*l*
生来性犯罪者　539*l*
生来性犯罪者説　262*r*
生理学　46*r*
世界技法　103*r*
世界精神医学会（WPA）　68*l*
世界精神衛生連盟　326*r*
世界テスト　103*r*
世界内存在　302*r*, 303*l*
世界乳幼児精神医学会　187*l*
世界保健機関（WHO）　68*l*, 218*r*
脊髄反射学　203*l*
脊髄癆　221*l*
脊髄癆性関節　125*r*
脊髄癆性関節症　221*l*
責任能力　42*l*, 81*r*, 149*l*, 192*r*, 294*l*, 353*l*
責任無能力　142*l*, 192*r*, 480*l*
責任無能力論　234*r*
赤面恐怖（症）　39*l*, 453*l*
セクシュアリティ　126*l*
世代間伝達　432*r*
積極技法　350*l*
積極的患者治療法　212*r*
積極的心理療法　405*r*
積極的な個人精神療法　200*l*
セックス　127*l*
舌語　15*r*
摂食障害　22*r*, 26*l*, 98*l*, 191*r*, 238*l*
摂食中枢　8*l*
絶望　113*r*
説明　477*r*
セネステジー　95*r*
セネストパチー　501*r*
セミネール（ラカン）　505*r*, 508*r*, 509*l*
ゼルプスト　489*l*, 494*l*
セロトニン　226*l*, 262*l*, 314*r*
セロトニン再取り込み阻害作用　4*r*
セロトニン代謝障害　4*r*

前エディプス期　134*r*
遷延性うつ病　26*l*
先駆の決意性　303*l*
宣言的記憶　241*r*
潜在記憶　301*r*
潜在思考　377*l*
線条体‐内包性失語　429*r*
前進時間　363*l*
全身症候群　250*r*
全身適応症候群　250*r*
全制的施設　179*l*
戦争神経症　38*l*, 158*r*
全体性デリール　54*r*, 81*l*
全体の自動症　214*l*
全体論　469*r*
選択学説　254*l*
選択的安定化　225*l*
選択的セロトニン再取り込み阻害薬　131*r*, 168*l*
前兆　212*r*
全的人間　342*r*
穿頭術　424*l*
前頭葉　403*l*
全能の主体　239*r*
全般てんかん　87*l*, 483*l*
全般発作　87*r*
羨望　134*l*, 135*l*
せん妄　48*r*, 317*l*
前ローランド溝症候群　429*l*

そ

素因・ストレス因子学説　179*l*
躁うつ病　160*r*, 162*r*, 169*r*, 211*r*, 229*l*, 306*r*, 343*l*, 369*l*, 443*l*, 460*l*, 530*r*
挿間性緊張病　484*r*
挿間性不機嫌　129*r*
挿間性もうろう状態　129*r*
想起　387*l*
早期回想　7*l*
早期幼児自閉症　92*l*
双極性障害　52*r*, 259*l*, 540*l*
双極的自己　185*l*
造形衝動　370*r*
相互主観性　359*l*
相互性　62*l*
相互分析　350*l*
操作(的)診断基準　9*r*, 65*r*, 228*r*, 260*r*
操作的診断(法)　44*l*, 334*r*,

精神医学文献事典——577

464*l*
巣症状　　36*r*, 329*r*, 523*r*
双生児家系研究　　101*r*
双生児研究　　286*l*, 522*l*
巣性脳疾患　　36*r*
想像界　　507*l*
創造行為　　239*l*
創造性　　17*l*
創造の病い　　58*r*
相即　　27*l*
躁的防衛　　135*l*, 206*l*, 388*r*
早発(性)痴呆　　34*l*, 101*l*, 161*l*, 162*r*, 270*l*, 399*l*, 416*l*, 433*l*, 443*l*, 451*l*, 453*l*, 464*r*, 473*r*, 487*l*
躁病　　118*r*, 169*r*, 178*r*, 339*l*, 369*l*, 484*l*
相貌失認　　68*r*
相補性　　488*r*
相馬事件　　70*l*, 248*r*
疎外された狂気　　353*r*
疎隔体験　　142*l*
族外婚　　386*r*
側頭 - 後頭葉症候群　　429*r*
側頭葉切除術　　148*l*
側頭葉てんかん　　88*l*, 213*l*
続発性精神錯乱　　219*l*
素材弁別障害　　287*r*
組織病理学　　330*r*
ソジーの錯覚　→瓜二つの錯覚
空飛ぶ夢　　239*l*
存在　　303*r*
存在者　　302*r*, 303*r*
存在的　　302*r*
存在の開け　　435*l*
存在了解　　302*r*
存在論的　　302*r*
存在論的差異　　118*l*, 120*r*, 303*r*
ソンディ研究所　　254*r*
ソンディテスト　　254*l*

た

第１次予防　　96*r*
大うつ病　　540*l*
体格　　205*l*
体格型　　156*r*
体感症　　501*r*
体感症性分裂病　　360*l*, 360*r*, 501*r*
退却神経症　　85*l*, 85*r*

体験学習　　195*l*
体験距離の錯覚　　476*r*
体験反応症候群　　304*l*
体験療法　　471*r*
退行(現象)　　147*l*, 256*l*, 319*r*, 388*r*, 465*l*
退行期うつ病　　160*r*
退行期メランコリー　　160*r*
大催眠　　222*l*
第3ウィーン学派　　364*r*
第3次予防　　96*r*
大視症　　143*r*
代償　　6*l*
対象愛　　185*l*, 388*l*
帯状回　　411*l*, 448*l*
対象関係学派　　132*l*, 135*l*, 206*l*
対象関係論　　76*l*, 110*l*, 111*r*, 112*r*, 133*l*, 347*l*
対象喪失　　64*r*, 75*l*, 388*l*, 432*r*
対象なき知覚　　516*l*
対処不可能性　　251*r*
対人関係　　196*r*, 256*r*
対人関係学派　　144*l*
対人関係論　　197*l*, 526*l*
対人恐怖(症)　　39*l*, 82*l*, 90*l*, 176*l*, 256*r*
対人恐怖性パラノイア　　39*l*
対人接近本能　　521*l*
体内時計　　2*r*
第二局所論　　393*l*
第２次予防　　96*r*
大脳　　56*l*, 203*r*, 224*l*
大脳機能局在(論)　　50*r*, 129*r*, 188*l*, 349*l*, 403*r*, 430*r*
大脳高次機能障害　　130*l*
大脳新皮質系　　283*r*
大脳側在化　　171*l*
大脳電図　　424*l*
大脳の等機能説　　430*l*
大脳半球　　349*l*
大脳半球優位　　171*l*
大脳皮質　　225*l*, 283*r*, 309*l*, 404*l*, 411*l*, 430*l*, 431*l*
大脳皮質局在　　404*l*
大脳生理学　　37*l*, 50*r*, 340*r*, 469*r*
大脳辺縁系　　283*r*, 403*r*, 448*l*
大ヒステリー　　221*l*, 222*l*
大ヒステリー＝大催眠論　　222*l*, 427*l*
代表象　　339*l*

大発作　　87*l*, 533*l*
大麻　　474*l*
代用精神病院　　318*r*
代理ミュンヒハウゼン症候群　　53*l*
タヴィストック・クリニック　　497*l*
タヴィストック・レクチュア　　497*l*
ダーウィニズム　　284*l*
たおれ病い　　274*l*
だき抱える環境　　31*r*
抱きしめ療法　　272*r*
瀧ノ川学園　　150*l*
多形型　　337*r*
多型倒錯　　380*l*
多幸症　　301*l*
多軸診断　　9*r*, 156*l*
多次元診断(学)　　155*r*, 231*l*, 443*l*
多次元精神医学　　231*l*
他者　　121*l*, 509*r*
他者催眠　　230*l*
多重人格　　128*l*, 295*l*
多重人格性障害　　313*l*
脱錯覚　　31*r*, 115*r*
脱施設化　　96*l*, 179*r*, 345*l*
奪取感情　　218*l*
脱力発作　　533*l*
建て前　　282*l*
多発神経炎性精神病　　30*l*
タブー　　386*l*
WHO国際分類ファミリー　　259*l*
WHOの総合ホームページ　　259*l*
ダブルバインド(理論)　　409*r*, 410*r*, 525*l*
タブレ - タワムレ　　77*l*
魂　　12*l*
ターミナルケア　　124*r*
タン(症例)　　403*l*, 446*l*
単一診断学　　155*r*
単一精神病論　　101*l*
短期記憶　　241*r*
短期精神療法　　144*l*
短期対人関係療法　　144*l*
単極型うつ病　　118*r*, 119*l*
短期力動精神療法　　206*l*
単語産出性失名辞　　429*l*
単語選択性失名辞　　429*l*
炭酸リチウム　　259*l*, 289*l*

短時間セッション　　507r
断酒　　14l
断種　　459r
断種法　　154l
単純型分裂病　　46l, 270l, 416l
単純痴呆型　　270l
単純酩酊　　340l
男性原理　　493l
男性ヒステリー　　221r, 223r

ち

地域ケア　　345r, 520l
地域精神医学　　96l
知覚　　372l, 425r, 468r, 481l
力への意志　　121r
チクロチミー　　352l
知性主義　　468r
知性モノマニー　　55l
父親なき社会　　454r
父親不在　　454r
父殺し　　386l, 394l
父の名　　510l
チック　　283l
チック障害　　283l
知能　　324r
知能検査　　486r
痴呆　　14r, 55r, 76r, 98l, 146r, 234r, 312r, 317r, 331l, 351l, 451l, 463r
痴呆ケア　　76r
痴呆老人　　76r
着衣失行　　68r
注意欠陥／多動性障害　　92l
中間欠陥型　　444r
中間領域　　31r
注察妄想　　267r
中枢作用　　513r
中枢神経機構　　79l
中性の催眠状態　　230l
中脳幻覚症　　531r, 532l
中胚葉型　　205l
チュービンゲン学派　　154r, 231l, 308r, 444l
チューリッヒの心理学クラブ　　497l
超越論的現象学　　339l, 359r
超越論的主観性　　359r
長期記憶　　241r
長期経過　　402l
長期増強　　368r
長期力動的精神療法　　206l

超自我　　347l, 373l, 392r, 396r, 454r
超人　　184r, 301l
超皮質性運動失語　　429r
超皮質性感覚失語　　24r, 329r, 429r
超文化精神医学　　71l
直観　　489l
直観的思考期　　325l
貯留ヒステリー　　375r
治療技術愛　　66l
治療共同体　　139l, 236r
治療構造　　25r
治療の共生期　　200l
治療の共同作業　　417l
チロシン水酸化酵素遺伝子　　53l
鎮痛薬　　482r

つ

追跡狂　　266r
通過症候群　　29r, 317r
憑き物落し　　501l
つつぬけ体験　　293l
津山事件　　295l, 295r

て

出会い　　305l, 421r
出会い論　　287l
DA受容体遮断作用　　210l
Th.（症例）　　174r
DNAマーカー　　53l
帝銀事件　　42l
定型性精神病　　100l
抵抗　　465r
抵抗分析　　502l
D_2受容体遮断作用　　100l, 210l
D_2レセプター　　244l
D_4DR遺伝子　　428l
T4計画　　123l
デイルの法則　　270l
テオリア　　175l
適応　　251l
出来事記憶　　261r
デキサメタゾン　　123l
デキサメタゾン抑制試験　　123r
デジャビュ　　370l
哲学　　359l

手続き的記憶　　241r
徹底操作　　387l
鉄道脊椎症　　223r
デリール　　48l, 54l, 81l, 234l, 331r, 344r
デルタ・アルコホリズム　　201l
転移　　373l, 378l, 398l, 406l, 465r, 489l, 498l, 499r, 508l
転移関係　　200r
転移神経症　　374l, 387l
転移の劇化　　32l, 115r
転嫁症　　399l
てんかん　　87l, 118r, 119l, 212r, 274l, 332l, 394l, 413l, 430r, 431l, 444r, 460r, 483l, 533l
てんかん医学史　　274l
てんかん学　　88l, 274l, 430r, 483l, 533l
てんかん源性焦点　　87l
てんかん症候群分類　　87l
てんかん発作の国際分類　　87l
伝記　　302l, 523l
電気けいれん（ショック）療法　　35l, 233l, 259l, 264l
癲狂　　267l
癲狂者　　480l
転居うつ病　　18l
典型的の分裂病性欠陥精神病　　360r
電撃　　264r
天才　　159l, 239l, 515r, 539l
伝達物質　　57l
転轍　　154l
伝導失語　　36l, 130l, 170r, 429l
点突然変異　　182l
デンドロン　　57l

と

ドイツ精神医学研究所　　162l, 163l
同一化過剰　　138l
同一性　　61r
同一性拡散　　62l
同一性拡散症候群　　63l
同一性体制　　138l
投影　　89l
投影（性）同一視（投影同一化）

133r, 135l, 206l, 327l
投影法　103r
投影法人格検査　537l
投影法心理テスト　254l
統覚　518l
東京医学会　150r
東京府顛狂院　70l
道具的存在者　302r
統合機能　203l
登校拒否　85l
統合国際診断面接　260r
統合失調症　148r, 416r
洞察　173r
闘士型　156r
同時失認　178l
統辞性失語　420l
同時的内省　293l
陶酔　301l
同性愛　127l, 143l, 199r
同調行動　517r
頭頂-後頭葉症候群　429r
頭頂葉　147r
頭頂葉-島葉症候群　429l
疼痛性障害（慢性疼痛）　168r
道徳的マゾヒズム　348l
道徳療法　276l, 312r
逃避型うつ病　85l
逃避型（抑）うつ　85r, 335r
頭部外傷　67l, 340r
頭部外傷後遺症　67l, 340r
動物磁気　427l
動物磁気催眠　263l
動脈硬化症型痴呆　226r
冬眠療法　513r
トゥーレット症候群　224l, 283l
徳義狂　369r
徳行狂　369r
独語　504l
特殊感情　218l
独占的デリール　54r
特発性てんかん　87r
閉じ込め症候群　169l
突発波　533l
トーテミズム　386l
ドーパミン　99r, 165l, 210l, 244l, 262l
ドーパミン仮説　100l, 210r, 252l
ドーパミン受容体遮断作用　99r

ドーパミンD_1受容体　344l
ドーパミンD_2遮断薬　482r
ドーパミンD_2受容体　343r
ドーパミンD_4受容体　428r
ドーパミンレセプター（ドーパミン受容体）　244l
トポロジー　530l
トポロジー心理学　114r, 530l
トラウマ　316l
トランス　60l
トランスパーソナル心理学　208r
取り入れ　350l
トリプトファン　180l
トレマ　189l
ドロペリドール　209l
度忘れ　379r
鈍化過程　161l
頓挫性パラノイア　81l

な

内因　278l, 334r
内因性　466r
内因性うつ病　278l, 445l
内因性精神病　229l, 443l, 484l, 485l
内因性鈍化　161l
内観心理学　46r
内向　488r
内臓緊張型　205l
内臓脳　448l
内臓発作　87l
内的脱同調　3l
内胚葉型　205l
内分泌精神症候群　220l
長島愛生園　97r
ナターリヤ・A（症例）　256l
ナチス（ナチ, ナチズム）　78r, 123l, 154l, 176r, 302l, 304l, 305r, 363r, 459r, 502r
ナトリウム説（イオン説）　433r
ナルコレプシー　131l, 531l
ナルチスムス　280l
ナロキソン　244r, 450l
ナンシー学派　58l, 224l, 427r
難治性てんかん　248l

に

におい　5l, 279l
2型アルデヒド脱水素酵素　328l
二級症状　361l
仁左衛門殺し事件　42l, 295l
二次過程　147l
2次性症状　399r
二重記帳　399l
二重拘束（説）（ダブルバインド）　175r, 266l, 399r, 401l
二重身　104r
二重人格　104r, 217r
二重精神病　306l
二重脳　322l
2症候群仮説　165l
日内経過　308r
日本語　281l
日本子どもの虐待防止研究会　19l
日本サイコオンコロジー学会　439l
日本心理学会　195r
日本精神病院協会　92r
日本フォーカシング協会　205r
入院・外来・地域治療　44r
入院患者多次元精神医学尺度　464l
乳頭体　411l
入巫儀礼　60l
乳幼児精神医学　187l
乳幼児精神保健学会　187l
乳幼児てんかん　87r
ニューサイエンス　208r
ニューロン　56r, 203l, 224r, 283l
ニューロン理論　376r
尿崩症　26r
人間学的・現存在分析的精神病理学　305l
人間学的精神医学　336r
人間学的精神病理学　71r, 114r, 303r
人間行動遺伝学　405l
認識の系統発生　325r
認識の個体発生　325r
認知　417r
認知行動療法　22r, 26l, 38l,

68*l*, 193*l*, 346*r*, 520*l*
認知障害　518*l*
認知リハビリテーション
　523*r*
認知療法　22*r*, 26*l*, 148*r*,
　416*r*, 417*r*

ぬ

ヌミノーゼ　77*r*

ね

ネオ・ジャクソニズム　47*r*,
　49*r*, 214*l*, 463*l*
ネオヒポクラティズム　474*r*
ネオ・ロゴス　542*l*
根こそぎうつ病　304*l*
ねずみ男（症例）　384*l*, 389*l*
熱情精神病　163*r*
熱性疾患　102*l*
熱中妄想症　307*l*
涅槃原則　392*l*
粘着体質　444*l*

の

ノイベッカー（症例）　67*r*
脳　29*l*, 50*l*, 56*l*, 57*l*, 139*r*,
　146*l*, 166*l*, 283*r*, 297*r*, 322*l*,
　332*r*, 370*l*, 431*r*, 446*l*, 448*l*,
　523*r*
脳幹賦活系　446*r*
脳幹網様体　283*r*, 446*r*
脳器質性精神症候群　463*r*
脳器質性病変　536*r*
脳局在論（大脳局在論）
　36*r*, 425*l*
脳血管障害　536*r*
脳血管性痴呆　76*l*
脳梗塞　536*r*
脳・神経生理学　283*r*
脳精神医学　5*r*
脳損傷　187*r*, 481*l*
脳地図　404*l*, 430*l*
脳動脈硬化性痴呆　1*l*
能動理性　13*r*
脳内モノアミン　180*l*
脳内モルヒネ様物質　244*r*
脳の情報処理　191*l*
脳波　87*l*, 119*l*, 226*l*, 275*l*,
　424*l*, 533*l*

脳波の過呼吸賦活　533*r*
脳半球（大脳半球）　329*l*
脳病　146*l*
能力心理学　109*r*
ノーマライゼーション　520*l*
ノルアドレナリン　99*r*,
　122*l*, 262*l*
ノルエピネフリン　244*l*,
　314*r*
ノルメタネフリン　99*l*
ノンコンプライアンス　128*l*
ノンパラメトリック連鎖解析法
　204*l*
ノンレム睡眠　226*l*, 274*r*

は

把握反射　543*l*
徘徊　76*l*
廃疾鑑定　149*l*
排除　506*l*
ハイデルベルク学派　151*l*,
　278*l*, 308*r*, 442*l*
梅毒　423*r*
悖徳狂　369*r*
梅毒性非定型進行麻痺　184*r*
バインディングアッセイ法
　244*r*, 450*l*
バウムテスト　181*l*
破瓜型欠陥群　72*l*
破瓜病　101*l*, 415*r*
パーキンソン症候群　52*l*
パーキンソン病　244*l*
迫害妄想　218*l*, 385*l*, 511*l*
白質病巣性失語　429*l*
剥奪感情　218*l*
白痴　55*r*, 234*r*, 312*r*, 331*r*
爆発者　227*r*
爆発性体質　444*r*
箱庭療法　103*r*
恥の文化　116*l*
長谷川式簡易知能評価スケール
　351*l*
パーソナリティ　79*l*
パーソナリティ障害　86*l*
パターン　475*l*, 476*r*
パターン逆転　475*r*
バッキンガム・プロジェクト
　345*r*
発語性失語　419*r*
発散気病　215*r*
発症症例　363*l*

発生学的心理学　453*l*
発生的認識論　325*r*
発達　322*r*
発達課題　62*l*
発達心理学　243*l*, 544*l*
発達的精神医学　64*r*
発熱期精神病　440*r*
発熱療法　233*r*, 474*r*, 541*l*
発病状況論　443*l*
発揚情性者　227*l*
発話失行　130*l*
パトグラフィー　184*r*, 266*r*,
　479*l*
パニック障害（恐慌性障害）
　22*r*, 26*l*, 148*r*, 168*r*, 193*l*,
　346*l*, 416*r*, 470*l*
パニック発作　346*r*
母親的養育　110*r*
母なるもの　225*r*
ハミルトンうつ病評価尺度
　124*l*
パラタクシス的体験　197*l*
パラタクシス的歪み　198*l*
パラドックス反応　317*r*
パラノイア　39*r*, 55*l*, 81*l*,
　95*l*, 161*l*, 231*l*, 232*l*, 385*r*,
　487*l*
パラノイア性妄想　485*l*
パラノイド幻覚症候群　421*l*
パラフレニー　161*l*
パラメトリック連鎖解析法
　204*l*
パリ警視庁特別医務院　510*r*
パリ精神分析協会　439*l*,
　505*r*
パリ・フロイト派　508*l*
バリント・グループ　320*r*
バリント症候群　147*r*
ハルダー（症例）　67*r*
バルプロ酸　169*r*, 259*l*
パロキセチン　346*l*
ハロペリドール　99*r*, 210*r*,
　283*l*, 289*r*, 482*l*
反響言語　283*l*
反響動作　283*l*
半構造化面接　9*l*, 362*r*
犯罪　252*l*, 262*r*, 319*l*, 352*r*,
　479*r*
犯罪学　59*r*, 252*l*, 340*l*
犯罪者　262*r*
犯罪心理学　352*l*
犯罪人類学　262*r*

犯罪精神医学　294l
犯罪の医療化　262r
反射弓学説　36r
反射性ヒステリー体質　444r
阪神・淡路大震災　292r
汎神経症　437l
反省除去　365l
反精神医学　41l, 128r, 277r, 449r, 525l, 526l, 535l
半側空間無視　147r
範疇的態度　187r
範疇の直観　336l
反跳現象　275l
ハンチントン病　204l
反応　543l
反応性昏迷　177r
反応性躁状態　177r
汎不安　437l
反復　387l, 508r
反復強迫　387r, 392l
反復言語　283l
反復性うつ病　35r
反ユダヤ主義　126r

ひ

悲哀　64r, 388l
悲哀の仕事　388l, 455l
被暗示性　91l
被害関係妄想　511r
被害者学　59r, 294l
被害妄想(病)　95r, 145r, 178r, 323l, 505l, 510r
比較解剖学　404l
比較精神医学　72r
比較動物行動学　255r
比較文化精神医学　71r, 137l
引きこもり　74r, 85r
非系統的分裂病　530r
ビゲローの症例　349l
非幻覚妄想病　81r
非現実感　249r
非行　20l
非行少年　20l
非指示的アプローチ　534r
皮質下症候群　429l
ヒステリー　40l, 58l, 157r, 158r, 215l, 215r, 216r, 221r, 222r, 269r, 275r, 319l, 375l, 380l, 390r, 409l, 427l, 438l, 453l, 470r, 487l
ヒステリー性運動麻痺　26r

ヒステリー性眼筋麻痺　26r
ヒステリーてんかん　283l
ヒステロ・エピレプシー　222l, 223l
左大脳半球（左半球）　171l, 248l
ビックウィック症候群　307r
ビック細胞　226r
ビック嗜銀球　226r
ビック病　25l, 67r, 226r, 329l, 329r
筆跡学　140l
否定　506l
非定型うつ病　35l
非定型抗精神病薬　210r
非定型精神病　71r, 118l, 118r, 119l, 129l, 442l, 450r, 454l, 480r
否定的同一性　63l
BTP誘導体　482r
否定妄想(病)　47l, 178r
「ひと」（ハイデガー）　303r
ヒト概日リズム　2r
非特殊的網様系　446r
ヒトゲノム　405l
人見知り　73r, 245r
ビネアス・ゲージ　446l
ひねくれ　337l
被迫害者　304r
皮膚寄生虫妄想症　501r
非平衡状態　367l
非暴力　63r
ヒポクラティズム　474r
ヒポコンドリー　215r
ヒポコンドリー性基調説　470r, 176l
肥満型　156r, 159r
びまん性白質脳炎　237l
肥満低換気症候群　307r
秘密　282l
憑依（憑依現象）　90l, 91l, 258l, 335l, 472r, 501l
憑依妄想　178r
病因の中間成分　29r
描画　370r
病覚　329l
評価面接法　260r
病感　329l
表現　370r
表現学　140l, 370r
表現型　286l
表現主義　371l

表現精神病理学　311r, 370r
病原性点突然変異　183l
表現病理学　208l
病識　329l
表出　140r
表出障害　361l
表出症状　361l
表情　503l
表情恐怖　39l
病跡学　17r, 18l, 71r, 159r, 184r, 208l, 239l, 266r, 279r, 301l, 352l, 370r, 413l, 439l, 457r, 462r, 466r, 515r, 539l
病前性格　211r, 278l, 388r, 402l, 464l, 483r, 484r
病相性精神病　530r
病態意識　407l
病態失認　170l
病態心理学　215r, 407l, 463l
病の悔恨　461l
病の幾何学主義　461l
病の合理主義　461l
病的酩酊　149r, 294l, 340l, 353l
平等に漂う注意　327r
病理解剖学的疾病論　423r
非理性　194l, 285r, 354l, 449l
広場恐怖　445r
ピロマニー　294l
敏感関係妄想　39l, 71r, 81l, 166r, 295r
敏感性性格　155l
ヒンクリー事件　295l
貧困主題　483r
貧困妄想　457l, 483r
ビンダーの酩酊分類　340l

ふ

ファイナー基準　540r
ファビュラシオン　217l
不安　37r, 198r, 394l, 419l
不安‐恍惚精神病　530r
不安障害　168r, 346r
不安状況反応　353l
ファントム空間　475r, 476l
不安‐抑うつ障害　346r
フィロパティズム　321l
風景構成法　104l, 290l, 292l
フェティシズム　143l
フェノチアジン誘導体　482r
フェミニズム　316r, 319l

フェルスター＝ペンフィールド
　　手術　　430*l*
フェルトセンス　　205*r*
フェレンツィ的転回　　350*l*
フォーカシング　　205*r*, 534*r*
フォーカシング研究所　　205*r*
フォーカシング志向心理療法
　　205*r*
Fort-Daの遊び　　506*l*
フォン・ドマールスの論理
　　11*l*
賦活睡眠　　226*l*
不感症　　393*r*
無気味さ　　391*l*
複雑系　　107*l*
複雑部分発作　　88*l*
複雑発作　　87*r*
複雑酩酊　　340*l*
副作用　　289*r*
伏熱　　267*l*
腹部障害説　　55*l*, 234*l*
ψ現象　　173*l*
不死の主体　　378*r*
ブシューケー　　12*l*
不食　　99*l*
ブシロシビン　　209*l*
二人組精神病　　511*l*
ブチロフェノン　　482*r*
普通神経質　　470*r*
物怪　　21*l*
復権妄想（病）　　95*l*, 163*r*
物質　　425*l*
物象化　　97*l*
物象化症候群　　97*l*
舞踏病　　283*l*
部分性デリール　　54*r*, 81*r*
部分的自動症　　215*l*
部分てんかん　　87*l*
部分発作　　87*r*
普遍的基本症状　　234*l*
普遍的無意識　　314*l*, 490*l*
不眠症　　131*l*
プライマリー・ケア　　260*r*,
　　345*r*
フランクフルト学派　　530*r*
フランス司法精神医学　　81*r*
フランス精神衛生法（1838年）
　　55*r*, 519*l*
フランス大革命　　263*l*
フランツ・ファノン病院
　　342*l*
プリオン仮説　　371*r*

プリオン蛋白　　164*r*
プリオン病　　86*r*, 164*r*
ブリコラージュ　　527*r*, 528*l*
プリマ・マテリア　　493*r*
プリンツホルン・コレクション
　　370*r*
フルボキサミン　　346*r*
フルボーン病院　　139*l*
ふるまいの心理学　　215*l*,
　　217*l*
プレコックス感　　116*l*, 291*l*,
　　521*r*
プレセニリン　　182*r*
フロイト学説　　401*l*
フロイト主義　　544*l*
フロイトの治療態度　　75*r*
ブローカ失語　　429*l*
ブローカ野　　431*l*
プロザック　　233*l*
プロスタグランジンD_2　　131*l*
プロトタクシスの体験　　197*l*
プロトパティ　　190*l*
プロトパティー的ゲシュタルト
　　変遷　　190*l*
ブロードマンの脳地図　　404*l*
ブロードマンの領域　　67*r*
プロメタジン　　289*r*, 513*l*
雰囲気　　279*l*
文化結合症候群　　257*r*
文化人類学　　386*r*
文化精神医学　　90*l*
分析（的）心理学　　34*r*, 243*r*,
　　254*l*, 314*l*, 495*l*, 497*l*
分析哲学　　30*r*
分析の終了　　350*l*
分断仮説　　37*l*
分離　　452*l*
分離−個体化過程（期，段階）
　　245*l*, 447*l*, 451*l*
分離体験　　394*l*
分離脳　　29*l*, 248*l*, 322*l*
分離不安　　432*r*
分類ファミリー　　260*l*
分裂　　135*l*, 206*l*, 400*l*
分裂気質　　156*r*, 159*l*
分裂社会性　　24*l*
分裂性精神病　　399*r*
分裂的パーソナリティ　　347*r*
分裂病（精神分裂病）　　20*r*,
　　44*r*, 45*l*, 72*r*, 97*l*, 101*r*,
　　118*r*, 156*r*, 179*l*, 199*l*, 200*l*,
　　229*l*, 242*l*, 249*r*, 256*l*, 266*l*,
　　268*r*, 286*l*, 286*r*, 290*r*,
　　291*r*, 293*l*, 351*r*, 361*l*, 366*l*,
　　402*l*, 414*r*, 437*l*, 445*l*, 460*l*,
　　461*l*, 462*l*, 463*l*, 464*r*, 470*l*,
　　474*l*, 476*l*, 484*r*, 521*l*, 522*l*,
　　525*l*
分裂病型人格障害　　437*l*
分裂病研究史　　45*r*
分裂病質　　156*r*, 402*l*, 525*l*
分裂病者　　225*r*
分裂病者の欠陥像　　72*r*
分裂病シューブ　　189*l*
分裂病性思考　　351*r*
分裂病性自閉　　337*l*
分裂病的なもの　　458*r*
分裂病なき分裂病　　142*l*
分裂病の基本障害　　461*l*
分裂病の源泉　　290*l*
分裂病の再発率　　268*r*
分裂病の精神療法　　421*l*
分裂病の長期経過　　361*l*
分裂病のドーパミン仮説
　　244*l*
分裂病の発病過程と寛解過程
　　291*l*
分裂病の病前性格　　10*r*
分裂病の予後　　445*l*
分裂病罹病危険率　　218*l*

へ

平均加算法　　284*r*
ペイペッツの回路　　411*l*
ベータ・エンドルフィン
　　244*l*
ヘッブ回路　　420*r*
ヘッブの仮説　　368*l*
ヘッブの法則　　368*l*
ペニス羨望　　134*l*
ペラグラ脳症　　164*r*
ヘルスケア・システム　　136*l*
ペルソナ　　489*r*
ベール病　　423*r*
ベルリン学派　　182*l*
変質　　466*r*, 473*l*
変質（性）精神病　　129*l*, 450*r*,
　　473*r*
変質徴候　　539*r*
変質論　　81*r*, 143*l*
偏執症　　161*l*
変種CJD　　371*r*
弁証法　　97*l*

弁証法的対話　73*l*
片側感覚消失　223*r*
ベンゾジアゼピン　467*l*
ベンゾジアゼピン受容体　467*l*
扁桃炎　26*r*
扁桃体　411*r*, 448*l*
変容　499*l*

[ほ]

法医学　192*r*
防衛機制（防衛機構）　135*l*, 206*l*, 319*l*, 373*l*, 374*l*, 390*l*
放火　294*r*
崩壊家庭　402*l*
放火狂　294*r*
方形野性失語　429*r*
放射性デオキシグルコース　253*l*
報酬系　79*l*
旁シルビウス裂症候群　429*l*
暴力　342*l*
暴力犯罪　412*l*
北米神経科学会　370*l*
ぼけ　98*l*
保護院　331*l*
歩行運動失調　221*l*
母-子関係　110*l*
ホジキン＝ハックスレーの式　433*r*
母子相互作用　245*r*
ポジトロン・エミッション・トモグラフィ（PET）　253*r*
母子分離　245*r*, 432*l*
補償　6*l*, 488*r*
補償関係　489*r*
補償作用　493*l*
ポスト・フェストゥム　117*l*, 118*l*
ボストン精神病院　516*r*
ホスピス　177*l*
ホスピタリズム　245*r*
ホスピタリゼーション　464*l*
ホスピタリティ　541*r*
母性の養育の剝奪　432*l*
補足運動野症候群　429*r*
細長型　156*l*, 159*r*
発作　430*r*
発作性神経症　470*r*
発作性頻脈　26*r*

発作性律動異常　533*l*
発端者　511*l*
ホメオスターシス　122*l*
保養院　55*r*
ホリスティック医学　208*r*
ホルモン　220*l*
ホロコースト　154*l*
ボン基底症状調査表　360*r*
本質直観　336*l*
本態性高血圧　16*r*
本音　282*l*
本能　543*l*

[ま]

マイネルト基底核　442*r*
MAO阻害薬　289*r*
MAO$_A$阻害薬　35*r*
マーカー　400*l*
膜説　433*r*
膜電流　433*r*
魔女狩り　238*l*
マスターベーション　127*l*
マゾヒズム　143*l*
マターナル・ディプリベーション　245*r*
末期医療　124*r*
末期患者　177*l*
マックスプランク行動生理学研究所　2*r*
松沢病院　40*r*, 70*l*, 70*r*, 72*r*, 248*r*, 258*r*, 358*r*
的はずれ応答　108*r*, 294*l*
まなざし　267*r*
マナ人格　489*l*
マニー　54*r*, 100*r*, 102*l*, 138*r*, 146*r*, 160*r*, 234*r*, 312*r*, 331*l*, 331*r*
マラリア発熱療法　541*l*
慢性関節リュウマチ　16*r*
慢性くも膜炎　423*l*
慢性軽うつ状態　334*r*
慢性系統妄想病　163*r*
慢性幻覚精神病　164*l*, 323*l*
慢性幻触症　501*r*
慢性疼痛　26*l*, 453*r*
慢性反応性うつ病　304*l*
慢性悲哀症候群　304*l*
慢性分裂病　165*l*
慢性妄想病　55*l*, 81*l*, 345*l*, 451*l*
マンダラ象徴　493*l*

満腹中枢　8*l*

[み]

ミオクロニー　533*l*
未開人　407*l*
右大脳半球（右半球）　171*l*, 248*l*
見捨てられ抑うつ　447*l*
三日熱マラリア　541*l*
ミーム　284*l*
脈なし病　298*l*
ミューリッヒ（症例）　67*r*
ミュンヒハウゼン症候群　53*l*
ミュンヘン学派　151*l*, 182*l*
未来志向　339*l*
民間療法　152*l*
民事精神鑑定　300*l*
民俗神経症　116*l*
民族心理学　386*l*
民族精神医学　71*r*
民話　490*r*

[む]

無意識　36*l*, 47*r*, 141*l*, 242*r*, 378*r*, 379*l*, 381*l*, 390*l*, 392*r*, 393*r*, 466*l*, 486*r*, 488*l*, 488*r*, 490*r*, 491*r*, 492*r*, 495*r*, 499*l*, 508*r*, 527*r*
無意識の発見　238*l*
無意識の欲望　239*r*
昔話　105*r*
無期囚　177*r*
夢幻症　516*l*, 531*r*
夢幻性錯乱　442*r*
夢幻様体験　71*r*
夢幻様体験型　442*l*
無拘束運動　183*r*
無拘束主義　146*l*
無拘束療法　162*l*
無罪妄想　177*r*
無差別微笑　245*r*
無条件づけ　543*l*
無所住心　471*r*
夢想　311*l*
夢中遊行　214*r*, 217*r*, 223*l*, 427*r*
無動無言症　169*l*
夢遊悪夢症　102*l*
夢遊病　466*l*

和文事項索引　む―よ

無力者　227r
無力症　215l
無力状況　394l
無力性疾病　102l

め

名辞性失語　420l
迷信　472r
名声　515r
瞑想性注意集中　230l
酩酊犯罪　149l, 340l
メイヨ・クリニック　453r
メスカリン　209l
メスカリン実験精神病　334l
メスメリズム　58l, 263l
メタサイコロジー　376r, 398r, 505r
メチルドーパ　314r
メトラゾール　87l
メニンガー精神医学校　464r
メランコリー　54r, 100r, 102l, 118r, 138r, 146r, 160r, 172l, 278l, 312r, 313r, 331r, 388l
メランコリー親和型(性格)　82r, 117r, 119r, 278l, 388r
メランコリーの仕事　388r
メルクリウス　495r
メルクリウスの霊　493r
免疫　111l
免疫組織学　418l
面接　282r

も

妄想　24l, 26l, 48r, 51r, 76r, 91r, 95r, 145r, 154r, 178r, 218l, 231l, 258l, 274r, 279l, 305r, 344r, 358r, 385l, 399l, 427l, 433l, 451l, 456r, 472r, 510r, 511r
妄想型欠陥群　72r
妄想型分裂病　343l
妄想既知性　308l
妄想主題　358r
妄想症　146r, 306r
妄想性狂疾　312r
妄想性幻覚　48r
妄想性痴呆　232l
妄想知覚　189l, 458r
妄想的－分裂的態勢(妄想－分裂ポジション)　73l, 132l, 133l, 134l, 135l, 206l
妄想病　510r
もうろう状態　177r
目的意志　159l
モクロベマイド　35r
モーズレイ病院　445r
持ち筋　501l
モデリング　520l
モノアミン　8l, 262l, 314r
モノアミン仮説　8l, 168r, 252r, 314r
モノアミン酸化酵素(オキシダーゼ)阻害薬　35l, 99r, 180l
モノアミン神経系　418l
モノアミン神経系合成酵素　418l
モノアミン神経細胞群　262l
喪の克服　132r
喪の仕事　75l
もの盗られ妄想　76l
モノマニー　54r, 81l, 234r
モノマニー学説　54l, 81l
模倣言語　24r
貰い子殺し　19l
モラトリアム　74l
モラトリアム人間　74r
モラル・トリートメント　183r, 276l, 474r
森田療法　470r
モルヒネ　244r, 450l
モレルの原理　450r
モントリオール学派　430l
モントリオール神経学研究所　430l, 431l, 431r

や

ヤウンダチン・ヨガ　90l
夜驚　199r
役割　138l
ヤコブレフの回路　411r
やさしさ　319r
野生の思考　527r, 529l
病める魂　202l

ゆ

遺言　300l
遺言能力　149r
優位半球　248r
優越機能　489l
有害作因　250r
有機体論　426l
有機力動論　71r
遊戯療法　374l
有神論的実存主義　364r
優生思想　123l, 459r
融即律　528r
誘導現象　309r
誘発電位　284r
ユダヤ人(ユダヤ民族)　126r, 154l, 363r, 396r
ユダヤ人大量虐殺　459r
ユダヤ神秘主義　495r
ゆとり　291r
ユーフォリア(心地よさ)　198r
夢　104r, 105r, 235l, 238r, 239r, 274r, 336l, 373l, 377l, 381l, 382r, 389r, 391r, 434r, 441r, 487r, 488l, 490r, 497r
夢の仕事(夢作業)　377r
夢分析(夢解釈)　7l, 102l, 105l, 390l, 441r
夢見体験　130r, 275l
夢様状態　213l
ゆらぎ　367l
ユルク・ツュント(症例)　338l
ユング研究所　102r, 103r, 314r, 441l
ユング心理学　103r, 104r, 494l, 497r, 500r
ユング派　105r, 441r

よ

良い対象　132l
妖怪　21l
佯狂　229l
養子縁組　300l
幼時記憶　379r
養子研究　127r, 167l
幼児自閉症　451r
幼児神経症　383l
幼児性欲論　397r
幼児童期　62l
養子法　414l
陽性症状　165l, 213l
要素発作　87l
用量反応曲線　268r

抑圧　280r, 385l, 393r
抑うつ者　227r
抑うつ状態　315l
抑うつ態勢（抑うつポジション）　73l, 132l, 133r, 134l, 135l, 206l
抑うつ不安　132l
抑うつ・不安人格変化　304l
抑制性シナプス後電位　56l
抑制喪失型飲酒　167l
欲動　380l, 391r, 393l, 437r, 508r
欲動解放感情　64r
欲動人　227l
ヨーク避難所（ヨーク・リトリート）　240l, 276l
欲望　242r, 517l
欲望の意味論　517l
欲望の主体　506r
抑留　154r
予後　443l
予後改善計画　44r
予後学　443r
予測不可能性　251r
予防精神医学　96l

ら

ライシャワー大使刺傷事件　42l, 248l
来談者中心療法　534l
ライフイベント・ストレス　247l
ライフサイクル　64l
ライフスタイル　7l
ラ・サルペトリエール　55r, 234l
ラ・サルペトリエール学派　344r
ラタレ　40l
ラベル貼り　128r
乱気　335l
乱心　335l, 480l
卵巣感覚過敏　223r

り

リア王（シェイクスピア）　329l
理学療法士・作業療法士法　2l
罹患同胞対法　53l

力動　484l, 485r
力動逸脱　484r
力動欠損　485l
力動失語　524l
力動障害　484l
力動(的)心理学　16l, 463l
力動精神医学　58l, 59l, 167r, 308r, 427r, 462r
力動態勢　197l
力動的自我構造論　347l
利己的自殺　276r
利己的な遺伝子　284l
離人症　117r, 121l
離人症候群　172l
離人体験　172l
理性　13l, 194l
理性的狂気　369l
理想自我　506l
利他主義　373l
離断　170l
離断症候群　170r, 171l
離断症候群学説　37l
離断性失名辞　429l
リチウム　169l
リチウム塩　180l
リチウム予防療法　259l
リッサウアの縁帯　518l
律動波　533l
リハビリテーション　2l, 45l, 481l
リビドー　347l, 380r, 393r, 397l
リヒトハイム＝ウェルニッケの失語症図式　37l
リビドー理論　437r
リペマニー　54l
裏面　494r
了解　406r, 477l
了解心理学　154r, 207r, 477l
了解(的)人間学　267r, 268l
了解連関　478l
両価性　399r, 401l
両極型躁うつ病　119l
良心　454r
領野　50r
リラクセーション　350l
リラックス　37r
臨床遺伝学　18l
臨床腫瘍学　439l
臨床神経心理学　68r, 147r
臨床心理学　193l, 195r
臨床人類学　136l

臨床精神医学　450l
臨床精神病理学　228r, 477r
臨床哲学　541r
臨床てんかん学　87l
臨床脳病理学　68r
臨床リアリティ　136l
倫理学　542r

る

類催眠状態　375r
類催眠ヒステリー　375r
類循環精神病　129l, 530r
累積記録器　240l
類てんかん精神病　129l
類破瓜型　270l
類パラノイア精神病　129l
ルーゲ（症例）　67r
ルネ（症例）　189r, 250l

れ

冷感症　438r
霊性　208r, 500r
レイプ　316l
歴史的理性批判　271l
歴史の力　542l
レスポンデント行動　240r
レセルピン　252r, 289l, 314l
レセルピン療法　180l
劣位半球　248l
裂開　469l
劣等感　6r
劣等器官　6l
劣等機能　489l
レマネンツ　278l
レム（REM）睡眠　130r, 209l, 226l, 274l
レム睡眠侵入仮説　274r
レム睡眠断眠　275l
レム密度　275l
レリギオ　175l
レルミット症候群　532l
恋愛妄想　163r, 300r
錬金術　491r, 492l, 495r, 498l
連合　518l
連鎖解析　204l
連鎖自殺　257l
連想実験　102r, 486r, 487l
連続放火　294l
レンノクス＝ガストー症候群

87r, 88l, 533r

ろ

ロウォルフィア・セルペンチナ
　　252r
老化性脳萎縮　　329r
蠟屈症　　256l
老人精神医療　　463r
老人精神病棟　　463r
老人性痴呆　　463r
老人斑　　14r, 183l
老年　　114l
老年医学　　220r
老年期　　62l, 64l
老年期精神障害　　463r
老年痴呆　　15l
ロゴテラピー（ロゴセラピー）
　　364r, 365r
ロシア学派　　524r
露出症　　143l
魯鈍　　312r
ロボトミー　　265l, 474r
ローマ講演　　507r
ロマン主義的精神医学　　162l
ローラ・ヴォス（症例）
　　338l
ロールシャッハ・テスト
　　88r, 89l, 537l
ロールシャッハ包括システム
　　537r
ロールプレイ　　520l
論理階型理論　　409r
論理療法　　26l

わ

わがものにする作業　　321l
わかる　　282r
枠づけ技法　　104l
わざとらしさ　　337l
悪い対象　　132l
ワールシュタイン病院　　212l

欧文事項索引

A

AA　14*l*, 201*r*
Aberwitz　307*l*
abondonment depression　447*l*
abortive paranoia　81*l*
abstinence role　390*r*
Ach! erlebniss　173*r*
activated sleep　226*l*
adaptation　260*l*
addiction　191*r*
ADH　328*l*
adynamiae　102*l*
Aggression　538*l*
Aggressionstrieb　6*r*
agnosia　518*l*
ahylognosie　287*r*
akinetic mutism　169*l*
alarm reaction　250*r*
Albernheit　415*r*
ALDH2　328*l*
aliénation mentale　331*l*
aliénographie　77*l*
alinatio mentis　331*l*
Alphawelle　424*l*
Amentia　219*r*
amentia　102*l*, 442*r*
(the) Amish study　52*r*
amorphognosie　287*r*
(l')anorexia hysterique　98*r*
Anorexia nervosa　98*r*
anticipatory grief　125*l*
antipsychiatry　526*l*
Apperception　518*l*
application　260*l*
Appräsentation　339*r*
APPV717I　182*r*
apractagnosia　1*r*
apraxia　521*l*
Apraxie　1*l*
aptitude à délirer　344*r*
Arbeitstherapie　212*l*
arc en circle　223*r*
asile　331*l*

Assoziation　518*l*
astéréognosie　287*r*
asymbolie tactile　287*r*
ätiologische Zwischenglieder　29*r*
atypische Psychose　480*r*
Ausdruck　370*r*
Ausweichung　154*r*
Autochtone Anlagepsychosen　129*l*
automatico-voluntary dissosiation　521*l*
automatisme partiel　215*l*
automatisme total　214*r*

B

basic anxiety　438*l*
basic fault　321*l*
battered child syndrome　19*l*
behavior therapy (BT)　26*l*
Bekanntheitserlebnisses　308*l*
Betawelle　424*l*
Beziehungs-und Entfremdngspsychosen　129*r*
Bildnerei　370*r*
bingeing-purgeing　191*r*
bipolar disorder　540*l*
Blödsinn　466*r*
body image　174*l*
Boston Psychopathic Hospital (BPH)　516*r*
bouffées délirantes　47*l*, 47*r*, 450*r*
brought forward time (T_{BF})　363*l*
BTP　482*r*

C

cachexia　102*l*
cannibalism　388*r*
catalepsie　223*l*

cell assembly　420*r*
chorea　283*l*
CIDI　260*r*
CJD　371*r*
classical conditioning　37*r*
client-centered therapy　534*l*
clinical reality　136*l*
cluster suicide　257*l*
coenästhetische Schizophrenie　501*r*
cognitive behavior therapy (cognitive-behavioral therapy)　22*r*, 26*l*, 193*l*
cognitive therapy　22*r*
collective unconscious　105*r*
comata　102*l*
cones d'accroissement　514*r*
coping　317*l*
coprolalia　283*l*
copropraxia　283*l*
counter conditioning　37*r*
CP　482*r*
cretinism　312*r*
Cyclothymie　352*l*

D

Dasein　303*r*, 435*l*
Daseinsanalyse　303*r*, 338*l*
Daseinsanalytik　303*r*
das Man　303*l*
defective mental inhibition　138*r*
Degenerationspsychosen　129*l*
déjà vu　29*l*
délire aigu　234*l*
délire confuso-onirique　47*l*
délire de supposition　95*l*
delirium　102*l*
delusional insanity　312*r*
démence précoce　473*r*

dementia 312*r*
Denkstörung 142*l*
Dereflexion 365*l*
désagrégation 215*l*
Determinants of Outcome of Severe Mental Disorders (DOSMeD) 218*r*
development 322*r*
developmental psychiatry 64*r*
dialectic 73*l*
DID 313*l*
directive approach 534*l*
disconnection 170*l*
disconnection syndrom theory 37*l*
DIS (Diagnostic Interview Schedule) 540*r*
disillusion 31*r*
drift theory 343*l*
drive-discharging affect 64*r*
DSM 84*l*, 228*r*, 478*r*
DSM-Ⅰ 8*r*
DSM-Ⅱ 9*l*
DSM-Ⅲ 9*l*, 44*l*, 82*l*, 242*r*, 328*r*, 346*r*, 540*l*
DSM-Ⅲ-R 9*l*
DSM-Ⅳ 8*r*, 161*r*, 227*l*
DSM-Ⅳ-TR 260*r*
Durchgangs-Syndrom 29*r*
dynamism 197*l*
dysthymia 540*l*
D₄DR 428*r*

E

EBM (Evidence Based Medicine) 148*r*
echolalia 283*l*
echopraxia 283*l*
effort after meaning 362*r*
Ego-Alter-Neuter 305*l*
Eingebungspsychose 129*r*
Electro-cerebrogramm 424*r*
Elektrenkephalogramm 424*r*
emotional insanity 312*r*
(Das) endocrine Psychosyndrom 220*l*
endogen 466*r*

endogene Verblödungen 161*l*
Endon 334*r*
(Die) enechetische Konstitution 444*l*
Entfremdungserlebnis 142*l*
Epidemiologic Catchment Area Project 540*l*
epilepsy 430*r*
Epileptoide Psychosen 129*l*
episodic memory 261*r*
Episodische Dämmerzustände 129*r*
Episodische Schlafzustände 129*r*
Episodische Verstimmungen 129*r*
érotomanie pure 163*r*
Euphemismus 232*l*
Euphorie 301*l*
Existanzanalyse 364*r*
existentielle Leere 172*r*
exogene psychische Reaktionstypen 441*l*
Expansive Konfabulose—Hypochondrie 129*r*
(Die) explosive Konstitution 444*l*
extramural treatment 297*l*

F

fabulation 217*l*
faiblesse 215*l*
falling sickness 274*l*
family study 525*r*
FDG 253*r*
feeding center 8*l*
Feighner's Criteria 246*l*
focusing 534*r*
folie 331*l*
folie à deux 511*l*
folie circulaire 306*l*, 345*l*
folie communiquée 511*r*
fonction du réel 216*r*
force psychologique 216*r*
forces morales 215*l*
formative role 363*l*
Freudian pessimism 438*r*
functional mapping 430*r*

G

GABA 467*l*
Gehirnpsychiatrie 5*r*
gelebter welthafter Leib 267*r*
Gemeinschaftsgefühl 6*r*
General Abstract Processing System of Episodic Memory (GAPS) 261*r*
general adaptation syndrome 250*r*
general syndrome of sickness 250*r*
générosité 273*r*
Gesellschaft für Individualpsychologie 6*r*
Gestalt 27*r*
Gestaltdrang 370*r*
glossolalie 15*r*
grande hystérie 222*r*
grand hypnotisme 222*r*
Grundverhältnis 27*l*
G22355 168*r*

H

Hallucination 55*r*
hallucination psychomotrice verbale 249*l*, 504*l*
Halluzinose 129*r*
Harvey-ras-1 (HRAS1) 53*l*
Hilflosigkeit 394*l*
holding environment 31*r*
Homme total 342*r*
hybernation artificielle 288*l*
hypermetamorphosis 148*l*
Hypochondrie 330*r*
hysterical anorexia 98*r*
hysterical apepsia 98*r*
Hystérie 330*r*

I

ICD 302*l*
ICD-6 8*r*
ICD-9 44*l*
ICD-10 259*l*, 317*r*, 408*r*
ICD-11 261*l*

ICF (International Classification of Functioning, Disability & Health) 259*r*
Ichpsychosen 129*r*
ICIDH-1 259*r*
ICIDH-2 259*r*
identity diffusion syndrome 63*l*
idiocy 312*r*
idioitie 55*r*
idiotisme 55*r*, 331*r*
(Die) iktaffinen Konstitutionen 444*l*
illusion 31*r*
imaginatio 13*l*
imagination 13*l*
imbecility 312*r*
IMPS 464*l*
In-der-Welt-sein 303*r*
Individualpsychologie 6*l*
Inkludenz 278*l*
insane diathesis 138*r*
insanity 312*r*
insanity of adolescence 138*r*
insight 173*r*
Instabilität 466*r*
intellectus agens 13*r*
intellectus passibilis 13*l*
Intensive Psychotherapy 406*l*
Intentionalität 464*l*
(Die) intermediaren Defekformen 444*l*
intermediate area 31*r*
interpersonal psychotherapy 144*l*
IPDE 260*r*
IPT 144*l*
isolation theory 343*l*

K

kategoriales Verhalten 187*r*
Kohärenz 27*l*
koine aisthesis 12*r*
(Die) kombinierten Defektkonstitutionen 444*l*
kommunikative Psychotherapie 230*r*
Kreisprozess 485*l*
Kryptomnesie 301*r*
kuru 86*r*

L

langage auto-phonétique 532*r*
läppisch 416*l*
läppische Verblödung 416*l*
lateral hypothalamic area (LH) 8*l*
L-DOPA 244*l*
Leibgefühlsstörung 142*l*
léthargie 223*l*
Life Change Units (LCUs) 362*r*
life event 317*l*
Life Space 530*l*
locomotive ataxia 221*l*
Logotherapie 364*r*
(La) loi de participation 528*l*
long-term potentiation (LTP) 368*r*
LSD-25 209*l*, 289*l*, 421*l*

M

mainomenous 332*r*
major depression 540*l*
maladie mentale 344*r*
mania 102*l*, 312*r*, 332*r*
manic defense 388*r*
Manie 330*r*
manieriert 416*l*
Manieriertheit 337*l*
MAOI 180*l*
marked threatening events 363*l*
maturation 322*r*
médicine mentale 344*r*
medizinische Anthropologie 27*l*
melancholia 102*l*, 312*r*, 332*r*
melancholia work 388*r*
Mélancholie 330*r*
meme 284*l*
mental enfeeblement 138*r*
mental hygiene 326*r*

Mini-Mental State (MMS) 351*l*
misère psychologique 215*l*
monomanie raisonnante 369*l*
mood stabilizer 169*r*
moral insanity 369*l*
Moral Masochism 348*l*
moral treatment 139*l*
morbi locales 102*l*
Mordantrieb 33*r*
Motilitätspsychosen 129*l*
mourning 64*r*, 388*l*
mourning work 75*l*, 388*l*
MPD 313*l*
MRI-defined VD 536*r*
Multiple Personality Disorder 313*l*

N

narrative based medicine 137*r*
Narrheit 307*l*
National Institute of Mental Health (NIMH) 65*r*, 246*l*, 540*l*
natürliche Krankheitseinheiten 160*l*
negative identity 63*l*
néologisme 249*l*
neuroses 102*l*
Névroses 330*r*
new beginning 319*r*, 321*r*
New Haven Schizophrenia Index (NHSI) 246*l*
NGF 529*r*
nominal aphasia 420*l*
non-directive approach 534*l*
non-restraint 183*r*
noogene Neurose 365*l*
noxious agents 250*r*

O

object loss 64*r*, 388*l*
object-relationships theory 110*l*
ocnophilia 321*l*
Offensein 435*r*
oneirodynia 102*l*

onset case　363*l*
ontisch　302*r*
ontologisch　302*r*
ontologische Differenz
　303*r*
Organicism　426*r*
organo-dynamisme　474*l*

P

Paléo-organo·dynamisme
　345*l*
palilalia　283*l*
pananxiety　437*l*
panneurosis　437*l*
Paraästhesie　143*l*
paradoxe Intention　365*l*
Paradoxie　143*l*
Paralysis progressiva　453*l*
Paralysis regressiva　453*l*
paranoïa d'autopunition
　505*l*
Paranoia　306*r*
Paranoide Psychosen　129*l*
paraphrosyne　332*r*
paroxysmal dysrhythmia
　533*l*
passion　273*l*
passive object love　319*r*,
　321*r*
pathetikos nous　13*l*
Pathographie　370*r*, 466*r*,
　479*l*
pathography　539*l*
pathologie mentale　344*r*
periodic psychosis of puberty　480*r*
personnalité　217*r*
perte du contact vital avec
　la réalité　461*l*
Perversion　143*l*
Perversität　143*l*
PET　253*r*
phantasia　13*l*
phantasma　13*l*
phase paradoxale du
　sommeil　226*l*
phase sequence　420*r*
phasische Psychosen　530*r*
philobatism　321*l*
phoboi　332*r*
Physiognomony　503*l*

physiognomy　503*l*
poietikos nous　13*r*
polymanie　54*r*
polymorphe Form　337*r*
post-stroke depression
　536*r*
posttraumatic stress disorder
　(PTSD)　26*l*, 128*l*, 215*l*,
　316*l*
potential space　31*r*
praesentatio　339*l*
présentification　217*l*
primary love　321*l*
Prinzhorn-Sammlung　370*r*
prion　371*r*
prisonisation　177*r*
Private madhouse　318*r*
protentio　339*l*
protopatischer
　Gestaltwandels des
　aktuellen Erlebnisfeldes
　190*l*
Psychiatrie　275*r*, 453*l*
psychiatrisation　449*r*
psychische
　Entartungsprozesse
　161*l*
psycho-biographie　288*r*
psychological medicine
　275*r*
psychologie de la conduite
　217*l*
psychopathology of expression　370*r*
psycho-physical isomorphism
　173*r*
psychose d'influence　166*r*
psychose hallucinatoire
　166*r*
psychosocial moratorium
　74*l*
pyrexiae　102*l*

Q

Quality of life (QOL)
　259*r*, 439*r*

R

railway spine　223*l*
rapid cycler (RC)　259*l*

rapid eye movements (REM)
　226*l*
Rausch　301*l*
réalisation　217*l*
reciprocal inhibition　37*r*
(Die) reflexhysterische
　Konstitution　444*l*
regression in the service of
　the ego　147*l*
Remanenz　278*l*
repression　280*l*
Research Diagnostic Criteria
　(RDC)　65*r*, 123*r*, 246*l*,
　540*r*
(la) résultante psychique
　344*r*
retentio　339*l*
rêve éveillé　510*r*
RIMA　35*r*

S

Sand-play Therapy　103*r*
SCAN　260*r*
Schedule for Affective Disorders and Schizophrenia
　(SADS)　65*r*
schedule of reinforcement
　241*l*
schizoid　525*l*
(das) Schizophrene　458*r*
Schizophrenie　20*l*, 399*l*
Schizotypal Personality Disorder (SPD)　437*l*
Schwachsinn　466*r*
scientia sexualis　357*l*
Seasonal Affective Disorder
　536*l*
Seiendes　303*r*
Sein　303*r*
seizure　430*l*
Sejunktions-hypothese　37*l*
self dynamism　196*l*
(The) selfish gene　284*l*
self system　196*l*, 197*r*,
　198*r*
semantic aphasia　420*l*
semantic memory　261*r*
sensation　372*l*
sense-data　372*l*
sensus communis　12*r*
sexualité　357*l*

signal-scanning affect 64r
Situagenie 305r
Situationsanalyse 305r
Skinner's box 79l
somnambulisme 214r, 223l
Sorge 302r
souvenir traumatique 217l
spasmi 102l
SSRI 68l, 131r, 168r, 289r
SST 175r
Stadtasyl 146r
stupidité 234r
subconscience 214r
Subjekt 27l
Subjektivität 27l
symbolic formulation and expression 419r
syndrome d'action extérieure 166r
syntactical aphasia 420l
systematic desensitization 37r
systematische Schizophrenien 530r

T

tabes dorsalis 221l
Taijinkyoufushou 82l
TCA 35l, 131r, 168r
tenderness 319r
tension psychologique 216r
theory of logical types 409r
therapeutic community 139l
tic 283l
Tic disorder 283l
topology 530l
total institution 179r
traitement moral 331l
transitional object 31r
transzendentale Phänomenologie 339l
Trieb 393r
Triggering effect 363r
Typus melancholicus 278l
T4-Aktion 78r

U

Übertragungsneurose 387r
unconditioning 543r
uncontrollability 251r
unheimlich 391l
unpredicability 251r
unsystematische Schizophrenien 530r
urgency 291r

V

vascular depression (VD) 536r
ventromedial hypothalamic nucleus (VMH) 8l
verbal aphasia 419r
Verblödungsprozesse 161l
Verdrängung 280l
Verhaltung 154r
Verneinung 506l
Verrücktheit 146r, 161l
verschroben 416l
Verschrobenheit 337l
verstiegen 416l
Verstiegenheit 337l
Verwerfung 506l
Verwirrtheit 219r, 442r
Verwirrtheitspsychosen 129l
vesaniae 102l
Vesania typica 100r
Vésanies 330r
Villa 21 128r
visual agnosia 518l
Vorbeireden 108r
Vorhandenes 302r
Vulnerability Model 247r
vulunerability factor 363l

W

Wahnsinn 161l
Wahnwitz 307l
Werdenshemmung 172l
WHO 44l, 218r, 259r
WHO・FIC (WHO Family of International Classification) 259r
Wiederholungszwang 387r
Wille zum Sinn 365l
work of conquest 321l
World Association for Infant Mental Health (WAIMH) 187l
(The) World Technique 103r
World Test 103r
WPA 328r

Y

(The) York Retreat 276l

Z

Zeitigung 303l
Zeitlichkeit 303l
Zuhandenes 302r
Zwangsantrieb zum Mord 33r
zykloide Psychosen 129l, 530r

数字

4560RP 513r
5-hydroxyindoleacetic acid (5-HIAA) 4r
7 holy diseases 16r

人名索引

ア

アイアランド　W. W. Ireland　184r
アイゼンク　Hans Jurgen Eysenck　38l, 79r
アヴィケンナ　Avicenna　139r
アウテンリート　Ferdinand Autenrieth　299r
秋本辰雄　237l
秋元波留夫　1l, 2l, 40l, 68r
秋山俊夫　237l
アグリッパ　Cornelius Heinrich Agrippa　238l
淺川和夫　25l
アシャッフェンブルク　Gustav Aschaffenburg　334l, 440r
アジュリアゲラ　J. de Ajuriaguerra　69l
アショフ　Juergen Aschoff　2r
アスペルガー　Hans Asperger　3r
アスベルグ　Marie Åsberg　4r
アゼリンスキー　E. Aserinsky　130r, 226l, 274r
足立博　5l
アダムス　Raymond D. Adams　30l
アッカークネヒト　Erwin H. Ackerknecht　5r, 182l
アードラー　Alfred Adler　6l, 41l, 58l, 102r, 235r, 341l, 363r, 364r, 365r, 449l, 488r, 490l
アードラー　Gerald Adler　447l
アナンド　Bal K. Anand　8l
アヌンツィオ　Gabriele d'Annunzio　532l
アブラハム　Karl Abraham　76l, 132l, 134r, 347l
アモン　Hamon　514l
荒木蒼太郎　94l
アリエティ　Silvano Arieti　10r, 11r
アリストテレス　Aristoteles　12l, 296l, 503l, 509r, 539l, 542r
有村章 (A. Arimura)　220l
アリョーム　R. Alluaume　514l
アルチュセール　Louis Althusser　295l, 523l
アルツハイマー　Alois Alzheimer　14r, 67r, 449l
アルディラ　Alfredo Ardila　429l
アルトー　Antonin Artaud　15r, 355r, 436l, 470l
アルトシューレ　M. D. Altschule　480r
アレキサンダー　Franz Alexander　16l, 75r
アレクソポラス　George S. Alexopoulos　536r
アレン　Cleona R. Allen　53l
アーレント　Hannah Arendt　296l
アロイーズ　Aloyse　312l
アンカー　M. Anker　219l
アンデルセン　Hans Christian Andersen　104l
安藤克巳　209l
安藤晴延　209r

イ

飯田眞　17l, 18l
イェンシュ　Erick Rudolf Jaensch　4l
イエンゼン　Johannes Wilhelm Jensen　382l
池田研二　30l
池見由子　19l
池見酉次郎　19r
イサリーン　M. Isserlin　330l
石川貞吉　152l
石川正雄　248r
石川義博　20l
石田昇　20r, 151r
石橋俊実　40l
イタール　Jean Marc Itard　283l
イーデラー　Kahl Wilhelm Ideler　162l
イノウエ（井上慎一）　Shin-Ichi T. Inoue　23l
井上圓了　21l
井上和臣　22r
イプセン　Henrik Ibsen　337l
イペルマン　Jehan Yperman　139l
イポリット　Jean Hyppolite　506l
今泉玄祐　153l
今西錦司　121r
今村新吉　23r, 449l
今村新太郎　23l

井村恒郎　24r, 68r, 358l, 435l
岩崎徹也　25r, 75l
岩本隆茂　26l

ウ

ヴァイクアルト　Melchior-Adam Weickart　354r
ヴァイツゼッカー　Viktor von Weizsäcker　26r, 27l, 28l, 28r, 117l, 120l, 120r, 483l
ヴァイニンガー　Otto Weinninger　398r
ヴァレラ　Francisco J. Varela　107r
ヴァン・デル・ポスト　Rorence Van der Post　105l
ウィーガン　Arthur Ladbroke Wigan　29l, 322l
ヴィーク　Hans Heinrich Wieck　29r, 317r
ヴィクター　Maurice Victor　30l
ウィークランド　John Weakland　409r
ヴィゴツキー　Lev Semyonovich Vygotsky　524l, 524r
ウィジングトン　E. T. Withington　332l
ウィーゼル　T. N. Wiesel　248l
ウィッタリッジ　D. Whitteridge　169l
ヴィトゲンシュタイン　G. Wittgenstein　181l
ヴィトゲンシュタイン　Ludwig Wittgenstein　17l, 30r, 241l
ヴィトゲンシュタイン　Ottokar Graf von Wittgenstein　292l
ウィーナー　Norbert Wiener　17l, 410l
ウィニコット　Donald Woods Winnicott　31r, 32l, 73l, 110l, 111r, 115r, 147l, 187l, 206l, 292l
ウィノカー　G. Winokur　127r
ヴィノグラードフ　Sophia Vinogradov　481r
ウィリス　Thomas Willis　139r, 409l
ウィルソン　Bill Wilson　14l
ウィルソン　Edward O. Wilson　32r
ヴィルヘルム　Richard Wilhelm

492*l*
ウィルマンス　Karl Wilmanns
　33*r*, 334*l*, 370*r*
ウィング　John K. Wing　34*l*
ウィング　Lona Wing　4*l*
ヴェーア　Gerhard Wehr　34*r*
ウェイリー　Robert D. Whaley
　307*r*
ウェスト　E. D. West　35*l*
上田敏　1*r*
ヴェナブル　P. H. Venables　209*l*
ウェーファー　R. Wever　3*l*
植松七九郎　92*r*, 449*l*
上山安敏　36*l*
ウエルチ　Martha G. Welch
　272*r*
ヴェルトハイマー　Max
　Wertheimer　173*r*
ウェルニッケ　Carl Wernicke
　30*l*, 36*r*, 41*l*, 129*l*, 146*l*, 170*l*, 237*l*,
　287*r*, 299*r*, 302*l*, 329*l*, 361*r*, 419*r*,
　421*l*, 425*r*, 429*r*, 449*l*, 518*l*, 530*r*
ヴェルフリィ　Adolf Wölfli　312*l*
ヴェレック　Albert Wellek　485*l*,
　485*r*
ウォーコップ　O. S. Wauchope
　475*l*, 476*l*
ヴォルツ　Pia Daniela Volz　184*r*
ウォルピ　Joseph Wolpe　37*r*,
　38*l*, 543*l*
ウォルフ　H. G. Wolff　317*l*
ウォルフソン　Louis Wolfson
　38*r*
ウォレス　Alfred Russel Wallace
　255*l*
ウォン　K. Wong　210*r*
ウォング　D. F. Wong　343*r*
内潟一郎　258*l*
内沼幸雄　39*l*
内村鑑三　40*r*
内村祐之　40*l*, 40*r*, 41*l*, 42*l*, 162*r*,
　257*r*, 449*l*
臺弘　37*l*, 43*l*, 44*l*, 44*r*, 45*l*, 45*r*,
　69*r*, 297*l*
ヴュルシュ　Jakob Wyrsch　46*l*
ヴュルピアン　Alfred Vulpian
　220*r*
ヴント　Wilhelm Max Wundt
　46*r*, 80*r*, 160*l*, 173*l*, 240*r*, 530*l*

エ

エー　Henri Ey　41*r*, 47*l*, 47*r*,
　48*r*, 49*r*, 55*r*, 164*l*, 189*r*, 214*l*,
　331*l*, 345*l*, 449*l*, 463*l*, 474*l*, 516*l*
エイドリアン　Edgar D. Adrian
　50*l*, 270*r*, 424*r*
エカン　Henri Hécaen　50*r*, 69*l*

エクスナー　J. E. Exner, Jr.
　537*r*
エクスナー　Siegmund Exner
　139*r*
江口襄　21*r*, 51*l*
エクボーム　K. A. Ekbom　51*r*
江熊要一　44*r*, 69*r*
エコノモ　Constantin von Economo
　40*r*, 52*l*, 411*l*, 449*l*
エーザー　Erhard Oeser　191*l*
エジェランド　Janice A. Egeland
　52*r*
エシャー　Richard Asher　53*r*
エスキロール　Jean Etienne
　Dominique Esquirol　5*r*, 48*l*,
　53*r*, 54*l*, 81*r*, 126*l*, 182*l*, 219*r*,
　234*r*, 299*r*, 306*l*, 324*l*, 331*r*, 355*r*,
　369*l*, 423*r*, 449*l*, 450*r*, 474*l*, 510*r*,
　516*l*, 519*r*
江副勉　69*r*
エッカー　Alexander Ecker　349*l*
エックハルト　Johannes Eckhart
　491*r*
エックルス　John Carew Eccles
　56*l*, 56*r*, 57*l*, 270*r*, 433*r*
エーデルマン　Edelmann　424*l*
エビングハウス　Hermann
　Ebbinghaus　241*r*
エミングハウス　Hermann
　Emminghaus　361*r*
エムディ　Robert N. Emde
　187*l*, 245*l*
エラスムス　Desiderius Erasmus
　354*l*
エランベルジュ（エレンベルガー）
　Henri Frédéric Ellenberger
　58*l*, 59*l*, 215*l*, 216*r*, 292*l*, 379*l*, 409*l*
エリアーデ　Mircea Eliade　60*l*,
　175*l*
エリオット　T. R. Elliott　61*l*
エリクソン　Erik Homburger
　Erikson　61*r*, 62*r*, 63*r*, 64*l*,
　64*r*, 74*l*, 75*r*, 80*l*
エリクソン　Joan M. Erikson
　64*r*
エリス　Albert Ellis　7*r*, 26*l*
エルソン　Miriam Elson　186*r*
エルンバーグ　G. Ernberg　219*l*
エンゲル　George L. Engel　64*r*
エンディコット　Jean Endicott
　65*r*, 246*l*
エントラルゴ　Pedro Lain Entralgo
　66*l*

オ

大久保善朗　344*l*
太田幸雄　67*l*

大谷藤郎　69*r*
大谷不二雄　104*l*
大塚義孝　254*r*
大成潔　(K.) Onari　67*l*, 226*r*, 449*l*
大野裕　26*l*, 68*l*, 148*r*, 416*r*
大橋博司　68*r*, 178*l*, 340*r*
岡崎祐士　246*l*, 260*r*
オカダ　Toshikazu Okada　467*l*
岡田靖雄　69*r*, 70*l*, 70*r*, 152*r*, 248*r*,
　297*l*
小片寛　318*l*
岡村達也　195*l*
荻野恒一　71*l*, 71*r*, 72*l*
奥田三郎　72*r*
オグデン　Charles K. Ogden　30*r*
オグデン　Thomas H. Ogden
　73*l*
小此木啓吾　25*r*, 73*r*, 74*l*, 75*l*, 75*r*,
　76*l*, 110*r*, 376*l*, 389*l*, 390*r*
小澤勲　76*r*
オショネスィー　Edna
　O'Saughnessy　135*r*
小田晋　77*l*
オットー　Rudolf Otto　77*r*
オービュルタン　Simon Alexandre
　Ernest Auburtin　403*l*
小俣和一郎　78*r*
折口信夫　18*l*
オルズ　James Olds　79*l*
オルドフィールド　R. C. Oldfield
　169*l*
オルポート　Gordon Willard
　Allport　79*r*
オーンスタイン　Paul Ornstein
　186*l*

カ

貝谷久宣　346*r*
ガウプ　Robert Gaupp　18*r*, 37*l*,
　80*r*, 81*l*, 156*l*, 231*l*, 295*l*, 443*l*,
　449*l*, 505*l*
ガウプ　Robert Gaupp, Jr.　231*r*
香川修徳　99*l*, 153*l*, 480*l*
影山任佐　81*r*
ガザニガ　Michael S. Gazzanniga
　170*l*
笠原嘉　24*l*, 82*l*, 82*r*, 83*l*, 83*r*, 84*l*,
　85*l*, 85*r*, 86*l*
樫田五郎　93*l*, 152*l*, 248*l*
ガジュセク　D. C. Gajdusek　86*r*
カスティン　Abba J. Kastin　220*l*
ガストー　Henri Gastaut　87*l*,
　88*l*, 533*r*
片口安史　88*r*, 89*l*
香月牛山　480*l*
カッシング　Harvey Cushing
　182*l*

人名索引　カ—ク

カッツ　Bernard Katz　433r
カトー（大カトー）　Marcus Porcius Cato Major　114l
加藤敏　89r
加藤普佐次郎　2l
加藤正明　69r, 90l, 433l
門脇眞枝　91l
カナー　Leo Kanner　3r, 92l, 285l
金子準二　92r, 93r, 94r, 433l
カバニス　Pierre-Jean-George Cabanis　356r
カハール　→ ラモニ・カハール
カフカ　Franz Kafka　456l, 458l
カプグラ　Jean Marie Joseph Capgras　95l, 95r, 163r, 323l, 439l
カプラン　Gerald Caplan　96l
ガベル　Josef Gabel　97l
神谷美恵子　97r, 237r, 433l, 449l
カミュ　Paul Camus　501r
カミュゼ　Camuset　178r
柄澤昭秀　98l
ガラバーダ　Albert M. Galaburda　171l
ガリレイ　Galileo Galilei　359l
ガル　Franz Joseph Gall　29l, 50r, 133r, 322l, 349r, 446r, 473r
ガル　William Withey Gull　98r
カールス　Carl Gustav Carus　140r
カールソン　Arvid Carlsson　99r, 210l, 244l
ガルニエ　Paul Garnier　340l
カルノ　M. Karno　540r
カールバウム　Karl Ludwig Kahlbaum　41l, 100l, 146r, 270l, 331l, 344r, 361r, 415r, 423r, 443l, 449l
カルフ　D. Kalff　103r
カールマン　Franz J. Kallman　101r
ガレノス（ガレヌス）　Galenos (Galenus)　80l, 237l, 446r
カレン　William Cullen　102l, 215r, 330r, 331r
ガレン　Clemens August Graf von Galen　154l
河合隼雄　102r, 103r, 104r, 105r
川上武　69r
川喜田愛郎　43l
ガワス　William R. Gowers　106r
河野博臣　439r
カワムラ（川村浩）　Hiroshi Kawamura　23l
河本英夫　107l, 107r
菅修　2l, 297l
カンギレム　Georges Canguilhem　108l, 355r
ガンザー　Sigbert Joseph Maria Ganser　108r
ガンス　A. Gans　67r
ガンディー　Mohandas Karamchand Gandhi　63r
カント　Immanuel Kant　69l, 109l, 178l, 194l, 271l, 296l, 299r, 542r
ガントリップ　Harry J. S. Guntrip　110l, 206l
神庭重信　111l
カーンバーグ　Otto F. Kernberg　73l, 110r, 111r, 112r, 185r, 211l, 447l
神戸文哉　51l, 93r, 113l, 299r, 369r

キ

キヴニック　Helen Q. Kivnick　64l
キェルケゴール　Søren Kierkegaard　59l, 113r
キケロー　Marcus Tullius Cicero　114l
木崎康夫　358r
キスカー　Karl Peter Kisker　114r, 304l, 305l
ギスレーン　Joseph Guislain　21r
ギゼラ　Gusella　204l
喜多村鼎　153l
北村俊則　115l
北山修　115r, 116l
キッド　Keneth K. Kidd　53l
ギブス　Erna Leonhardt Gibbs　533l
ギブス　Frederic Andrews Gibbs　533l
ギブソン　William C. Gibson　56r
木村敏　82r, 116r, 117r, 118r, 119l, 120l, 120r, 121r, 293l, 296l, 366r
木村もりよ　260l
キャッテル　R. B. Cattell　79r
キャノン　Walter Bradford Cannon　122l, 270r, 317l, 411l, 514l
ギャラファー　Hugh Gregory Gallagher　123l
ギャレンソン　Eleanor Galenson　187l
キャロル　Bernard J. Carroll　123r
キャンデール　Eric R. Kandel　368r
キューブラー=ロス　Elisabeth Kubler-Ross　124r, 389l
キュボス　K. L. Kubos　536r
景戒　153l

許凌　299r
ギラン　Christian Gillin　536l
ギラン　Georges Guillain　125r, 171r
ギル　M. M. Gill　376r
ギルヴィッチ　Georges Gurvitch　256r
ギルマン　Roger Charles Louis Guillemin　220l
ギルマン　Roger Guillemin　244r
ギルマン　Sander L. Gilman　126l, 126r, 184l
ギンズブルグ　Carlo Ginzburg　290l
キンゼイ　Alfred Charles Kinsey　127l

ク

クイパー　P. C. Kuiper　231r
グェリーニ　Anita Guerrini　264l
グーズ　Samuel B. Guze　161r
クースマウル　A. Kussmaul　330l
グゼ　S. B. Guze　127r, 246l
グッデン　B. A. von Gudden　299r
グッド　Byron J. Good　137l
グッドウィン　Donald W. Goodwin　127r
グッドウィン　Jean M. Goodwin　128l
グッドグラス　Harold Goodglass　429l
クーパー　David Cooper　128r
クーパー　Sandifer Cooper　246l
クビーン　Alfred Kubin　371l
久保木富房　346r
クーム　George Combe　324l
クライスト　Karl Kleist　37l, 41r, 129l, 130l, 330l, 340r, 450r, 473r, 477l, 530r
クライトマン　Nathaniel Kleitman　130r, 226l, 274r
クライン　Donald F. Klein　131r, 346r
クライン　Melanie Klein　31r, 73l, 110l, 111r, 112r, 132l, 133l, 134l, 135l, 206l, 320l, 327l, 350l, 374r, 388r, 438r, 508l
クラインマン　Arthur Kleinman　136l, 137l
クラウス　Alfred Kraus　138l, 278r
クラウス　Friedrich Kraus　157r, 159l
クラウス　Paul Krauß　231r
クラウストン　Thomas Smith Clouston　138r

精神医学文献事典――595

クラーク David H. Clark 139*l*
クラーク Edwin Clarke 139*r*
クラーク Michael J. Clark 422*r*
クラーゲス Ludwig Klages 140*l*, 141*l*, 370*r*
グラッツェル J. Glatzer 142*l*
グラティオレ Pierre Gratiolet 403*l*
クラフト-エービング Richard von Krafft-Ebing 21*r*, 51*l*, 93*r*, 142*r*, 143*l*, 151*l*, 340*l*, 449*l*
クラマー August Cramer 143*r*
クラーマン Gerald L. Klerman 144*l*
クラール V. A. Kral 145*l*
クランツ Heinrich Kranz 117*r*, 145*r*
クリシュナン Ranga Rama Krishnan 536*r*
グリージンガー Wilhelm Griesinger 5*r*, 41*l*, 80*r*, 143*l*, 146*l*, 150*r*, 160*l*, 182*l*, 183*r*, 234*r*, 299*r*, 307*l*, 449*l*
クリス Ernst Kris 147*l*
クリッチュリー Macdonald Critchley 147*r*, 174*l*
グリム兄弟 J. Grimm/W. Grimm 105*r*
クリューヴァー Heinrich Klüver 148*l*, 448*l*
クリューガー Felix Krueger 485*l*
グリューンバウム A. A. Grünbaum 1*r*
グリーンソン R. R. Greenson 348*r*, 465*r*
グリンバーガー Dennis Greenberger 148*r*
グリーンバーグ Benjamin D. Greenberg 428*r*
クルジョン J. Courjon 226*l*
グルーレ Hans Walter Gruhle 149*l*, 181*r*, 294*l*, 334*l*, 353*l*, 449*l*
クレー Ernst Klee 154*l*
クレー Paul Klee 371*l*
呉秀三 2*l*, 20*r*, 21*r*, 70*l*, 70*r*, 92*r*, 93*r*, 150*l*, 151*l*, 152*l*, 153*l*, 192*r*, 248*r*, 266*r*, 294*r*, 449*l*, 455*r*, 480*l*
グレーザー Nathan Glazer 517*r*
クレックレー Hervery M. Cleckley 105*l*
グレッチ Guleke 424*l*
クレッチマー Ernst Kretschmer 4*l*, 18*l*, 39*l*, 40*l*, 40*r*, 41*r*, 81*l*, 117*r*, 154*l*, 155*r*, 156*r*, 157*r*, 158*r*, 159*r*, 166*r*, 169*l*, 205*l*, 208*l*, 211*r*, 227*l*, 229*l*, 230*r*, 231*l*, 295*r*, 308*r*, 352*l*, 443*l*, 444*l*, 449*l*, 449*r*, 488*r*, 505*l*,

539*r*
クレッチマー Wolfgang Kretschmer 158*l*
グレーデン J. F. Greden 124*l*
クレペリン Emil Kraepelin 5*r*, 15*l*, 20*r*, 34*l*, 40*l*, 40*r*, 41*l*, 46*r*, 67*r*, 72*l*, 81*l*, 95*l*, 101*l*, 118*l*, 126*l*, 129*l*, 142*r*, 146*r*, 151*r*, 155*r*, 158*r*, 160*l*, 162*l*, 162*r*, 163*l*, 163*r*, 182*l*, 227*l*, 228*r*, 233*r*, 238*l*, 246*l*, 270*l*, 299*r*, 302*l*, 306*l*, 323*l*, 344*r*, 361*r*, 369*r*, 399*l*, 415*r*, 421*l*, 433*l*, 441*l*, 442*r*, 443*l*, 449*l*, 449*r*, 451*l*, 455*r*, 464*r*, 466*r*, 473*r*, 522*l*, 530*r*
クレランボー Gaëtan Gatian de Clérambault 163*l*, 166*r*, 214*r*, 249*l*, 300*r*, 323*l*, 460*r*, 510*r*, 516*l*
クーレンカンプ Casper Kulenkampff 76*l*, 267*r*, 435*l*, 462*r*
クロイツフェルト Hans Gerhard Creutzfeldt 164*r*
クロウ Timothy John Crow 165*l*, 166*l*, 219*l*
黒沢良介 480*r*
グロス Gisela Gross 361*l*
グロス Hans Grosz 252*l*
グロス J. Gross 231*r*
クロスタケッター Joachim Klosterkötter 360*r*
クロッパー B. Klopfer 537*r*
グローデック Georg Groddeck 392*r*, 405*r*
クロード Henri Claude 166*r*
クロニンジャー C. Robert Cloninger 167*l*, 428*r*
グロブ Gerald N. Grob 167*r*
黒丸正四郎 92*l*, 168*l*
クロール Jerome Kroll 535*l*
桑田衡平 93*r*
クーン R. Kuhn 131*r*, 168*r*
クーン Thomas Samuel Kuhn 195*r*
クンツ H. Kunz 434*l*

ケ

ケアンズ Hugh Cairns 169*l*
ケイド John F. J. Cade 169*r*
ケイトン R. Caton 424*l*
ゲシュヴィント Norman Geschwind 37*l*, 170*l*, 171*l*, 188*r*, 429*l*
ケタム Johannes Ketham 139*l*
ゲッツ Christopher Goetz 171*r*
ゲーテ Johann Wolfgang von Goethe 159*r*, 257*l*, 334*r*, 414*l*, 493*r*, 494*l*, 496*r*, 503*l*, 532*l*

ケティ S. S. Kety 415*l*
ゲーブザッテル Victor Emil Freiherr von Gebsattel 172*l*, 434*l*
ゲブハード Paul H. Gebhard 127*l*
ケーラー Wolfgang Köhler 173*l*
ゲルストマン Josef Gerstmann 174*l*, 541*l*
ケルナー Justinus Kerner 58*l*
ゲルプ Adhémar Gelb 174*r*
ゲルファンド Toby Gelfand 171*r*
ゲレーク U. Gerecke 3*l*
ケレーニイ Karl Kerényi 175*l*
ケンプ Henry Kempe 19*l*

コ

小出浩之 175*r*
高良武久 176*l*
コーエン Elie A. Cohen 176*r*
コーエン Kenneth P. Cohen 177*l*
コーエン Stanley Cohen 529*r*
小木貞孝 177*r*
ゴーギャン Paul Gauguin 413*l*
小阪憲司 30*l*
古澤平作 75*r*
越賀一雄 178*l*
小島卓也 209*r*
コスターリッツ Hans Kosterlitz 245*l*, 450*l*
コタール Jules Cotard 178*r*
ゴッテスマン Irving I. Gottesman 179*l*, 286*l*
ゴッフマン Erving Goffman 179*r*, 277*r*, 535*l*
コッペン Alec Coppen 180*l*
コッホ Charles Koch 180*r*
コッホ J. A. Koch 227*l*
ゴッホ Vincent van Gogh 15*r*, 18*l*, 355*l*, 413*l*, 419*l*
コレ Kurt Kolle 149*l*, 181*r*, 182*l*, 184*r*, 301*l*
ゴーテ Alison Goate 182*r*
後藤彰夫 258*r*
後藤省吾 93*r*
コーネリソン Alice R. Cornelison 519*l*
コノリー John Conolly 146*l*, 162*l*, 183*r*, 233*l*, 324*l*
小林真 184*l*
コフカ Kurt Koffka 173*l*
コフート Heinz Kohut 76*l*, 185*l*, 186*l*, 186*r*
コーヘン Hermann Cohen 542*l*
小松和彦 21*l*

人名索引　コーシ

ゴーマン　Jack M. Gorman　346*r*
ゴヤ　Francisco José de Goya y Lucientes　354*l*
ゴーリキー　Maksim Gorkii　62*l*
コリンズ　George H. Collins　30*l*
コール　Justin D. Call　187*l*
コルサコフ　Sergei Sergeevich Korsakov　30*l*, 241*r*, 449*l*
ゴルジ　C. Golgi　411*l*
ゴルツ　Friedrich Leopold Goltz　36*r*, 349*l*, 430*l*
ゴールドシュタイン　Kurt Goldstein　50*r*, 173*l*, **174***r*, **187***r*, 229*r*, 298*r*
ゴールドスタイン　Menek Goldstein　418*l*
ゴールトン　Francis Galton　405*l*
コルブ　G. Kolb　297*l*
コンディヤック　Etienne Bonnot de Condillac　331*r*
近藤章久　438*l*
近藤俊文　188*r*
コンラート　Klaus Conrad　18*r*, 51*r*, 114*r*, 173*l*, **189***l*, **190***l*, 290*r*, 484*l*, 501*r*

サ

ザイテルベルガー　Franz Seitelberger　**191***l*
斎藤学　**191***r*
齋藤玉男　70*l*, 152*r*
齋藤茂吉　70*l*
サイモン　Bennett Simon　**192***l*, 285*r*
サヴィル　Thomas Saville　221*r*
榊俶　70*l*, 150*r*, **192***l*, 449*l*
榊保三郎　40*l*, 93*r*, 257*r*
坂田徳男　69*l*, 178*l*
坂田実　93*r*
坂野雄二　26*l*, 193*l*, 346*r*
坂部恵　**193***r*, **194***l*
坂本信義　209*l*
佐々木雄司　**194***r*
佐治守夫　**195***l*
サス　T. S. Szasz　535*l*
サセックス　James N. Sussex　53*l*
佐竹隆三　254*r*
サック　David A. Sack　536*l*
ザッペラ　Michele Zappella　272*r*
サド　Donatien Alphonse François de Sade　128*l*
佐藤壹三　69*l*
佐藤達哉　**195***r*
佐藤恒丸　224*l*
サリヴァン　Harry Stack Sullivan　10*r*, 41*r*, 111*r*, 126*l*, 144*l*, **196***l*,

197*l*, 198*l*, 199*l*, 200*l*, 291*l*, 405*r*, 406*l*, 449*l*, 449*r*, 474*r*, 526*r*
ザルコーン　Vincent P. Zarcone　274*r*
サールズ　Harold Frederic Searles　200*l*, 421*r*
サルトリウス　Norman Sartorius　68*l*, 219*l*, 259*r*
サルトル　Jean-Paul Sartre　39*r*, 128*r*, 341*r*, 342*r*, 435*l*, 523*l*, 526*r*
サロメ　Lou Andreas-Salomé　301*l*, 482*l*

シ

ジイド　André Gide　288*r*
椎名麟三　113*r*
シェイクスピア　William Shakespare　329*l*
ジェイコブソン　E. Jacobson　110*l*, 111*r*, 112*r*, 348*r*
シェヴロン　Eve S. Chevron　144*r*
ジェームズ　William James　80*l*, 202*l*, 326*r*, 411*l*, 543*l*
シェーラー　Max Scheler　363*r*, 364*r*, 365*r*
ジェラード　Daniela S. Gerhard　53*l*
ジェリネック　Ervin Morton Jellinek　201*l*
シェリントン　Charles Scott Sherrington　50*l*, 56*l*, 56*r*, 61*l*, 203*l*, 270*r*, 349*l*, 430*l*
シェリントン　Robin Sherrington　204*l*
シェルドン　William Herbert Sheldon　205*l*
ジェンドリン　Eugene T. Gendlin　205*r*, 534*l*
シーガル　Hanna Segal　135*r*, 206*l*
七田博文　257*r*, 258*l*
シップ　S. Shipp　333*l*
シフニオス　Peter E. Sifneos　206*r*
島崎敏樹　207*l*, 207*r*
島薗進　208*r*
島園安雄　209*l*
島村俊一　91*l*
シーマン　Phillip Seeman　100*l*, 210*l*, 343*r*
ジーメンス　Werner von Siemens　424*l*
下坂幸三　211*l*
下田光造　82*r*, 117*r*, 119*r*, **211***r*, 278*r*, 290*l*, 449*l*
ジモン（ジーモン）　Hermann

Simon　212*l*, 297*l*, 449*l*
ジーモン　Fritz B. Simon　107*l*
シモンズ　Charles Symonds　431*r*
ジャクソン　Don D. Jackson　409*r*
ジャクソン　John Hughlings Jackson　41*l*, 47*r*, 49*l*, 49*r*, 87*r*, 189*r*, **212***r*, 298*r*, 299*r*, 322*l*, 345*l*, 349*l*, 355*r*, 419*r*, 430*l*, 449*l*, 469*r*, 483*l*, 533*l*
ジャネ　Pierre Janet　5*r*, 24*l*, 41*l*, 58*l*, 59*l*, 128*l*, **214***r*, **215***r*, **216***r*, **217***l*, **218***l*, 313*l*, 355*r*, 409*l*, 449*l*, 462*l*, 463*l*, 466*l*, 504*l*, 522*r*
シャフツベリー　7th Earl of Shaftesbury　324*l*
ジャブレンスキー　Assen Jablensky　218*r*
シャミッソー　Adelbert von Chamisso　104*r*
シャラン　Philippe Chaslin　219*r*, 234*r*
シャリー　Andrew Victor Schally　220*l*
シャール　René Char　354*l*
シャルコー　Jean-Martin Charcot　5*r*, 41*l*, 58*l*, 59*l*, 66*r*, 125*r*, 171*r*, 182*r*, 214*r*, 216*r*, **220***r*, **221***r*, **222***r*, 233*l*, 235*l*, 269*r*, 275*r*, 322*l*, 323*l*, 375*r*, 386*l*, 408*r*, 409*l*, 427*r*, 449*l*, 522*r*
シャルシンジャー　F. Schulsinger　127*l*
シャルフェッター　C. Scharfetter　231*r*
シャンジュー　Jean-Pierre Changeux　**224***r*
ジャンソン　Francis Jeanson　341*r*
シュヴィング　Gertrud Schwing　75*r*, **225***r*
ジュヴェー　M. Jouvet　**226***l*
シュタイン　Edith Stein　363*r*
シュタインタール　H. Steinthal　521*l*
シュットラー　Reinhold Schüttler　361*l*
シュテルツ　G. Stertz　67*r*
シュトゥンプ　Carl Stumpf　173*r*
シュトラウス　E. Straus　434*l*
シュトルヒ　A. Storch　529*l*
シュナイダー　Carl Schneider　**226***r*
シュナイダー　Kurt Schneider　18*r*, 29*r*, 41*r*, 181*r*, **227***l*, **228***l*, **228***l*, 246*l*, 294*l*, 308*r*, 313*l*, 334*l*, 361*l*, 416*l*, 449*l*, 458*r*, 459*r*, 478*l*,

人名索引　シータ

485r
ジュネ　Jean Genet　526r
シュパッツ　Hugo Spatz　67r,
　226r, 362l, 459r
シュピーゲルベルグ　Herbert
　Spiegelberg　229r
シュピールマイアー　Walther
　Spielmeyer　67r
シュピールライン　Sabina Spielrein
　397r
シュブルツハイム　Johann Gaspar
　Spurzheim　29l, 139r, 322l,
　324l
シュペーマン　Hans Spemann
　426l
シューマン　Robert Alexander
　Schumann　436l
シュミッツ　Hermann Schmitz
　140r
シュルジンガー　F. Schulsinger
　415l
シュルツ　Johannes H. Schultz
　230l
シュルテ　Walter Schulte　18r,
　230r, 231l
シューレ　Heinrich Schüle　21r,
　51l
シュレーダー　Paul Schröder
　334l, 440r, 473r
シュレーディンガー　Erwin
　Schrödinger　56l
シュレーバー　Daniel Paul Schreber
　232l, 385l, 436l
シュワイツァー　Albert Louise Phil-
　lip Schweizer　232r
ショウ　George Bernard Shaw
　63l
ショーウォーター　Elain Showalter
　233l
ジョージ3世　George III, King
　436l
ジョセフ　Betty Joseph　135r
ショーター　Edward Shorter
　233r
ショーペンハウアー　Arthur
　Schopenhauer　365r
ジョルジュ　Etienne-Jean Georget
　54l, 81r, 219r, 234l, 423r, 450r
ショルツ　W. Scholz　67r
ジョーンズ　Ernest Jones　235l,
　311l, 350r, 380l, 381l, 386l, 523l
ジョーンズ　Kathleen Jones　236l
ジョーンズ　M. C. Jones　139l
ジョーンズ　Maxwell Jones　236r
ジョーンズ　W. H. S. Jones
　332l
シルダー　Paul Schilder　75r, 237l
ジル・ドゥ・ラ・トゥレット　→トゥ
　ーレット
ジルボーグ　Gregory Zilboorg
　237r, 409l
新海安彦　433l
新宮一成　238r, 239l, 239r

ス

スウィフト　Jonathan Swift　109r
スェーデンボリ　Emanuel
　Swedenborg　194l, 479l
スカル　Andrew Scull　184l, 240l
杉田玄白　408r
スキナー　Burrhus Frederick Skin-
　ner　80l, 240r
スクワイヤー　Larry R. Squire
　241r
スコウ　Mogens Schou　169r
スコーヴィル（スコヴィーユ）
　William Beecher Scoville
　242l, 446l
スコット　J. G. Scott　90l
鈴木晃仁　184l
鈴木國文　242r
鈴木芳次　152r
スタイナー　J. Steiner　76l
スタッズ　R. L. Suddath　286l
スターン　Daniel N. Stern　187l,
　243l, 432r, 452l
スターン　Laurence Sterne　109r
スタンジェール　Isabelle Stengers
　367l
スティール　Robert S. Steele
　243r
ステノ　Nicolaus Steno　139l
ストラッキィ　J. Strachey　376l
ストリンドベリ　August Strindberg
　279l, 479l
ストロロウ　R. Stolorow　76l
スナイダー　Gary Snyder　106l
スナイダー　Solomon H. Snyder
　210l, 244l, 244r, 450l
スパイロ　M. Spiro　90l
須原哲志　344l
スピッツ　René A. Spitz　64r,
　245r, 376l, 432l
スピッツァー　Robert L. Spitzer
　65r, 161r, 246l
スピノザ　Baruch de Spinoza
　523l
ズビン　Joseph Zubin　34l, 247l,
　247r
スプリング　Bonnie Spring　247l
スペリー　Roger W. Sperry
　29l, 170l, 248l
スミス　R. Smith　36l
スミス　W. D. Smith　332l

陶山尚廸　153l
陶山大祿　91l, 94l
諏訪望　257r

セ

ゼキ　S. Zeki　333r
関口英雄　82l
セグペン　Corbett H. Thigpen
　105l
セグラ　Jules Séglas　48r, 143r,
　166r, 249l, 504l, 516l
セシュエー　Marguerit Albert
　Sechehaye　11l, 189r, 225r,
　249l, 250l
セーチェノフ　N. M. Sechenov
　524l
セリエ　Hans Selye　16l, 111l,
　250r, 288l, 317l, 514l
セリグマン　Martin E. P. Seligman
　251r
ゼーリッヒ　Ernst Seelig　252l
セリュー　Paul Sérieux　81r, 95l,
　163r, 323l, 439l
セルバンテス　Miguel de Cervantes
　Saavedra　354l
セン　G. Sen　252r

ソ

ソヴァジュ　Boissier de Sauvages
　354r
ソコロフ　Louis Sokoloff　253l
ソシュール　Ferdinand de Saussure
　290r, 457l, 507l
曽根啓一　308r
空井健三　88r
ソローン　Solon　114l
ソンディ　Leopold Szondi　121r,
　254l
ゾンネンスターン　Friedrich
　Schröder-Sonnenstern　312l

タ

タイソン　Robert L. Tyson　187l
ダーウィン　Charles Robert Darwin
　17l, 36l, 166l, 255l, 284l, 376l, 459r
タウスク　Victor Tausk　256l
高木敏（S. Takagi）　328l
高木隆郎　480r
高田浩一　261l
高橋順太郎　150r
高橋史ün　104l
高橋徹　256r
高橋祥友　257l
高畑直彦　257r, 258l
高村光太郎　458l

高村智恵子　458*l*
多紀元堅　153*r*
多紀元簡　153*l*
武谷三男　69*r*
竹中敬　153*l*
巽信夫　318*l*
立津政順　258*r*
ダナー　David L. Dunner　259*l*
田辺英　474*r*
田辺子男　93*l*
ダナム　H. Warren Dunham　343*l*
田村玄仙　480*l*
ダリ　Salvador Dali　458*l*
ダリー　P. J. Dally　35*l*
タルヴィング　Endel Tulving　261*r*
ダールシュトレム　Annica Dahlstrom　262*l*
ダルモン　Pierre Darmon　262*r*
ダーントン　Robert Darnton　263*l*

[チ]

チェイニィ　George Cheyne　263*r*
チェーホフ　Anton P. Chekhov　456*l*
チェルレッティ　Ugo Cerletti　264*r*
チオンピ　Luc Ciompi　107*l*, 265*l*
チガス　V. Zigas　86*r*
千谷七郎　266*r*
チョウ-ウォン　M. Chou-Wong　210*r*

[ツ]

蔡正杰（ツァイ・ツェン・ジィ）　358*l*
ツェラー　G. Zeller　231*r*
鄭瞻培（ツェン・ツァン・ペイ）　358*l*
辻潤　539*r*
辻村公一　435*r*
蔦の家のあるじ　153*l*
土田献　94*l*, 153*l*, 267*l*, 299*r*, 480*l*
ツット　Jürg Zutt　41*r*, 267*r*, 268*l*, 435*l*, 449*l*, 462*r*
ツーム　M. Thumm　297*l*

[テ]

デイヴィス　John M. Davis　268*r*, 314*r*
デイヴィス　Peter Davies　269*l*
ディケンズ　Charles Dickens　307*r*
ティシュラー　G. L. Tischler　540*l*
ディディ-ユベルマン　Georges Didi-Huberman　269*r*
ディド　Maurice Dide　163*r*
ディドロ　Denis Diderot　355*l*
諦忍　153*l*
ディーム　Otto Diem　270*l*
テイラー　S. H. Tayler　286*l*
ティリヒ　Paul Tillich　113*r*
デイル　Henry Hallett Dale　270*r*
ディルタイ　Wilhelm Dilthey　271*l*, 477*r*, 542*r*
ティンバーゲン　Elisabeth A. Tinbergen　272*l*
ティンバーゲン　Niko Tinbergen　272*l*
テオフラストス　Theophrastos　503*l*
デカルト　René Descartes　139*r*, 273*l*, 324*l*, 359*r*, 423*r*, 446*r*
出口王仁三郎　458*l*
デジェリン　Joseph Jules Dejerine　125*r*, 130*l*, 170*r*, 411*l*, 428*l*
デジャレ　Robert Desjarlais　137*r*
テーテンス　Johann Nicolas Tetens　109*r*
デニイ　Ruel Denney　517*r*
デニケル　Pierre Deniker　99*r*
デーニッツ　Friedrich Doenitz　94*l*
テムキン　Owsei Temkin　274*l*
デメント　William Dement　226*l*, 274*r*
テューク　Daniel Huck Tuke　21*r*, 275*r*, 276*l*, 312*r*, 369*l*
テューク　Samuel Tuke　2*l*, 276*l*, 324*l*, 355*l*
テューク　William Tuke　139*l*, 183*r*, 238*l*, 276*l*, 436*l*
デュシェンヌ・ド・ブローニュ　Duchenne de Boulogne　221*l*
デュハースト　Kenneth Dewhurst　139*l*
デュビュッフェ　Dubuffet　311*r*
デュプレ　Ernest Dupré　323*l*, 501*l*
デュボア　Paul C. Dubois　216*r*, 428*l*
デュ・ボア-レイモン　Du Bois-Raymond　376*l*
デュメジル　George Dumézil　355*r*
デュルケーム　Emile Durkheim　78*l*, 276*l*, 407*l*
テーラー　James Taylor　212*r*
デリシ　William J. DeRisi　520*l*
デリダ　Jacques Derrida　193*r*, 293*l*, 523*l*
デルナー　Klaus Doerner　277*r*
テレ　Rainer Tölle　231*l*
テレニウス　Lars Terenius　244*r*, 450*l*
テレンバッハ　Hubertus Tellenbach　82*r*, 117*r*, 119*r*, 155*l*, 211*r*, 278*l*, 279*l*, 305*l*, 334*r*, 388*r*

[ト]

土居健郎　44*l*, 116*r*, 279*l*, 280*l*, 281*l*, 282*l*, 282*r*, 291*r*, 319*r*, 352*l*
ドゥルーズ　Gilles Deleuze　107*r*, 475*l*
トゥルーソー　Armand Trousseau　403*r*
トゥーレット　Gilles de la Tourette　275*r*, 283*l*
時実利彦　43*l*, 283*r*, 446*r*
時武治雄　297*l*
ドーキンス　Richard Dawkins　121*r*, 284*l*
ドストエフスキー　Fyodor M. Dostoevskii　88*l*, 188*r*, 394*r*, 444*l*, 483*l*, 526*l*
ド・ソヴァージュ　François Boissier de Sauvages　330*r*
ドーソン　G. D. Dawson　284*r*
ドーソン　Geraldine Dawson　285*l*
ドッズ　Eric Robertson Dodds　285*r*
ドニケル　Pierre Deniker　289*l*
利根川進　368*r*
冨岡詔子　2*l*
ドライカース　Rudolf Dreikurs　7*r*
トラークル　Georg Trakl　31*l*
トラシオーヴ　Louis Delasiauve　219*r*
トリー　Fuller E. Torrey　286*l*, 286*r*
ドリーシュ　Hans Driesch　426*l*
トリヤ　Etienne Trillat　409*l*
トリューブ　Hans Trüb　287*l*
トリリング　Lionel Trilling　235*l*
ドルト　Françoise Dolto　438*l*
ドルネウス（ドルン）　Gerhard Dorn(eus)　496*l*
トールマン　Edward Chase Tolman　241*l*
ドレー　Jean Delay　18*l*, 99*r*, 287*l*, 288*l*, 289*r*, 289*l*, 514*l*
トレスクマン　Lil Träskman　4*r*
トレラ　Etienne Trilla　222*l*

人名索引　トーハ

トーレン　Peter Thorén　4r
ドンジール　M. Dongier　16l

ナ

ナウムブルグ　M. Naumburg　290r
ナヴラチル　Leo Navratil　311l
中井常次郎　70l
中井久夫　17l, 59l, 104l, 199l, 290l, 290r, 291r, 292r, 514l, 521r
永井荷風　18l
長井真理　121l, 293l
中川秀三　257r
中島一憲　293r
永島文夫　297l
中田修　294l, 294r, 353l
永田徳本　94l
中谷陽二　295l
永富独嘯庵　299r
中根允文　260l
中野操　93l
中村一夫　295r
中村雄二郎　296l
中村良之助　104l
中安信夫　296r
長山泰政　297l
夏目漱石　266r, 279r
浪花博　104l
並木崑太郎　153l
成瀬悟策　230l

ニ

二木宏明　297r
西周　195r
西園昌久　298l
西田幾多郎　22l, 24r, 113r, 116r, 121l
西丸四方　298r, 299l, 299r, 433l
西村洲衛男　104l
西村健　297l
西山詮　300l, 300r
ニジンスキー　Vaslav Nijinsky　436l
ニーチェ　Friedrich Wilhelm Nietzsche　39l, 121r, 184r, 271l, 299l, 301l, 354l, 436l, 466r, 482l, 493r, 523l
ニーチェ（エリーザベト）Elisabeth Förster Nietzsche　301r
二宮尊徳　290l
ニュートン　Isaac Newton　17l, 263l

ネ

ネヴィン　S. Nevin　164r

ネミンスキー　Prawdicz Neminski　424r
ネルンスト　Walther Hermann Nernst　433r

ノ

エーリッヒ・ノイマン　Erich Neumann　105r
ノイマン　Heinrich Neumann　299r
ノイメルカー　Klaus-Jürgen Neumärker　302l
野上芳美　25l
野口英世　423r
ノートナーゲル　Carl Wilhelm Hermann Nothnagel　36r
野村忍　346r
野村実　232r

ハ

ハイツマン　Christoph Haitzmann　436l
ハイデガー　Martin Heidegger　39l, 59r, 89r, 113r, 116r, 118l, 120r, 229r, 302l, 303r, 337l, 338l, 339r, 363r, 365r, 366r, 434l, 434r, 435l, 523l, 542r
ハイネ　Heinrich Heine　381l
バイヤー　Walter Ritter von Baeyer　18r, 231l, 304l, 305l, 459r
バイヤルジェ　Jule-Gabriel-François Baillarger　214r, 306l, 345l, 450r, 466l, 516l
バイリク　Hans Peyligk　139l
ハイルブロンナー　Karl Heilbronner　340l
パイン　Fred Pine　451r
ハインリッヒ　Kurt Heinrich　231r
ハインロート　Johann Christian August Heinroth　162l, 299r, 306r
ハーヴェイ　William Harvey　409l
バーウェル　C. Sidney Burwell　307r
ハウク　K. Haug　172r
ハウスマン　David E. Housman　53l
バウムガルテン　Alexander Gottlieb Baumgarten　109l
バウラー　A. E. Bowler　286l
パウライコフ　Bernhard Pauleikhoff　155l, 305l, 308l, 308r, 442r, 443r

パヴロフ　Ivan Petrovich Pavlov　37r, 38l, 41r, 182l, 216l, 270r, 309l, 328r, 368l, 430l, 449l, 524l
バーカー　Philip Barker　310l
パーカー　J. B. Parker　362r
バーグマン　Annie Bergman　451r
橋本やよい　513l
バシュラール　Gaston Bachelard　310r
パスカル　Blaise Pascal　532r
バスチアン　Henry Charlton Bastian　419r
ハスラム　John Haslam　324l
バセット　Basset　204l
ハーター　Christian Herter　428l
バーダー　Alfred Bader　311r
バタイユ　Georges Bataille　355r, 470l, 523l
パターソン　Chavis Patterson　428l
ハックスレー　Andrew Fielding Huxley　433r
ハックスレー　Julian Huxley　290l
バックニル　John Charles Bucknill　21r, 150r, 312r, 324l, 369l
パッペンハイム　Bertha Pappenheim　375l
ハーディー　John Hardy　182r
パデスキー　Christine A. Padesky　148l
バード　P. Bard　411l
鳩谷龍　480r
パトナム　Frank W. Putnam　313l
バートン　Robert Burton　313r
ハナー　Barbara Hannah　314l
花村誠一　107l
バニー　William E. Bunney　314r
バビンスキー　Joseph Babinski　41l, 182l
ハーマー　Dean H. Harmer　428r
浜田晋　297l
浜田寿美男　544r
濱田秀伯　315r
ハーマン　Judith Herman　316l
ハーマンセン　L. Hermansen　127r
ハモンド　William Alexander Hammond　21r, 150r
林峻一郎　317l
林道倫　449l
林田基（M. Hayashida）　328l
原胤昭　19l
パラケルスス　Aureolus Theophrastus Paracelsus　238l, 409l, 491r

原田憲一　317*r*, 318*l*
バリー　G. Bally　422*l*
バリー-ジョーンズ　William Ll. Parry-Jones　318*r*
ハリス　Ruth Harris　319*l*
ハリス　Tirril Harris　362*r*
バリュック　Henri Baruk　532*r*
バリント　Michael Balint　280*l*, 319*r*, 320*r*, 321*l*
ハリントン　Anne Harrington　322*l*
ハル　C. L. Hull　37*r*, 241*l*
バル　Benjamin Ball　55*r*
ハルスケ　J. G. Halske　424*l*
バルト　Karl Barth　113*r*
バルト　Roland Barthes　290*l*
ハルトマン　Heinz Hartmann　64*r*, 75*r*, 110*l*, 111*r*, 322*r*
バレ　Gilbert Ballet　323*l*
ハレルフォルデン　J. Hallervorden　459*r*
ハーロウ　John Martyn Harlow　446*l*
ハンター　Richard Hunter　184*l*, 323*r*
ハンティンドン　Selina Hastings, Countess of Huntingdon　263*r*
ハンバーガー　Victor Hamburger　529*r*

ヒ

ビア　M. Dominic Beer　422*r*
ピアジェ　Jean Piaget　265*r*, 324*r*, 325*r*, 544*l*, 544*r*
ビーアズ　Clifford W. Beers　326*l*
ヒヴァリネン　J. Hyvarinen　147*r*
ピオトロフスキー　Z. Piotrowski　89*l*
ビオン　Wilfred Ruprecht Bion　73*l*, 76*l*, 327*l*, 497*l*
樋口進　328*l*
樋口輝彦　346*r*
菱川泰夫　275*l*
ビシャ　Marie François Xavier Bichat　330*r*, 356*r*
ピショー　Pierre Pichot　328*r*
ヒス　Wilhelm His　514*r*
ビスマルク　Otto Bismarck　159*r*
ビーセル　Torsten N. Wiesel　333*l*
ピック　Arnold Pick　67*r*, 226*r*, 329*l*, 329*r*, 330*r*, 449*l*
ビッケルマン　Albert G. Bickelmann　307*r*

ヒッツィヒ　Eduard Hitzig　36*r*, 139*r*, 349*l*, 430*l*
ピットケアン　Archibold Pitcairn　263*r*
ヒッピウス　H. Hippius　231*r*
ヒトラー　Adolf Hitler　62*l*, 123*l*, 154*l*, 502*r*
ビニ　Lucio Bini　264*r*
ピネル　Philippe Pinel　2*l*, 5*r*, 54*l*, 81*r*, 102*l*, 126*l*, 139*l*, 182*l*, 183*r*, 212*l*, 234*l*, 238*l*, 299*r*, 324*l*, 329*l*, 330*r*, 331*l*, 340*l*, 345*l*, 355*l*, 356*r*, 369*l*, 423*r*, 436*r*, 449*l*, 474*l*, 474*r*, 510*r*, 519*r*
ヒポクラテス　Hippocrates　29*l*, 111*l*, 139*r*, 237*r*, 329*l*, 332*l*, 488*r*, 536*l*
ピュイセギュール　Amand-Marie-Jacques de Chastenet, Mariquis de Puységur　58*l*, 216*r*
ピュサン　Jean Baptiste Pussin　331*r*
ビューシー　Paul C. Bucy　148*l*, 448*l*
ヒューズ　John Hughes　244*r*
ヒューベル　David H. Hubel　248*l*, 333*l*
ビューラー　Charlotte Bühler　103*r*
ビュルガー-プリンツ　Hans Bürger-Prinz　334*l*
平澤一　334*r*
平田篤胤　153*l*
ヒル　Robert Gardiner Hill　183*r*
昼田源四郎　335*l*
ヒルデブラント　Kurt Hildebrandt　184*r*, 301*r*
ビルンバウム　Karl Birnbaum　41*l*, 443*l*
広瀬徹也　85*l*, 85*r*, 335*r*
ビンスワンガー　Ludwig Binswanger　41*r*, 46*l*, 71*l*, 116*r*, 120*r*, 229*r*, 303*r*, 336*l*, 337*l*, 338*l*, 339*l*, 355*r*, 363*r*, 365*r*, 416*r*, 434*l*, 435*l*, 449*l*, 449*r*, 462*r*
ビンダー　Hans Binder　294*l*, 340*l*, 353*l*, 537*r*
ビンディング　Karl Binding　154*l*

フ

ファインシュタイン　Alvan R. Feinstein　282*r*
ファウスト　Clemens Faust　67*l*, 340*r*
ファッデン　Gráinne Fadden　345*l*
ファノン　Frantz Fanon　341*l*, 342*l*
ファリス　Robert E. L. Faris　343*l*
ファルデ　Lars Farde　343*r*
ファルレ　Jean-Pierre Falret　54*l*, 306*l*, 344*r*, 450*r*, 473*r*, 510*r*, 516*l*
ファルレ　Jules Falret　511*l*
ファルーン　Ian Robert Holmes Falloon　345*r*
ファン・デン・ベルフ　Jan Hendrik van den Berg　346*l*
ファン・ボガール　L. van Bogaert　531*r*
フィーヴ　Ronald R. Fieve　259*l*
フィッシャー　Roland Fischer　312*l*
ブイヨー　Jean Baptiste Bouillaud　403*l*
フィンク　Max Fink　131*r*
フェアベーン　W. Ronald D. Fairbairn　110*l*, 111*r*, 112*r*, 206*r*, 347*l*
フェインベルグ　M. Feinberg　124*l*
フェダーン　Paul Federn　75*r*
フェニケル　Otto Fenichel　348*l*
フェリエ　David Ferrier　349*l*, 430*l*
フェルスター　Otfried Foerster　362*l*
フェレンツィ　Sándor Ferenczi　76*l*, 134*r*, 319*l*, 321*r*, 350*l*, 387*l*, 398*l*
フォイエルバッハ　Ludwig Feuerbach　542*l*
フォヴィル　Achile Louis Fovill　423*r*
フォークト　O. Vogt　430*l*
フォーゲル　Paul Vogel　483*l*
フォーサイス　Bill Forsythe　240*l*
フォルシュタイン　S. E. Folstein　351*l*
フォルシュタイン　Marshall F. Folstein　351*l*
フォレスト　A. D. Forrest　362*r*
フォン・ドマールス　Eilhard von Domarus　10*r*, 351*l*
深瀬基寛　475*l*
福井達雄　171*l*
福島章　352*l*, 352*r*, 353*l*
フクセ　Kjell Fuxe　262*l*, 418*l*
フーコー　Michel Foucault　5*r*, 128*r*, 277*r*, 331*l*, 353*r*, 354*l*, 356*l*, 357*l*, 436*r*, 449*r*, 535*l*
藤井尚久　93*l*
藤井康男　260*l*
富士川游　70*r*, 153*l*

人名索引　フーヘ

藤縄昭　24*l*, 82*l*, **358***l*
藤森英之　**358***r*
藤原豪　**258***r*
フッサール　Edmund Husserl
　71*l*, 89*r*, 121*r*, 181*r*, 229*r*, 271*r*,
　302*r*, 339*l*, 359*l*, 363*r*, 366*r*
フーバー　Gerd Huber　142*l*,
　360*l*, 360*r*, 361*l*, 464*l*, 501*r*
ブーバー　Martin Buber　526*r*
フマローラ　Fumarola　264*r*
ブムケ　Oswald Bumke　40*r*,
　361*r*, 440*r*
プライス　T. R. Price　536*r*
フライバーグ　Selma Fraiberg
　187*l*
ブラウン　Edward M. Brown
　422*r*
ブラウン　George W. Brown
　34*l*, **362***r*
ブラッター　Félix Platter　331*l*,
　354*r*
プラトン　Platon　192*l*, 446*r*
ブラム　F. Plum　169*l*
フランクル　Viktor Emil Frankl
　7*r*, 176*l*, 363*r*, 364*r*, 365*r*
ブランケンブルク　Wolfgang
　Blankenburg　46*l*, 107*l*, 116*r*,
　120*r*, 175*r*, 231*r*, 296*l*, 305*l*, 337*r*,
　338*r*, 366*l*
フランシス　Allen Frances　68*l*
ブランショ　Maurice Blanchot
　355*r*
フランツ　M. L. v. Franz　494*r*
プリゴジン　Ilya Prigogine　367*l*
フリース　Wilhelm Fliess　376*l*,
　379*l*, 380*l*, 389*l*, 398*l*
ブリス　Timothy Vivian Pelham
　Bliss　368*l*
プリチャード　James Cowles
　Prichard　324*l*, 369*l*
フリッチュ　Gustav Theodor
　Fritsch　36*r*, 139*r*, 349*l*, 430*l*
ブリブラム　Karl Harry Pribram
　370*l*, 376*r*, 398*r*
ブリュッケ　Ernst Wilhelm von
　Brücke　235*l*, 376*l*
プリンツホルン　Hans Prinzhorn
　311*r*, **370***l*
プルシナー　Stanley B. Prusiner
　371*l*
ブルセ　François Broussais　220*r*
ブールハーフェ　Hermann
　Boerhaave　356*l*
フルーラン　Marie J. Pierre
　Flourens　349*l*, 473*r*
ブルンシュヴィク　Hieronymus
　Brunschwig　139*l*
ブレイザー　D. G. Blazer　540*r*

ブレイド　James Braid　409*l*, 427*r*
ブレイン　Russel Brain　372*l*,
　372*r*
フレーゲ　Gottlob Frege　30*r*
フレーザー　James George Frazer
　36*l*, 386*l*
プレスマン　Jack Pressman　516*r*
フレック　Stephen Fleck　519*l*
フレヒジヒ　Paul Emil Flechsig
　232*l*, 385*l*
ブレンターノ　Franz Brentano
　173*r*, 235*l*
ブロイアー　Joseph Breuer
　235*l*, 375*l*, 398*l*, 482*l*, 487*l*
ブロイテガム　Walter Bräutigam
　305*l*
フロイト　Anna Freud　61*r*, 76*l*,
　134*r*, 245*r*, 373*l*, 374*l*, 398*l*, 432*l*,
　438*r*, 508*r*
フロイト　Ernst Freud　376*l*
フロイト　Jakob Freud　75*l*, 389*l*
フロイト　Sigmund Freud　5*l*,
　5*r*, 6*l*, 17*l*, 26*r*, 27*l*, 28*r*, 31*l*, 31*r*,
　36*r*, 41*l*, 48*l*, 58*l*, 59*l*, 61*r*, 63*r*, 64*r*,
　66*r*, 73*r*, 75*l*, 75*r*, 76*l*, 80*l*, 102*r*,
　110*l*, 112*r*, 115*r*, 116*l*, 121*r*, 126*l*,
　126*r*, 128*l*, 132*l*, 133*l*, 134*l*, 135*r*,
　141*l*, 154*r*, 158*r*, 160*l*, 167*r*, 182*l*,
　185*r*, 186*l*, 186*r*, 192*l*, 206*l*, 208*l*,
　213*r*, 216*r*, 221*r*, 229*r*, 233*l*, 235*l*,
　238*l*, 239*r*, 242*r*, 243*l*, 243*r*, 245*r*,
　254*l*, 265*r*, 269*r*, 280*l*, 282*l*, 299*l*,
　299*r*, 314*l*, 316*l*, 319*r*, 321*l*, 322*l*,
　322*r*, 327*l*, 328*r*, 336*l*, 347*l*, 348*l*,
　350*l*, 354*r*, 363*r*, 364*r*, 365*r*, 373*l*,
　375*l*, 376*l*, 377*l*, 379*l*, 380*l*, 381*l*,
　382*l*, 383*l*, 384*l*, 385*l*, 386*l*, 387*l*,
　388*l*, 389*l*, 390*r*, 391*l*, 391*r*, 392*r*,
　393*l*, 394*l*, 395*l*, 396*l*, 397*l*, 398*l*,
　399*l*, 405*r*, 408*r*, 409*l*, 421*l*, 428*l*,
　432*l*, 433*l*, 434*l*, 434*r*, 435*l*, 436*l*,
　437*l*, 438*l*, 438*r*, 448*r*, 449*l*, 452*l*,
　453*l*, 455*r*, 462*r*, 465*l*, 465*r*,
　474*r*, 479*l*, 487*l*, 487*r*, 488*r*, 489*r*,
　492*l*, 494*r*, 496*r*, 497*l*, 502*l*, 502*r*,
　504*l*, 505*l*, 505*r*, 506*r*, 508*r*, 509*r*,
　513*l*, 517*l*, 518*l*, 522*r*, 523*l*, 526*r*,
　527*r*
ブロイラー　Eugen Bleuler　4*l*,
　18*r*, 20*r*, 40*r*, 41*r*, 46*l*, 118*l*, 126*l*,
　157*l*, 157*r*, 158*r*, 173*l*, 182*l*, 246*l*,
　270*l*, 275*r*, 370*r*, **399***l*, 401*l*, 421*l*,
　433*l*, 437*l*, 443*l*, 449*l*, 449*r*, 461*l*,
　487*l*, 521*l*
ブロイラー　Manfred Bleuler
　220*l*, 399*l*, 401*l*, **402***l*
ブロイラー　Rudolf Bleuler　399*r*
フロイント　C. S. Freund　518*l*

ブローカ　Pierre Paul Broca
　29*l*, 36*r*, 50*r*, 68*r*, 322*l*, 349*r*, 403*l*,
　411*l*, 419*r*, 425*r*, 429*r*, 446*l*
ブロードベント　W. H. Broadbent
　419*r*
ブロードマン　Korbinian Brodmann
　67*r*, 139*r*, 404*l*
プロベック　John R. Brobeck　8*l*
フロベール　Gustave Flaubert
　88*l*
プロミン　Robert Plomin　**405***l*
フロム　Erich Fromm　7*r*, 144*l*,
　502*r*
フロム－ライヒマン　Frieda
　Fromm-Reichmann　144*l*,
　200*l*, 225*r*, **405***r*, 406*l*
ブロンデル　Charles A. A. Brondel
　24*l*, 407*l*
閧道人　153*l*

ヘ

ペアズ　David F. Pears　30*r*
ベアード　George Miller Beard
　408*l*
ベイス　Ilza Veith　409*l*
ベイトソン　Gregory Bateson
　175*r*, 256*r*, 266*l*, 409*r*, 410*l*, 526*l*
ベイペッツ　James W. Papez
　411*l*, 448*l*
ヘイロン　Jay Hayley　409*r*
ベイロン　T. Peyron　413*l*
ベク　August Böckh　542*r*
ベーカー　Wolfgang Böker　412*l*
ベーク　Manfred in der Beeck
　413*l*
ヘーゲル　Georg Wilhelm Friedrich
　Hegel　331*l*, 341*r*, 413*r*, 523*l*,
　542*l*
ヘストン　Leonard L. Heston
　414*r*
ペータース　Uwe Henrik Peters
　184*r*
ヘッカー　Ewald Hecker　101*l*,
　146*r*, 415*r*
ベック　Aaron T. Beck　2*r*, 26*l*,
　246*l*, 416*r*, 417*r*
ベック　S. J. Beck　89*l*, 537*r*
ベック　K. Poeck　174*l*
ヘックフェルト　Tomas Hökfelt
　418*l*
ベックマン　H. Beckmann　422*r*
ヘッケル　Ernst Heinrich Haeckel
　36*l*
ベッテルハイム　Bruno Bettelheim
　176*r*, 418*r*
ヘッド　Henry Head　50*r*, 182*l*,
　190*l*, 372*r*, **419***r*

人名索引 ヘ―マ

ヘッブ　Donald Olding Hebb　368*l*, **420***r*
ペーツル　Pötzl　237*l*
ベドウ　Thomas Beddoes　324*l*
ベニーパッカー　J. B. Pennybacker　169*l*
ベネディクト　Ruth Benedict　517*r*
ベネデッティ　Gaetano Benedetti　400*r*, **421***l*, **421***r*, **422***l*
ベヒテレフ　V. M. Bekhterev　524*l*
ヘフナー　Heinz Häfner　**304***l*, 305*l*, **412***l*
ヘラクレイトス　Herakleitos　336*l*
ベリオス　German E. Berrios　**422***r*, **423***l*
ヘリゲル　Eugen Herrigel　105*l*
ベーリンガー　Kurt Beringer　334*l*
ベール　Antoine-Laurent-Jessé Bayle　234*l*, **423***r*
ベルイマン　Ingmar Bergman　64*l*
ベルガー　Hans Berger　230*r*, **424***l*, 449*l*, 533*l*
コルヌマン　Guillaume Kornmann　263*l*
ベルガス　Nicolas Bergasse　263*l*
ベルクソン　Henri Bergson　69*l*, 97*l*, 178*l*, **425***l*, 460*l*, 531*r*
ペルシーニ　G. Perusini　14*r*
ベルス　N. Bers　51*r*
ベルタランフィ　Ludwig von Bertalanffy　265*r*, **426***l*
ヘルダーリン　Friedrich Hölderlin　299*r*, 479*l*
ベルツ　Erwin Baelz　91*l*, 94*r*, 150*r*
ベルティルソン　Leif Bertilsson　4*r*
ベルトラーニ　Bertolani　264*r*
ベルナー　Peter Berner　**427***l*
ベルナール　Claude Bernard　111*l*, 122*l*, 317*l*, 474*r*, 514*l*
ベルネーム　Hippolyte Bernheim　5*r*, 58*l*, 216*r*, 224*l*, 235*l*, 409*l*, **427***r*, 449*l*
ヘルムホルツ　H. v. Helmholtz　376*l*
ベルンシュタイン　Julius Bernstein　433*r*
ベンジャミン　Jonathan Benjamin　**428***l*
ベンソン　D. Frank Benson　**429***l*
ベンダ　Clemens E. Benda　184*r*
ベンダー　P. H. Wender　415*l*

ベントン　A. L. Benton　174*l*
ペンフィールド　Wilder Graves Penfield　241*r*
ペンフィールド　Wilder Penfield　87*l*, 411*l*, **430***l*, **430***r*, **431***l*, **431***r*, 533*l*

ホ

ポー　Edgar Allan Poe　439*l*, 508*l*
ボーア　Niels Bohr　17*l*
ホイジンガ　Johan Huizinga　175*l*
ボイル　R. Boyle　430*l*
ボウルビー　John Bowlby　65*l*, 111*r*, 245*r*, 389*l*, **432***l*, 447*l*
保坂亨　**195***l*
保崎秀夫　**433***l*
ホジキン　Alan Lloyd Hodgkin　**433***r*
星野芳郎　69*r*
ボス　Medard Boss　71*l*, 120*r*, 229*r*, 303*r*, **422***l*, **434***l*, **434***r*, **435***l*
ボーズ　K. Ch. Bose　252*r*
ホステッター　Abram M. Hostetter　53*l*
ポスナー　J. B. Posner　169*l*
ポーター　Roy Porter　264*l*, **422***r*, **436***l*, **436***r*
ボッジオ　G. F. Poggio　333*r*
ボッジオ　T. Poggio　333*r*
ホック　Paul Hoch　437*l*
ボッシュ　Hieronymus Bosch　354*l*
ポッター　P. Potter　332*l*
ポッパー　Karl Raimund Popper　56*l*
ホッフバウエル　J. C. Hoffbauer　21*l*
ホッヘ　Alfred Erich Hoche　154*l*, 155*r*, 161*r*, 361*r*, 459*r*
ボードレール　Charles Baudelaire　439*l*, 539*r*
ホーナイ　Karen Horney　7*r*, 10*r*, 144*l*, **437***r*, **438***l*
ボナパルト　Marie Bonaparte　**438***r*, 439*l*, 522*r*
ボバーグ　Dana H. Bovbjerg　439*r*
ホフマン　Ernst Theodor Amadeus Hoffmann　104*r*, 391*l*
ホフマン　P. Hoffmann　231*r*
ホームズ　Gordon Holmes　372*r*
ホームズ　T. H. Holmes　317*l*, 362*r*
ホムスカヤ　E. D. Khomskaya　524*r*
ポメロイ　Wardell B. Pomeroy　127*l*

ポラティン　Phillip Polatin　437*l*
ホランド　Jimmie C. Holland　**439***r*
ホール　Thomas S. Hall　440*l*
ホルクロフト　T. Holcroft　503*l*
ポールズ　David L. Pauls　53*l*
ホールスボアー　F. Holsboer　124*l*
ポロ　A. Porot　342*r*
ポロック　G. Pollock　16*r*
ホワイトヘッド　Alfred North Whitehead　410*l*
本多裕　**246***l*
ポンターリス　Jean-Baptiste Pontalis　513*l*
ボンデュエル　Michel Bonduelle　171*r*
ボンヘッファー　Karl Bonhoeffer　29*r*, 37*l*, 158*r*, 302*l*, 336*l*, 340*l*, **440***r*, **442***r*, 449*l*
本間さと　3*l*

マ

マァスューズ　B. H. Matthews　**424***r*
マイアー　Adolf Meyer　41*r*, 92*l*, 126*l*, 144*l*, 167*r*, 299*r*, 326*r*, 453*l*, 516*l*
マイアー　Carl Alfred Meier　**441***r*
マイアー-グロース　Willy Mayer-Gross　334*l*, **442***l*
マイネルト　Theodor Meynert　36*r*, 139*r*, 146*l*, 182*l*, 235*l*, **442***r*, 449*l*
マウツ　Friedrich Mauz　**443***l*, **444***l*, **445***l*, 459*r*
牧田清志　92*l*
マグァイアー　William McGuire　397*l*
マクギネス　Brian F. McGuinness　30*r*
マークス　Isaac M. Marks　**445***r*
マーカス　Steven Marcus　235*l*
マクヒュー　P. R. McHugh　351*l*
マクファーレン　Jean W. Macfarlane　64*l*
マクミラン　Malcolm Macmillan　**446***l*
マクルーハン　Herbert Marshall McLuhan　296*l*
マグーン　Horace Winhell Magoun　**446***r*
マースキー　I. A. Mirsky　16*l*
マスターソン　James Francis Masterson　110*r*, 447*l*

精神医学文献事典———603

マスロー Abraham Harold Maslow 79*r*	満田久敏 119*r*, 454*l*, 480*l*	メーヌ・ド・ビラン François-Pierre Gontier Maine de Biran 214*r*, 466*l*
マチウ P. Mathieu 125*r*	ミッチェル Silas Weir Mitchell 216*r*	
町沢静夫 26*l*	ミッチャーリッヒ, A. Alexander Mitscherlich 454*r*, 455*l*	メビウス（メービウス）Paul Julius Moebius 159*r*, 184*r*, 301*r*, 352*l*, 408*r*, 466*r*
松井紀和 447*l*		
マッカルピン（マカルパイン）Ida Macalpine 184*l*, 323*r*	ミード Margaret Mead 410*l*, 517*r*	メーラー Hanns Möhler 467*l*
マックリーン Paul D. MacLean 448*l*	南方熊楠 188*r*	メーリケ Eduard Mörike 159*r*
宮城音彌 407*l*, 433*l*	メリング Joseph Melling 240*l*
松下幸生 (S. Matsushita) 328*l*	三宅鑛一 1*l*, 24*r*, 294*r*, 300*l*, 449*l*, 455*r*	メルツァー D. Meltzer 76*l*
松下正明 261*l*, 449*l*		メルロ－ポンティ Maurice Merleau-Ponty 89*r*, 467*r*, 468*r*
松島英介 209*r*	三宅秀 93*r*	
マッソン Jeffrey Masson 398*l*	宮島喬 277*l*	
松本雅彦 82*l*, 449*l*	宮田量治 260*l*	メンデル Gregor Johann Mendel 522*l*
マーティン Clyde E. Martin 127*l*	宮本忠雄 433*l*, 456*l*, 456*r*, 457*r*	
マーティン William R. Martin 245*l*, 450*l*	ミュッセ Alfred de Musset 532*l*	メンデルゾーン B. Mendelsohn 294*l*
	ミュラー Christian Müller 18*r*	
マトゥーセック Paul Matussek 189*l*, 305*l*	ミュラー－ズーア Hemmo Müller-Suur 107*r*, 312*l*, 458*r*	**モ**
マトゥラーナ Humbert R. Maturana 107*r*	ミュラー－ヒル Benno Müller-Hill 459*r*	モース Marcel Mauss 452*r*
		モーズリー Henry Maudsley 21*r*, 113*l*, 150*r*, 233*l*, 449*l*
マニー－カイル R. E. Money-Kyrle 135*r*	三好暁光 513*l*	
	三好郁男 435*r*	望月靖 260*l*
マニャン Valentin Jacques Joseph Magnan 81*r*, 164*l*, 323*l*, 329*r*, 450*r*, 473*r*, 510*r*	ミルナー Brenda Milner 242*l*, 446*l*	元村宏 67*l*
		元良勇次郎 195*r*
	ミルナー Peter Milner 79*l*	モナコフ Constantin von Monakow 469*r*
マノーニ O. Mannoni 341*l*	ミレール Jacques-Alain Miller 505*r*, 509*r*	
マーフィー Dennis L. Murphy 428*r*	ミンコフスカ F. Minkowska 460*r*	モニス Egas Moniz 265*l*
		森有正 193*r*
マーラー Margaret S. Mahler 111*r*, 112*r*, 187*l*, 245*r*, 432*r*, 447*l*, 451*r*	ミンコフスキー Eugène Minkowski 41*r*, 97*l*, 449*l*, 460*l*, 461*l*, 462*l*, 487*l*	森林太郎 70*r*
		モリエール Molière 512*l*
		森口秀樹 297*l*
マラン David Malan 206*r*	**ム**	森島章仁 470*l*
マリー Pierre Marie 50*r*, 125*r*, 275*r*, 429*l*	向笠広次 211*r*	モリソン Alexander Morison 324*l*
	ムシャー Kim T. Mueser 520*l*	森田正馬 22*l*, 39*l*, 41*r*, 82*l*, 176*l*, 256*r*, 449*l*, 470*r*, 472*r*
マリノウスキー Bronislaw Kasper Malinowski 452*l*	村上仁 23*r*, 433*l*, 435*l*, 462*l*, 463*l*	
丸井清泰 93*l*, 211*r*, 449*l*, 453*l*	ムラヒ Patrick Mullahy 196*l*	守部正稔 153*r*
マルク Charles Chrétien Henri Marc 55*l*	村本詔司 500*l*	守屋裕文 209*r*
	村山昌暢 (M. Murayama) 328*l*	モルガーニ Giovanni Battista Morgagni 330*r*
マルクス Karl Marx 527*l*, 542*r*		
丸田俊彦 453*r*	ムルグ R. Mourgue 504*l*	モルトン R. Morton 99*l*
マレイ R. M. Murray 219*l*	室伏君士 463*r*	モレル Bénédict-Augustin Morel 5*r*, 126*l*, 143*l*, 449*l*, 450*r*, 473*l*
マロニー A. J. F. Maloney 269*l*	ムンク Edvard Munch 456*l*, 456*r*, 458*l*	
マン James Mann 206*r*	ムンク H. Munk 36*r*, 518*l*	モロー・ド・トゥール Jacques-Joseph Moreau de Tours 47*l*, 214*l*, 466*l*, 474*l*
マン Thomas Mann 186*l*	ムント Christoph Mundt 464*l*	
		モロー・ド・トゥール Paul Moreau de Tours 340*l*
ミ	**メ**	モンテーニュ Michel de Montaigne 109*r*
三浦謹之助 224*l*	メイ R. May 364*r*	
三浦岱栄 237*r*	メスマー Franz Anton Mesmer 5*r*, 36*l*, 58*l*, 263*l*, 409*l*, 427*r*	**ヤ**
三木アヤ 104*l*		
ミシェル F. Michel 226*l*	メーダー A. Maeder 434*l*	八木剛平 474*r*
三島由紀夫 39*l*, 88*l*, 465*l*	メニンガー Karl A. Menninger 75*r*, 464*r*, 465*l*, 465*r*	ヤコビ Karl Wigand Maximilian Jacobi 162*l*
溝口元 195*l*		
箕作阮甫 70*r*		

人名索引　ヤ—ル

ヤコービ　J. Jocobi　180r
ヤコブ　A. M. Jakob　164r
ヤコブソン　Roman Jakobson　377r, 527l
ヤコブレフ　P. I. Yakovlev　411r
安永浩　475l, 476l
ヤスパー　Herbert Jasper　430r
ヤスパース　Karl Jaspers　18l, 41r, 97r, 159r, 173l, 181r, 184r, 189l, 207r, 208r, 228r, 229r, 265r, 298r, 301r, 305r, 334l, 340l, 365r, 413l, 449l, 449r, 462l, 476l, 477l, 479l, 485r, 505l
安丸良夫　290l
ヤッフェ　Aniela Jaffé　34r, 496r
矢野玄道　153l
山上皓　479r
山口昌男　105l
山崎佐　480l
山下格　480r
山鳥重　481l
ヤマモト　Joe Yamamoto　75l
ヤーロム　Irvin D. Yalom　481r, 482l
ヤンセン　Paul A. J. Janssen　482r
ヤンチャ　Alexander Janca　68l
ヤンツ　D. Janz　444r
ヤンツ　Dieter Janz　483l
ヤンツァーリク　Werner Janzarik　114r, 305l, 464l, 483l, 484l, 484r, 485r

ユ

湯浅修一　44r
ユーグナール　P. Huguenard　514l
湯沢千尋　318l
ユング　Carl Gustav Jung　4l, 34r, 36l, 58l, 59l, 80l, 102r, 104r, 126l, 175l, 180r, 235r, 243r, 254l, 287l, 301r, 311l, 314l, 341l, 392l, 397l, 398r, 399l, 434r, 441r, 449l, 458l, 486r, 487l, 487r, 488r, 489r, 490r, 491r, 492l, 494l, 495l, 495r, 496r, 497l, 499l, 500l

ヨ

横井晋　191l
吉岡眞二　69r, 152r, 248r, 297l
吉田禎吾　501l
吉益脩夫　42l
吉松和哉　501r
ヨンケル　Junker von Langegg　113l

ラ

ライシュ　Gregor Reisch　139r
ライヒ　Wilhelm Reich　76l, 348l, 387l, 438l, 502l, 502r
ライブニッツ　Gottfried Wilhelm Leibniz　28l
ライブラント　Werner Leibbrand　234r
ライル　Gilbert Ryle　241l
ライル　J. C. Reil　355r
ラヴァター　John Casper Lavater　503l
ラウンスヴィル　Bruce J. Rounsaville　144r
ラーエ　R. H. Rahe　362r
ラガッシュ　Daniel Lagache　504l
ラカン　Jacques Lacan　89l, 107l, 164l, 175r, 249l, 357l, 377r, 379r, 381l, 393l, 393r, 398r, 475l, 505l, 505r, 506r, 508r, 509r, 517l, 522r, 523l
ラザルス　R. S. Lazarus　317l
ラスムッセン　Theodore Rasmussen　430l
ラゼーグ　Charles Ernest Lasègue　98r, 510r, 511l
ラーゼス　Rhazes　139r
ラッシュ　Benjamin Rush　299r
ラッシュレー　Karl Spencer Lashley　241l, 420r, 430l
ラッセル　Bertrand Russell　30r, 409r, 410l
ラデ　George A. Ladee　512l
ラド　S. Rado　348r
ラパポート　David Rapaport　63l, 64r
ラフォルグ　Rene Laforgue　522r
ラプランシュ　Jean Laplanche　513l
ラボリ　Henri Laborit　288l, 474r, 513r
ラモニ・カハール　Santiago Ramón y Cajal　182l, 270r, 368l, 411r, 514r
ランク　Otto Rank　76l, 387l
ランケ　Leopold von Ranke　271l
ランゲ　C. Lange　411r
ランゲ　Johannes Lange　160l
ランゲ-アイヒバウム　Wilhelm Lange-Eichbaum　18l, 159r, 184r, 515l, 515r, 539l
ランテリ-ロラ　Georges Lantéri-Laura　50r, 516l
ランベック　Elizabeth Lunbeck　516r

リ

リ　Lin Li　428r
リー　T. Lee　210r
リヴィングストン　M. S. Livingstone　333l
リエボー　Ambroise Liébeault　58l, 427r
リクール　Paul Ricœur　243r, 517l
リシェ　Paul Richer　223l
リースマン　David Riesman　517r
リチャードソン　Samuel Richardson　263r
リッサウア　Heinrich Lissauer　68r, 518l
リッツ　Theodore Lidz　518r, 519l
リップマン　Gabriel Lippmann　424l
リノールズ　J. R. Reynolds　113l
リーパ　Yannick Ripa　519r
リバーマン　Robert Paul Liberman　520l
リヒテンベルク　Georg Christoph Lichtenberg　381l
リヒト　Sidney Licht　2l
リーフ　P. J. Leaf　540r
リープマン　Hugo Liepmann　1l, 29l, 37l, 68r, 130l, 170l, 213r, 322l
リボ　Théodule Armand Ribot　214r, 215r, 241r, 449l
リューディン　Ernst Rüdin　522l
リュムケ　Henricus Cornelius Rümke　291l, 521r
リングベルガー　Viviann Ringberger　4r
リンドクビスト　Margit Lindqvist　99r
リンネ　Carl von Linné　306r, 330l, 354r

ル

ルー　Wilhelm Roux　426l
ルイー　Alfred J. Lewy　536l
ルイス　B. Lewis　329r
ルーイス　Aubrey Lewis　411l
ルカーチ　György Lukacs　97l
ルクセンブルガー　Hans Luxenburger　522l
ルグレン　M. Legrain　81r
ルース　K. Ruth　515r
ルソー　Jean-Jacques Rousseau　159r, 194l
ルーテ　Wolfgang Luthe　230l
ルーディネスコ　Elisabethe

Roudinesco　**522r, 523l**
ルノワール　Auguste Renoir
　458l
ルブラン　Charles Le Brun　**273r**
ルブルー ラショ　J. Reboul-Lachaux
　95r
ルーマン　Niklas Luhmann　**107l**
ルリヤ　Aleksandr Romanovich
　Luria　**429l, 449l, 523l, 524r**
ルル　Ramon Lull　**139r**

レ

レイ　R. H. Rahe　**317l**
レイス　M. Reiss　**220l**
レイモン　Fulgence Raymond
　125r, 532l
レイリー　James Reilly　**514l**
レイン　Ronald David Laing
　233l, 449r, 525l, 525r, 526r, 535l
レーヴィ　Giuseppe Levi　**529r**
レーヴィス　George Henry Lewes
　349l
レヴィ-ストロース　Claude Lévi-
　Strauss　**238r, 452l, 527l,
　527r, 528l, 529l**
レヴィ-ブリュル　Lucien Lévy-
　Bruhl　**90l, 407l, 528r**
レーヴィ-モンタルチーニ　Rita
　Levi-Montalcini　**529r**
レヴィン　Kurt Lewin　**114r, 530l**
レオナルド・ダ・ヴィンチ　Leonard
　da Vinci　**139r**
レオンハルト　Karl Leonhard
　72r, 340r, 450r, 480r, 530r
レジ（レジス）　Emmanuel Régis
　178r, 516l
レジェ　Darrel A. Regier　**540l**
レビー　Otto Loewi　**270r**
レーモ　Terje Lømo　**368l**
レルミット　Jean Lhermitte
　531r, 532l, 532r
レンノクス　Margaret A. Lennox
　533l
レンノクス　William Gordon
　Lennox　**533l**
レンプ　Reinhart Lempp　**231r**

ロ

ローエンフェルト　M. Lowenfeld
　103r
ロジャース　Carl Ransom Rogers
　195l, 534l
ロス　Martin Roth　**535l**
ロスチャイルド　David Rothschild
　449l
ロスマン　David J. Rothman

　535r
ローゼン　J. N. Rosen　**11l**
ローゼンタール　D. Rosental
　415l
ローゼンタール　Norman E.
　Rosenthal　**536l**
ローゼンフェルド　H. Rosenfeld
　76l
ロダン　François Auguste René
　Rodin　**458l**
ロード　Peter Rohde　**35r**
ロバーツ　L. Roberts　**431l**
ロビン　Eugen D. Robin　**307r**
ロビンス　E. Robins　**246l**
ロビンス　Lee N. Robins　**540l**
ロビンソン　Robert G. Robinson
　536r
ローランド　Julia H. Rowland
　439r
ロールシャッハ　Hermann
　Rorschach　**59l, 89l, 537l**
ローレツ　Albrecht v. Roretz
　150r
ローレンツ　Konrad Zacharias
　Lorenz　**538l**
ロンブローゾ　Cesare Lombroso
　159r, 262r, 340l, 449l, 539l

ワ

ワイアー　Johann Weyer　**238l**
ワイザーコーネル　Ann Weiser
　Cornell　**205r**
ワイスマン　Myrna M. Weissman
　144r, 540l
ワイニンガー　Otto Weininger
　31l
ワグナー　H. N. Wagner　**343r**
ワグナー・ヤウレッグ　Julius
　Wagner Ritter von Jauregg
　40r, 52l, 449l, 541l
鷲田清一　**541r**
渡辺哲夫　**542l**
渡辺久雄　**435r**
和辻哲郎　**39r, 542r**
ワトソン　John B. Watson
　240r, 543l
ワロン　Henri Wallon　**544l, 544r**
ワン-リレイ　M. Wong-Riley
　333l

【編集委員】

松下正明（まつした・まさあき）
　1937年生まれ
　東京都立松沢病院院長・東京都精神医学総合研究所所長
　東京大学名誉教授
　専攻：老年精神医学・神経病理学・精神医学史

中谷陽二（なかたに・ようじ）
　1947年生まれ
　筑波大学社会医学系精神衛生学教授
　専攻：司法精神医学・精神病理学・病跡学・精神医学史

加藤　敏（かとう・さとし）
　1949年生まれ
　自治医科大学精神医学教室教授
　専攻：精神病理学・精神分析・心身医学

大野　裕（おおの・ゆたか）
　1950年生まれ
　慶應義塾大学教授（保健管理センター）
　専攻：臨床精神医学・精神療法学

神庭重信（かんば・しげのぶ）
　1954年生まれ
　山梨大学大学院・医学部精神神経医学教室教授
　慶應義塾大学客員教授
　専攻：精神医学・脳科学・行動遺伝学

精神医学文献事典

平成15年5月15日　初版1刷発行

編者代表	松下正明
発行者	鯉渕年祐
発行所	株式会社　弘文堂　101-0062　東京都千代田区神田駿河台1の7　TEL 03(3294)4801　振替 00120-6-53909　http://www.koubundou.co.jp
装　幀	笠井亞子
印　刷	図書印刷株式会社
製　本	牧製本印刷株式会社

© 2003 Masaaki Matsushita, et al. Printed in Japan

Ⓡ　本書の全部または一部を無断で複写複製（コピー）することは，著作権法上での例外を除き，禁じられています。本書からの複写を希望される場合は，日本複写権センター（03-3401-2382）にご連絡ください。

ISBN4-335-65107-4

弘文堂刊　　　　　　　　　　　　　　◎価格は2003年5月現在の本体価格です。別途消費税が加算されます。

縮刷版 精神医学事典	加藤・保崎・笠原・宮本・小此木ほか編　読者の強い要望に応え、1993年刊行の『新版精神医学事典』を底本として新たに出版された普及版。巻末に精神保健福祉法、ICD、DSM、向精神薬の最新情報を補遺として付す。　6,500円
新版 精神科ポケット辞典【資料付】	加藤・保崎・三浦・大塚・浅井監修　好評の旧版に500を超える新項目を補充、従来の項目にも大幅な補正を加えた全面改訂版。付録にはICD-10やDSM-Ⅳなどの情報をコンパクトに収めた医療関係者必携書。巻末索引も充実。3,800円
新版 精神分析事典	R.シェママ、B.ヴァンデルメルシュ編　訳者代表　小出浩之・加藤敏・新宮一成・鈴木國文・小川豊昭　フランスを代表する精神科医・心理学者・哲学者が精神分析の最新の知見を平易に解説した定評ある事典。　7,500円
フロイト&ラカン事典	P.コフマン編／佐々木孝次監訳　フロイトの重要概念を詳しく紹介しながら、その最も優れた継承者であるラカンの独創的理論をも解説する最新の事典。精神分析と深いかかわりをもつ25の関連分野の論文も付す。　18,000円
エクリ【Ⅰ・Ⅱ・Ⅲ】	J.ラカン著／宮本忠雄・高橋徹・三好暁光・佐々木孝次ほか訳　精神医学という限られた専門領域を越え、人間理解に新たな次元を開いたラカンの幅広い思想と業績を知るための最良の著作。　Ⅰ=6,350円 Ⅱ=5,300円 Ⅲ=5,800円
無意識の発見【上・下】	H.F.エレンベルガー著／木村 敏・中井久夫監訳　原始療法、催眠術から、メスメリズム、シャルコー、ジャネを経て、フロイト、ユング、そして新力動精神医学の台頭までを、ダイナミックに描く。上=5,600円 下=6,600円
「甘え」の構造	土居健郎著　刊行から30余年、日本人の心性を解く鍵であるのみならず、ひろく人間一般の感情や人間関係を理解する上で欠かせない重要概念として定着した「甘え」をわかりやすく論じた超ロングセラー、不朽の名著。　1,500円
木村敏著作集【全8巻】	独自の光彩を放つ木村精神病理学・人間学の軌跡を集大成。精神医学・精神病理学の専門論文・著作から、一般向けに書かれたエッセー、対談、書評まで、著者40年の全業績を網羅する。巻末に各界関係者による解説を付す。各6,500円
現代精神分析の基礎理論	小此木啓吾著　現代精神分析理論の全体像を展望する、関係者必読の名著。フロイトから現代に至る歴史的展開を踏まえ、米国の自我心理学派と英国のクライン学派・対象関係論学派を統合する大作「精神分析理論」ほか。　6,200円
構造論的精神病理学	加藤 敏著　わが国で主流を占めてきた分裂病の現象学研究から更に一歩を踏み込み、フロイト、ラカンを中心とした構造論的研究方法を展開。人間理解に斬新な観点を提供する、精神医学の枠を超えた思想・哲学の書。　5,631円
精神症候学	濱田秀伯著　患者の症状を観察、その訴えを聞き取りつつ病を正確に分類・記述する症候学は臨床医学の基礎として重視される。精神科領域のあらゆる症状をきめ細かく整理し、最新の国際疾病分類等との対比も織り込む。　7,800円